中华影像医学

肝胆胰脾卷

第3版

主　　编　宋　彬　严福华

副 主 编　赵心明　龙莉玲

编　　者（以姓氏笔画为序）

王　劲	中山大学附属第三医院	张嘉佳	澳大利亚黄金海岸大学医院
王毅翔	香港中文大学	居胜红	东南大学附属中大医院
龙莉玲	广西医科大学第一附属医院	赵心明	中国医学科学院肿瘤医院
卢再鸣	中国医科大学附属盛京医院	莫　蕾	华南理工大学附属广州市第一人民医院
叶慧义	中国人民解放军总医院	贾宁阳	海军军医大学附属东方肝胆外科医院
任　克	中国医科大学附属第一医院	郭大静	重庆医科大学附属第二医院
任新平	上海交通大学医学院附属瑞金医院	曹代荣	福建医科大学附属第一医院
刘文亚	新疆医科大学第一附属医院	银　武	西藏自治区人民医院
刘再毅	华南理工大学附属广东省人民医院	曾　燕	重庆医科大学附属第三医院
严福华	上海交通大学医学院附属瑞金医院	曾蒙苏	复旦大学附属中山医院
杨正汉	首都医科大学附属北京友谊医院	谢传淼	中山大学附属肿瘤医院
宋　彬	四川大学华西医院	雷军强	兰州大学第一医院
张小明	川北医学院附属医院		

编写秘书　黄子星　李　谋

人民卫生出版社

图书在版编目（CIP）数据

中华影像医学. 肝胆胰脾卷/宋彬，严福华主编
. —3 版. —北京：人民卫生出版社，2019
ISBN 978-7-117-28982-5

Ⅰ.①中… Ⅱ.①宋…②严… Ⅲ.①影象诊断②肝
疾病-影象诊断③胆道疾病-影象诊断④胰腺疾病-影象
诊断⑤脾疾病-影象诊断 Ⅳ.①R445②R575.04
③R576.04

中国版本图书馆 CIP 数据核字（2019）第 221977 号

人卫智网	www.ipmph.com	医学教育、学术、考试、健康，购书智慧智能综合服务平台
人卫官网	www.pmph.com	人卫官方资讯发布平台

中华影像医学·肝胆胰脾卷
第 3 版

主　　编：宋　彬　严福华
出版发行：人民卫生出版社（中继线 010-59780011）
地　　址：北京市朝阳区潘家园南里 19 号
邮　　编：100021
E - mail：pmph @ pmph.com
购书热线：010-59787592　010-59787584　010-65264830
印　　刷：人卫印务（北京）有限公司
经　　销：新华书店
开　　本：889×1194　1/16　印张：31
字　　数：960 千字
版　　次：2002 年 8 月第 1 版　2019 年 11 月第 3 版
　　　　　2022 年 1 月第 3 版第 2 次印刷（总第 8 次印刷）
标准书号：ISBN 978-7-117-28982-5
定　　价：238.00 元

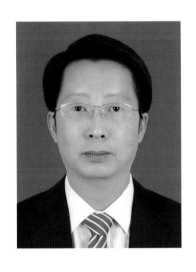

宋 彬

　　教授,博士研究生导师,主任医师。现任四川大学华西医院放射科主任暨医学影像中心主任,四川省影像学术和技术带头人,四川省卫生健康委员会放射医学质量控制中心主任,中国医师协会放射医师分会副会长、全国基层医生继续教育华西学院副院长、中华医学会放射学分会常务委员、腹部放射学专业委员会主任委员,中国医院协会医学影像中心管理分会常务委员,四川省医学会放射学专业委员会主任委员,四川省医师协会放射医师分会前任主任委员,亚洲腹部放射学会执委会委员,北美放射学会会员、欧洲放射学会会员、欧洲腹部放射学会会员,*Abdominal Imaging* 编委;担任 *Radiology*,*PLOS One* 杂志审稿人;担任多层次国家级规划教材《医学影像学》及分册的主编和编委;担任包括《放射学实践》《实用放射学杂志》《中华消化病与影像杂志(电子版)》等 12 种专业刊物的副主编或编委。

　　以腹部疾病的影像学诊断、功能性显像和腹部放射解剖学为亚专业方向。近五年内,作为课题负责人,先后承担了包括国家自然科学基金、国家工业和信息化部、国家卫生健康委员会和教育部博士点基金等在内的 12 项科研课题;作为课题主要研究人员(分课题负责人)和骨干参加了 17 项国家级和省部级科研课题。近五年内,作为主要研究人员先后获得 3 次四川省科学技术进步奖。

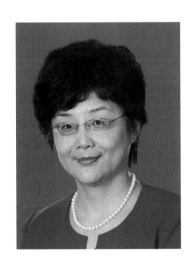

严福华

　　教授,博士研究生导师,主任医师。现任上海交通大学医学院附属瑞金医院放射科主任、上海交通大学医学院医学影像学系主任,担任中华医学会放射学分会常务委员兼磁共振成像专业委员会主任委员、中国医师协会放射医师分会副会长、上海市医学会放射科专科分会副主任委员、上海市生物医学工程学会放射医学工程专业委员会主任委员、亚洲医学磁共振学术大会第一届主席等学术职务,是 *Radiology*,*Journal of Magnetic Resonance Imaging* 等国际期刊审稿人,担任《中华放射学杂志》《放射学实践》等期刊副主编或编委,主编专著 4 部,作为副主编及编委参编专著 20 余部。

　　擅长腹部疾病综合影像诊断,尤其在肝肿瘤及弥漫性肝病领域具有较深造诣。研究方向主要围绕肝脏及铁沉积相关疾病 CT 和 MRI 新技术应用。作为项目负责人承担科学技术部重点研发专项、国家自然科学基金等课题 10 余项,在 *Radiology* 等国内外期刊发表论文 120 余篇,其中 SCI 收录 50 余篇。获得国家科学技术进步奖二等奖(第三完成人)、中华医学科技奖二等奖(第二完成人)、上海市科学技术进步奖一等奖(第二完成人)等奖项 10 余项,被授予"上海市三八红旗手"称号。

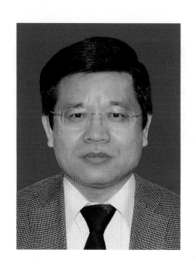

赵心明

　　教授,博士研究生导师,主任医师。现任中国医学科学院肿瘤医院影像诊断科主任,中国研究型医院学会肿瘤影像诊断学专业委员会主任委员,中华医学会放射学分会腹部专业委员会副主任委员,中国抗癌协会肿瘤影像专业委员会副主任委员,中国装备协会普通放射装备专业委员会副主任委员兼秘书长,中国医疗保健国际交流促进会胰腺疾病分会副主任委员及国内多个专业委员会的常务委员或委员。*Cancer* 等多个杂志审稿专家。国家及教育部、北京市科技奖励评审及多项科研课题评审专家。中央保健会诊专家。

　　从事肿瘤影像诊断及教学工作 20 余年,擅长肝、胆、胰肿瘤的影像诊断及疑难病例分析。在研多项重要课题,科研经费 300 多万元。发表学术论文 100 余篇,其中 SCI 论文 7 篇,主编专著 1 部,参编专著数十部。获省部级以上科研成果奖 6 项。

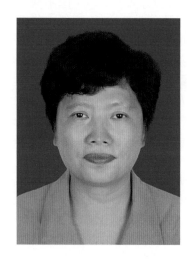

龙莉玲

　　二级教授,博士研究生导师,主任医师。现任广西医科大学医学影像系主任,广西医科大学第一附属医院放射科主任,中华医学会放射学分会全国委员兼磁共振成像专业委员会副主任委员,中国民族卫生协会放射学分会副会长,广西医学会放射学分会主任委员,广西医师协会放射医师分会主任委员,广西放射诊断质控中心副主任;《中华放射学杂志》《临床放射学杂志》《实用放射学杂志》《中国医学影像技术》等专业杂志编委。

　　从事教学和临床工作 36 年。参编全国高等医药院校不同专业和版次的规划教材《医学影像诊断学》《医学影像检查技术学》《医学影像学》等 5 部,副主编放射诊断与治疗学专业研究生规划教材《腹部放射诊断学》;主编专业参考书《血液病 MRI 诊断》《慢性肝病与肝癌 MSCT 及 MRI 诊断》等 4 部。主要研究方向为腹部影像学诊断,承担国家自然科学基金项目 4 项,获广西科学技术进步奖二等奖 2 项、三等奖 3 项。在国内外专业杂志发表论文 150 余篇。

第3版修订说明

中华影像医学丛书是人民卫生出版社萃集国内影像医学一流专家和学科领袖倾心打造的学术经典代表作，其第1版和第2版分别代表了我国影像学界当时最高的学术水平，为国内医学影像学的学科发展、人才培养和临床诊疗水平的提升发挥了巨大的推动作用。作为医学的"眼睛"，影像学的发展除了需要专家经验的积累外，还有赖于科学技术的不断进步和影像设备的不断更新。该套丛书第2版出版以来，医学影像学又取得了更多的进展，人工智能也越来越多地应用于医学影像学，书中的有些内容已经落后于时代需要。此外，近几年来，书籍的出版形式也在从传统的纸质出版向纸数融合的融媒体图书出版转变。

正是基于上述分析，本次修订在第2版的基础上与时俱进、吐陈纳新，并以"互联网+"为指引，充分发挥创新融合的出版优势，努力突出如下特色：

第一，权威性。本次修订的总主编由中华医学会放射学分会主任委员金征宇教授担任，各分卷主编由中华医学会放射学分会和中国医师协会放射医师分会的主要专家担任，充分保障内容的权威性。

第二，科学性。本次修订将在前一版的基础上，充分借鉴国内外疾病诊疗的最新指南，全面吸纳相应学科领域的最新进展，最大限度地体现内容的科学性。

第三，系统性。修订后的第3版以人体系统为基础，设立12个分卷，详细介绍各系统的临床实践和最新研究成果，在学科体系上做到了纵向贯通、横向交叉。

第四，全面性。修订后的第3版进一步发挥我国患者基数大、临床可见病种多的优势，全面覆盖与医学影像学诊疗相关的病种，更加突出其医学影像学"大百科全书"的特色。

第五，创新性。在常规纸质图书图文结合的基础上，本轮修订过程中将不宜放入纸质图书的图片、视频等素材通过二维码关联的形式呈现，实现创新融合的出版形式。同时，为了充分发挥网络平台的载体作用，本次修订将在出版纸数融合图书的基础上，同步构建中华临床影像库。

第六，实用性。相对于国外的大型丛书，该套丛书的内容以国内的临床资料为主，跟踪国际上本专业的新发展，突出中国专家的临床思路和丰富经验，关注专科医师和住院医师培养的核心需求，具有更强的临床实用性。

▌公众号登录 >>

扫描二维码
关注"临床影像库"公众号

点击"影像库"菜单
进入中华临床影像库首页

临床影像库
中华临床影像库内容涵盖国内近百家大
型三甲医院临床影像诊断中所能见... ⌄
7位朋友关注

关注公众号

影像库

▌网站登录 >>

输入网址 medbooks.ipmph.com/yx
进入中华临床影像库首页

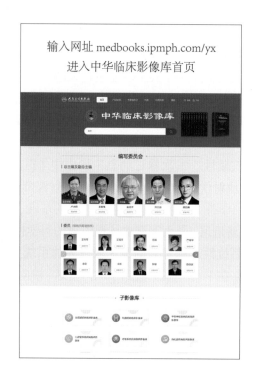

进入中华临床影像库首页

注册或登录

PC 端点击首页"兑换"按钮
移动端在首页菜单中选择"兑换"按钮

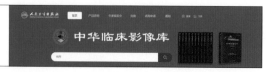

输入兑换码,点击"激活"按钮
开通中华临床影像库的使用权限

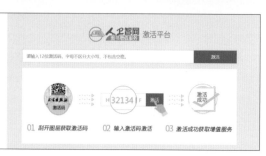

中华影像医学丛书（第3版）
编写委员会

顾　　　问
　　刘玉清　戴建平　郭启勇　冯晓源　徐　克

主 任 委 员（总主编）
　　金征宇

副主任委员（按姓氏笔画排序）
　　王振常　卢光明　刘士远　龚启勇

委　　　员（按姓氏笔画排序）
　　王振常　王培军　王霄英　卢光明　吕　滨　刘士远
　　严福华　李　欣　宋　彬　陈　敏　邵剑波　金征宇
　　周纯武　郑传胜　胡道予　袁慧书　徐文坚　郭佑民
　　龚启勇　梁长虹　程英升　程敬亮　鲜军舫

目　录

分卷	主编			副主编			
头颈部卷	王振常	鲜军舫		陶晓峰	李松柏	胡春洪	
乳腺卷	周纯武			罗娅红	彭卫军	刘佩芳	汪登斌
中枢神经系统卷	龚启勇	卢光明	程敬亮	马　林	洪　楠	张　辉	
心血管系统卷	金征宇	吕　滨		王锡明	王怡宁	于　薇	夏黎明
呼吸系统卷	刘士远	郭佑民		伍建林	宋　伟	陈起航	萧　毅　王秋萍
消化道卷	梁长虹	胡道予		张惠茅	李子平	孙应实	
肝胆胰脾卷	宋　彬	严福华		赵心明	龙莉玲		
骨肌系统卷	徐文坚	袁慧书		程晓光	王绍武		
泌尿生殖系统卷	陈　敏	王霄英		薛华丹	沈　文	刘爱连	李　震
儿科卷	李　欣	邵剑波		彭　芸	宁　刚	袁新宇	
介入放射学卷	郑传胜	程英升		孙　钢	李天晓	李晓光	肖恩华
分子影像学卷	王培军			王　滨	徐海波	王　悍	

前 言

近年来，随着影像设备的不断更新，新的成像方法不断涌现。相较于其他学科，医学影像学的知识更新速度更快，如 MRI 的功能成像等。每一次医学影像技术的进步，都要求影像科医生更新知识，以更好地支持临床。

中华影像医学丛书第 2 版出版已近 10 年，丛书自出版以来受到了读者的欢迎和学术界的肯定，为更新知识、丰富内容，人民卫生出版社启动了中华影像医学丛书的修订工作。《中华影像医学·肝胆胰脾卷》第 3 版于 2018 年 5 月启动了修订工作，本次修订具有以下特点：①全面性，在第 2 版的基础上，纳入了更多的疾病种类，使疾病种类更加全面。对于累及肝、胆、胰、脾的全身性疾病也进行了单独介绍，如：白血病、艾滋病等。②创新性，本次再版结合了中华影像病例库，病例库应用简练的文字和大量的影像资料，从不同的侧重点（更注重影像图片）介绍多种疾病的影像学表现。③权威性，本书的编者来自全国三级甲等医院的临床一线，以编者的权威性保障内容的权威性。④科学性，修订过程中保留了第 2 版的精华，并结合最新指南共识等进行了更新。⑤实用性，第 3 版力争做到病种全面、语言精练、图片丰富，可为影像医师提供切实的帮助。

在再版的过程中，我们得到了川北医学院附属医院陈天武、四川大学华西医院陈晨阳、张珍、姚杉及叶铮的无私帮助；本书中的超声内容基本由上海交通大学医学院附属瑞金医院任新平副主任医师完成，在此一并表示感谢。

在近一年的编写工作中，编写团队兢兢业业，力争将最全面、最权威的肝、胆、胰、脾影像学内容展现给广大读者，但是由于时间紧、任务重、学术水平有限，不足之处在所难免，恳请各位读者在使用过程中提出宝贵意见，以便再版时修订。

宋 彬 严福华

2019 年 9 月

目　录

第一篇　肝　脏

第二篇　胆 道 系 统

第三篇　胰　　腺

第四篇　脾　脏

第五篇　全身性疾病、系统性疾病累及

第一篇

肝　　脏

第一章　组织解剖学

一、肝脏的形态、位置和毗邻

肝脏是人体最大的消化腺，呈红褐色，质地柔而脆，呈楔形，分为上、下两面，前、后、左、右四缘。

肝上面隆凸，与膈相接触，叫做膈面。该面与膈之间有相互移行的腹膜，为双层结构，略呈"Y"字形，呈冠状位的为冠状韧带，该韧带的两侧向左右延伸形成左、右三角韧带；呈矢状位的为镰状韧带，将肝脏分为左、右两叶，肝右叶大而厚，肝左叶小而薄。肝上面后部冠状韧带前、后层间的肝区无腹膜被覆，借结缔组织与膈相连，呈三角形，为肝裸区。

肝下面凹陷，与腹腔脏器接触，叫做脏面。此面

可见"H"形的左、右两条纵沟及一条横沟（图1-1-1-1）。左纵沟窄而深，其前半部有肝圆韧带，是脐静脉闭锁后形成的索条；后半部有静脉韧带，由静脉导管萎缩形成。右纵沟较宽，其前半部为胆囊窝，容纳胆囊；后半部为腔静脉窝，下腔静脉从此穿过，肝左、中、右静脉在此注入下腔静脉，故称第二肝门（图1-1-1-2）。横沟位于中间部，有肝门静脉左、右支，肝固有动脉左、右支，肝左、右肝管以及淋巴管、神经出入，叫做肝门或第一肝门（图1-1-1-3）。这些进出肝门的结构，周围为结缔组织所包绕，叫做肝蒂。肝的脏面借"H"形沟分为4叶。左纵沟的左侧为左叶，右纵沟的右侧为右叶，两纵沟之间的部分又被横沟分为前方的方叶和后方的尾叶。

肝下缘锐利，有两个切迹，右侧为胆囊切迹，左侧为肝圆韧带切迹。

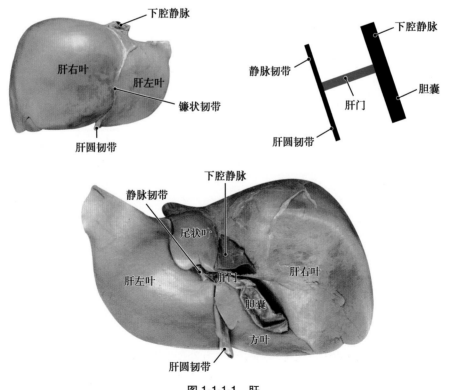

图 1-1-1-1　肝

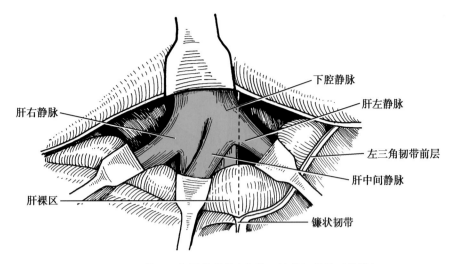

图 1-1-1-2　第二肝门及其结构（虚线示镰状韧带的延长线）

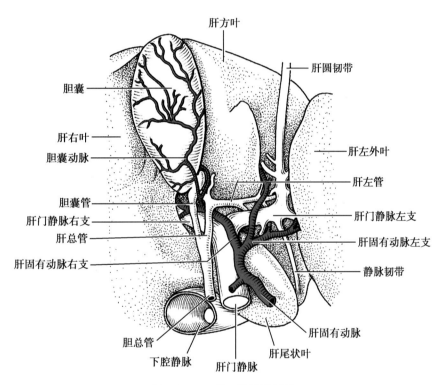

图 1-1-1-3　第一肝门及肝蒂

二、肝内管道系统及肝的分叶、分段

肝内管道包括 Glisson 系统和肝静脉系统。Glisson 系统由互相伴行的门静脉、肝固有动脉及肝管的各级分支被结缔组织所包绕而构成（图 1-1-1-4）。根据 Glisson 系统的分支与分布及肝静脉的行走划分出了肝段。Glisson 系统分布于肝段内，肝静脉行走于肝段间，两者在肝内呈相嵌配布。按照 Couinaud 肝段划分法，以 3 个肝静脉作垂直平面形成纵行主裂（正中裂、左叶间裂及右叶间裂），并以左右门静脉主干进行分段（图 1-1-1-5）。正中裂有肝中静脉经过，将肝分为左右两半；左叶间裂有肝左静脉经过，将左半肝分为左内区和左外区；右叶间裂有肝右静脉经过，将右半肝分为右内区和右外区。每一个区又被一个通过左右门脉支的假想平面分为上下段，共分为血流动力学上独立的 8 个肝段。这些段在正面观，从尾状叶（S1 段）开始顺时针依次为 S1、S2、S3、S4、S5、S6、S7、S8 段。Couinaud 分段法建立在门静脉分支和肝静脉走行基础上，各段之间分界明确，命名简单实用，因而很长一段时间被临床广泛采用，但其结论是以离体肝铸型标本为依据，因其失去了韧带等支持固定结构，血管等结构发生移位，

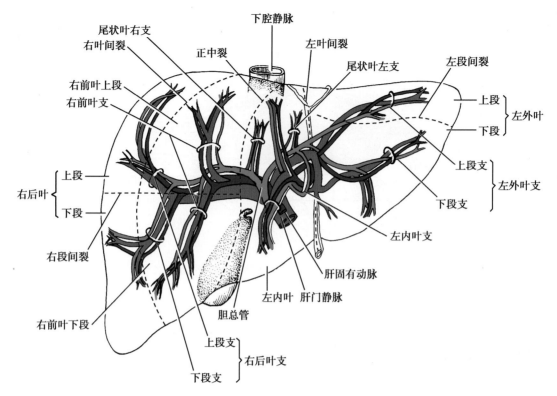

图 1-1-1-4　Glisson 系统在肝内的分布

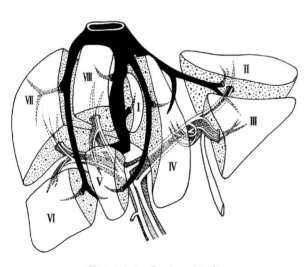

图 1-1-1-5　Couinaud 肝段

因而 Couinaud 分段法的肝段方位与在体肝不完全相符。1957 年,Goldsmith 和 Woodbume 根据肝静脉分布提出肝段命名法,将肝分为 2 叶、5 段和 8 个亚段,即肝中静脉分肝为左、右叶,右叶被肝右静脉分为右前、右后段,左叶被肝左静脉分为左内、左外段,每一个段又分为上、下两亚段,尾状叶为一独立段。1982 年,有研究者在 Couinaud 肝段法的基础上,结合 Goldsmith 和 Woodbume 肝段命名法,用亚段代替段进行命名,即尾状叶(Ⅰ段);左外侧上亚段(Ⅱ段)、左外侧下亚段(Ⅲ段);左内侧亚段(Ⅳ段,左内侧上、下两亚段均用Ⅳ段);右前下亚段(Ⅴ段)、右前上亚段(Ⅷ段);右后下亚段(Ⅵ段)以及右后上亚段(Ⅶ段)。这更符合肝脏的功能分段。

三、肝脏的淋巴和神经

肝脏的淋巴管分为浅、深两组(图 1-1-1-6)。浅淋巴管位于肝被膜内,位于膈面中间后部的淋巴管经膈肌的腔静脉孔入胸腔,汇入膈上淋巴结及纵隔后淋巴结,左侧部者注入胃左淋巴结,右侧部者注入主动脉前淋巴结。脏面的淋巴管汇入肝淋巴结。深淋巴管分为升、降二组。升组伴随肝静脉走行,经第二肝门、膈肌下腔静脉裂孔入膈上淋巴结。降组伴门静脉的分支走行,大部分经肝门汇入肝淋巴结,小部分汇入胃左淋巴结或直接进入胸导管。肝淋巴结位于肝门,沿肝固有动脉和胆总管排列,其输出管注入腹腔淋巴结。由于肝的淋巴多经膈上淋巴结回流,故肝癌常转移至胸腔。

肝的神经来自腹腔丛和迷走神经前干的肝支,在肝固有动脉和门静脉周围形成肝丛,随血管分支而分布。

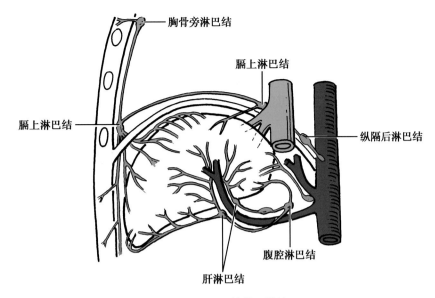

图 1-1-1-6　肝的淋巴引流

标注：胸骨旁淋巴结、膈上淋巴结、纵隔后淋巴结、膈上淋巴结、腹腔淋巴结、肝淋巴结

第二节　组　织　学

一、肝小叶

肝小叶（hepatic lobule）是肝的基本结构单位，约占肝体积的 96%，呈多角棱柱体，长约 2mm，宽约 1mm，成人肝有 50 万～100 万个肝小叶（图 1-1-2-1）。小叶之间以少量结缔组织分隔，有的动物（如猪）的肝小叶分界明显，而人的肝小叶间结缔组织很少，相邻肝小叶常连成一片，分界不清。肝小叶中央有一条沿其长轴走行的中央静脉，围绕中央静脉呈放射状排列的是肝板和肝血窦。肝细胞以中央静脉为中心单行排列成板状，称为肝板。肝板中间的血流通路为肝血窦（图 1-1-2-2），血窦经肝板上的孔互相通连，形成网状管道。肝细胞相邻面的质膜局部凹陷，形成微细的小管，称胆小管，胆小管在肝板内也相互连接成网。

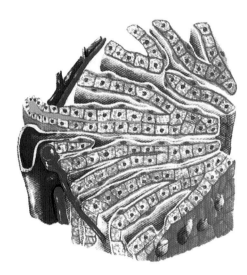

图 1-1-2-2　肝板、肝血窦与胆小管关系模式图

（一）中央静脉

中央静脉位于肝小叶中央，管壁由内皮细胞组成，内皮外有少量结缔组织。管壁有肝血窦的开口。中央静脉接受肝血窦的血液，然后汇入小叶下静脉。

（二）肝细胞

肝细胞体积较大，直径 20～30μm，呈多面体形。肝细胞有三种不同的功能面：血窦面、细胞连接面和胆小管面。血窦面和胆小管面有发达的微绒毛，使细胞表面积增大。相邻肝细胞之间的连接面有紧密连接、桥粒和缝隙连接等结构。肝细胞的功能复杂多样，胞质丰富，各种细胞器发达。在 HE 染色的切

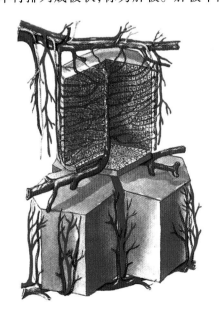

图 1-1-2-1　肝小叶模式图

片中胞质多呈嗜酸性,当蛋白质合成旺盛的时候,出现散在的嗜碱性颗粒。此外,胞质内还含有较多的糖原颗粒和少量的脂滴。核大而圆,居中,着色浅,核仁一到数个,部分肝细胞有双核。另外,多倍体核肝细胞数量很多,这是肝细胞的特点之一,可能与肝细胞活跃的功能及再生能力有关。

(三)肝血窦

肝血窦位于肝板之间,互相吻合成网状管道。血窦腔大而不规则,血液从肝小叶的周边经血窦流向中央,汇入中央静脉。血窦壁由内皮细胞组成,窦腔内有定居于肝内的巨噬细胞和大颗粒淋巴细胞。肝细胞与血窦壁内皮细胞间存在一狭小的间隙,称为窦周隙。

1. 内皮细胞　内皮细胞是构成肝血窦壁的主要成分,细胞扁而薄,含核的部分凸向窦腔。扁薄的胞质有许多大小不等的窗孔,小窗孔常聚集成群,形成筛样结构,孔上无隔膜。胞质内细胞器较少,但吞饮小泡较多。内皮细胞间常有 0.1~0.5μm 宽的间隙。因此肝血窦通透性大,血浆中除乳糜微粒外,其他大分子物质均可自由通过,肝细胞产生的脂蛋白等也可通过血窦壁进入血窦,这有利于肝细胞摄取血浆物质和排泌其分泌产物。

2. 肝巨噬细胞　又称库普弗细胞(Kupffer cell)。细胞形态不规则,有许多板状或丝状伪足,细胞表面有许多皱褶和微绒毛,并有较厚的糖衣。细胞常以其伪足附于内皮细胞上或穿过内皮细胞窗孔或细胞间隙伸入窦周隙内。肝巨噬细胞具有变形运动和活跃的吞饮与吞噬能力,构成机体一道重要防线,尤其在吞噬清除从胃肠进入门静脉的细菌、病毒和异物方面起关键作用。肝巨噬细胞还可监视、抑制和杀伤体内的肿瘤细胞,尤其是肝癌细胞,并能吞噬和清除衰老、破碎的红细胞和血小板等。此外,肝巨噬细胞还有处理和传递抗原、诱导 T 细胞增殖及参与调节机体免疫应答等作用。

3. 大颗粒淋巴细胞　是一种对肿瘤细胞等有自然杀伤作用的大颗粒淋巴细胞,具有自然杀伤细胞活性和表面标志,它对肿瘤细胞和病毒感染的肝细胞有直接杀伤作用。因此认为,大颗粒淋巴细胞也是构成肝防御屏障的重要组成部分。

4. 窦周隙和贮脂细胞　血窦内皮细胞与肝细胞之间有狭小的间隙,称窦周隙(Disse space)或 Disse 隙。窦周隙内充满来自血窦的血浆,肝细胞血窦面的微绒毛伸入其中,是肝细胞与血液之间进行物质交换的场所。窦周隙内有散在的网状纤维,起

支持血窦内皮的作用;还有一种散在的细胞称贮脂细胞或称 Ito 细胞,细胞形态不规则,有凸起,附于内皮细胞外表面及肝细胞表面。细胞周围常见网状纤维。HE 染色切片中不易辨认贮脂细胞,用氯化金浸染或免疫细胞化学可显示。贮脂细胞的主要功能是摄取和储存维生素 A。贮脂细胞还有产生胶原的功能,在慢性肝病时贮脂细胞异常增生,并向成纤维细胞转化,与肝纤维增生性病变的发生有关。

(四)胆小管

胆小管是相邻两个肝细胞之间局部凹陷形成的微细管道,用银染法或 ATP 酶组化染色法可清楚显示。它们在肝板内连接成网格状管道,电镜下观察,胆小管腔面有肝细胞形成的微绒毛突入腔内,胆小管周围的肝细胞膜形成紧密连接、桥粒等连接复合体封闭胆小管。正常情况下,肝细胞分泌的胆汁排入胆小管,胆汁不会从胆小管溢出至窦周隙;当肝细胞发生变性、坏死或胆道堵塞内压增大时,胆小管的正常结构被破坏,胆汁则溢入窦周隙,进而进入血窦,出现黄疸。

二、肝的血液循环

肝的血供非常丰富,由门静脉和肝动脉双重供血。门静脉是肝的功能血管,其血量占肝总血量的 75%,主要汇集来自胃肠道等处的静脉血。血液内含有丰富的营养物质,在肝内进行代谢和转化。门静脉入肝后反复分支,最终与血窦相连。肝动脉血氧含量高,占总血量的 25%。肝动脉入肝后与门静脉伴行,最终也汇入血窦。因此,肝血窦内含有动、静脉混合血,汇入中央静脉,最后至肝静脉。

三、肝内胆汁排除途径

胆小管起自中央静脉周围的肝板内,肝细胞分泌的胆汁首先排放到胆小管,在胆小管内从肝小叶的中央流向周边,在小叶边缘处汇集成若干短小的闰管,出肝小叶后,汇入小叶间胆管,再逐步汇合成左、右肝管出肝门。

(宋　彬　黄子星　段　婷)

参　考　文　献

1. 陈主初. 病理生理学. 北京:人民卫生出版社,2001.
2. 徐传达,唐茂林. 系统解剖学. 北京:科学出版社,2012.
3. 张健飞,于胜波,隋鸿锦. 肝段的解剖学和影像学划分. 国外医学临床放射学分册. 2006,29:388-391.
4. 高英茂. 组织学与胚胎学. 北京:高等教育出版社,2004.

第二章　影像检查方法与图像后处理技术

第一节　超　声

肝脏作为人体重要的实质性脏器,非常适合应用超声检查技术进行肝脏疾病的诊断和筛查。超声检查是目前无创性判断肝内占位性病变及弥漫性病变最简单易行的影像学诊断方法之一,常用包括二维实时灰阶成像(real time two-dimensional gray scale ultrasound imaging,2D-US)、彩色多普勒成像(color Doppler flow imaging,CDFI)、频谱多普勒成像(spectrum Doppler ultrasonography)、超声造影(contrast-enhanced ultrasound,CEUS)和超声弹性成像(elastosonography)等,它们可以从形态学、血流动力学、微循环灌注及组织硬度等角度提供相关诊断信息。目前肝脏超声检查仍以常规使用的实时灰阶B型超声为基础,其探头多采用弧形凸阵探头。超声检查技术可以对肝脏的实质部分、肝脏相关血管及与肝脏疾病相关的其他脏器等进行扫查。

(一)超声检查目的和检查前准备

目的主要在于:①确定肝内占位性病灶的存在,并提示定位、定性诊断线索;②确定肝脏弥漫性病变的存在,判断弥漫性肝病所处病理阶段;③鉴别细胞性黄疸和阻塞性黄疸等。

检查前准备:一般无需特殊准备,但由于肝脏毗邻肠道,餐后的肠腔胀气可能会导致肝脏的部分叶段显示不清,因此最好是空腹6~8h,之后进行肝脏的扫查,隔夜空腹状态是最佳检查前准备状态。

(二)常规超声检查方法

1. 二维实时灰阶成像技术　二维实时灰阶成像属于辉度调制显示法成像,它通过显示组织器官切面图的亮度变化,来提供人体解剖和结构学的相关信息。组织切面图的亮度与组织的声衰减特性和组织间的声阻抗差等相关。二维实时灰阶成像必须满足一定的条件,常规包括:实时显示(帧频≥8f/s)、高

分辨率、高灰阶(灰阶级≥128)等。

二维灰阶超声检查可以评估肝脏形态、结构等肝脏背景情况,明确肝内病灶有无,观察病灶的数目、分布范围、大小、边界、内部回声和形态等。

肝脏背景的评估指标包括:肝脏包膜和边缘、肝内实质回声、肝脏大小、肝脏相关血管内径和走行形态、有无栓子、脾脏大小、脾静脉宽度、胆囊大小和囊壁及囊内容物等。最常见的疾病是门脉性肝硬化。研究显示:门静脉管径与肝纤维化程度呈正相关,门静脉血流速度与纤维化程度呈负相关,肝静脉管径及多普勒频谱波形的变化与肝纤维化程度有显著相关性。肝包膜、实质回声及胆囊壁厚度是判断肝纤维化程度的最佳预测指标,其与肝脏纤维化程度有良好的相关性,有研究将以上指标与血清学指标进行了比较,发现超声评价中度肝纤维化的符合率高于血清学,但二者在判断肝纤维化的总符合率及轻、重度纤维化的符合率方面差异无统计学意义。常规灰阶超声可以明确肝内有无病灶,常见病灶描述如下:病灶内部回声为无回声、低回声、等回声、高回声、强回声、混合回声等;均质、不均质等;形态圆形、类圆形、椭圆形、不规则形等;边界清晰、欠清晰、模糊;有无包膜;后方回声有无改变等。

2. 彩色多普勒和频谱多普勒成像技术　多普勒成像(Doppler imaging)是一种通过多普勒技术获取人体组织器官或血管内血流运动速度的分布情况,并以灰阶或彩阶的方式形成运动速度分布图的成像技术。彩色多普勒是一种用彩色图像实时显示血流的方向和相对速度的技术,方法为在二维灰阶声像图的基础上设置一个取样框,通过计算机的分时处理等方法,在得到二维声像图的瞬间获得取样框内的多普勒信号,经过计算机的信息处理后,将二者叠加形成实时彩色图像。在此基础上,又发展了彩色能量图和方向能量图及彩色多普勒组织成像法等;能量型彩色多普勒对高速血流的显示不产生彩

色混迭,不能显示血流方向、速度和性质等;彩色多普勒组织成像法一般应用于观察心肌组织运动情况。频谱多普勒也可以在二维声像图(或合并彩色图像)的基础上设置一个取样门,以频谱图像显示,形成双幅实时图像:二维实时图像(或合并彩色图像)在上半幅、频谱图像在下半幅。频谱多普勒又分为脉冲频谱多普勒(pulsed wave Doppler,PW-Doppler)及连续波多普勒(continuous wave Doppler,CW-Doppler)两大类。

彩色多普勒和频谱多普勒超声成像技术可以协助鉴别管道(血管、胆道或其他管道结构)性质、识别动脉与静脉、显示肝脏相关血管包括门静脉、肝动脉、肝静脉等的血流走向、流速、测定和评估血流动力学参数。常用血流信号描述如下:血流信号出现部位如周边、中央,血流信号形态如点状、条状、条形等;血流信号总体描述为少许或较丰富等,动态呈动脉样、静脉样等。肝脏常用频谱多普勒为脉冲波多普勒成像,可测量所显示血流的血流动力学参数,为临床提供相关诊断和鉴别诊断信息。常用血流动力学参数主要包括:收缩期血流速度(PSV),舒张期血流速度(EDV),平均速度(Vm),搏动指数(PI),阻力指数(RI)等。

(三) 超声造影

超声造影即造影剂增强超声(contrast enhanced ultrasound),利用超声造影剂在声场中的非线性效应和所产生的背向散射来获得对比增强图像。超声造影具有较高的时间分辨率,可以对病灶微循环灌注进行实时动态观察,安全性高,可以在较短间隔内重复注射造影剂进行检查。经过多年发展,造影剂增强超声已经成为临床上常用的诊断技术,这得益于超声微泡造影剂及配套成像技术的飞速发展。超声造影剂和低机械指数谐波成像技术的发展,有效弥补了传统常规超声和多普勒超声在肝脏的应用局限性,该技术可以实时动态连续观察超声微泡对组织的强化过程,以获取组织微循环血流灌注等信息,此过程类似于增强 CT 和增强 MRI。常用低机械指数谐波成像技术主要包括:脉冲反向谐波(pulse inversion harmonic,PIH)成像、对比脉冲序列(contrast pulse sequence,CPS)造影成像技术、脉冲编码谐波(pulsed coded harmonic,PCH)造影技术、造影匹配成像(contrast tuned imaging,CnTI)、纯净造影谐波成像(pure contrast harmonic imaging)等。第一代造影剂包括 Albunex、ELevovist 等,其由于微泡内含空气,包膜较厚、弹性差、且包裹的空气易溶于水等因素,导致第一代造影剂在体内持续时间短且容易破裂。第二代超声造影剂包括 Optison、Sonovue、Sonazoid 等,其内包裹高密度惰性气体(不易溶于水或血液),外膜薄而柔软,稳定时间长,且振动及回波特性好。目前国内最普遍使用的超声造影剂 Sonovue 是纯血池造影剂,其微泡在低声压下震而不破,能产生较强的非线性谐波信号,从而实现非爆破性实时超声造影,同时,Sonovue 经肺部排泄,无肝肾毒性。也有一些超声造影剂如 Sonozoid 等,可滞留在肝脏和脾脏,能获取延迟或血管后期相,目前即将获批进入中国市场。现在常用的超声仪器也是配备低机械指数谐波成像技术的成品机,超声造影时一般无需另外调节机械指数等参数。

检查前准备:检查前告知并签署知情同意书、详细询问病史以明确检查目的并排除禁忌证、患者检查前需空腹 6~8h、必要的仪器操作和准备等。观察内容:描述病灶增强开始时间及消退时间、增强程度、增强形态及不同时相的动态变化模式等。适用症:肝内结节或占位性病灶的定性诊断、需增强影像学检查但增强 CT 和 MRI 检查有禁忌的患者、CT 和 MRI 检查未能给出明确诊断的患者、不同影像学检查诊断肝内病灶结论不同时、肝肿瘤消融介入或手术后定期随访、肝移植术后并发症的评估、肝脏纤维化及肝硬化的评估等。

肝脏超声造影的时相通常分为动脉相(0~30s)、静脉相(31~120s)、延迟相(121s~),超声造影从注射超声造影剂即刻开始实时动态连续观察超声微泡对组织的强化过程,而增强 CT 和增强 MRI 一般从动脉早期 20s 刚开始扫描肝脏,对于在动脉早期 20s 前即灌注并已消退的病灶则无法捕捉病灶快进快退的灌注信息。同时,超声造影剂可以作为载体,辅助实现药物携带、基因治疗等靶向治疗。然而超声造影往往需要固定在某一个切面进行检查,因此无法同时全面了解其他部位病变的信息。另外,对于二维灰阶超声显示困难的部位和病灶,其造影效果通常也不理想。

(四) 超声弹性成像

弹性成像(elastograhpy)的概念首次由美国 Ophir 教授在 1991 年提出,它可以对生物组织的硬度进行量化测量和弹性成像。弹性技术主要包括超声弹性成像(elastosonograhpy)与磁共振弹性成像(MR elastograhpy)技术等,促进了无创评估肝脏纤维化程度的发展。超声弹性成像因灵敏度和特异度高、操作简便、价格价廉、无辐射、易重复、患者屏气时间较短、患者接受度高等独特优势,近年来发展迅速,目前已成为无创性评估肝纤维化的可靠方法。

目前,应用于肝纤维化诊断的超声弹性成像技术主要分为两类:应变式弹性成像(strain elastography)和剪切波弹性成像(shear wave speed elastography)技术。实时组织弹性成像(real-time elastography,RTE)是应变式弹性成像的代表,以在浅表器官如甲状腺、乳腺等的应用较有价值。应用于肝脏的超声弹性技术主要是剪切波超声弹性技术:包括瞬时弹性成像(transit elastography,TE)、点式剪切波弹性成像(point shear wave elastography,pSWE)、二维/三维剪切波弹性成像(2D/3D shear wave elastography,2D/3D SWE)。其中,瞬时弹性成像以 Fibroscan 为代表,是最早应用于临床检测肝脏弹性杨氏模量的技术,也是多年来被国内外各大临床指南所推荐的经典检查方法。其通过体外低频发射器的震动产生一个瞬时低频脉冲激励,使肝组织产生瞬间位移和剪切波,跟踪并采集剪切波即可测定肝脏硬度。它可以给出组织弹性模量的 E 值和肝脏受控衰减参数(controlled attenuation parameters,CAP),其中组织弹性模量用来评估肝纤维化程度,剪切波速度越大,肝硬度测值越高,感兴趣区(region of interest,ROI)内肝组织越硬。肝脏受控衰减参数 CAP 值也可以定量反映肝脏脂肪含量。由于瞬时弹性成像没有实时的图像引导,因此无法避开非目标区域,对于肥胖、肋间隙过窄、肺气肿、伴肝内巨大肿块等患者,常常无法得到正确有效的测量结果,对伴腹腔积液的患者则无法进行肝脏弹性测量。而 pSWE 及 2D-SWE 是基于声辐射力脉冲(acoustic radiation force impulse,ARFI)成像的弹性成像方法,由于成像原理不同且具备了灰阶超声的图像引导功能,因此其可以有效避开无效测量,适用于伴腹腔积液的患者。pSWE 所使用的声辐射力脉冲在不同深度进行冲激诱发,多条声束在较大范围内对组织进行推挤,可形成组织硬度分布图。pSWE 反映的是组织在声束轴向上的硬度,测得的数据是感兴趣区的平均值,常见 pSWE 有 VTQ、STQ、ElastPQ、SWM 等。2D-SWE 采用多波成像平台,探头发射高速聚焦声束即声辐射力脉冲对组织施加激励,利用"马赫锥(Mach cone)"原理,可在组织中产生足够强度的剪切波,并利用超高速成像技术(>5 000 帧/s)捕获、追踪剪切波,通过测量组织中不同位置剪切波的传播速度来反映组织硬度,以彩色编码技术实时显示出组织弹性分布图。常见 2D-SWE 有 STE、SSI、ElastQ 等。

2018 年世界超声联合会发布的最新肝脏超声弹性指南指出:不同机器的诊断精度相似,在严格遵循规范化操作的前提下可以提高 SWE 的诊断准确性,pSWE 及 2D-SWE 对肝脏硬度的测量成功率高于 TE,尤其是对肥胖患者。

检查前准备:详细询问病史以明确检查目的并排除合并症,患者检查前需空腹 2～4h,禁咖啡、吸烟、餐饮等,隔夜空腹效果最好。运动后需休息 10～20min,嘱患者检查时适当平静屏气配合检查等。

但值得注意的是:虽然肝纤维化程度是影响肝脏弹性硬度测值的最主要因素,但其他因素如炎症反应和坏死分级、脂肪含量等也可能会影响肝脏弹性测值。在肝脏淤血性损害、急性病毒性肝炎、肝小静脉闭塞症、胆汁淤积性疾病等病理情况下,肝脏弹性硬度也可升高。因此,基于复频剪切波的肝脏黏弹性测量和基于声波衰减的黏性测量也具有重要意义,但目前尚在萌芽阶段。前期仿体和动物实验表明:黏性与肝脏炎症坏死及动态病理变化相关。初步临床实验显示急性肝损伤者肝脏具有低弹性测值和高黏性测值,频散斜率(黏性参数)与坏死分级相关。因此,在日常工作中,医师需结合临床的其他诊断指标对肝纤维化程度进行综合性评估。

第二节 血管造影

一、概述

血管造影技术自 1896 年问世以来,经历了百余年的发展。无论是造影剂的种类、数量、安全性及插管的方法,还是造影设备,都取得了突破性进展。自 1896 年瑞士人 Haschek 及 Lindenthal 用 Teichman 氏混合液(含铋、铅及钡盐)行截肢手血管造影,完成首次血管造影后,20 世纪 20 年代,Sicard 和 Forestier 用碘化油作右心及动脉造影,Berberich 及 Hirsch 用溴化锶行股动脉造影,Brooks 用碘化钠作下肢动脉造影均获得成功。1929 年 Dos Santo 用长针直接穿刺腹主动脉造影获得成功,同年 Forssmann 在自己身上用输尿管导管经肘静脉插管至肺动脉造影,首创导管造影术。1941 年 Farinas 改用股动脉切开插管造影,此法一直沿用了几十年。1953 年 Seldinger 发明了经典的经皮股动脉穿刺经导丝交换插管法——Seldinger 穿刺法,1956 年 Dman 改进了导管头的弯度,使血管造影术进入了一个新纪元。

随着影像学技术的迅猛发展,血管造影在肝脏疾病的诊断地位逐渐被 US、CT 和 MRI 所取代。但是,在介入领域,肝脏血管造影作为检查肝脏病变和介入治疗的常规手段,在动态定位肝脏血管、血管受侵犯程度和病变供血情况等方面有重要作用。随着导管材料及导管形态的不断改进,选择性动脉造影技术也日臻完善,创伤性越来越小。目前,肝脏血管造影主要有两种,一种是通过腹腔动脉选择性插管造影,另一种是通过肝动脉选择性插管造影。前者不但可以显示腹腔动脉的分支和变异情况,而且造影剂经脾静脉回流后可显示脾静脉和门静脉(即间接门静脉造影),使肝实质显影良好,有利于显示肝内占位性病变,了解门静脉有无阻塞、增粗及侧支开放情况等。目前多采用的是选择性肝动脉造影,如需更好地显示肝固有动脉及其分支及肝内小病变,还可做超选择肝动脉造影。

二、适应证和禁忌证

1. **适应证**　①肝肿瘤患者行介入治疗时,肝动脉造影有助于肝癌的诊断及治疗,通过肝动脉造影可进一步明确病灶的数目、大小及分布,从而确定能否手术切除或是否采取介入治疗。此外,可显示肿瘤的动脉血供(图 1-2-2-1)及有无动-静脉瘘(图 1-2-2-2)及静脉癌栓,这些对治疗是非常重要的;②肝占位性病变的鉴别诊断;③肝癌患者外科根治术后以及直/结肠癌患者术前或术后预防性介入治疗时。

2. **禁忌证**　除严重造影剂过敏外,通常无绝对禁忌证。有严重肝肾功能衰竭、明显出血倾向、心功能代偿不全等情况时应慎重使用。

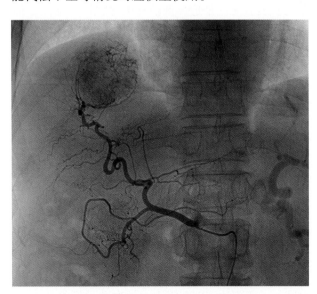

图 1-2-2-1　肝细胞肝癌 DSA 图像
图示团簇状肿瘤血管染色、紊乱,呈抱球状

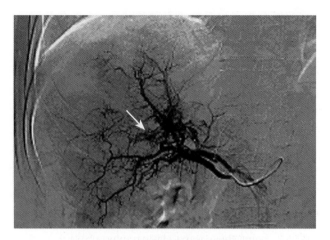

图 1-2-2-2　肝细胞肝癌伴动-静脉瘘
DSA 造影动脉期见肝静脉早显(箭)

三、术前准备

1. 肝肾功能及血常规、凝血功能等实验室检查。

2. 术前患者应给予支持治疗,以使其尽可能处于较好的状态,如有血糖异常、腹水、少尿等临床表现时,应尽量纠正。

3. 积极与患者及家属沟通,使其了解造影术中及术后的反应,以期在心理上有足够的准备。

四、造影方法

(一)经皮穿刺插管与 Seldinger 穿刺法

1. **选择穿刺点**　目前常用的穿刺点有股动脉及腋动脉,前者最常用。①股动脉穿刺点:腹股沟中点下方 1~2 横指股动脉搏动最明显处。穿刺点选择原则:第一次插管者及皮下脂肪少者宜偏下,而皮下脂肪多者或已多次插管者可偏上。选择穿刺点以动脉穿刺内口不高出腹股沟韧带为准,因为常规股动脉压迫止血是以股鞘的后壁(坚硬的耻骨梳及耻骨梳韧带)为压迫支撑点,一旦动脉内口在盆腔,则可能因无良好的支撑而难以很好地止血,从而引起盆腔血肿形成,中、大量腹水患者也可能会有腹水经穿刺道渗出;②腋动脉穿刺点:不是常规入路,仅在不能经股动脉插管或需保留导管持续化疗时才选用。左、右侧均可,一般选左侧腋动脉,由此插管易入降主动脉。穿刺时患者仰卧,穿刺侧上肢外展、高举,手枕于头部或前额,穿刺点一般在胸大肌三角沟的下后方。作腋动脉穿刺时,针尖可能会触及臂丛神经分支。局麻后,针尖对准腋尖部腋动脉搏动最明显处穿刺。这种情况下宜用微穿刺系统,以减少并发症。压迫止血应小心,以防出现血肿。

2. **麻醉**　确定穿刺点及穿刺途径后,常规消毒、铺巾,用盐酸利多卡因 100mg(5ml)与生理盐水

1:1稀释做局麻。先在皮下做一皮丘(直径约1cm),然后沿穿刺道作浸润麻醉。麻醉应深至动脉前壁,以减少动脉痉挛的发生率。

3. 穿刺 用尖头刀片在进针点作一2~3mm的小切口,左手轻压穿刺点,右手持针以与皮肤成30°~50°角度对准股动脉进针,一旦针尖置于动脉上方持针手指有明显膨胀性搏动时,快速刺入动脉。老年人和儿童股动脉易滑动,可用中指和示指将其夹在中间,使其相对固定。进针方法有两种:①前后壁穿透法,常用于带芯穿刺针。穿刺针穿透动脉前后壁后,拔出针芯,缓慢退针直到有鲜红血液喷出。②前壁穿刺法,常用于无芯穿刺针。通常穿刺针穿入动脉后,可见穿刺针呈点头状搏动。穿透动脉前壁后即可见有鲜红血液喷出。有时见喷血不畅,则有可能部分针尖位于动脉前后壁或侧壁,应缓慢退针至动脉喷血通畅。

4. 进导管 穿刺成功后,右手固定穿刺针,待助手将导丝软头导入穿刺针及动脉,并经透视证实导丝进入腹主动脉后,右手退出穿刺针,助手通过导丝换上所需的扩张管,将动脉内口扩大后再换所需的导管,通常扩张管的口径不应大于导管口径。现在常直接在导引导丝引导下交换入导管鞘,然后将导管鞘中的扩张管退出后直接进导管。上述从穿刺到进导管这一过程就是改良的 Seldinger 穿刺法。

5. 注意事项 ①使用导管鞘时,对年纪较大或估计髂动脉明显扭曲者宜通过导丝交换导管,以防进导管时形成动脉夹层;②应在透视下进导丝,以防导丝进入旋髂外动脉或股深动脉(多在使用 J 导丝时发生)。这时可小心将导丝退至股动脉或穿刺针内,旋转导丝或水平改变穿刺针角度后再进导丝;③有时穿刺针喷血良好,但导丝无法进入髂动脉,常见原因是助手进导丝时使穿刺针深度改变,或穿刺针虽在动脉内,但因斜面位置不佳,使导丝顶至动脉壁上,这时只需退出导丝后调整穿刺针深度或角度后重新进导丝即可;④退导丝时要相当小心,谨防导丝被穿刺针切割。此外,在皮下脂肪较厚的患者,穿刺成功后,如压在动脉上的左手放松,有时也可使针的深度改变,为此在导丝进入髂动脉之前,穿刺者压迫的手应维持原状。

(二) 选择性动脉造影

通常腹腔内脏动脉均可用 RH 导管、Cobra 导管或盘曲型导管、Yashiro 导管、RLG 导管等。选择导管的形态应根据操作者的个人习惯及动脉走行方向而定,不必拘泥书本介绍某一形态的导管,宜选择

5F 及 4F 导管。造影剂的注射速率及量应根据所选择插管的动脉粗细情况而定。由于肝动脉多源于腹腔动脉及肠系膜动脉,胃左动脉常参与肝左叶供血,故现就相关插管技术介绍如下:

1. 选择性腹腔动脉造影

(1) 导管选择:几乎所有头端弯曲朝下的导管均可使用,但常用 RH 导管、盘曲型导管、Cobra 导管、Yashiro 导管。特殊情况下可用 RLG 导管等。

(2) 选择性插管:导管于主动脉弓成形后(Cobra 导管不需成形),顺势回拉,头端朝前(判断方式如下:旋转一下导管,如头端转动方向与旋转方向相同,则头端向前,反之朝后)在 T_{12}~L_1 椎体水平上下慢慢探查,钩住血管,手推造影剂证实为腹腔动脉且导管稳定不会脱出,即可造影。

(3) 造影:造影剂注射速率为6~8ml/s,总量为40~60ml。摄片程序:开始注射造影剂后 2~3s,1张/s,连续 5 张,然后 1 张/2s,摄片 5 张。如为 DSA,则图像采集时间为20s左右,如需了解门静脉,则摄片或采集时间延长至30s左右。

2. 选择性肝动脉造影

(1) 导管选择:常用导管同腹腔动脉选择插管。

(2) 选择性插管:进入腹腔动脉后,根据肝动脉的具体走行方向选择合适的导管,通常 RH 导管、Cobra 导管及盘曲型导管使用时较为简便。RH 导管成袢后,寻找到腹腔干开口后,逆时针旋拉导管即可进入肝总动脉。Cobra 导管可借助超滑导丝超选至肝总动脉。Yashiro 导管常常借助肠系膜上动脉或肾动脉成袢。必要时可借助导丝作肝动脉插管,这时导丝要尽量进深,进导管时导丝要固定,不要随导管向深处移动。

(3) 造影:导管头端宜置于肝固有动脉或肝总动脉,如无特殊情况不应只做左或右肝动脉造影,尤其是首治患者,以免遗漏病灶。根据肝动脉粗细决定造影剂的注射速率及量,造影剂注射速率为4~6ml/s,总量为30~45ml。摄片程序与腹腔动脉造影相似。若发现肝脏某区域血管稀少甚至缺乏,则尚需探查其他血管(如肠系膜上动脉、胃左动脉等)以发现其他肝脏供养血管。

3. 选择性胃左动脉造影

(1) 导管选择:RLG 导管或类似形态导管、盘曲型导管均可。

(2) 选择性插管:RLG 导管成形选择至腹腔动脉后,缓慢下拉导管,利用导管头端向上的角度较易超选入胃左动脉,手推造影剂证实后即可造影。然

后再根据肝动脉的走向,借助导丝即可进导管。事实上,只要注意到胃左动脉的起源,导管在腹腔动脉起始不远处寻找多能找到并成功插管。

（3）造影:造影剂注射速率为 2~4ml/s,总量为 10~20ml,摄片程序同肝动脉造影。

4. 选择性肠系膜上动脉造影 肠系膜上动脉在 L_1 椎体水平发自腹主动脉前壁,向前下方走行。通常较腹腔动脉开口低 1cm 左右,但变化幅度较大,可从紧贴腹腔动脉到其下 3~4cm,偶可见与腹腔动脉共干。其选择性插管造影方法与选择性腹腔动脉造影相似。

（三）压迫止血

所有操作结束后,退出导管、导管鞘,同时以皮肤进针点为起点向上用示指、中指及无名指(压迫穿刺点)压迫 10min,然后绷带加压包扎 24h。

注意点:①整个过程中导管及导管鞘必须经常用肝素盐水冲洗;②导管退出时,一定要将导管恢复到进导管时的形状,以防导管在血管内打结。

五、术后处理

为避免和尽可能减少并发症和反应,术后正确处理和密切观察患者是必要的。

1. 穿刺插管处关节禁曲、制动 5~8h,卧床 12h以上,如无特殊情况 24h 后拆除绷带。由于现在多使用 5F 甚至 4F 导管,其动脉穿刺口很小,特殊情况下也可在 5~6h 后起床活动。

2. 定期测血压、脉搏,观察穿刺处伤口有无出血、血肿,并检查足背动脉搏动及远端肢体肤色、温度及感觉等。

3. 补液 2~3d,补液量为 1 000~1 500ml/d,以促进造影剂排泄。可预防性使用抗生素,并根据不同情况再加入保肝、抑酸、止呕吐等药物。

六、术后并发症及不良反应处理

选择性肝动脉造影并发症少见,主要包括以下方面:

（1）血管损伤:最常见的是动脉夹层形成,多因动脉扭曲明显、动脉粥样硬化及操作者技术不熟练所致。表现为进导丝、导管时阻力很大,推注造影剂时造影剂停留在局部不易被冲走。常见的部位是髂动脉及腹主动脉下段,这时形成的动脉夹层是逆血流,多能自行愈合。有时也可见内脏动脉形成夹层,由于这种夹层为顺血流,故可变得更严重并引起动脉闭塞。减少动脉夹层形成的关键是操作要谨慎,

切忌用导管硬进,多使用泥鳅导丝。至于动脉切割、血管破裂则很少见。

（2）穿刺部位血肿:常见原因是压迫止血时动脉穿刺口没压住,或动脉内口较导管大,或凝血功能障碍,但皮肤外口小或被压,血液积聚在皮下形成血肿。通常血肿较小,不会引起严重后果。但如血肿较大且处理不当,则可引起压迫症状、假性动脉瘤、动-静脉瘘等。一旦发现有血肿形成,首先消除病因,再将血液从血肿中挤出后加压止血。

（3）造影剂不良反应:目前使用的血管造影剂为非离子型碘造影剂,如 Ultravist(优维显)、Omnipaque(欧乃派克)、Iopamidol(碘必乐)等,离子型碘造影剂(如复方泛影葡胺)已不再应用。

非离子型造影剂不良反应发生率为 3.13%,严重不良反应发生率为 0.04%。造影剂常见不良反应为:轻度表现为恶心、呕吐、热感、皮肤潮红、喷嚏,多无需处理;中度表现为荨麻疹、支气管痉挛、中度血压降低;重度表现为抽搐、严重支气管痉挛、肺水肿、心血管性虚脱、休克等。

正确对待造影剂过敏试验、减少危险因素、术前应用皮质激素及抗组织胺药、尽可能使用非离子型造影剂、减少造影剂用量等措施可减少和减轻造影剂不良反应。大部分造影剂反应属轻度,无需特殊处理,如一旦发生中重度不良反应,则需要药物治疗或吸氧等干预,立即静脉注射大剂量皮质醇激素如地塞米松 20mg,开通有效静脉输液通道并及时补充血容量。如有支气管痉挛、喉头水肿、休克及肺水肿时,应加用肾上腺素、氨茶碱和异丙嗪;有惊厥加用地西泮。由于重度不良反应的处理常需要专科人员参加,故应立即与有关科室取得联系。

碘过敏反应高危人群注意事项:有明确甲状腺功能亢进表现的患者不能使用碘造影剂;合并肺动脉高压、支气管哮喘、早期心衰等高危人群建议用副作用小的低渗或等渗造影剂。避免大剂量使用。对分泌儿茶酚胺类肿瘤应适当用药后再行使用造影剂;双胍类药最好在造影剂使用前 48h 至用后 48h内停用,肾功能恢复后再用,避免或尽可能减少造影剂诱导性肾病的发生。

（4）血管内导管导丝断裂:由于目前导管的发展趋势是管径细、管壁薄、管腔大,因器械损坏或误操作造成的血管内异物时有发生,如导管导丝断裂等。应用适当的取异物器械,此类异物多能通过经皮穿刺血管取出,常用的取异物器械有:取石网篮、套圈、异物钳、"鹅颈"套圈(goose neck snare)等。先

经皮穿刺置入较大的导管鞘,使用取异物器械抓住异物后经导管鞘内拉出。注意点:异物一定要经导管鞘内拉出,以减少血管损伤。

(严福华 李若坤 肖 红)

第三节 CT

一、检查前准备

肝脏 CT 检查与腹部其他部位脏器相同:检查前需禁食 4h,扫描前嘱患者分段饮清水 800~1 000ml,以充分充盈胃腔。此外,检查前还需充分告知患者准备工作的必要性和重要性,同时,还需去除检查区域的高密度异物。

二、平扫

平扫可了解肝脏的大小、形态、密度,明确有无病灶,观察病灶的数目、分布范围、大小和形态,及其对周围组织的侵犯等,以期明确诊断,并为增强扫描

提供方案。另外,平扫可很好地显示肝内钙化灶,如肝内胆管结石、血吸虫病肝内钙化、肿瘤钙化等。平扫的范围应包括整个肝脏,通常从膈顶部开始扫描。

三、增强扫描

增强扫描可显示平扫不能发现或可疑的病灶,并根据病灶的强化特征进行鉴别,可清晰显示肝内血管解剖、肝门结构及肝内胆管扩张。一次注入造影剂后,可以获得全肝动脉期、静脉期和平衡期的扫描图像(图 1-2-3-1),利用多期扫描可以观察肝脏及肿瘤的血流动态,对肝脏肿瘤的检出、定性诊断及鉴别诊断有很大的帮助。

目前均通过团注造影剂的方法实现,采用高压注射器快速注射碘造影剂,选择增强造影的不同时期(动脉期、门脉期或延迟期)进行扫描,造影剂一般选用 1.5~2.0ml/kg,注射速率 2~3ml/s。

延迟时间的合理选择非常关键。当腹主动脉的强化已达到峰值,肝实质的强化尚未开始或很轻微,其 CT 强化值(增强后 CT 值减去增强前 CT 值)≤

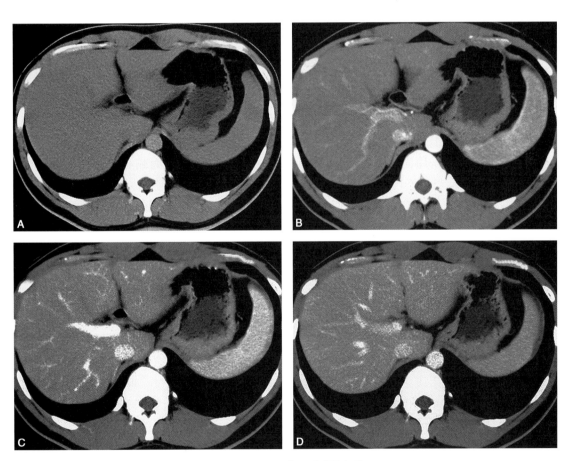

图 1-2-3-1 正常肝脏 CT 表现

A. 平扫,示肝实质呈均匀的软组织密度,略高于脾、胰、肾等脏器,肝内门静脉和肝静脉血管密度低于肝实质,显示为管道状或圆形影;B. 增强扫描动脉期,示肝内动脉强化显著,呈高密度影像,而肝实质尚无明显强化;C. 增强扫描门静脉期,示门静脉和肝静脉强化明显,肝实质 CT 值逐渐升高,但静脉血管的密度仍高于肝实质;D. 增强扫描延迟期,示门静脉密度逐渐下降

10HU,脾脏的强化开始,呈不均匀斑点或斑片状,标志着动脉期的开始。当主动脉的强化仍旧保持峰值状态或略有下降,而肝实质的强化>10HU 但 ≤20HU 时,意味着动脉期的终止,此时脾脏的强化已经很明显,趋向均匀,这段时间为 20~25s。动脉期的延迟时间根据造影剂的总量尤其是注射速度的不同而不同。如总量按 1.5ml/kg 计算,注射速度为 3ml/s 时,动脉期的延迟时间为 20~25s;若注射速度为 5ml/s 时,动脉期的延迟时间为 15s。

门脉期即肝实质强化的峰值期,其起始时间也和动脉期一样,如造影剂总量按 1.5ml/kg 计算,注射速度为 3ml/s 时,门脉期的起始时间为 60s 左右。由于肝实质强化的峰值期持续时间较长,约 60s,故有足够的时间完成全肝扫描。多数选择的门脉期扫描的延迟时间为 60~75s。

另外,许多生理因素和病理因素也可影响肝脏强化的程度和强化峰值出现的时间。生理因素如患者的性别、年龄、体重、心功能等,病理因素如严重的心脏疾患、肾功能不全、肝硬化等。因此在选择合理的扫描时间窗时,应考虑到这些因素,延迟时间可做相应的推迟,一般可推迟 10~15s。但每个患者的情况不同,因此双期出现的时间和强化峰值存在个体差异,这通常是无法预测的。Smart Prep 智能软件可在注射造影剂后早期阶段内,运用低剂量曝光的系列扫描监视某个靶结构(如肝实质、门静脉、主动脉等)的强化程度,当达到或超过预先设置的阈值时即可开始全肝扫描,这样无需采用固定的延迟时间,避免因扫描时间窗的选择不当而影响增强效果,特别是临床上存在循环障碍和影响肝实质强化的因素时,肝脏强化程度和到达峰值的时间难以预料时,智能监测技术的应用更具意义。

（严福华　李若坤　肖　红）

第四节　MRI

磁共振成像(magnetic resonance imaging,MRI)是肝脏检查的主要影像学手段之一。与 CT 相比,MRI 具有更高的组织间信号对比、显示病灶更加明显、没有放射性等优势;而且可以提供许多反映组织特性的技术,比如弥散成像、脂肪及铁含量的测定等。重 T_2 加权(T_2W)的水成像技术,如 MR 胆胰管成像(magnetic resonance cholangiopancreatography, MRCP),不需要注射造影剂,即可以无创反映胆道与胰腺管道的解剖。需注射造影剂时,MRI 造影剂的注射剂量远小于 CT 碘造影剂,更容易被患者接受。此外,肝脏特异性造影剂在具有细胞外间隙造影功能的同时,还能够体现肝细胞对于造影剂的摄取功能。MRI 的局限性包括检查费用较高、扫描时间长及对患者的配合要求较高等。患有幽闭恐惧症或者装有 MRI 不兼容体内移植物(如心脏起搏器)的患者常常不能接受 MRI 检查。

肝 MRI 检查时可以选择不同的参数,得到不同加权的图像,从而反映不同的组织特性信息。医生及技师须掌握 MRI 技术原理,并具有优化成像参数的技能,以便根据不同的临床需求选择合适扫描方案,以较简约序列组合满足临床诊断的需求。扫描时尽量减少伪影,并在需要时选择合适的造影剂。进行扫描前应对患者说明磁场的一般知识,强调在整个检查过程中保持身体位置固定的重要性,并嘱咐患者保持浅而有规律的呼吸,尤其是在图像采集过程中避免突然的深呼吸。扫描体位一般为仰卧位,可使用泡沫垫支撑膝关节,这对于固定患者体位和提高患者依从性颇为重要。放置一个腹部垫可有助于减少在 3T 磁场下的介电效应。

一、常规肝脏磁共振扫描

1. **检查注意事项**　MR 扫描方案应该快速、全面且标准化,以实现图像质量和诊断信息的可重复性和一致性,同时兼顾临床个性化需求。MR 扫描方案应可用于评估肝实质、血管系统和胆道系统。肝脏一般使用体部线圈或者躯干相控阵线圈进行扫描。相控阵线圈可使用并行成像(parallel imaging)以加快扫描或提高空间分辨率。多通道、多元件相控阵线圈及并行成像技术的应用可以提高信噪比(signal-to-noise ratio,SNR)、加快 k 空间的采集及减少磁敏感伪影。目前并行成像的加速度因子很少大于 2,以减少伪影和信号损失。压缩感知(compressed sensing,CS)是一种建立在信号包含冗余信息基础上的信号处理技术。磁共振信号在 k 空间中具有稀疏性和可压缩性,因此通过稀疏重建算法可以获得高质量的图像。近年来,压缩感知成像技术在磁共振应用领域内发展快速,成为一个磁共振成像的新加速技术。目前该技术已经陆续出现在各个主要磁共振供应商的产品中。相控阵线圈可以提高信噪比,但同时也会增加皮下脂肪信号强度,从而加重呼吸运动等带来的伪影。使用脂肪抑制序列可以减少这些伪影。

虽然近年来磁共振技术发展快速,但肝脏成像质量仍受到伪影的影响,尤其是运动伪影。扫描前应训练患者,使其在扫描期间保持平静。即便如此,肝脏 MR 扫描仍受到难以避免的生理运动(如呼吸运动及心脏跳动)的影响。另外血流和血管搏动、胃肠蠕动等都可能影响图像采集,导致图像模糊和重叠。减少运动伪影的方法主要包括增加信号采集次数(number of signal averaging,NSA)、应用快速扫描序列及普遍使用脂肪抑制技术等。呼吸门控技术可以降低呼吸运动的影响,但会增加扫描时间,而且不能完全消除呼吸运动带来的伪影。因为只有良好的屏气才能使肝脏完全静止,而呼吸门控中肝脏并没有完全静止(图 1-2-4-1)。心脏运动主要影响肝左叶,可以通过心电门控技术加以抑制,但同样会延长扫描时间,目前临床上使用较少。

避免血流伪影的主要方法是预饱和带和血流补偿技术。预饱和带应用于靶区上下的血管,对于 T_1 加权梯度回波(gradient echo,GRE)序列尤其重要。血流补偿或梯度动量消除技术(gradient moment nulling techniques)只能校正流速稳定的血流,而且这些技术会导致 TE 的增加,因此主要应用于 T_2 加权序列。抗痉挛药可减少胃肠蠕动引起的运动伪影,但对于肝脏 MR 通常并不需要使用。

2. 腹部自由呼吸技术 在人体自由呼吸的状态下,肝脏随呼吸而移位的情形比较复杂。肝脏不仅有刚性的移位,而且存在更复杂的非刚性移位,同时左侧肝叶也容易受到来自心脏跳动的影响。临床中比较常用的减少肝脏移位的方法就是屏气扫描。但是对于一些高龄患者或难以配合的儿童患者来说,屏气扫描较难实现。肝脏 MR 成像对运动的敏感性主要受到传统磁共振采集方法的影响。传统磁共振采集的时候,k 空间填充的方式是笛卡尔填充,

即逐行采集的方式填充。每条平行线在信号的相位上存在差异,即通常所称的"相位编码"。如果在采集过程中组织发生运动,就会产生相位的偏移,扰乱相位编码。这种相位的偏移,在信号上表现为平行移动,即图像上的混叠伪影。即使在采集中采用导航或者呼吸门控的方式,仍有部分患者存在这种呼吸运动所导致的伪影。这种情况可以通过改变 k 空间填充的方式来改进。例如,采用径向的填充方式,沿着旋转辐条采集数据(图 1-2-4-2)。由于辐条在中心的重叠,如果各个辐条出现"抖动",也不会出现 k 空间覆盖中的间隙。因此使用该方案不会出现混叠伪影。同时,k 空间中心的重叠采样也会有一个运动平均的效果。这种径向采集数据的不连续性可能导致"条纹"状伪影。然而在绝大多数的情况下,条纹对图像质量只有轻微的影响,并且由于其特有的视觉外观,很容易被识别。该采集方法相对于传统的笛卡尔方式更加复杂,需要更复杂的重建算法、更高的磁场均匀性,且需要更加精准的时变梯度场。近年来,随着硬件技术的发展以及重建算法的发展,在临床磁共振机器上实现径向采集已经可行。

该技术在临床上最主要的应用就是在腹部实现自由呼吸状态下的数据采集。径向采集的方法可以在持续浅呼吸期间采集数据,因此成为无法维持屏气的患者首选的采集方式(图 1-2-4-3)。目前径向采集作为运动不敏感 T_1 加权序列方案,已获得广泛应用。各个磁共振厂商在临床上开发出一些自由呼吸的序列,如 3DVANE、StarVIBE、LAVA Flex。

3. 检查序列

(1)定位像:在检查开始时一般先用单次激发快速自旋回波(single shot fast spin echo,SSFSE)扫描冠状面、矢状面和横断面,以提供肝脏和上腹部的初

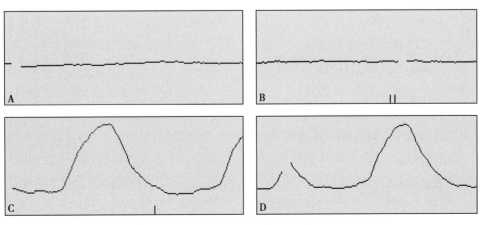

图 1-2-4-1 呼吸波的屏幕显示

A、B. 显示受试者屏气状态;C、D. 自由呼吸状态。呼吸门控中肝脏在整个呼吸周期内仍然没有完全静止

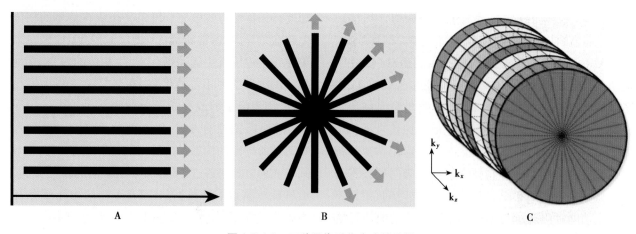

图 1-2-4-2 三种图像采集方式的比较
A.传统笛卡尔采集方式;B.径向 k 空间采集方式;C.三维"径向"叠加采集

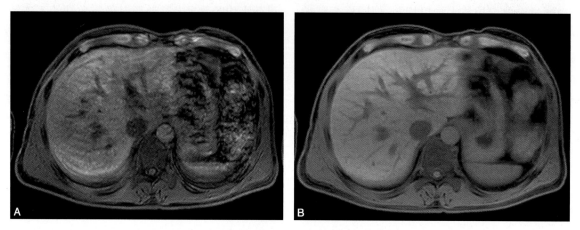

图 1-2-4-3 在自由呼吸状态下肝脏磁共振图像的比较
A.采用传统笛卡尔方式 k 空间采集的图像;B.采用径向 k 空间采集方式的图像

步概览。然后标准肝脏扫描方案的其余序列通常在横断面上扫描,包括 T_1 加权及 T_2 加权序列横断位扫描。需要了解解剖关系时,额外再扫描冠状面或矢状面的细节图像。单次快速自旋回波用于横断面序列定位时,采用长 TE 的强 T_2W 图像(比如 TE 为 180~200ms)。该序列单个激发脉冲后,紧接一系列 180°重聚焦脉冲,产生回波链(echo trains),一次完成 k 空间的填充,也可以通过采集一半的 k 空间[比如半傅立叶采集的单次激发快速自旋回波(half Fourier single shot turbo spin echo,HASTE)序列]来进一步加速。采集每个切面只需要 1s 或更短,并且整个采集过程中只需要一次或两次屏气。这些序列对磁敏感性差异较不敏感,受到运动伪影的影响比较小。其强 T_2 加权特点可用于区分实体肝肿瘤、囊肿及血管瘤。由于单次激发快速自旋回波使用长回波链,软组织细节可能欠清晰,同时不建议对此序列使用抑脂技术,因为使用抑脂技术会使肝脏边缘欠清楚,并进一步降低已经相对较低的整体信号。

当扫描视野(field of view,FOV)相对于腹部太小时,会导致卷褶伪影。卷褶伪影可能出现在相位编码方向,也可能出现在三维扫描技术层面的切面方向。这些卷褶伪影可以通过增加 FOV、使用预饱和脉冲技术或使用相位过采样来校正,但后一种选择会增加扫描时间。空气或金属磁敏感性引起的磁场不均匀,常常导致局部信号丢失、图像畸变和脂肪抑制不均匀。梯度回波序列对于磁场不均匀特别敏感,缩短 TE 有助于减轻这些伪影。快速自旋回波(fast spin echo,FSE)受到这些伪影的影响相对较轻。

(2)T_1 加权成像:T_1 加权序列有助于检出脂肪和其他 T_1 高信号的物质,例如出血、高含量的蛋白质、铜或糖原的沉积等,而液体或纤维化物质在 T_1 加权序列上显示为低信号。现在扫描常规使用 GRE 序列,GRE 序列对磁敏感伪影非常敏感,因此可以帮助检测铁、钙、空气或金属的存在。为了尽可能减少 T_2^* 衰减,TE 选择最短的时间。

双回波成像(图 1-2-4-4)可观察同一成像体素中共存的脂肪/水分子抵消效应。为抵消 TE 延长造

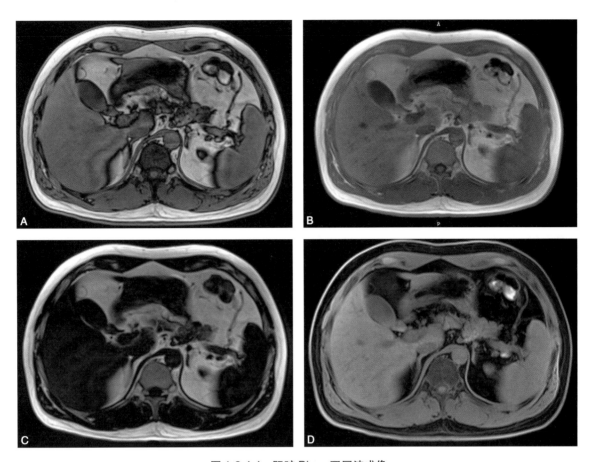

图 1-2-4-4 肝脏 Dixon 双回波成像

A. Dixon 反相位 T_1W 图像；B. Dixon 同相位 T_1W 图像；C. Dixon 脂肪相 [（同相位-反相位）/2]；D. Dixon 脂肪相 [（同相位+反相位）/2]

成的信号强度降低，反相位 TE 应低于同相位 TE。通常场强在 1.5T 时，反相位 TE 为 2.3ms，而同相位 TE 为 4.6ms。3T 时，反相位 TE 为 1.15ms，而同相位 TE 为 2.3ms。由此双回波成像可以观察肝实质或者肝脏病变中的细胞内脂肪。目前改进的 Dixon 技术三维成像序列的使用越来越多。后者通过加减同反相位图像，分别获得脂-水分离的图像，有助于达到更好的图像均一性、脂肪抑制及更薄的切面。

（3）T_2 加权成像：T_2 加权序列横断位扫描临床上常常使用 FSE 序列。TR 一般为 2 500ms，TE 为 60~120ms（最佳 80~100ms），产生中等 T_2 加权。这种类型的序列主要检测的信息是液体含量，可以用于区分实性、囊性病灶及水肿等。

由于腹部脂肪存在高信号强度磁化转移效应（magnetization transfer），FSE T_2 加权序列应常规应用脂肪抑制。现有的脂肪抑制方法基于共振频率特征或者脂肪的 T_1 弛豫时间。主要有：①化学位移选择（chemical shift selective，CHESS）抑制是临床上常用的脂肪抑制技术之一，可在磁化准备过程中抑制来自脂肪的信号。除此自外，也可同时在空间和频谱上选择性直接激励水的信号来实现脂肪抑制的效果。当磁场不均匀性较显著时，CHESS 等频率选择方法在选择性激励脂肪中的质子则经常失败。②反转恢复法（inversion recovery，IR），其原理依赖于脂肪较短的 T_1 弛豫时间，通过非选择性反转使磁化准备中脂肪的信号等于 0，然后延迟时间与脂肪 T_1 相匹配。短时反转恢复序列（short time inversion recovery sequences，STIR）是基于快速自旋回波 T_2 加权序列的一种抑脂序列，可以用于替代化学位移选择性抑脂。当使用适当的反转时间（场强 1.5T 时约 150ms）时，其脂肪抑制不依赖脂肪局部的磁场均匀性，特别适合于偏离磁体中央的解剖部位（如肩关节、四肢小关节等）的脂肪抑制。该序列抑制脂肪信号比较彻底，可增加局灶性病变的对比。然而因为受到磁化率的变化和磁场的非均匀性的影响，脂肪中质子的共振频率和 T_1 时间常常并不均一。另外与脂肪 T_1 弛豫时间相近的组织（比如一些血液或钆增强组织）也会被非特异性的抑制，这使得该方法与缩短 T_1 弛豫时间的造影剂不兼容，因此不能用于增强扫描。因此肝脏 MRI 较少使用该序列。③脂肪抑制的其他方法包含频谱预饱和翻转恢复

(spectral presaturation with inversion recovery，SPIR）和频谱选择性反转恢复（spectral attenuated inversion recovery，SPAIR），为化学位移选择与短时反转恢复序列的整合。上述方法都有一些缺点，如扫描时间长、信噪比低、比吸收率（specific absorption rate，SAR）值高等。

二、磁共振胰胆管成像

磁共振胰胆管成像（magnetic resonance cholangiopancreatography，MRCP）在许多胰胆疾病的非侵入性检查中发挥重要作用。MRCP 最早在 90 年代初期提出，目前其成像的分辨率、信噪比及快速成像方面已有长足发展。MRCP 主要利用重 T_2 效应成像，即腹部静止的充满液体的结构（具有较长的 T_2 弛豫时间）和相邻的软组织（具有更短的 T_2 弛豫时间）之间的 T_2 弛豫时间差异。在重 T_2 加权序列上，软组织由于 T_2 弛豫时间短，表现为低信号，而胆管树和胰管内静止或者缓慢流动的液体在 MRCP 上表现为高信号。

重 T_2 加权序列最初通过稳态自由进动（steady-state free precession，SSFP）梯度回波序列实现，后来长 TE 时间的快速自旋回波序列也被用于 MRCP。衍生于快速自旋回波技术的一些技术，例如 HASTE 序列、快速恢复快速自旋回波（fast relaxation fast spin echo，FRFSE）、快速增强快速获取（rapid imaging with refocused echoes，RARE）技术，均可用于 MRCP。为了减少呼吸运动的影响，可使用屏气或呼吸触发的扫描方式。从成像的方式来讲，可使用二维或三维的成像方式，其中三维成像可以提供更高的图像信噪比。同时各向同性的扫描也允许进行三维多平面

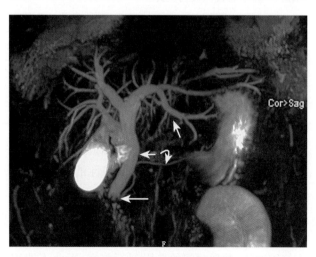

图 1-2-4-5　最大强度投影 MRCP
胆总管下端结石所致杯口状充盈缺损（长箭）和肝内外胆管扩张（短箭）以及正常胰管（弯箭）

重建及最大强度投影重建（图 1-2-4-5），从而可在各个不同的方向上进行直观观察。同时上述加速技术、并行采集、压缩感知技术等的应用，可更进一步的缩短 MRCP 成像时间，使得三维成像在临床上更加方便。

三、弥散加权成像

弥散是水分子随机运动的物理过程，这种运动在组织中一般受到细胞膜的限制。活体组织内的水分子运动包括血管内快速移动的水分子（灌注）及一般细胞内或者细胞间隙中的移位较慢的水分子（弥散），其中后者由布朗运动引起。组织内水分子的弥散一般通过一对外加梯度磁场来测量；这对梯度磁场可让水分子中的质子自旋去相位又复相位。外加梯度磁场下质子自旋沿梯度方向去相位后，由于弥散运动，在第二个梯度场的作用下并没有完全复相位，从而导致测量到的信号强度衰减。水分子弥散越快，信号衰减越大。因此水分子的弥散表现为弥散加权成像（diffusion weighted imaging，DWI）图像上的低信号。Stejskal 和 Tanner 首先描述了用于观察和测量水分子弥散的 MRI 实验。他们通过在 180° 重聚脉冲的前后施加梯度磁场脉冲来观察弥散。他们应用的序列实际上是标准的 T_2 加权成像序列的一个变形，然而单个弥散加权图像只能测量沿该弥散梯度磁场方向的弥散。肝脏 DWI 成像通常是通过三个方向的三个弥散梯度磁场（x,y,z）来测量，从而提供平均弥散加权图像。

单次激发自旋回波平面回波成像（echo planar imaging，EPI）结合脂肪抑制是 DW-MRI 最常用的序列。TR 的设置应该大于 2 500ms，至少应该是典型转移病变的 T_1 的 3 倍。为了改善图像质量，通常使用短 TE。为了加快扫描速度，一般使用较小的矩阵（通常为 128×128），因此其图像内在空间分辨率低于其他序列的图像。

通过设置不同的梯度磁场强度可以得到弥散加权轻重程度不同的 DW 图像。梯度磁场强度（或者其持续时间）用 b 值来表示，单位为 s/mm^2。扫描开始时可以获得一个 b 值为 0 的序列，也就是不应用梯度磁场，这个图像与 T_2 加权抑脂图像信息相似，不含弥散的信息。然后扫描一个使用低 b 值（$b < 100s/mm^2$）的 DWI，接着再扫描一个使用高 b 值（例如 $b = 800s/mm^2$）的 DWI。在临床实践中，由于正常肝实质的 T_2 弛豫时间相对较短（1.5T 时约 46ms，3.0T 时约 24ms），用于临床成像的 b 值通常不宜高

于 1 000s/mm^2，更高 b 值的 DWI 常常信号太低，会接近噪声水平。DWI 可以在屏气时进行，也可以选择在自由呼吸时采集多次信号来减少呼吸运动的影响。自由呼吸 DWI 可以结合呼吸门控。心脏跳动可以导致肝左叶水分子自旋失复相位，从而产生伪影。当屏气时，b 值越高，伪影越多，并导致肝左叶 ADC 测量值过高。通过心电门控可以减少这种伪影。单位时间弥散距离大的水分子质子（例如血流）信号强度在小 b 值（100～150s/mm^2）时就快速衰减。非 0 的低 b 值（b <100s/mm^2）DWI 图像存在"黑血"效应（black blood effect），使血管呈现低信号，这样可以提高位于暗血管附近的病变的显著性，有助于病灶检出。相对于 b 值较高的图像，低 b 值图像呈现出更高的信噪比，并且受到伪影的影响较小。而当使用较高的 b 值（例如，b>500s/mm^2）时，与正常肝脏相比，弥散距离小的水分子质子（如肿瘤细胞内的水分子）的信号衰减相对较少，在弥散受限区域表现为高信号。

大多数 MRI 设备都可以进行 DWI 扫描而不需要专门的硬件。DWI 的采集速度相对较快并且不需要注射造影剂。DWI 越来越多的应用于肝脏，其在肝脏肿瘤诊断中的优势：①有助于提高病变的检出率和诊断效能，如检出亚厘米级别的小肿瘤（图 1-2-4-6）；②可以预测和监测肿瘤治疗效果。但是 DWI 在区分实性良恶性肝脏病变中的作用有限，通常需要额外的增强 MRI 序列。

常用的拟合 b 值和 DWI 图像信号间关系的数据模型有单指数衰减模型（mono-exponential decay model）和双指数衰减模型（bi-exponential decay model）。ADC 值按照单指数衰减模型拟合两个或者两个以上的 b 值：$ADC = \log_e(S_0/S_1)/(b_1-b_0)$。目前 b 值没有统一的标准，0～800s/mm^2 或者 0～1 000s/mm^2 的 b 值应用较多，50～800s/mm^2 的 b 值也有应

用，其中 b = 50s/mm^2 时图像的 T$_2$ 加权对病变诊断有一定优势（图 1-2-4-7）；图像黑血的效果比较明显，血液信号被抑制以后，计算出的 ADC 可能在一定程度上剔除灌注效应的影响。按照单指数衰减模型，ADC 值拟合用的三个 b 值包括 0、50s/mm^2、800s/mm^2。表观弥散系数图（apparent diffusion co-efficient map，ADC map）显示的是每个像素的 ADC 计算值，可以直观地反映组织弥散特点。ADC 值通常以×10^{-3}mm^2/s 为单位。DWI 图像上水分子弥散越快的区域信号越低，而 ADC 图上水分子弥散越快的区域信号越高。通过在 ADC 图上绘制感兴趣区（region of interest，ROI），可以得出 ROI 中 ADC 的平均值或中位数。ADC 值决定于计算它们的方法和 b 值的选择。如上所述，如果 ADC 像素图由 b＝0 和低 b 值计算而得到，这样的 ADC 图融合了灌注和弥散两种效果。而如果 ADC 像素图由两个较高的 b 值计算而得到，其 ADC 图主要表达的是弥散效果。用于 DWI 的最优 b 值仍然存在争议，因此计算 ADC 的方法在不同的研究中有很大的差异。为了有助于比较，可以将用于计算 ADC 的 b 值附在 ADC 旁。例如，若用 50s/mm^2、200s/mm^2、400s/mm^2 的 b 值来计算 ADC，可以将 ADC 表述为"ADC（b = 50、200、400）"。

四、体素内不相干运动成像

体素内不相干运动（intravoxel incoherent motion，IVIM）成像用双指数衰减模型（bi-exponential decay model）来反映 b 值和 DWI 图像信号间的关系，其可以反映组织中水分子分别由灌注和弥散引起的移位。IVIM 成像序列一般由一个没有弥散成像梯度磁场的成像（b＝0）及一系列不同强度（或不同持续时间）的弥散成像梯度磁场的成像（比如 b = 3s/mm^2、10s/mm^2、25s/mm^2、30s/mm^2、40s/mm^2、45s/mm^2、50s/mm^2、80s/mm^2、200s/mm^2、300s/

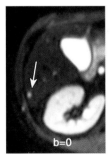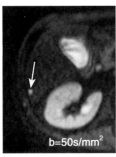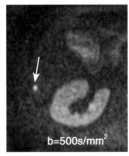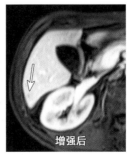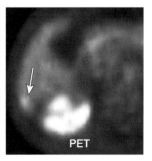

b=0　　　　b=50s/mm^2　　　　b=500s/mm^2　　　　增强后　　　　PET

图 1-2-4-6　DWI 与 Gd-DTPA 增强 T$_1$WI 对细小病变的检出

一位 56 岁男性肺癌患者，单纯屏气单次激发自旋回波平面回波技术（b＝0、50s/mm^2、500s/mm^2），增强后 T$_1$WI 以及 PET 扫描。箭示肝脏第 6 段细小转移瘤。第一次阅片时 Gd-DTPA 增强 T$_1$WI 漏诊，病变在 DWI 上显示更加清楚

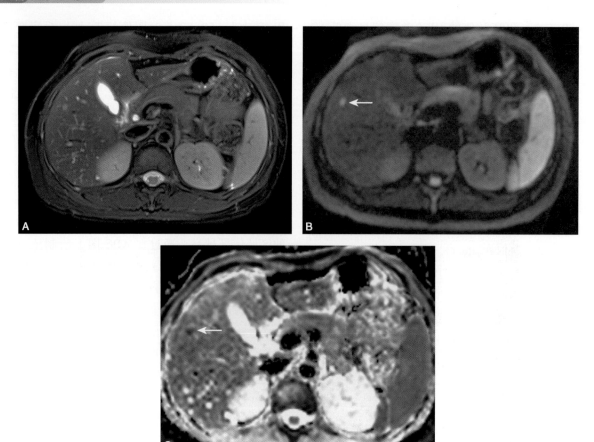

图 1-2-4-7　结肠癌患者 DWI 显示小转移瘤

A. 脂肪抑制 T_2WI，肝内多发高信号灶，小转移瘤与囊性血管瘤难以区分；B. DWI 显示 S5 区小转移瘤为高信号结节（箭）；C. ADC 显示小转移瘤扩散受限（箭）

mm^2、$400s/mm^2$、$500s/mm^2$、$600s/mm^2$、$700s/mm^2$、$800s/mm^2$）（图 1-2-4-8）所组成。按照双指数衰减模型，拟合的公式为：

$$SI(b) = SI_0 \times [(1-PF) \times \exp(-b \times D_{slow}) + PF \times \exp(-b \times D_{fast})]$$

D_{slow} 反映水分子弥散移位的快慢，D_{fast} 反映血液灌注的水分子移位的快慢，PF 反映灌注占的百分比。

IVIM 参数取决于 b 值的个数、分布以及分段拟合时的阈值 b 值（图 1-2-4-9）。此外，PF、D_{slow}、D_{fast} 对阈值 b 值的依从性在健康肝脏和纤维化肝脏之间存在差异，健康肝脏对阈值 b 值的依从性更高。IVIM 弥散图像序列可以采用全拟合（full fitting）或分段拟合（segmented fitting）来进行拟合。分段拟合分析是目前肝脏 IVIM 弥散分析最常用的方法，$b = 200s/mm^2$ 通常被选为阈值（图 1-2-4-9）。当 $b \geq 200s/mm^2$ 时，灌注对信号衰减的影响可以忽略。假设在阈值 b 以上时，信号与 $\log(Signal\ b/signal\ 0)$ 的关系为线性，其斜率即为 D_{slow}。但是肝 IVIM 分析的最佳阈值 b 值仍未确定。最新报道显示与常用的

$200s/mm^2$ 阈值相比，$60s/mm^2$ 的 b 值阈值可以增加健康肝脏与纤维化肝脏之间的平均距离。新近报道显示联合运用 D_{slow}、PF 和 D_{fast} 可区分纤维化肝和健康肝，有很高的诊断准确性（图 1-2-4-10）。另外在 $b = 0$ 时（即没有外加弥散成像梯度磁场时），在平面回波成像（echo planar imaging，EPI）上血管（包括微小血管）为高信号，而有外加弥散成像梯度磁场时，即使 $b = 1s/mm^2$，图像上血管（包括微小血管）即为低信号（图 1-2-4-11）。$b = 0$ 的图像与其后 b 不为 0 时的图像，难以按照双指数衰减模型来拟合。因此在计算 IVIM 参数时建议不使用 $b = 0$ 的图像，而从非 0 的最低 b 值图像开始双指数曲线拟合。

b 值和 DWI 图像间的关系也可以由三指数衰减模型来拟合，其公式为：

$$SI(b) = SI_0 \times [F'_{slow} \times \exp(-b \times D'_{slow}) + F'_{fast} \times \exp(-b \times D'_{fast}) + F'_{Vfast} \times \exp(-b \times D'_{Vfast})]$$

三指数衰减模型进一步把血液灌注分为极快的血液灌注（D'_{Vfast}，F'_{Vfast}）与较快的血液灌注（D'_{fast}，F'_{fast}）、以及弥散部分（D'_{slow}，F'_{slow}）。与双指数衰

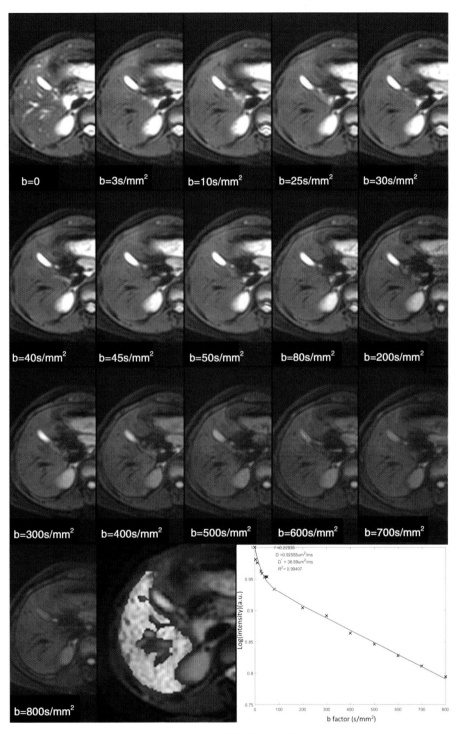

图 1-2-4-8 IVIM 成像的过程

以 b = 0、3s/mm²、10s/mm²、25s/mm²、30s/mm²、40s/mm²、45s/mm²、50s/mm²、80s/mm²、200s/mm²、300s/mm²、400s/mm²、500s/mm²、600s/mm²、700s/mm²、800s/mm² 进行的肝脏弥散磁共振成像扫描。最后一行图像中显示勾画的感兴趣区,目前多为人工勾画。最后一行右侧图像显示感兴趣区信号与 b 值的衰减关系,类似双指数衰减模型。这里 b 值的选择一般不高于 1 000s/mm²,建议选用 15 个 b 值左右

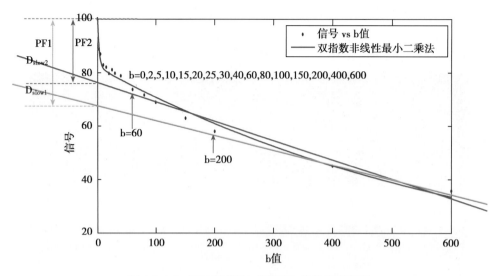

图 1-2-4-9　肝实质 IVIM 成像随 b 值的衰减关系

阈值 b 值用于分开弥散和灌注效应。随着 b 值的不同,同一个 IVIM 成像参数 PF、D_{slow}、D_{fast} 的值会随之不同

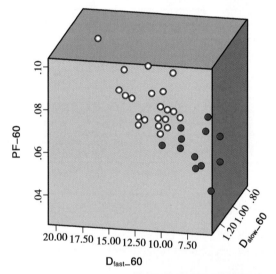

图 1-2-4-10　按照 IVIM 的三个参数建立三维空间

红色小球示肝脏纤维化患者,白色小球示正常对照组。正常人与
纤维化患者在 IVIM 参数三维空间中可以完全区分开来

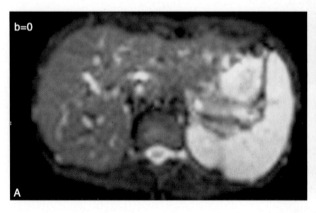

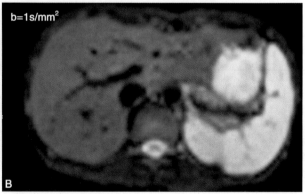

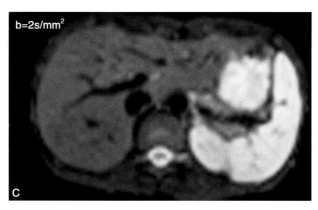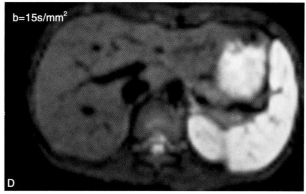

图 1-2-4-11　肝脏 IVIM 成像

b=1s/mm² 时肝实质信号较 b=0 时出现大幅度下降,而 b=2s/mm² 时信号较 b=1s/mm² 时下降幅度较小。b=0、1s/mm²、2s/mm² 图像间肝实质信号不呈现指数型下降

减模型一样,公式的运算及得到这些参数的方法许多文献已有描述。如果假设 $F'_{V fast} = 1 - F'_{slow} - F'_{fast}$,则可以简化方程,使其未知参数从 6 个降为 5 个。

从理论上看,IVIM 成像可以同时观察活体组织内的血液灌注、细胞内及细胞外间隙的水分子弥散,这对于了解许多疾病的病理生理过程都有重要意义,比如肿瘤、肝脏纤维化等。为了获得可靠的 IVIM 数据,应用足够的 b 值进行可靠的曲线拟合至关重要。扫描需要受试者较好的呼吸配合。为了克服呼吸导致的位移,单纯屏气 IVIM 成像是一种可能的方式(图 1-2-4-12)。

弥散成像存在一些局限性。因为弥散成像是基于平面回波成像(EPI)的序列。EPI 的图像质量有限,空间分辨率及信噪比一般欠佳。EPI 序列对磁场的不均匀性非常敏感,由此易产生磁敏感伪影,导致图像质量下降和失真。这些伪影多由空气-组织界面、金属植入物以及快速的梯度磁场切换所导致。

肝脏 DWI 中的脂肪抑制也常常不均匀。

五、肝脏脂肪磁共振测量技术

磁共振波谱成像(MR spectroscopy,MRS)是脂肪定量分析的传统标准。在 3.0T 磁场下,脂肪(甘油三酯)具有多个频率,其主要频率在距离水峰 420Hz(1.46ppm)处,并且多个不同脂肪峰值的总和构成了脂含量。质子密度脂肪分数(proton density fat fraction,PDFF)为脂肪内的氢质子密度与所有移动氢质子密度之比。MRS 法获取 PDFF 的准确性和重复性良好,其缺点是信号采集非常耗时。

与水比较,人体内的脂肪纵向和横向弛豫时间较快。近年来,超过 3 个回波(通常在 6~12 之间)的多回波化学位移编码(multi-echo chemical shift encoded,MECSE)GRE 序列常用于定量 PDFF。这些序列利用水和脂质子的化学位移,通过校正一些主要混杂因素(T_1 偏离、噪声偏离、T_2^* 衰减效应、脂肪波谱的复杂度以及涡流的影响),利用迭代计算即可

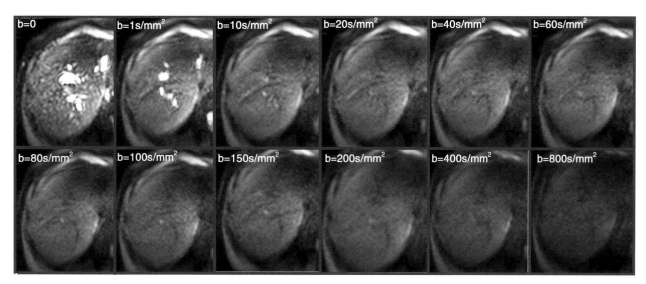

图 1-2-4-12　采用单层单次屏气(14s)、12 个 b 值的肝脏 IVIM 成像

以获得相应的水像、脂肪像、同相位像、反相位像,进而得到脂肪分数图。通过不同回波之间的信号衰减,可获得组织的 T_2^* 图像。PDFF定量的拟合模型应考虑脂肪谱的多个频率。$T2^*$ 在不同回波之间的衰变可以让PDFF定量复杂化,尤其是肝脏有铁过量沉积时。多回波信号拟合模型可量化脂肪并评估 T_2^* 衰减。利用 T_2^* 评估来校正PDFF量化中 T_2^* 弛豫影响。此外,由于肝脏 T_2^* 与铁沉积量有关,T_2^* 也可同时应用于肝脏的铁定量。但是铁含量过高时会导致GRE序列中的信号极低,因此严重铁过量会干扰肝脏中PDFF的量化。

PDFF采用低翻转角、多回波、多峰模型方法及包括 T_2^* 和涡流补偿,在一次呼吸屏气的时间内提供肝脏内脂肪沉积的准确和可重复的定量评估。量化结果可由伪彩图显示,并同时获得相应的 T_2^*/R_2^*、水、同相位、反相位和脂肪图像。通过脂肪分数伪彩图,可以直观地观察肝脏中的脂肪量,并方便的比较不同时间采集的图像。脂肪测量也可以在脂肪分数伪彩图上进行,既可以测量脂肪量,也可以展示肝实质中脂肪的分布情况。

六、肝脏铁负荷的磁共振测量

肝铁浓度定量（liver iron concentration，LIC）是全身铁储存的最佳衡量标准。铁是顺磁性物质,在组织中通常以铁蛋白和含铁血黄素的形式存在。这些成分的存在会影响组织的 T_2、T_2^* 及 T_1 弛豫时间。因此肝内铁过载会造成MR图像信号下降,以受磁敏感性影响较大的梯度回波序列为著。

传统最常用的铁负荷MR测量方法是使用GRE序列来比较肝脏和非超负荷参考组织（椎旁肌）之间的信号强度。虽然这种比率测量方法会受到肝脏脂肪变和/或脂肪浸润的干扰,但是该方法操作简单,作为临床评估已经足够。弛豫测量方法使用多回波SE或GRE序列,并设置一系列从短到长的TE。将肝脏信号强度建模为TE的函数,可以计算出 T_2 或 T_2^*（或者 $R_2 = 1/T_2$、$R_2^* = 1/T_2^*$）。肝脏 T_2 和 T_2^*（或 R_2、R_2^*）与肝铁含量密切相关,通过验证后可在临床实践中用作肝铁含量测量的替代方法。采用梯度回波获得 T_2^* 的方法应用更加普遍,因为梯度回波序列采集时间短,通常在一个屏气时间内完成采集。梯度回波序列对磁敏感性差异更加敏感,对铁含量的变化也更加敏感,信号的衰减更快,但是在重度铁沉积的患者中该方法难以应用。

$R2^*$ 弛豫测量方法通常使用多回波序列,屏气期间进行图像采集。第一个回波应尽可能短（1ms或更短）,回波间隔（echo spacing）足够短（大约1ms或更短）,以确保即便是在铁高负载肝脏中也能检测到衰减信号。通过肝脏活组织铁含量校准的曲线,可从 R_2^*/T_2^* 测量值估算出肝铁含量（单位为 mg·Fe/g 或 μmolFe/g）。

需要注意的是,弛豫率取决于磁场强度和成像采集参数。近年来,3.0T磁共振在临床上应用变得越来越普遍。在3.0T上铁过载时,信号会衰减的更快,结果与1.5T相比会有很大的差异。因此需要针对不同的场强分别优化扫描参数。由于场强越高,序列对磁敏感性的差异越敏感,因此,从理论上来说,更高的场强对于测量铁含量会更加敏感。然而在重度铁沉积的情况下,由于信号衰减过快,在3.0T及以上的磁共振中,肝铁沉积的测量变得较为困难。就目前来讲,R_2/R_2^* 弛豫测量技术在采集方案以及后处理方面仍然需要标准化。

七、肝脏造影剂增强磁共振扫描

1. 细胞外造影剂　在许多肝脏MRI检查中对比增强成像是最重要的序列之一。钆螯合剂细胞外造影剂是肝MR领域应用历史最长、范围最广的造影剂。造影剂迅速分布于细胞外空间,通过肾小球滤过排出,其体内分布方式类似于CT多相动态成像的碘造影剂。与含碘CT造影剂相比,钆螯合剂的增强效应更强,因此能更好地勾画出病变内微量的造影剂聚集。用于MR造影的细胞外钆造影剂有几种剂型,其药理学和影像学特征基本相同。一般注射造影剂10～20ml,剂量0.1mmol/kg,理想流速2ml/s。钆布醇（Gadobutrol）的浓度是其他MR造影剂的两倍,所以其注射流速为1ml/s或注射前进行稀释。建议注射造影剂后,在注射管道内继续注射20ml盐水,用以冲洗管道内残留的造影剂。

钆造影剂可以明显缩短 T_1 弛豫时间,并在 T_1 加权序列中表现出高信号。增强扫描一般使用脂肪抑制技术,以更好地显示肝脏病变,并减少腹壁运动伪影的影响。一般在静脉注射造影剂前后,应用三维抑脂GRE T_1 加权序列进行多次图像采集。一次三维抑脂GRE T_1 加权序列采集可以在一次屏气内完成。在设备条件容许的情况下,扫描序列的TR和TE应该尽可能短。短TR可以缩短扫描时间和增加 T_1 权重;而短TE将磁敏感性伪影最小化。序列的翻转角度通常设置在10°～15°。

磁共振造影剂含有重金属钆,其需与配体（螯合物)结合。游离的 Gd^{3+} 有剧毒,可以取代人体内很多肽和生物酶上的 Ca^{2+} 离子,从而抑制它们的功能。为了降低它的毒性,一般将游离 Gd^{3+} 与各种配体反应,形成稳定的螯合物,这些螯合物在人体内不易分解,从而降低了毒性。根据结构形态不同,钆造影剂可分为"线性"和"大环状"两类。线性造影剂是最早使用的磁共振造影剂。理论上来说,线性造影剂中的配体是"开环的",易于解离。在人体内,线性造影剂这种结构容易使螯合物中某个配位点发生分离,进一步导致其他配位点序贯分离,释放出有害的 Gd^{3+}。而"大环状"造影剂避免了这种情况的发生。在"大环状"造影剂中,Gd^{3+} 被"固定"在配体周围,稳定性较高。2014 年有文献报道使用过钆造影剂的患者再次行头部 MRI 检查时,小脑齿状核 T_1 信号升高,原因可能是钆造影剂沉积。2015 年又有报道分析了线性和大环状钆造影剂,发现齿状核高信号与线性造影剂有相关性,而与大环状造影剂无相关性。基于许多科研结果,可以认为由于化学结构的差异,大环状造影剂稳定性优于线性造影剂。

钆造影剂可导致肾功能不全的患者出现肾源性纤维化(nephrogenic systemic fibrosis,NSF)的不良反应最初于 1997 年被发现,直到 2000 年才被首次报道。NSF 是严重肾功能不全患者静脉注射钆造影剂所诱发的一种严重的、多系统受累的疾病,严重时可导致患者死亡。目前,NSF 尚无确切有效的治疗方法。2010 年 9 月美国 FDA 发布药物安全通告,对于急性肾损伤或慢性严重肾病患者,不得使用三种线性钆造影剂:钆喷酸胺、钆双胺和钆弗塞胺。欧洲药品管理局(EMA)2017 年 7 月 21 日正式禁止了部分线性钆造影剂的使用,即钆喷酸葡胺、钆双胺、钆弗塞胺,同时也限制了钆贝葡胺的使用范围,仅限肝脏使用。而美国食品药品监督管理局(FDA)2017 年 5 月 22 日认为目前钆增强 MRI 导致的脑部钆沉积没有危害,认为钆造影剂安全性需要进一步评价。目前欧美对于线性造影剂使用存在争议,但大环状造影剂的安全性是公认的,目前也没有证据证明线性造影剂引起的脑部钆沉积对人体有害。目前,我国批准上市的含钆造影剂有钆喷酸葡胺注射液(马根维显)、钆双胺注射液、钆贝葡胺注射液、钆塞酸二钠注射液、钆特酸葡甲胺注射液、钆特醇注射液、钆布醇注射液 7 种。2017 年 12 月,我国国家食品药品监督管理局(china food and drug administration,CFDA)也发布通告,建议医务人员应谨慎使用含钆造影剂,在必须使用的情况下应使用

最低批准剂量,并在重复给药前仔细进行获益风险的评估。

平扫图像对于评估病变的组织结构特性非常重要,包括有无顺磁性物质的存在等。另外,平扫图像也是与增强后图像进行对比的基础图像,同时也作为动态成像前的技术质量评估图像。动脉期早期通常在静脉注射造影剂后 15s,动脉期晚期在注射静脉造影剂后 30s,动脉期晚期对病变和血管的评估非常重要。良好的动脉晚期是肝动脉强化和门静脉的早期强化,基本没有肝实质的强化。为了保证扫描时间的精确性,可以使用固定延时或按个体延时,后者包括测试注射造影剂或者使用注射信号跟踪。门静脉期(造影剂注射后 60~70s)对于乏血供病变的检出、定性诊断及观察病变造影剂洗脱非常重要。良好的门脉期表现为整个肝脏血管结构的增强以及肝实质的显著强化。造影剂给药后 3min 左右进行静脉晚期或实质期成像,可以更好地显示造影剂洗脱。延迟增强对于评估血管瘤持续增强和肿瘤内成分(如胆管癌内纤维化)很重要。

2. 肝胆特异性造影剂 肝胆特异性造影剂 MR 增强扫描可显示其被肝细胞摄取和随胆汁排泄的过程,可反映病灶的肝细胞功能及评估胆道,从而克服细胞外造影剂的一些局限性。肝胆特异性 MR 造影剂注入体内后其初始分布与细胞外造影剂一样位于细胞外间隙,之后到"肝胆期",造影剂被肝细胞摄取并向胆道排泄,从而特异性增强肝胆系统的显示。肝胆特异性造影剂的肝细胞摄取和向胆道排泄由肝细胞细胞膜转运蛋白主动转运,而这个过程需要肝细胞有正常的功能。有正常肝细胞功能的组织在肝胆期中表现为 T_1 加权强化(图 1-2-4-13),而缺乏摄取肝胆特异性造影剂功能的病变在肝胆期中表现为强化减低或没有强化。

目前市场上有两种基于钆的肝特异性造影剂:钆贝葡胺(GD-BOPTA)和钆塞酸(GD-EOB-DTPA)。钆贝葡胺推荐给药剂量为 0.1mmol/kg,约 5% 的剂量通过胆道排出。与钆塞酸相比,该制剂血管动态增强更好,肝血管结构增强程度更高;而肝胆期在给药后 1~2h。钆塞酸推荐剂量为 0.025mmol/kg,约 50% 的剂量通过胆道排出。它吸收迅速,给药后 20min 即可获得肝胆期。在正常功能的肝脏中,10min 的延迟足够显示肝胆期。与钆贝葡胺相比,钆塞酸血管增强程度较低,持续时间较短。然而由于钆塞酸约 50% 通过胆道途径排泄,因此对肝胆期的显示更好。使用这些造影剂,还可以通过在肝胆

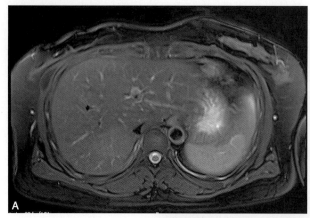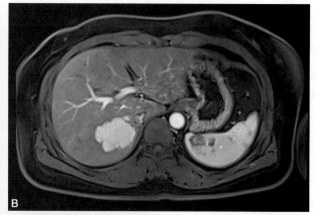

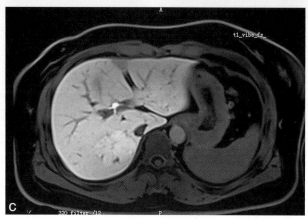

图 1-2-4-13　含肝细胞肿块摄取肝胆特异性造影剂

A. 脂肪抑制 T_2 加权图像显示肝右后叶略高信号肿块；B. Gd-EOB-DTPA 增强扫描动脉期病灶显著均匀强化；C. Gd-EOB-DT-PA 增强扫描肝胆期病灶强化程度略高于周围肝实质。肝脏占位活检证实为局灶性结节增生

期进行 T_1 加权胆道造影来评估胆道结构。

使用这些造影剂需要调整扫描过程。钆贝葡胺需要扫描两次即扫描细胞外间隙期及扫描肝胆期。而对于钆塞酸，同一次检查中可以得到细胞外间隙期与肝胆期。由于钆塞酸首次动态成像与肝胆期之间存在 10～20min 的间隙，这段间隙可用于扫描不受造影剂影响的序列，如 T_2 加权抑脂序列和 DWI。然而，梯度回波的同相位像/反相位像（in-phase/out-phase）和磁共振胰胆管成像（MRCP）应该在注射造影剂之前进行。在肝胆期，序列的翻转角增加到 30°～35°时，肝脏和胆管树的信号增高，无强化结构的信号降低，有助于低信号病变的显示。

3. 超顺磁性氧化铁纳米颗粒造影剂　超顺磁性氧化铁（super paramagnetic iron oxide，SPIO）纳米颗粒在功能正常的肝脏被 Kupffer 细胞吞噬，因此 T_2 加权图像显示为低信号，而肝脏转移瘤及肝癌缺乏 Kupffer 细胞，在注射 SPIO 以后的 T_2 加权图像上信号不下降（图 1-2-4-14、图 1-2-4-15）。另外，超顺磁性氧化铁纳米颗粒制剂 Ferumoxytol 被批准用于慢性成人肾病性缺铁。Ferumoxytol 胶体颗粒直径为 30nm，因此静脉注射以后也可以达到 SPIO 的造影

功能。

八、动态对比增强磁共振成像

动态对比增强磁共振成像（dynamic contrast enhanced-MRI，DCE-MRI）可用于量化肝实质灌注变化情况及评估恶性局灶性肝脏病变中的血管生成状态。DCE-MRI 通过连续快速扫描来追踪造影剂的摄取、排泄，从而评估局部器官灌注情况。DCE-MRI 的优势包括：无电离辐射、可对整个组织器官进行重复动态成像、可在治疗前后重复多次进行检查。血管内皮生长因子（vascular endothelial growth factor，VEGF）是一种诱导肿瘤血管通透性增加、有效促进血管生成的因子。肝细胞肝癌和肝转移病变都在 VEGF 作用下新生成微血管。近年来，血管靶向药物（如抗血管生成剂和血管阻断剂）在临床试验和临床癌症治疗中，得到了很大发展。一般认为血管靶向治疗早期的效果，不应仅仅通过观察肿瘤大小的变化来评价，而应该观察肿瘤的血液灌注情况。DCE-MRI 可以非侵入性定量研究组织血供，在抗血管生成药物和血管阻断剂的临床评价中得到了尝试性应用。

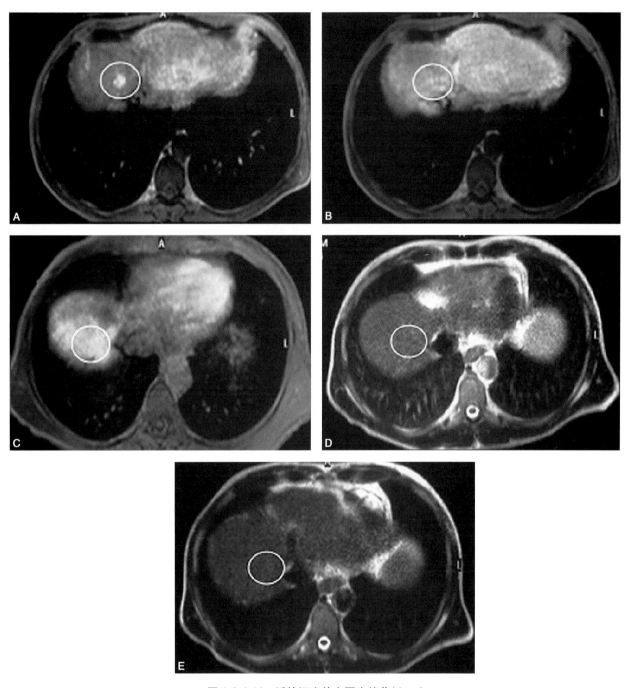

图 1-2-4-14　活检证实的小再生结节(1cm)

A.钆动态增强 MRI 显示动脉期轻度强化;B、C.静脉期、平衡期,无异常发现;D、E.T$_2$WI SPIO 增强前、增强后,小再生结节未显影。小再生结节摄取 SPIO 与正常肝脏组织一致

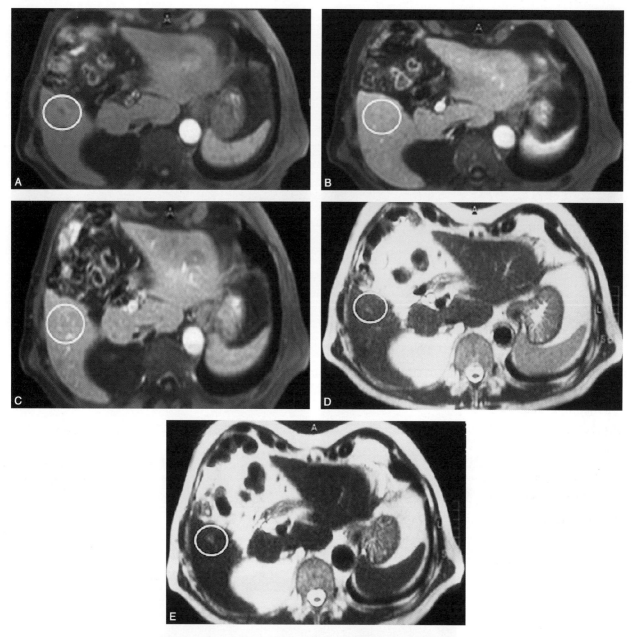

图 1-2-4-15　活检证实的小肝细胞肝癌（5mm）

A～C. 钆动态增强 MRI 显示动脉期、静脉期及平衡期，无异常发现；D、E. T$_2$WI SPIO 增强前及增强后，均显示结节影。肝脏组织摄取 SPIO 后信号下降，而肝癌结节很少摄取 SPIO，所以 SPIO 增强后信号下降不显著

DCE-MRI 需要对优化空间分辨率、器官扫描范围和扫描速度达成一个平衡，因此合理地选择成像参数非常重要。以前大多数 DCE-MRI 检查使用横切面的二维（2D）扫描以保持较高的空间分辨率和时间分辨率。近年来，随着技术进展，3D 梯度回波进行全肝灌注成像已成为可能，这些技术包括如 LAVA、VIBE、THRIVE 等。DCE-MRI 一般采用短 TR 和短 TE 以产生 T$_1$ 加权效果，因为 TR 较短，通常翻转角一般也较小。3D 扫描具有采集整个肝脏数据的优势，这对追踪具有多发肝转移或肝细胞肝癌的患者很有必要。相比于 2D 成像序列，3D 技术消除

了射频激励脉冲波形欠完美的缺点，并具有更好的信噪比。但是 3D 扫描会在一定程度上降低时间分辨率。

DCE-MRI 目前多使用可变翻转角的 T$_1$ 加权 3D 扰相梯度回波（spoiled gradient echo）技术。并行成像加速技术通常用于提高成像时间分辨率。为了追踪肝脏感兴趣病变或区域的灌注情况，其时间分辨率应不少于 4s，层数在 36～50 层之间。理想状态是主动脉和门静脉应同时出现在扫描切面中。有时需要斜切面成像或者冠状平面成像以确保扫描整体组织结构。注射造影剂之前，至少进行 1～3 次不同翻

转角的 3D 采集。完成平扫图像后以恒定速度（3~5ml/s）静脉注射低分子 Gd 螯合物造影剂（一般 10ml）并获得 DCE-MRI 的图像。注射造影剂后紧接着注射 20ml 盐水冲洗静脉注液管道。钆贝葡胺（gadobenate dimeglumine）T_1 弛豫率较高，可以降低剂量使用。注射药物从血管内渗出到血管外细胞外间隙（extravascular extracellular space，EES），从而导致 T_1 加权信号增加。肿瘤组织中血管渗漏能力和血流决定造影剂外渗到 EES 的速率，因此在 DCE-MRI 中检测的信号代表着血管通透性和灌注的总和，故而 DCE-MRI 对血管通透性、细胞外间隙体积和血流量改变都较敏感。

DCE-MRI 图像后处理通过扫描追踪感兴趣区组织的信号强度（signal intensity，SI），获得 SI 对应时间的曲线，然后使用不同的 DCE-MRI 后处理技术来分析数据。数据分析方法分为半定量分析和定量分析。半定量分析基于时间-信号强度曲线来计算参数；定量分析需要使用具有动脉输入功能（arterial input function）的双室药代动力学模型。文献显示两种方法计算得到的参数都与肿瘤血管生成相关。

（1）半定量分析方法：通过分析器官或病变范围内信号强度（SI）随时间的变化，可以半定量地计算 DCE-MRI 参数。通过半定量分析，可以方便的得到标准化信号强度-时间曲线的多项参数：①曲线下面积（AUC）：表示在一段时间内的增强量（通常从信号强度-时间曲线强化的起始到 60s 或 90s）；②最大强化（maximum SI）或增强峰值比［（SI 最大值−SI 基线）/SI 基线］；③流入斜率（wash-in slope）：这是量化增强速度的一个指标。计算每单位时间的增强最大变化值，通常在曲线增强 20%~80% 的范围计量；④平均通过时间（mean transit time，MTT）：表示血液灌注组织的平均时间，这个参数受到检查范围内血液量和血流的影响。

半定量 DCE-MRI 技术易于操作、无需药代动力学模型及造影剂浓度的转换，也不需要动脉输入功能。虽然半定量分析广泛使用，但其不能估计组织中造影剂的浓度，这些参数受到扫描设备、造影剂体积和注射速率的影响。扫描的时间分辨率也很容易改变信号强度曲线形状，因此半定量 DCE-MRI 的结果难以在不同研究间比较，也难以了解肿瘤血管生理特性。然而半定量分析方法操作简单，文献中仍然得出了大量有临床意义的重要数据。

（2）定量分析方法：DCE-MRI 定量分析技术包含三个步骤：①由于钆造影剂浓度与 T_1 倒数的变化呈反比，可以从已得信号强度中计算组织造影剂浓度；②测量肝动脉和门静脉输入函数（arterial and portal vein input function）；③给定量参数设置初始值，并将组织造影剂浓度和肝动脉和门静脉输入函数代入药代动力学模型中，通过迭代计算直到获得最终的定量参数值。

定量分析需要 T_1 mapping，通常通过不同翻转角的序列来完成。通常在造影剂增强之前扫描不同翻转角的序列，获得组织本身固有的 T_1 mapping，然后再注射造影剂获得动态增强的图像。一般先在屏气期间获取图像，然后在自由平静呼吸期间获取图像，获得定量分析所需图像通常总采集时间不低于 5min。

多年来 Tofts、Brix 以及 Larsson 等采用单动脉输入方法，已经提出了多个药代动力学模型。由于肝细胞肝癌主要从肝动脉供血，其可以应用单输入动力学模型。对于动脉和门静脉双重供血的原发灶和转移灶，双输入单室血流动力学模型更合适。值得注意的是不同于 CT 中碘浓度和 CT 单位（HU）之间的线性关系，钆浓度与 MRI 信号强度（SI）之间的关系是非线性的，这点使灌注定量复杂化。为了简化灌注定量，一般在肝脏预期浓度范围（0~0.5mmol/L）和血液预期浓度范围（0~5mmol/L）内，假设 SI 和钆浓度之间为线性关系。定量分析方法可以得到以下参数：①Ktrans：造影剂从血管内渗透到血管外-细胞外间隙（EES）的过程；主要表示渗透性受限（高流量）情况下的血管通透性，但也表示在限流情况下进入组织的血流量；②Kep（回流速率常数）：造影剂从血管外-细胞外间隙（EES）返回到血管内的过程；③Ve：代表细胞外间隙内造影剂浓度占整个体素的百分比，间接反映细胞密度和组织血管化程度。

获得高质量肝脏 DCE-MRI 图像尚面临许多挑战。一方面是呼吸运动对于肝脏位置的影响，且呼吸门控在 DCE-MRI 中几乎没有多大应用。解决呼吸运动影响的方法有：①平静浅呼吸状态下进行成像；②在进行定量计算之前，利用图像配准技术对图像进行配准，但是因为肝脏运动的复杂性导致这种配准往往比较困难。二是各种血流输入模型和药物代谢动力学模型的存在，使肝脏定量 DCE-MRI 变得更加复杂。目前 DCE-MRI 药代动力学模型定量分析的可重复性方面尚有许多问题。因此 DCE-MRI 药代动力学模型定量分析投入广泛的临床应用之前,需要积极解决成像采集和分析技术的标准化问题。

九、磁共振弹性成像

MR 弹性成像(MR elastography,MRE)可用于评估肝脏组织的硬度,其原理是振动压缩装置先发出剪切波,接着测量剪切波在肝脏组织的传播速度,然后采用具有运动编码梯度的相位对比 MRE 序列检测剪切波,并在组织硬度的定量图(弹性图)上进行显示(以 kPa 测量)。目前已经有几种产生机械波的驱动器可用于 MRE 技术。最广泛使用的一款是位于机房的主动驱动器,该设备产生气压波后,通过塑料管传递到被动驱动器,被动驱动器作用于患者肝脏附近腹壁。用于肝脏成像 MRE 的典型激发频率范围为 40~80Hz。诱发的振动可处于单一频率(如 60Hz)或多个频率。市面上可用的 MRE 技术已在主要 MR 制造商之间实现标准化,场强和脉冲序列之间几乎没有差异。

肝硬度与纤维化阶段直接相关,并随着疾病的进展而增加。用肝脏组织活检作为参考标准的分析 MRE 诊断精准性的荟萃分析显示(其中包含 19 项研究,共纳入 1 441 例患者):诊断纤维化分期≥1 的 AUC 为 0.84~0.95,纤维化分期≥2 的 AUC 为 0.88~0.98,纤维化分期≥3 的 AUC 为 0.93~0.98,纤维化 4 期的 AUC 为 0.92~0.99。相比一维超声瞬时弹性成像与超声焦点剪切波弹性成像,MRE 对肝纤维化分期的诊断精确性更高。相比超声弹性成像技术,MRE 不受肥胖或腹水限制,具有分析更大体积肝实质及评估整个肝脏的优势,降低取样误差。但是干扰超声弹性成像技术的一些生物因素,如餐后、肝脏脂肪变性、肝脏组织炎症、胆汁淤积、右心衰竭和肝静脉充血等,也会影响 MRE。肝硬度也随着肝脏炎症而增加。现阶段 MRE 序列对肝脏铁超负荷敏感,这会降低肝实质中的信噪比,并可能导致不可靠的测量或技术故障,这种局限性可部分通过改良自旋回波来克服。

十、1.5T 和 3.0T 磁共振扫描仪应用于肝脏的比较

3.0T 磁场磁共振扫描仪目前已经在临床上广泛应用。相对于 1.5T 扫描仪,3.0T 扫描仪可以增加信噪比,从而提高空间分辨率、能够使用更薄的层面或减少扫描时间。与 1.5T 相比,大多数组织在 3.0T 场强时,T_1 弛豫时间一般较长,而 T_2 弛豫时间几乎不受影响。脂肪和水的波谱分离也较大,能达到更好的脂肪抑制效果。MRI 检查动态增强扫描也能从 3.0T 高场强中获益。由于肝脏组织 T_1 弛豫时间显著增加,但是对于 T_1 钆缩短效应变化极小,从而最后导致肝脏与病灶的对比度增加。

3.0T 场强的 T_2 序列通常以更短的 TE 来采集,以补偿 3.0T 时较大的 T_2^* 衰减。3.0T 场强下的 T_1 弛豫时间越长,T_1 加权序列的 TR 就越长,因此信号采集时间就越长。相对于 1.5T,患者在 3.0T 时,T_2 加权 FSE 序列的射频功率沉积较大。3.0T 扫描仪在伪影控制方面常常更加困难。磁场强度越大,磁敏感伪影越多,金属或气体引起的图像失真及信号丢失也越明显。随着场强的增加,脂肪和水界面发生的化学位移配准误差也随之增大。相对于 1.5T 磁共振扫描仪,3.0T 磁共振扫描仪 DWI 使用的 EPI 序列中,由磁敏感性和磁场不均匀性导致的图像畸变更加严重,这导致脂肪抑制不彻底。使用并行成像可以相对减少这些限制。

无论在 1.5T 还是 3.0T 磁共振仪上,体线圈均用于射频发射,在无外在物体干扰的情况下,均可以产生均匀一致的射频场分布。但是一旦激发范围内有受试者(患者)进入,射频场均匀性会遭到破坏,会导致成像介质内射频脉冲分布的不均匀,不同的位置所接受到射频脉冲的强度不一致。这种不均匀性可能会造成局部射频能量的沉积,伴随着射频量的提高和 SAR 值的限制,一些快速成像技术也受到限制。随着场强的提升,氢质子共振频率升高,激发所需的射频脉冲的波长更短,其在穿过介质时更容易产生介电伪影,这在一些腹水患者的图像上表现更为明显。多源及并行发射系统使用两个或更多个独立信道,将功率分配到射频发射线圈的端口。这样的系统在严格控制每个通道的时序、相位、功率和幅度以及各种安全适应性的前提下,可以根据个体差异而调节射频场,以得到均匀的射频场(B_1)、更准确的 SAR 值估计。例如对于 TSE 序列来讲,多源或并行射频发射技术能够得到均一的反转角,对于图像质量、量化信息的准确性有很大的帮助;对于 SSFP 序列来讲,多源技术能够准确的估算 SAR 值,从而可以缩短 TR,用以减小由于主磁场(B_0)和射频场(B_1)的不均匀性导致的伪影问题等(图 1-2-4-16)。

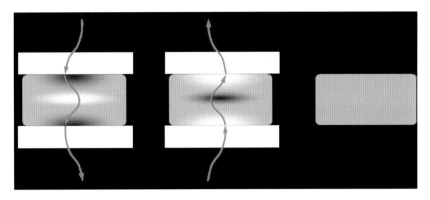

图1-2-4-16 通过多源及并行射频发射技术解决成像介电伪影示意图

（王毅翔）

参 考 文 献

1. LI YT，CERCUEIL JP，YUAN J，et al. Liver intravoxel incoherent motion（IVIM）magnetic resonance imaging：a comprehensive review of published data on normal values and applications for fibrosis and tumor evaluation. Quant Imaging Med Surg. 2017，7：59-78.

2. TAOULI B，KOH DM. Diffusion-weighted MR imaging of the liver. Radiology. 2010，254：47-66.

3. CHEVALLIER O，ZHOU N，HE J，et al. Removal of evidential motion-contaminated and poorly fitted image data improves IVIM diffusion MRI parameter scan-rescan reproducibility. Acta Radiol. 2018，59：1157-1167.

4. WÁNG YX，LI YT，CHEVALLIER O，et al. Dependence of intravoxel incoherent motion diffusion MR threshold b-value selection for separating perfusion and diffusion compartments and liver fibrosis diagnostic performance. Acta Radiol. 2019，60：3-12.

5. TER VOERT EE，DELSO G，PORTO M，et al. Intravoxel Incoherent Motion Protocol Evaluation and Data Quality in Normal and Malignant Liver Tissue and Comparison to the Literature. Invest Radiol. 2016，51：90-99.

6. WÁNG YX，DENG M，LI YT，et al. A Combined Use of Intravoxel Incoherent Motion MRI Parameters Can Differentiate Early-Stage Hepatitis-b Fibrotic Livers from Healthy Livers. SLAS Technol. 2018，23：259-268.

7. HUANG H，CHE-NORDIN N，et al. High performance of intravoxel incoherent motion diffusion MRI in detecting viral hepatitis-b induced liver fibrosis. Ann Transl Med. 2019，7：39.

8. WANG YX. Living tissue intravoxel incoherent motion（IVIM）diffusion MR analysis without b=0image：an example for liver fibrosis evaluation. Quant Imaging Med Surg 2019. doi：10. 21037/qims. 2019. 01. 07.

9. CERCUEIL JP，PETIT JM，NOUGARET S，et al. Intravoxel incoherent motion diffusion-weighted imaging in the liver：comparison of mono-，bi-and tri-exponential modelling at 3. 0-T.
Eur Radiol. 2015，25：1541-50.

10. THOMSEN C，BECKER U，WINKLER K，et al. Quantification of liver fat using magnetic resonance spectroscopy. MagnReson Imaging. 1994，12：487-495.

11. ST PIERRE TG，CLARK PR，CHUA-ANUSORN W，et al. Noninvasive measurement and imaging of liver iron concentrations using proton magnetic resonance. Blood. 2005，105：855-861.

12. KANDA T，ISHII K，KAWAGUCHI H，et al. High signal intensity in the dentate nucleus and globus pallidus on unenhanced T1-weighted MR images：relationship with increasing cumulative dose of a gadolinium-based contrast material. Radiology. 2014，270：834-841.

13. KANDA T，OSAWA M，OBA H，et al. High Signal Intensity in Dentate Nucleus on Unenhanced T1-weighted MR Images：Association with Linear versus Macrocyclic Gadolinium Chelate Administration. Radiology. 2015，275：803.

14. DONATO H，FRANÇA M，CANDELÁRIA I，et al. Liver MRI：From basic protocol to advanced techniques. Eur J Radiol. 2017，93：30-39.

15. NERI E，BALI MA，BA-SSALAMAH A，et al. ESGAR consensus statement on liver MR imaging and clinical use of liver-specific contrast agents. Eur Radiol. 2016，26：921-931.

16. JHAVERI K，CLEARY S，AUDET P，et al. Consensus statements from a multidisciplinary expert panel on the utilization and application of a liver-specific MRI contrast agent（gadoxetic acid）. AJR Am J Roentgenol. 2015，204：498-509.

17. MAUREA S，MAINENTI PP，TAMBASCO A，et al. Diagnostic accuracy of MR imaging to identify and characterize focal liver lesions：comparison between gadolinium and superparamagnetic iron oxide contrast media. Quant Imaging Med Surg. 2014，4：181-189.

18. DE HAEN C，CABRINI M，AKHNANA L，et al. Gadobenate dimeglumine 0. 5 M solution for injection（Multi-Hance）pharmaceutical formulation and physicochemical properties of a new magnetic resonance imaging contrast medium. J Com-

put Assist Tomogr. 1999,23(Suppl 1):S161-168.

19. BOKACHEVA L,RUSINEK H,CHEN Q,et al. Quantitative determination of Gd-DTPA concentration in T1-weighted MR renography studies. Magn Reson Med. 2007,57(6):1012-1018.

20. PETITCLERC L,SEBASTIANI G,GILBERT G,et al. Liver fibrosis:Review of current imaging and MRI quantification techniques. J Magn Reson Imaging. 2017,45:1276-1295.

21. HUH J,KIM SY,YEH BM,LEE SS,et al. Troubleshooting Arterial-Phase MR Images of Gadoxetate Disodium-Enhanced Liver. Korean J Radiol. 2015,16:1207-1215.

第三章　正常变异与先天畸形

第一节　肝段及肝叶解剖变异

一、肝段及肝叶分段及解剖

随着现代肝脏外科学的发展,肝脏的分段解剖越来越受到肝脏外科医生的关注,特别是肝脏部分切除术的术前评估,需要更精确的影像学资料来了解患者肝脏的分段及其变异情况。现代影像医学的发展也已经从传统的血管造影、胆道造影发展到US、CT、MRI、CT血管造影和MR血管成像,能从不同轴位并以不同的解剖标志来确定肝脏病变的解剖部位,但由于肝段解剖有多种命名法,因此常需要有一个通用的肝段解剖划分标准。传统上对肝脏的划分是以肝表面解剖作为标志,即以镰状韧带、脐静脉裂为界线,将肝简单地分为右叶和左叶,这种分法与血管分布不符,不能适应现代外科肝叶切除的要求。

1954年Couinaud经过大量的尸肝解剖研究,提出肝脏的功能分段应以门静脉鞘系供血在肝内的分布作为依据,各段均有Glisson系统的一个分支供血并引流胆汁,以引流相邻肝段回心血液的肝静脉为分段界限来描述肝段解剖。Couinaud肝段及其修改方案具体内容见第一章。

近年,有学者为避免左内侧上、下两亚段的混淆,建议以1代替Ⅳa亚段,以9代替原Ⅰ亚段(尾状叶),用阿拉伯数字来表达1~9段分别代表肝脏的9个亚段。

在国际上有两组通用的肝脏解剖和外科手术名称。一组主要是美国通用的,以Healey的解剖为基础,用胆管和肝动脉为肝内区段的分水岭。另一组是欧洲通用的,以Couinaud的解剖为基础,用门静脉为分水岭。为解决肝段解剖和手术切除存在名称不同的问题,1998年国际肝胆胰协会组建立一个命名委员会,要求名称在解剖学上正确,解剖和手术名称相同。中国研究者于2002年在中华肝胆外科杂志上发表了肝脏解剖和手术切除统一名称的报道。这组命名由三个图表组成,依次展示三级划分,以便和国际接轨(图1-3-1-1~图1-3-1-3)。

二、肝段及肝叶CT和MRI表现

CT横断位可清楚显示肝脏的形态、大小、肝叶

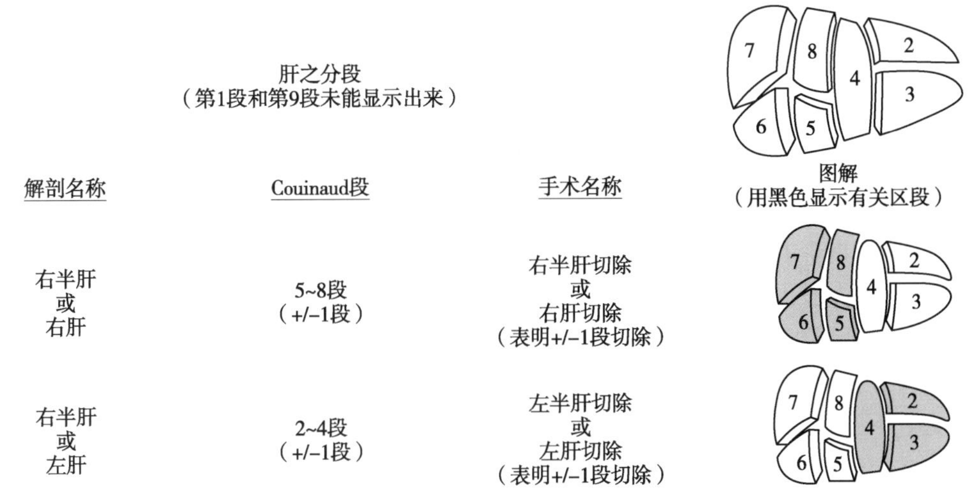

肝之分段（第1段和第9段未能显示出来）			
解剖名称	Couinaud段	手术名称	图解（用黑色显示有关区段）
右半肝或右肝	5~8段（+/-1段）	右半肝切除或右肝切除（表明+/-1段切除）	
右半肝或左肝	2~4段（+/-1段）	左半肝切除或左肝切除（表明+/-1段切除）	

图 1-3-1-1　肝脏第一级划分

分水岭:第一级划分的分水岭是以胆囊窝和下腔静脉窝为界面。该界面定名为肝中界面。中肝静脉在肝中界面中。+/-表示有或没有;第1段表示Ⅳa亚段,第9段表示尾状叶

解剖名称	Couinaud段	手术名称	图解（用黑色显示有关区段）
右前区	5、8段	解剖名称加切除名称，如右前区切除	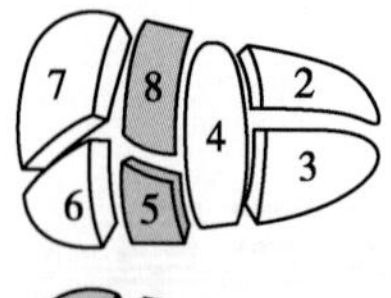
右后区	6、7段	右后区切除	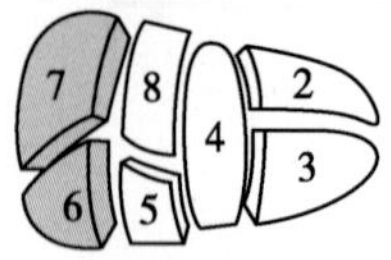
左内区	4段	左内区切除	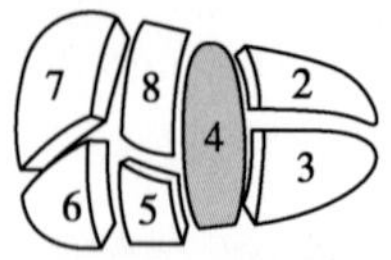
左外区	2、3段	左外区切除	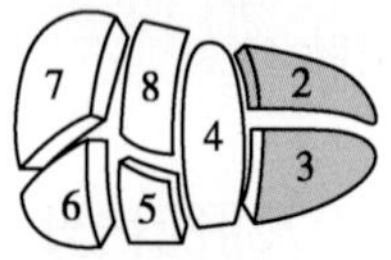
右半肝加左内区	4~8段（+/−1段）	右三区切除	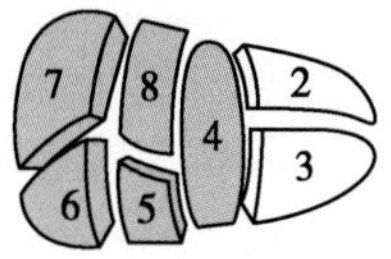
左半肝加右前区	2~5段及8段（+/−1段）	左三区切除	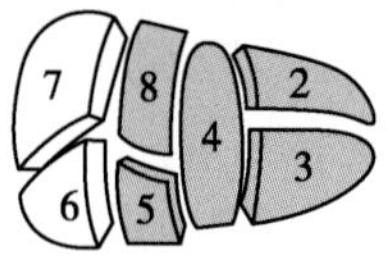

图 1-3-1-2 肝脏第二级划分

解剖名称	Couinaud段	手术名称	图解（用黑色显示有关区段）
1~9段	从1~9段中任何一段	段切除如6段切除	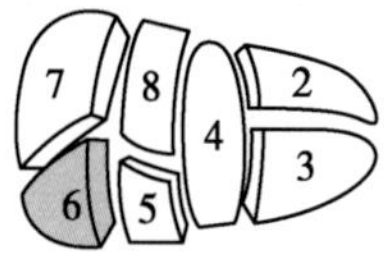
2个相连段	1~9段中任何2个相连段	两相连段切除如：5、6段切除	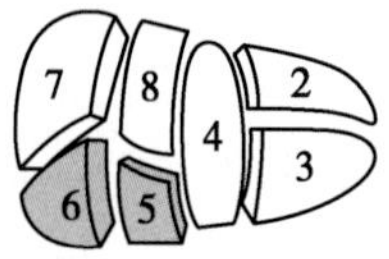

图 1-3-1-3 肝脏第三级划分
分水岭:段与段的界面定名为段界面。左肝静脉在 2、3 段界面中

比例及密度改变,而且可观察肝脏的分叶和分段。Sexon、Dodd 曾详细描述了 CT 横断面像上肝段命名法,并指出在较高层面可以肝静脉作为肝叶肝段的分界标志,在较低层面以含有不等量脂肪及胆囊的主肝裂划分左右叶,以左段间裂及左门静脉段间部划分左叶内外段。最低层以圆韧带作为段间标志。以左右门静脉作为左内侧段、左外侧段以及右前段和右后段划分为上下亚段的标志,为了清楚显示肝静脉和门静脉分支,还可用 CT 动脉性门静脉造影(CT arterialportography,CTAP)和多层面 3D 重建,更精确地辨认肝段和亚段解剖。

MR 可多个方位成像,且不用造影剂即可显示血管,因此对肝脏解剖结构的显示更加清楚。在横断面图像上,Couinaud 肝段解剖的三维构型被通过下腔静脉和右、中、左肝静脉主干并垂直于横断面的三个纵行平面,以及通过左、右门静脉主干的一个横行平面分割而成。我们可用这四个平面分别代表纵裂和横裂,用来作为肝段的分界标志。虽然肝静脉在肝段间行走,代表了肝段的真正分界,但它们通常只能在肝脏头侧层面显示,而另一些位于肝静脉平面内的重要解剖标志如胆囊、肝圆韧带和门脉左支矢状段等可用来作为尾侧横断面肝段间的分界。右纵行平面为肝右静脉至下腔静脉右前壁的连线,它在肝脏的头侧层面,将右肝分为右前上段（Ⅷ）和右后

上段（Ⅶ）；而在尾侧层面，由于肝静脉不连续，可人为确定为右前下段（Ⅴ）和右后下段（Ⅵ）。中纵行平面可分为三个部分：在头侧层面，肝中静脉将左内上段（Ⅳa）和右前上段（Ⅷ）分开；在中部层面，它是通过下腔静脉中部至胆囊窝中部的连线（Cantli线）；在尾侧层面，该平面含少量脂肪，在 T_1WI 上为高信号，将左内下段（Ⅳb）和右前下段（Ⅴ）分开。左纵行平面也分为三部分：在头侧平面，肝左静脉内侧支将左内上段（Ⅳa）和左外上段（Ⅱ）分开；在中三分之一层面为门脉左支矢状段；尾侧层面为肝圆韧带和静脉韧带，将左内下段（Ⅳb）和左外下段（Ⅲ）分开。尾叶作为单独肝段（Ⅰ）不再划分。在MRI 冠状位面上，上述肝段从左外段起顺时针依次为Ⅱ、Ⅲ、Ⅳ、Ⅴ、Ⅵ、Ⅶ和Ⅷ段，Ⅳ段再分为Ⅳa 和Ⅳb。而在 MRI 横断面足头侧图像上，则以下腔静脉为中心逆时针依次命名这些肝段。

三、肝段及肝叶发育变异

肝脏先天发育异常主要包括发育过度和发育不全两大类。

发育过度主要包括先天性肝叶肥大、肝副叶等。先天性肝叶肥大以左叶肥大常见，尾状叶次之。左叶肥大常表现为肥大的左叶仍呈楔形，最大前后径大于右叶，或是异常延长有时可达上腹部左外侧壁与脾脏接近或突入并包绕脾的后面（图1-3-1-4）。尾叶大小也不一致，有的很小，有的向内明显凸出，称为尾叶乳状突，有时和胰头部占位不易区分。肝右叶向下伸展的距离不一，可长可短，有时可见形成呈球状凸起的无蒂副叶，即所谓的 Reidel 叶（图1-3-1-5），多见于女性，在系列扫描图上可见到右叶向下逐级减小，继续向下时扩大成球状。

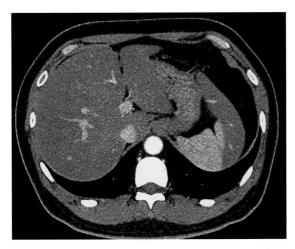

图1-3-1-4 先天性肝叶肥大
CT 增强门脉期示肝左叶狭长，延伸至左上腹，包绕脾脏

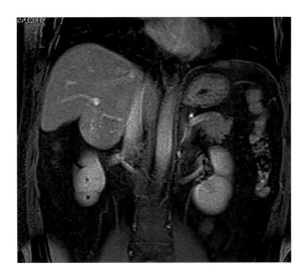

图1-3-1-5 Reidel 叶
增强延迟期冠状面，示肝右叶向下延伸呈球状凸起的副叶

发育不全主要包括肝叶缺如（未发育）、结构正常但体积较小（发育不良），或者结构异常并且体积减小（发育障碍）。这种发育异常，大多累及整个肝叶，但仅少数累及一个肝段。他们需要与获得性的肝叶萎缩相鉴别，后者常由于血管、胆道疾病或手术所致。缺乏供血血管或者胆管扩张更支持真性发育不良的诊断，而非早期的肝叶萎缩。先天性肝叶缩小以左叶常见，左侧缘不超过腹中线。先天性肝叶缺如以右叶缺如居多（图1-3-1-6），多合并胆囊缺如，左叶代偿性增大，常合并胆管疾病、门静脉高压及其他畸形，如伴肝内胆管轻度扩张；增强扫描先天性肝右叶缺如可见门静脉主干及左支增粗，右支不显影。

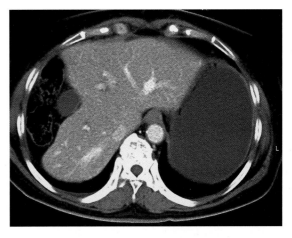

图1-3-1-6 先天性肝叶缺如
CT 增强门脉期图像示肝脏右前叶缺如

肝脏其他少见先天性变异包括分叶肝、肝脏异位翻转、全内脏反位等。其中分叶肝表现为肝脏边缘凹凸不平呈分叶状，如合并肝裂增宽，可见间位结

肠。分叶肝仅肝外形轮廓呈分叶状,但肝实质的密度和信号无异常,增强后肝实质无异常强化,肝内血管及分支走行正常,需与自身免疫性肝炎、肝硬化等鉴别,后者多有自身免疫功能低下、肝功能异常、腹水等,一般结合病史不难区分。

第二节　肝动脉解剖变异

肝动脉的解剖变异甚多,现将常见和少见类型介绍如下:典型肝动脉源于腹腔动脉。

一、腹腔动脉

腹腔动脉在 $T_{12} \sim L_1$ 椎体水平从腹主动脉前壁发出,根据其不同的组成可分为下列8型:

1. **肝、脾、胃干型**　此为经典的腹腔干结构,肝动脉、胃左动脉和脾动脉以共干起自腹主动脉。有3种亚型:①肝脾共干而胃左动脉从该干发出;②肝胃脾干同时发出,形成三叉;③胃脾共干,脾动脉较粗而肝动脉在脾干上发出。腹腔动脉干先分出胃左动脉后,再同时分出肝总动脉及脾动脉。

2. **肝、脾干型**　约占35%,腹腔动脉干分出肝总动脉及脾动脉,胃左动脉从腹主动脉或肝动脉发出。

3. **肝、胃干及肠系膜干型**　约占15%,腹腔动脉干分出胃左动脉和肝总动脉,而脾动脉直接从腹主动脉发出或起自肠系膜上动脉,后者称为脾肠系膜干。

4. **肝、脾、肠系膜干型**　约占0.5%,腹主动脉在原腹腔动脉部位发出胃左动脉,在另一部位发出腹腔动脉干,分出肝总动脉、脾动脉及肠系膜上动脉。

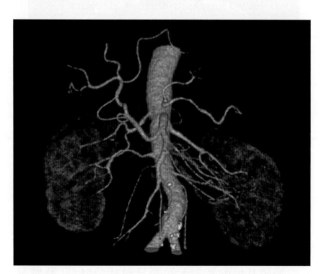

图1-3-2-1　脾、胃干型(上腹部CTA VR重建)
腹腔干分出胃左动脉及脾动脉,肝动脉起源于肠系膜上动脉

5. **脾、胃干型**　约占55%,腹腔动脉干分出胃左动脉及脾动脉,肝动脉起源于其他部位(图1-3-2-1)。

6. **腹腔肠系膜干型**　极为罕见,腹腔动脉干分出胃左动脉、肝总动脉、脾动脉及肠系膜上动脉(图1-3-2-2)。

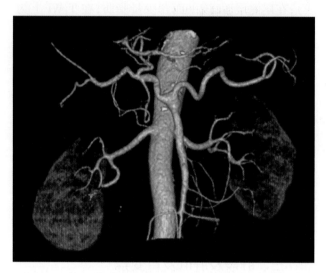

图1-3-2-2　腹腔肠系膜干型(上腹部CTA VR重建)
腹腔干分出胃左动脉、肝总动脉、脾动脉及肠系膜上动脉

7. **腹腔结肠干型**　很少见,腹腔动脉干除分出胃左动脉、肝总动脉、脾动脉外,尚发出中结肠动脉或左结肠动脉。

8. **腹腔干缺如型**　3支重要动脉直接起自腹主动脉。

二、肝动脉

肝总动脉从腹腔动脉干发出,以不规则水平方向从左向右行进,至幽门处分出胃十二指肠动脉后成肝固有动脉。肝固有动脉向上分出肝右、肝中及肝左动脉,此型约占55%。

肝动脉变异较多,常见的有:①肝左动脉来自胃左动脉,约占10%;②肝右动脉来自肠系膜上动脉,约占11%;③肝左动脉来自胃左动脉,肝总动脉发出肝中动脉,腹腔动脉或肠系膜上动脉发出肝右动脉,约占1%;④胃左动脉发出副肝左动脉,约占8%;⑤肠系膜上动脉发出副肝右动脉,约占7%;⑥胃左动脉发出副肝左动脉,肠系膜上动脉发出副肝右动脉;⑦肝右动脉发自肠系膜上动脉,肝左、中动脉来自肝总动脉,胃左动脉发出副肝左动脉,或副肝右动脉发自肠系膜上动脉,肝右、中动脉来自肝总动脉,胃左动脉发出肝左动脉;⑧整个肝总动脉发自肠系膜上动脉,约占4.5%;⑨胃左动脉发自肝总动脉,约占0.5%。此外,我们在临床上还可见下列变异:胃十二指肠动脉发出副肝右动脉;肝总动脉先于脾动脉近腹腔动脉根部发出;肝右或肝左动脉直接起源于肝总动脉,肝固有动脉再发出肝左、中动脉或肝右、中动脉等。

三、肝脏的侧支循环

当上述肝动脉血供因种种原因受到影响时,肝脏便可能经下列侧支循环得到血供:

(1)肝内途径:①肝叶内动脉之间,包括肝右动脉与副肝右动脉间沟通等;②肝叶间动脉之间沟通。

(2)肝外腹腔动脉途径:①胃大弯的胃网膜左、右动脉;②胃小弯的胃左、右动脉;③大网膜后侧的血管弓;④胃左动脉和脾动脉发出的贲门食管支与肝左动脉终末支沟通;⑤膈肌动脉和贲门食管支与肝左动脉末梢沟通;⑥胰动脉与胃十二指肠动脉沟通。

(3)腹腔动脉外途径:①肠系膜上动脉经胰弓动脉(胰十二指肠下动脉→胰十二指肠上动脉)→胃十二指肠动脉;②肠系膜上动脉与胰横动脉;③膈下动脉与肝动脉在膈肌内沟通;④由内乳动脉发出的膈上动脉与肝动脉在膈肌内沟通;⑤镰状韧带和圆韧带内动脉支与内乳动脉的剑突支沟通;⑥冠状韧带内动脉支与左、右三角韧带内动脉支沟通;⑦肋间动脉;⑧后腹壁动脉支;⑨肝静脉、门静脉及下腔静脉周围的滋养动脉、胆管周围的动脉网等。

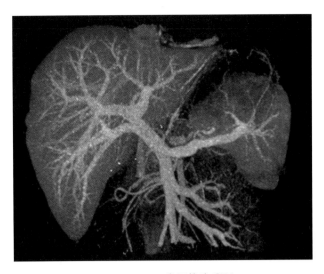

图 1-3-3-1　正常门静脉 CTA
门静脉主干在第一肝门处分为左右支,在肝内逐级分为更细的分支,走向自然,呈辐射状,管壁光滑,管腔内造影剂充盈均匀

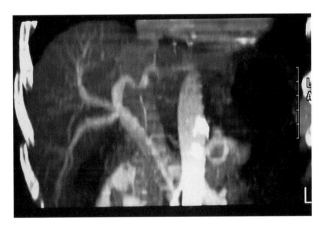

图 1-3-3-2　正常人门静脉解剖变异
MPVR 门静脉成像显示门静脉呈三叉状分支

第三节　门静脉解剖变异

正常门静脉由脾静脉和肠系膜上静脉在胰颈后方汇合而成,在肝十二指肠韧带内行于胆总管和肝固有动脉的后方向右后上方斜行,于第一肝门区呈"T"型分为左支及右支,门静脉分叉可位于肝内或肝外,左支先横行向左,称为横部,再以 90°～120°的角度弯向前方,称矢状段,于横部左端发出左外叶上段支,行向左后上方,于矢状段末端左侧壁发出左外叶下段,行向左前方,矢状段末端右侧壁发出左内叶支至左内叶;右支较粗短,于肝内分为右前支和右后支,右后支为门静脉右支的直接延续,又分为右后叶上、下段支。门静脉左支较细,向前上方走行发出分支至左肝相应部位。门静脉 CTA 可显示正常人门静脉的 6 级以上分支,呈辐射状,从主干至各级分支门静脉管径逐级变细,密度均匀(图 1-3-3-1)。

文献报道,上述典型肝内门静脉分支构型占86.6%。另外有 5.6% 的人门静脉主干在肝门处呈

三叉状直接分为左支、右前支和右后支(图 1-3-3-2);4.9% 的人门静脉先分出右后支,然后上行分为左支和右前支;2.9% 门静脉右前支源于左支。其他罕见变异包括门静脉左支水平段或右支缺如、门脉主干呈裤状进入肝右叶并在肝实质深部发出分支等。

正常门静脉主干的胚胎发育是从远端的肠系膜上静脉和脾静脉→背侧横吻合→右卵黄静脉→肝脏,此时的门脉主干走行于胰头和十二指肠上段的背侧,位于胆总管的左侧沿肝十二指肠韧带走行,在肝门部转向肝管之后。如果门脉主干因各种因素不是在背侧横吻合而是在腹侧横吻合,以致门脉主干走行于胰和十二指肠的腹侧,形成十二指肠前门脉主干的变异,此时易合并多脾综合征等先天畸形。

当门静脉主干及其分支的任何一部分,发生先

天性局限性呈圆形、卵圆形或纺锤形扩张，即形成门静脉瘤，也称先天性门静脉瘤样扩张。肝内门静脉分支扩张，特别是接近末梢的肝内门脉瘤，很容易并发门脉静脉瘘或者门脉动脉瘘。先天性门静脉瘤特征为无肝硬化或门脉高压病史。

门静脉属支除肠系膜上静脉、脾静脉之外，还有肠系膜下静脉和较为细小的胃左静脉（又称冠状静脉）、胃右静脉、胃结肠静脉、胆囊静脉、脐周静脉等。胃左、胃右和胃结肠静脉在门脉主干起始处附近汇入门脉，胆囊静脉和脐周静脉分别与门静脉右支和左支相连，而肠系膜下静脉多汇入脾静脉。此外尚有胃短静脉和胃网膜静脉汇流入脾静脉和胃结肠静脉中。

门静脉主干及分支直径受生理和病理因素的影响，生理因素包括体位、呼吸及饮食等，有作者通过测量门静脉主干的直径来判断门脉高压的程度，有待于进一步的探讨。一般认为 MRA 上正常门静脉主干直径应小于 14mm，胃左静脉直径小于6mm。若超过以上数值，须怀疑有门静脉或脾静脉高压的可能。CTA 对门静脉的观察以多层面容积重建（MPVR）及最大密度投影（MIP）为优，以左旋30°左右且后仰 60°~45°的 MIP 和向左倾斜 45°的斜横断位及左后斜 30°的斜冠状位的 MPVR 为观察肝内门静脉的最佳角度，此时可显示整个门静脉系统的全貌。

MRA 能准确而直观地显示肝内外门静脉主要解剖结构，它对外科或介入手术的操作方案设计十分重要。如在做肝左叶切除时，可避免损伤甚至错误结扎发自左支的门静脉右前支而造成肝右前叶缺血。在经颈静脉肝内门体分流术（transjugular intrahepatic portosystemic shunt，TIPS）和经皮经肝门静脉栓塞术（percutaneous portal vein embolization，PTPE）时，通过对肝内门静脉的正确定位可降低门静脉穿刺难度，缩短操作时间，减少并发症。在门体分流术前可了解门静脉主干，脾静脉或肠系膜上静脉的管径和走向等。

第四节　肝静脉解剖变异

肝静脉引流入下腔静脉。3 支主要的肝静脉——肝右、肝中、肝左静脉——位于肝脏的后上方，并在膈肌下方汇入下腔静脉。除肝主静脉外，还有不同数目的小的背侧肝静脉，将肝右叶后部和尾状叶的血液直接引流至下腔静脉。肝右静脉位于肝右叶的前段和后段之间，引流 V、Ⅵ 和 Ⅶ 段的血液。肝中静脉位于叶间裂平面内，主要引流 Ⅳ、V 和 Ⅷ 段。肝左静脉走行于肝左叶内、外侧段之间的矢状面内，引流 Ⅱ 和 Ⅲ 段。大约在 90% 的病例中，肝中和肝左静脉在汇入下腔静脉前形成一个共干。此外，约 70% 的人有 3 支肝静脉汇入下腔静脉，其余 30% 有副肝静脉发生（19% 有 2 支肝左静脉，8% 有 2 支肝右静脉，2% 有 2 支肝左静脉）。下腔静脉缺如十分罕见，并且伴随完全内脏反位，也可伴随部分内脏反位。在这种情况下，肝静脉直接汇入心房之一，而奇静脉取代下腔静脉，从膈脚后部进入胸腔（图 1-3-4-1）。

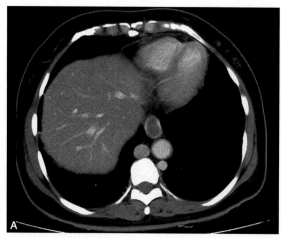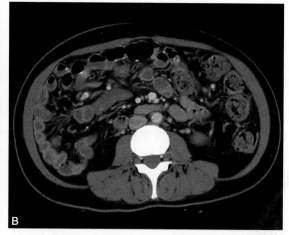

图 1-3-4-1　肝静脉解剖变异
A. 肝静脉直接汇入右心房，下腔静脉肝段缺如，奇静脉扩张；B. 该患者合并中肠旋转不良，小肠位于腹腔右侧，结肠位于左侧

（严福华　李若坤　杨琰昭）

参 考 文 献

1. 周康荣,严福华.中华影像医学·肝胆胰脾卷.第2版.北京:人民卫生出版社.2011.

2. 周康荣,严福华,曾蒙苏.腹部CT诊断学.上海,复旦大学出版社.2010.

3. 林江,陈祖望,周康荣.肝内门静脉和肝静脉的解剖与变异(三维动态增强磁共振血管成像分析).中华放射学杂志.1999,33(6):403.

4. 张龙江,宋光义,包颜明,等.肝脏血管解剖和变异的多层螺旋CT血管成像研究.中华放射学杂志.2005,39(9):963-967.

5. WINTER TC,NGHIEM HV,FREENY PC,et al. Hepatic arterial anatomy:demonstration of normal supply and vascular variants with three-dimensional CT angiography. Radiographics. 1995,15(4):771-780.

6. GUERRA A,DE GAETANO AM,INFANTE A,MELE C,et al. Imaging assessment of portal venous system:pictorial essay of normal anatomy,anatomic variants and congenital anomalies. Eur Rev Med Pharmacol Sci. 2017,21(20):4477-4486.

7. VAN BEERS BE,DAIRE JL,GARTEISER P. New imaging techniques for liver diseases. J Hepatol. 2015,62(3):690-700.

第四章 炎症与感染疾病

第一节 肝 脓 肿

【概述】

肝脓肿(hepatic abscess,HA)是临床常见的肝内炎性病变,是肝组织局限性化脓性炎症,主要分为细菌性肝脓肿与阿米巴性肝脓肿两大类。

细菌性肝脓肿最常见,约占80%,常为多种细菌的混合感染,以大肠杆菌、金黄色葡萄球菌最常见。其感染途径包括:①胆道源性:最主要原因。细菌沿胆管上行,多见于胆石症、化脓性胆囊炎;②门静脉源性:腹腔内或肠道感染,细菌或脓栓经门静脉入肝;③肝动脉源性:全身败血症或脓毒血症的菌栓入肝;④肝外伤性。

阿米巴性肝脓肿是肠外阿米巴病的最常见形式,多继发于阿米巴性结肠炎。病因是阿米巴滋养体从肠道病变经门静脉血流进入肝脏,原虫阻塞肝内门静脉末梢,并产生溶组织酶,造成肝脏局部缺血、坏死,继而形成脓肿。

HA的形成大致分为急性炎症期、脓肿形成初期及脓肿形成期3个病理阶段。急性期局部肝组织充血、水肿、大量白细胞浸润;脓肿形成初期白细胞崩解,组织液化坏死,形成小脓腔,约数毫米大小;进而周边肉芽组织增生并纤维化,形成脓肿壁,小脓腔也相互融合成大脓肿,可达数厘米。最终形成的HA脓腔内充满了由坏死肝组织及白细胞构成的黏稠脓液。HA脓肿壁一般为双层结构:内层为肉芽组织,外层为纤维组织;脓肿壁早期以肉芽组织为主,后期以纤维组织为主。HA外周正常肝组织内有炎症充血带。

细菌性肝脓肿与阿米巴性肝脓肿的病理形成过程相似,主要差异:①发展快慢不同。一般细菌性者约一周左右形成脓腔,阿米巴性者发展缓慢,约于阿米巴性肠炎后30~40d形成。②阿米巴性肝脓肿在

坏死组织边缘的肝组织中可查到阿米巴滋养体。

HA的临床表现主要为发热及肝区疼痛。细菌性者中毒症状产生快而明显,高热、起病急、进展快,白细胞明显升高。阿米巴性者起病缓慢,病程较长,常有阿米巴性结肠炎病史,高热或中热,白细胞也升高但不及细菌性者。糖尿病为易感因素。

【影像检查技术优选】

US、CT、MRI均可检出HA,CT和MRI增强通过观察特征性壁分层强化,即"双环征"可很好的定性HA。HA的中心脓液在MRI的DWI上呈特异性明显高信号,对定性诊断有很大帮助。

【影像学表现】

1. **超声** 早期诊断肝脓肿对其有效治疗具有积极意义。目前,临床上明确诊断常需要影像学诊断结合临床病史及相关体征。而超声作为简便和无创性诊断技术已被认为是诊断肝脓肿的首选方法之一。

(1) 常规超声:二维灰阶超声显示肝脓肿可呈单发或多发、多圆形或类圆形;细菌性肝脓肿常可多发性分布,阿米巴肝脓肿以单发常见,一般较大,右叶多见。不同发展阶段的肝脓肿其声像图也随之变化:①脓肿形成早期多表现为边界不清或欠清的中低回声团块,形态类圆形或欠规则,内部可有粗大的光点或不规则稍强光团等,彩色多普勒超声可在病灶内及边缘部探及点状或线状彩色血流,脉冲多普勒可显示低阻型动脉血流曲线;②脓肿形成期可见肿块内部出现液化区(图1-4-1-1),当液化区与实质性占位鉴别困难时,可使用移动体位、按压腹部及增加腹压等辅助手法协助诊断。脓肿前、后壁及双侧壁连续完整,无"侧壁失落"现象。后壁回声增高、后方回声亦增高,主要由于深度增益补偿调节系统的过补偿,但回声强度比肝囊肿弱。在肝脓肿完全液化时,彩色多普勒可在脓肿壁上见少量的点、线状彩色血流(图1-4-1-1),脉冲多普勒常能探及低阻动脉血流信号,且RI<0.6。细菌性肝脓肿较阿米巴肝脓肿炎症反

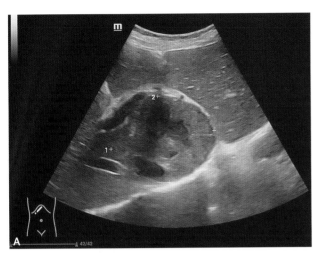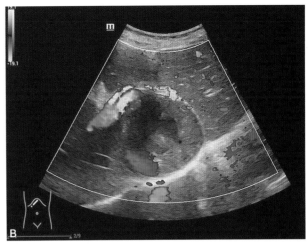

图 1-4-1-1　肝脓肿常规声像图表现

A. 二维灰阶超声图显示肝门部肝脓肿呈不均质回声团块,肿块内部可见低弱回声液化区,边界尚清;B. 彩色多普勒超声显示在肝脓肿边缘部探及点状或短线状彩色血流

应更剧烈,更易探及血流信号;③吸收消散期的脓肿随着肉芽组织增生及脓液的吸收消散,多表现为逐渐缩小的实质性肿块,最后逐渐消失或形成钙化斑,结合既往病史较容易诊断。发展成慢性脓肿时,囊壁的回声增强清楚,有时可伴有钙化、后方回声减低。

（2）超声造影:注射超声造影剂后肝脓肿典型

表现是动脉相出现边缘明显强化,内部无增强区为脓液部分,有时会伴内部分隔强化,呈动脉期蜂窝样高增强,即增强部分与非增强部分相互交织,门静脉相呈蜂窝样等增强或少量造影剂消退,延迟相亦呈等增强改变或造影剂消退(图 1-4-1-2)。文献报道超声造影的应用使不典型肝脓肿的诊断准确

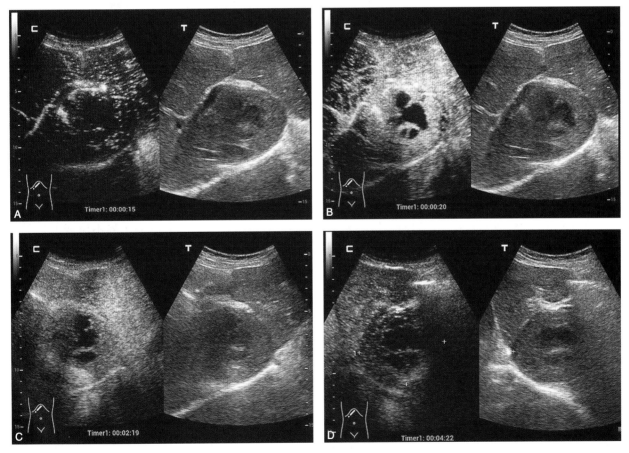

图 1-4-1-2　肝脓肿超声造影表现

A. 动脉相早期(注射超声造影剂后 15s)首先出现边缘高增强;B. 动脉相(注射超声造影剂后 20s)周边厚壁快速高增强,内部脓液部分为无增强区,伴内部分隔的同步增强;C. 门静脉相(注射超声造影剂后 139s)呈少量造影剂消退;D. 延迟相(注射超声造影剂后 262s)亦显示造影剂消退

性从76%提高到95%。当然必要时,超声引导下穿刺活检或引流是明确诊断和进行有效治疗的必要手段。

2. CT

(1)平扫:肝内圆形或类圆形低密度灶,边界不清,其内呈不均匀低密度,20%病灶中心可出现气体影,呈气泡样或形成气液平。

(2)增强:动脉期边缘轻度环形强化,周围见片状异常灌注,门脉期呈等强化;部分中心可见不连续的嵴样分隔,中心液化坏死区各期均无强化(图1-4-1-3、图1-4-1-4)。

(3)其他表现:部分脓肿可穿破包膜,与周围组织或器官形成瘘道。向上可穿入膈肌下,形成膈下脓肿;穿入胸腔形成脓胸;侵犯肺组织形成肺脓肿,与支气管相通,则形成支气管瘘;穿入腹腔可形成腹膜炎;还可穿入心包、胆道。

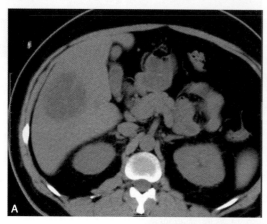
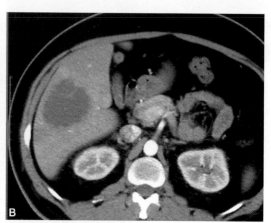
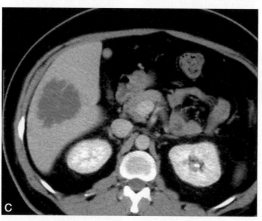

图 1-4-1-3　肝脓肿 CT 表现

A. CT 平扫示肝 V、VI 段交界处一类圆形低密度灶,内见少数不连续嵴样结构;B. 增强 CT 动脉期病灶周围片状异常灌注,病灶壁及嵴中度强化;C. 门脉期病灶边界更清楚

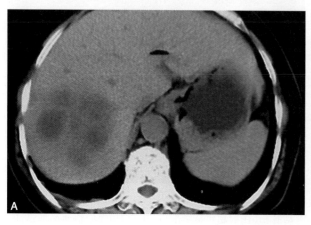
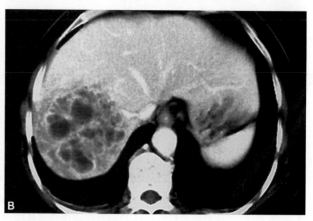

图 1-4-1-4　多房肝脓肿

A. CT 平扫示肝右后叶巨大低密度灶,边界不清;B. 增强门脉期病灶呈蜂窝状,并见花瓣状强化

3. MRI

（1）平扫：脓腔在 T_1WI 上呈低信号，T_2WI 上呈高或高低不均匀信号，最具特征性的是在 DWI 上呈明显高信号，反映了脓液水分子扩散受限明显加重的特点。脓肿壁在 T_2WI 上呈环形中等高信号。周围炎症充血带在 T_2WI 上可呈片状稍高信号，提示炎症所致局部水肿。

（2）增强：增强 MRI 较 CT 可清楚区分中心的脓腔、边缘脓肿壁及周围肝内炎性充血带。中心脓腔各期均不强化。脓肿壁内层于动脉期高强化（肉芽组织强化）；门脉期或延迟期内、外层均高强化（肉芽、纤维成分同时强化）。周围炎症充血带动脉期一过性异常灌注，门脉期或延迟期呈等强化（周围肝组织因炎症充血，动脉血流增加，门脉血流减少）（图1-4-1-5）。

病程不同阶段，HA 形态略有不同。在脓肿形成初期，HA 外形可呈"花瓣样"或"蜂窝样"的多房性病变，中心见多发分隔，囊腔大小不一；代表了小脓腔在相互融合过程中，尚有未完全坏死的残留肝组织。当脓肿完全液化后，表现为单房性大囊腔。脓肿壁或分隔多厚薄均匀，内壁光滑无壁结节，不同于实性肿瘤中心坏死后残留的瘤组织。

【诊断要点】

HA 的主要影像学特点：一是中心脓腔无强化，且在 DWI 上呈明显高信号，ADC 图上呈低信号；二是脓肿壁厚薄均匀，内壁光滑无壁结节，增强扫描呈分层强化（动脉期内层高强化，延迟期全层延迟强化）。结合高热、肝区疼痛及白细胞明显升高病史，HA 不难诊断。

【鉴别诊断】

HA 需与肝细胞癌、转移瘤、肉芽肿性病变鉴别。肝细胞肝癌以实性肿块为主，可有灶性坏死，增强扫描呈"快进快出"强化，与 HA 的鉴别点一是无 DWI 高信号的脓腔，二是整体强化，而非环形分层强化。肝转移瘤也可呈环形强化，称为囊性转移瘤，需与肝脓肿鉴别，DWI 具有重要价值。囊性转移瘤的壁为存活肿瘤组织，中心为坏死组织，在 DWI 上呈周边环形稍高信号、中心低信号，而肝脓肿的壁为炎性肉芽组织，在 DWI 上呈稍高信号，中心为黏稠脓液，在 DWI 呈明显高信号、ADC 图呈明显低信号；另外，转

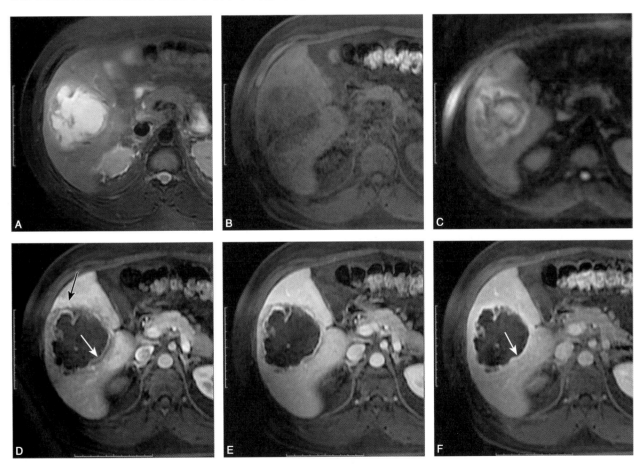

图1-4-1-5　肝脓肿 MRI 表现

A. 肝 V、VI 段交界处一类圆形异常信号影，脓肿壁在 T_2WI 上呈稍高信号，中心脓腔呈明显高信号；B. 脓肿壁在 T_1WI 上呈稍低信号，脓腔呈明显低信号；C. 脓液在 DWI 上呈不均匀高信号；D. 增强扫描动脉期脓肿壁内层强化（白箭），周围见片状异常灌注（黑箭）；E. 门脉期周围异常灌注消失；F. 延迟期全层壁环形强化（白箭），脓肿内见多条未完全吸收分隔

移瘤的环形强化壁常厚薄不均,也无分层;肝脓肿常表现为双环征。结合原发肿瘤病史,通常易于鉴别。

（杨正汉　杨大为）

第二节 肝 结 核

【概述】

腹部结核约占肺外结核的 3.5%,以淋巴结受累最为多见,实质脏器受累仅占约 20%,其中以泌尿系最为常见,其次为肝脏。

正常情况下结核分枝杆菌不易于在肝内聚集生长,因为肝脏内的单核-巨噬细胞系统具有强大的吞噬能力,肝内胆汁环境、低氧环境也都能明显抑制结核分枝杆菌生长。只有当机体免疫力低下(如人类免疫缺陷病毒感染、器官移植后)或肝脏存在基础病变(如脂肪肝、病毒性肝炎、肝硬化)时才可能致病。结核分枝杆菌可由肺结核通过肝动脉血行播散到肝内,或由消化道其他部位的结核病灶经门静脉进入肝脏;此外,经淋巴管、胆管也是可能的感染途径。

肝结核的病理特征和其他部位结核一样,主要表现为干酪性上皮样肉芽肿,混有淋巴细胞和散在的巨细胞,典型者抗酸染色可找到结核分枝杆菌。按照发病部位,可分为肝实质型、浆膜型和胆管型:

1. **实质型肝结核** 又分为 3 型,包括粟粒型、肝结核瘤、结核性肝脓肿。

（1）粟粒型:最常见,约占肝实质型的 80%,是全身血行播散型肺结核的一部分,病理上表现为遍布全肝的小灶性干酪样坏死肉芽肿结节,直径约 0.5cm 左右;

（2）肝结核瘤:少见,约占实质型的 20%,由肝内粟粒结核灶融合而成。典型者中心为干酪样坏死,周围为纤维肉芽组织;

（3）结核性肝脓肿:极为罕见,主要见于免疫低下者,是由于广泛的干酪样变和坏死形成所致。

2. **浆膜型肝结核** 较少见,为结核性腹膜炎的一部分,主要表现为肝包膜广泛增厚。

3. **胆管型** 极罕见,又称结核性胆管炎,儿童多见。

肝结核患者临床表现缺少特异性。常见非特异性症状有发热、贫血、体重减轻、右上腹疼痛、黄疸、肝脾肿大。少数可无症状,仅在体检时发现。实验室检查缺少特异性指标。约 75% 肝结核患者伴有肺结核。

【影像检查技术优选】

超声检查通常作为肝结核的初筛检查,但敏感度和特异度较差。不同类型病灶在 CT、MRI 的检出率不同。CT 有利于检出钙化,MRI 有利于观察干酪样坏死及纤维组织的延迟强化。

【影像学表现】

1. **肝实质型** 该型可分为:

（1）粟粒型肝结核:①大部分病例在 CT 上难以检出,仅表现为肝大;或表现为肝内散在点状钙化灶。有中心干酪样或液化坏死的结节在 CT 平扫上呈低密度,增强扫描动脉期轻度环形强化。②部分病灶在 MRI 无法检出。部分中心干酪样或液化坏死的结节在 T_2WI 上可呈等或稍高信号,增强扫描动脉期轻度环形强化,延迟期环形强化更明显。

（2）肝结核瘤:①CT 上表现为肝内单发或多发花瓣形、圆形或类圆形结节,平扫呈稍低密度,典型者伴有中心粉末状钙化。增强扫描部分病灶无强化;部分动脉期周边轻度环形强化,门脉期或延迟期环形强化更明显,中心区域主体无强化,少数可见分隔强化。②MRI 上表现为中心干酪样坏死在 T_2WI 上呈低信号,如伴有液化坏死则可呈不均匀高信号。周边以炎性肉芽组织为主时在 T_2WI 上可呈高信号,以纤维为主时可呈等或稍低信号。MRI 增强表现同 CT 增强(图 1-4-2-1)。

（3）结核性肝脓肿:可为多房囊性,急性期囊壁较薄,为新鲜肉芽组织,增强后病灶周边强化及内分隔样强化,慢性期病灶的囊壁较厚,为增生纤维组织,表现为延迟期强化。

2. **浆膜型肝结核**

（1）CT:肝包膜弥漫性或局限性增厚,包膜上可见单发或多发粟粒大小的结节;可伴有局部包裹性积液,压迫邻近肝组织呈内凹表现;可伴有钙化。增强扫描可见增厚的腹膜或包裹性积液的壁均匀强化,部分可见间隔强化,积液或液化坏死区无强化。邻近受压肝实质于动脉期可见片状异常灌注(图 1-4-2-2)。

（2）MRI:液化坏死区在 T_1WI 上低信号,T_2WI 上信号不一。增强所见大致同 CT 增强(图 1-4-2-3)。

3. **胆管型肝结核** 肝内胆管局限性或弥漫性扩张,胆管壁不规则增厚,与其他原因的慢性胆管炎影像表现类似。沿胆管分布的粟粒状钙化灶是其特异征象。

【诊断要点】

肝结核较为罕见,除非在其他器官的结核性病

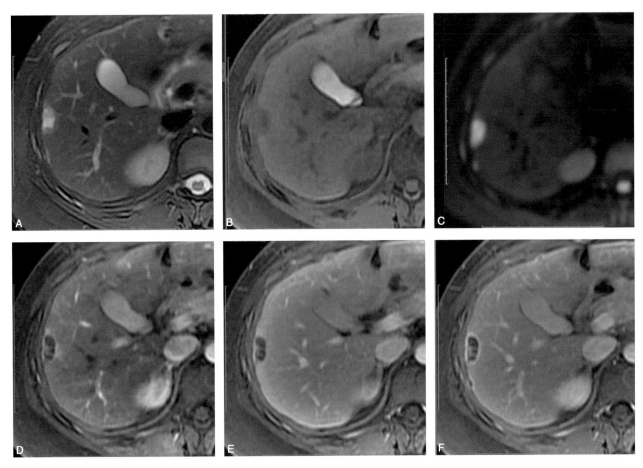

图 1-4-2-1 肝结核瘤 MRI 表现
A. MRI 示肝 Ⅴ 段包膜下单发病灶,形态不规则,在 T_2WI 上呈不均匀高信号;B. 在 T_1WI 上呈低信号;C. 在 DWI 上呈明显高信号;D. 增强扫描动脉期边缘环形强化,中心小分隔强化,周围片状异常灌注;E. 门脉期边缘环形等强化;F. 延迟期边缘及多个小分隔延迟强化,邻近包膜轻度增厚并延迟强化

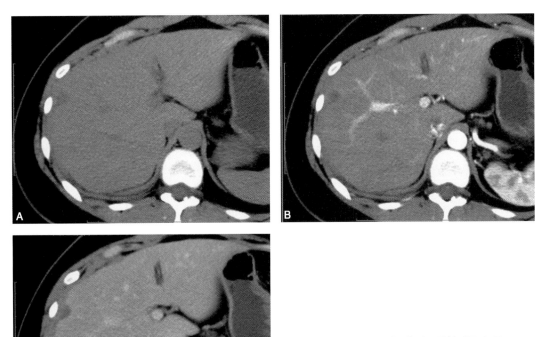

图 1-4-2-2 浆膜型肝结核 CT 表现
A. CT 平扫示肝Ⅷ段相邻包膜类圆形异常密度灶,边界欠清,邻近肝实质受压凹陷;B. 增强扫描动脉期病灶主体无强化,边缘轻度环形强化;C. 门脉期边缘稍强化

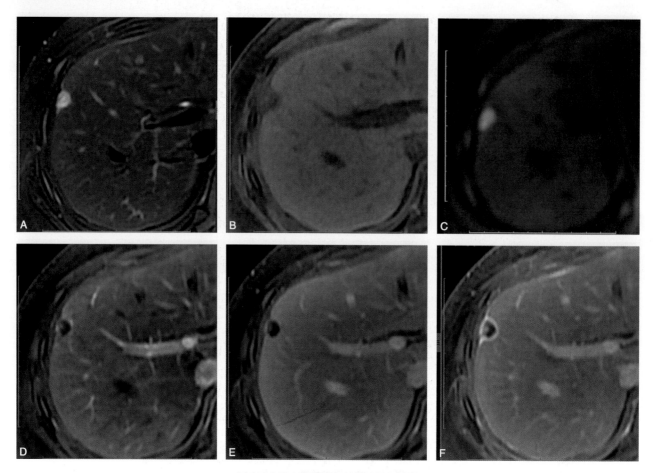

图 1-4-2-3 浆膜型肝结核 MRI 表现

与图 1-4-2-2 为同一病例。A. 肝Ⅷ段相邻包膜病灶形态不规则,在 T_2WI 上呈不均匀高信号;B. 在 T_1WI 上呈低信号;C. 在 DWI 上呈明显高信号;D. 增强扫描动脉期可见边缘环形强化,中心无强化;E. 门脉期边缘环形等强化;F. 延迟期边缘环形高强化,中心见小分隔延迟强化,邻近包膜轻度增厚并延迟强化

变已诊断明确,并且在肝脏出现典型结核灶特征时方可诊断。肝结核多见于免疫力低下等有基础疾病患者,75%伴有肺结核。肝结核以粟粒型多见,只有当病灶较大时 CT、MRI 才易检出。MRI 对结核灶的显示能力优于 CT,典型者表现为中心干酪样坏死区在 T_2WI 上呈低信号,增强无强化;周边纤维肉芽组织呈动脉期轻度环形强化及延迟强化。

【鉴别诊断】

浆膜型结核主要与腹膜假性黏液瘤鉴别。腹膜假性黏液瘤主要表现为肝脾边缘扇贝样或结节状压迹,伴有腹腔不规则囊实性肿块、黏液性腹水,肠管向中央聚拢,无漂浮感等。粟粒型肝结核主要应与转移鉴别。转移瘤多有原发肿瘤病史,"牛眼征"为特征表现。肝结核瘤应与细菌性肝脓肿及其他肝脏肿瘤(如肝细胞肝癌、胆管细胞癌等)鉴别。细菌性肝脓肿患者常有明显感染症状及体征,可见明显的液化、坏死,囊壁呈"双环"或"三环"改变,增强后呈花环样或蜂窝状显著强化。肝细胞肝癌患者则常有病毒性肝炎及肝硬化病史,动态增强呈"快进快出"

强化,可伴有 AFP 升高。胆管细胞癌呈渐进性延迟强化,远端肝内胆管扩张,在强化组织内见到扩张胆管为其特异征象。

(杨正汉 杨大为)

第三节 肝真菌感染

【概述】

肝真菌感染(fungal liver infection,FLI)属于机遇性感染,正常人感染率极低。FLI 常发生在免疫功能低下伴有严重中性粒细胞缺乏者,如血液系统恶性肿瘤患者化疗、造血干细胞移植或器官移植后长期服用免疫抑制剂后。

FLI 最常见的病原菌是白色念珠菌,其次为曲霉菌和隐球菌,约占 80%。组织胞质菌、球孢子菌、放线菌也可发生。FLI 发病机制可能是真菌经胃肠道黏膜层经门脉进入肝脏和/或真菌败血症经动脉血行累及肝脏。

以最常见的白色念珠菌感染为例,其病理特征是化脓性肉芽肿性炎症伴不同程度的坏死（微脓肿），病灶中央可见菌丝或芽胞。患者常有高热、呼吸道症状及腹痛，经抗生素治疗无效。仅50%血培养阳性。实验室检查碱性磷酸酶等升高。

【影像检查技术优选】

MRI是检出FLI病灶的首选方法，US、CT对FLI的检出率不及MRI。

【影像学表现】

1. CT

（1）肉芽肿性病变：多见。CT平扫可见肝内多

发微小低密度灶，一般不超过1cm，边界欠清，无肝叶分布倾向，呈圆形或类圆形，大小不一。增强动脉期病灶检出率最高，典型者动脉期呈明显环形强化，中心无强化，这与病灶周围环绕炎性细胞形成肉芽肿、中心为坏死组织有关；部分病灶于动脉期周围出现片状或楔形异常灌注。约1/3的病灶动脉期均匀强化，无中心坏死。门脉期、延迟期环形强化显示欠清（图1-4-3-1）。

（2）粟粒状结节：少见。CT平扫上常难以发现。增强扫描动脉期常呈点状类血管断面的强化

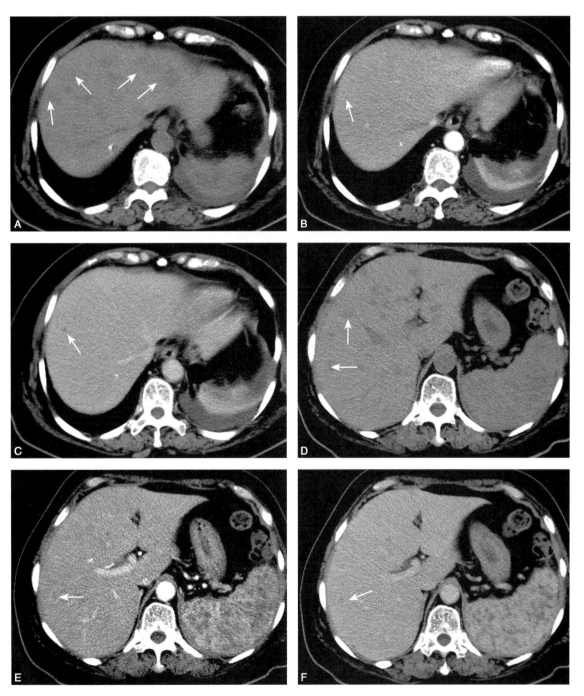

图1-4-3-1　肝真菌感染CT表现

A、D. CT平扫示肝脾肿大，肝内多发大小不等的低密度结节（箭），边界欠清；B、E. 增强扫描动脉期部分病灶可见环形强化（箭），部分呈稍低强化；C、F. 门脉期呈低或等强化（箭）。另见脾内多发无强化Gamna-Gandy小体

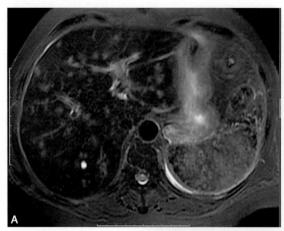
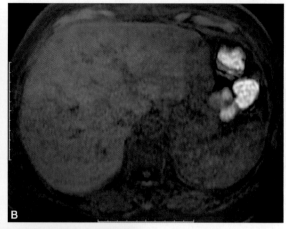
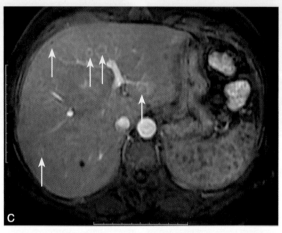

图 1-4-3-2　肝真菌感染 MRI 表现

与图 1-4-3-1 为同一病例。A. 肝、脾信号在 T_2WI 上明显减低,提示铁沉积;肝内多发小结节,边界不清,在 T_2WI 上呈稍高信号;B. 病灶在 T_1WI 上呈低信号;C. 增强扫描动脉期病灶多呈环形强化(箭),较增强 CT 显示更明显

灶,边缘模糊,中央常无低密度灶。

（3）无强化结节:少数病灶增强各期均无强化。可能由于患者免疫力过于低下无法形成炎症反应所致。

（4）脾内感染 FLI 常伴脾内感染灶,增强扫描特点与肝内病灶类似。

2. MRI　表现为肝内多发病灶,在 T_1WI 上呈低信号,T_2WI 上可呈等或高信号,DWI 呈高信号。增强扫描强化方式与 CT 类似,多表现为环形强化,但能显示更多微小病灶(图 1-4-3-2)。研究报道,在持续高热、抗生素治疗无效患者中,MRI 诊断肝脾真菌感染的敏感度为 100%、特异度为 96%。

【诊断要点】

FLI 主要表现为肝内多发边界不清的类圆形病灶,增强扫描动脉期呈环形强化,中心无强化,周围有异常灌注。结合患者免疫功能低下,且经抗生素治疗无效的病史,应考虑到 FLI 可能。

【鉴别诊断】

FLI 首先需与多发结节型白血病肝浸润鉴别。白血病肝浸润的影像特点类似淋巴瘤,密度/信号多较均匀,在 T_2WI 上呈稍高信号,DWI 上呈较高信号,增强扫描呈渐进性、均匀强化,无环形强化特点。其次,FLI 还需与肝脓肿鉴别。肝脓肿可发生于免疫功能正常患者,病灶中心脓腔在 DWI 上呈明显高信号,病灶周围常有片状水肿带,增强扫描可呈"双环征""三环形",影像表现与 FLI 不同。

（杨正汉　杨大为）

第四节　寄生虫感染

一、肝棘球蚴病

【概述】

肝棘球蚴病(hydatid disease of liver)是棘球绦虫的幼虫寄生于肝脏而发生的寄生虫病。棘球绦虫卵经消化道感染至人体后,在十二指肠内孵化成六钩蚴,六钩蚴脱壳而出后,借助小钩吸附于小肠黏膜,并可进入肠壁内的毛细血管,经肠系膜静脉进入门静脉系统,随门静脉循环到达肝脏寄生。该病主要流行于农牧区,我国以新疆、青海、宁夏、内蒙古和西藏等地多见。近年来随着旅游业的发展、人口的流动和饲养家犬的增多,城市人口的患病数量有逐渐增多的趋势。棘球蚴病分为细粒棘球蚴病和泡状棘球蚴病,前者多见,两者比例为100:1~100:3。

该病起病隐匿,早期多数无症状,随着病灶的增大,可出现腹胀、肝区疼痛、恶心呕吐等不适,包虫破入胆道或侵犯胆管可引起梗阻性黄疸。实验室检查血嗜酸性粒细胞可增多;囊液抗原皮内试验(casoni试验)可为阳性;酶联免疫吸附试验检测血清IgA、IgE、IgG被认为是较敏感的指标。

细粒棘球蚴又称为包虫囊肿,为圆形或类圆形的包囊体,直径1~10cm不等,囊壁由外囊及内囊构成。外囊是棘球蚴囊在生长过程中由周围的宿主组织炎症反应形成的较厚的纤维性包膜,常发生钙化;内囊为棘球蚴囊虫体本身,由囊壁和内容物组成;内囊壁又分两层:外层为角皮层,起到保护内层及吸收营养的作用;内层为生发层,不断分泌无色透明或微带黄色囊液,并向囊内长出许多原头节和生发囊,生发囊进一步发育可形成与母囊结构相同的子囊,使包虫囊肿呈多囊状外观。包虫囊肿在生长过程中,可因各种因素导致内囊从外囊上剥离,或合并感染,或合并破裂,形成各种继发性改变。

与细粒棘球蚴不同,泡状棘球蚴由无数小囊泡聚集而成实性肿块。小囊泡的角皮层发育不完整,生发层以外殖芽方式向周围浸润,病灶与正常肝组织界限不清。病灶实质因小囊泡的囊液外漏继发炎症反应、纤维化和钙盐的沉积,病灶中心因营养障碍导致组织变性坏死或液化形成含胶冻状液体的囊腔。位于肝门部或者累及肝门的病灶可推压、包绕和侵蚀胆管和血管,从而引起相应的胆系和血管并发症,当病灶侵犯入血管后可继发远隔部位脏器的血行播散灶。

【影像检查技术优选】

各种影像检查方法中,X线平片对肝棘球蚴病的诊断价值有限。超声以其方便快捷,费用低廉而成为腹部和盆腔包虫的首选检查方法,尤其是在囊性包虫病的诊断中发挥着主要的作用。CT具有很高的密度分辨率,可充分显示肝棘球蚴病的特征,是诊断肝棘球蚴病的最重要的检查方法。CT血管成像(CTA)和CT胆道成像(CTC)技术可显示细粒棘球蚴病和泡状棘球蚴病病灶压迫或者侵犯血管或者胆管的详细状况,为肝棘球蚴病的合理治疗提供了更加丰富的影像信息;借助CT灌注(CTP)这种功能

成像技术,能发现病灶边缘部的增殖性病变区域较病灶中心的液化坏死和钙化区域的血流灌注水平明显增高,同时病灶境界以外的周围肝实质也呈现与增殖性病变区域相似的高血流灌注;这些研究和发现都提示了在泡球蚴病灶的边缘存在着决定泡球蚴病灶发生和发展的"浸润带"。而通过对泡状棘球蚴边缘浸润带的灌注研究,将更加清楚地揭示其病理特征,为其正确诊断和合理治疗提供可靠的影像学依据。MRI对软组织解剖结构更加精细,在显示细粒棘球蚴病的包膜和子囊,泡状棘球蚴病的小囊泡,以及胆管与病灶的关系方面具有优势,有助于临床制订手术治疗方案及预后的评估;对合并感染、破裂等继发性变化的不典型肝棘球蚴病,应用磁共振水成像技术可清楚显示细粒棘球蚴病的细微结构和泡状棘球蚴病的小囊泡特征从而帮助定性;MRCP能非常方便地显示肝棘球蚴病破入胆道以及合并有胆道的梗阻、破坏、邻近胆管的受压移位等信息,对于复杂类型的肝棘球蚴病的诊断,MRI是对其他影像方法的重要补充。近年来磁共振质子波谱、弥散成像等新技术使对包虫病进行分子水平的研究和诊断成为可能。

【影像学表现】

1. 细粒棘球蚴病

(1)超声表现:肝包虫病特征性表现为"囊中囊"征象(mother's and son's cyst sign)。可为单个囊包或多个囊包,亦可为大囊包中包含若干小囊包。根据其致病虫体不同、自然发展病程和并发症的病理变化和形态改变等特点,常分为以下几种:单纯囊肿型、多发囊肿型、子囊孙囊型、囊肿钙化型、囊肿实变型、囊肿破裂型、囊肿合并感染型等。

包虫病应具有双层囊壁,内层为包虫自身产生,囊壁上每个细胞脱落后均可成为另一新包虫囊体(无性生殖);外侧为肝组织受刺激反应而组成的纤维包膜,两者间轻度粘连。轴向分辨力良好的设备上可分出包虫囊包的两层结构(图1-4-4-1)。大小不等的囊性结构被外层肝组织形成的纤维包膜所包裹时可形成"花瓣样""车轮状"形态(图1-4-4-1)。母囊内有大小不一、数目不等的小囊肿或子囊,即"囊中囊"征象。包虫退化、坏死后溶解吸收,导致囊液黏稠、浓缩,部分呈干酪样或豆渣样改变,内部回声不均匀,囊内可同时出现低回声、等回声、强回声,表现为筛网状或"葱皮样"或"脑回样"改变。囊液吸收后母囊塌陷、折叠,子囊变性、坏死,可形成实性类圆形病灶(图1-4-4-1)。囊壁增厚伴"蛋壳样"粗

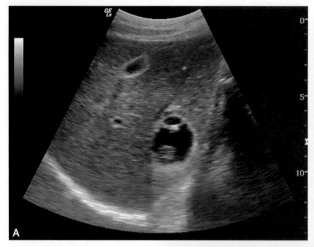
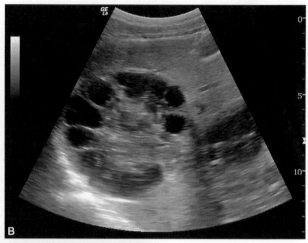
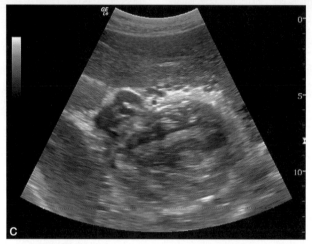

图 1-4-4-1 肝包虫病的常规声像图表现

A. 显示包虫病囊性肿块,其具有双层囊壁:内层为包虫自身产生,外侧为肝组织受刺激反应而形成的纤维包膜,两者间轻度粘连;B. 显示包虫大小不等的囊性结构,当群集囊包之外亦被一层肝组织形成的纤维包膜所包裹时可呈"花瓣样""车轮状"形态;C. 显示包虫病团块,其内为虫体卷曲所形成的实性团块

钙化则提示母囊碎片和头节退化及子囊钙化可能,此型棘球蚴多已死亡;因外伤、穿刺或自发性破裂所致囊包穿破则显示该囊包消失,内外两层的间隙增宽形成明显的宽窄不一的暗带,或内囊壁塌陷于囊液中,囊壁增厚毛糙,囊液中有卷曲的强回声光带或不规则光带漂浮。当囊肿合并感染坏死时,其声像图特点为囊壁不均匀增厚,内壁不光整,囊液透声差,可充满强弱不等的光点、光斑等。

肝包虫病在彩色多普勒超声上均无彩色血流出现,部分伴有感染者感染部位可出现点、线状彩色血流,脉冲多普勒可探及动脉或静脉血流。

(2)超声造影:在动脉期和门静脉期均无增强。

(3)包虫囊肿的 CT 基本表现:境界清楚、边缘光滑的水样密度囊肿(图 1-4-4-2),囊壁显示为菲薄的线状稍高密度带或伴有粗细不匀称的弧线状和条形钙化;子囊的存在使囊肿呈现出"桑葚状""轮辐状""玫瑰花瓣"等多房状的外观,子囊的密度总是低于母囊液使此类囊肿区别于其他性质的多房

囊肿(图 1-4-4-3);囊膜剥离征象表现为"飘带征""水蛇征""双环征"等,均具有诊断特异性(图 1-4-4-4)。囊壁显示、子囊征象和囊膜剥离征象中的任何一个征象存在加上基本表现就可以确定该病的诊断。

(4)MRI:典型的囊性包虫为类圆形病灶,边界清楚,边缘光滑锐利。在 T_1WI 上为低信号,在 T_2WI 上为高信号;囊壁厚度均匀一致,尤其是在 T_2WI 上的低信号是其特征性表现;注射顺磁性造影剂增强扫描后,病灶无强化(图 1-4-4-5)。母囊内含子囊时表现为玫瑰花瓣状征象,为肝囊性包虫病的特征性表现(图 1-4-4-6);钙化在 T_1WI 和 T_2WI 上均为低信号,MRI 显示此型不如 CT 影像典型。老化的包虫,囊液吸收,囊壁折叠皱缩,继之干酪样变性,MRI 上显示为实质性病灶,边缘仍然光滑锐利,近似良性肿瘤。水成像技术可清楚显示包虫破裂及破入胆道的情况。

2. **泡状棘球蚴病** 超声表现为不均质的强回

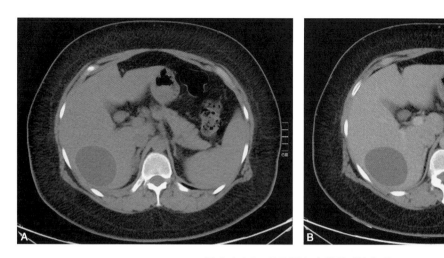

图 1-4-4-2　单纯型包虫囊肿 CT 表现
A. CT 平扫,肝右叶类圆形低密度病灶,囊壁较薄,边缘清晰;B. CT 增强扫描,囊内及囊壁均未见明显强化

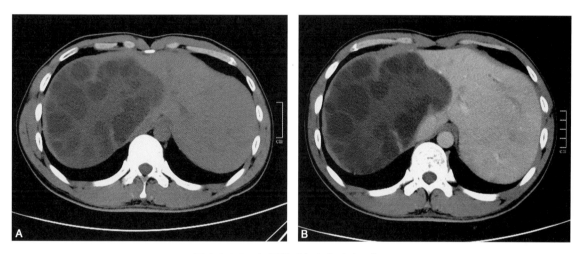

图 1-4-4-3　多子囊型包虫囊肿 CT 表现
A. CT 平扫,肝右叶多子囊型细粒棘球蚴,母囊内可见多个大小不一、类圆形更低密度子囊结构,多靠近母囊边缘排列,呈现"囊中囊"征象;B. CT 增强扫描,病灶未见明显强化

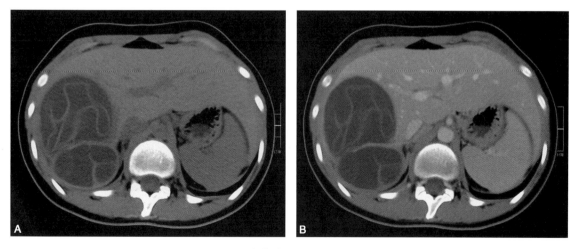

图 1-4-4-4　内囊破裂型包虫囊肿 CT 表现
A. CT 平扫,肝右叶病灶内囊破裂,内囊壁漂浮于囊液中,形成典型的"飘带征";B. CT 增强扫描,内囊壁显示更清晰,增强扫描无明显强化

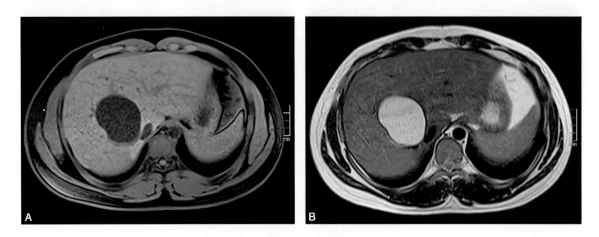

图 1-4-4-5 单纯型包虫囊肿 MRI 表现

A. T_1WI 抑脂;B. T_2WI。肝右叶类圆形病灶,边缘清晰,T_1WI 低信号,T_2WI 高信号,囊壁在 T_2WI 上呈低信号

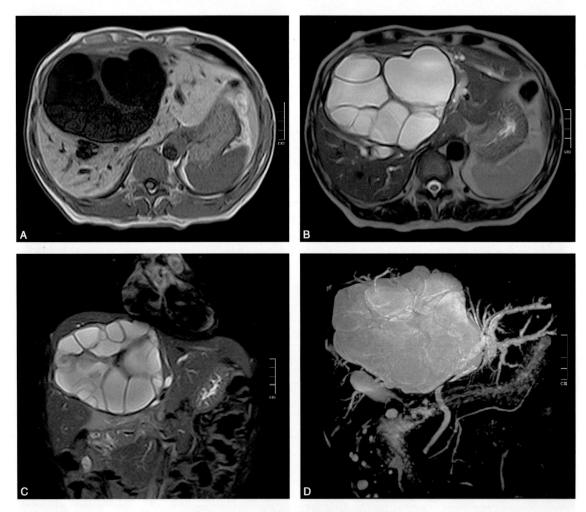

图 1-4-4-6 多子囊型包虫囊肿 MRI 表现

A. T_1WI;B. T_2WI。肝方叶多子囊型细粒棘球蚴,母囊内可见多个类圆形子囊结构,T_1WI 上子囊信号低于母囊,在 T_2WI 上信号子囊高于母囊,母子囊间和子囊间可见低信号的间隔,呈玫瑰花瓣状;C. T_2WI 冠状位抑脂;D. MRCP 显示病灶与邻近胆道的关系更加立体直观

声光团,内部有不规则的液性暗区,以及不规则的强回声并伴后方声影。

CT图像为非均质的实质性肿块,增强后病灶本身不强化,但因为周围肝脏实质的强化而境界显示更清楚,更容易显示病灶内的小囊泡征象(图1-4-4-7);病灶内部的小囊泡和钙化,以及中心的液化坏死,共同构成"地图征"样外观;病灶邻近的肝实质边缘收缩凹陷以及健全的肝叶或肝段的代偿扩大有别于其他肿瘤(图1-4-4-8)。泡型包虫病CT诊断依据:不均质的实性肿块、增强扫描不强化、小囊泡征象、钙化、中心液化坏死边缘收缩凹陷和健全肝叶代偿性肥大这些征象中任意两种以上的征象同时合并存在时则可以确定该病的诊断。

MRI显示为不规则实性病灶,浸润性生长,边缘欠清,多无灶边水肿;病灶在T_1WI、T_2WI上均呈现为以低信号为主的混合信号,尤其是在T_2WI上

的低信号为其特征性表现,但是小囊泡在T_2WI上信号偏高;灶内可发生液化坏死,表现为"熔岩征"或"地图征";水成像技术可清楚显示小泡征,显示病灶与胆道的关系,MRA可显示其与血管的关系(图1-4-4-9)。

【诊断要点】

传统影像学检查能显示肝棘球蚴病典型的影像特征并做出正确诊断,CTA、MRCP等技术有助于指导临床精准手术。分子影像学可运用影像学手段在组织细胞水平反映活体状态下分子的变化,并对其生物学行为进行定性和定量研究。

【鉴别诊断】

单囊性细粒棘球蚴病需与肝脏单纯性囊肿鉴别;合并感染时难与肝脓肿鉴别;在囊肿的基础上,发现子囊、内外囊剥离征象及钙化这些特征性表现之一时,即可确定诊断。

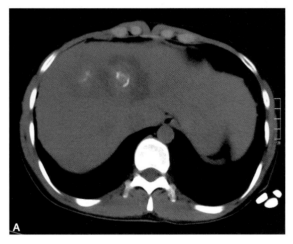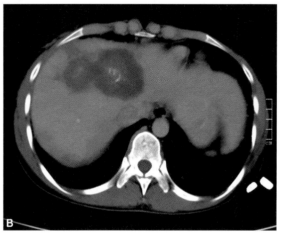

图1-4-4-7 实体型泡状棘球蚴

A.CT平扫显示实性肿块,边界不清晰,病灶内可见小囊泡影,并可见多发钙化;B.CT增强扫描,病灶未见明显强化,境界逐渐清晰,病灶边缘不规则

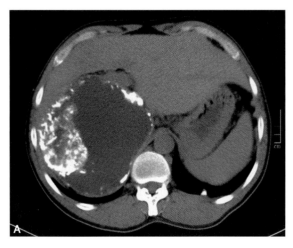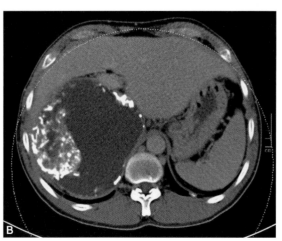

图1-4-4-8 假囊肿型泡状棘球蚴

A.CT平扫肝右叶泡球蚴病灶内液化,周围可见不规则钙化;B.CT扫描显示病变无明显强化

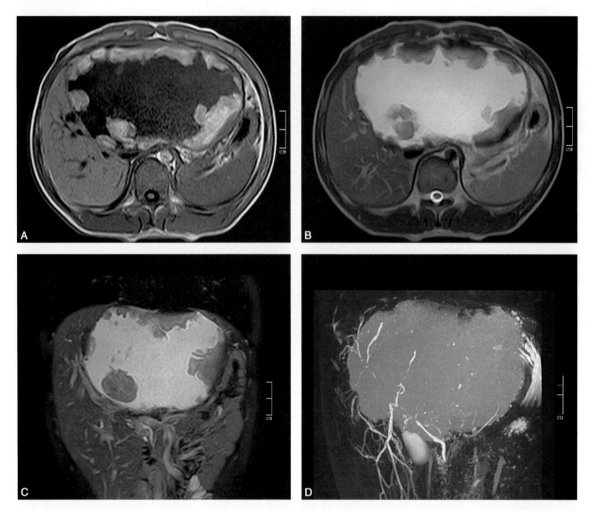

图 1-4-4-9 泡状棘球蚴"熔岩征"
A、B. T$_1$WI 和 T$_2$WI,肝左叶泡状棘球蚴内部液化坏死表现为"熔岩征"或"地图征";C. T$_2$WI 冠状位;D. MRCP 病变与胆道关系显示更清,肝左叶肝内胆管破坏

肝泡状棘球蚴病需与乏血供性肝癌等鉴别,病灶增强后无明显强化、小囊泡的显示、特征性的小圈状的钙化、中心液化坏死等泡球蚴的特征有助于鉴别诊断。

(刘文亚)

二、肝血吸虫病

【概述】

肝血吸虫病(hepatic schistomiasis,HS)是指血吸虫寄生于人体并累及肝脏所致寄生虫病。血吸虫主要分为日本血吸虫、曼氏血吸虫及埃及血吸虫,其中日本血吸虫、曼氏血吸虫常累及肝脏,埃及血吸虫主要累及膀胱及输尿管。在我国血吸虫病特指日本血吸虫病。曼氏血吸虫主要累及南美、非洲及中东地区。

中国疾病预防控制中心寄生虫病预防控制所2016年全国血吸虫病疫情通报显示,2016年全国推算血吸虫患者数为 54 454 例,主要集中在湖北、湖南、江西、安徽等湖区 4 省,占全国患者总数的 88.47%;患者数量较 2015 年下降了 29.46%。

血吸虫生活史包括成虫、虫卵、毛蚴、胞蚴、尾蚴及童虫 6 个阶段。当人体接触处于感染期的尾蚴时可致病。尾蚴穿过人体皮肤后,随静脉回流及体循环到达肠系膜小静脉末端并发育成成虫。成虫产生大量虫卵,大部分虫卵随血流经门静脉系统到达肝脏,并在门静脉周围间隙沉积,引起肉芽肿性炎及纤维化,长期可致肝硬化及门静脉高压。少部分虫卵可逆流到结肠壁黏膜下引起肠壁炎症。

HS 的特征性病理改变主要由虫卵在肝内门静脉周围间隙中沉积而引起。日本血吸虫和曼氏血吸虫虫卵沉积部位及继发改变略有不同。日本血吸虫虫卵主要沉积于肝外周区域的门静脉细小分支周围及汇管区,引起肉芽肿性炎,虫卵坏死后钙化并纤维化。曼氏血吸虫虫卵主要沉积于肝门附近门静脉大分支的周围间隙,钙化少见,慢性患者可因纤维化而致门静脉大分支周围 Glisson 鞘明显增厚。部分长

期慢性病例肝包膜因纤维化明显增厚。

血吸虫病急性期可有皮肤瘙痒、发热、腹泻、荨麻疹、呕吐等症状。晚期最主要症状为门静脉高压所致腹水、静脉曲张、上消化道出血等。晚期可有肝硬化，但其与病毒所致肝硬化不同。HS肝硬化原因主要是因为虫卵沉积后大量纤维增生，分隔相对正常的肝小叶所形成的较大的肝硬化结节，因而肝功能均较好。门静脉高压也主要是由纤维组织包裹压迫门静脉分支所致的窦前性门静脉高压。

【影像检查技术优选】

超声检查通常作为HS的初筛检查，可显示肝脏形态改变，也可显示门静脉分支旁明显增厚的高回声纤维带或"鱼鳞样"高回声网状纤维组织。

CT是HS的首选检查方法，可明确诊断以及了解有无肝外血吸虫表现。

MRI检查对于评估肝内纤维化的程度较CT敏感，对钙化的显示能力不如CT。

【影像学表现】

1. **超声** 患者具有血吸虫疫区生活史，其声像

图表现为"鳞片状""网格状"或"龟背样"回声，对于诊断血吸虫病较具特征性。对于晚期血吸虫肝病或血吸虫性肝硬化，超声诊断并不困难，临床上则常表现为肝功能与门静脉高压的不匹配。

（1）急性血吸虫病：肝脏超声表现无明显特异性，主要表现为肝脏轻度增大，肝缘角圆钝。肝实质回声稍增高、增密，分布欠均匀。病情较重者可在汇管区旁见边界模糊的小片状低回声区。肝内管道结构清晰，走向正常，门静脉管壁可增厚，欠光滑。脾脏可轻度增大。

（2）慢性期血吸虫病及血吸虫性肝硬化：肝形态正常或失常，轻度或可仅表现为肝内回声增粗，肝硬化者可见肝脏形态失常：肝右叶萎缩、左叶增大、肝缘角圆钝，肝表面呈锯齿状或凹凸不平；肝实质回声根据门静脉主干及其分支周围纤维组织增生程度不同而异，肝实质内也可见纤细或较粗的高回声带，形成大小不一的网格状回声，典型二维超声表现为鱼鳞状、网格状、地图样回声（图1-4-4-10）。网格样回声的高低及宽窄可以反映肝纤维化程度。肝实质

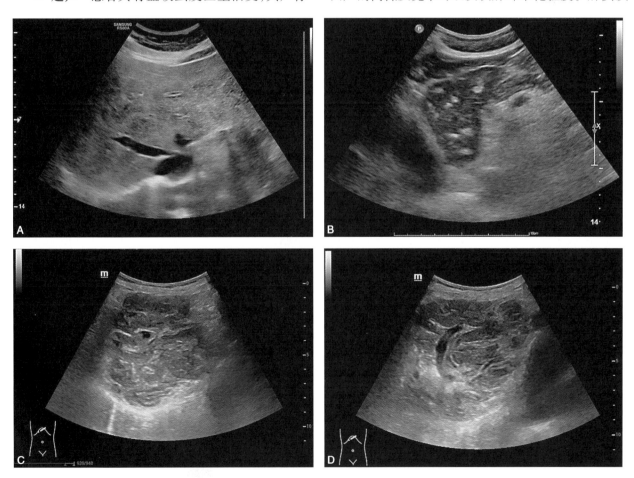

图1-4-4-10 血吸虫性肝硬化常规声像图表现

A.二维灰阶超声图显示门静脉管壁增厚、肝内回声增强，形成不均匀分布的"地图样"或"网格样"改变；B.二维灰阶超声图显示肝实质内弥漫分布大小不一斑点状强回声，后方可伴声影，多为虫卵钙化所致；C.二维灰阶超声图显示肝实质内也可见纤细或较粗的高回声带，形成大小不一的网格状回声，网格内部肝实质呈低至中等回声；D.二维灰阶超声图显示门静脉管壁增厚、毛糙，回声增强，末梢门静脉管腔显示不清，甚至消失

回声也可表现为弥漫分布大小不一斑点状强回声，后方可伴声影，多为虫卵钙化所致（图1-4-4-10）；网格内部肝实质呈低至中等回声，范围2~5cm不等，网格边界较模糊，也可边界清晰，形成近似圆形低回声，易误诊为肝肿瘤（图1-4-4-10）。也有部分病例可合并原发性肝癌，应给予特别重视。门静脉管壁增厚、毛糙，回声增强，末梢门静脉管腔显示不清，甚至消失（图1-4-4-10）。门静脉高压时，门静脉、脾静脉及肠系膜上静脉不同程度扩张，可见侧支循环形成，彩色多普勒超声血流速度减慢。脾脏肿大，脾实质回声均匀增粗，脾静脉增宽，内径超过0.8cm。也有部分患者脾脏大小正常。失代偿期腹腔内可探及腹腔积液。

2. CT

（1）肝脏钙化：肝脏钙化为慢性HS的基本病理特征和主要诊断依据，几乎每例都能见到。以肝外周区域分布为著，典型表现为网格状形似"龟背"，也可表现为线样、蟹足状、地图状、团块状或包膜下钙化（图1-4-4-11）。

（2）门静脉大分支周围纤维化：多见于曼氏HS。表现为近肝门中心区域的门静脉大分支周围增宽的低密度带或低密度环，如肝门区Glisson鞘明显增宽；增强扫描延迟强化。钙化少见。有时可继发肝内胆管扩张。部分病例可见肝包膜增厚，增强

扫描延迟强化。

（3）肝硬化门静脉高压：晚期HS患者（图1-4-4-11）常同时伴有肝硬化门静脉高压相关改变，如脾大、腹水、食管胃底静脉曲张等。肝脏可有不同程度的形态异常，表现为体积大致正常或增大、缩小，肝表面呈波浪状凹凸不平；其肝硬化结节较大，与病毒性肝硬化不同。

（4）合并肝细胞肝癌：HS患者晚期可发生肝细胞肝癌。

（5）门脉系统血管钙化：虫卵随血流从肠系膜小静脉进入肝内的过程中，可沿途沉积于门脉系统血管壁，并发生钙化（图1-4-4-11）。门脉高压时，虫卵也可逆流入脾，沉积并钙化。

3. MRI　MRI对钙化的显示能力不及CT，主要有利于显示肝内纤维化改变。龟背样纤维间隔在T_1WI上呈低信号、T_2WI上呈高信号，增强扫描延迟强化。

【诊断要点】

根据2006年由原卫生部发布的《血吸虫病诊断标准》，血吸虫病诊断需结合流行病学史、临床表现及实验室检查等。HS在CT、MRI上特异性表现对诊断有很好的提示作用，主要包括肝内"龟背样"钙化、肝内及肝门区门静脉Glisson鞘纤维化增厚、大结节性肝硬化及门静脉高压表现。

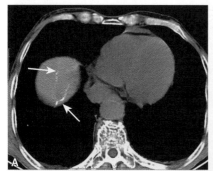
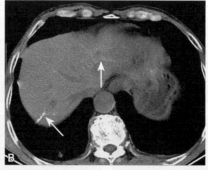
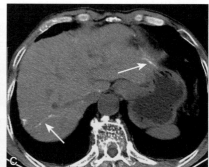
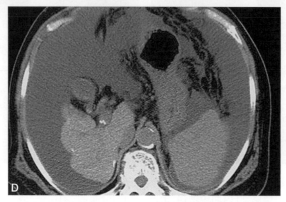

图1-4-4-11　肝血吸虫CT表现

A~C.CT平扫示肝外周围包膜下多发条形钙化影（箭）；D.（另一患者，血吸虫性肝硬化），还可见门静脉管壁钙化及肝脏包膜下散在的点状钙化点

【鉴别诊断】

HS 早期仅表现为肝内"龟背样"钙化时,结合流行病史不难诊断。晚期出现肝硬化及门静脉高压时需与肝炎病毒性肝硬化鉴别,主要鉴别点包括:①疫区接触史;②肝内同时伴有钙化;③门静脉高压表现明显而肝形态改变相对轻微;④伴有血吸虫肠病等肝外表现。

（杨正汉　杨大为）

三、肝肺吸虫病

【概述】

肝肺吸虫病(hepatic paragonimus,HP)是指肺吸虫寄生于人体并累及肝脏所致寄生虫病。并殖吸虫主要包括卫氏并殖吸虫及斯氏狸殖吸虫,感染人体的主要是卫氏并殖吸虫病;因其主要寄生于肺部,又称肺吸虫;也可累及肝、脑等其他部位。

肺吸虫病在我国许多地区均有流行。人类感染肺吸虫多为食用被肺吸虫囊蚴污染的生或半生的淡水蟹或蝲蛄所致。进入人体肠道后,囊蚴发育成童虫。童虫活动力特别强,可穿过肠壁进入腹腔并在各脏器间游走,然后穿过肝脏、膈肌进入胸腔及肺。当童虫被膈肌或包膜阻挡或运动力下降无法进入胸腔时,即在肝内来回穿行最后死亡,即造成 HP。

大多数 HP 病灶都分布于肝包膜下区,病理特点主要由不规则多房性小囊腔或窦道构成,囊腔或窦道内为凝固性坏死物质,部分伴液化坏死,并可见多量夏科雷登结晶和嗜酸性粒细胞浸润;窦道壁为纤维肉芽组织。虫体及虫卵很少可见。

肝肺吸虫病可有多种临床表现,部分可有上腹疼痛不适、发热、呕吐、体质量减轻,部分无症状;通常隐匿而病程缓慢。

【影像检查技术优选】

超声检查通常作为 HP 的初筛检查,可显示肝内异常回声,但敏感度和特异度较差。

MRI 检查是检出及定性 HP 的首选影像检查方法,对于凝固性坏死、纤维肉芽组织等特殊病理改变的显示能力优于 CT。

CT 增强检查能检出绝大多数病灶,对病灶内无强化的凝固性坏死区显示尚可,对纤维肉芽组织延迟强化的显示能力逊于 MRI。

【影像学表现】

1. CT

（1）平扫:绝大多数病灶均位于包膜下,尤其是膈肌下肝顶部;单发多见,亦见多发病灶;形态不规则,呈窦道样结构,又称"隧道征"。平扫呈低密度。

（2）增强:增强扫描病灶中心各期均无强化;边缘于动脉期环形稍高强化,门脉期延迟强化（图 1-4-4-12）。

（3）肺部:部分病灶穿过膈肌进入胸腔后,典型表现是右肺下叶胸膜下垂直于胸膜分布的多发小囊状影,慢性病灶可因纤维化、钙化而呈不规则索条影。索条的走行反映了肺吸虫在肺内的穿行轨迹。

2. MRI MRI 对中心坏死及周围窦道壁的显示能力优于 CT。对窦道样结构显示更清楚。窦道内部为凝固性坏死区,增强扫描无强化。窦道壁由纤维肉芽组织构成,动脉期壁可见线样稍高强化,门脉强化与肝背景相近,平衡期或延迟期再呈高强化。部分病例窦道壁的延迟强化显示不明显,可能与延迟时间不够有关。部分在动脉期可见病灶周围的片状异常灌注。部分靠近肝包膜的病灶可引起包膜增厚及延迟强化。

（1）中心坏死区:中心以凝固性坏死为主,可伴液化坏死。在 T_1WI 上可呈低、等或稍高信号,T_2WI 上呈等/稍高信号,DWI 上呈高信号,ADC 图呈不均匀低信号;增强扫描各期均无强化。

（2）窦道壁:由纤维肉芽组织构成。动脉期均

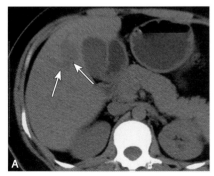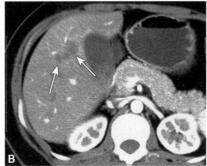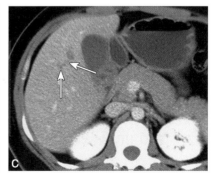

图 1-4-4-12　肝肺吸虫 CT 表现

A. CT 平扫示肝Ⅵ段胆囊窝旁隧道状稍低密度（箭）,边界欠清;B. 增强动脉期轻度边缘强化,中心点状强化（箭）;C. 门脉期病灶范围较动脉期似缩小（箭）

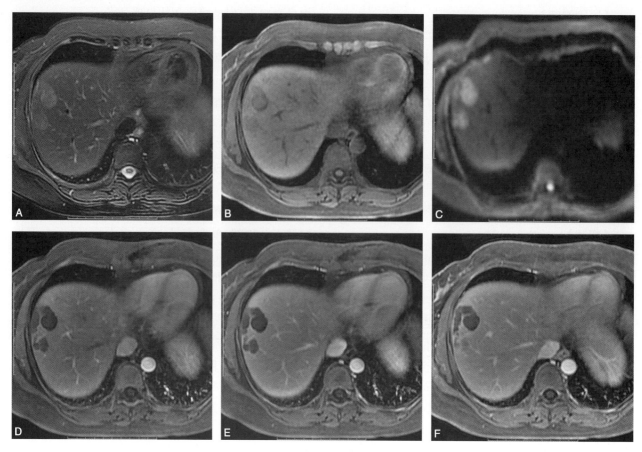

图 1-4-4-13 肝肺吸虫 MRI 表现

A. MRI 示肝Ⅷ段包膜下"隧道样"异常信号,在 T_2WI 上呈不均匀稍高信号;B. 在 T_1WI 上呈边缘低信号,中心稍高信号;
C. 在 DWI 上呈高信号;D~F. 增强扫描中心区域各期均无强化,窦道壁呈动脉期轻度环形强化,门脉期及延迟期逐渐延迟强化

匀厚度的环形强化,门脉强化程度与肝背景相近,平衡期或延迟期持续强化。部分在动脉期病灶周围可见片状异常灌注。部分靠近肝包膜的病灶可引起包膜增厚及延迟强化(图 1-4-4-13)。

【诊断要点】

肝包膜下单发不规则病灶,内见"隧道征",窦道内部分在 T_2WI 上呈等/稍高信号,窦道壁表现为肉芽纤维组织的早期强化及延迟强化;即使这类患者生食淡水蟹或蝲蛄的病史难以明确,结合特征性影像征象也应高度怀疑此病。

临床确诊有赖于痰或粪便中发现虫卵,或者在组织标本中发现虫卵、成虫或童虫。

【鉴别诊断】

HP 需与其他病因所致的孤立性坏死结节鉴别。两者病理基础相似,病灶中心都以凝固性坏死为主,周边环以肉芽纤维组织,在 CT 及 MRI 表现相似。鉴别点是:①HP 多表现为"隧道征",而孤立性坏死结节多呈"花生米""雪人"等不规则形;②HP 多位于肝包膜下尤其是膈肌下肝顶部,而孤立性坏死结节可发生于肝脏任意位置。

(杨正汉 杨大为)

第五节 病毒性肝炎

【概述】

多种病毒感染均可导致肝脏的炎症,如 EB 病毒、巨细胞病毒等,但一般病毒性肝炎多指肝炎病毒导致的肝脏炎症。目前已发现的肝炎病毒有 5 型,其中甲型和戊型主要表现为急性肝炎,乙、丙、丁型主要表现为慢性肝炎,并可发展为肝硬化和肝细胞肝癌。病毒性肝炎主要通过粪口、血液或体液传播,是以肝脏炎症和坏死病变为主的一组传染病。

肝炎急性期主要表现为发热、乏力、食欲缺乏、厌油、恶心、呕吐、腹痛、腹泻及尿色加深,巩膜、皮肤黄染,皮肤瘙痒,肝大,有压痛及叩击痛,少数可有轻度脾大。慢性期则反复出现头晕、乏力、精神萎靡、消化道症状、肝区不适、肝脾大,还可伴有蜘蛛痣、肝掌、毛细血管扩张或肝病面容,肝功能持续异常,或伴有肝外器官损害,自身抗体持续升高等。

急性病毒性肝炎为全小叶性病变,主要表现为肝细胞肿胀、气球样变,肝细胞凋亡,出现点灶状坏死或桥接坏死,汇管区炎细胞浸润及毛细胆管胆栓形成。急性重型肝炎表现为肝细胞呈一次性坏死、亚大块坏死或桥接坏死，伴存活肝细胞的重度变性。慢性肝炎为肝实质内不同程度肝细胞变性、坏死，汇管区及其周围炎症反应伴不同程度纤维化。

【影像检查技术优选】

近年来肝纤维化的无创评估是影像研究的热点之一。目前用于评估肝纤维化的影像手段主要有CTP、DWI、MRS、MRE和PW等。CT平扫及增强扫描可为慢性病毒性肝炎患者肝炎分级提供较为丰富的异常肝、脾、淋巴结、胆囊CT影像学信息，对判定肝炎分级具有较高临床应用价值。

传统的影像学检查方法，包括超声、CT和MRI等仅能在肝脏纤维化晚期出现肝脏形态学变化时才能进行判断，无法在早期做出诊断并对肝纤维化进行分级。超声弹性成像技术及DWI作为无创、快捷、操作简便的影像学检查，可用于肝纤维化早期诊断。

随着研究的不断深入和技术的发展，未来MRI的多模态成像技术可能会为肝脏炎症及纤维化的诊断与治疗提供无创、快捷、定量的评估，可以部分或完全替代肝脏穿刺活检，成为新的诊断和评估手段。

【影像学表现】

1. 超声

（1）急性病毒性肝炎

1）常规超声可见肝脏呈不同程度增大，包膜不光滑、肝缘角变钝、肝实质回声均匀减弱，肝内管道如门静脉管壁、胆管壁等回声相对增强，从而使肝内管道结构对比更为明显，这可能与肝实质充血水肿、汇管区炎性细胞浸润有关。脾脏大小正常或轻度肿大。随炎症的减轻及症状的改善，脾脏大小可恢复正常。由于一过性门静脉压增高和胆汁理化性质改变，胆囊壁多水肿、增厚，呈"双边征"，胆汁透声性差，胆囊腔内可见细弱回声，甚至充满整个胆囊腔，部分病例胆囊腔缩小，胆囊暗区消失呈类实性改变（图1-4-5-1）。肝门部或胆囊颈周围可见轻度肿大淋巴结等。既往的研究显示：急性病毒性肝炎患者用彩色多普勒超声可探及其门静脉血流速度减慢，血流量下降；肝动脉作为缓冲，呈现管径扩张，血流速度加快，血流量较正常人明显增加。门静脉血流量进行性下降或呈持续低水平不升，预后较差。以

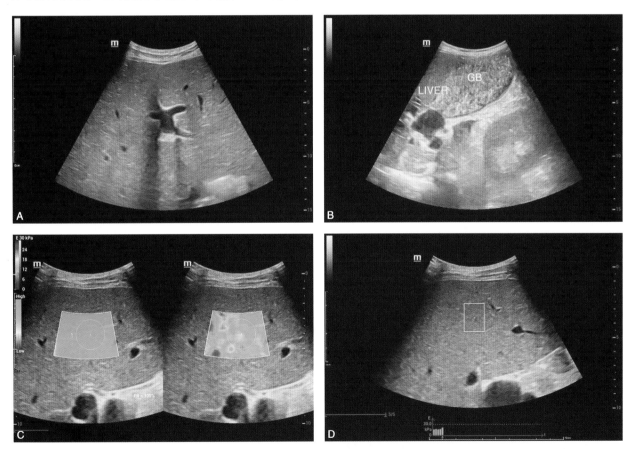

图1-4-5-1　急性病毒性肝炎常规声像图表现

A. 二维灰阶超声图显示肝脏形态饱满（深度15cm），肝实质回声均匀略减弱，肝内管道如门静脉矢状部管壁、胆管壁等回声相对略增强；B. 二维灰阶超声图显示：胆囊腔内胆汁透声性差，细弱回声充满整个胆囊腔，胆囊暗区消失呈类实性改变；C. 使用2D-SWE进行肝脏硬度测量，超声弹性图显示STEmean为14.11kPa，肝硬度数值明显超过正常测值范围；D. 使用pSWE（STQ，mindray）进行肝脏硬度测量，超声弹性图显示STQmean为16.61kPa，肝硬度数值明显超过正常测值范围

0.74 为临界点,肝动脉阻力指数预测急性重型肝炎的敏感性和特异性可分别达 84% 和 94%,提示肝动脉阻力指数可作为急性病毒性肝炎重症化的一个预测指标。

2)超声弹性成像:此时进行超声弹性检测肝脏硬度常显示数值异常增高,特别是 ALT 和/或 AST 高于正常限值 5 倍以上者,此时肝脏并未有明显纤维化改变,常为严重炎症导致的肝脏硬度测值升高(图 1-4-5-1)。

(2)慢性病毒性肝炎:常规超声可见随肝脏炎症及纤维化程度不同,肝脏回声表现可不同。轻者声像图表现类似正常肝脏;重者声像图表现与肝硬化接近。

1)肝脏:轻者大小正常或右叶稍大,肝包膜尚平滑,肝缘轻度变钝或正常,肝内实质回声未见明显异常(图 1-4-5-2)。肝实质回声随病情的不断进展而逐渐增粗、增强,回声不均匀,肝包膜欠光滑或不光滑,呈锯齿样或波浪状。纤维组织增生明显者,肝实质内可见弥漫散在分布的短线状回声,有时可见中等或高回声小结节(图 1-4-5-2),可能是肝内纤维组织沉积不均匀形成的局灶性纤维结节。普通二维超声和彩色多普勒超声均难以将它与小血管瘤或灶性脂肪变相鉴别,临床可借助超声造影或 MRI 进行鉴别。肝静脉及门静脉在病变早期显示正常,随肝纤维化程度加重,门静脉主干直径逐渐增宽,血流速度随之减慢。

2)脾脏:可正常或增大(图 1-4-5-2),增大程度常不及肝硬化,脾静脉直径可随脾脏增大而增宽。有研究显示:脾脏厚度、长径及脾静脉管径与肝组织纤维化程度相关,较脾动、静脉血流参数能更好地反映慢性病毒性肝炎的纤维化程度。慢性病毒性肝炎

患者脾脏大小及脾动、静脉血流参数(除脾动脉阻力指数外)均高于正常对照组。

3)胆囊:胆囊壁可增厚、毛糙,不光滑,回声增强;容易合并胆囊结石、息肉样病变等。部分合并脂肪变的慢性肝炎患者,其肝实质回声尤其杂乱,声像图与肝硬化相近,容易造成肝硬化的"假阳性"诊断,这可能与脂肪变增加了肝内回声界面有关,此时应考虑肝包膜、门静脉、脾脏等多个指标进行综合判断。

2. 超声造影 肝纤维化时常伴随肝内及肝外微循环和血流动力学的改变,导致肝内循环时间缩短。国内外研究显示多项指标与肝纤维化进展密切相关,但确切有诊断意义的独立参数或诊断模型尚未建立。CEUS 对肝纤维化进展的主要评价指标包括:肝动静脉渡越时间、肝门静脉肝静脉渡越时间、肝实质肝静脉渡越时间、到达时间、达峰时间、峰值强度等。据研究显示肝内渡越时间与纤维化程度均呈负相关,尤其门静脉-肝静脉渡越时间(hepatic portal vein-hepatic vein transit time,PV-HVTT),可间接评估肝纤维化程度,同时肝静脉的到达时间(arrival time,AT)随肝纤维化程度的加重而缩短。

CEUS 在诊断肝纤维化方面已取得一定进展,但仅限于严重肝纤维化及肝硬化的诊断方面,对早期肝纤维化的诊断及精确分期尚无可靠指导意义,该技术的研究尚未达到广泛应用的程度,仍需进一步研究来综合分析各指标对评价各期肝纤维化的灵敏度和特异度。

3. 超声弹性成像 常见慢性病毒性肝炎以乙型和丙型为常见,其弹性测值与肝纤维化分级相关。随着肝脏纤维化程度的加重和病理学纤维化分级的升高,超声弹性检测肝脏硬度所显示的弹性测值也

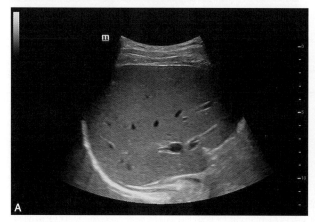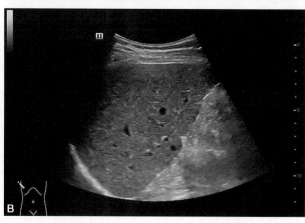

图 1-4-5-2 慢性病毒性肝炎常规声像图表现

A.二维灰阶超声图显示慢性丙型肝炎患者显示肝脏未见明显异常,肝穿结果提示 HCV-G0S0;B. 显示慢性肝病患者肝内回声增粗,肝脏包膜平滑,肝穿结果提示 HBV-G1S2

逐渐升高。研究显示绝大多数剪切波弹性技术的受试者工作特征（receiver operating characteristic，ROC）曲线下面积（area under curve，AUC）均>0.7，肯定了超声弹性测量作为肝纤维化诊断与治疗评价工具的显著价值。总体来说，多种弹性成像技术对于严重纤维化和肝硬化阶段均有较好的诊断价值，对轻中度肝纤维化诊断具有一定的阈值交叉。具有普遍共性的是超声弹性测量在早期肝纤维化的诊断中若联合血清学检测可大幅提高临床诊断效能。国内外多项多中心研究一致显示 2D-SWE 检测肝弹性模量值与病理纤维化分期有较好的相关性，其诊断效能优于其他几种弹性成像技术，特别是对于早期肝纤维化来说，pSWE 及 2D-SWE 具有比 TE 更高的诊断效率。以病毒性乙型肝炎为例，三个荟萃分析证实了 TE 在 CHB 分期中的良好性能，尽管在相邻的纤维化阶段分界中存在明显的重叠，但可以有效地识别对临床诊疗较有意义的≥F2 和 F4 的患者。对于≥F2 的 AUROC 在 0.80~0.90 之间，杨氏模量截止值在 6.6~8.8kPa；对于肝硬化（F=4）的鉴定，AUROC 范围在 0.81~0.97 之间，截止值在 9.4~13.4kPa 之间。作者研究显示 2D-SWE/STE、pSWE/STQ、TE/Fibroscan 对于对评估慢性乙型病毒性肝炎患者的肝脏纤维化程度方面，对严重肝纤维化阶段（S≥3）：STE 优于 STQ，STE 优于 fibroscan；对明显肝纤维化阶段（S≥2）：STE 优于 fibroscan，STQ 优于 fibroscan；肝硬化阶段（S=4）详见肝硬化部分。2D-SWE/STE、pSWE/STQ、TE/Fibroscan 对应的 AUCs 分别如下：S≥1（0.898，0.878 vs 0.739）、S≥2（0.936，0.888 vs 0.753）、S≥3（0.972，0.957 vs 0.870）。作者研究发现，在应用中若联合灰阶超声和多种超声弹性成像技术可以有效减少误差和误判，提高肝纤维化的诊

断准确度、敏感度和特异度。有关肝硬化阶段详细解说见第五章肝硬化部分。

4. CT

（1）急性病毒性肝炎：急性期由于炎性反应导致肝细胞内含水量增高，CT 平扫表现为肝脏增大，各叶比例正常，肝实质密度降低，近似于脾。急性重型肝炎时则肝脏密度明显不均匀，可见多发不规则片状低密度灶，与正常肝实质交错而呈地图样改变。门静脉周围"晕环"征或"轨道"征也是急性病毒性肝炎常见的影像表现，是指在 CT 或 MRI 图像上显示的围绕在肝内门静脉左、右支周围的环状影（图1-4-5-3）。胆囊受累常见，以胆囊缩小，胆囊壁增厚水肿和胆囊周围炎为主。胆囊受累程度与肝损伤程度相关，随着病情好转，胆囊壁水肿可迅速消失。此外，还可见到腹腔淋巴结肿大（肝门区淋巴结肿大多见），腹腔积液等表现，腹腔积液多见于重型肝炎。

CT 增强扫描，动脉期在门静脉周围和/或近肝包膜下肝实质多发小斑片状及楔形强化，静脉期及延迟期肝脏边缘区域强化高于肝脏中央区域。重型肝炎的大片状坏死区在静脉期明显强化，密度显著高于周围肝组织，即"反转"强化，为重型肝炎的特征性影像表现，但此种表现在急性病毒性肝炎出现较少，多见于药物性肝损害所致亚急性肝衰竭。

（2）慢性病毒性肝炎：随着病程进展，肝右叶体积可逐渐缩小。肝脏密度减低，肝实质内可出现多发或弥漫分布的点状低密度灶，增强后病灶边缘强化。脂肪肝多见。门静脉多显示不清，少数门静脉及分支扩张，并可见门静脉周围"晕环"征。脾脏以中度以上增大为主，且呈进行性增大。胆囊改变多以胆囊肿大，胆囊壁增厚和胆囊结石多见。腹腔淋巴结肿大、增多，肿大的淋巴结多沿肝及胆管的淋巴

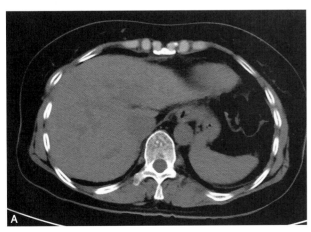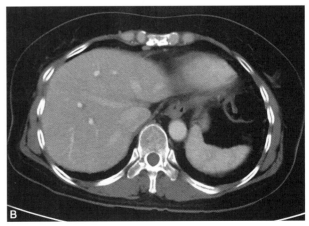

图 1-4-5-3 急性病毒性肝炎 CT 表现

A. CT 平扫，肝脏饱满，肝实质密度略减低；B. CT 增强扫描，门静脉周围"晕环"征

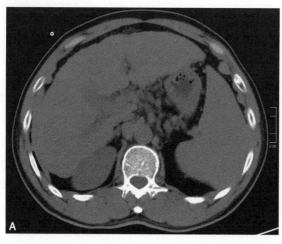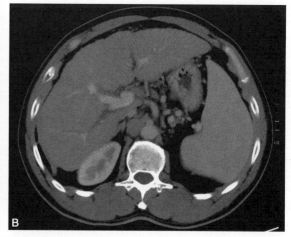

图 1-4-5-4 慢性病毒性肝炎 CT 表现

A.CT 平扫,肝脏体积缩小,表面不光滑,肝裂增宽,为肝硬化表现;B.CT 增强扫描,门静脉增宽,周围"晕环"征

引流区域分布,即由肝门到十二指肠的第 1 段水平。此外,还可继发胸腔积液、心包积液和胸膜增厚等改变。晚期则出现肝硬化、门静脉高压等表现(图 1-4-5-4)。

5. **MRI** 急性期肝脏体积可增大,肝实质呈弥漫性 T_1WI 稍低信号、T_2WI 稍高信号改变,边界不清,信号常较均匀。慢性期肝实质信号明显不均匀,可见弥漫斑点状低信号,肝脏边缘欠规整,包膜下可见少量积液,门静脉周围"晕环"征,在 T_1WI 呈低信号,T_2WI 呈高信号,MRCP 显示更为清楚。急性重型肝炎时则信号明显不均匀,可见多发散在斑片状 T_1WI 低信号、T_2WI 高信号,代表肝实质的坏死区,脂肪抑制 T_2WI 能敏感地发现胆囊壁增厚、水肿,MRI 表现为胆囊壁增厚呈分层现象,外膜层的疏松结缔组织明显水肿,T_2WI 呈高信号。慢性期则和早期肝硬化表现相似,肝脏体积缩小,肝叶比例失调,肝实质信号不均匀,尤其在增强扫描延迟期表现更明显,可见弥漫性斑点状低信号,动态增强扫描时肝实质的强化峰值时间延迟,这可能与门静脉流速减慢有关。肝门区淋巴结肿大有时可能是急、慢性肝炎的唯一 MRI 表现。

【诊断要点】

病毒性肝炎的诊断主要依靠流行病学史、临床症状和体征及实验室指标进行综合分析,再根据肝炎病毒学检测结果或肝穿活检做出病原学诊断而最后确诊,目前影像学检查在其中主要用于筛查性的形态学评价。

【鉴别诊断】

1. **肝硬化** 病毒性肝炎慢性期和早期肝硬化表现相似,有时二者不同程度合并存在,影像鉴别较难,主要依靠肝穿刺活体组织检查确诊。

2. **原发性肝癌** 弥漫型肝癌病灶多呈结节状。动态增强符合肝癌"快进快出"的强化特点,且门脉癌栓常见。

(刘文亚)

第六节 酒精性肝病

【概述】

酒精性肝病(alcoholic liver disease)是由于长期大量饮酒所致的肝脏疾病。初期通常表现为脂肪肝,进而可发展成酒精性肝炎、酒精性肝纤维化和酒精性肝硬化。严重酗酒时可诱发广泛肝细胞坏死甚至肝功能衰竭。本病在欧美等国多见,近年我国的发病率也有所上升。

患者的临床表现因饮酒的方式、个体对乙醇的敏感性以及肝组织损伤的严重程度不同而有明显的差异。症状一般与饮酒的量和酗酒的时间长短有关,患者可在长时间内没有任何肝脏的症状和体征。

酒精性脂肪肝一般情况良好,常无症状或症状轻微,可有乏力、食欲不振、右上腹隐痛或不适,肝脏有不同程度的增大。酒精性肝炎临床表现差异较大,与组织学损害程度相关,可有全身不适、食欲不振、恶心呕吐、乏力、肝区疼痛等症状,严重者可并发急性肝功能衰竭。酒精性肝硬化发生于长期大量饮酒者,其临床表现与其他原因引起的肝硬化相似,可以门脉高压为主要表现,可伴有慢性酒精中毒的其他表现如精神神经症状、慢性胰腺炎等。

酒精性肝病病理学改变主要以大泡性或大泡性为主伴小泡性的混合性肝细胞脂肪变性。依据病变肝组织是否伴有炎症反应和纤维化,可分为酒精性脂肪肝、酒精性肝炎、酒精性肝纤维化和酒精性肝硬化。

【影像检查技术优选】

目前肝活检仍是该病诊断的"金标准"，但因其具有显著创伤性且价格较贵难以普及。普通的影像诊断技术如超声、CT、MRI等，对该病定性诊断有一定价值。

超声、CT和MRI在脂肪肝的诊断上有重要的实用价值，其中超声敏感性高、特异性强，CT和MRI在局灶性脂肪肝与肝内占位性病变鉴别时价值较大，而且CT和MRI还可以半定量分析肝内脂肪含量。

【影像学表现】

1. 酒精性脂肪肝

（1）CT：表现为肝脏形态饱满，体积增大，肝实质密度普遍减低；严重时，肝实质密度甚至低于血液，肝内血管呈现相对高于肝实质的密度影像（图1-4-6-1）。增强扫描肝脏强化程度普遍减低，且脂肪

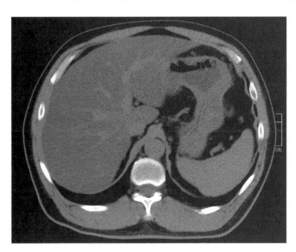

图1-4-6-1　酒精性脂肪肝CT表现
CT平扫，肝实质密度明显减低，低于脾脏密度，肝内血管呈现相对高密度

肝越严重，强化越不明显甚至不强化。

（2）MRI：弥漫性脂肪肝在正相位T_1加权信号更亮，在反相位上，脂肪区显示为明显低信号为其特征（图1-4-6-2）。

2. 酒精性肝炎　CT：表现为肝实质内斑点状及斑片状低密度灶，境界不清，增强后未见明显强化。

3. 酒精性肝硬化

（1）CT：表现为肝脏体积缩小，肝裂增宽，肝脏表面凹凸不平，肝实质内多发类圆形略高密度结节灶，直径0.2~0.5cm，脾脏增大，可伴有腹水及门静脉高压的其他征象（图1-4-6-3）。

（2）MRI：肝脏表面波浪状，肝叶比例失调，肝实质内可见多发再生结节形成，一般呈T_1WI等信号，T_2WI低信号，信号均匀，无包膜，增强扫描无明显强化。

【诊断要点】

饮酒史是诊断酒精性肝病的必备依据，应详细询问患者饮酒的种类、每日摄入量、持续饮酒时间和饮酒方式等。酒精性肝病的三种影像学表现可以同时存在或相继出现，CT可以明确显示酒精性肝病不同阶段的影像学特征，为酒精性肝病的诊断、治疗及预后发挥着重要的作用。但需要注意的是，对该病的诊断，除了结合饮酒史以外，需结合特征性实验室检查（如ALT、AST等）结果，如经过戒酒及支持治疗后病情明显好转，可确诊本病。

【鉴别诊断】

非酒精性脂肪性肝病和酒精性肝病的鉴别诊断方面目前尚存在较多的问题和未知因素，如：过多地依赖并不可靠的饮酒史，临床表现没有特异性，缺乏有效的生物标志物，影像学检查无法鉴别，活检组织较难获取等。

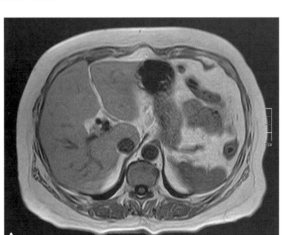
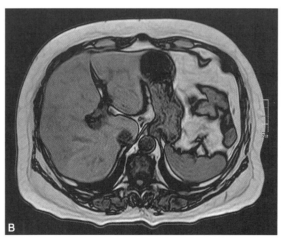

图1-4-6-2　酒精性脂肪肝MRI表现
A. MRI平扫正相位；B. MRI平扫反相位，肝实质信号减低

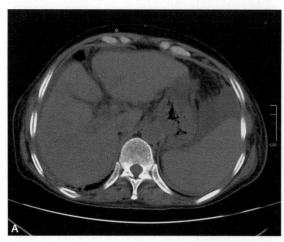
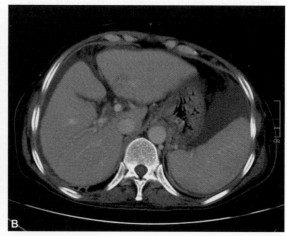

图 1-4-6-3 酒精性肝硬化 CT 表现
A. CT 平扫,肝脏体积缩小,肝裂增宽,表面不光滑,腹水;B. CT 增强扫描,肝实质强化欠均匀

（刘文亚）

第七节 自身免疫性肝炎

【概述】

自身免疫性肝炎（autoimmune hepatitis，AIH）是一种病因不明的肝脏慢性炎症,以高免疫球蛋白血症、循环自身抗体和组织学上有界面性肝炎及汇管区浆细胞浸润为特征。此病多见于女性,男女比例约为1:4,任何年龄都可发病。常同时合并肝外自身免疫性疾病,免疫抑制剂治疗有效。

女性多见,一般起病缓慢,类似慢性病毒性肝炎,约有1/3的病例类似急性病毒性肝炎。症状轻重不一,轻者可无症状。一般表现为疲劳、上腹不适、瘙痒、食欲不振等。早期肝大,通常还有脾大、黄疸、蜘蛛痣等。晚期发展为肝硬化,可有腹水、肝性脑病。肝外表现可有持续发热伴急性、复发性、游走性大关节炎;女性患者通常有闭经;可有牙龈出血、鼻出血;满月面容、痤疮、多体毛、皮肤紫纹;还可以有甲状腺炎和肾小球肾炎等表现。合并肝外表现时,多提示疾病处于活动期。

AIH 最主要的组织学改变是界面性肝炎（interface hepatitis）,汇管区大量浆细胞浸润,并向周围肝实质侵入形成界面炎症。肝小叶内可见肝细胞形成玫瑰花结（多个肝细胞围绕胆小管）和/或点状、碎片状坏死。病情进展时也可出现桥接坏死甚至多小叶坏死,但汇管区炎症一般不侵犯胆管系统,无脂肪变性及肉芽肿。几乎所有 AIH 都存在不同程度的纤维化,严重病例可出现肝硬化。AIH 患者血清 γ-球蛋白和 IgG 升高,其水平可反映患者对治疗的反应。

自身抗体动态水平变化有助于评价病情、临床分型及指导治疗。

【影像检查技术优选】

超声影像可为 AIH 的诊断及其纤维化程度的评估提供客观依据。CT 和 MRI 诊断 AIH 具有重要的临床价值,其影像具有一定的特征性,能够为临床治疗提供重要的诊断依据。

【影像学表现】

1. CT AIH 在进展至肝硬化阶段之前,肝脏体积多表现为广泛增大,各叶成比例增大居多,小部分可表现为以某一肝叶增大为主或无明显体积改变。肝内血管尤其是门静脉周围在增强图像上出现带状低密度影即所谓的"晕环征"是 AIH 较具特征性的表现,此为血管周围炎性反应及肝内淋巴回流受阻致淋巴瘀滞所致。

2. MRI 肝脏体积增大,T_2WI 上肝实质内可见斑片状或弥漫性稍高信号,DWI 亦呈片状稍高信号（图 1-4-7-1）;增强扫描后可见斑片状强化,MRCP 胆管无明显扩张或狭窄。

【诊断要点】

AIH 的最终确诊需将影像学表现与临床表现及实验室检查密切结合,尤其是自身抗体检测。CT 检查作为一种筛查性手段,对于 AIH 患者的主要价值在于提示肝炎或肝硬化的存在,及时进行进一步检查,以免延误诊治,加重病情。

【鉴别诊断】

AIH 需要和弥漫性肝脏病变相鉴别,如肝炎急性期、药物肝损害、中毒性肝损害等。

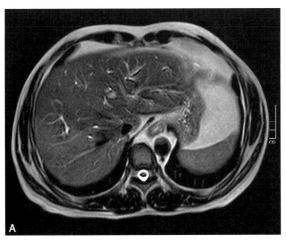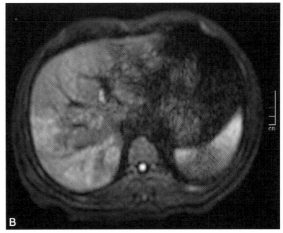

图 1-4-7-1　自身免疫肝病 MRI 表现
A. T₂WI 平扫,肝实质内散在斑片状稍高信号;B. DWI,肝实质内亦可见斑片状高信号

（刘文亚）

第八节　脂肪变性和脂肪性肝炎

【概述】

脂肪变性是多种慢性肝病或肿瘤常见的一种基础病理改变,它指的是在非脂肪细胞中出现甘油三酯脂滴沉积。脂肪变性可发生于肝细胞或肿瘤细胞中。正常部分肝细胞中含有少量甘油三酯脂滴,其占比例不超过肝总重量的 5%。当肝组织中所含脂质超过总重量的 5%,即肝脂肪变性超过正常情况时病理上即诊断为脂肪肝。脂肪变性也可发生于肿瘤细胞如肝细胞肝癌中,是其较特异的病理征象。

引起肝脂肪变性的病因有三大类:①甘油三酯合成增加。包括脂肪摄入过多、肥胖、糖尿病、糖皮质激素治疗后、酗酒等。②甘油三酯排泄减少-脂蛋白合成减少。包括蛋白性营养不良、代谢性疾病、药物/毒物所致损伤等。③不明原因。其中,非酒精性脂肪肝病(nonalcoholic fatty liver disease, NAFLD)和酗酒是最常见的两大病因。绝大多数单纯性脂肪变性无症状,实验室检查转氨酶等未见升高,仅于查体时偶然发现。

如脂肪变性基础上伴有肝细胞气球样变、小叶内中性粒细胞、淋巴细胞等急、慢性炎性细胞浸润,肝细胞坏死甚至窦周纤维化,则称为脂肪性肝炎。非酒精性脂肪肝病(NAFLD)和酒精性肝病都可由单纯性脂肪变性进展为脂肪性肝炎,两者的病理表现大致相似,主要是病因不同。脂肪性肝炎亦多无症状,实验室检查可见转氨酶不同程度升高,胆红素、碱性磷酸酶可正常或轻度升高。

脂肪性肝炎有重要的临床意义。以 NAFLD 为例,非酒精性脂肪性肝炎(nonalcoholic steatohepatitis, NASH)代表疾病有向纤维化/肝硬化进展的风险,研究表明 NASH 患者 3~8 年内肝硬化的发生率高达 18%~39%,会显著增加肝脏相关死亡率。

【影像检查技术优选】

1. **脂肪变性**　超声对肝脂肪变性不够敏感,主要用于筛查。CT 可检出中、重度肝脂肪变性,对轻度肝脂肪变性敏感度不及 MRI。MRI 有多种技术可检查脂肪变性,包括早期的 T₁WI 同反相位以及最新的水脂分离脂肪定量技术(如 IDEAL-IQ、MRS)。这些技术不仅对轻度脂肪变性的检出敏感度高于超声、CT,且 MRS、IDEAL-IQ 还可定量脂肪含量。

2. **脂肪性肝炎**　应用影像技术无创性检出脂肪性肝炎是当前研究热点。研究表现磁共振弹性成像(MRE)、Gd-EOB-DTPA 增强 MRI 对检出脂肪性肝炎有一定价值,但尚处于研究阶段,还未在临床广泛推广应用。

【影像学表现】

1. **脂肪变性**　CT、MRI 表现请参考脂肪肝章节。

2. **脂肪性肝炎**　影像表现与脂肪肝相似,特异性的影像表现有待进一步研究。

【诊断要点】

单纯性脂肪变性通过常规 CT、MRI 技术不难诊断。脂肪性肝炎为脂肪变性的进展阶段,目前尚无有效的影像诊断方法,需要结合临床生化检查综合判断。

【鉴别诊断】

请参考脂肪肝章节。

（刘文亚）

第九节　中毒性肝损伤

【概述】

中毒性肝损伤是指药物、外源性毒物及其代谢

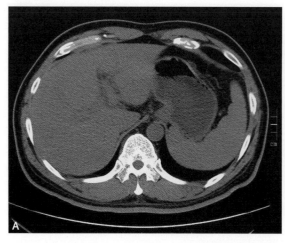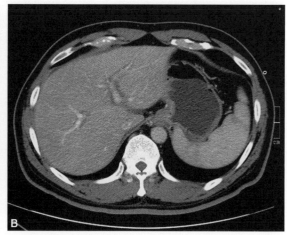

图 1-4-9-1　中毒性肝损伤 CT 表现
A. CT 平扫,肝实质密度略减低;B. CT 增强扫描,门静脉周围淋巴管水肿

产物或生物毒素引起的肝脏损伤,临床上药物性肝损伤较为常见,本节以药物性肝损伤为例进行描述。

肝脏具有独特的门静脉和肝动脉双重供血,是人体解毒或使毒性物质失活的器官,因此人体内药物的生物转化或药物的代谢主要在肝脏中进行,药物或其代谢产物损伤肝脏,造成肝细胞水肿、脂肪变性,肝细胞坏死、凋亡,以及汇管区水肿,炎性细胞浸润,局灶性纤维组织增生等多种病理改变。

患者可有肝功能异常,乏力纳差,上腹部不适、腹胀,皮肤巩膜黄染,尿黄、黄疸,皮疹、瘙痒,少数可有发热。

【影像检查技术优选】

超声、CT 和 MRI 均可为中毒性肝损伤的诊断提供相应的影像学信息。

【影像学表现】

可表现为弥漫性肝脏损害,平扫肝脏密度均匀性减低,增强三期扫描肝实质轻度强化,密度较均匀;也可表现为灶性肝脏损害,平扫肝脏密度不均匀,可见大片状或楔状低密度区,增强后动脉期轻度强化;静脉期肝内低密度区明显强化,高于邻近肝实质,与平扫图像比较呈"反转"表现;延迟期肝内病变区密度仍稍高于周围肝实质;少部分病例可以表现为肝硬化表现,平扫肝脏表面结节状,各叶比例失调,肝裂增宽;增强后肝脏强化较一致,同时伴有脾大、腹水、侧支循环;此外,肝门区及门静脉周围淋巴管水肿征象(图 1-4-9-1)。

【诊断要点】

当 CT 发现肝内出现肝细胞的灶性坏死时,其 MSCT 表现具有一定的特征性,结合患者的临床病史及实验室检查,不难做出正确诊断。对于出现结节样再生的患者应结合临床表现和实验室检查除外肝脏的恶性病变。对于慢性药物性肝损害病例,更应结合患者的用药史,做出正确判断。

【鉴别诊断】

实际工作中,药物性肝损害的影像表现还需要与其他原因导致的肝损害鉴别,包括病毒性肝炎引起的肝坏死及弥漫或不均质脂肪肝;肝脏血管病变导致的肝脏血流灌注不均,包括布-加综合征、肝内动脉门静脉分流和肝脏的被动性充血等。

(刘文亚)

参 考 文 献

1. 李航,鲁植艳. 血吸虫病肝病影像学表现及研究进展. 中国血吸虫病防治杂志. 2017,29(5):656-659.

2. XIA Y,CHEN J,JU Y,et al. Characteristic CT and MR imaging findings of cerebral paragonimiasis. Journal of Neuroradiology. 2016,43(3):200-206.

3. LIN YX,JIA QB,FU YY,et al. Hepatic Paragonimiasis Mimicking Hepatocellular Carcinoma. Journal of Gastrointestinal Surgery. 2018,22(3):550-552.

4. SENNUR B S,HUSEYIN T,MEHMET S. Imaging findings of hepatosplenic schistosomiasis:a case report. Radiology Case Reports. 2016,11(3):152-156.

5. BÄCHLER P,BALADRON MJ,MENIAS C,et al. Multimodality Imaging of Liver Infections:Differential Diagnosis and Potential Pitfalls. Radiographics. 2016,36(4):1001-1023.

6. ORLOWSKI HLP,MCWILLIAMS S,MELLNICK VM,et al. Imaging Spectrum of Invasive Fungal and Fungal-like Infections. Radiographics. 2017,37(4):1119-1134.

7. SHARMA D,KC S,JAISI B. Prevalence of Tuberculosis in Patients with Liver Cirrhosis. Journal of Nepal Health Research Council. 2018,15(3):264-270.

8. HARBI H,CHAABOUNI A,KALLEL R,et al. Nodular Hepat-

ic Tuberculosis Masquerading as a Seminoma Liver Metasta-sis. Arch Iran Med. 2018,21(4):180-182.

9. CHEN J,TALWALKAR J A,YIN M,et al. Early detection of nonalcoholic steatohepatitis in patients with nonalcoholic fatty liver disease by using MR elastography. Radiology. 2011,259 (3):749-756.

10. DING Y,RAO S X,MENG T,et al. Usefulness of T1 mapping on Gd-EOB-DTPA-enhanced MR imaging in assessment of non-alcoholic fatty liver disease. European Radiology. 2014, 24(4):959-966.

11. WHO Informal Working Group. International classification of ultrasound images in cystic echinococcosis for application in clinical and field epidemiological settings. Acta Trop. 2003. 85(2):253-261.

12. HOSCH W,JUNGHANSS T,STOJKOVIC M,et al. Metabolic viability assessment of cystic echinococcosis using high-field 1H MRS of cyst contents. NMR Biomed. 2008. 21(7):734-754.

13. HOSCH W,STOJKOVIC M,JANISCH T,et al. The role of calcification for staging cystic echinococcosis (CE). EurRadiol. 2007. 17(10):2538-2545.

14. STOJKOVIC M,ROSENBERGER K,KAUCZOR HU,et al. Diagnosing and staging of cystic echinococcosis:how do CT and MRI perform in comparison to ultrasound? PLoSNegl Trop Dis. 2012. 6(10):e1880.

15. WENYA LIU, ÉRIC DELABROUSSE, HAO WEN. Innova-tion in hepatic alveolar echinococcosis imaging:best use of old tools, and necessary evaluation of new ones. Parasite. 2014,21,74.

16. TERRAULT NA, BZOWEJ NH, CHANG KM, et al, for the American Association for the Study of Liver Diseases. AASLD guidelines for treatment of chronic hepatitis B. Hepatology. 2016. 63(1):261-283.

17. CASANOVA J,BATALLER R. Alcoholic hepatitis:prognosis and treatment. Gastroenterol Hepatol. 2014. 37(4):262-268.

18. CZAJA AJ. Diagnosis and management of autoimmune hepati-tis. Clin Liver Dis. 2015. 19(1):57-79.

19. JIAO XY,XIAO YS,LI Y,et al. Evaluating drug-induced liv-er injury and its remission via discrimination and imaging of HClO and H_2S with a two-photon fluorescent probe. Anal Chem. 2018,90:7510-7516.

20. ZHANG J,JIN Z,HU XX,et al. Efficient two-photon fluores-cent probe for glutathione S-transferase detection and imaging in drug-induced liver injury sample. Anal Chem. 2017,89:8097-8103.

第五章 弥漫性疾病

第一节 肝纤维化及肝硬化

【概述】

各种原因导致的慢性肝病,比如慢性病毒性肝炎、寄生虫感染、血色病、慢性酒精肝中毒、慢性药物性肝病、慢性胆源性疾病、自身免疫性肝炎、肝豆状核变性等,在发生肝细胞水肿、变性、坏死的同时,细胞外基质也经历合成增加和分解的病理变化。当细胞外基质合成过度增加,则形成肝纤维化(hepatic fibrosis)。它是肝脏对各种病因所致的肝损伤的修复、愈合反应的结果,是各种慢性肝病发展到肝硬化的中间环节。肝纤维化的发生、发展和转归取决于细胞外基质合成增加或分解平衡关系。急性肝损害导致肝脏纤维增生,一旦病因去除,则过多的细胞外基质被降解,而不产生肝脏纤维化。但对于慢性肝病,由于持续或反复的肝实质炎症坏死,机体动员淋巴细胞参与清除带病毒的肝细胞,导致肝星状细胞活化、增生,转化成为肌成纤维细胞样细胞,而其降解活性不足,因此大量细胞外基质沉积,最后导致肝纤维化。病变进一步发展,肝纤维化同时伴有肝小叶结构的破坏,产生肝再生结节,则成为肝硬化。肝纤维化向肝硬化发展是一个潜隐渐进的过程,肝纤维化及早期硬化是一个可逆的过程,但晚期肝硬化难以逆转。因此,早期诊断并加以干预对于肝纤维化的转归和预后是非常重要的。

目前国际上常用的肝纤维化和炎症坏死评分系统有:①Knodell 组织学活动指数(HAI);②Scheuer 标准;③Ishak 系统;④Metavir 系统,下面分别介绍:

Knodell 于 1981 年提出了肝组织学活动指数(histological activity index,HAI),是最早发展的评分系统。该系统采用 4 个独立标准进行评分:①汇管区周边碎屑样坏死(PN)伴有或无桥接坏死(BN)(0~10 分);②小叶内肝细胞变性和灶性坏死(0~4

分);③汇管区炎症(0~4 分);④纤维化(0~4 分),四个指标各自得分之和为总得分,范围 0~22 分。

HAI 评分系统目前虽仍然在用,但在大部分情况下已被后来出现的 Ishak 和 Metavir 评分系统取代。后两个系统对炎症坏死活动的程度进行了分级,同时对纤维化程度和肝脏细胞结构、血管结构的改变程度进行了分期。分期也可说明疾病的进展,且与分级相比,更加稳定。

1991 年 Scheuer 提出简化的肝脏病理分类评价系统,首次将炎症(包括汇管区炎症、汇管区周围炎症、小叶内炎症)与纤维化分开评价,并分别将其评定为 5 个级别。该分期标准较简便,易于临床应用,不足之处在于其中的主观性术语(如轻微的、严重的)影响了系统的可重复性。

1995 年 Ishak 等在 Knodell 评分系统的基础上进行改进,提出了目前在全世界被广泛使用的 Ishak 系统。该系统完善了前述 Knodell 系统存在的不足,分别对界面性炎症、汇管区炎症、融合性坏死、小叶内炎症等 4 个方面内容进行评价,最终得出范围为 0~18 分的炎症评价总分。纤维化被单独评价,得分范围为 0~6 分,是目前世界上分类最细的半定量评价系统,充分反映了肝脏病理的细微变化。与 HAI 相比,可对纤维化程度作出更为细致和准确地评估。但随着可选择的分值增加,运用 Ishak 系统评价时阅片者之间的差异也相应增大,系统的可重复性不大。

Metavir 评分系统是欧洲七个机构联合了各自的丙型肝炎病例建立的肝炎严重程度评价系统。该系统特点是炎症评分跨度大,不适合乙型肝炎这种炎症活动度显著的病变评价,而更适合评价丙型肝炎肝纤维化。该系统包括组织学活动度分为 4 级,分别用 A0 为无炎症活动,A1 为轻度炎症活动,A2 为中度炎症活动,A3 为重度炎症活动表示。肝纤维化程度分为 5 期,即 F0~F4:F0 为无纤维化;F1 为肝门束扩大,但未形成间隔(轻度纤维化);F2 为肝门束

表 1-5-1-1　慢性肝炎分级、分期标准

炎症活动度			纤维化程度	
级（G）	汇管区及周围	小叶内	期（S）	纤维化程度
0 级	无炎症	无炎症	0 期	无
1 级	汇管区炎症	变性及少数点状坏死	1 期	汇管区纤维化扩大,限局窦周及小叶内纤维化
2 级	轻度 PN 或嗜酸小体	变性,点、灶状坏死	2 期	汇管区周围纤维化,纤维间隔形成,小叶结构保留
3 级	中度 PN	融合坏死或见 BN	3 期	纤维间隔伴小叶结构紊乱,无肝硬化
4 级	重度 PN	BN 广泛,累及多个小叶,（多小叶坏死）	4 期	早期肝纤维化

PN:碎屑坏死（界面炎）;BN:桥接坏死

扩大,少量间隔形成（中度纤维化）;F3 为广泛形成间隔,无肝硬化（重度纤维化）;F4 为肝硬化期。

我国目前使用的慢性肝炎分期系统:慢性肝炎分期分级标准（GS 标准）,由中日友好医院王泰龄教授 1995 年首次提出,在 Scheuer 标准基础上进一步细化完成,可广泛用于多种肝性肝炎,如乙型肝炎、丙型肝炎、慢性药物性肝炎、自身免疫性肝炎。2002 年由中华肝脏病学会肝纤维化学组正式发布,见表 1-5-1-1。

肝纤维化及肝硬化起病隐匿,轻度的肝纤维化没有任何临床症状,主要是各种因素损伤肝脏导致肝炎的临床症状或进一步加重发生肝硬化,主要表现如下:疲乏无力;食欲减退伴恶心,呕吐,进而出现消瘦、腹部不适等症状,而门静脉高压表现最为常见,包括腹腔积液,食管静脉曲张出血,肝性脑病;肝功能损害后出现凝血功能障碍较为常见,如合并静脉曲张及脾功能亢进所致的上消化道出血可威胁患者生命。

【影像检查技术优选】

肝纤维化与肝硬化的影像学检查有 X 线检查、超声检查、CT 和 MRI 检查。X 线检查包括食管钡餐造影和肝 DSA 检查,可以为晚期肝硬化诊断提供一些信息,但诊断价值不高。对于肝纤维化常规 X 线检查价值不大。

超声检查可以作为肝硬化筛查的常用方法。肝硬化的超声可见肝脏体积缩小,包膜粗糙不平,肝实质内回声增多、增强、分布不均匀,出现线状或网状的强回声。CDFI 可见肝门静脉血流增宽,主干内见双向血流,流速减慢,肝静脉血流显像走行僵硬,粗细不一。同时可见脾大和无回声区的腹腔积液。但这些超声表现多数不具备特异性。CT、MRI 从肝纤维化与肝硬化形态学、功能学、血流动力学、分子影像学进行研究,为肝纤维化及其程度、肝硬化的结节诊断与鉴别诊断等方面提供诊断信息,是目前的临床诊断应用和研究的重要影像学手段。

【影像学表现】

（一）肝纤维化及肝硬化的超声表现

1. 常规超声

（1）肝脏形态学改变

1）肝脏形态轮廓:门静脉性肝硬化及坏死后性肝硬化早期肝脏可正常或轻度增大;中晚期肝形态失常:肝脏各叶比例失调,肝脏缩小,常以右叶和左内叶为著;左外肝和尾状叶相对增大,严重者肝门右移,右叶下缘角或左叶外侧缘角变钝;肝表面不光滑,凹凸不平,呈细波浪状、锯齿状（图 1-5-1-1）。胆汁性肝硬化肝脏大小正常或轻度增大,原发性胆汁性肝硬化则进行性增大;肝表面可平滑或不平整,呈细颗粒状或水纹状;肝内胆管壁增厚、回声增强,或轻度扩张呈等号状。如为肝外胆道阻塞者可表现为胆道系统扩张及原发病变声像图。

2）肝脏实质回声:肝实质回声增多、增粗（图 1-5-1-1）,分布均匀或欠均匀,可因病因不同而表现多样,如血吸虫性肝硬化表现为特征性网格状或地图样改变。肝炎后肝硬化早期多表现为柔和的颗粒状回声,晚期表现为弥漫增粗不均质回声,并可见散在分布斑片状、结节状低回声或（和）高回声（图 1-5-1-1）,肝细胞增生结节可为低回声或高回声结节,而高回声多为纤维化结节,但也可以是发生脂肪变的肝细胞结节,仅凭声像图表现,二者难以精确鉴别,可借助于超声造影或 MRI 检查。必要时行肝穿刺病理诊断。

（2）肝血管改变

1）门静脉系统改变及附脐静脉重开:表现为门静脉系统血管内径增宽,主要指主干及左支,主干内

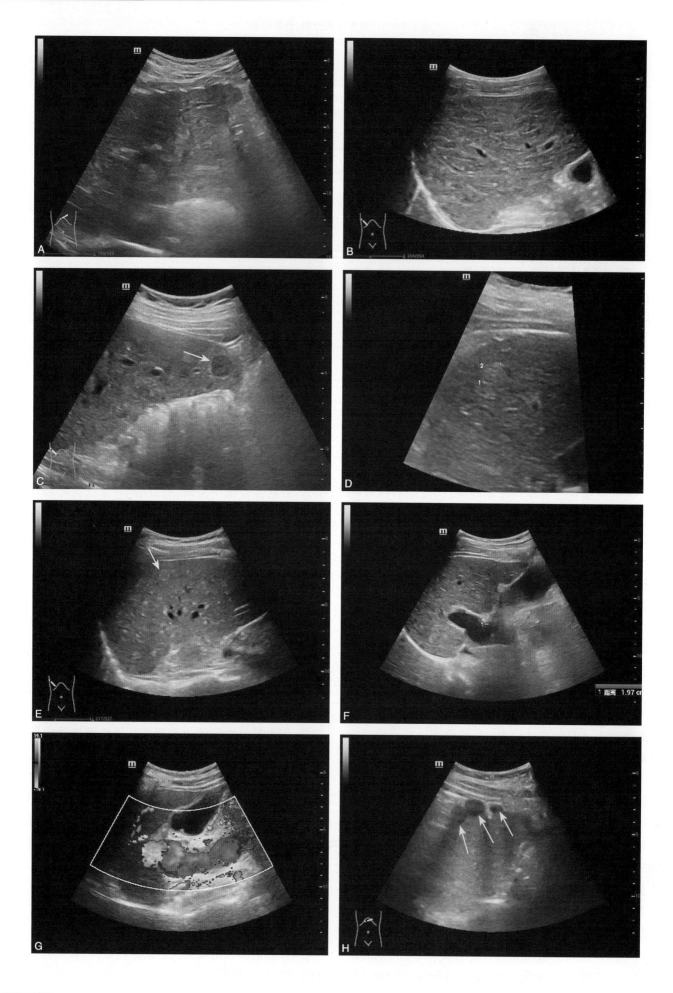

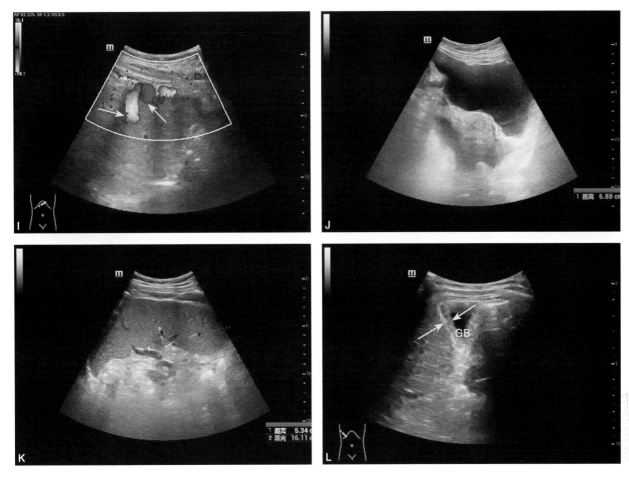

图 1-5-1-1 肝硬化常规声像图表现

A. 二维灰阶超声图显示乙型肝炎后肝硬化患者,肝脏左叶外侧缘角变钝,表面不光滑,包膜呈锯齿状;B. 二维灰阶超声图显示乙型肝炎后肝硬化患者肝内回声明显增多、增粗,内部回声不均匀,肝内胆管壁增厚、回声增强,呈短条状线状;C. 二维灰阶超声图显示肝内低回声结节,MRI 增强确诊为增生结节;D. 二维灰阶超声图显示肝内高回声结节,MRI 增强确诊为增生结节;E. 二维灰阶超声图显示肝内圆形高回声结节(箭头所指,可能为增生结节)及散在分布小斑片状高回声结节(可能为纤维化结节),MRI 增强确诊未见明显异常;F. 二维灰阶超声图显示门静脉内径明显增宽,主干内径超过 13mm;G. CDFI 显示增宽的门静脉内探及双向血流;H. 二维超声显示肝圆韧带内出现无回声的管状结构,为门脉高压下重开的附脐静脉;I. CDFI 显示弯曲管状结构内探及静脉彩色血流信号;J. 显示盆腔内腹腔积液,表现为腹盆腔内肠间隙的游离无回声区;K. 显示脾脏肿大,超过正常测值界限;L. 胆囊壁明显水肿、增厚,呈"双边"征

径>1.3cm(图 1-5-1-1),右支随着右肝的缩小可逐渐变细,可合并门静脉血栓及门静脉海绵样变等。CDFI 显示门静脉血流速度减慢,频谱趋于平坦,有时呈双向血流或反向血流,门静脉主干或右支血流反向是门静脉高压的特征性表现之一(图 1-5-1-1),合并门静脉海绵样变时可显示肝门部蜂窝状点状血流信号。脾静脉增宽、扩张,内径>0.8cm,严重者可迂曲扩张呈囊状。附脐静脉重开:二维超声显示为肝圆韧带内或其旁出现无回声的屈曲管状结构(图 1-5-1-1),CDFI 显示附脐静脉内探及花色静脉样血流信号(图 1-5-1-1),脉冲多普勒显示为门静脉样连续带状血流频谱。

2) 肝静脉、肝动脉等改变:门静脉性肝硬化及坏死后性肝硬化后期肝静脉形态失常,管径变细或粗细不均,走行迂曲,管壁不光滑,末梢显示不清。彩色多普勒血流成像示心房收缩间歇期肝静脉回心血流消失,多普勒频谱可呈两相波或单相波,频谱低平,可能与肝静脉周围肝实质纤维化和脂肪变性使静脉的顺应性减低有关。肝动脉代偿性扩张,表现为第一肝门部门静脉内前方迂曲走行的小管状暗区,动脉血流丰富。

3) 其他:如肠系膜上静脉扩张、胃冠状静脉(胃左静脉)扩张、脾肾侧支循环形成、脾胃侧支循环形成等也可提示门静脉高压的存在。不同病因表现不同,如淤血性肝硬化则表现为下腔静脉、肝静脉扩张,下腔静脉内径达 2cm,肝静脉内径可达 1cm 以上,下腔静脉张力增高,管径随呼吸及心动周期变化减弱或消失。

(3) 其他常见合并征象

1) 脾脏肿大:一般脾脏测量:长度>11cm,厚度>4cm(男性)或>3.5cm(女性),可考虑为脾脏增大(图 1-5-1-1)。增大的脾实质回声一般正常或增粗、

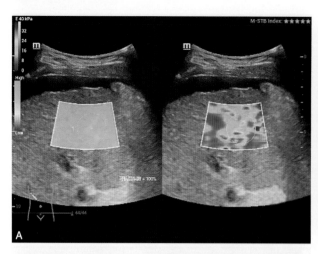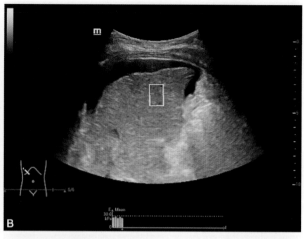

图 1-5-1-2　pSWE 及 2D-SWE 可用于肝脏硬化伴发腹水患者

A. 显示使用 2D-SWE 技术可对伴发腹水的肝硬化患者进行肝硬度测量；B. 显示使用 pSWE 技术可对伴发腹水的肝硬化患者进行肝硬度测量

增高。副脾随之增大,显示率亦增高。

2)腹腔积液:表现为腹腔内游离性无回声区,透声性好。少量腹水多分布局限,常见于肝周或盆腔,此时临床叩诊移动性浊音阴性,超声则具有较高的诊断价值;大量腹水多弥漫分布,见于肝前、肝肾隐窝、两侧腹部、盆腔,肠管漂浮其中(图 1-5-1-1)。如合并感染,液性暗区内可见细弱回声漂浮或纤细光带回声。

3)胆囊壁增厚、水肿:门静脉高压时,胆囊静脉或淋巴回流受阻,胆囊壁可明显水肿,增厚呈"双边"征,即三层结构回声(两边为两层强回声带,中间为弱回声或低回声带)(图 1-5-1-1),肝硬化患者易合并结石或息肉样病变。

2. 超声弹性技术　多项肝脏临床国际指南和肝脏超声弹性指南均指出:肝脏弹性测量数值与肝硬化的病理学分级有较好的相关性,特别是严重纤维化和肝硬化阶段均呈不同程度的高相关,灵敏度和特异度均较高。国内外多项多中心研究一致显示 2D-SWE 检测肝弹性模量值与病理纤维化分期有较好的相关性,pSWE 及 2D-SWE 具有比 TE 更高的操作成功率和诊断效率。超声弹性技术更适用于排除肝硬化,它们均可作为一线推荐的无创排除肝硬化的检查方法,其诊断效率均高于常规血清学和临床综合评估等无创性评估肝硬化的方法。pSWE 及 2D-SWE 对肝脏硬度的测量适用于伴发腹水的患者(图 1-5-1-2),且成功率高于以 Fibroscan 为代表的 TE,特别是对于肥胖患者,严格遵循操作指南、进行规范化操作可以提高诊断准确性。以病毒性乙型肝炎为例,三个荟萃分析证实了 TE 在 CHB 分期中的良好性能,当排除其他可能引起肝硬度增高的病因后,若 TE/Fibroscan 数值 >11.7kPa 则应怀疑肝硬化。TE 可用于排除 HBV 非活性携带者患有明显的

纤维化和肝硬化的可能。以病毒性乙型肝炎为例,作者研究显示 2D-SWE/STE、pSWE/STQ、TE/Fibroscan 对于肝硬化(S=4)的诊断均表现优秀,两两之间均无明显差别(p>0.05)。根据约登指数计算 2D-SWE/STE 阈值为 10.45kPa 时,对应的 ROC 曲线下面积、诊断敏感度和特异度分别 0.959、100%、89.6%;pSWE/STQ 阈值为 11.09kPa 时,对应的 ROC 曲线下面积、诊断敏感度和特异度分别 0.956、100%、87.8%。

(二)肝脏纤维化的 CT 表现

1. 肝脏形态学变化　近年来通过对肝脏 CT 体积测量研究,发现肝纤维化致使肝脏体积在不同程度上增大,特别是多层螺旋 CT 容积扫描机重建技术的进步,肝脏体积 CT 测量也逐渐应用到慢性肝纤维化的研究中。一方面,通过全肝 CT 体积评估肝脏的大小;另一方面还可以对肝左外叶的内侧段、外侧段及右叶体积进行测量,并算出肝段各自所占全肝的比例,进一步为肝叶大小作出评价。

轻度肝纤维化 S1、S2 期,肝脏各叶及全肝体积呈不同程度增大,其中左外叶和右叶增大较明显,以 S2 期肝右叶和全肝体积增大尤为显著。重度肝纤维化 S3、S4 期时,肝脏广泛性纤维化和纤维间隔形成,同时伴有小叶结构紊乱和部分肝硬化结节形成,导致肝脏方叶、右叶容积较 S1~2 期变小,但肝左外叶进一步增大,左外叶所占百分比明显大于正常肝脏,这是由于肝脏方叶、右叶容积变小后,左外叶相对代偿性增大。值得一提的是,虽然 S4 期/早期肝硬化的肝右叶和全肝体积较 S2、S3 期变小,但仍大于正常组。这些改变反映了不同分期的肝纤维化的病理过程。纤维化早期主要表现炎性肝细胞浸润、弥漫性水样变性及肿胀。纤维化发展到一定程度,

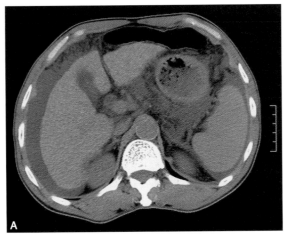
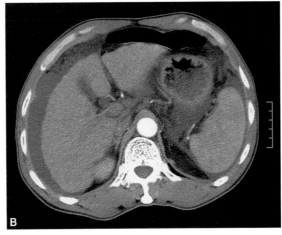
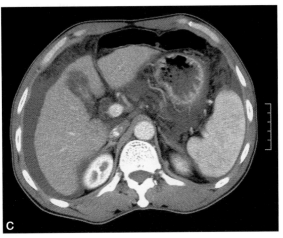

图 1-5-1-3　肝脏纤维化 CT 表现

A. 肝脏弥漫性改变,体积缩小,肝裂增宽,肝缘呈结节状表现,肝实质内密度稍显不均匀;B.C. 增强扫描未见异常强化灶

同时发生肝脏血流异常变化,最后才出现肝脏体积缩小。研究结果显示,随着肝纤维化程度的不断加重,肝左外叶及尾状叶体积逐渐增大,S4 期/早期肝硬化、晚期肝硬化左外叶所占百分比明显增大;而方叶、肝右叶、总肝容积先增大后变小,晚期肝硬化右叶所占百分比明显变小(图 1-5-1-3)。

2. **脾脏增大**　在肝纤维化发病的过程中,脾脏增大是一个重要的肝外表现。后向性机制中,肝内门静脉阻力增大,脾静脉血回流受阻,使脾脏淤血;前向性机制中,各种血管活性分子促使脾动脉扩张,脾脏供血量增高,使脾脏充血;血管病变机制中,脾脏血管舒缩性、顺应性下降,对血流量的调节发生障碍。同时脾脏也会发生广泛的纤维化、各种细胞的增殖、生物活性因子的分泌失调,导致脾脏体积增大、免疫紊乱,并产生许多促肝硬化因子,从而反过来加重门静脉高压的进展。因此,脾脏肿大既是肝硬化门静脉高压发病的结果,同时又是促进其进展的重要因素之一。也可用肝脏/脾脏体积比值进行肝硬化程度的评估,随着肝硬化程度加重,肝/脾比值逐渐变小(图 1-5-1-4)。

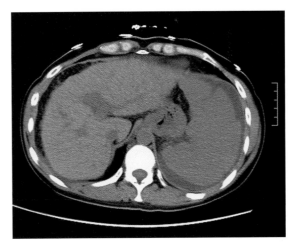

图 1-5-1-4　肝脏纤维化脾脏增大 CT 表现

CT 平扫示脾脏明显增大,超过 8 个肋单位;同时可见肝脏弥漫性改变,体积缩小,肝裂增宽,肝缘呈锯齿状表现,肝实质内密度稍显不均匀

3. **门静脉改变**　正常人门脉主干(main portal venous,MPV)直径小于 13mm。当肝组织纤维化发展到一定程度,MPV 血流速度逐渐减慢,血流速度的减慢则反映了肝脏血管阻力的增大。慢性肝纤维化导致的肝脏血管阻力增加,势必发生门静脉系统的血管

管径增大。在早期的慢性肝纤维化,门静脉管径也许没有变化,但随着肝纤维化、肝硬化程度的加重,脾静脉(splenic vein,SV)、MPV 以及肠系膜上静脉(superior mesenteric vein,SMV)内径均呈逐渐增大的趋势。

4. **肝纤维化** CT 血流灌注成像中肝纤维化发展到一定程度,肝实质的血管床绝对面积减少,同时由于血管调节机制失去平衡,入肝的血流减少,肝实质的血液灌注势必出现异常改变。与肝硬化等慢性肝病一样,在螺旋 CT 肝脏灌注成像研究中,自静脉注射 CT 造影剂后,选择肝脏单层、双层或全肝灌注成像扫描,在所获得的系列灌注图像上,测量不同时相的 CT 值,建立时间-密度曲线,进一步计算获得肝动脉灌注量(hepatic arterial perfusion,HAP)、门静脉灌注量(portal venous perfusion,PVP)、总肝灌注量(total liver perfusion,TLP)、达峰时间(time to peak,TTP)以及肝动脉灌注指数(hepatic perfusion index,HPI)的相关数据,从血流变化研究角度入手,为肝纤维化严重程度评价提供影像学依据。

研究结果表明,肝脏弥漫性病变轻度肝纤维化 S1-2 期,HAP、PVP、TLP 均有不同程度下降,考虑是由于肝细胞变性(肿胀)、肝血窦受挤压变窄以及间质纤维增生引起肝动脉灌注和门静脉回流受阻所致;但以 PVP 降低为主,且 PVP、TLP 与正常组比较差异均有显著意义,可能与肝脏供血主要来自门静

脉(约占 70%~80%)、门静脉管壁较薄,受挤压影响较大,而肝动脉管壁相对较厚,受挤压影响相对较轻有关。重度肝纤维化(S3-4 期)时,肝小叶结构紊乱,纤维化程度明显加重甚至形成肝硬化结节,肝内血管床面积减少,血流灌注阻力越来越大,PVP、TLP 明显进一步减少,而 HAP 则回升至略高于正常值且与轻度肝纤维化比较有统计学差异,考虑这是肝脏"自身调节"的结果,表现为门静脉灌注量下降后,肝动脉灌注量代偿性增加,相应的 HPI 明显增大,由于肝脏灌注阻力的增大,导致 TTP 明显延长。

(三) 肝纤维化的 MRI 表现

1. **肝脏形态学及信号改变** 肝纤维化早期,肝脏大小、轮廓可以没有明显变化,常规 MRI 与 CT 一样,也可没有发现肝的形态学变化。但晚期大量的纤维组织形成,MRI 可见肝实质信号不均匀,以及其中混乱的、增多的细条纹理样分隔。肝纤维化的磁共振 Gd-DTPA 早期和延迟增强扫描,其增强形式大致有 3 种,即均质强化、线形强化和不规则强化。然后通过评价病理改变与 MRI 增强形式之间的关系,发现在慢性肝炎中,早期不规则强化暗示正在或近期有肝细胞坏死,延迟线形增强暗示其与肝纤维化有高度的相关性,但以上存在很高比例的假阳性和假阴性。肝纤维化晚期常表现为门静脉晚期及延迟期网格样强化(图 1-5-1-5)。

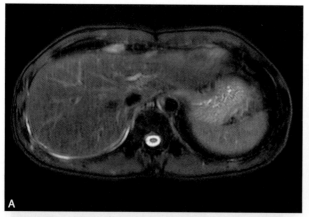
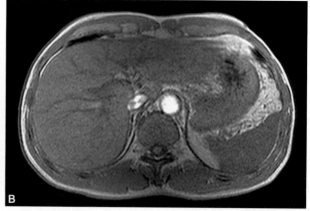
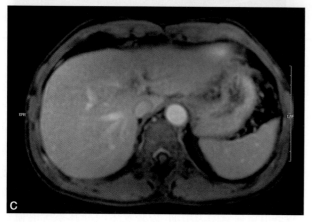

图 1-5-1-5 肝纤维化 S4 期 MRI 表现
A. T_2WI 肝实质内弥漫小结节低信号灶;B. T_1WI 肝内弥漫小结节呈稍高信号;C. T_1WI 静脉期增强图像肝内小结节呈等信号,其周网格样强化

2. **肝纤维化的扩散加权成像表现** 近年来,扩散加权成像技术的不断发展,其中包括 DWI、IVIM、DTI、DKI,在应用于肝肿瘤诊断的基础上,也不断被应用在肝纤维化等慢性肝病的研究中。理论上,正常肝细胞形态及排列规则有序,实质细胞与细胞基质稳定。当慢性肝病患者出现肝脏纤维化时,肝脏内纤维细胞增生,胶原纤维沉积在肝脏细胞间质中,水分子活动受到限制,从而引起病变组织 ADC 值降低(图 1-5-1-6)。但目前认为单纯采用 DWI 单指数模型及 ADC 值定量评价肝组织扩散特征时其准确性会受到微循环灌注的影响。而双指数模型(IVIM)可以分离扩散和灌注两种信息,获得真实扩散系数(true diffusion coefficient,Dt)、假性扩散系数(pseudo diffusion coefficient,Dp)以及灌注分数(fraction of perfusion,f),从而更真实、准确地反映肝脏组织的病理生理变化。

弥散峰度成像(diffusion kurtosis imaging,DKI)是 DWI 和 DTI 技术的延伸,优势在于可以通过多参数来评估复杂组织结构内水分子的非高斯分布状态,因此理论上能更真实地反映出生物组织的微观结构变化。DKI 的主要参数包括各向异性分数(FA)、平均弥散率(MD)、轴向弥散率(Da)、径向弥散率(Dr)、平均峰度值(MK)、轴向峰度值(Ka)、径向峰度值(Kr)。平均弥散率和峰度值指的是所有方向上的平均值,轴向峰度值是指扩散本征矢量中最大的扩散本征值,而径向峰度值是指所有垂直于本征值最大的本征矢量方向的峰度值。理论上 D 值相关参数反映的是细胞外水分子不同方向上的弥散受限程度,D 值相关参数越小,表示弥散受限越明显;水分子扩散偏离高斯分布的大小可以用无量纲尺度峰度值来量化,K 值越大,表示水分子偏离高斯分布程度越明显,组织微观结构越紊乱。随着肝纤维化的进展,肝组织结构紊乱程度会增加,细胞外间隙的水分子弥散受限程度也会越来越明显。研究结果中弥散相关参数 MD、Da、Dr 都敏感地反映出了纤维化过程中的水分子变化规律。Ka 值增高体现出了组织结构紊乱程度的增高。

拉伸指数模型可以获得扩散分布指数(distrib-

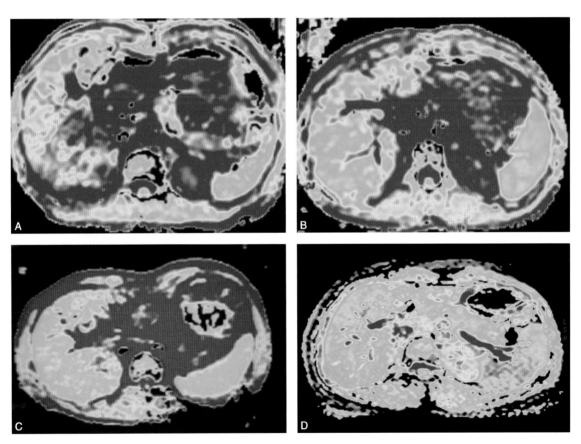

图 1-5-1-6 肝纤维化 DWI

A. 正常肝 ADC 伪彩图,正常肝实质为绿色区域,肝内血管呈红色,ADC 值测量值为 $1.402\times10^{-3}\,mm^2/s$;B. 乙型肝炎后肝硬化,肝功能 C-P 分级为 A 级的 ADC 伪彩图,肝右叶出现小斑点状蓝色扩散受限区,肝实质 ADC 值测量值为 $1.147\times10^{-3}\,mm^2/s$;C. 乙型肝炎后肝硬化 C-P 分级为 B 级的 ADC 伪彩图,肝内出现多发斑片状蓝色扩散受限区,肝实质 ADC 值测量值为 $1.106\times10^{-3}\,mm^2/s$;D. 乙型肝炎后肝硬化,肝功能 C-P 分级为 C 级的 ADC 伪彩图,肝左右叶蓝色扩散受限区增多,肝实质 ADC 值测量值为 $0.970\times10^{-3}\,mm^2/s$

uted diffusion coefficient, DDC）及扩散异质性指数（alpha, α），分别反映体素内的平均扩散速率以及体素内扩散速率的不均匀性，能够更加准确地描述生物组织结构的复杂性及导致扩散运动的不均质性。

3. 相位对比法磁共振成像（PC-MRI）在肝纤维化中的应用研究 该方法 PC-MRI 是根据像素信号强度及血管横断面积，计算出单位时间内血液的容积，来判定血液流速的大小，是一种不仅能显示血管解剖结构，而且能够提供量化血流方向、血流速率及流量等血流动力学信息的磁共振检查技术。门静脉 PC-MRI 在肝纤维化应用研究表明，与正常组织相比，慢性肝炎、肝纤维化的门脉主干平均血流速度和每分流量减慢，经过治疗病情好转，门脉主干平均血流速度较治疗前增高，每分流量较治疗前增加。

4. 磁共振弹力成像技术在肝纤维化中的研究 MRE 是一种无创性通过检测机械波在人体内的传播速度，可以定量地分析活体组织的弹性硬度或弹性的成像技术。正常肝脏由分布在基质中的肝细胞和肝窦组成，质地均匀；肝纤维化发生时，肝内纤维结缔组织异常增生，假小叶形成，致使局部或弥漫性肝实质弹性的不均匀。此肝实质硬度的变化是肝组织弹性成像诊断的病理基础。各种研究发现随着纤维化等级的增加，肝硬度也逐渐增加，同时也证明 MRE 可以区别中、高级纤维化和轻度纤维化。因此，肝脏弹性成像也是目前对肝纤维化程度分级的一项很有前景的无创性检查。

5. 磁共振 T_1rho 成像技术在肝纤维化中的应用 T_1rho 成像是由静磁场 B_0 产生的平衡磁化矢量首先被旋转到横向平面，在横向平面内接收共振的连续波型射频脉冲，此脉冲强度远低于 B_0，被称为自旋-锁射频脉冲。在自旋-锁脉冲作用期间，这种横向磁化矢量的弛豫速率常数即为 T_1rho 值，其能反映组织内水和大分子结合时发生的能量或质子交换等相互作用，目前较多的动物实验研究结果表明，肝纤维化过程涉及一些生物大分子，包括胶原蛋白和蛋白聚糖的积累；T_1rho 值的大小与肝纤维化的分级成正相关，推测 T_1rho 成像技术可能是评价肝纤维化的敏感方法，特别是在诊断早期肝纤维化中具有较大潜力。

6. T_1 mapping 在肝纤维化评估中的作用 近年来通过 T_1 mapping 扫描图像测量获得 T_1 弛豫时间的研究越来越受到重视，现有的研究显示，钆塞酸二钠（Gadolinium ethoxybenzyldimeglumine, Gd-EOB-DTPA）增强扫描不但能提供更多肝脏疾病诊断方面的信息，而且和临床肝功能以及储备功能评价的指标都有很好的一致性，通过 MRI T_1 mapping 扫描得到的图像可以直接测量 T_1 弛豫时间并计算 T_1 弛豫时间减少率来评价肝脏功能。采用 Gd-EOB-DTPA 增强 MRI T_1 mapping 来评价 Child-Pugh 分期的患者肝脏功能，其结果显示在 Gd-EOB-DTPA 增强后，Child-Pugh B 组患者在肝胆期肝脏 T_1 弛豫时间明显延长，T_1 弛豫时间减少率明显降低。

（四）慢性肝纤维化的计算机辅助诊断

近年来计算机辅助诊断（computer-aided diagnosis, CAD）也应用在肝纤维化的研究中。在肝脏的大小、形态、边缘、密度和血流动力学改变等方面进行 CT 或 MRI 诊断的基础上，从另外的角度，利用人工智能技术，如计算机人工神经网络（artificial neural network, ANN）、深度学习等软件，基于误差反向传播的人工神经网络，运用输入层、中间层或隐藏层及输出层的三层学习运算法则，通过提取肝脏 CT 或 MRI 图像的纹理特征量，将肉眼观察不到的细微结构，以量化的信息表示，并对这些数据进行整合，进行逆向检验，重复建模，逐级筛选最佳数据，进一步传递给中间层各神经元，经过信息变换及处理后，输出层输出处理结果。输出层输出的结果表示为：0 表示无纤维化，1 表示有纤维化。通过神经网络建立的肝纤维模型分析肝纤维化情况，并对纤维化程度进行诊断，为慢性肝纤维化及肝硬化诊断提供了新的途径。

（五）肝硬化的 CT 表现

1. 肝硬化的形态学改变 CT 肝硬化肝脏大小变化是 CT 诊断观察的主要内容，中晚期肝硬化，一般都出现肝脏大小的变化，可能发生全肝萎缩、缩小，大部分还是出现一个肝叶萎缩，一个肝叶代偿性增大。病因的不同，出现的肝叶大小变化也有所不同，酒精肝性肝硬化，可能由于长期多量酒精通过肠系膜下静脉回流到右叶，致使肝右叶病变相对比较严重，出现肝右叶萎缩也比较明显，而与其相邻的尾状叶则由于血供与肝右叶不同，出现代偿性增大；但对于肝炎后性肝硬化，发生尾叶增大少见，通常表现为肝右叶的萎缩、左叶的增大，或有的病例表现为左叶萎缩、右叶增大，由于肝叶大小的改变，特别是右前叶以及方叶的萎缩，可以造成胆囊窝的扩大和移位，胆囊窝扩大。

2. 肝血流灌注异常及侧支循环形成内外血流变化 CT 肝硬化的基本病理改变是肝细胞变性、坏死以及纤维组织增生和假小叶形成,其结果造成肝窦结构破坏,血管床减少,肝内血液循环压力升高,导致肝内外血流动力学变化,临床上观察肝内血流灌注变化和门静脉高压的侧支循环改变可以了解和解释肝硬化的病理学变化及其程度。肝硬化患者的肝脏通常有肝动脉灌注量升高,而门静脉灌注量下降,肝内血流循环的受阻,必然引起肝外血流动力学的变化,主要是门静脉系统的血流受阻所继发的门静脉压力升高改变,门静脉高压导致脾脏增大、胃肠道淤血和侧支循环形成,CT 可直接显示脾脏的增大和肠管壁增厚,腹壁、肠系膜以及腹膜后脂肪因渗出水肿而密度增高,门静脉和脾静脉增粗、扭曲,可见脾门增宽,胃底及食道下段管壁增厚,甚至形成软组织肿块。

(六) 肝硬化的 MRI 表现

肝硬化的肝脏大小、形状、边缘等形态学变化的 MRI 表现大致与 CT 相同。肝外的侧支循环形成可通过常规扫描,可以显示门静脉、脾静脉扩张、迂曲,SE 序列的 T_1WI 及 T_2WI 均显示这些曲张的静脉,表现为结节状、条索状的流空信号,尤其在 T_2WI 图像上显示更为清楚。同时可见到胃短静脉、胃冠状静脉及食管静脉曲张的侧支循环血管。非注射造影剂

或注射造影剂 MRA 成像,更好地显示各部位的侧支循环血管(图 1-5-1-7)。

对于显示肝硬化中纤维组织增生 MRI 检查比 CT 更有优势。大部分病例表现为肝实质信号不均匀,其中可见混乱、增多的细条纹理样分隔。如果肝硬化实质中伴有脂肪变性,则 T_1WI 及 T_2WI 都可能出现片状稍高信号,但一般脂肪浸润都为局灶性,因此肝实质信号表现不均匀;肝纤维组织细胞内水的含量如果没有发生改变,则 T_1WI 及 T_2WI 可能表现正常;相反如果纤维组织水的含量降低,特别有时合并铁沉积,则 T_1WI 及 T_2WI 上均为低信号,以 T_2WI 显示较为明显。合并铁沉积的肝硬化提示其肝细胞损害及肝功能的异常更为明显。MRI 在铁沉积的检查方面具有较高的价值。检查技术以磁敏感成像(SWI)或 $T_2{}^*WI$ 更加敏感,可见弥漫分布的类圆形"黑色"小颗粒。铁颗粒数目越多,提示肝损害越重(图 1-5-1-8)。

【诊断要点】

肝纤维化与肝硬化 CT、MRI 表现主要是形态学的改变,其次增强扫描可观察肝脏密度变化和血管情况,肝硬化时肝内门静脉血流分布和量的改变,加上间以脂肪浸润,整个肝脏强化不均匀,而且强化程

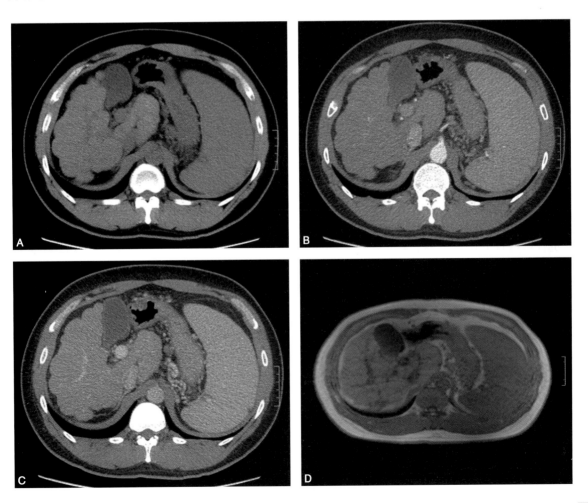

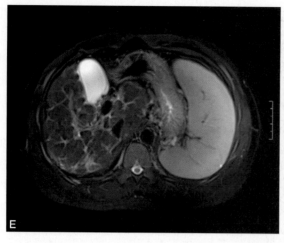
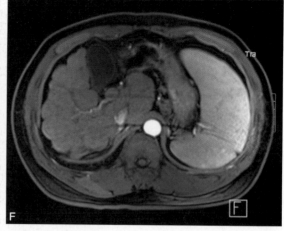

图 1-5-1-7　肝硬化增生结节 CT、MRI 表现

A~C.CT 平扫、动脉期及静脉期,示肝脏萎缩、尾叶增大,表面结节状改变,增强扫描未见强化;脾脏增大、脾门区多发迂曲静脉;D~F.T₁WI、T₂WI 及增强扫描平衡期,示肝脏多发结节,T₁WI 呈稍高信号,T₂WI 呈稍低信号,增强扫描结节周纤维组织明显网格样强化,网格内为再生结节

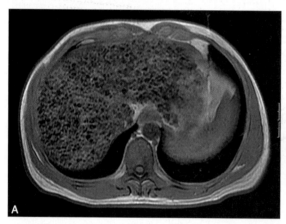
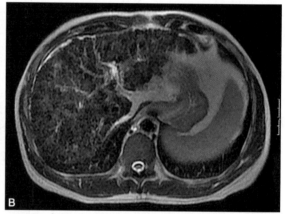

图 1-5-1-8　肝纤维化铁沉积

A.T₁WI;B.T₂WI。肝实质内弥漫性结节,结节内均见低信号铁沉积

度也下降。

【鉴别诊断】

肝纤维化需要与老年肝鉴别。已经出现肝形态学变化的中晚期肝硬化,有时也需要与老年肝萎缩相鉴别。后者没有临床症状,肝功能正常。CT、MRI 出现的肝缩小一般为全肝性。病因诊断需要结合临床资料。CT、MRI 出现的一些征象有助于缩小病因诊断的范围,比如其他肝叶萎缩而尾叶明显增大,一般多见于酒精肝、布-加综合征等;肝血色素沉着症伴肝硬化,则 CT 表现为明显高密度,MRI 表现为 T₁WI 及 T₂WI 低信号;而常见的病毒性肝炎导致的肝硬化一般不出现这些征象。至于早期肝硬化与肝纤维化,CT、MRI 形态学异常没有那么明显,可通过肝体积测量、CT、MRI 血流灌注成像以及 DWI 功能性 MRI 成像,获得一些影像学诊断信息。

第二节　肝脏结节性再生性增生

【概述】

慢性肝病,比如各种慢性病毒性肝炎、寄生虫感染、血色病、慢性酒精肝中毒、慢性药物性肝病、慢性胆源性疾病、自身免疫性肝炎、肝豆状核变性继发肝实质弥漫性变性坏死,并继发肝细胞结节性再生,广泛结缔组织增生形成纤维间隔,包绕再生结节并致肝小叶结构破坏及假小叶形成,肝硬化实质内可见较多局灶性改变。肝硬化中因大量变性坏死而局部增生的肝细胞及其支持基质被周围增生的纤维间隔所包绕,又称为硬化结节。1994 年世界胃肠病变学术会议(world congress of Gastrointestinology)有专家提出将慢性肝病中的结节分为再生结节(regenerative nodule,RN)、低级不典型增生结节(low grade dysplastic nodule, LGDN)、高级不典型增生结节（high grade dysplastic nodule, HGDN）及小肝癌（small hepatocellular carcinoma, sHCC）。随着病理学、分子生物学及影像医学研究的深入，发现肝硬化结节发展成为 sHCC 经历了以下一系列病理演变过程，称为多步骤癌变，首先，在肝炎的基础上形成肝硬化再生结节，然后发展成为不典型增生结节，不典型增生结节发生癌变形成早期肝癌（early hepatocellular carcinoma, eHCC），最终发展成为 sHCC。

【影像检查技术优选】

肝硬化结节性再生增生的超声可见肝脏形态改变，肝实质内的回声增多、增强、分布不均匀，出现结节状强回声。CDFI 可见肝门静脉血流增宽，主干内见双向血流，流速减慢，肝静脉血流显像走行僵硬，粗细不一。CT、MRI 检查尤其是肝特异性造影剂及功能成像的出现可对再生结节的诊断与鉴别诊断提供更多的信息。钆塞酸二钠（gadolinium ethoxybenzyl diethylenetriamine pentaacetic acid, Gd-EOB-DTPA）等肝胆特异性造影剂的应用可以更好的鉴别肝硬化结节及小肝癌，经周围静脉注射 Gd-EOB-DTPA 后，约 50% 的 Gd-EOB-DTPA 被正常肝细胞摄取并由胆道排泄，剩余 50% 经肾小球滤过排泄，在肝胆期及肝细胞特异期，RN、DN 因其肝细胞仍具有正常肝功能可以摄取造影剂而呈高信号，而大部分 sHCC 因其正常肝细胞减少或肝功能减退，相对于正常肝实质呈低信号。弥散加权成像、灌注加权成像（perfusion weighted imaging, PWI）、MR 磁敏感加权成像（susceptibility weighted imaging, SWI）等成像技术的广泛应用，可以从分子水平、细胞功能以及代谢特征等方面提供较丰富的诊断信息，提高肝硬化再生结节以及肝硬化背景下 sHCC 的诊断水平。

【影像学表现】

1. CT　有文献报道 CT 平扫往往能显示其中 25% 左右的结节，因其包含铁质及糖原，且被肝纤维化包绕衬托，肝硬化结节性再生性增生表现为全肝弥漫分布的高密度结节，直径数毫米至 3cm 不等。增强 CT 显示再生结节动脉期多无强化，门静脉期可与周围正常肝实质强化程度类似呈等密度改变。少数再生结节因为存活肝组织及含纤维组织仍可强化而始终呈低密度。

2. MRI　对于显示肝硬化中再生结节形成，MRI 检查比 CT 更有优势。再生结节分为弥漫小结节型、大结节型和混合结节型，大多数为弥漫小结节型，表现为肝内弥漫均匀分布的细小颗粒状结节，结节大小直径 ≤10mm，大结节型结节表现类圆形结节，大小直径 >10mm，散在分布于各叶肝实质，有些凸出于肝表面，边界规整；混合型则可见肝内大、小结节。再生结节的显示，T_1WI 及 T_2WI 均可以清楚显示，但以 T_1WI 显示更优，再生结节由于除了胶原纤维增生外，同时包含胆汁淤积、脂肪变性、胆色素及含铁血黄素沉积，其 MRI 信号表现多样性，比较典型的 MRI 表现为 T_1WI 上均匀的粟粒状高信号影，T_2WI 上低信号。对于 T_2WI 表现低信号的原因，可能为再生结节内有铁剂沉积，铁质是超顺磁性物质，使得病灶的 T_2 弛豫时间明显缩短，或与结节周围纤维间隔呈高信号而使结节呈相对低信号有关。但一般认为，弥漫小结节如果有铁质沉着，则 T_1WI、T_2WI 都表现为低信号，对比增强无强化，如没有铁质沉着，其 T_1WI 可能表现为等或稍高信号，T_2WI 表现为等及稍低信号，对比动态增强扫描动态曲线呈缓慢上升型；大结节型的 T_1WI 一般表现为高信号，T_2WI 表现为低信号，动态增强扫描的动态曲线呈缓慢上升型，提示与周围一致的供血或稍少的供血。肝硬化再生结节周围无包膜（图 1-5-2-1）。

如果采用肝胆特异性造影剂进行 MRI 扫描，对于肝硬化再生结节的诊断更为明确，在动脉期、门脉期和平衡期肝硬化再生结节的强化方式与普通钆造影剂的强化方式相似，但是在肝胆特异期由于肝硬化再生结节内含有正常的肝细胞，能够摄取特异性造影剂，所以表现为稍高信号，而小肝癌由于无正常的肝细胞，不能够摄取特异性造影剂则表现出低信号。

肝硬化结节经历了从再生结节（RN）、低级不典型增生结节（LGDN）、高级不典型增生结节（HGDN），最后进展为小肝癌（small HCC）的多步骤癌变过程。DWI 是目前唯一能在分子水平反映活体组织结构和功能的成像技术，不仅可显示肝脏病变的一般形态学改变，还可通过信号特征来判断病变的组织成分。在肝硬化从再生结节到小肝癌的发展过程中，细胞成分和组织结构存在改变，可引起水分子扩散运动不同程度受限。DWI 在早期即可对肿瘤病灶有很高的检出率，其敏感性高于常规 MRI 扫描，例如小肝癌的扩散受限程度明显高于再生结节，其 DWI 的信号更高，而 ADC 值更低。

肝硬化时常有铁沉积，在非胆汁性肝硬化中达 22%~67%。沉积的铁多以 Fe^{3+} 形式存在，铁可沉积于肝细胞内，也可沉积于网状内皮系统，前者可能与

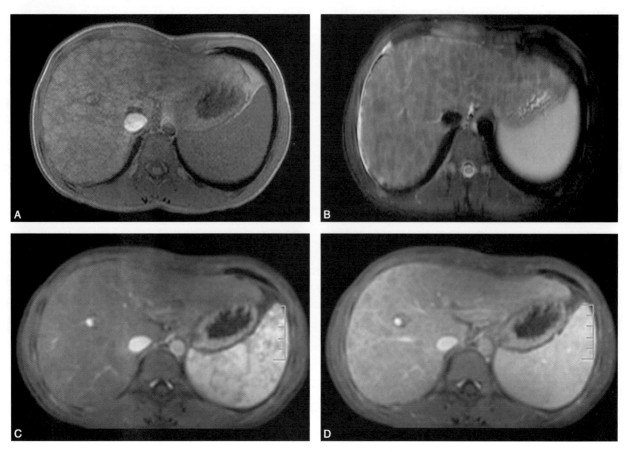

图 1-5-2-1 肝硬化再生结节 MRI

A. T$_1$WI 肝内多发结节状高信号；B. T$_2$WI 结节呈低信号；C. 增强扫描动脉期结节未见强化，呈稍低信号；D. 增强扫描静脉期结节仍呈低信号

细胞膜表面介导内源性铁摄取的转铁蛋白受体表达增加有关，后者主要与 Kupffer 细胞数目及其功能有关。SWI 的本质是 T$_2$* 技术，通过利用相位信息来加强磁敏感物质的对比，对体内磁敏感物质极为敏感，SWI 能够准确显示肝硬化结节多步癌变中的铁沉积动态改变，良性结节因铁沉积呈低信号，癌变结节表现为铁沉积背景中的局灶性乏铁区，呈高信号。

【诊断要点】

肝脏结节性再生性增生影像学诊断主要依靠在肝硬化背景下观察再生结节的强化方式以及磁共振信号的改变。根据肝再生结节血供主要来源于门静脉，其在动脉期多无强化；再生结节在 T$_1$WI 表现为均匀的粟粒状高信号影，T$_2$WI 表现为低信号改变。

【鉴别诊断】

主要与不典型增生结节及小肝癌进行鉴别诊断，不典型增生结节是肝细胞肝癌的癌前病变，体积小的不典型增生结节在弥漫的再生结节中难以鉴别，CT 平扫多为等密度，少数为高密度影，而在 T$_1$WI 表现为等或稍高信号影，T$_2$WI 表现为等或稍低信号，增强扫描部分不典型增生结节血供改变为肝动脉供血而出现动脉早期强化，可与肝脏结节性

再生性增生鉴别。小肝癌的血供则是肝动脉供血为主，增强可出现快进快出改变，部分小肝癌可出现脂肪变性，大部分可出现假包膜改变，在 T$_1$WI 表现为等或低信号影，T$_2$WI 表现为等或稍高信号。同时在使用特殊造影剂 Gd-EOB-DTPA 增强扫描时，肝胆期小肝癌由于缺乏正常肝细胞，不摄取造影剂，相对周围肝实质呈低信号改变。根据以上特点与肝脏结节性再生性增生鉴别。除此之外 DWI 能在分子水平反映活体组织结构与功能，不仅可以显示肝脏病变的形态学特征，而且可以通过信号改变来判断病变的组织成分。由于小肝癌再生结节所引起的水分子扩散运动受限程度更高，所以相对于肝硬化的再生结节，小肝癌在 DWI 图像上表现出信号更高，而在 ADC 图像上所测得的 ADC 值更低。

第三节 脂 肪 肝

【概述】

脂肪肝（fatty liver）是机体脂肪代谢障碍的弥漫性肝病。脂肪肝为肝脏的代谢和功能异常，由肝细胞内脂肪过度积聚所致。当肝内蓄积超过肝重 5%

时就可以发生脂肪肝,又叫做脂肪变性或脂肪浸润。

脂肪肝发生与肥胖、酗酒、慢性肝炎和肝硬化、糖尿病、库欣综合征、化疗、激素治疗、妊娠、营养不良等有关。当潜在代偿异常纠正后脂肪肝也可以消失。

脂肪肝主要分为两大类,即酒精性肝病和非酒精性脂肪肝,前者与过量饮酒有关,后者则是由过量饮酒以外的其他原因造成。虽然病因不同,但肝脏病理变化大致相同,都是因为过多的甘油三酯聚积在肝细胞内,导致肝细胞变性、坏死和纤维化。

肝脏脂肪浸润可以呈均匀分布,也可为局灶性,程度各不相同。弥漫性脂肪肝可有肝脏体积的增大,轻至中度,质地变软,切面呈淡黄色,镜下见肝细胞肿大,内含大量脂肪滴,细胞核受压推移至周边呈月牙形,周围血管和血管窦变细。病理及组织学检查是脂肪肝诊断的"金标准"。

轻度或局灶性分布的脂肪肝多无临床症状,重度脂肪肝可伴肝功能损害,患者可出现右上腹胀痛或不适,或有和病因相关的临床症状。

脂肪肝已经成为西方发达国家最常见的肝脏疾病之一,人群发病率约为20%~40%。近年来,随着人们饮食结构、生活方式及行为方式改变,我国脂肪肝发病率有逐年上升的趋势,人群发病率约为12%~24%,研究表明脂肪肝的发病率仅次于病毒性肝炎,成为第二大肝病。临床上,通过了解病史及血脂含量的相关实验室检查对脂肪肝诊断比较困难。对流行病学中有无酗酒、慢性肝炎或其他病史等方面的调查,结合血清学的检查结果综合分析,一般可以进行酒精性和非酒精性脂肪肝病因的鉴别诊断。但是不少酒精肝病中也同时存在乙型或丙型肝炎。

因此,临床上的病因诊断有时还是有一定的困难。对于脂肪肝血脂含量的临床检验指标,如测定甘油三酯、总胆固醇、低密度脂蛋白、极低密度脂蛋白、高密度脂蛋白等,可能增高,但这些检验的特异性并不高,确诊仍然依靠肝穿刺活检。而肝穿刺活检一方面为创伤性检查,患者的依从性不高,另一方面遇到肝脏脂肪浸润不均匀,穿刺可能取不到病变的组织而得不到正确诊断。因此目前脂肪肝的临床诊断检查主要应用超声、CT及MRI等影像学检查。

【影像检查技术优选】

1. **超声**　超声检查因为其操作方便、快捷、没有电离辐射,是脂肪肝的首选影像学检查方法。超声可见肝脏轻中度增大,边缘圆钝,出现弥漫性小点状的稍强回声,回声强度高于弥散,超声检查的敏感性约82%~88%,但是其结果比较依赖于操作者的经验,对于脂肪肝的严重程度和分级,超声检查缺乏比较标准的量化指标,而且超声检查可能将弥漫性脂肪肝误诊为肝硬化或者慢性肝炎,或把正常的肝岛误诊为肝脏占位。

2. **CT**　CT通过观察肝脏密度降低改变以及CT值测量比较客观地进行脂肪肝的评价。在脂肪肝的检出率和特异性方面均高于超声检查,可以明确了解肝实质脂肪浸润的范围及程度。特别是双能CT在进行双能量扫描的过程中X线穿透组织时,不同原子量的物质,随着X线能量的变化而发生不同程度的衰减,不同的物质根据管电压变化,其X线衰减程度不同,变化程度主要取决于组成物质的原子量,原子量差距越大越容易鉴别。双能量CT可以利用该原理对肝脏脂肪进行定量研究。但是如果同时合并肝铁沉积或者肝脏纤维化、硬化等病变时,CT值对于脂肪肝的判断准确性会明显减低。

3. **MRI**　MRI的常规扫描序列对脂肪肝的诊断效能不如CT。但利用一些特殊序列可以增加脂肪肝的检出率,化学位移MRI可以很好地对局灶性脂肪进行检出和鉴别诊断,一些技术还能进行脂肪的定量诊断。对于脂肪肝合并肝硬化、肝癌等病变的检查和诊断,MRI优于CT和超声。特别是磁共振化学位移成像、磁共振波谱成像、IDEAL-IQ成像序列等特殊序列的应用,使得MRI在对于脂肪肝进行定量研究时,显示出了更多的优势。

【影像学表现】

(一)超声

超声对弥漫性脂肪肝的诊断具有较高的敏感性和特异性,并可以进行定性、半定量及定量评估,有利于评价治疗效果。由于脂肪肝后段回声衰减可致部分肝段显示不清,容易遗漏病灶,故应仔细检查,必要时在检查报告中给予注明,提示必要时可作进一步检查。

二维超声结合彩色多普勒超声可以对大部分非均匀性脂肪肝进行诊断及鉴别诊断,减少不必要的活检,但部分局限浸润型脂肪肝有时与肝脏肿瘤鉴别较为困难,可嘱患者行超声造影、CT或MRI增强等检查,必要时可行穿刺活检。

1. **常规超声及超声弹性**　脂肪肝的声像图表现与肝脏脂肪沉积的量及形式有关,可分为弥漫浸润型脂肪肝及非均匀性脂肪肝两大类。

(1)弥漫浸润型脂肪肝:是脂肪肝常见的类型,

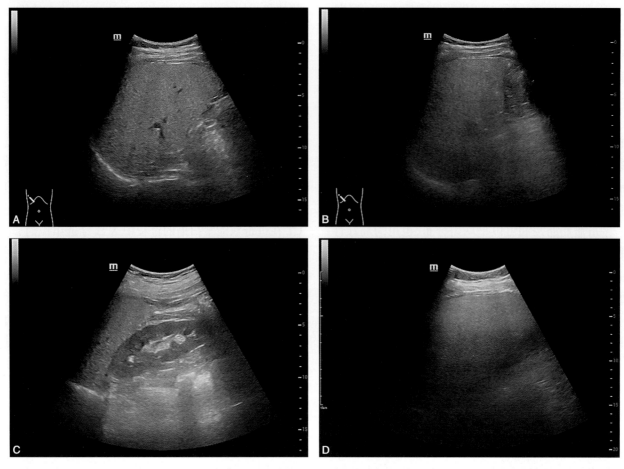

图 1-5-3-1　脂肪肝常规声像图表现

A. 二维灰阶超声图显示肝右叶实质前段回声增强,回声密集、明亮,略呈云雾状,但肝内管道结构显示尚清晰,后方膈肌可显示;B. 二维灰阶超声图显示肝脏内部管道结构显示欠清,较难显示门静脉及肝静脉的较小分支,后方膈肌显示;C. 脂肪肝时肝肾对比征阳性:肝脏回声与肾实质回声对比,增强更加明显;D. 二维灰阶超声图显示肝脏内部管道结构显示不清,其内门静脉及肝静脉的分支显示不清,后方膈肌几乎无法显示

超声可对其进行定性诊断、半定量诊断和定量诊断。

1) 定性诊断:肝脂肪变明显时,可伴有肝脏弥漫性增大,以右肝厚度增加为著,肝形态饱满,边缘变钝;肝实质前段回声增强,回声密集、明亮,呈云雾状,故有"亮肝"之称(图 1-5-3-1);肝实质后段回声随着深度增加而逐渐衰减,且与前段增强回声无明显分界。膈肌因回声衰减可显示不清晰,肝脏内部管道结构显示欠清,较难显示门静脉及肝静脉的较小分支(图 1-5-3-1)。因肝内回声衰减,CDFI 显示肝内门静脉及肝静脉血流充盈不饱满或欠佳,适当降低 CDFI 频率有助于更清楚显示门静脉血流。正常情况下肝脏回声略高于肾实质,脂肪肝时肝肾对比征阳性:肝脏回声与肾实质回声对比增强更加明显(图 1-5-3-1),轻度脂肪肝肝内回声衰减不明显时,可通过此征象进行判断。

2) 半定量诊断:组织学可根据肝内脂肪含量或累及肝细胞比例进行分型(表 1-5-3-1)。超声根据肝实质回声、肝内管道及膈肌显示情况,将弥漫性脂肪肝分为轻度、中度和重度(表 1-5-3-2)。但超声判断中度及重度的脂肪肝往往容易出现误差,而且分辨中度及重度脂肪肝的临床意义不大,故可参考上述标准,只对轻度及中、重度脂肪肝进行半定量区分。

表 1-5-3-1　脂肪肝程度的组织学分型

	肝内脂肪含量占肝湿重比例	肝脂肪变细胞占肝细胞比例
肝内脂肪变	5%～10%	小于 30%
轻度脂肪肝	10%～15%	30%～50%
中度脂肪肝	15%～25%	50%～75%
重度脂肪肝	大于 25%	大于 75%

表 1-5-3-2　脂肪肝程度的超声分型

	肝脏前段回声	肝脏后段回声	肝内管道及膈肌显示情况
轻度脂肪肝	稍增强	稍衰减	正常显示
中度脂肪肝	增强	衰减	显示欠清,提高增益可显示
重度脂肪肝	明显增强	明显衰减	显示不清

3）定量诊断：目前应用于肝脏脂肪含量的超声弹性技术较成熟的为瞬时弹性成像技术，包括 Fibroscan 和 Fibrotouch，它们是通过体外低频发射器的震动产生一个瞬时低频脉冲激励，使肝组织产生瞬间位移和剪切波，跟踪并采集剪切波可获得组织弹性模量和 CAP 值（单位是 dB/m），CAP 可以检测出 10% 以上的肝脏脂肪变，借助于 CAP 可以发现早期脂肪肝。当 CAP 在 238～259dB/m 时，肝脏脂肪变为 11%～33%，提示有肝脏轻度脂肪变；当 CAP 在 259～292dB/m 时，肝脏脂肪变 33%～66%，提示有肝脏中度脂肪变；当 CAP>292dB/m 时，肝脏脂肪变为 >66%，提示有肝脏重度脂肪变（探头不同可能会得出不同数据）。

（2）非均匀性脂肪肝：非均匀性脂肪肝是由于肝脏内局限性脂肪浸润（focal fatty infiltration），或脂肪肝内出现局灶性脂肪缺失区（focal fatty sparing），该区域为正常肝组织。非均匀性脂肪肝无占位效应、病变无球体感，即在两个相互垂直的切面测量病变范围时，径线差别较大，病变靠近肝包膜时亦无向肝表面局部膨出的表现；病变区域的门静脉或肝静脉走行正常，无移位或变形，内部及周边未见明显异常血流信号；非均匀性脂肪肝可表现为局灶性高或低回声区，容易误认为肝脏肿瘤，特别是合并慢性肝炎的患者，对于新出现或出现在非常见区域的局限性高回声区或低回声区需要结合增强影像学如超声造影等进行局灶性结节的性质鉴别。

超声表现可分为以下类型：①弥漫非均匀浸润型：或称肝脏局灶性脂肪缺失，即肝脏绝大部分区域脂肪变，残存小片正常肝组织。声像图表现为背景肝呈脂肪肝声像，肝内出现局灶性低回声区（图 1-5-3-2），好发于肝脏左内叶及右前叶近胆囊区域或门静脉左右支前方，也可见于尾状叶以及肝右叶包膜下区域。可单发或多发，其范围不大，形态多样，多

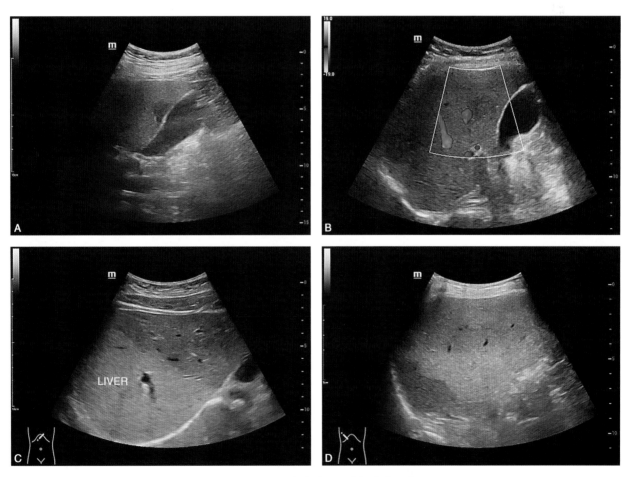

图 1-5-3-2 不均匀脂肪型肝常规声像图表现

A. 二维灰阶超声图显示轻度脂肪肝背景下，肝右叶近胆囊旁可见低回声区，边界尚清，内部回声尚均匀；B. CDFI 显示胆囊旁偏低回声区周边及内部均未探及明显血流信号；C. 二维灰阶超声图显示肝内脂肪浸润呈"阴阳肝"表现，部分叶段呈脂肪肝表现，回声密集、增强；而另一部分叶段呈相对低回声，两者间分界明显，分界线与相应间裂吻合，线条平直，边界清楚；D. 二维灰阶超声图显示局灶浸润型脂肪分布不均，形态不规则，无球体感及占位效应，病灶内部及周围血管走行分布正常，无受压移位等

呈类圆形或不规则长条形,一般边界清晰,无包膜回声,内部回声尚均匀,CDFI无明显血流信号显示(图1-5-3-2)。②叶段浸润型:脂肪浸润沿叶段分布。声像表现为部分叶段呈脂肪肝表现,回声密集、增强;而另一部分叶段呈相对低回声,两者间分界明显,有"阴阳肝"之称,分界线与相应间裂吻合,线条平直,边界清楚(图1-5-3-2)。③局灶浸润型及多灶浸润型:单发或多发性分布的局灶性致密的高回声(图1-5-3-2),部分后方回声衰减,形态圆形或不规则形,无球体感及占位效应,病灶内部及周围血管走行、分布正常,无受压、推挤及移位等改变。背景肝实质相对正常,表现为相对较低回声区。部分局限脂肪浸润声像随时间变化较快,可在短期内消失。病变区域内部及周边可见正常走行门静脉或肝静脉分支,无明显异常血流信号或短条状门静脉血流信号。

2. 超声造影 肝内局灶性脂肪浸润或局灶性脂肪缺失,超声造影表现为动脉相、静脉相及延迟相与周围正常肝组织同步增强;部分病例可呈现动脉相稍高增强,门静脉相及延迟相等增强(图1-5-3-3)。

(二)CT

1. 一般表现 ①密度改变:肝脏密度弥漫性降低或局部肝实质密度降低,一般以脾脏密度为参照值,如肝脏的CT值低于脾脏即可诊断为脂肪肝。局灶性脂肪浸润时,该区域的CT值明显低于正常肝实质。②肝内血管阴影的改变:肝实质密度下降时,和血液密度接近,两者的密度差异缩小或消失,肝内血管影变得模糊不清或不能分辨,出现所谓的血管"湮没征",严重的脂肪浸润,肝脏密度极度降低,此时肝实质密度已经低于血液的密度,肝内血管密度相对增高,在"黑色"肝背景衬托下,肝内血管表现为清晰的高密度影,呈现所谓的"血管反转"征。③增强特征:脂肪肝的强化特征和正常肝实质一致,但密度相对较低,仍低于脾脏密度。肝内血管影清晰可见,有时血管受挤压变细,但无受侵或包绕现象(图1-5-3-4)。

2. 特殊表现

1) 局灶性脂肪浸润可累及肝的一叶、一段或多

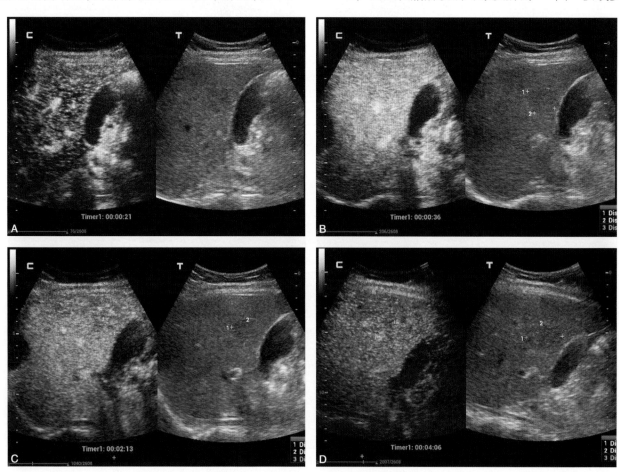

图1-5-3-3 不均匀脂肪型肝超声造影表现

A. 超声造影显示肝右叶低回声区在注射造影剂后,与周围正常肝组织同步增强,动脉相未见明显异常造影剂灌注或消退;B. 静脉相早期显示该低回声区未见明显异常造影剂灌注或消退;C. 延迟相早期该低回声区未见明显异常造影剂灌注或消退;D. 延迟相低回声区未见明显异常造影剂灌注或消退

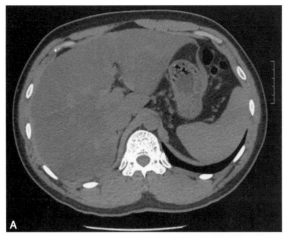
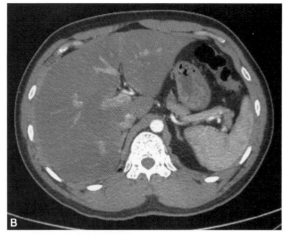
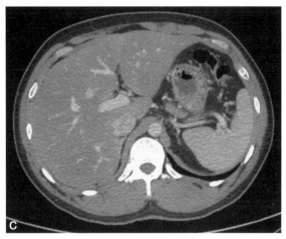

图 1-5-3-4 脂肪肝 CT

A.CT 平扫肝实质弥漫性密度降低,低于脾脏密度,肝血管呈高密度(血管反转);B、C.CT 增强动脉期及静脉期,示肝脏密度仍低于脾脏密度,肝内血管走行正常

个段、叶,也可为单发的小片状病灶(图 1-5-3-5)。其 CT 表现特点为:常为非球形病灶,和正常肝实质界限不清,无占位效应,增强扫描后可见病灶中有血管影穿过,肝脏边缘无膨出,增强后可有轻度强化表现,但其 CT 值增加不及正常肝组织和脾脏。

2) 正常肝岛表现为高密度的区域,一般以胆囊窝附近和肝裂处多见,左叶内侧段最为常见。平扫及增强扫描均为相对高密度,密度均匀、边界清楚,呈圆形、楔形或不规则形,有时可见小血管进入,无占位效应。有时需和脂肪肝基础上的肝内占位性病变如肝癌、血管瘤和转移灶等鉴别。鉴别的方法为沿高密度区作连续薄层螺旋扫描,若该阴影的累计厚度小于其直径,则不符合球形占位的几何形态;如显示分支血管通过其内则诊断更为明确;动态增强扫描其强化类型(时间-密度曲线)与周围脂肪浸润的肝组织一致,同样可排除占位。

(三) MRI

1. 常规序列 SE 序列对脂肪肝的敏感性较低,

理论上讲肝脏在 T_1WI 和 T_2WI 上的信号增加,但在实际工作中仅有少数病例可见到肝脏的信号强度增加。对于局灶性脂肪肝浸润,可在 T_1WI 和 T_2WI 上看到边界不清的、淡薄的略高信号区。T_2WI 对脂肪浸润的检出敏感性更低,因为多数局灶性脂肪浸润可为等信号。

2. 特殊序列 梯度回波化学位移成像对脂肪肝的检出敏感性较高,其是在快速梯度回波(gradient echo,GRE)序列的基础上,采用 Dixon 法相位位移技术对脂肪信号进行抑制,从而获得的水-脂分离技术。水分子中氢质子与脂肪分子中氢质子的进动频率存在差异,后者比前者慢 3.5ppm。在 MRI 化学位移成像中,选择不同的参数成像,可使两种氢质子进动频率同相,磁力矢量相加,信号升高,即为同相位(in phase);也可以使之反相位成像,两种氢质子反相,磁力矢量相互抵消,信号明显降低,即为反相位(out phase)。简单地说,同相位是水和脂肪磁共振信号相加,反相位是水和脂肪磁共振信号相减(图 1-5-3-6)。

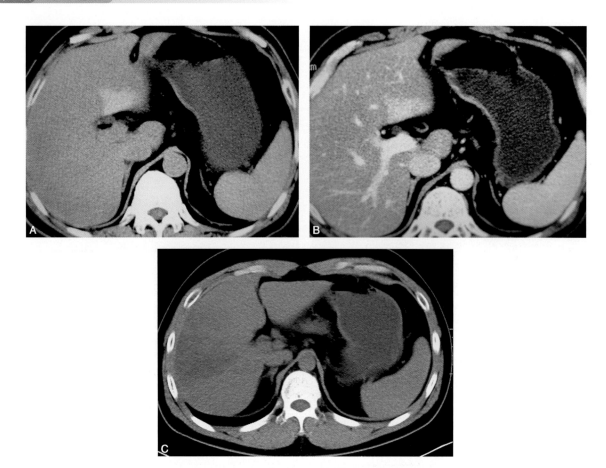

图 1-5-3-5　正常肝岛及局灶性肝脏脂肪浸润

A、B. 正常肝岛,CT 平扫示肝实质密度降低,左内叶肝裂旁见局灶性高密度,增强后该区域仍为片状高密度,整个肝脏强化程度低于脾脏;C. 局灶性肝脏脂肪浸润

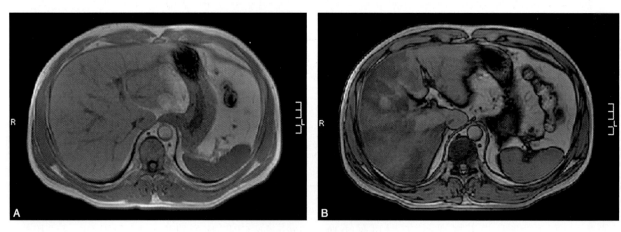

图 1-5-3-6　脂肪肝 MRI

A. MRI 同相位肝实质呈等信号;B. 反相位肝内不均匀信号降低

在反相位图像上,同体素内的水和脂肪不能保持同相进动,迅速失相位,则 T_2 明显缩短,信号降低。脂肪肝在同相位图像上表现等或稍高信号,与正常肝实质的信号强度相似;在反相位图像上,肝内脂肪与水含量越接近,肝实质信号下降越明显。观察同反相位图像的肝实质信号的变化,可作出脂肪肝的 MRI 诊断。最近,3.0T MRI 新开发应用的水-脂分离成像,一次扫描可以同时获得四幅图像,分别为同相位、反相位、水相、脂相,为脂肪肝的研究或肝内含脂肪病灶的鉴别提供更多的信息。

测量并比较同相位和反相位的信号强度的差别,可进行脂肪肝严重程度的评价。测量方法首先选择无大血管及大胆管的肝实质,分别设定感兴趣区(感兴趣区尽可能大),并测量图像上感兴趣区信号强度值,一般需要多个部位测量然后再计算出肝组织信号强度的平均值;进一步通过公式计算肝脏脂变指数（fat index, FI）。公式为（$SI_{in} - SI_{out}$）/SI_{in}（式中 SI_{in} 为同相位信号强度，SI_{out} 为反相位信号强度）。还可用伪彩图显示脂肪含量。

应用磁共振波谱成像（MR spectroscopy, MRS）进行肝脏脂肪定量测定。主要为 ^{1}H-MRS，是目前唯一可无创研究活体组织代谢、生化改变及化合物定量的方法。根据 MRS 谱线上各共振峰位置的不同及波峰数目、大小变化，可推断组织中化合物或代谢物的分子结构，并定量检测相应物质的相对含量。在人类的 MRS 成像中，可得到左高右低的原始谱线，经图像后处理后可得到清晰显示水峰和脂峰的波谱曲线。水峰位置在 4.7ppm 附近，脂峰位置在 1.3ppm 附近。脂肪肝的 MRS 检查，可见脂峰升高，脂峰下面积增大。脂肪浸润越重，脂峰越高，重度的脂肪肝患者脂峰接近水峰，甚至高于水峰。在 MRI 检查中，脂肪肝 MRI 平扫信号改变的同时，出现 MRS 的脂肪峰增高，更说明脂肪肝的存在及其严重程度（图 1-5-3-7）。

随着梯度回波或多回波成像 Dixon 或者 IDEAL-IQ 技术的不断改进和应用，它可以通过一次扫描同时产生水像、脂像、脂肪百分数图像和 R_2^* 弛豫图像。这项技术通过采集 6 个回波信号并通过迭代最小二乘法估测复数域映射，利用复数域重建来区分水与脂肪并得到动态 0%~100% 的脂肪比，然后再利用幅度重建对脂肪比定量进行微调并除去相位错误，最后结合这 2 次重构的结果，对 T_2^* 进行估测，生成最终的 R_2^*、水相、脂相、脂肪分量图像，从而彻底消除了 T_2^* 对脂肪定量评估的影响，能够准确地区分水、脂质子和铁等顺磁性物质对弛豫率的影响，并且建立脂肪模型，可以在脂肪分量图上直接测量脂肪含量的百分比。

质子密度脂肪分数（proton density fat fraction, PDFF）通过参数设置将纵向弛豫时间 T_1、横向弛豫时间 T_2 及 T_2^* 对 MR 信号的影响降到最低，组织中质子的密度成为影响磁共振图像信号强度的主要因素，利用该成像方式可以获得质子密度脂肪分数。MRI-PDFF 是能够无创地、客观性定量测量组织脂肪分量的成像方法，其反映组织的脂肪分量的数值更精确，在量化评价脏器脂肪变方面具有非常高的敏

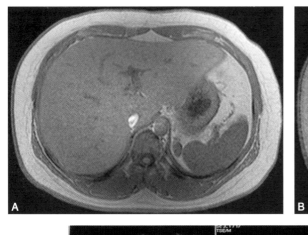
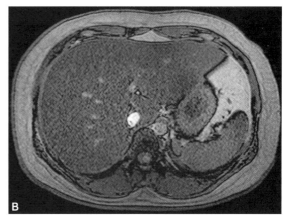
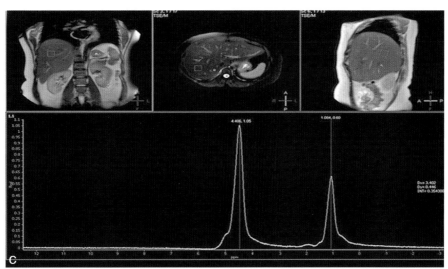

图 1-5-3-7 脂肪肝 MRS 脂肪定量

A、B. MRI 正相位及反相位图，示肝脏较明显脂肪浸润；C. MRS 脂峰升高（右侧峰）

感性。

【诊断要点】

肝脏CT出现弥漫性或某一肝叶、肝段密度均匀降低,其肝/脾CT值小于0.8,即可诊断为脂肪肝;MRI检查时,脂肪肝T_1WI及T_2WI上肝实质信号增高,或同相位图像为等或稍高信号,反相位图像肝实质信号下降。CT脂肪肝定量评价,可以通过计算肝CT测量值并与脾、腹主动脉或下腔静脉、腹部肌肉的CT值比值而进行评价;脂肪肝的MRI定量评价,可以通过MRS测量脂峰高度和脂峰下面积来进行。

【鉴别诊断】

弥漫性脂肪肝一般诊断不难,鉴别诊断包括一些弥漫性细胞水肿、弥漫性肝炎。后者肝密度降低程度不如脂肪肝明显,同时出现明显肝大,临床表现及肝实质损害明显;局限性脂肪肝需要与肝内占位性病变鉴别,特别是错构瘤或者明显脂肪变性的肝细胞腺瘤、原发性肝癌相鉴别。局限性脂肪肝在CT或者MRI上均无占位效应,对周围的血管、胆管结构没有推移,肝实质内可见正常的血管通过,同时,在MRI的反相位图像上,局限性脂肪肝的信号下降,则可以明确诊断。而占位性病变在CT、MRI的增强扫描时,一般出现不同程度、不同方式的强化特征。

第四节 糖原贮积病

【概述】

糖原贮积病(glycogen storage disease,GSD)是一种先天性糖原代谢紊乱疾病,多数由于糖原代谢酶的缺乏而造成糖原分解或合成障碍,使过多的糖原或异形糖原贮积在组织器官中,主要受累的脏器有肝、肾、脑、肌肉和小肠等。Ⅰ型糖原贮积病最常见,是因肝、肾以及小肠黏膜葡萄糖-6-磷酸酶缺乏使这些器官内糖原过多贮积而引起,肝细胞内贮积物质包括脂肪和糖原,典型的表现为新生儿期出现肝大以及低血糖、高乳酸血症、脂肪代谢紊乱等。肝脏的病理改变主要是:肝细胞普遍增大,形态多样,圆形或多边形,排列紊乱;肝细胞胞质淡染,见颗粒状、球形物质贮积,或形成边界清楚的空泡,汇管区纤维结缔组织增生,并向邻近肝小叶深入,致使小叶结构紊乱,未见假小叶形成;灶性肝细胞坏死,多灶性髓外造血;部分病例伴肝脂肪变性或者间质纤维化改变。PAS染色可见细胞内糖原颗粒。电镜观察:肝细胞胞质和细胞核内见大量糖原堆积及大小不等的脂滴

形成,可作为确诊依据。

患者可首先在新生儿表现为低血糖,血中乳酸过量,更常见的是在3~4个月大时出现肝大或低血糖发作或二者兼有,这些幼儿常常脸型过胖,两颊脂肪组织过多,腹部膨隆,而四肢相对较瘦,身材短小。ⅠA型GSD的临床表现为生长迟缓,肝大、低血糖、高乳酸血症、高尿酸血症、高脂血症等。ⅠB型GSD常反复发生细菌感染以及口腔和小肠溃疡。

并发症包括痛风、肝腺瘤、骨质疏松、肾脏疾病等。大多数Ⅰ型GSD患者在二十几岁或三十几岁时可发生肝腺瘤。低血糖反应性亲肝激素对肝脏的刺激可能是这些腺瘤的发病机制。

【影像检查技术优选】

常用检查为超声、CT检查及MRI检查。

【影像学表现】

超声显示肝脏增大,肝实质回声增强以及肾脏增大的超声声像图表现可提示Ⅰ型GSD。CT表现主要为肝脏体积明显增大,密度增高(图1-5-4-1),部分患者可以同时观察到骨骼肌的密度增高。研究表明该病患者肝脏CT显示弥漫性或局灶性高密度的区域,组织学检查显示较多的糖原沉积,骨骼肌CT上的高密度区域代表糖原的聚集伴有严重空泡性肌病。研究显示对肝脏糖原蓄积的检测CT比超声更为灵敏,但该病常伴有弥漫性肝脂肪浸润,因此可完全或部分抵消糖原对肝脏密度的影响,肝脏密度高低取决于糖原和脂肪的相对量,可以表现为增高、正常或降低。在Ⅰ型GSD患者中,脂肪和糖原同时浸润肝脏导致肝脏CT密度范围为13~80HU,在CT扫描时脂肪浸润可能有助于老年患者合并肝脏腺瘤或者肝癌等肝脏肿瘤的显示。此外有研究报道半数患者肾皮质的CT衰减系数增加,提示糖原沉积于肾脏。PET-CT图像可以显示肝脏肿大并导致肝脏整体FDG高摄取,另外还可以观察到骨髓活性增加、脾肿大导致整体脾高摄取、肌肉FDG弥漫性增强等征象。

GSD是一种遗传缺陷,可引起糖原在肝脏或者肌肉组织中的积累。在超声检查中,肝脏在糖原储存疾病和脂肪变性中均显示出高回声,GSD的高回声性可能取决于糖原和/或脂肪的积累。磁共振成像的化学位移序列可以区分只含有水的组织和同时含有脂肪和水的组织。研究表明GSD患者与正常人肝脏的超声检查回声强度有显著差异,GSD患者与正常人的脂肪含量相似,糖原贮积病患者与超重肥胖患者的脂肪含量不同,所以目前的数据表明,化

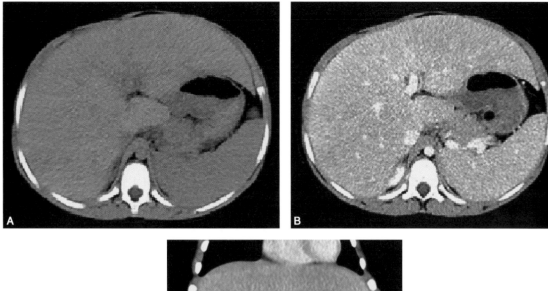

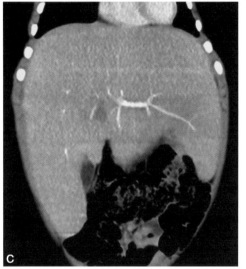

图 1-5-4-1　糖原贮积病肝脏 CT 表现
女性,11 岁,Ⅰ 型 GSD。A. CT 平扫肝脏实质密度均匀增高;B、C. 增强扫描,肝脏明显增大,均匀强化

学位移磁共振成像可能排除脂肪沉积作为 GSD 患者肝内高回声的原因。

有学者采用自然丰度 ^{13}C 磁共振波谱(MRS)技术,在 1.5T 的常规全身系统上,对Ⅰa 型 GSD 患者的肝糖原绝对浓度进行无创检测,该研究显示 ^{13}C-MRS 扫描的结果与常规肝脏活检的结果一致, ^{13}C-MRS 可以半定量显示Ⅰ型 GSD 患者肝糖原增多,在Ⅲa 型 GSD 患者肝脏和肌肉的 ^{13}C 谱图中也可以观察到糖原信号的增加,这一信号也是半定量评估的;该患者头部的 ^{13}C 波谱在 71～85ppm 的区域包含额外的共振。在体内 ^{13}C 谱图中缺乏内部标准显示了糖原绝对定量在健康受试者和患者中的重要性。因此自然丰度 ^{13}C-MRS 可作为一种直接、快速、无创的定量患者肝糖原含量的工具。

【诊断要点】

本病比较少见。病史及病因检查非常重要,临床上,主要诊断依据是肝脏肿大、空腹低血糖、高乳酸血症、高尿酸血症和高脂血症;次要诊断依据是生长迟缓、娃娃脸、中心性肥胖、腹泻和反复鼻出血。初诊为 GSDⅠ型结合有无粒细胞减低和反复感染症状分成Ⅰa 型和Ⅰb 型,再分别进行 *G6PC* 和 *G6frr* 的基因检测基本可以明确诊断。

【鉴别诊断】

主要与血色病肝脏铁沉积及慢性肝病继发肝糖原沉积进行鉴别。对于可疑婴儿型 GSDⅡ,应注意与心内膜弹力纤维增生症、Danon 病、GSDⅢ及Ⅳ型、脊髓性肌萎缩Ⅰ型、先天性甲状腺功能减低症、原发性肉碱缺乏症等鉴别。晚发型患者应注意与肢带型肌营养不良、多发性肌炎、线粒体肌病、强直性肌营养不良、其他糖原贮积病(如 GSDⅡ、Ⅳ、Ⅴ型)、脊髓性肌萎缩和肌原纤维肌病等鉴别。

GSDⅣ型早期临床症状和体征多不典型,尤其是发病较晚的病例更易于误诊或漏诊,鉴别诊断首先与成人葡聚糖小体病(adult polyglucosan body disease)鉴别,该病同样为分支酶缺乏,但临床表现差异很大,神经系统受累较早,表现为运动发育迟缓、近端肌肉无力和萎缩,痴呆以及共济失调比较常见;头颅影像学多个部位可见到异常病灶;肌肉和神经病理均可见到大小不一的葡聚糖小体。同时应与其他类型的糖原累积病鉴别。

第五节 血 色 病

【概述】

正常人体贮铁总量约 1g,过多的铁质在体内贮存和沉积称为血色病(hemochromatosis),又称血色沉着病。

铁作为一个重要的辅因子,在氧化磷酸化、多巴胺合成和更新以及羟基自由根基形成之中起积极的作用。人体内的铁分两大部分,一部分为功能铁,含量为 35~45mg/kg,主要为红细胞内血红蛋白,以及少量的肌红蛋白和各种细胞代谢、分化、生长所需的含铁酶。另一部分为储存铁,以铁蛋白和含铁血黄素的形式分布于肝脏、脾脏、骨髓的单核巨噬细胞系统,以及肝细胞中。

人体内铁的来源主要是通过巨噬细胞对衰老的和不正常的红细胞的吞噬获得,仅少部分是通过肠道吸收获得。所以机体的铁代谢是相对封闭的,主要是循环利用。一些严重贫血,尤其是先天性溶血性疾病,如地中海贫血重型患者,治疗中需要长期反复输血,而输送的血液中带有大量的铁,这些铁由吞噬细胞吞噬衰老的红细胞后释放,增加机体内铁的超负荷。巨噬细胞释放铁的主要形式是转铁蛋白,同时也有由柠檬酸盐和清蛋白形成的有毒性的非转铁蛋白结合铁(non-transferrin-bound iron,NTBI),过多的铁首先沉积在肝脏、脾脏、骨髓的网状内皮系统,然后会沉积在肝细胞、心肌和内分泌器官。细胞外与铁蛋白结合的铁通过细胞的内吞作用进入细胞内的不稳定性铁库(labile iron pool,LIP),此种形式的铁有很高的毒性。细胞内暂时无需使用的铁以由载脂蛋白组成的铁蛋白的形式储存,这种铁蛋白是没有细胞毒性的。当这种铁蛋白的容量超过了不稳定铁库的容量,铁蛋白就会变性,形成含铁血黄素,以这种形式存在的铁有更高的毒性。LIP 中的铁,有二价铁,也有三价铁,二价铁与氢和脂质过氧化物反应,可产生剧毒的羟基自由基和脂质过氧化物,损害细胞膜、蛋白质和核酸,最后导致细胞死亡,器官功能障碍。肝脏长期慢性的含铁血黄素沉积,引起肝细胞变性、坏死及纤维化形成,发生肝硬化和门脉高压症,少数还可继发肝癌。晚期,可引发心力衰

竭、心律失常、肝硬化或纤维化、不孕或性腺功能的异常、糖尿病、生长障碍、关节炎和骨质疏松等多种并发症。另外,引起体内铁超负荷还有两个因素,首先是由于贫血引起骨髓造血旺盛,使肝脏抗菌多肽分泌减少,从而使肠黏膜对铁的吸收增加;其次是人体对铁的排泄是持续的、强制性的和有一定限度的,不能因为铁的超负荷,而增加对铁的排泄。

本病好发于中年人,但对于一些地中海贫血等先天性血液病患者,由于长期输血治疗而继发铁沉积,则发病年龄多见儿童,男性为女性的 5~10 倍。

实验室检查,可进行血清铁、血清铁饱和度及血清铁蛋白测定。血清铁常高达 36μmol/L 以上,总铁结合力降低,血清铁饱和度可增高到 80%~100%,血清铁蛋白测定增高,一般血清铁蛋白测定男性>300μg/L,女性>200μg/L,则提示铁质存储过多。但由于血清学检查是间接性评价,对体内铁浓度诊断不十分可靠。

在肝脏,过多的铁物质,以血黄素颗粒形式分布在肝汇管区周围或小叶边缘。通过肝穿刺病理检查,不仅可以获得肝脏铁沉积的诊断,还可以进行肝铁浓度(liver iron concentration,LIC)的测量。正常肝组织铁含量<50μmol/g(干重),肝铁沉积症肝内铁含量升高,可高达 200μmol/g。铁浓度增高也见于酒精肝,但酒精肝铁浓度升高不如血色病升高明显。肝活检病理组织检查可见肝细胞内大量铁沉着,同时伴有肝纤维化和肝硬化的病理改变。肝活检病理学检查,根据肝细胞铁颗粒沉积受累范围,把肝脏铁沉积程度进行以下分级:①0 级,无铁沉积;②Ⅰ级,铁颗粒散在细小分布,受累阳性细胞<50%;③Ⅱ级,铁颗粒弥漫分布在 50%~75% 细胞;④Ⅲ级,铁颗粒密集,成堆聚集在 75% 以上细胞内。或根据肝干重中所含铁浓度进行分度:LIC<36μmol/g 为正常;36~150μmol/g 为轻度肝脏铁沉积;150~300μmol/g 为中度的肝脏铁沉积;>300μmol/g 为重度的肝脏铁沉积。但是肝穿刺首先是创伤性检查,而且所获得的肝脏组织往往不足 1mg(干重),难以保证铁含量的测定分析。其次肝脏铁沉积的不均匀也可影响穿刺的结果。这些因素的存在使得肝穿刺难以在临床中广泛应用。在实际的临床工作中,影像学对于肝脏铁沉积的诊断起到十分明显的作用。

临床上分为原发性或特发性和继发性血色病,原发性为常染色体隐性遗传性疾病,是肠道铁的吸收过多而引起体内铁质负荷增加;继发性多见于体内红细胞破坏过多,多次输血或长期服用铁剂。体

内器官的铁沉积,主要发生在肝、脾、胰、肠管、心等,以肝脏为最主要受累器官,大约70%铁沉积在肝脏。本症的临床表现有三个特征,肝内含铁血黄素颗粒沉积;合并糖尿病;皮肤色素沉着症。临床表现肝脏受累及最早,95%出现肝脏肿胀,后期可发生肝硬化和肝功能损害;50%发生脾大;90%有皮肤色素沉着,呈铁灰色,一般为全身性,在暴露处皮肤更加明显;65%合并糖尿病;15%合并心脏病;25%~50%关节损害。少数有睾丸萎缩和性功能减退等。由于肝脏铁沉积最显著,后期可发生肝硬化和肝功能损害,严重者继发肝癌,有报道继发肝癌高达5.8%~42.9%;同时肝脏体积比较大,比较容易进行活检和病理检查,因此,肝脏的含铁量的检查成为临床血色素病诊断的最主要检查。

【影像检查技术优选】

肝血色病的超声检查文献报道较少,可能与超声对于单纯肝铁沉积的特异性较低有关。CT是检查肝血色病的常规方法,肝脏含铁量增多,肝实质密度明显增高,CT值测量超过80HU以上,为定性诊断提供依据。但定量诊断可能受到需要更高的CT软件技术应用的影响。MRI是肝血色病最重要的检查方法,铁是顺磁性物质,明显降低肝脏的T_1、T_2弛豫时间。近年来利用GRE多回波序列对T_2^*或者R_2^*值进行肝铁的定量测定,以提供肝铁沉积定量诊断信息,目前,磁共振成像已经是肝铁沉积定量诊断及治疗后随访复查的一种无创性、便捷性且可重复性高的检查方法。磁敏感加权成像(SWI)是一种利用组织磁敏感性不同进行成像的技术,实际上

也是一种T_2^*技术,它是一种长回波时间(TE)3个方向上均有流动补偿的梯度回波序列,与传统T_2^*加权序列比较,具有三维、高分辨率、高信噪比的特点。有不同磁敏感度的组织在SWI相位图上可以被区别,SWI再通过高通滤波方法得到校正的相位图,然后建立相位蒙片,来增加磁矩图的对比和增加组织间的磁敏感度差异,使对磁敏感效应的敏感化最大化。铁负荷过重时可引起局部磁场不均匀,从而导致自旋质子的去相位。

【影像学表现】

(一)肝脏血色病及铁沉积的CT表现

铁是密度很高的物质,严重的肝脏铁沉积症,CT平扫就可发现肝脏密度明显增高,应用常规的电压扫描,CT值测量可高达80HU甚至100HU以上,血管内的血液密度较低,在普遍均匀密度增高的肝脏背景下,肝门静脉和肝静脉呈低密度(图1-5-5-1),与低密度的脂肪肝背景下血管呈高密度刚好相反。当肝脏铁沉积症发展继发肝硬化时则CT出现肝脏的体积缩小、表面轮廓不光整、肝裂增宽、胆囊移位、肝实质内出现弥漫性再生结节等表现,并且可能出现脾大、腹腔积液、食管-胃底静脉曲张或者门静脉高压的表现;在肝硬化基础上发生恶变,出现肝癌时则出现肝癌的形态学表现及强化特征。在肝铁沉积症CT诊断中,必须注意到铁沉积较轻的病例,CT值不一定升高而不能作出诊断,CT只能对于严重病例作出诊断。理论上说,CT值的高低与铁沉积量成正比,CT值越高,表示铁沉积越严重,但目前的CT值测量,还受到CT机器设备、扫描条件以及肝脏同时

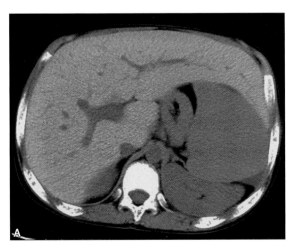
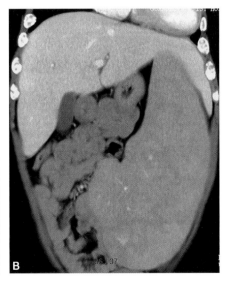

图1-5-5-1 血色病的肝脏CT表现

β地中海贫血患者。A.肝脏CT平扫轴位,可见肝脏密度明显增高;B.增强CT冠状位肝密度增高,脾脏明显增大

出现的纤维化、脂肪变性等方面的影响。在双能 CT 上,基于双能的后处理分析及基于图像的多种算法,能够对物质进行区分和定量,一项关于铁沉积的体模实验结果显示,根据铁特性的三物质分离算法,构建了虚拟铁浓度图像(virtual iron concentration,VIC),实现了对铁的定量测定。研究还表明 VIC 能够剔除脂肪的干扰因素。VIC 是基于铁物质特异性斜率的一种算法,通过对临床上广泛使用的碘物质算法软件(Liver VNC)的参数改换而实现的。同碘类似,铁的 CT 值的改变,也是依赖能量的改变。在 X 线能谱分析 $Fe(NO_3)_3$ 的体外实验中,发现铁的斜率小于碘的斜率。肝铁沉积的体模实验结果显示,VIC 同肝铁呈高度的线性相关,所以双源 CT 的虚拟铁浓度图像可以很好的定量肝脏的铁沉积。

(二)肝铁沉积 MRI 表现

1. 形态学表现 由于铁的顺磁效应,使铁超负荷的组织细胞局部产生不均匀磁场,周围水分子质子被这不均匀磁场弥散失去相位一致性,造成信号缺失,即产生组织的 T_1 和 T_2 弛豫时间缩短,一般 T_2 的缩短是 T_1 的 15 倍。因此,在 T_1 和 T_2 加权成像,铁超负荷的肝脏组织信号强度明显减低,肝脏 T_1WI 和 T_2WI 信号下降,出现所谓"黑肝"征象,尤其在梯度回波和自旋回波 T_2 加权图像上,肝脏的信号强度甚至可接近背景噪声。由于肌肉一般不出现铁沉积,在观察受累器官的信号改变时,通常以肌肉信号为参照。正常情况下,肝脏信号总是高于肌肉信号,因此,当肝脏信号低于肌肉信号时,则为不正常的肝脏信号降低。在肝铁沉积的同时,胰腺、脾脏 T_1WI 及 T_2WI 信号也出现弥漫性降低。脾脏一般表现比较明显,原发性和继发性血色病所累及的器官有所不同,继发性血色病,由于反复输血,血红蛋白主要沉积在网状内皮系统,脾脏表现 MRI 的 T_1WI 及 T_2WI 信号弥漫性降低,T_2WI 表现比较明显。原发性血色病脾脏一般没有受累,但可累及胰腺和心肌,出现胰腺和心肌 MRI 信号异常。相反继发性血色病的胰腺一般受累程度均较轻。严重的病例,骨髓也出现铁沉积,脊椎骨髓也表现 MRI 的 T_1WI 及 T_2WI 信号弥漫性降低。注意观察这些器官的 MRI 信号异常,进一步增加了肝铁沉积症的诊断信息。除了肝脏信号改变外,肝、脾增大也比较常见,尤其是地中海贫血(thalassemia)等病例(图 1-5-5-2)。

2. MRI 定量测量 临床上,对于肝铁沉积治疗前需要了解肝铁沉积的程度,即肝铁的定量以确定是否需要采取去铁治疗;治疗后,又要了解肝的含铁是否已经降低,即治疗的效果评估,这是十分重要的问题。

而对于治疗前后肝含铁量的变化,临床常用血清铁蛋白测定,这是一种方便、经济的实验室检查方法,可以粗略地反映体内含铁总量,但当含铁量高出一定范围便不能再测量出来,并且其测量具有较大的波动性,尤其伴有感染及一些肝脏疾病,可影响其测量的准确性。同样血清铁、转铁蛋白、转铁蛋白饱和度也不能准确反映体内含铁水平。肝活检后经原子分光光度仪测量肝铁浓度被认为是评估 HIC 的"金标准"。然而肝活检是一种侵入性的检查方法,容易导致多种并发症,并且肝脏铁沉积分布是不均匀的,尤其是具有肝硬化时,肝硬化也增加了肝穿的风险。

肝铁磁共振定量技术作为一种无创、简便、准确、可重复性检查铁沉积的技术,已逐渐被大家广泛接受,并在临床中显出较大潜力。目前有关测量技术包括肝脏/肌肉信号强度比值法和 T_2 或 T_2^* 值测定法。

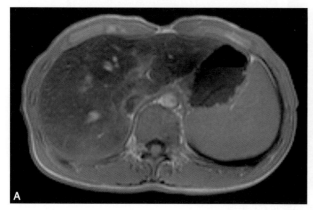
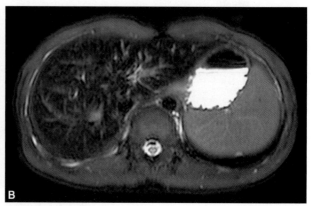

图 1-5-5-2 血色病的肝脏 MRI 表现
A.肝脏 MRI T_1WI 肝脏呈等信号;B. T_2WI 见全肝信号明显、均匀降低,呈"黑肝"表现

（1）肝脏/肌肉信号强度比值法:测量肌肉信号选择竖脊肌,因为竖脊肌与肝脏可在同一层面,而且变异较少。其原理是,由于骨骼肌组织一般不会有铁沉积,信号强度相对稳定,而肝脏信号强度的改变则受到含铁量不同的影响。测量方法比较简单,采用1.5~3.0T高场磁共振都可以完成。通过肝脏常规扫描获得肝脏MRI图像。选择横截面扫描序列中胰腺体部所在层面。分别在肝脏及右侧竖脊肌画出感兴趣区域(region of interest,ROI),肝脏ROI面积约5cm²,尽量避开肉眼所见的血管、胆管及脂肪;竖脊肌ROI面积约2cm×2cm。肝脏在不同部位画5个ROI,分别测量其信号强度,求其平均值;右侧竖脊肌画1个ROI,测量其信号强度;然后计算肝脏/右侧竖脊肌的信号强度比值。正常肝脏、肌肉信号强度比值为1.51±0.17。

（2）T_2或T_2^*值测定法:人体内组织成分不同,其T_2或T_2^*弛豫时间也不同,包括肝组织中的铁沉积,也影响T_2或T_2^*值的变化。在检查中,如果肝脏的其他组织成分不变,测得的T_2或T_2^*值则反映肝脏的铁浓度。由于T_2和T_2^*与HIC呈对数关系,测得T_2和T_2^*后,采用与LIC呈直线正相关的$1/T_2$和$1/T_2^*$也就是弛豫率(relaxationratie,R),R_2和R_2^*来代表肝脏含铁量,R_2或R_2^*越高,肝脏含铁量越多。

T_2值测定法的MRI扫描和测量方法:采用自旋回波(SE)的多回波序列,通过1.5T MRI设备检查扫描,MRI设备一般自带软件,多回波扫描后自动形成一幅图像(MAP图),可直接测量T_2值。

T_2^*值测定法的MRI扫描和测定方法:梯度回波序列进行多回波参数扫描,使用1.5T MRI扫描仪扫描,患者数据通过CMRtools软件处理后获取MAP图,在肝右叶避开肉眼所见肝内血管、胆管,画出ROI,面积约5cm²,测值即为肝脏T_2^*(图1-5-5-3);目前国际1.5T MRI肝铁测量参考标准见表1-5-5-1。

表1-5-5-1　肝铁沉积1.5T评估参照标准

肝脏铁沉积程度	T_2^*值/ms	干重/(mg·g⁻¹)
正常	>6.3	<2
轻度	>2.7~6.3	2~>5
中度	1.4~2.7	5~10
重度	<1.4	>10

（3）定量磁敏感技术(QSM):磁化性是组织的固有特征,反映了磁敏感物质在外加磁场作用下的磁化程度。人体中的铁主要以脱氧血红蛋白和含铁血黄素的成分存在,属于顺磁性物质,因此可通过测量信号强度的变化反映铁的含量。定量磁敏感技术(quantitative susceptibility mapping,QSM)是一种全新的磁敏感显示成像技术,和磁敏感加权成像(susceptibility weighted imaging,SWI)相似之处在于其也是利用组织磁敏感差异形成的图像对比,但SWI是对比来自于组织之间磁化率的相对差异,而QSM可通过梯度回波相位图计算出组织的磁化率,实现绝对对比。QSM结合了水脂分离技术,可以减轻脂肪沉积对铁含量定量的影响,在R_2^*值为$400s^{-1}$以上时也可以得到稳定的结果。同时通过分次屏气,重建时去除了主磁场B_0对相位的影响,不受R_2^*偏倚

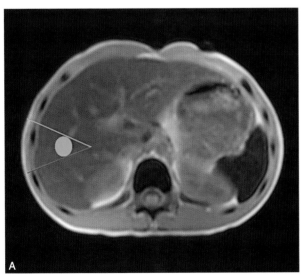
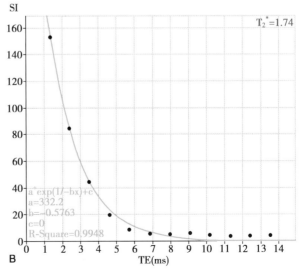

图1-5-5-3　血色病的肝脏 MRI-T_2^* 测值
GRE序列可见肝脏实质信号减低,利用CMR软件测得肝右叶兴趣区域T_2^*值为1.74ms

的影响,可直接定量肝脏磁化率值,而且磁化率值和肝铁浓度表现为显著正相关,因此 QSM 进一步提高了铁定量的准确性。

【诊断要点】

通过观察 MRI 和 CT 表现,可对原发性或继发性肝铁沉积作出诊断。如果发现肝、胰铁沉着明显,而脾脏不受累,则原发性肝铁沉积症多见;如果肝、脾受累,胰不受累,则可能为继发肝铁沉积症。

【鉴别诊断】

1. 肝糖原贮积病　该病是由于糖原合成或者分解过程中某些酶的缺陷或者结构异常,导致肝脏内糖原异常增多,CT 主要表现为肝脏体积增大及密度增高。肝糖原贮积病与肝铁沉积需要结合临床资料,可以用双能量 CT 或者 MRI 的 T_2^* 定量的方法扫描,能够对糖原和铁的成分进行定量以帮助诊断。

2. 肝豆状核变性　该病又称为 Wilson 病,为常染色体隐性遗传的铜代谢障碍性疾病,好发于儿童和青少年。铜沉积于肝脏容易导致急性肝功能损害及溶血,进一步发展则会引起肝纤维化和肝硬化,本病的 CT 表现与肝血色病所导致的铁沉积类似,都表现为肝脏增大,密度增高,后期则出现肝脏体积缩小、肝叶比例失调、甚至门脉高压等肝硬化的表现。但前者脑部 CT 表现为基底节区低密度影及广泛性脑萎缩。MRI 对于现实肝硬化特别是头部豆状核、尾状核头、丘脑等区域的异常信号改变更为敏感。

第六节　肝豆状核变性

【概述】

肝豆状核变性(hepatolenticular degeneration,HLD)在现有人类孟德尔遗传数据库(OMIM277900)又名 Wilson 病(WD),是一种常染色体隐性遗传的铜代谢障碍疾病,致病基因 *ATP7B* 基因突变定位染色体 13q14.3,编码一种铜转运 P 型 ATP 酶。ATP7B 基因突变导致 ATP 酶功能减弱或丧失,引起血清铜蓝蛋白(ceruloplasmin,CP)合成减少以及胆道排铜障碍。

患者发病年龄多在 5~35 岁,男比女稍多。Wilson 病临床表现呈多样性,主要是因为铜代谢障碍,蓄积于体内的铜离子在肝、脑、肾、角膜等处沉积,引起进行性加重的肝硬化、锥体外系症状、精神症状、肾损害及角膜色素环等。可以出现 K-F 环以及肝硬化相关急性溶血发作等。当患者存在典型的 K-F 环,血清铜蓝蛋白<0.1g/L,24h 尿铜>1.6μmol,肝豆

状核变性 ATP7B 基因测序发现 2 个致病突变位点,则可以诊断该病。肝豆状核变性也是少数几种可以治疗的神经遗传疾病之一,关键是早诊断,早治疗,晚期治疗基本无效。铜代谢异常首先沉积的部位是肝脏,肝脏影像检查显示肝豆状核变性累及肝脏造成肝硬化的改变。Wilson 病患者铜在肝脏蓄积,往往会造成肝脏的慢性损伤甚至引起肝硬化,但是 Wilson 病患者的原发性肝癌发生率却很低。一项多中心的研究对 1 186 例 Wilson 病患者进行了回顾分析,结果只有 14 例(1.2%)患者发展成为原发性肝癌,其中肝细胞肝癌 8 例,肝内胆管细胞癌 6 例。然而乙型肝炎肝硬化、丙型肝炎肝硬化、酒精性肝硬化的原发性肝癌发生率分别是 10%、17%、8%,明显高于 Wilson 病的原发性肝癌发生率。Wilson 病患者原发性肝癌发生率相对较低的可能原因有:①很多 Wilson 病患者在进展成为原发性肝癌之前,已经死亡;②很多不明原因的肝硬化或者原发性肝癌患者,其原发病可能为 Wilson 病,但临床未能明确诊断;③Wilson 病患者明确诊断后即接受了青霉胺、锌剂等驱铜治疗。

【影像检查技术优选】

超声仅能显示肝豆状变性患者的肝实质光点增粗;CT 及 MRI 可以更好显示肝豆状变性累及肝脏后出现肝硬化的形态学改变。

【影像学表现】

肝豆状核变性患者肝硬化表现与其他疾病所致的肝硬化类似,并没有其特征性;但其多在青少年发病,引起肝脾肿大,和其他慢性肝病改变,多为结节性肝硬化或肝脂肪变性征象。

CT 及 MRI 表现主要改变是形态学上的改变如结节性肝硬化。早期因为肝细胞受损可出现肝脏的肿胀增大,主要为右肝,各肝叶比例正常,肝细胞继发脂肪变性,表现为肝脏密度降低,最后形成肝硬化,表现为肝内多发大小不等、直径 1~3cm 边界清晰的再生结节,平扫时结节呈稍高密度或稍高信号,T_2WI 呈等或稍低信号,增强扫描呈等或稍低密度/信号,一般动脉期无强化。

CT 表现与肝血色病所导致的铁沉积类似,都表现为肝脏增大,密度增高,后期则出现肝脏体积缩小、肝叶比例失调、甚至门脉高压等肝硬化的表现(图 1-5-6-1)。但肝豆状核变性脑部 CT 表现为基底节区低密度影及广泛性脑萎缩,可以鉴别。MRI 对于头部豆状核、尾状核头、丘脑等区域的异常信号改变更为敏感。CT、MRI 能显示 Wilson 病的脑部病理

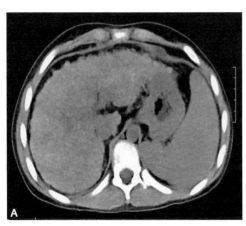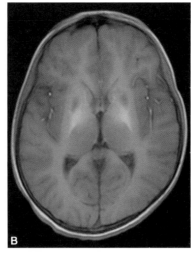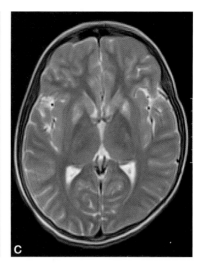

图 1-5-6-1 肝豆状核变性影像表现

A. 肝脏 CT 平扫,肝脏表面结节状改变,肝实质弥漫稍高密度结节;B、C. MRI T_1WI 和 T_2WI,表现为两侧豆状核、尾状核头见基本对称的斑片长 T_1 长 T_2 信号病灶

改变,发现变性病灶的部位、范围、数量以及所继发的脑萎缩。变性病灶在头颅 CT 及 MRI 上表现为双侧对称分布的异常密度及信号区,主要累及豆状核、尾状核、丘脑、红核、黑质、导水管周围以及小脑齿状核。也可见于皮层下白质,但常为非对称性。病灶在 CT 上呈低密度,MRI T_1 加权像上呈低信号,T_2 加权像上呈高信号。其密度和信号改变在早期或程度较轻者常不如后期或程度较重者明显。脑室扩大与病变累及的部位有关。豆状核及丘脑受累者,三脑室扩大;尾状核头受累者侧脑室额角扩大,脑干受累者脑干周围蛛网膜下腔和四脑室扩大。此外还可常见大脑皮层萎缩引起的脑沟增宽以及小脑萎缩所致的后颅窝蛛网膜下腔增宽。

【诊断要点】

5～35 岁青少年不明原因出现肝损害继而在 CT 及 MRI 检查中出现肝硬化形态改变应警惕此病,有 85%脑型患者,50%肝型患者会出现 MRI 豆状核(尤其壳核)、尾状核、中脑和脑桥、丘脑、小脑和额叶皮质 T_1 加权像低信号及 T_2 加权像高信号,或壳核、尾状核在 T_2 加权像显示高低混杂信号,还可以有不同程度的脑沟加深、脑室扩大征象。

【鉴别诊断】

该病的腹部 CT 表现与肝血色病所导致的铁沉积类似,都表现为肝脏增大,密度增高,后期则出现肝脏体积缩小、肝叶比例失调、甚至门脉高压等肝硬化的表现。但前者脑部 CT 表现为基底节区低密度影及广泛性脑萎缩,可以鉴别。MRI 对于头部豆状核、尾状核头、丘脑等区域的异常信号改变更为敏感。该病的头颅 CT 或者 MRI 扫描,双侧基底节、丘脑以及脑干等部位对称性的异常密度或信号区是 Wilson 病脑部病理改变的特点,但这一影像征象并不具特征性,因为相似的表现需要与脑炎、一氧化碳中毒以及多发性硬化等病变相互鉴别,仅凭 CT、MRI 扫描的改变对于鉴别诊断有一定困难。但结合病史、实验室检查以及其他临床资料,则不难将 Wilson 病与这些病变区分开来。

(龙莉玲 杨光鑫 陈钇地)

参 考 文 献

1. 付芳芳,王梅云,史大鹏,等.多种模型 MRI 扩散加权成像评估慢性乙型病毒性肝炎肝纤维化程度的价.中华放射学杂志,2018,52(2):113-118.

2. 陈洋溢,刘成海.慢性肝炎病理评价分类系统的发展与未来.临床肝胆病杂志,2018,34(5):1098-1102.

3. 龙莉玲,黄仲奎,丁可,等.多层螺旋 CT 肝脏灌注成像评价慢性肝纤维化、肝硬化的价值.中华放射学杂志,2012,46(4):1005-1201.

4. 黄仲奎,陆力坚,龙莉玲.慢性肝病及其肝功能储备的扩散加权成像研究.中华放射学杂志,2010,44(12):1263-1268.

5. 李若坤,曾蒙苏,强金伟,等.肝硬化结节癌变的磁敏感加权成像表现与病理的对照研究.中华放射学杂志,2013,47(11):1014-1018.

6. 曹迪,杨正汉,龙莉玲,等.基于兔 NAFLD 模型的双源 CT 及 MRI 肝脏脂肪定量研究.放射学实践,2017,(5):441-446.

7. 高琪,王付言,张晏境,等.氢质子 MR 波谱及多回波 Dixon 技术对非酒精性脂肪性肝病脂肪变定量诊断及分级的价值.中华放射学杂志,2018,(9):677-680.

8. 代英杰,陈琳,郭玉璞,等.糖原累积病Ⅱ型 20 例临床及病理特点.中华神经科杂志,2011,44(2):91-95.

9. 彭鹏,黄仲奎,龙莉玲,等.地中海贫血患者心脏、肝脏铁沉积的 MRI 定量研究.中华放射学杂志,2012,46(3):244-247.

10. 彭鹏,龙莉玲,黄仲奎,等.MRI-R$_2$*定量评价肝铁超负荷患者去铁治疗疗效的研究.中华放射学杂志,2013,47(1):55-57.

11. 田沂,杨旭,蒋永芳.肝豆状核变性患者肝功能及肝脏病理分析.中华消化杂志,2007,(12):817-819.

12. SHENOY-BHANGLE A,BALIYAN V,KORDBACHEH H,et al. Diffusion weighted magnetic resonance imaging of liver:Principles,clinical applications and recent updates. World journal of hepatology,2017,9(26):1081-1091.

13. DING Y,RAO SX,MENG T,et al. Usefulness of T1 mapping on Gd-EOB-DTPA-enhanced MR imaging in assessment of non-alcoholic fatty liver disease. European radiology,2014;24(4):959-966.

14. NOWICKI TK,MARKIET K,IZYCKA-SWIESZEWSKA E,et al. Efficacy comparison of multi-phase CT and hepatotropic contrast-enhanced MRI in the differential diagnosis of focal nodular hyperplasia:a prospective cohort study. BMC gastroenterology,2018,18(1):10-13.

15. ROUX M,PIGNEUR F,CALDERARO J,et al. Differentiation of focal nodular hyperplasia from hepatocellular adenoma:Role of the quantitative analysis of gadobenate dimeglumine-enhanced hepatobiliary phase MRI. Journal of magnetic resonance imaging:JMRI,2015,42(5):1249-1258.

16. LI Q,DHYANI M,GRAJO JR,et al. Current status of imaging in nonalcoholic fatty liver disease. World journal of hepatology,2018,10(8):530-542.

17. TROUT AT,SHERIDAN RM,SERAI SD,et al. Diagnostic Performance of MR Elastography for Liver Fibrosis in Children and Young Adults with a Spectrum of Liver Diseases. Radiology,2018,287(3):824-832.

18. ESTERSON YB. Radiologic Imaging in Nonalcoholic Fatty Liver Disease and Nonalcoholic Steatohepatitis. Clinics in liver disease,2018,22(1):93-108.

19. RUNGE JH,SMITS LP,VERHEIJ J,et al. MR Spectroscopy-derived Proton Density Fat Fraction Is Superior to Controlled Attenuation Parameter for Detecting and Grading Hepatic Steatosis. Radiology,2018,286(2):547-556.

20. ALGHAMDI S,SINCLAIR B,COWIN G,et al. Magnetic resonance spin-spin relaxation time estimation in a rat model of fatty liver disease. Journal of magnetic resonance imaging:JMRI,2018,47(2):468-476.

21. BAHETI AD,YEH MM,O'MALLEY R. Malignant Transformation of Hepatic Adenoma in Glycogen Storage Disease Type-1a:Report of an Exceptional Case Diagnosed on Surveillance Imaging. Journal of clinical imaging science,2015,5(8):47.

22. CHEN ZY,LIU YP. Computed Tomography and Magnetic Resonance Imaging Features of Primary and Secondary Hepatic Glycogenosis. Annals of hepatology,2018,17(6):903-905.

23. PENG PENG,ZHONGKUI HUANG,LILING LONG,et al. Liver Iron Quantification by 3 Tesla MRI:Calibration on a Rabbit Model. JOURNAL OF MAGNETIC RESONANCE IMAGING,2013,38(6):1585-1590.

24. LI H,LIU L,LI Y,et al. Familial screening of children with Wilson disease:Necessity of screening in previous generation and screening methods. Medicine,2018,97(27):e11405.

25. DOHAN A,VARGAS O,DAUTRY R,et al. MR imaging features of focal liver lesions in Wilson disease. Abdominal radiology(New York),2016,41(9):1811-1824.

第六章　血管性疾病

第一节　布-加综合征

【概述】

Chiari(1899)和Budd(1945)分别报告了肝静脉血栓形成病例的临床病理特点,之后将肝静脉阻塞引起的症状群称为Budd-Chiari综合征。

肝静脉阻塞或下腔静脉肝段阻塞的原因主要有:①肝静脉血栓形成,欧美国家多见;②下腔静脉肝段阻塞,多为先天性,亚洲国家多见;③肿瘤压迫肝静脉或下腔静脉。肝静脉回流障碍可致肝硬化和门脉高压。

肝静脉分肝左静脉、肝中静脉和肝右静脉。根据我国资料肝左、中、有静脉分别开口进入下腔静脉者占56.3%,肝中静脉与肝左静脉形成共干后进入下腔静脉占40.6%,而同时有4个开口与下腔静脉者占3.1%,其中另一个开口为左后上缘静脉。下腔静脉静脉由远至近平均内径22~27mm,以肝静脉开口及深静脉开口分为上、中、下三段;肝后的又称肝段,其左侧为尾状叶,右侧为肝右叶。正常下腔静脉流速小于1.5m/s。

一般病程较长,同时存在下腔静脉阻塞和门脉高压的表现。如下肢浮肿、静脉曲张、小腿及踝部色素沉着、腹壁静脉曲张、肝脾肿大、腹水等症状。布-加综合征常根据病因学、持续时间、阻塞的水平以及临床表现分型。临床上常以病程的长短分为①急性:包括顽固性腹水和主要肝静脉血栓形成导致的坏死;②亚急性:起病隐袭,腹水和门静脉侧支循环,少量肝坏死;③慢性:并发肝硬化;④暴发性:黄疸、肝性脑病8周以上。其在临床中的治疗方式包括直接减压手术、间接减压手术、病变直接切除术、肝移植以及近年来兴起的介入治疗。

【影像检查技术优选】

布-加综合征临床表现缺乏特异性,易误诊。以往主要依赖有创的DSA造影诊断,虽然DSA可明确病变位置、程度,但会给患者带来的痛苦和创伤极大,且操作复杂。近年来随着多种影像技术的发展,超声、多层螺旋CT、MRI等无创检查可清晰显示肝静脉或门静脉狭窄的部位及类型,并可指导临床治疗。

由于超声检查,其廉价、操作简易的特点,成为布-加综合征筛查的首选。国内外研究认为超声检查与DSA检查符合率达到90%以上。但是超声对于肝外侧支血管的显示不如多层螺旋CT、MRI,此外也会因肠腔气体及腹水影响观察。而多层螺旋CT及MRI对于肝脏本身的病变和肝内外血管的显示都有其独特的优势,已成为如今临床上确定狭窄位置、累及范围、判断侧支循环、选择治疗方式、疗效评价的重要检查手段。

近年来关于布-加综合征的研究进展在其影像诊断及介入治疗方面,例如三维造影剂增强MR血管成像,是最近发展起来的无创性技术,操作简便,能多方位显示血管解剖。在治疗方面,近年来随着介入医学的进展,医学影像引导技术和介入器材的发展,进一步提高了中远期疗效,扩大了介入治疗的适应证。

【影像学表现】

1. **DSA**　布-加综合征在DSA图像上可呈局部造影剂充盈缺损,可清晰显示血栓形成的狭窄部位,作为诊断布-加综合征的"金标准",不仅可准确显示下腔静脉闭塞的位置、形态、侧支血管的数量、起源部位及下腔静脉内有无血栓等情况,而且在介入治疗的过程中起到关键作用。而近年来3D DSA(仿真血管内镜成像及横断位成像)不仅能显示下腔静脉内血栓与肝静脉或副肝静脉及肾静脉开口的空间位置关系,而且能够显示下腔静脉内血栓与血管壁的关系(图1-6-1-1)。

2. **CT**　布-加综合征病例,CT平扫往往显示肝

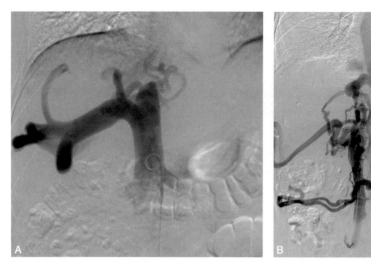

图 1-6-1-1　布-加综合征 DSA
A、B. DSA 示下腔静脉狭窄,造影后可见多发侧支循环

脏密度不均匀,肝脏体积增大,增强扫描示肝脏强化延迟,分布不均匀,以尾叶为中心的区域强化较明显,肝外周密度下降,颇具特征性。这是由于肝内血流经肝静脉回流受阻,而尾叶受累相对较轻,故造成上述表现。另外,还可显示门脉高压的表现,如脾肿大、侧支循环形成等(图 1-6-1-2)。

3. MRI　肝脏形态改变:MRI 和 CT 一样可反映其形态变化,如急性期表现为肝脏肿大,呈弥漫性。亚急性或慢性期,尾叶肿大明显,其他叶萎缩。急性期因肝脏充血,实质内含水量增加,在 T₂WI 上

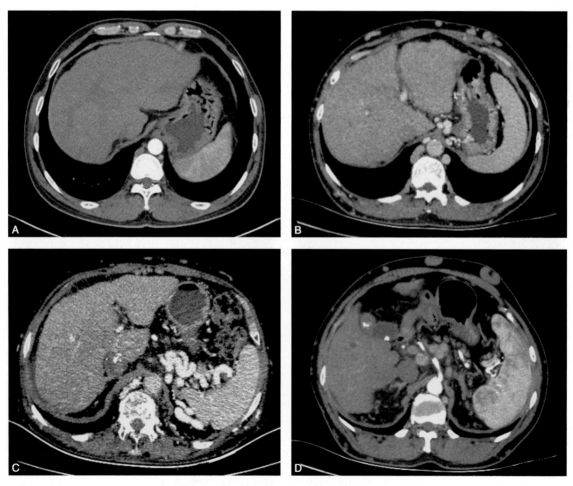

图 1-6-1-2　布-加综合征
A. CT 平扫可见肝脏密度不均;B、C. CT 增强扫描示肝脏强化不均匀,下腔静脉可见充盈缺损,多发迂曲脾动脉,脾脏增大,主动脉旁见扩张的奇静脉和半奇静脉;D. 延迟期,肝实质强化均匀,下腔静脉内见充盈缺损(血栓形成)

呈弥漫性高信号。亚急性及慢性期因肝淤血、中央小叶坏死、肝细胞内铁质及脂肪含量的改变导致肝脏信号不均匀,其中尾叶信号低于其他肝叶或正常。不用造影剂即可显示血管为 MRI 最大的优势。其特征性改变为肝内侧支血管呈"逗点状",肝静脉管径变细或闭塞,肝内下腔静脉变窄,另外,还可见到门脉高压和腹水的征象。MRA 显示血管情况更准确、直观。增强扫描肝脏强化延迟且不均匀,尾叶强化明显,侧支血管的显示更加清晰(图 1-6-1-3)。另外,MRI 还有助于病因的诊断,为临床治疗提供可靠信息。

4. 超声

(1)肝静脉改变:受阻的肝静脉可以是一条或多条,其表现取决于梗阻程度和范围,具体分为:肝段下腔静脉阻塞、膜性阻塞、栓子形成、外压性狭窄和闭塞。未受阻的肝静脉内径正常或由于接受回流受阻的肝静脉呈代偿性扩张,腔内回声正常,血流通畅。

(2)下腔静脉改变:下腔静脉膜性阻塞,肝段下腔静脉内或右心房出见"线样"及"等号"强回声,管腔内可见"自发性显影"现象、栓子在肝静脉腔内呈低-中等的实质性回声、外压性下腔静脉变窄、受阻远端下腔静脉不同程度扩张,内径大于 2.4cm。

(3)肝内和肝周侧支循环建立。

(4)多普勒可见肝静脉或下腔静脉狭窄处呈花彩血流,流速增快。

【诊断要点】

关于布-加综合征也开始采用新的影像技术进行诊断,如三维造影剂增强 MR 血管成像,为无创性技术,操作简便,能多角度多方位显示血管解剖形态。只须一次注射造影剂和短时屏气,即可完成肝静脉、下腔静脉和门静脉成像,只须从外周静脉注入少量造影剂。传输至工作站后,重建成类似 DSA 血管造影的投影图像,同时可采用 MIP 和 MPR 对图像进行重组并分析。

【鉴别诊断】

临床诊断布-加综合征依靠临床表现结合影像学检查。但应与下肢静脉曲张等疾病相鉴别。下肢静脉曲张一般具有明显的形态特征,多发生于持久从事站立工作和体力劳动的人群,下肢可有酸胀感,

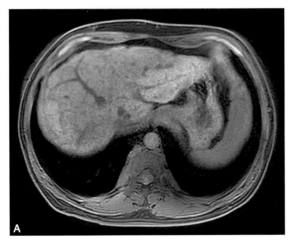 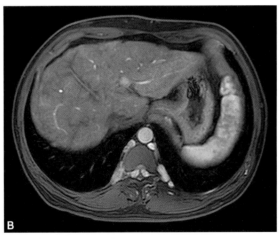
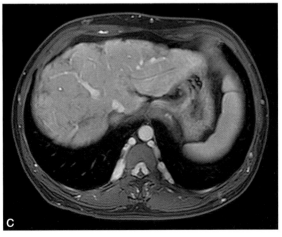

图 1-6-1-3 布-加综合征 MRI 表现
A~C.MRI 增强扫描示肝脏信号不均匀,尾叶增大,奇静脉和半奇静脉扩张,脾门处见增多扭曲的血管

变换体位可缓解。病变的浅静脉表现为伸长、扩张和蜿蜒屈曲，通过临床表现及影像检查可明确诊断，单纯性下肢浅静脉曲张病情一般较轻，手术治疗常可获得较好的效果。

第二节 门静脉血栓

一、非肝硬化性门静脉血栓

【概述】

门静脉血栓(portal vein thrombosis,PVT)是指发生于门静脉主干、肠系膜上静脉、肠系膜下静脉或脾静脉的血栓。门静脉血栓可造成门静脉阻塞，引起门静脉压力增高、肠管淤血，是导致肝前门静脉高压的一个重要原因。门静脉血栓性阻塞多继发于慢性肝病及肿瘤疾患，非肝硬化性门脉血栓发生概率极低，肝硬化性门脉血栓发生率约26%，非肝硬化性门静脉血栓发生率仅0.6%，且发病年龄更为年轻化，其发病诱因主要是吸烟、炎性感染(憩室炎、胰腺炎等)、肿瘤(肝胆胰相关恶性肿瘤)及手术(脾切除)等，以发病的快慢，其分为急性与慢性型，以慢性型多见。有研究将门脉血栓人为的分为四级：Ⅰ级，门脉血栓仅累及门脉主干，血管堵塞程度<50%；Ⅱ级，门脉血栓仅累及门脉主干，血管堵塞程度>50%，管腔尚通畅且未累及肠系膜上静脉；Ⅲ级，门脉主干完全堵塞，且累及肠系膜上静脉近端；Ⅳ级，累及肠系膜上静脉远端。临床中主要表现为Ⅰ级血栓，其余三级发生率略低，然而对于非肝硬化性门脉血栓更易累及肠系膜上静脉。

非肝硬化性门脉血栓常伴随以下临床表现：血栓累及肠系膜静脉时，腹痛是最早出现的症状。腹痛多为局限性，若血栓较为广泛可为全腹弥漫性腹痛。腹痛常呈间歇性绞痛，但不剧烈。可持续较长时间，患者可伴有恶心和呕吐，少数患者可出现腹泻或便血。如突然产生完全性梗阻，可出现脐周剧烈腹痛呈阵发性，多伴有明显恶心、呕吐，可有排气排便，此时查体无明显体征，如病情进一步发展可出现肠坏死的表现，持续性腹痛、腹胀、便血、呕血、休克及腹膜刺激征等，腹穿可抽出血性腹水；血栓累及脾静脉血栓时，主要表现为脾脏常迅速增大，脾区痛或发热。

门静脉血栓形成临床表现变化较大，当血栓缓慢形成，局限于肝外门静脉，且有机化，或侧支循环丰富，则无或仅有轻微的缺乏特异性的临床表现，常

常被原发病掩盖，急性或亚急性发展时，表现为中重度腹痛，或突发剧烈腹痛，脾大、顽固性腹水，严重者甚至出现肠坏死，消化道出血及肝性脑病等。

门静脉血栓是常见的门静脉堵塞疾病之一。其主要的诱因为肝硬化、肝肿瘤导致凝血功能异常，非肝硬化型门脉血栓较为少见，门脉血栓常常引起门静脉高压，相对于肝硬化性门脉血栓，非肝硬化型门脉血栓导致临床症状更为严重，食管胃底静脉曲张较为严重，且更易出现消化道出血，其可能与非肝硬化门脉血栓堵塞程度高于肝硬化门脉血栓。目前对于门静脉血栓主要的治疗方法有：

1. **抗凝治疗** 为主要的治疗措施，对于新发的血栓应早期使用肝素抗凝治疗，至少维持半年，可降低血栓进一步进展风险，部分患者经抗凝治疗后，门静脉可部分再通，甚至完全再通，但总体治疗有效率有限，尤其是血栓比较广泛的患者，近半数转为慢性门静脉血栓。

2. **溶栓治疗** 针对急性门静脉血栓形成可行溶栓治疗，选择性插管至肠系膜上动脉内，通过导管缓慢泵入尿激酶，通过间接方式行溶栓治疗，对急性门脉血栓和新发的门静脉血栓有较好疗效。

3. **介入及手术治疗** 对于短时间内的急性门静脉血栓形成，应尽早行门静脉切开取栓，对于血栓形成时间较长，血栓出现机化，切开取栓或溶栓的效果差，可选择经颈静脉肝内门体分流术(transjugular intrahepatic portosystemic shunt,TIPS)治疗，将导管置于门静脉内行溶栓治疗或门脉成形术，以保证门脉通畅。

【影像检查技术优选】

CT检查因包含特异性的门脉期，常选择肝脏增强CT作为门脉血栓诊断性检查，肝脏增强CT，尤其是薄层CT可以多角度重建，多方面多角度明确门脉血栓范围及门脉堵塞程度，因此肝脏增强CT常常作为门静脉血栓首选检查方法。

门脉超声检查可以多角度显示门静脉血栓形成的部位、大小及范围，多普勒超声可以准确地评估门脉血流速度及通畅程度，但由于门脉位于上腹部深部，原发病可能干扰成像质量。

磁共振检查可以了解门静脉系统通畅性、血栓范围、有无曲张静脉、自发性分流等。且增强MRI可多角度成像，更加直观地显示血栓与门静脉之间的关系，敏感性和特异性极高。

血管造影主要分为直接或间接门静脉造影，可直观显示血栓的位置、范围及门静脉通畅程度，直接

门脉造影是通过穿刺针经皮穿刺门静脉并置管至门静脉主干造影,间接门脉造影是通过将导管插至肠系膜上动脉的造影方式,间接显示门静脉形态。但因其为一项有创检查,临床中应用较少,直接门脉造影常作为治疗选择。

腹部平片针对门脉血栓缺乏特异性表现,当门脉血栓较为广泛,合并肠坏死或麻痹性肠梗阻时,可见肠管扩张增粗伴气液平面。

【影像学检查】

在临床诊治肝硬化门静脉高压的过程中,对于急性起病,不明原因的腹痛、腹胀、血样便,无明确原因的上消化道大出血或脾肿大,不明原因的麻痹性肠梗阻,合并有血液高凝状态,特别对于门静脉高压症断流术后的患者,应警惕并发门静脉系统血栓形成的可能,但确诊还要依靠彩色多普勒超声或 CT 检查,诊断困难者行磁共振血管成像、门静脉造影。

1. CT 检查 门静脉血栓的 CT 典型征象是门静脉、肠系膜上静脉或脾静脉扩张,局灶性密度减低,慢性血栓可见条片状钙化,在特异性门静脉期,门静脉腔内出现不强化低密度条状或块状充盈缺损,病程较长者门脉周围可见侧支循环,CT 检查准确率超过 90%,为门静脉血栓首选检查方法。门静脉血栓会导致肝脏灌注异常,动脉期部分肝实质可见一过性强化不均,可能与门静脉灌注不足肝动脉代偿所致;门静脉期可见部分肝实质强化减低,其与门静脉灌注不良相关。

2. 超声检查

(1) 常规超声表现:门静脉系统管腔内显示存在实性回声:急性期血栓回声较低,与静脉管腔内血液的无回声表现有时难以鉴别;慢性期管腔内实性回声明显增强,较易鉴别;实性回声可部分或全部充填血管腔内(图 1-6-2-1)。门静脉主干或分支内血栓完全栓塞时,彩色血流成像门静脉主干或分支血管腔内彩色血流充盈缺损,不显示彩色血流,脉冲多普勒则显示血栓栓塞部位引不出血流频谱;门静脉系统内血栓形成不全栓塞时,门静脉系统内血管腔内彩色血流变细,或在血栓周边可见纤细血流穿行或点片状血流信号在血栓中间穿行(图 1-6-2-1)。

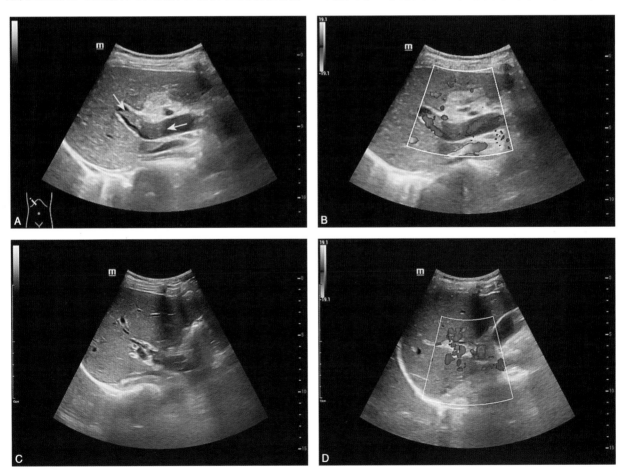

图 1-6-2-1 门静脉内血栓常规声像图表现

A. 二维灰阶超声图显示门静脉管腔内中等回声实性成分,部分充填血管腔;B. 门静脉系统内血栓形成不全栓塞,CDFI 示血栓周边可见纤细血流穿行;C. 门静脉海绵样变性时肝门区门静脉平行带状结构消失,形成多条迂曲的相互连通的管状无回声区,略呈蜂窝状;D. CDFI 显示肝门区门静脉内红蓝相间相互连通的血流信号,点线状分布,呈蜂窝状

当慢性血栓形成门静脉海绵样变性时,肝门区或肝内门静脉分支的平行带状结构消失,呈紊乱的结构,形成多个大小不等的相互连通的蜂窝状无回声区,也可形成多条迂曲的相互连通的管状无回声区(图1-6-2-1)。彩色多普勒显示呈红、蓝色相间相互连通的血流信号(图1-6-2-1)。

(2)超声造影表现:稳定的血栓内部没有血供,即在门静脉系统管腔内的实性回声区即始终未见明显造影剂充填,即在超声造影各期均表现为增强肝实质背景下的无增强区,尤其门静脉期尤其明显(图1-6-2-2)。

3. 磁共振检查　平扫可见正常血管内流空信号消失,局部表现为软组织信号影,增强扫描同CT检查类似,在门静脉期可见门静脉管腔内不规则充盈缺损,增强无强化,当血栓范围较广时,动脉期及静脉期局部肝实质强化不均,磁共振检查可多角度多切面观察门静脉与血栓之间的关系。

4. 血管造影　通过直接或间接门脉造影,门静脉内局部可见充盈缺损,并可直观地了解门静脉通畅程度及血栓累及范围,但因其为一项有创性检查,常常需要手术处理治疗时使用。

【诊断要点】

目前非肝硬化性门脉血栓诊断主要依靠于影像学检查及病史,主要的有诊断意义的影像学检查有:增强CT及MRI、门脉超声及门脉血管造影检查,检查时发现门脉管腔内存在无强化充盈缺损,超声检查时可见局部门脉血流受限,充盈缺损内无血流信号,并且肝脏形态未见明显硬化性改变,即可诊断为非肝硬化性门脉血栓。在诊断非肝硬化性门脉血栓的同时,一定要警惕门静脉癌栓可能,门静脉癌栓往往伴有肝内占位性病变,当病变侵袭门脉时,沿门脉延伸累及至门脉主干时可表现为门脉管腔内充盈缺损,但因其为占位性病变的一部分,往往增强CT及MRI中可见强化,借此可与之鉴别。

【鉴别诊断】

由于门静脉血栓常表现为腹痛、脾区胀痛、肠麻

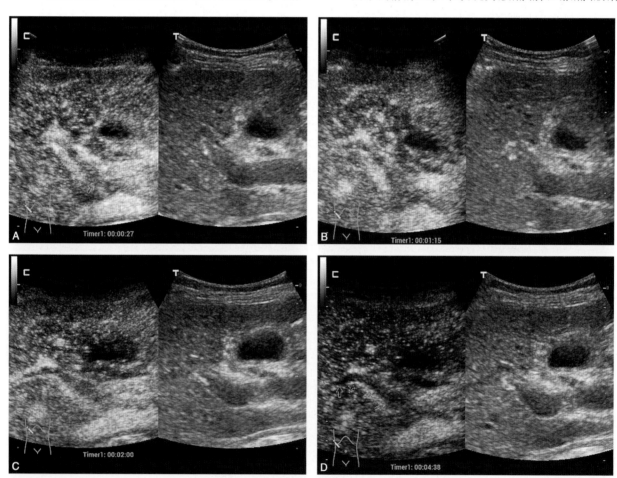

图1-6-2-2　门静脉系统内血栓超声造影表现
A. 超声造影显示动脉相(注射超声造影剂后27s)门静脉系统管腔内的实性回声区未见明显造影剂充填;B. 超声造影显示门脉相(注射超声造影剂后75s)门静脉系统管腔内的实性回声区未见明显造影剂充填;C. 超声造影显示门脉相(注射超声造影剂后120s)门静脉系统管腔内的实性回声区未见明显造影剂充填;D. 显示延迟相(注射超声造影剂后278s)门静脉系统管腔内的实性回声区未见明显造影剂充填

痹肠梗阻等症状,部分门静脉血栓可导致门静脉高压、消化道出血等症状,因此需与以下疾病相鉴别:

1. **门静脉癌栓** 癌栓会导致门静脉膨胀变形,血栓形成的门静脉往往保持正常管径,癌栓有着丰富的动脉供血,动脉期可见强化,而血栓没有,而且癌栓往往同肝内病变相连(图1-6-2-3)。

2. **急性肠梗阻** 表现为腹部膨隆,腹痛剧烈呈阵发性加剧,体检可见肠型或逆蠕动波,肠鸣音亢进呈气过水声或金属音调。麻痹性肠梗阻时,则肠鸣音减弱或消失。腹部X线透视或平片检查可见肠腔内有多个阶梯状液平,少数患者既往有腹部手术史。

3. **慢性胆囊炎** 疼痛部位多位于右上腹,可放射至右侧背部和肩胛区,Murphy征阳性,疼痛常在进食油腻食物后加重,B超或CT等检查可确立诊断,有时可发现与胆囊结石并存,而胰腺的形态正

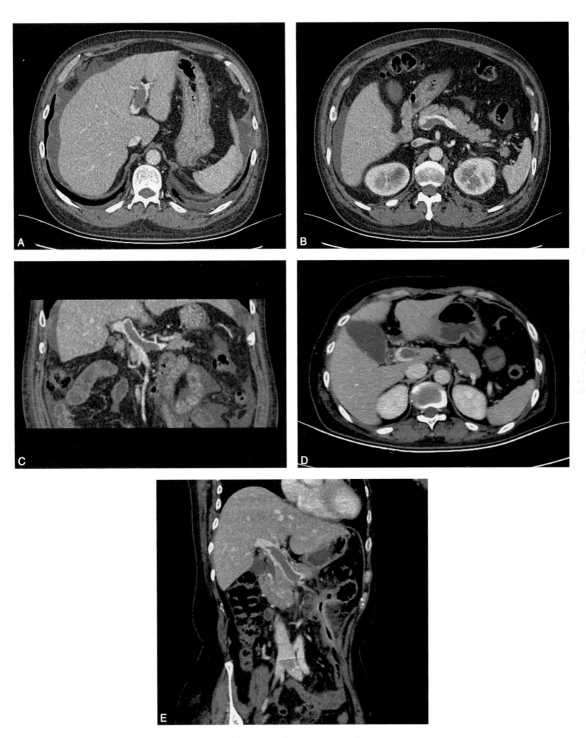

图1-6-2-3 门静脉系统血栓

A~C.50岁男性,诊断为肾病综合征,可见门脉左支、主干及脾静脉血栓形成;D、E.53岁女性,上腹部不适1个月就诊,可见门脉主干及肠系膜上静脉末段血栓形成

常，胰管无扩张表现。少数患者慢性胆囊炎，胆囊结石与慢性胰腺炎可同时存在。

4. 慢性胰腺炎、胰腺癌患者 临床上所表现的上腹饱胀，隐痛、腹泻及消瘦等症状并非其特有，慢性胰腺炎患者同样存在上述症状，并且后者也可出现黄疸和包块而酷似胰腺癌，故两者鉴别十分困难，但慢性胰腺炎一般病史较长，且有反复发作史，腹泻和消瘦症状仅在经历较长病程后才显著。胰腺癌病程较短，无反复发作史，消瘦则较早出现。胰腺炎时腹部 X 线平片可发现胰腺钙化点。B 超、CT 检查或胰腺肿块组织细胞学检查可确定诊断。

二、肝硬化性门静脉血栓

【概述】

门静脉血栓是指门静脉主干及其门静脉系统分支内形成血栓，是肝硬化的重要并发症之一。近年来，随着临床诊疗技术的提高以及对该病研究的深入，肝硬化患者伴发门静脉血栓越来越受到临床医师的重视。门静脉血栓最常见的病因是肝硬化，还包括感染性疾病（如败血症、胆管炎、胰腺炎）、肿瘤、血液高凝状态，骨髓异常增殖等情况。手术或肠系膜上静脉、脾静脉血栓也可延续到门静脉系统。

门静脉血栓的 3 个主要并发症：①小肠缺血，PVT 可累及引起肠系膜静脉弓血栓形成，导致小肠缺血，死亡率高达 50%。小肠或多脏器移植可能提高患者生存率。②缺血性肝炎，由于门静脉供给肝脏 75% 的血液和 40% 的氧气，因此急性 PVT 使得有双重血供的肝脏丧失抵抗缺血的能力。在急性完全性 PVT 中，任何低血压发作都可能加重缺血性肝炎和导致急性肝功能衰竭。③消化道出血，PVT 可能引起急性门静脉高压症，随后出现静脉曲张出血。

1. 病因和发病机制

（1）血流动力学异常：目前认为，肝硬化患者肝内阻力增加导致门静脉血流速度降低、血流淤滞是肝硬化门静脉血栓形成的主要危险因素。目前，有研究表明门静脉血流速度减低是肝硬化患者发生门静脉血栓的重要预测因素。也有研究表明，最大侧支血管的直径、血流容量、血流速度等可以预测门静脉血栓的发生。

（2）血液成分异常：既往普遍认为肝硬化是一种具有出血倾向的疾病，患者肝功能减退，凝血相关蛋白质合成较少，脾功能亢进导致 PLT 减少，容易出血。随着研究的深入，发现肝硬化患者不仅促凝因子合成减少，抗凝因子合成也同时减少，促凝—抗凝体系在低水平上保持脆弱的平衡一旦有某种刺激因素打破这一平衡，就会导致出血或者血栓形成。

（3）血管内皮细胞损伤：局部因素如手术、炎性反应、外伤等造成门静脉系统血管内膜损伤，血管下胶原纤维暴露，激活凝血系统，也是促进血栓形成的因素。

2. 肝硬化 PVT 的分期和分级 肝硬化 PVT 的分级分期尚无统一规范，目前主流的分级分期系统通常按血栓发生的时间及其影像学表现可将 PVT 分期（包括急性血栓、门静脉海绵样变性和慢性血栓）、分度（包括部分血栓、完全血栓和纤维条索血栓）和分级（Ⅰ级，PVT<50% 血管直径伴或不伴肠系膜上静脉小分支阻塞；Ⅱ级，PVT>50% 血管直径，包括完全闭塞，伴或不伴肠系膜上静脉小分支阻塞；Ⅲ级，门静脉完全阻塞伴肠系膜主干分支阻塞；Ⅳ级，门静脉及肠系膜上静脉完全阻塞）。

【影像检查技术优选】

PVT 在晚期肝硬化患者中是一个常见的问题，近年来随着超声筛查在肝硬化的普及，诊断率逐渐升高。超声彩色多普勒是最有效的检测手段，可以显示血流中断，管腔内充盈缺损以及侧支循环，对鉴别微小血栓及瘤栓也有帮助。

急性期血栓可呈低回声，很难在 B 超模式成像上对其检测，而超声多普勒检查对明确诊断至关重要。血栓内见动脉信号提示肿瘤存在，但也可反映血栓的再通。在严重肝硬化或脂肪肝情况下，回声会明显降低，使用多普勒成像的可靠性下降，此时应使用其他技术。

当首次在肝硬化患者中诊断出 PVT 时，重要的是通过 CT 或 MRI 来评估肝脏，要确保血栓与肝细胞肝癌的存在无关。

【影像学检查】

诊断肝硬化门静脉血栓，应当综合评估其部位和范围（门静脉主干、分支，肠系膜上静脉，脾静脉）、程度（部分血栓、完全血栓、纤维条索化）、分期（急性血栓、慢性血栓）。目前的诊断方法包括超声、CT、MRI、门静脉造影、肠系膜上动脉造影等。超声检查已在上文中讲述。

1. CT 和 MRI 较大的门静脉血栓，平扫 CT 表现为门静脉、肠系膜上静脉及或脾静脉扩张，局灶密度减低，MRI 则表现为正常的血管流空信号消失，代之以血管腔内软组织信号影。慢性静脉血栓可出现条形钙化灶，增强表现为条形钙化。增强表现为血管腔内部分或者全部充盈缺损,血管边缘可见强化,可能与滋养血管有关。门静脉血栓间接征象是门静脉海绵样变性,门脉侧支血管形成或动门静脉分流。门静脉血栓有两种不同灌注模式:①动脉期,肝实质一过性密度不均。这是由于某一段肝门静脉灌注减低而动脉血运增加所致;②门静脉期,强化减低,这是由于局部门静脉灌注减低造成的。增强 MRI 和 CT 可以精确地显示门静脉血栓形成,急性期血栓在 CT 上可呈高密度。增强 MRI 和 CT 对发现血栓的病因如肿瘤或胰腺炎特别有帮助。

2. **血管造影** 门静脉造影分为经皮穿刺门静脉的直接造影和经肠系膜上动脉或脾动脉的间接造影。门静脉造影可清晰显示血栓的程度、范围、侧支循环建立情况。血栓主要表现为注入造影剂后血管腔的充盈缺损。因其为有创检查,主要用于介入治疗前的血管评估及门静脉压力测定。

【诊断要点】

超声是筛查的常用影像学方法,主要表现为在门静脉系统出现部分或完全的固体回声或高回声表现,超声具有无创、能观察血流方向及速度、价格便宜等优点,但敏感性易受到患者个体状况及操作者技术影响。彩色多普勒可显示门静脉内无血流信号或血流信号的减少,且可用来测量门静脉血流速度及侧支血流情况,但其难以探测到肠系膜上静脉血栓。此外,计算机体层摄影可以发现 PVT 的延伸,肠道的缺血坏死及邻近器官的状态,在 CT 平扫时 PVT 可表现为等密度软组织影,但比较新鲜的血栓也可能表现为高密度影。在多期增强扫描时,可表现为门静脉内低密度、无增强的充盈缺损,CT 可更好评估肠系膜上静脉、门体分流道、肾静脉和下腔静脉的血栓,因此,多期扫描增强 CT 是诊断 PVT 最常用的方法。MRI 能清楚地显示肝实质、门脉主干等,在探测部分性 PVT 优于彩色多普勒,增强 MRI 有利于评估门静脉系统血流方向,有利于辨别门静脉海绵样变性,有利于判断静脉曲张出现及手术分流效果。一些磁共振新技术如真实稳态旋进快速成像(true fast imaging with steady state procession,True-FISP)技术可以解决患者不能注入造影剂及呼吸运动过快对图像的影响等问题,且 MRI 无辐射安全问题。MRI 评价 PVT 也有不足之处,如不能很好地显示动脉-门静脉瘘、呼吸或流动伪影类似门静脉内小癌栓、空间分辨率差,成像速度较慢等。

【鉴别诊断】

1. **假血栓征** 在动脉期 CT 上,门静脉主干腔内可出现假血栓征,是由于强化的脾静脉与非强化的肠系膜上静脉血液反流后混合到一起,形成类似的条形低密度影,此时要注意观察门静脉期表现。假血栓征门静脉期强化均匀一致,而真性血栓在门静脉充盈缺损更为显著。

2. **门静脉癌栓** 癌栓会导致门静脉膨胀变形,血栓形成的门静脉往往保持正常管径(图 1-6-2-4);癌栓具有丰富的动脉供血,在动脉期呈现条纹样强化,血栓则表现为无强化或轻度强化。此外,癌栓往往与肝内的原发肿瘤相连,需与肝硬化门静脉血栓(图 1-6-2-5)鉴别。

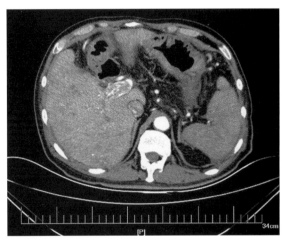

图 1-6-2-4 门静脉癌栓
肝内强化结节,门静脉主干及右支充盈缺损(癌栓)

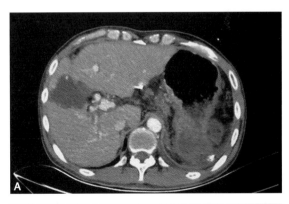

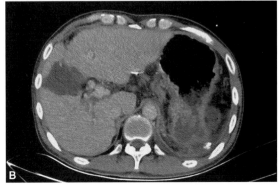

图 1-6-2-5 肝硬化门静脉血栓

第三节　肝外门静脉阻塞

【概述】

肝外门静脉阻塞(extrahepatic portal venous obstruction,EHPVO)是一种原发性血管疾病,其特征是慢性长期阻塞和门静脉海绵样变性(cavernous transformation of the portal vein,CTPV),伴或不伴脾或肠系膜上静脉受累。肝外门静脉阻塞以儿童多见,成人也可发病。其主要病因包括高凝状态、感染、炎症和门静脉异常(狭窄、闭锁、发育不全)。此外,有研究表明,肝外门静脉阻塞的风险因素在儿童和成人中是不同的,先天性感染和凝血酶原基因突变是儿童常见的危险因素,而骨髓增生性疾病以及阵发性睡眠性血红蛋白尿在成人中很常见。肝外门静脉阻塞是导致非肝硬化门静脉高压症(portal hypertension,PHT)的主要原因之一,患者在肝功能和形态正常的情况下可出现PHT。

肝外门静脉阻塞在儿童及成人中的临床表现不尽相同。儿童的曲张静脉出血一般表现为无任何征兆的突然发生,每次出血量大,病程呈反复性,平均每年出血次数为1~3次。但在成人中,当肝外门静脉阻塞为部分阻塞时,症状往往并不明显,或仅表现为轻度的腹部不适,只有阻塞程度较重或已累及肠系膜上静脉,才有可能出现腹痛、腹胀、腹泻、发热等阳性症状。

对于肝外门静脉血栓的研究主要是集中于对其治疗的研究,治疗主要是针对相应的症状进行治疗:

急性肝外门静脉阻塞治疗:①开通门脉;②防止血栓的进一步进展和蔓延至肠系膜上静脉导致肠坏死;③预防血栓再形成;④预防门脉高压并发症。

慢性肝外门静脉阻塞的治疗:慢性肝外门静脉阻塞治疗的主要是针对门脉高压的并发症,如预防和控制急性曲张静脉出血,改善脾大、脾功能亢进等症状。目前,指南推荐采用处理肝硬化门静脉高压的方法来治疗肝外门静脉阻塞。

对于新发的肝外门静脉阻塞患者,可以使用抗凝治疗方式;对于慢性患者,则主要致力于针对静脉曲张破裂出血、脾大以及门静脉性胆道病的治疗,而无临床症状患者可以暂时不予以治疗。

门静脉高压治疗方案都不尽相同,原则上应着重处理食管曲张静脉的破裂出血,保证肝脏供血,同时兼顾原发病的处理。就静脉曲张破裂出血的患者,内镜治疗是该病的首选疗法。联合应用内镜下硬化剂治疗(endoscopic sclerotherapy,EST)及内镜下曲张静脉结扎(endoscopic band ligation,EVL)优于单独采用EST。当内镜治疗无法控制患者症状时,则可以考虑施行减压全部或部分分流手术。

对于高凝状态的治疗:对于存在反复发生血栓形成或者施行了分流手术的肝外门静脉阻塞患者应该给予抗凝药物治疗。抗凝药物治疗对于急性肝外门静脉阻塞患者效果也十分明显。

对于脾大的治疗:对于多数脾大的患者通常不用予以特殊治疗。

对于门静脉性胆道病的治疗:对于大多数无临床症状患者通常不需要特殊治疗,对于有症状患者通常建议首先内镜治疗。

肝外门静脉阻塞的预后一般较好,其长期(>10年)生存率近100%,这主要与引起门静脉阻塞的基础疾病相关。

【影像检查技术优选】

超声及彩色多普勒是肝外门静脉阻塞的首选检查。急性或亚急性肝外门静脉阻塞在腹部B超上可见血管内血栓。

【影像学检查】

超声及彩色多普勒是肝外门静脉阻塞的首选检查。急性或亚急性肝外门静脉阻塞在腹部B超上可见血管内血栓。慢性肝外门静脉阻塞显示正常门静脉结构消失,代之为不规则的弯曲状或蜂窝状血管影,血管壁增厚回声增强,其内见血液流动,血流方向无规律。彩色多普勒超声检查对肝外门静脉阻塞的敏感性可达94%~100%,特异性达96%。在彩超中,典型的肝外门静脉阻塞门静脉呈蜂窝状或多囊状,血流方向无规则,可呈动静脉混合性血流(图1-6-3-1),非典型的肝外门静脉阻塞可见门静脉血栓,门静脉变形、狭窄或显示不清,门静脉壁增厚,以及周围多少不等的增粗迂曲的侧支血管。彩超在横断面成像方面具有优势,可以区别炎症和肿瘤等多种壁增厚原因,这有助于对原发病进行鉴别诊断,例如,门静脉内的肿瘤栓子回声较高,其内可探及彩色血流信号,但良性血栓则没有。此外,彩超可检测到肝内外胆管扩张或狭窄、胆石症、胆总管结石和肝内胆管结石。在随访过程中,彩超也可用于检查手术后患者的分流通畅情况。随着技术的发展,超声瞬时弹性成像技术作为一种全新的非侵入性技术,可精准测量肝脏和脾脏的硬度。

CT平扫显示门静脉血栓(PVT),一般为与周围

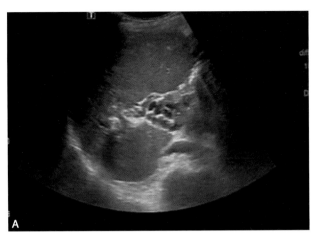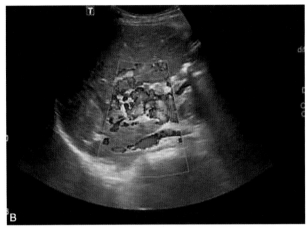

图 1-6-3-1 肝外门静脉阻塞超声表现
A、B.肝门区紊乱,形成蜂窝状,多普勒可见红蓝相间不连续血流信号

软组织的等密度,如果为一个月内的 PVT 则可能显示为门静脉的充盈缺损。增强扫描动脉期肝脏强化增加、门静脉期强化减少,与门静脉内无强化、低密度的血栓形成对照。多排螺旋 CT 在肝外门静脉阻塞的各种血管、胆道和内脏变化中起着不可或缺的作用。在超声上无法清楚地看到的门静脉侧支和胆囊静脉曲张可以在 CT 上很好地显示(图 1-6-3-2)。CT 的主要作用在于排除引起门静脉血栓形成和肝外胆管扩张的其他原因的疾病,如恶性肿瘤或淋巴结的外在压迫。

MRI(图 1-6-3-3)对 PVT 成像同样适用。凝块在 T$_1$ 上表现为等强度,如果时近期的则表现为高强度,在 T$_2$ 上通常表现为更强的信号。增强磁共振血管造影有助于评估门静脉系统的流向和通畅程度。MRI 在检测门静脉主干部分血栓和闭塞方面优于彩色多普勒超声。

胆管造影(图 1-6-3-4)可以发现胆管上凹陷痕,不规则胆管轮廓、胆管狭窄伴或不伴有因为结石等导致的上游胆管扩张、充盈缺损。作为侵入性检查,经内镜逆行胆管造影的主要缺点是导管透明不足导致过度估计狭窄,或过度填充导致密度对比不清,从而无法分辨结石和静脉曲张引起的充盈缺损。

在门静脉造影上,肝外门静脉阻塞的主要表现为门静脉走行区正常的结构显示不清,正常门静脉由不呈比例、呈瘤样扩张的海绵样血管所代替,显示为与门静脉主干平行、迂曲扩张、呈蛇行的静脉网。脾静脉扩张,胃冠状静脉及食管静脉迂曲扩张。

其他检查如消化内镜常可发现明显的胃底及食管静脉曲张,但黏膜病变的胃底及食管静脉轻度曲张或无。

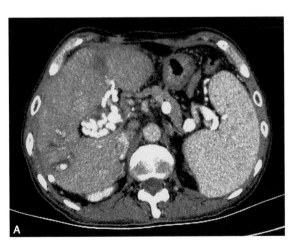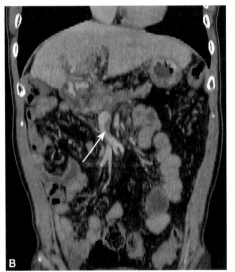

图 1-6-3-2 肝外门静脉阻塞 CT 表现
A.CT 增强显示肝门区及腹主动脉旁多发迂曲扩张血管影,增强扫描可见强化;B.门脉期冠状位重建显示肠系膜上静脉内充盈缺损(箭)及门静脉侧支

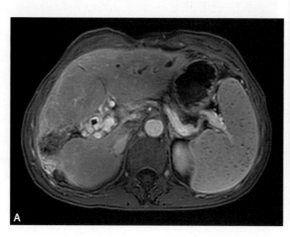
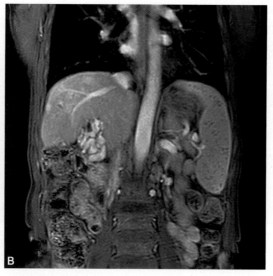

图 1-6-3-3 肝外门静脉阻塞 MRI 表现

A、B. MRI 可见肝门区内多发迂曲扩张血管影,门静脉左、右支狭窄,门静脉主干及脾静脉增粗,呈海绵样变性

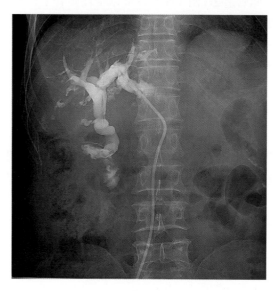

图 1-6-3-4 肝外门静脉阻塞胆管造影表现

内镜逆行造影检查可见胆总管及肝内胆管明显扩张;肝内胆管内多发大小不等充盈缺损影。胆总管末端见结节状充盈缺损影

【诊断要点】

对于持续腹痛超过 24h 的患者,不论是否伴有发热或肠梗阻,都应考虑急性肝外门静脉阻塞的可能。对于反复上消化道出血(呕血或黑便),脾脏轻度或中度肿大,没有病毒性肝炎、自身免疫性肝炎等慢性肝脏疾病,且肝功能基本正常的患者,在排除其他导致非肝硬化门脉高压的病因后,可考虑为慢性肝外门静脉阻塞。

一般来说,肝组织活检对于诊断肝外门静脉阻塞不是必须的,但是当影像学检查发现肝脏形态异常或实验室检查发现肝功能持续损伤时,则应当行肝穿刺活组织检查,以排除肝硬化或其他原因所继发的门静脉阻塞。有部分病例需借助肝脏活检,或

行剖腹探查才能明确诊断。

实验室检查方面,肝外门静脉阻塞患者的肝功一般在正常范围之内,但是一些患者由于海绵样血管压迫胆管,其碱性磷酸酶、γ-谷氨酰胺转肽酶可能升高。因为反复的消化道出血,白蛋白也可能降低。

【鉴别诊断】

儿童肝外门静脉阻塞需要与儿童肝硬化相鉴别,两者均表现为门脉高压,临床症状相似,有笔者认为不伴有黄疸的上消化道出血对于诊断儿童肝外门静脉阻塞具有 97.5% 的准确率。

肝外门静脉阻塞在很多情况下还需与导致胆道扩张或狭窄的疾病相鉴别,如原发性硬化性胆管炎、复发性脓性胆管炎、自体免疫相关的胆管病、胆管肿瘤、胆道术后等。多形态成像有助于鉴别典型的静脉、胆道和内脏肝外门静脉阻塞的变化。

第四节 遗传性出血性毛细血管扩张症

【概述】

遗传性出血性毛细血管扩张症(hereditary hemor-rhagic telangiectasia,HHT),又称 Osler-Rendu-Weber 病、朗-奥韦综合征,是一种以出血和血管畸形为主要特征的常染色体显性遗传的血管发育异常性疾病。常见受累器官有皮肤、指(趾)、结膜、口、舌、胃肠道、肺、眼、肝及脑等,最常见的临床表现是鼻出血和胃肠道出血。以往肝脏受累少有报道,8%~10% 的遗传性出血性毛细血管扩张症患者可累及肝脏。

病理:本病为常染色体显性遗传性疾病,男女均

可患病,均可遗传,病变部位在血管壁,表现为毛细血管扩张,动静脉畸形和动脉瘤,血管壁变薄,弹力纤维缺乏,平滑肌缺乏,毛细血管壁和小动脉壁仅由一层内皮细胞组成,血管迂曲或扩张,有时内皮细胞可发生退行性变,内皮细胞连接缺损,病变血管可因轻微的外力,或血管内血流压力作用即可发生破裂而出血。常见于口腔、鼻黏膜、手掌、指甲床和耳部及消化道。病变呈针尖样、斑点状或斑片状、小结节状,也可呈血管瘤样或蜘蛛痣样,可高出皮肤表面,加压后消失,用玻片轻压有时可见小动脉搏动。

临床表现:多在20~30岁之间发病,部分在儿童期即可发病。最突出的症状是受累血管破裂出血,常在同一部位反复出血。儿童期多见鼻出血,到青少年期鼻出血渐趋好转,而内脏出血机会增加,以胃肠道出血最多见,其他可有咯血、血尿、眼底出血、月经过多、蛛网膜下腔出血等。肝脏受累,因流经肝动-静脉瘘的血流量增多而出现肝大,可有肝区疼痛及一定程度的压痛,局部有时可触及一搏动性肿块,触之有震颤,能闻及连续性血管杂音。动-静脉瘘的分流可产生高动力循环状态,并可产生高排量充血性心力衰竭,可因肺的动-静脉瘘而引起低氧血症、继发性红细胞增多症。慢性失血或频繁而大量出血可致缺铁性贫血。

【影像检查技术优选】

由于本病涉及许多血管异常改变,特别是肺动-静脉瘘、肝动静脉畸形、脑动静脉畸形等,因此影像学检查对提高本病的诊断和治疗极为重要。

多层螺旋CT及三维血管后重建对于肺动-静脉瘘、肝动静脉畸形、脑动静脉畸形有极高的敏感性,可以清晰地显示病变血管的复杂改变,是重要的无创检查手段。

MRI及MRA同样为重要的无创检查,对于脊髓受累及血管变异的诊断优于CT。

超声可以发现肝内外血管的异常改变、肝实质纤维化、肝局灶性结节增生等。同时多普勒彩超可以作为常规手段检查家族性遗传性出血性毛细血管扩张症成员肝实质受累情况,帮助指导治疗及随访。

DSA能动态全面地观察肝内血管、肠系膜上动脉、胃左动脉等血管受累情况,是诊断遗传性出血性毛细血管扩张症最有力的手段,但是由于是有创治疗手段,应用有一定局限性。

【影像学检查】

遗传性出血性毛细血管扩张症患者中有30%~73%患者出现肝脏受累情况,大多数患者症状轻微或只有转氨酶升高,极少出现并发症。其诊断主要依赖多普勒超声、CT、MRI来诊断。①多普勒超声:对于HTT患者肝总动脉直径增宽及肝内高血管化诊断较为敏感,但是对于动静脉引流敏感性较差。②多层螺旋CT对比增强扫描及血管的后重建处理对于显示肝内血管异常敏感性较强,可以显示肝内高血管化状态(毛细血管扩张)及大血管的增粗及畸形。HTT患者可表现为弥漫性或局部性肝细胞再生活性增强而导致肝局灶性结节增生(FNH)。③MRI及MRA检查其目的与敏感性与CT相似,对于合并FNH患者诊断敏感性略强于CT。

肺部病变:PAVM是遗传性出血性毛细血管扩张症患者最常见的肺内血管病变:①X线通常表现为肺内单发或多发良性结节样高密度影;②CT平扫可见肺内单发或多发结节样高密度影,边缘显示欠光滑,HRCT可见至少两支分支血管。CT肺动脉成像后重建最大密度投影(MIP)图像及容积显示(volume rendering,VR)可以进一步明确迂曲扩张的异常血管或及其引流的静脉;③对比增强MRA成像作用与CTA类似。

【诊断要点】

主要参照2000年颁布的Curacao标准:①自发性、反复性鼻出血、鼻出血;②皮肤、黏膜多发毛细血管扩张(口、唇、鼻、手指);③家族史;④脏器损伤(肺动脉畸形、脑动脉畸形、肝动静脉血管畸形等)。符合其中3项诊断"明确",符合其中两项诊断"疑似"应当进一步进行临床检查及筛查。

【鉴别诊断】

本病应与蜘蛛痣、红痣、小静脉扩张等鉴别,阳性家族史,毛细血管扩张及同部位的反复出血及血管造影检查有助于此类疾病的鉴别诊断。

1. **蜘蛛痣** 发生于肝病,妊娠,营养不良,肾上腺皮质功能亢进者,由扩大的小动脉及其分支组成,中心隆起,可见搏动,大小3~10mm,呈蜘蛛状有伪足,压之褪色,一般分布于颈、面、胸、腰部,不发生于黏膜。

2. **角化性血管瘤** 见于壮年及老年人,多分布于上肢和躯干部,不发生于黏膜、内脏。可高出皮面,表面有过度角化,色鲜红;边界清楚,压之不褪色,触之质硬,无搏动;病灶无出血倾向,长期观察,有缓慢长大趋势。

3. **小静脉扩张** 多见于老年人,常分布于口腔、颊黏膜、大腿内侧,扩张的小静脉呈条状、扭曲状,高于皮面和黏膜面,无搏动感,不会自发性出血。

第五节　肝　淤　血

【概述】

肝脏被动灌注肝实质内血流缓慢引起肝淤血，是充血性心力衰竭和心包疾病常见的合并症。临床上右心衰竭主要表现为体循环淤血为主的综合征，如：肝大、颈静脉怒张、肝静脉增宽、下腔静脉淤血增宽、下肢水肿、胸腔积液与腹水。这是由于右心衰竭导致静脉回流受阻，使腔静脉及其属支压力升高。其中肝脏改变主要为肝淤血肿大，肝包膜被扩张，右上腹饱胀不适，肝区疼痛，重者可发生剧痛而误诊为急腹症等疾病。淤血性肝病是右心衰最重要和较早期出现的体征之一，长期肝淤血的慢性心衰，可发生心源性肝硬化。由此，影像学特征及临床表现可为治疗右心衰疗效评价提供理论依据。

【影像检查技术优选】

多层螺旋 CT 和彩色多普勒超声均广泛应用于肝淤血的诊断，但超声对较小范围的肝淤血诊断准确性较低。多层螺旋 CT 增强能显示肝实质密度的轻微变化、肝段内静脉属支的管径和通畅情况，且能较准确地测量淤血区域的范围和体积。随着影像技术的飞速发展，人们对于肝淤血的认识也将更加深入。

【影像学检查】

1. **超声**　早期即可见肝脏肿大，下腔静脉和肝静脉扩张，且呼吸时，下腔静脉和肝静脉的内径改变很小。Duplex Doppler 声像图上可显示肝静脉波型改变，中心静脉压升高的患者可失去正常的三相波型，呈现为"M"型波型或单向、低速率的连续的血流模式。也可因肝静脉管壁损伤导致多普勒波型变平坦。彩色多普勒声像图可显示有血流的反向流动。发生心源性肝硬化后，肝脏的形态与其他原因引起的肝硬化所见相似。

2. **CT**　肝淤血的 CT 表现包括腔静脉和肝静脉扩张（图 1-6-5-1），升高的中心静脉压造成的造影剂逆流和下腔静脉和肝静脉的强化。从臂静脉团注造影剂时，就可显示造影剂直接流入下腔静脉和肝静脉，而不是流入右心房。

CT 增强扫描时，肝实质可显示为弥漫性不均匀的斑点样和网格状（马赛克样）增强（图 1-6-5-2），为肝静脉血流瘀滞导致窦状间隙与门脉间的压力梯度倒转、门静脉血流瘀滞、肝动脉供血增多所致。

由于肝内的中、小肝静脉延迟增强，可显示为线

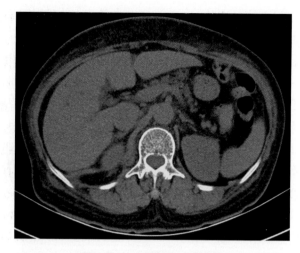

图 1-6-5-1　肝淤血 CT 表现
下腔静脉扩张

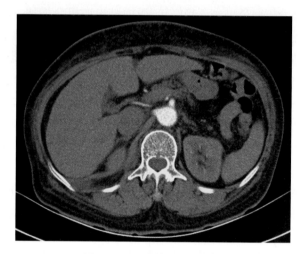

图 1-6-5-2　肝淤血 CT 表现
肝实质弥漫性不均匀强化

条状或弧线状的不增强的低密度影；由于肝静脉高压，肝周围的血流瘀滞，可在这些区域显示为较大的斑片状、不增强或延迟增强区（图 1-6-5-3）。

此外，CT 上还能见到肝淤血的改变有：心脏增

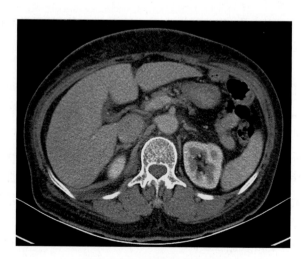

图 1-6-5-3　肝淤血 CT 表现
肝周围血流淤滞

大、肝脏增大、由血管周围淋巴水肿造成的门静脉周围透亮带、胸腔积液、腹水和心包积液等。

3. MRI　肝淤血在 MRI T_1WI 动态增强成像的动脉期图像上,肝脏可显示为马赛克样增强,以及显示未增强门静脉和肝静脉所造成的低信号条状影,之后(门脉期和延迟期)肝脏实质信号强度变为比较均匀,门静脉和肝静脉也逐渐增强,并可见有肝静脉和肝内的下腔静脉扩张。与 CT 相似,经臂静脉注射造影剂增强时,也可显示造影剂反流入肝静脉和肝上的下腔静脉。MRI T_1WI 动脉增强成像图像上,可观察到下腔静脉内缓慢或缺少顺行性血流。

【诊断要点】

1. 体循环淤血为主的综合征　肝大,颈静脉怒张,肝静脉增宽,下腔静脉淤血增宽,下肢水肿,胸腔积液、腹水。

2. CT 腔静脉和肝静脉扩张　升高的中心静脉压造成的造影剂逆流和下腔静脉和肝静脉强化。

3. MRI　T_1WI 动态增强成像的动脉期图像上,肝脏可显示为马赛克样增强,门静脉和肝静脉低信号条状影。门脉期和延迟期,肝脏实质信号强度变为比较均匀,门静脉和肝静脉也逐渐增强,并可见有肝静脉和肝上的下腔静脉扩张。

4. 增强后肝实质可显示为弥漫性不均匀的斑点样和网格状(马赛克样)增强。肝内的中、小肝静脉可显示为线条状或弧线状的不增强的低密度。肝周围的区域显示为较大的斑片状、不增强或延迟增强区。

5. 临床病史　①肝血清酶活性升高:因淤血导致肝细胞变性坏死,使细胞中的谷丙转氨酶(GPT)、谷草转氨酶(GOT)及精氨酸酶释放到血中,血中这些酶的活性升高。②胆汁淤滞引起 γ-谷氨酰转肽酶(γ-GTP)、碱性磷酸酶(ALP)及胆红素升高。以上两种所见在其他肝脏疾病中也可出现,需要结合临床症状进行鉴别。

多层螺旋 CT 和彩色多普勒超声均广泛应用于肝淤血的诊断,但超声对较小范围的肝淤血诊断准确性较低。多层螺旋 CT 增强能显示肝实质密度的轻微变化、肝段内静脉属支的管径和通畅情况,且能较准确地测量淤血区域的范围和体积。随着影像技术的飞速发展,人们对于肝淤血的认识也将更加深入。

【鉴别诊断】

1. 布-加综合征　常有一支或多支肝静脉出口阻塞或下腔静脉狭窄引起肝淤血和不寻常的侧支循环形成。利用 CT 和超声特征容易与单纯的肝淤血鉴别。

2. 肝硬化　在同时存有心功能不全时则鉴别较困难。肝脏肿大是心衰的结果,或心衰是心肝的共同疾病所致。如在酗酒者即有肝实质及心肌损害(酒精性心肌病)同时发生。另一方面,慢性右心功能不全又可导致肝硬化的改变。急性肝淤血因被膜紧张而有自发性疼痛,并常有压痛。肝脏可高度肿大,转氨酶值明显增高。右心衰的征象(颈静脉怒张,超声检查可证实肝静脉扩张及缺乏下腔静脉吸气时的萎陷征象)有提示意义。

3. 肝腹水　肝硬化腹水俗称肝腹水。正常人腹腔内有少量的游离腹水,一般为 50ml 左右,以维持脏器间润滑,当腹腔内出现过多游离液体时,称为腹水。肝硬化腹水是一种慢性肝病。由大块型、结节型、弥漫型的肝细胞变性,坏死、再生;再生、坏死,促使组织纤维增生和瘢痕的收缩,致使肝质变硬,形成肝硬化。肝硬化肝功能减退引起门静脉高压,导致脾肿大,对蛋白质和维生素的不吸收而渗漏出的蛋白液,形成了腹水征。

4. 肝被膜下破裂　被膜下肝实质破裂,形成被膜下血肿是肝脏破裂的一种,肝脏破裂是指钝器作用引起的肝脏破裂。由于外力直接作用于肝区,肝脏在前后腹壁与脊柱之间受挤压,或人体在运动中因加速、减速牵引、扭转都可使肝脏组织受到损伤。

5. 肝脂肪变　细胞质内出现的脂滴超过生理范围,或正常不出现脂滴的细胞中出现脂滴,即称为脂肪变。肝脏是脂肪酸代谢的主要器官,肝脂肪变较常见,严重时几乎所有的肝细胞均发生脂肪变,肝脏肿大,可有轻度压痛及肝功能异常,称为脂肪肝。

第六节　肝　梗　死

【概述】

肝梗死(hepatic infarction)是肝脏局部组织因血流阻断而引起的坏死,任何引起肝脏血流阻断又未建立有效的侧支循环,使局部肝组织缺血的因素均可导致梗死。临床上肝梗死发生相对少见,由于肝脏有双重血供,肝动脉和门静脉之间存在着不同水平的侧支循环,单纯肝动脉和门静脉栓塞时一般不易发生肝梗死,但短时间内导致门静脉分支栓塞,肝梗死极易发生,因为肝脏血供的 70%~80% 来自于门静脉。因门脉受累(门静脉高压、血栓或癌栓形成等)致肝脏门静脉灌注减少,同时伴有肝动脉缺血

（动脉粥样硬化、血栓或栓塞、肝动脉瘤或动脉炎等）时可发生肝梗死。肝梗死临床主要见于门静脉栓塞、肝脏手术后、肝脏肿瘤、肝脏钝伤、肝脏移植术后，各种肝损伤性药物、妊娠相关性疾病、休克、胆管疾病、麻醉、结节性动脉炎、糖尿病等也可引起。根据梗死发生部位，肝梗死可分为肝叶型、包膜下型、胆管周围型。

【影像检查技术优选】

本病确诊主要借助腹部增强 CT 与 MRI 检查，临床中常选用腹部增强 CT，超声检查亦可提示肝梗死，需做进一步检查。肝脏组织病理检查可明确病变部位的病理表现，更有助于本病的诊断。目前对梗死段缺血程度及恢复治疗的研究较缺乏，有待进一步探索发现。

【影像学检查】

1. CT

（1）肝叶型：平扫病灶呈扇形、楔形或类圆形的片状低密度影，尖端指向肝门，边缘可较清晰锐利或略模糊，延伸至肝包膜，肝包膜累及的范围较大，部分病灶内可有更低气体密度影；增强后动脉期病灶无强化或边缘有环形或晕状强化，延迟期强化消失，呈等密度（图 1-6-6-1）。

（2）包膜下型：病灶较局限，内缘不规则，外缘为光滑肝包膜的低密度影，呈梭形或新月形，增强后坏死区无强化，而在坏死区周围可显示晕状强化。

（3）胆管周围型：胆管外围分支状低密度影，其走行与受累胆管一致，胆管可扩张积气，胆管周围低密度影边缘较为清晰。

2. MRI　肝叶型梗死病灶均呈楔形，边界清而平直，呈"直边界征"，均沿肝脏边缘分布、尖端指向肝门，其内血管影走行自然，病灶在 T_1WI 呈低信号，在 T_2WI 呈高信号。当梗死面积较大时，MRI 均显示病变区域门静脉分支变细、高信号血栓形成，肝门附近蜂窝状血管影，提示侧支循环形成。增强扫描动脉期病灶内多无强化，部分边缘线样强化，但与 CT 相比，MRI 无需增强即可直接观察到肝叶梗死中狭窄或闭塞、走行尚自然的血管影，易与恶性肿瘤等所致的血管推挤及侵犯相鉴别，也易观察到病灶周围侧支循环形成情况、邻近器官的病变等，在肝梗死诊断中有重要价值。

3. 超声　超声显示肝脏梗死部位回声均匀性减低，正常肝组织回声可相对增高，两者之间以门静

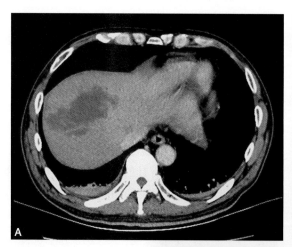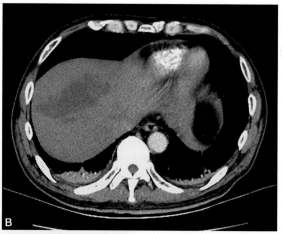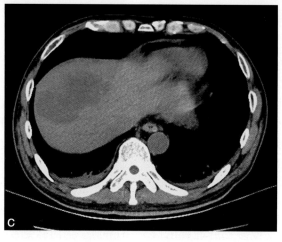

图 1-6-6-1　肝梗死肝叶型

脉矢状部为界,明显分为高、低回声图。正常肝组织内动静脉血流可显示,门静脉矢状部血流正常,梗死灶内动静脉血流均未显示。有时腹腔内可伴有少量积液,积液透声较差,内可见细弱点状回声。二维超声可显示肝脏实质灰阶改变,而彩色多普勒超声可以准确提示肝脏血流灌注情况,从而给予临床诊断提供依据。

【诊断要点】

肝梗死患者可无自觉症状。但可表现为短时间内上腹部疼痛,伴有发热和白细胞计数升高,黄疸,血清转氨酶水平短时间内急剧升高。血浆丙氨酸转氨酶升高可为临床诊断提供依据。本病确诊依赖于腹部增强 CT 及 MRI 检查。

肝叶型更多见于肝脏手术后(包括肝动脉化疗术)、肝脏巨大肿瘤及肝脏钝伤后,在原肝脏门脉血流灌注减少的基础上肝动脉受损可引起肝脏血流锐减,如果梗阻没有及时解除或侧支循环没有及时建立将导致肝脏实质的缺血坏死。肝叶型梗死表现为沿肝脏边缘的楔形低密度影,尖端指向肝门,边界清而平直,呈"直边界征"。

包膜下肝梗死较少见,可见于肝脏移植术后、肝脏钝伤及服用肝损伤性药物。

胆管周围梗死绝大多数见于肝脏动脉化疗后,常常由于化疗药物或碘油栓塞局部肝内胆管小动脉造成胆管周围肝脏组织缺血坏死而形成,典型表现为胆管外围分支状低密度影,其走行与受累胆管一致。

【鉴别诊断】

肝脏早期缺血并未引起坏死的病灶或梗死范围很小的病灶常容易遗漏。在一些不典型病例中,肝梗死很容易误诊为其他疾病,需鉴别诊断,特别是肝脓肿或胆管细胞癌。肝脓肿累及肝包膜的范围一般较少,其强化呈花环或蜂房状,周围有晕状水肿影是其特征性表现。肝叶型肝梗死需与缺血性肝炎鉴别,缺血性肝炎有心、肺功能衰竭,严重低血压、动脉低氧血压等原发疾病,而胆管细胞癌如果靠近肝包膜往往会凸出肝包膜,边缘可有分叶,结合病者临床表现应该可以做出正确诊断。如果难以鉴别,穿刺组织学检查可能有助于疾病的鉴别诊断。

第七节　肝假性动脉瘤

【概述】

肝假性动脉瘤(hepaticartery pseudoaneurysm)以往被认为是一种罕见的肝脏疾病,但近年来由于检查方法的不断进步,报道日趋增多。肝假性动脉瘤常无特殊表现,但可能导致致命的并发症。肝假性动脉瘤常在钝性或穿透性肝损伤后,由受伤动脉泄漏到周围组织中形成。其可区别于血肿,因为它继续与动脉连通,导致高压腔有破裂的风险。假性动脉瘤可以在受损动脉的任何地方发展,但常见部位是创伤后的肝或脾动脉分支。肝假性动脉瘤的发展主要描述于肝外伤后的患者,但肝胆外科手术,胰腺炎,胆结石疾病和肝脏活检等肝脏相关侵入性手术亦可导致肝假性动脉瘤的发生。

肝假性动脉瘤也是肝移植术后少见的并发症。肝移植后肝动脉假性动脉瘤的发生与感染、创伤高度相关,与受者的肝动脉栓塞化疗后受损亦相关。同时供肝获取和修整、术中血管游离与吻合过程中造成动脉的损伤,以及手术中不佳的吻合技术也是产生假性动脉瘤的重要医源性因素。

肝假性动脉瘤治疗方式以外科手术治疗为主:①假性动脉瘤切除及血管重建术;②肝动脉结扎术;③动脉瘤切除及动脉修补术。

【影像检查技术选择】

肝假性动脉瘤的诊断常采用多普勒超声、动脉造影、CT 血管成像扫描(CT angiography,CTA)等技术。其中,诊断术后假性动脉瘤时,超声分别具有 94% 的敏感性和 97% 的特异性,同时,由于超声价格便宜,且易于获取,因此在假性动脉瘤的初步诊断中,超声是首选的筛查方式。然而,超声在评估内脏动脉方面的价值有限,需要其他影像方式进一步检查。特别是增强 CTA 检查,可以用于区分真性动脉瘤和假性动脉瘤,同时可以定位假性动脉瘤的部位。磁共振血管造影(MRA)可用于某些特殊临床情况(如碘造影剂过敏)。数字减影血管造影现在用作二线调查,通常在超声或 CTA 已经做出诊断后应用。除紧急情况外,CTA 在很大程度上取代了 DSA。

【影像学检查】

超声显像多为不规则混合性回声区或无回声区,血栓附着,无完整囊壁。相邻动脉有破口与瘤体相通,血流束自破口进入瘤体并形成涡流,与真性动脉瘤区别明显。动-静脉瘘则表现为静脉内出现五彩血流,静脉频谱动脉化。

CT 常表现为肝内混杂密度影[血肿为高密度影(早期)或低密度影(后期)],大小不等,增强扫描及 CTA 可表现为动脉期动脉旁轮廓清晰、壁光滑或不规则的囊状影(图 1-6-7-1),其内多可见造影剂充盈,常有与主动脉成角的瘤颈(图 1-6-7-2)。瘤体囊

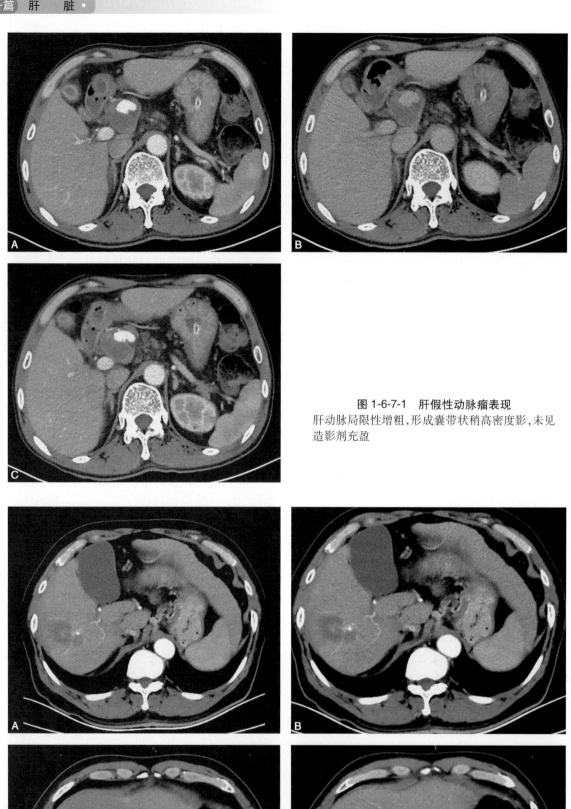

图 1-6-7-1　肝假性动脉瘤表现
肝动脉局限性增粗,形成囊带状稍高密度影,未见造影剂充盈

图 1-6-7-2　肝假性动脉瘤表现
肝内点状强化,与肝动脉支形成瘤颈

腔内常伴发血栓,可表现为充盈缺损影,合并动-静脉瘘则动脉期可见静脉支显影。如果动脉瘤破裂并形成周围血肿,则可能存在异质甚至高度衰减的周围区域。

DSA 图像中可见肝假性动脉瘤沿肝动脉支分布,被造影剂充盈,类圆形,造影剂排空延迟,活动出血时有造影剂外溢。

【诊断要点】

肝假性动脉瘤分为肝内型和肝外型,因临床表现缺乏特异性,早期诊断困难,一旦破裂出血,死亡率高达80%,肝移植患者出现肝动脉假性动脉瘤,预后差,病死率高。多普勒超声对肝假性动脉瘤的诊断有很高的敏感性,但特异性较差,判断来源动脉准确性低,增强 CT 和 MRI 血管成像对于诊断有很高价值,选择性的动脉造影对肝假性动脉瘤能够明确诊断,同时还具备微创性、准确性及治疗的有效性,可作为肝动脉假性动脉瘤诊断的首选方式。

【鉴别诊断】

肝假性动脉瘤常需要与肝内真性动脉瘤进行对比。肝假性动脉瘤可表现为动脉旁的低衰减、轮廓分明、圆形、内壁光滑的囊状结构,与动脉不相连续。如果假性动脉瘤破裂,则会发生造影剂外渗,可在延迟扫描中持续存在于周围的软组织内或肝内外胆管内。真性动脉瘤由血管壁的梭形扩张组成,瘤体与血管连续。但也可能发生囊状真性动脉瘤,并且难以通过成像完全区分假性动脉瘤。

第八节 肝 紫 癜

【概述】

肝紫癜(peliosis hepatis)属于较罕见的肝脏良性血管性病变,1916 年由 Schoenlank 对肝脏进行活检后而命名,以往文献报道较少,近年来由于影像技术的不断发展,有关肝紫癜的报道有所增多。该病的发病机制目前尚不清楚,多数认为是肝血管由于某种原因在窦状隙发生阻塞,继而导致肝小叶中心静脉不断扩大所致。大多数患者无任何临床症状,少数可出现肝脏肿大及轻度转氨酶升高,偶伴有脾紫癜,极少数情况下患者因大量肝细胞损伤、严重并发症及广泛弥漫的肝紫癜而引起肝功能衰竭。其临床表现和体征均缺乏特异性。由于肝紫癜症状隐匿且诊断困难,虽然组织学检查可以确诊,但由于肝穿刺活检可能引起严重的出血,因此无创的影像学检查对早期诊断十分重要。

【影像检查技术优选】

肝紫癜为血管性病变,因此 CT 增强扫描为有价值的影像学检查技术。肝紫癜的合适的平扫可显示多发低密度区,为充血囊腔和周围肝实质之间的密度差别所形成。动脉期有不同程度的不均匀强化。门脉期及延迟期可见不同程度的持续强化。表现为:①向中心性强化;②持续性强化;③持续性低强化。具体表现为不均匀斑块密度强化、离心型强化(靶心征)及向心性强化(靶环征),少数可见线样血管状强化。

肝紫癜病灶在 MRI 图像上表现为长 T_1 长 T_2 囊状信号影,增强表现与 CT 相同,有一定的临床诊断价值。

肝同位素扫描有时可显示肝脏增大,肝脏密度弥漫性或局灶性减低,缺乏特异性。

血管造影可显示肝脏实质内多发性造影剂聚集。发生出血时,可通过造影剂的分布确定血管出血部位并用明胶海绵栓塞止血。

【影像学检查】

肝紫癜的影像学表现缺乏特异性,根据病理表现和病变部位的血液成分不同及伴随的肝脂肪变性的程度而表现各异。肝紫癜根据病变范围可分为弥漫性或者局灶性:

1. 弥漫性肝紫癜病

(1) CT:表现为肝内弥漫分布的多发斑片状密度减低影(图 1-6-8-1),三期增强扫描,动脉期病灶强化不明显或边缘环状强化(图 1-6-8-2),静脉期病灶继续环形强化,延迟期病灶进一步向心性强化或离心性强化(图 1-6-8-3)。

(2) MRI:肝内弥漫性大小不等的长 T_1 长 T_2 囊状信号影,增强同 CT,易与肝硬化、布-加综合征导致的继发性肝充血相混淆。

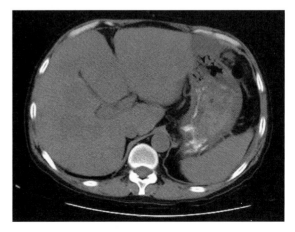

图 1-6-8-1 弥漫性肝紫癜病
肝内弥漫分布的多发斑片状密度减低影

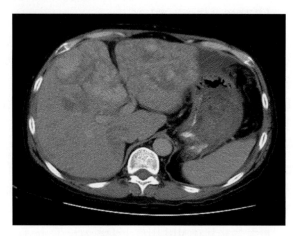

图 1-6-8-2 弥漫性肝紫癜病
病灶强化不明显或边缘环状强化

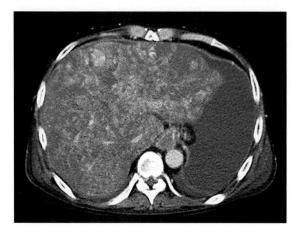

图 1-6-8-3 弥漫性肝紫癜病
病灶表现为环形强化

2. 局灶性肝紫癜病

（1）CT：平扫上常表现为低密度灶；三期增强扫描：动脉期病变可呈低密度，或病变中心见球形血管样明显强化，呈"靶征"；门静脉期病变强化范围离心样向周边扩展，病变邻近血管无受压移位表现；实质期病变呈弥漫均匀强化，周边可呈低密度。

（2）MRI：表现主要取决于病变内出血所处时期，不同时期血液成分不同导致 MRI 表现不同。

【诊断要点】

大多数患者无任何临床症状，少数可出现肝脏肿大及轻度转氨酶升高，偶伴有脾紫癜。肝紫癜的影像学表现缺乏特异性，因此单纯依靠影像学确诊困难，需结合临床表现加以鉴别。肝紫癜的特征是肝内多发性、不同大小的充有血液的囊肿。它常伴有恶性病变、慢性感染、获得性免疫缺陷综合征（AIDS）或由各种药物引起。其增强模式有从周围向中央扩展（类似血管瘤），以及从中央向周围扩展（更常见）。典型的表现：病变缺乏占位效应，这有助于与其他肝脏病变进行鉴别；病变在延迟期强化延

长，这有助于与其他富血管性肝脏病变进行鉴别。

【鉴别诊断】

（1）转移瘤：根据患者发病年龄及有无原发肿瘤病史，增强扫描呈周边环形强化，无渐进性强化特点。弥漫性结节性肝紫癜易与肝脏转移瘤混淆。转移瘤患者多提供相关肿瘤病史；没有发现原发肿瘤时，应注意肿瘤标记物的观察，肝紫癜患者肿瘤标记物为阴性。

（2）原发性肝细胞肝癌：典型的影像表现为"快进快出"，诊断容易，且肝癌患者常伴有肝炎、肝硬化病史并且甲胎蛋白增高等。

（3）肝脓肿：典型表现为出现"三环"征。临床工作中肝脓肿多数表现为环形强化，仔细辨别可以发现肝紫癜多为轻度环形强化，肝脓肿外周的"环"是肉芽组织成分强化较肝紫癜明显。肝脓肿患者多数伴有高热、白细胞增多等感染症状，而肝紫癜很少出现感染相关症状。

（4）肝海绵状血管瘤：海绵状血管瘤平扫为低密度，增强扫描"快进慢出""慢进慢出"为其特征，周边强化环多不连续与肝紫癜的周边强化环多完整连续相鉴别。

（卢再鸣　王蓝博）

参 考 文 献

1. 王丹,张在人,李艳英,等. Budd-Chiari 综合征影像诊断的进展.世界华人消化杂志,2008,16(7):746-750.

2. 韩新巍,丁鹏绪,吴刚. Budd-Chiari 综合征:多层螺旋 CT 诊断的扫描技术.中国介入影像与治疗学,2006,3,251-254.

3. 吕勇,韩国宏,樊代明.肝硬化门静脉血栓研究进展.中华消化杂志,2017(8):568-570.

4. 李宁,秦鸣放.医源性胆道出血与假性动脉瘤.中华肝胆外科杂志,2005(03):212-213.

5. 汪邵平,霍枫,詹世林.肝脏创伤性假性动脉瘤和动-静脉瘘的诊治.中华肝胆外科杂志,2003(04):4-6.

6. 杨友林,张宇哲.局灶性肝紫癜病的 CT 表现(附1例报告并文献复习).临床军医杂志,2014,42(03):326-328.

7. 陆旭,刘沛.国内肝紫癜病临床特点分析.肝脏,2013,18(11):725-727.

8. CATELLI G,VILGRAIN V,FEDERLE MP,et al. Budd-Chiari syndrome:spectrum of imaging findings. American Journal of Roentgenology,2007,188(2):W168-176.

9. ZHOU WJ,CUI YF,ZU MH,et al. Budd-Chiari Syndrome in Young Chinese:Clinical Characteristics,Etiology and Outcome of Recanalization from a Single Center. CardioVascular and Interventional Radiology,2016,39(4):557-565.

10. ZHOU WJ,CUI YF,ZU MH,et al. Budd-Chiari Syndrome in

Young Chinese：Clinical Characteristics，Etiology and Outcome of Recanalization from a Single Center. CardioVascular and Interventional Radiology，2016，39（4）：557-565.

11. MATHIEU D，VASILE N，MENU Y，et al. Budd-Chiari syndrome：dynamic CT. Radiology，1987，165（2）：409-413.

12. JEQUIER S，JEQUIER JC，HANQUINET S，et al. Orthotopic liver transplants in children：change in hepatic venous Doppler wave pattern as an indicator of acute rejection. Radiology，2003，226：105-112.

13. BAHAR K，KARAGALCIN S，KAYA M. Percutaneous T ran shepatic Venoplasty：an Atternative Treatment for Budd Chiari Syndrome. Turk J Gastroenterol，2002，13（1）：83-88.

14. GABATA T，MATSUI O，KADOYA M，et al. Gallbladder varices：demonstration of direct communication to intrahepatic portal veins by color doppler sonography and CT during arterial portography. Abdom Imaging，1997；22：82-84.

15. BASIT SA，STONE CD，GISH R. Portal vein thrombosis. Clin Liver Dis，2015，19（1）：199-221.

16. QI X，HAN G，BAI M，et al. Stage of portal vein thrombosis. Journal of hepatology，2011，54（5）：1080-1082.

17. HAN G，QI X，HE C，YIN Z，et al. Transjugular intrahepatic portosystemic shunt for portal vein thrombosis with symptomatic portal hypertension in liver cirrhosis. Journal of hepatology，2011，54（1）：78-88.

18. QI X，HAN G，WANG J，et al. Degree of portal vein thrombosis. Hepatology（Baltimore，Md），2010，51（3）：1089-1090.

19. YERDEL MA，GUNSON B，MIRZA D，et al. Portal vein thrombosis in adults undergoing liver transplantation：risk factors，screening，management，and outcome. Transplantation，2000，69（9）：1873-1881.

20. CHIA-YING YU，LIANG-CHE CHANG，LI-WEI CHEN，et al. Peliosis hepatis complicated by portal hypertension following renal transplantation. World Journal of Gastroenterology，2014，20（09）：2420-2425.

第七章　肝细胞来源上皮性肿瘤

第一节　肝细胞肝癌

【概述】

肝细胞肝癌(hepatocellular carcinoma, HCC)是最常见的肝脏原发恶性肿瘤类型,在我国发病率约25.7/10万,病死率为23.7/10万。HCC多见于中老年男性,男女发病率为4~6:1,以40~60岁多见,约80%的病例伴有肝硬化或慢性病毒性肝炎,其他高危因素包括非酒精性脂肪肝(NAFLD)、酗酒、吸烟、肥胖、糖尿病、遗传性血色素沉着症、黄曲霉毒素暴露及家族史等。

HCC的大体分型主要包括①弥漫型:肿瘤直径0.5~1.0cm,遍布全肝,相互间不融合,常伴肝硬化;②块状型:直径≥5cm,若≥10cm则为巨块型,单块、多块和融合块状;③结节型:结节状,肿瘤直径超过3cm,小于5cm,可呈单结节、多结节或融合结节;④小肝癌型:直径小于3cm,或相邻两结节直径之和小于3cm,边界清,常有包膜,手术切除率极高。

组织学上主要有以下类型:①肝细胞型:最为常见,与正常肝细胞相似,癌细胞呈多边形,胞质呈嗜酸性细胞颗粒状,细胞膜上存在特化的毛细胆管结构并含有胆汁栓;②透明细胞型:50%以上的癌细胞富含糖原,致使细胞呈不规则的大空泡状,细胞呈透明状,细胞核漂浮于细胞中央;③富脂型:表现为细胞质内出现边缘光滑、大小较为一致的圆形脂滴,占据整个细胞质,导致细胞核偏位;④肉瘤样型:癌细胞呈梭形,呈编织状排列,是低分化HCC的一种特殊表现形式;⑤泡沫细胞型:细胞体积大于正常肝细胞1~2倍,胞质疏松呈细网状,细胞核较小,无偏位;⑥巨细胞型:癌细胞呈多形性,大小不一,形态极不规则,核分裂象多见,缺乏肝细胞形态学特征。

HCC分化分级目前仍广泛采用Edmondson-Steiner四级分级法。Ⅰ级:高分化,细胞无明显异型,类似正常肝细胞,呈细梁状排列,类似正常肝板。Ⅱ型:中等分化,细胞形态接近正常肝细胞,细梁型排列为主,但核浆比例稍增大,核染色加深,胞质嗜酸性增加。Ⅲ型:低分化,细胞核体积与核染色改变均超过Ⅱ级,核异型性更为明显,核分裂象多见。Ⅳ级:未分化,细胞形状极不规则,可见瘤巨细胞或怪状核细胞,高度异型的癌细胞占多数,胞质少,核染色质浓染,细胞排列疏松,梁索状结构不明显。

HCC起病隐匿,早期多无症状,中晚期才出现症状,常见的症状有:①肝区疼痛,最为常见,多在右上腹部,为持续性钝痛,由迅速生长的肿块使包膜紧张所致,肿瘤破裂出血时刺激腹膜,可出现剧痛;②消化道症状,如胃纳减退、恶心、呕吐、腹胀、腹泻或便秘,有时可有便血;③消瘦乏力,呈进行性加重;④黄疸,可因肿瘤压迫胆管、胆管内癌栓引起梗阻性黄疸,也可因肿瘤大量破坏肝细胞致肝细胞性黄疸;⑤发热,多为不明显原因的低中度发热,有时可以出现高热;⑥右上腹部肿块。另外还可有腹水、脾大、上消化道出血等症状。

【影像检查技术优选】

超声为HCC筛查首选影像方法,但难以做出定性诊断。增强超声造影(CEUS)可以对病灶血流动力学实时评估,文献报道其总体诊断效能与动态增强CT相仿。

动态增强CT(平扫、动脉期、门脉期和延迟期)是最常用的诊断方法。CT血管造影(CTA)能直观显示肿瘤供血动脉及血管侵犯。CT灌注成像能够反映肿瘤血管生成情况,评估疗效,但辐射剂量较大。能量CT(以双源CT和能谱CT为代表)可通过物质分离技术精确定量肿瘤强化及各种物质成分,为肿瘤综合评估提供重要信息。

MRI 具有多模态成像优势，解剖影像（T_1WI、T_2WI 等）分辨率更高，对小病灶检出更为敏感，动态增强可以获得血流动力学信息，对病灶做出定性诊断。MRI 功能影像技术，包括弥散加权成像（DWI）、灌注加权成像（PWI）、波谱成像（MRS），可以反映组织水分子扩散运动状态、微循环灌注及代谢信息，是解剖影像学的重要补充，在小病灶检出、良恶性鉴别、分化程度及疗效评估等方面具有很大价值。MRI 血管造影（MRA）总体效能与 CTA 相仿。肝胆特异性造影剂（Gd-EOB-DTPA 和 Gd-BOPTA）在微小病灶检出、HCC 与癌前结节鉴别、FNH 与肝腺瘤鉴别诊断方面具有很大优势。

【影像学检查】

1. 常规超声声像图表现

（1）形态学特征：肝脏肿瘤常为圆或椭圆形占位性病灶，可具细薄包膜（厚度<1mm），可呈现为低回声、等回声、高回声或混合回声等，与肿瘤大小、病理学分化程度、病程发展等都有一定相关性。据统计：在直径<3cm 肝癌中，以低回声结节多见，高回声少见，结节外周可有暗环围绕，暗环宽度在 1~2mm 左右，为肝癌结节特征表现之一（图 1-7-1-1）；高回声型可出现于大、小肝癌结节中（图 1-7-1-1）。等回声型属不稳定表现期（图 1-7-1-1），连续随访数次（每 3~4 周 1 次）常可发现结节内部回声的明显变化。肿块多呈类圆形，也可呈不规则形（图 1-7-1-1），较大肝癌结节的中心部位可出现坏死区，坏死区形态常不规则，其边缘不平滑，内部呈无回声或低弱回声区（图 1-7-1-1）。于肝癌结节周围暗环内，可见彩色血流显示。其成因多认为是来自肝癌结节外方的纤维包膜，该包膜内存在血管成分，这在超声造影及病理研究中得到证实。癌结节内部也常可探及条形或点片状血流信号（图 1-7-1-1），对结节中血流进行血流动力学参数测量发现流速曲线峰值流速 PSV 多呈高速，常超过 60cm/s，甚至超过 1m/s；阻力指数 RI 多在 0.60 以上（图 1-7-1-1）。

弥漫型肝癌多见于肝硬化患者，结节或肿块呈弥漫性分布，常无边界或包膜，仅示回声增多与增粗，与肝硬化表现互相掩盖。通过局部肝脏明显肿大、肝包膜鼓突或肝内管道受压行径弯曲等征象，可协助推测癌肿之所在。如在门静脉中发现癌栓或肝门、腹膜后淋巴结肿大者，也有助于提示弥漫型肝癌的存在。

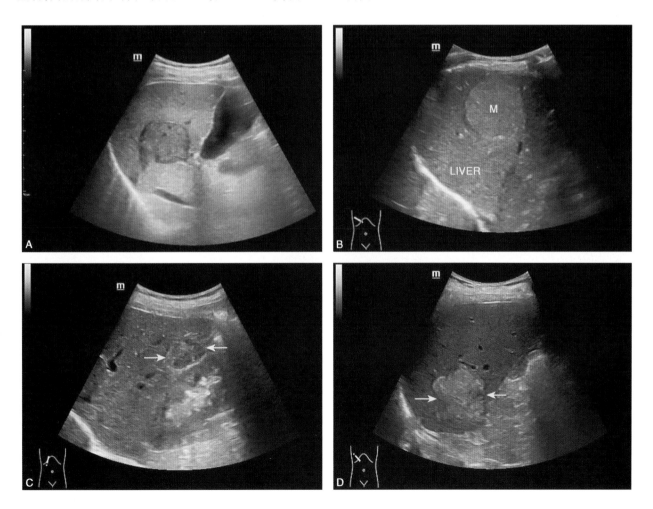

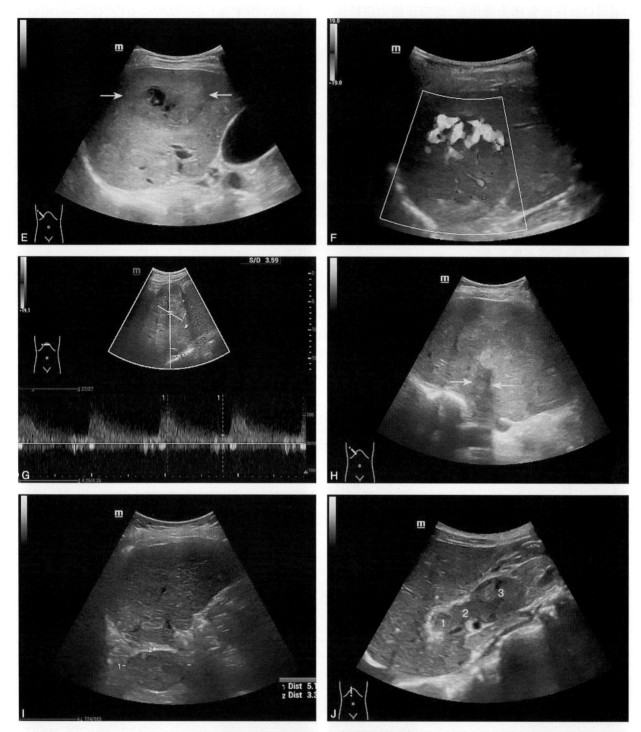

图 1-7-1-1　肝细胞肝癌常规声像图表现

A.二维灰阶超声显示肝细胞肝癌为低回声,呈圆形,内部回声尚均匀,边界清,外周可见纤细暗环围绕;B.二维灰阶超声显示肝细胞肝癌为高回声,呈圆形,内部回声均匀,边界清;C.二维灰阶超声显示肝细胞肝癌为不均质中等回声,呈类圆形,内部回声不均匀,边界尚清;D.二维灰阶超声显示肝细胞肝癌为不均质偏高回声,形态欠规则,内部回声不均匀,边界尚清;E.二维灰阶超声显示肝细胞肝癌为不均质中等偏低回声,呈圆形,边界清,内部回声不均匀,可见片状低弱回声坏死区;F.CDFI显示癌结节内部常可探及条形动脉样血流信号;G.用频谱多普勒 PW 对结节中血流进行频谱测量,流速曲线峰值流速 PSV>100cm/s;阻力指数 RI=0.72);H.二维灰阶超声显示门静脉主干正常管腔消失,其内有实性成分充填;I.二维灰阶超声肝细胞肝癌患者术后 2 年发生右肾上腺转移,转移灶低回声区,边界清,内部回声尚均匀;J.二维灰阶超声肝细胞肝癌患者发现肝门部淋巴结多发转移灶,转移灶为低回声、类圆形、互相融合

（2）门静脉系统癌栓及邻近组织转移:门静脉主干或分支中有实性成分充填（图 1-7-1-1）。彩色多普勒显示癌栓管道中彩色血流中断;或者管道大部受阻而仅在某一管壁附近留存细窄扭曲的彩色血流。肝癌可发展蔓延,向肿瘤周围播散,形成卫星灶,或侵入邻近脏器,如胆囊、右肾上腺、肝门部淋巴结、肾脏、后腹膜区等形成转移灶（图 1-7-1-1）。

2. **超声造影** 超声造影在肝癌的表现中常呈典型的"快进快出"征象。具体表现为动脉相肝癌病灶快速整体高增强,峰值时常呈均匀或不均匀改变,并随着时间的延长病灶增强强度逐渐降低,至静脉相和延迟相常呈低增强状态（图 1-7-1-2）。但也有近 10%~30% 的肝癌可表现为"快进慢出",主要与肝细胞肝癌的分化程度有关,分化程度越好,其造影表现的情况越倾向于"快进慢出"（图 1-7-1-2）。

癌栓与其来源的恶性肿瘤表现为相同增强模

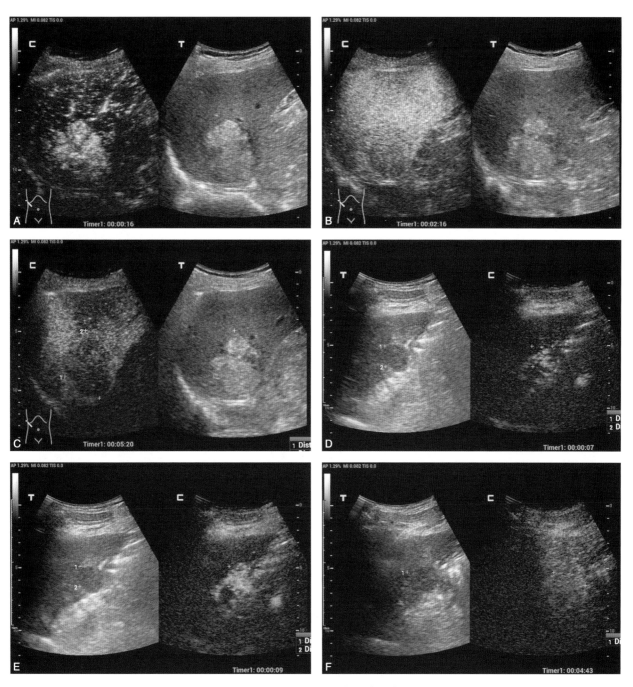

图 1-7-1-2 肝细胞肝癌超声造影表现

A. 超声造影肝细胞肝癌显示动脉相（注射造影剂后 16s）肝癌病灶快速整体高增强,内部灌注不均匀;B. 超声造影肝细胞肝癌显示至静脉相（注射造影剂后 136s）肿块内造影剂消退,呈低增强状态;C. 超声造影肝细胞肝癌显示至延迟相呈低增强;D. 超声造影显示高分化肝细胞肝癌显示动脉相早期（注射造影剂后 7s）肝癌病灶开始增强;E. 超声造影显示高分化肝细胞肝癌显示动脉相早期（注射造影剂后 9s）快速达到整体高增强;F. 超声造影显示高分化肝细胞肝癌肿块延迟相（注射造影剂后 276s）未见明显内部造影剂消退

式,应注意癌栓内的血流灌注应与肝动脉的微泡灌注相一致,如动脉相快速高增强,门脉相廓清较快或延迟相廓清缓慢。

3. CT检查　CT平扫价值有限,发现直径<1cm病灶的概率很低。大多数病灶在平扫图上为低密度,少数为高密度,与出血或分化程度有关(图1-7-1-3、图1-7-1-4)。另外,伴有脂肪肝时,病灶也可表现为高密度。小的病灶密度较均匀,大的病灶中心常发生坏死、出血或脂肪变性而密度不均匀。弥漫型则为大小均等的细小结节遍布整个肝脏,在平扫图上有时仅表现为整个肝脏密度下降而不均匀,结节不清晰。病灶形态多为圆形或卵圆形,边界清楚或不清楚,少数浸润生长者可为不规则形。

CT增强动脉期大多数病灶明显强化,是由于HCC内孤行小动脉形成及肝窦毛细血管化致动脉血供增加;门脉期或延迟期表现为大多数病灶为低密度,与结节门脉血供减少、早期静脉引流、细胞外间隙减少及背景肝脏强化有关,这种"快进快出"强化模式是HCC的特异性表现。在伴有门脉癌栓的病例,因门脉血流量减少,致该区域的强化程度降低,表现为低密度,隐藏在其中的肝癌不能被发现,而动

脉期扫描时,该病灶仍接受肝动脉供血,有强化表现,呈高密度而易于识别。增强扫描还可以显示细小、扭曲、杂乱的肿瘤血管,还可显示肝动脉-门静脉分流,后者表现为病灶附近门静脉血管早期浓密显影,其显影时间和密度几乎和腹主动脉一致。包膜的显示高度提示HCC。在CT平扫上呈低密度,但显示率极低。增强后呈延迟强化(图1-7-1-5)。

门静脉系统受侵和癌栓形成是肝癌肝内扩散的最主要形式,发生的概率和病灶大小有关,也与病理类型和肿瘤生长方式密切相关,弥漫型最多见,其次为巨块型,结节型最少见。肿块越大,门脉受侵和癌栓形成的概率越高。门静脉受侵犯,主要见于分支血管。癌栓形成见于左右分支或主干,少数可扩展到肝外门静脉,有的可延伸至肠系膜上静脉和脾静脉内。门脉期对肝内外血管结构的显示最佳,易于判断血管有无受侵和癌栓形成。门脉癌栓的主要CT表现为:①门脉血管内充盈缺损,可以为局部结节状、条状、分支状、分叉及半月形充盈缺损影(图1-7-1-6);②主干及分支血管旁形成侧支血管,称为门静脉海绵样变(图1-7-1-7);③胆囊周围侧支血管建立,常呈网格状(图1-7-1-8);④受累静脉因滋养血

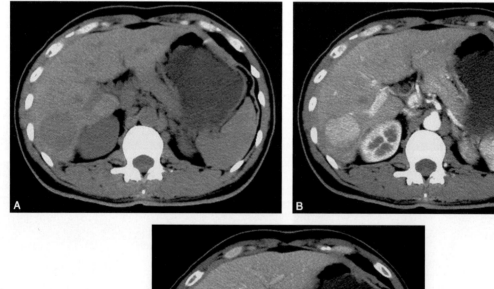

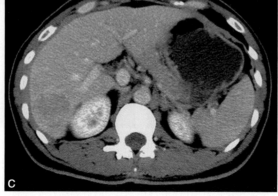

图1-7-1-3　HCC
A.CT平扫示S6段低密度占位灶;B.增强扫描动脉期病灶明显强化;C.增强扫描门脉期病灶为低密度

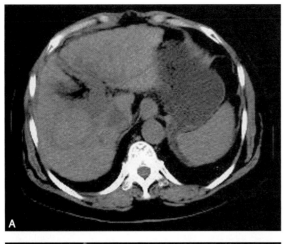
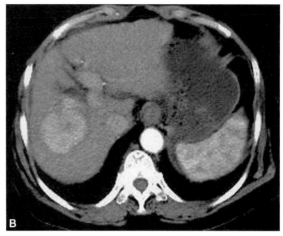
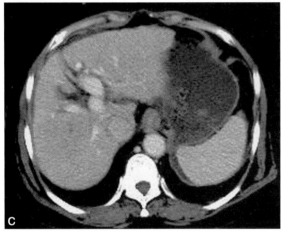

图 1-7-1-4　HCC
A. CT 平扫示 S5 段高密度占位灶,周边见环形低密度包膜;B. 增强扫描动脉期病灶明显强化;C. 门脉期病灶为略低密度,中心见点状的低密度坏死区

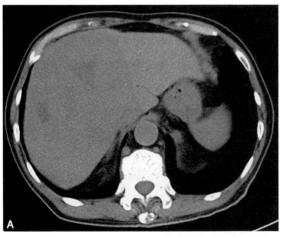
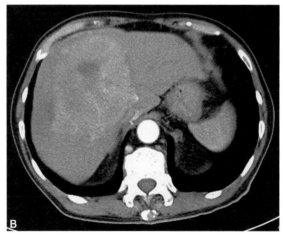
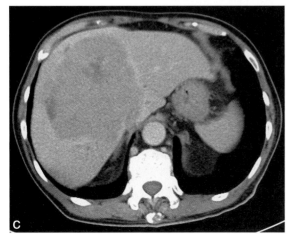

图 1-7-1-5　HCC 伴包膜
A. CT 平扫示肝脏 S4/S8 段巨大占位,密度不均匀,周边见环形包膜,呈更低密度;B. 增强动脉期示病灶明显强化,包膜无强化;C. 增强延迟期病灶呈低密度,包膜延迟强化呈高密度

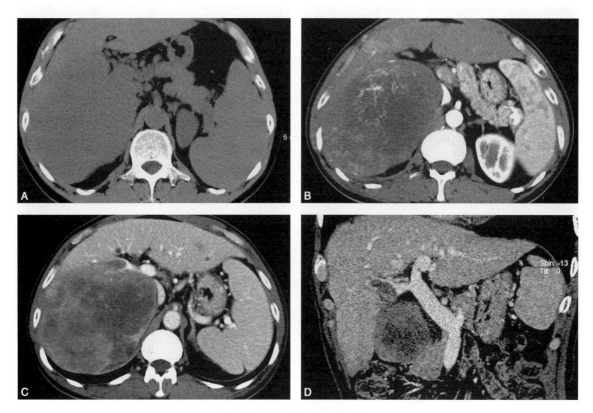

图 1-7-1-6 HCC 伴门脉癌栓

A. CT 平扫示肝右叶巨大占位;B. 增强动脉期扫描病灶不均匀强化,中心见扭曲肿瘤血管;C. 门脉期病灶为不均匀低密度,门脉右支受压前移,内见椭圆形充盈缺损;D. MPR 重建清晰显示门脉右支癌栓

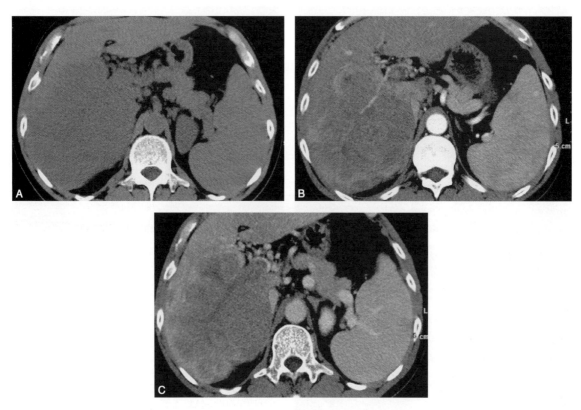

图 1-7-1-7 HCC

A. CT 平扫示肝脏 S6 段低密度灶;B. 增强动脉期病灶不均匀强化;C. 门脉期病灶为低密度;门脉主干增粗,腔内见充盈缺损,周围见迂曲侧支血管

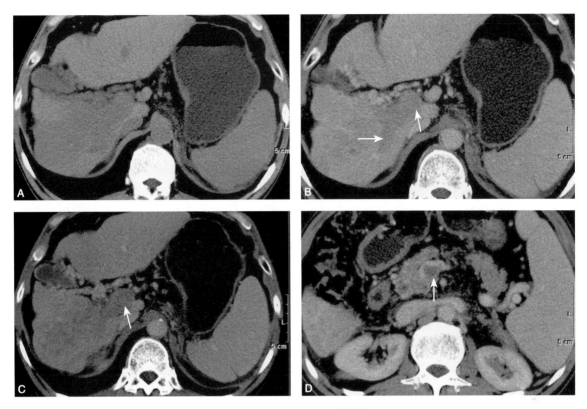

图 1-7-1-8　HCC 伴门脉癌栓

A. 平扫示肝右叶病灶为低密度;B~D.门脉期扫描连续层面,显示病灶为不均匀低密度,边界不清,门脉主干和右支内见充盈缺损(箭),且延伸到肝外门静脉内(箭),门脉主干周围和胆囊周围见大量侧支血管

管代偿扩张可见管壁强化;⑤受累门脉血管扩张,造成主干和分支粗细不成比例。

肝静脉和下腔静脉也常受到侵犯和癌栓形成。在增强 CT 图上表现为受侵犯的血管狭窄不规则,或见局部受压或被肿瘤包绕;腔内不规则的充盈缺损影,有时可延伸至右心房内(图 1-7-1-9);局部血管腔扩大,奇静脉(半奇静脉)扩张。CT 血管造影可直观、全面地显示肝内静脉系统的解剖、受侵及癌栓的范围及侧支开放的情况,更有利于术前治疗方案的选择。判断下腔静脉是否有癌栓形成要慎重,因为在增强早期,下腔静脉尚未显影或仅部分显影,其内密度不均匀为正常表现,需做延迟扫描予以鉴别。另外,下腔静脉受肿瘤压迫时也可不显影。

胆管癌栓形成时,可造成肝门区和肝内胆管的扩张,多为轻中度。平扫图上,可见到和门脉血管相伴行的低密度条状影,在增强扫描图上显示更加清晰。肝门淋巴结肿大压迫胆管也可造成肝门区及肝内胆管的扩张,应注意与胆管癌栓鉴别。

弥漫型肝癌是 HCC 的少见类型(图 1-7-1-10),表现为肝内广泛分布的结节影,大小和分布多较为均匀,也可融合。由于癌结节较小,平扫很难显示,增强扫描可显示肝内弥漫分布结节影,表现为快进快出强化或边缘强化。有时 HCC 弥漫分布于全肝,

残留肝组织和病灶之间的密度差异不大,若不仔细观察和分析,易漏诊。弥漫型肝癌几乎都伴有门静脉癌栓,这是重要诊断依据。

伴有脂肪肝时,因肝脏背景密度的改变造成 HCC 的表现有所不同。CT 平扫上,病灶往往呈高密度,动脉期病灶有强化表现仍为高密度,门脉期和/或延迟期,病灶为等密度或高密度,容易和血管瘤或肝岛混淆(图 1-7-1-11)。测量病灶的 CT 值、绘制时间-密度曲线有助于鉴别诊断。虽然背景密度改变,但 HCC 强化曲线仍为"速升速降"型;血管瘤强化随时间延迟强化更加明显,其强化曲线为"速升缓降"型或"缓升缓降"型;肝岛多位于肝脏边缘,呈不规则形或片状,无占位效应,强化曲线和正常肝实质一致。

CT 还可显示肝外转移征象,如腹膜后及心膈角淋巴结转移、腹壁受侵、肾上腺转移、肺转移等。肺转移非常常见,在 CT 阅片时横膈层面注意用肺窗观察,以免遗漏转移灶。

小肝癌(small HCC,sHCC)在动脉期扫描中多数表现为均匀强化的高密度灶,不均匀强化与坏死和脂肪变性有关(图 1-7-1-12)。少数病灶动脉期无明显强化,极易漏诊。小肝癌在门脉期有多种表现,大多数病灶呈低密度,也可呈等密度甚至高密度,可

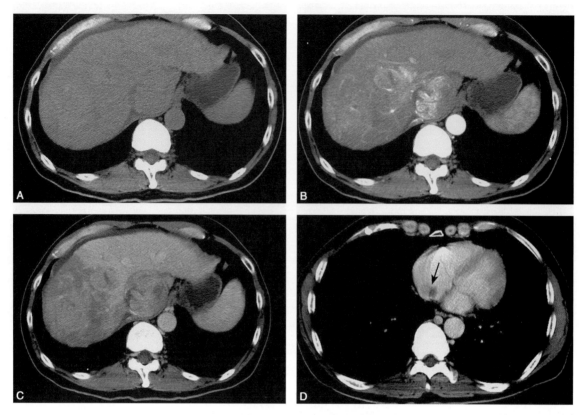

图 1-7-1-9　HCC 伴下腔静脉癌栓

A. 平扫示肝脏密度不均匀,下腔静脉增粗;B. 动脉期见右叶巨大不均匀强化灶,下腔静脉内癌栓也有明显不均匀强化;
C. 门脉期,病灶为不均匀低密度,下腔静脉内癌栓的密度也不均匀;D. 门脉期扫描向上的层面显示右心房内癌栓为低
密度(箭)

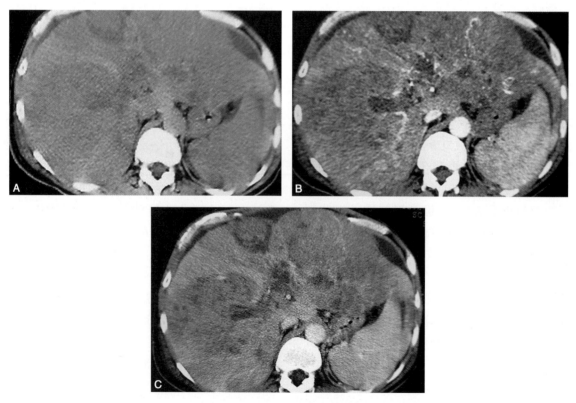

图 1-7-1-10　弥漫型 HCC

A. 平扫示肝脏明显增大,肝内可见弥漫分布的低密度灶,边界不清;B. 动脉期见病灶轻度不均匀强化,门脉内癌栓也见
强化;C. 门脉期扫描示病灶为低密度,边界不清,门静脉左右支内均见充盈缺损

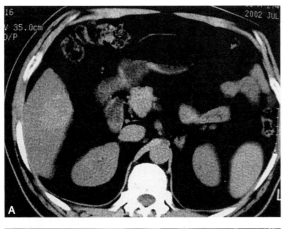
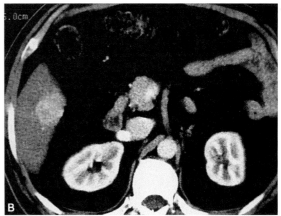
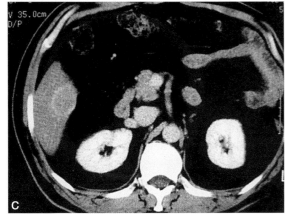

图 1-7-1-11 脂肪肝伴 HCC
A. CT 平扫示肝右前叶略高密度灶,边界不清;B. 增强动脉期病灶强化呈高密度;C. 门脉期病灶仍为略高密度,周边环形强化的包膜显示清楚,有助于诊断

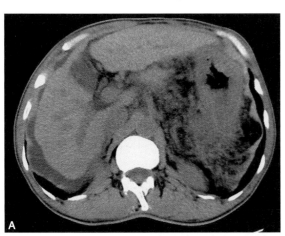
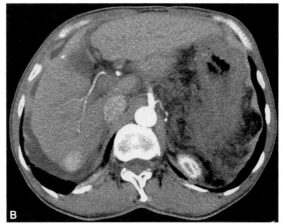
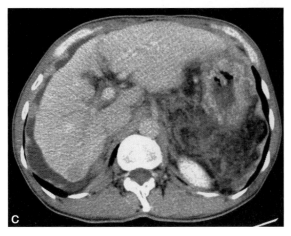

图 1-7-1-12 sHCC
A. CT 平扫示肝脏 S6 段低密度灶;B. 增强动脉期病灶明显强化;C. 门脉期为低密度

能与以下几种因素有关：①病灶有门脉参与供血；②大多数伴有肝硬化，肝脏的血流动力学发生改变，经门脉回流的血液部分可进入到侧支血管，使肝实质的血供减少，肝实质的强化程度受到影响，病灶和肝实质之间的密度差异减小而成为等密度或高密度；③伴有脂肪肝者，肝实质和病灶之间的密度差异也减小；④扫描时间个体差异的影响。

4. MRI HCC 在 T_1WI 通常呈低信号，少数呈高信号，这与肿瘤高分化、脂肪、铜、糖原沉积及继发出血有关（图1-7-1-13）。另外，介入栓塞治疗常用的碘油因含有脂肪酸成分而致治疗后 HCC 在 T_1WI 呈高信号。在 T_2WI，HCC 多呈轻中度高信号，少数可呈等信号，极少呈低信号，较大的病灶内部信号常不均匀，其内部高信号区代表液化坏死、出血或扩张血窦，低信号区则代表凝固性坏死、纤维化或钙化（图1-7-1-14A、B）。DN 癌变时呈"结中结"改变，非癌变区 DN 组织呈低信号，而癌变区呈高信号（图1-7-1-14C）。"镶嵌征"（mosaic pattern）是一种特殊的信号不均匀征象，指瘤内大小、形态、信号、强化程度不一、相互融合的小结节并间以纤维分隔（图1-7-1-14D），是 HCC 的特征性表现。T_2WI 或者 T_2^*WI 有

助于检出组织内铁沉积，发生于铁沉积背景肝脏或者铁沉积结节内的 HCC 通常因缺少组织铁而呈高信号（图1-7-1-14E）。

在 DWI 上，HCC 通常因水分子弥散受限而呈高信号、ADC 值减低，而良性病变如囊肿、血管瘤等其 ADC 值一般较高，并且囊肿在高 b 值的 DWI 上为低信号，易于和 HCC 病灶鉴别。DWI 与常规序列结合可以提高小病灶检出率。另外，DWI 也有助于癌前结节与灌注异常所致假病灶相鉴别，后两者通常无水分子扩散受限加重而呈等信号（图1-7-1-15）。

采用 Gd-DTPA 的 MRI 动态增强扫描是 HCC 诊断的重要方法，这是基于肝癌的肝动脉供血理论，即 HCC 以肝动脉供血为主，而正常肝脏以门静脉供血为主。典型 HCC 表现为动脉期显著强化（wash-in），呈高信号；伴门脉期和/或延迟期造影剂廓清（wash-out），呈低信号（图1-7-1-16A、B），这种"快进快出"强化形式对 HCC 的诊断具有高度特异性，在慢性病毒性肝炎及肝硬化等高危人群中几乎等同于病理诊断。T_1WI 高信号病灶需应用减影法明确其强化情况（图1-7-1-16C、D）。Wash-in 是由于 HCC 内孤行小动脉形成及肝窦毛细血管化致动脉血供增加，

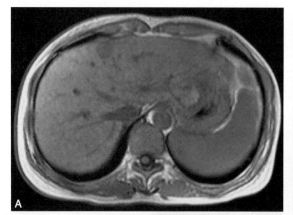
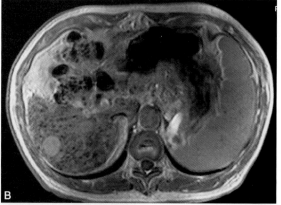
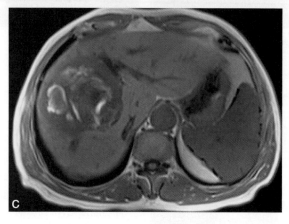

图 1-7-1-13 HCC T_1WI 表现
A. Ⅳa 段中等分化 HCC，呈均匀低信号；B. Ⅵ段高分化 HCC，呈均匀高信号；C. 低分化 HCC，内见斑片状出血呈不均匀高信号

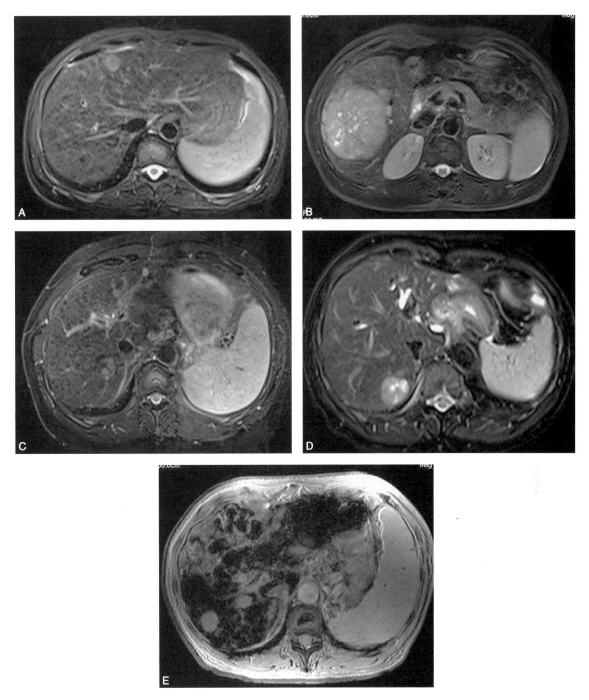

图 1-7-1-14　HCC T$_2$WI 表现

A. Ⅳa 段中等分化 HCC，呈中等程度高信号；B. Ⅵ段 HCC，呈不均匀高信号；C. Ⅶ段 DN 癌变结节，呈"结中结"改变，DN 呈等信号，癌变部分呈结节样高信号；D. "镶嵌征"，肿瘤内见多发小结节及纤维分隔；E. 肝实质铁沉积而呈弥漫性低信号，Ⅵ段 HCC 因缺少铁沉积而呈高信号

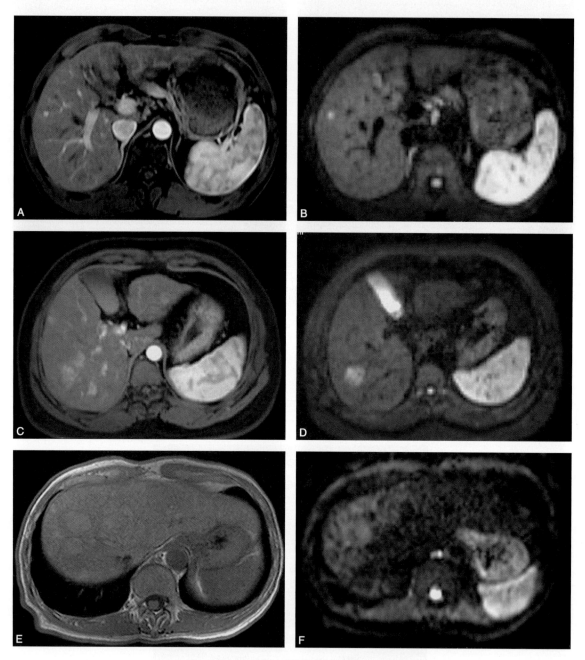

图 1-7-1-15　HCC DWI 表现

A、B. 小肝癌动脉期显著强化,在 DWI 图像上存在弥散受限而呈高信号;C、D. 动脉期多发结节状强化灶,DWI 图像上仅 HCC 因弥散受限而呈高信号,余为灌注异常所致假病灶;E、F. HCC 与 HGDN 在 T_1WI 均呈高信号结节,HCC 在 DWI 呈高信号,HGDN 无弥散受限呈等信号

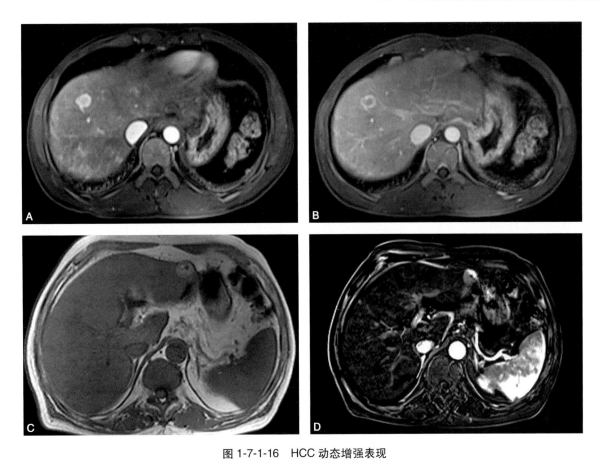

图 1-7-1-16　HCC 动态增强表现

A、B 示Ⅳa 段 sHCC，A. 动脉期明显强化；B. 门脉期可见造影剂廓清，并见环形强化包膜影。C、D 示Ⅰ段 sHCC，C. 平扫 T_1WI 呈高信号；D. 增强 T_1WI 减影图像示病灶显著强化

wash-out 则与结节门脉血供减少、早期静脉引流、细胞外间隙减少及背景肝脏强化有关。

MRI 对包膜的显示优于 CT。包膜在 T_1WI 及 T_2WI 呈完整或不完整、厚度不一的低信号，主要为纤维组织，在厚包膜（>4mm）中有时还可见到 T_2WI 高信号的外环，主要为受压的血管、胆管和肝组织。增强扫描可提高包膜显示率，表现为进行性延迟强化、边缘光整的环形高信号，这是由于包膜中血管内慢血流及纤维组织致造影剂滞留（图 1-7-1-17）。约 1/4 影像显示的包膜样强化并非真正的肿瘤包膜，病理上对于混杂的纤维组织、扩张的肝血窦及受压肝组织，称为"假包膜"。影像学不能区分真、假包膜。

血管侵犯表现为血管包绕、管腔不规则或充盈缺损（图 1-7-1-18A）。肿块越大，门脉受侵和癌栓形成的概率越高，特别是弥漫型肝癌。门脉受侵主要见于分支血管，病灶位于肝门附近时也可侵犯门脉主干，少数可延伸至肝外常伴有门静脉海绵样变，表现为肝门区或胆囊周围可见到许多强化的、扭曲的细小侧支血管影。另外，大的病灶也可以见到肝静脉和下腔静脉受侵或癌栓形成（图 1-7-1-18B）。门静脉系统 MRA 可全面直观地反映肿块和血管的关系、血管受侵的范围和程度及侧支开放情况。血管癌栓应与血栓相鉴别，癌栓可由肿瘤直接延伸到血管，栓子在 T_2WI 呈中等高信号，动脉期在栓子内部可以看到细小的新生肿瘤血管，管腔扩张明显（>23mm）；血栓在 T_2WI 多为低信号，无强化，管径多正常。

需要强调的是，单一的"快进"或"快出"强化并无特异性，动脉期强化可见于灌注异常、海绵状血管瘤、局灶性结节增生、高级别 DN、富血供转移等，门脉期低信号可以见于高级别 DN 及纤维化所致结构扭曲。另外，从理论上来讲，只有 HCC 形成足够的新生血管才能显示出动脉期强化，而大部分早期肝癌、某些低分化肝癌及浸润性肝癌缺少动脉期强化；一些早期病灶尽管出动脉期强化，但在门脉期或延迟期无造影剂廓清，使得定性诊断困难；另外，因技术原因无法捕捉到精确的动脉期也会造成诊断困难。

肝胆特异性造影剂近年来应用日益广泛，以钆贝葡胺（Gd-BOPTA）和钆塞酸二钠（Gd-EOB-DTPA）为代表，他们可以被肝细胞选择性摄取并经胆道排泄，前者摄取率约 5%，后者摄取率约 50%。Gd-BOPTA 和 Gd-EOB-DTPA 是双功能造影剂，既可以

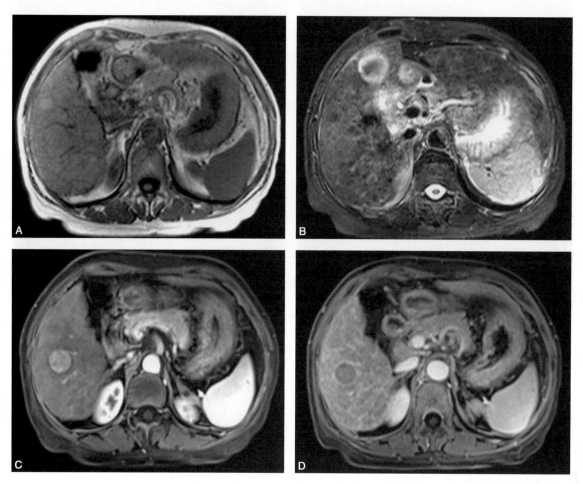

图 1-7-1-17　HCC 包膜
A. T_1WI 包膜呈低信号；B. T_2WI 呈稍高信号；C. 动脉期无强化；D. 门脉期呈延迟强化

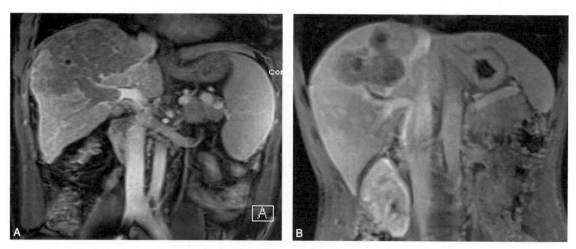

图 1-7-1-18　HCC 癌栓
A. 门静脉癌栓；B. 肝静脉癌栓

静脉团注得到类似于 Gd-DTPA 的动脉期图像来提供血供信息，还能够行肝胆期成像（前者延迟 60～90min，后者延迟 20～30min）。大多数 HCC 在肝胆特异期呈低信号，而良性肝硬化结节（再生结节、低级别异型增生结节和多数高级别异型增生结节）在肝胆特异期呈等或高信号，这一征象对不典型 HCC 的诊断具有很高价值（图 1-7-1-19）。但正常肝实质吸收肝胆特异性造影剂存在个体差异，30%～40%正常肝细胞转运体的基因表现多态性，导致肝实质强

化程度减低。高胆红素血症或严重肝硬化时，肝胆特异期肝实质强化减弱且不均匀，会使得肿瘤与肝实质对比较差，影响病灶检出。对于非肝细胞来源的病变（囊肿、血管瘤等），在肝胆期也表现为低信号，需要依靠多种 MRI 序列综合判断。

2cm 以下 HCC 强化特征多不典型。文献报道，在 1cm、1～2cm、2cm 以上病灶中，出现典型"快进快出"强化方式者仅 24%、28% 和 47%。MRI 具有多模态成像优势，可以从细胞分子水平早期识别肝硬化

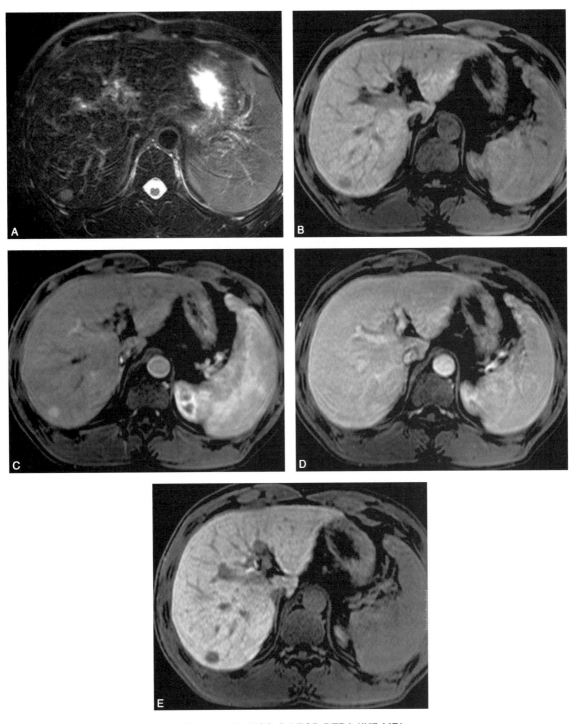

图 1-7-1-19　HCC Gd-EOB-DTPA 增强 MRI
A. 抑脂 T$_2$WI 呈高信号；B. 抑脂 T$_1$WI 呈低信号；C. 动脉期明显强化；D. 门脉期呈等信号；E. 肝胆特异期呈低信号

背景下的癌变结节,利用非血供特征协助诊断,主要包括以下方面:①脂肪变性:HCC生成早期阶段新生动脉血管不足,组织处于缺血缺氧状态,易于产生脂肪变,可以通过T_1WI化学位移成像进行显示;②"日冕征":表现为富血供病灶周边的一过性环形强化带,多见于动脉晚期或门脉早期,在延迟期呈等信号,为肿瘤引流静脉与邻近肝血窦相互交通所致,多见于无包膜的进展期HCC;③结中结:肝硬化结节发生局灶性癌变时,癌变区在T_2WI呈高信号,伴动脉期强化,而非癌变区在T_2WI呈等或低信号,缺少动脉期强化;④铁廓清:约40%的肝硬化结节伴有铁沉积,这些铁沉积结节几乎都是良性的,但具有更高的癌变风险。铁是细胞增殖代谢中的必须物质,参与新陈代谢的众多环节(如DNA合成的核糖核苷酸还原酶需要铁作为辅助因子,能量通路中电子链的传递也需要铁才能发挥作用),结节癌变时因铁消耗增加而表现为铁廓清,可以通过T_2^*WI或者磁敏感加权成像(SWI)检测;⑤水分子弥散受限:HCC细胞密度高,细胞外间隙小,水分子运动受限,在弥散加权成像(DWI)上表现为高信号。良性肝硬化结节多无水分子弥散受限,呈等或低信号;肝囊肿、血管瘤在低b值DWI上信号更高,其ADC值较高,主要是因为水分子T_2透过效应;⑥肝胆特异性造影剂无摄取。约90%的HCC细胞膜上有机阴离子转运多肽(OATP)表达减低,在Gd-EOB-DTPA增强MRI肝胆特异期呈低信号,良性肝硬化结节可正常或高表达OATP,在肝胆特异期呈等或高信号。

【诊断要点】

目前,全球不同地区均制定了适合自身国情的HCC临床实践指南,主要包括美国国立综合癌症网络(NCCN)、美国肝病学会(AASLD)、欧洲肝脏学会-欧洲癌症治疗研究组织(EASL-EORTC)、亚太肝脏学会(APASL)、日本肝病学会(JSH)和韩国肝癌研究组-国立癌症中心(KLCSG-NCC)指南等。2011年,原卫生和计划生育委员会颁布了原发性肝癌诊疗规范(以下简称规范),并于2017年修订更新。这些指南及规范均明确推荐影像学作为HCC无创性诊断的主要方法,无需活检病理证实。

2017年版规范中明确我国肝癌的高危人群主要包括:HBV和/或HCV感染、长期酗酒、非酒精脂肪性肝炎、食用被黄曲霉毒素污染食物、各种原因引起的肝硬化以及有肝癌家族史等。US联合AFP(至少6个月间隔)是HCC筛查监测的主要手段。对US检查阴性但AFP持续升高者需进一步行动态增

强影像检查;仍为阴性者,在排除妊娠、活动性肝病、生殖胚胎源性肿瘤以及消化道癌的前提下,应该密切随访AFP水平以及影像学检查(2~3个月/次)。

对于超声筛查检出的结节,2017年版规范推荐了4种诊断工具,包括超声增强造影(CEUS)、动态增强CT、Gd-DTPA增强MRI(动态MRI)和Gd-EOB-DTPA增强MRI(EOB-MRI),对CEUS造影剂的类型未做明确规定。PET-CT和SPECT-CT主要用于明确肝外转移情况进行分期,DSA的诊断价值基本被取代。AFP在诊断流程中被删除。主要依赖影像学方法用于HCC诊断,这与国际理念更为统一。在动态增强影像上,HCC的典型表现为动脉期显著强化伴门脉期和/或延迟期造影剂廓清("快进快出")。在高危人群中,对于>2cm的结节,4项检查中≥1项显示有HCC典型特征,可做出HCC临床诊断;对于≤2cm结节,4项检查中≥2项显示有HCC典型特征,可做出临床诊断。对穿刺活检的实施有了更为严格、精确的规定,明确了在高危人群中,对于>2cm的结节,上述四种影像学检查均无典型的HCC特征,则需进行肝穿刺活检;≤2cm结节,若上述四种影像学检查中≤1项有典型的HCC特征,可进行肝穿刺活检或每2~3个月间隔影像学随访。

【鉴别诊断】

1. **肝硬化结节** 包括RN和DN。肝硬化结节在T_1WI图像多呈高信号,在T_2WI常呈等或低信号;以门静脉供血为主,缺少动脉期强化;可以摄取SPIO、Gd-BOPTA和Gd-EOB-DTPA等特异性造影剂。但某些高级别DN与高分化HCC影像表现多有重叠,鉴别困难,需要穿刺活检。

2. **局灶性结节增生(FNH)** 为肝脏少见的良性肿瘤,血供极为丰富,CT及MRI动脉期扫描时除中心瘢痕外均明显强化,有时可见到肿块中心或周边粗大、扭曲的供血动脉。中心瘢痕是其特异征象,中心瘢痕无强化表现,增强后延迟强化,但并非每例都能显示。增强早期病灶均匀强化,中心瘢痕区的显示,尤其是瘢痕区的延迟强化为FNH的特征性表现,结合病史如AFP阴性,无肝炎、肝硬化病史,一般可以作出诊断。

3. **肝腺瘤** 也为富血供肿瘤,有包膜,与HCC易于混淆。但腺瘤好发于年轻女性,与口服避孕药有关,无慢性肝病及肝硬化病史,AFP无升高,平扫信号更不均匀,常伴出血及脂肪成分。CT与MRI动脉期扫描可明显强化,和正常肝组织之间界限清楚。如病灶中心有出血,则无强化,和FNH的中心瘢痕

不易鉴别。其 CT 表现和 FNH 相似，MRI 肝胆细胞特异性造影剂有助于两者的鉴别。

4. 血管瘤 在 T_2WI 呈显著高信号，呈"慢进慢出"强化，程度比 HCC 要高，在延迟期仍为高信号；HCC 在 T_2WI 呈轻中度高信号，呈"快进快出"强化，典型病例容易鉴别。一些血管瘤因含有较多纤维成分可能充填较慢，增加延迟时间会利于诊断。对于不典型病例，需结合病史及血清学肿瘤指标综合考虑。

5. 胆管细胞癌 多有胆管结石及胆管炎病史，好发于肝左叶，边界不清，因富含纤维成分在 T_2WI 可以看到低信号区，动脉期轻中度强化，门脉期和延迟期扫描持续强化，多伴远端胆管扩张，可见肝包膜皱缩，淋巴结肿大更为多见。

第二节 特殊类型肝癌

一、纤维板层样肝细胞肝癌

纤维板层样肝细胞肝癌（fibrolamellar hepatocellular carcinoma，FL-HCC）以肿瘤出现板层状纤维间质为特征，主要见于青年人，多在 5~35 岁之间，平均 25 岁，无明显性别差异。FL-HCC 的发病和乙型肝炎感染、肝硬化无明显关系。临床表现为腹痛、肝大、腹部肿块或恶病质，约 85% 患者的 AFP 水平正常。

FL-HCC 常为单发，以左叶居多，瘤体通常较大，平均直径为 13cm，边界清楚，无包膜。大体标本上通常表现为边界清楚，体积巨大的质硬的肿块，瘤体中央可见到界限不清伴有中央灰色的星状纤维条索，向外周放射伸展，将癌组织分隔。镜下，肿瘤有分化较好的多边形细胞，肿瘤细胞呈束状、条索状及小梁状排列，可见大量并行板层样排列的纤维束分隔。纤维组织融合形成中心瘢痕是其特点，可见于 20%~60% 病例。肿瘤实质内可发生不同程度的出血、钙化和囊样变。周围肝组织无硬化表现。

CT 平扫表现为边缘清楚的低密度灶，内见纤维瘢痕、坏死及钙化。增强扫描肿瘤血供丰富，动脉期明显强化，门脉期持续强化，其内纤维结构无强化仍为低密度，包膜也显示清晰（图 1-7-2-1）。在 T_1WI 呈低信号，在 T_2WI 呈不均匀高信号，中央纤维瘢痕在 T_1WI 及 T_2WI 均呈低信号，增强动脉期不均匀强化，随时间延迟强化趋于均匀，中央瘢痕始终无强化（图 1-7-2-2）。另外还可见肝内胆管扩张，门脉、肝

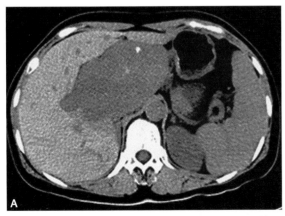
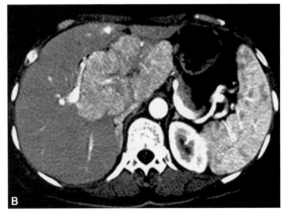
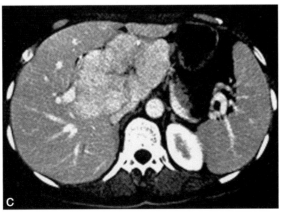

图 1-7-2-1 纤维板层肝癌

A. CT 平扫示肝尾叶巨大低密度占位灶，边界清楚，密度不均匀，边缘见点状高密度的钙化；B. 增强动脉期病灶强化明显，中心见放射状无强化的瘢痕；C. 增强门脉期病灶仍持续强化为高密度，中心低密度瘢痕显示清晰

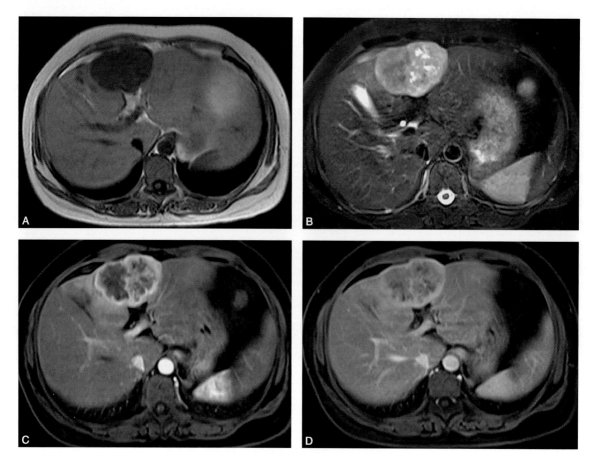

图 1-7-2-2　纤维板层型肝细胞肝癌

A. T₁WI,病灶呈低信号;B. T₂WI,病灶呈不均匀高信号,内见斑片状低信号影;C. 增强后动脉期,示周边强化;D. 门脉期,可见中心延迟强化

静脉和下腔静脉侵犯。少数情况下,可有肝内转移、肝外转移和腹膜转移。

FL-HCC 的表现和 FNH 有交叉重叠。鉴别的要点为:FNH 动脉期一般强化明显且均匀一致(除中心瘢痕外),钙化和包膜以纤维板层肝细胞肝癌多见;FL-HCC 的中心瘢痕在 T₂WI 上为低信号,而且瘢痕内无异常血管。

二、原发性透明细胞型肝癌

原发性透明细胞型肝癌(primary clear cell carcinoma of the liver, PCCCL)较为少见,发生率占肝癌的 0.9%~8.8%,多见于中老年男性,临床表现类似普通 HCC,以腹痛和乏力等症状多见,多有乙型肝炎、肝硬化病史,AFP 升高。手术为首选治疗方法。肿瘤多为中高分化,预后较好。

组织学上,肿瘤细胞因富含糖原在 HE 染色上呈透明状,可能是由于门静脉血供减少和肿瘤供血动脉不足所致的代谢紊乱和糖代谢异常。一般认为当超过 50% 的癌细胞为透明细胞时应诊断为透明细胞型肝癌。透明细胞型肝癌多为中分化,胞质内富含大量糖原而呈透明状,可有含量不等的脂质空泡,

但肿瘤内通常仍含有一定比例的普通肝癌细胞。镜下 19.6% 的 HCC 可见胞质内含有脂肪,但影像上只有 1.6% 的病例可显示脂肪成分。

肿瘤 CT 平扫呈显著低密度,可测及脂肪密度。在 T₁WI 呈稍高信号,在 T₂WI 多为混杂高信号,抑脂序列多有不同程度的信号减低。MR 化学位移成像可以敏感地显示脂肪,表现为 T₁WI 反相位信号减低。与典型 HCC"快进快出"强化方式不同,透明细胞型肝癌常缺少动脉期显著强化,门脉期及延迟期也多呈低信号,可见环形强化的肿瘤包膜(图 1-7-2-3、图 1-7-2-4)。

PCCCL 的鉴别诊断包括肝腺瘤、血管平滑肌脂肪瘤和含脂肪成分的转移瘤。肝腺瘤经常发生于年轻女性,常与口服避孕药和糖原贮积病有密切关系,影像学上由于常合并出血而表现为不均匀的密度和信号,MR T₁WI 上为高信号,抑脂后高信号无改变。血管平滑肌脂肪瘤由平滑肌、脂肪和血管混杂构成,增强后病灶内点条状血管影有一定特征,有助于鉴别。含脂肪成分的转移瘤极少见,一般来源于原发脂肪肉瘤、肾母细胞瘤,或透明细胞型肾细胞癌,临床原发肿瘤病史和活检后免疫组化染色可有助于缩小鉴别诊断。

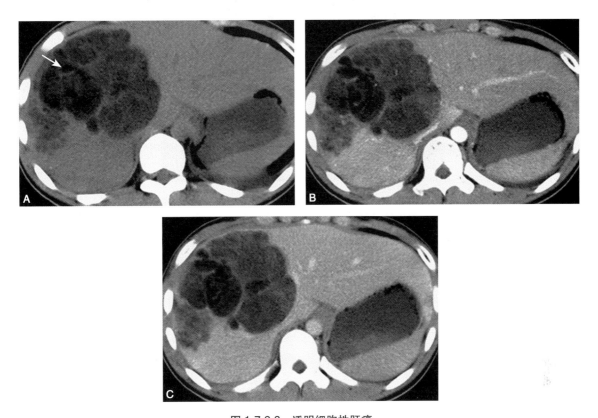

图 1-7-2-3　透明细胞性肝癌

A. CT 平扫见肝内巨大低密度病灶,内含大量脂肪密度成分(箭)及分隔;B、C. 动脉期和门脉期示病灶内分隔轻度强化,脂肪成分无强化

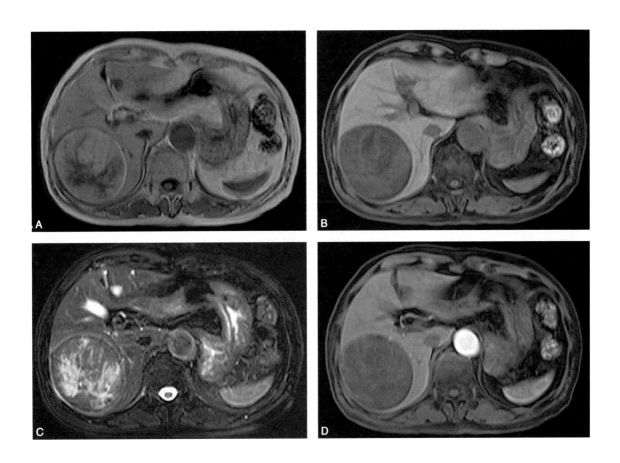

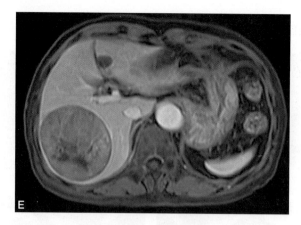

图 1-7-2-4　透明细胞型肝细胞肝癌
A.T₁WI 呈高低混杂信号；B.抑脂 T₁WI 可见信号减低，提示存在脂肪成分；C.T₂WI 抑脂图像，示病灶呈高低混在信号；D.动脉期强化不明显；E.门脉期轻度延迟强化。肿瘤包膜呈 T₁WI 低、T₂WI 高信号，有延迟强化

三、硬化型肝癌

硬化型肝癌以肿瘤内致密纤维化为特征，病理上显示狭条状的癌细胞索被致密的结缔组织分隔，癌细胞也有不同程度的变性。这种类型的 HCC 恶性程度往往较高，常伴随高钙血症或低磷血症，可能与肿瘤分泌甲状旁腺激素相关蛋白有关。

CT 平扫呈低密度，MRI 表现为 T₁WI 低信号、T₂WI 高信号，邻近肝包膜可皱缩，在高度纤维变的肿瘤中较为常见。增强后表现为富血供，且具有明显进行性、延迟强化的特征（图 1-7-2-5、图 1-7-2-6）。

硬化型肝癌应着重与肿块型肝内胆管细胞癌鉴别。后者常伴有远端肝内胆管扩展，动脉期多为环形强化，延迟期可见不同程度持续强化。

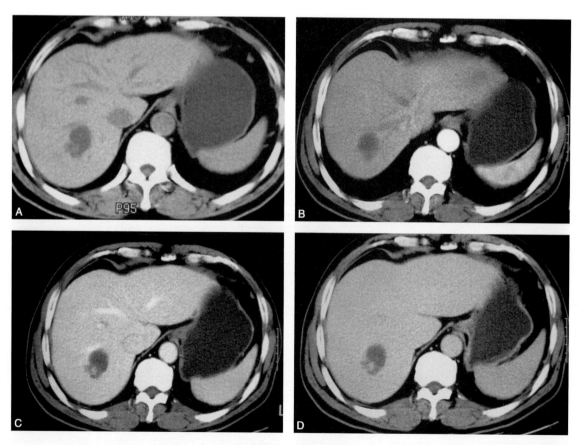

图 1-7-2-5　硬化型肝癌
A.CT 平扫示肝右叶低密度灶；B.增强动脉期病灶；C、D.分别为门脉期和延迟期扫描，病灶内见结节状强化，似有逐渐填充的趋势，病灶边界清楚

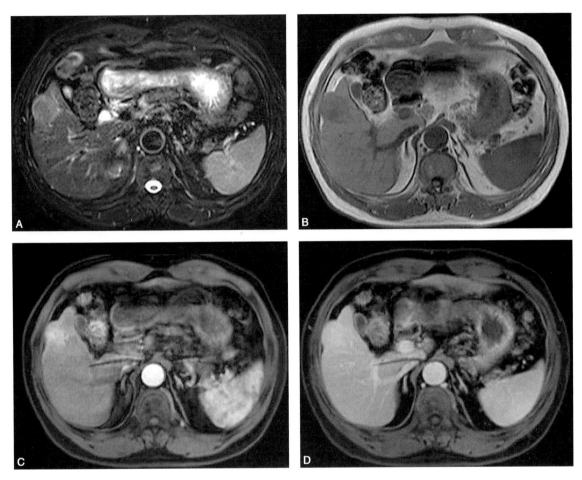

图 1-7-2-6　硬化型肝细胞肝癌

A. 抑脂 T_2WI,示病灶呈稍高信号;B. T_1WI 呈低信号;C. 动脉期明显强化;D. 门脉期渐进性持续强化

四、混合型肝癌

混合型肝癌非常少见,发病率占肝癌的 0.6% ~ 1%。在东方人群中,以老年男性多见,约 70% 患者伴有慢性肝炎或肝硬化,约 40% 的患者伴有血清 AFP、CA199、CA125 升高。在西方人群,多无慢性肝炎或肝硬化。其恶性程度较 HCC 高,易出现淋巴结转移。

根据 2010 年 WHO 新分类,混合型肝癌仅限于 HCC 和胆管细胞癌存在于同一肝脏、同一瘤体的病例,HCC 和胆管细胞癌在同一肝脏但分处于不同瘤体者不在混合型肝癌范畴,后者本质上属于双发瘤。混合型肝癌的确定性病理诊断应建立在明确的 HCC 和胆管细胞癌分化证据之上。HCC 分化证据:细胞呈梁索或假腺管样生长,形成血窦样结构,有胆汁生成等;胆管细胞癌分化证据:由胆管上皮细胞形成腺样结构,间质丰富,有黏液生成等。免疫组化有助于明确两种分化成分。

影像学表现取决于两种成分的比例及分布。CT 平扫呈不均匀低密度,在 T_1WI 呈低信号,在 T_2WI 呈不均匀高信号。动态增强图像上,少数病灶因富含 HCC 成分,表现为"快进快出"强化,类似 HCC;多数病灶因含有胆管细胞癌及纤维间质,在动脉期呈环形强化,延迟期可见造影剂缓慢充填;也可表现为轻度均匀强化。常伴有血管侵犯和淋巴结转移(图 1-7-2-7、图 1-7-2-8)。

混合型肝癌术前诊断非常困难,尤其是与胆管细胞癌难以鉴别,确诊需要病理。

五、肉瘤样肝细胞肝癌

肉瘤样肝细胞肝癌由低分化肿瘤细胞构成,恶性程度极高,发病率为 3.9% ~ 9.4%。组织学上,梭形细胞呈编织状或腺泡状排列,需与癌肉瘤、肌源性肉瘤、纤维源性肉瘤以及软骨肉瘤等相鉴别,梭形细胞与经典的 HCC 常同时出现,本型常发生门静脉侵犯和肝内转移,预后较差。

肿瘤因生长迅速易继发出血坏死,影像表现无特异性,T_1WI 呈低信号,T_2WI 呈不均匀高信号,增强后周边强化为主,中间不强化,分别对应外周存活肿瘤组织和纤维间质,中间是坏死成分,实质成分强化表现可多种多样(图 1-7-2-9)。由于周边肿瘤部

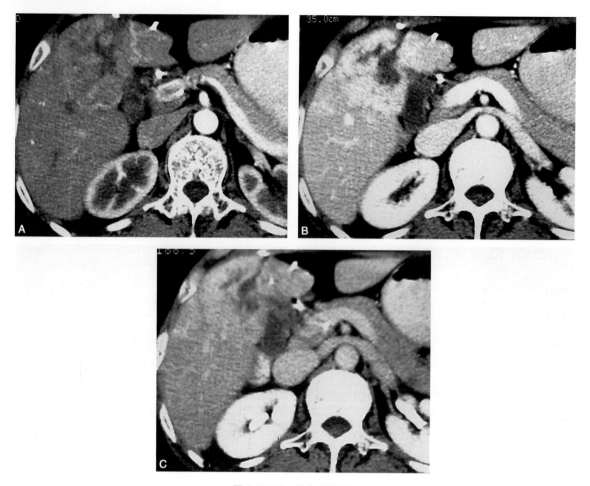

图 1-7-2-7　混合型肝癌

A. CT 动脉期扫描示肝右前叶病灶强化不均匀;B、C. 门脉期和延迟期扫描,病灶仍有持续强化呈高密度,其内可见到扩张的胆管

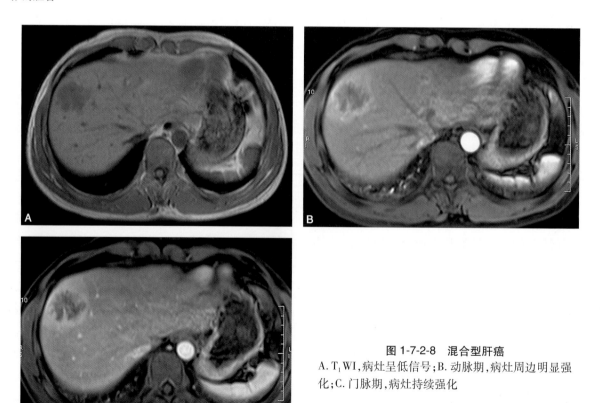

图 1-7-2-8　混合型肝癌

A. T_1WI,病灶呈低信号;B. 动脉期,病灶周边明显强化;C. 门脉期,病灶持续强化

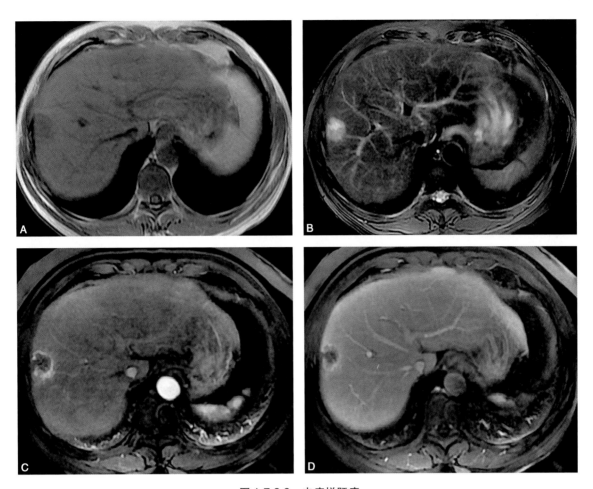

图 1-7-2-9 肉瘤样肝癌

A. T₁WI,病灶呈低信号;B. T₂WI 抑脂图像,病灶呈高信号,内见斑片状坏死;C、D. 动脉期及门脉期,病灶呈环形强化

分有延迟强化的表现,因此和肝内胆管细胞癌、混合型肝癌的表现有交叉重叠,有时不易鉴别。

第三节 肝母细胞瘤

【概述】

肝母细胞瘤(hepatoblastoma,HB)是原发于肝脏的恶性胚胎源性上皮性肿瘤,多见于 3 岁以下婴幼儿,男性多见,男女发病率为 2~3 : 1。肝母细胞瘤发病机制尚不清楚,可能与家族性腺瘤样息肉症、Li-Fraumeni 综合征、18-三体综合征和胎儿酒精综合征等有关。

HB 多见于肝右叶,大体上分为巨块型、结节型、弥漫型和囊肿型,以巨块型最为常见。肿瘤多单发,瘤体一般较大,可达 10cm,界限清楚,有包膜,常有出血、坏死、囊变。镜下由相似于胎儿性上皮性肝细胞、胚胎性细胞以及分化的间叶成分(包括骨样基质、纤维结缔组织和横纹肌纤维)组成,可分为上皮型和混合上皮间叶型,上皮型以不同程度的上皮细胞为主,内见胶原纤维间隔,混合上皮间叶型以上皮

和间叶细胞类型的不同程度混合为特征。肿瘤可于数月内迅速增大,易出现肝外转移。

临床主要表现为肝大和右上腹肿块,可有消瘦、食欲不振、体重下降、贫血发热、黄疸等症状。少数患儿可因肿瘤释放促性腺激素而有性早熟表现。约90%的患者 AFP 明显增高。

【影像检查技术优选】

超声为首选检查方法。CT 对钙化较敏感,可确切观察肿瘤位置、大小、边界、质地。MRI 可准确显示包膜及邻近脏器侵犯。CT 和 MRI 还有助于明确有无肝静脉、下腔静脉癌栓。

【影像学表现】

影像上表现为肝内单发巨大肿块,直径可 >10cm,圆形或分叶状,边界清晰,有包膜,不伴有肝硬化。多发结节及弥漫性较为少见。超声呈不均质高回声,CT 平扫呈不均匀低密度,内见出血坏死,约50%可见钙化,呈条状、弧线、圆形或不规则形。T₁WI 呈等低信号,合并出血坏死时呈混杂信号,中央夹杂斑片状或点状高信号或更低信号;T₂WI 呈等高信号,瘤体内可见数个细小囊状高信号,周边有石

榴样改变的低或等信号间隔,可由瘤内坏死、液化、出血或瘤内扩张的血窦引起,纤维瘢痕呈 T_1WI 及 T_2WI 双低信号(图 1-7-3-1、图 1-7-3-2)。

增强扫描肿瘤实性区域明显强化,可见迂曲肿瘤血管,门脉期强化逐渐减低,包膜显示更为清晰,液化坏死区无强化。肝门区淋巴结可有肿大。瘤周可见受压变形的肝静脉和门静脉,血管受侵或癌栓形成较少。

【诊断要点】

儿童多见,肝内出现巨大伴有坏死、出血和钙化的肿块,有包膜,且 AFP 阳性,无肝硬化,应考虑本病的可能。

【鉴别诊断】

1. HCC 多发生于成年人,多有肝炎及肝硬化,表现为"快进快出"强化,钙化罕见。

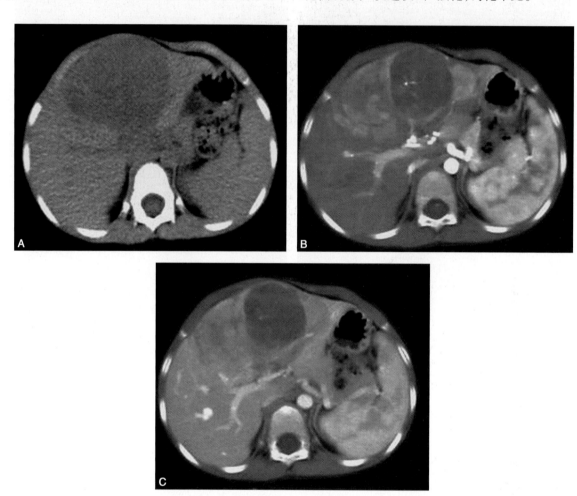

图 1-7-3-1 肝母细胞瘤

女性,4 岁。A. CT 平扫示 S4 段巨大不均质分叶状占位,呈不均匀低密度,局部可见出血;B. 动脉期明显不均匀强化;C. 门脉期强化减退,门静脉左支、门脉主干及肝中静脉受压狭窄

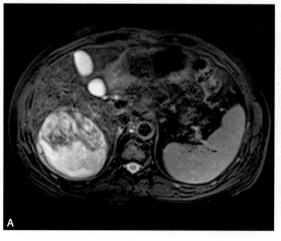
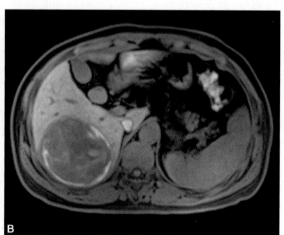

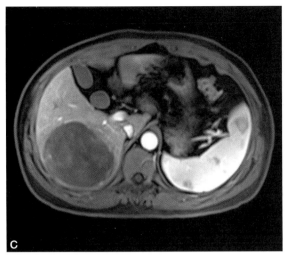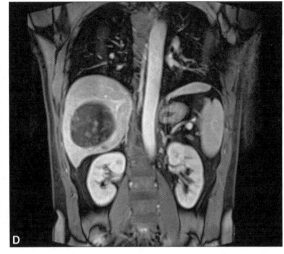

图 1-7-3-2　肝母细胞瘤

A. T₂WI 示肝 S6 段类圆形肿块,呈不均匀高低混杂信号;B. 抑脂 T₁WI 示瘤内散在高信号,为出血;C. 动脉期强化不明显;D. 延迟期可见周边及内部分隔强化,可见大量出血坏死,周边可见包膜

2. 间质错构瘤　CT 及 MRI 表现为多房性囊性低密度肿块,增强扫描间隔部分可强化,无 AFP 升高。

3. 转移癌　多见于神经母细胞瘤、横纹肌肉瘤等,患者有原发肿瘤病史,无 AFP 升高,易于鉴别。

第四节　肝细胞腺瘤

【概述】

肝细胞腺瘤(hepatocellular adenoma,HCA)是少见的肝细胞源性良性肿瘤,发病率为(3~4)/10 万。好发于育龄期女性,男女比例约 1:9,部分病理类型与口服避孕药相关,且具有时间及剂量依赖性。其他患病高危因素包括肥胖、糖尿病、糖原累积症等。患者多无症状,少数患者可有腹痛、腹部肿块及肝功能异常,AFP 水平正常,炎症性肝腺瘤可有发热等全身炎症反应、血清 C 反应蛋白(CRP)升高。5cm 以上病灶约有 4.3% 恶变(HCC),约 30% 发生出血,故主张手术切除。

HCA 通常发生在无肝硬化的基础上,好发于右肝,多为单发圆形结节,边界清楚,包膜完整,偶有多发性病灶。镜下,腺瘤细胞似正常肝细胞,大小一致,富含糖原及脂肪,呈梁索状排列,偶可呈腺管状排列。梁索排列紊乱,失去正常肝小叶细胞索的放射状排列,梁索间有少量结缔组织和毛细血管。肿瘤内无汇管和成熟的胆管,很少含有 Kupffer 细胞。

HCA 分子遗传学基因型和表型特征近年来有较大进展,共分为以下 4 种病理亚型:

(1)炎症型:最多见,占 40%~55%,既往曾归类为血窦扩张型 FNH。发病高危因素包括脂肪肝、肥胖、酗酒等。病理上可见炎细胞浸润、血窦扩张及厚壁畸形血管。免疫组化显示 CRP 阳性。约 10% 出现癌变。

(2)肝细胞核因子 1α(HNF1α)失活型:也称转录因子 1(TCF1)突变型,占 30%~35%。约 90% 有口服避孕药病史,约 50% 为多发。镜下以肿瘤细胞弥漫性脂肪变性为特征,系 HNF1α 失活导致脂肪酸结合蛋白(LFABP)表达下调,导致肿瘤内过量脂肪堆积;无细胞学异型和炎性浸润;免疫组化显示 LFABP 阴性。该型无恶变风险,预后最好。

(3)β-catenin 激活型:占 15%~20%,男性多见,发病高危因素包括糖原累积症、摄入男性激素及家族性息肉病综合征。肿瘤细胞核异型性多见,可见假腺管结构形成,易误诊为高分化 HCC。免疫组化显示谷氨酰胺合成酶(GS)阳性。细胞核内 β-catenin 聚积可触发多条 HCC 生成信号通路,具有很高的恶变风险,在恶变的肝腺瘤中占 2/3。

(4)未分类型:无上述基因型特征,主要发病机制尚待进一步研究。

【影像检查技术优选】

超声主要用于肿瘤筛查,对定性诊断价值不大。动态增强 CT 可以显示背景脂肪肝、肿瘤脂肪变性及强化方式,但因其内在软组织分辨率有限,难以进一步分析病灶内部复杂成分,且 CT 有一定的电离辐射,不利于年轻女性患者复查随访。MRI 可以更好地显示 HCA 内部脂肪成分、出血、坏死及包膜,肝细胞特异性造影剂可以更进一步反映肝细胞摄取情况,对肝腺瘤分子分型具有重要价值。

【影像学表现】

1. CT　平扫时由于肿瘤的密度与正常肝实质相近,通常表现为等密度或略低密度,容易漏诊。伴有脂肪肝背景时可呈高密度。病灶密度多不均匀,系肿瘤内脂肪变性、出血、坏死、血窦及炎细胞浸润所致;极少可显示包膜,新鲜出血可表现为病灶内高密度,陈旧性出血则为低密度。

由于肿瘤血管丰富,增强后动脉期可见肿瘤明显强化,但因常常伴有出血和囊变而强化不均匀,少数病灶强化均匀呈高密度,门脉期和延迟期病灶呈等密度或略低密度(图1-7-4-1),有时可显示包膜强化呈完整或不完整的环形高密度。病灶内的出血则无增强表现。少数肝腺瘤也可表现为乏血供,增强各期强化程度均低于肝脏。

2. MRI　HCA不同亚型都有独特的突变基因、

分子异常、组织病理特征和影像表现,正确分型有助于选择治疗方案和判断预后,MRI对肝腺瘤分子分型具有重要价值。各型MRI表现如下:

(1)炎症型:在T_1WI多为不均匀低信号,约20%瘤内可见局灶性脂肪成分,在T_1WI反相位表现为局灶性信号减低,30%有瘤内出血,40%伴有背景脂肪肝。T_2WI呈不同程度高信号。约40%可见"环礁征"(atoll sign),表现为T_2WI中央稍低、周围环形高信号,这是该型高度特异的征象,系肿瘤周边血窦扩张所致。增强扫描该型于动脉期明显强化,且持续到门脉期和延迟期(图1-7-4-2)。文献报道,联合

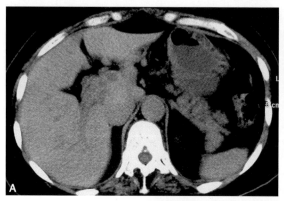
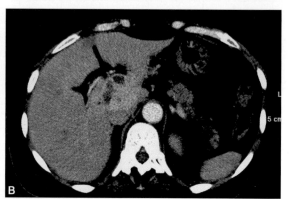
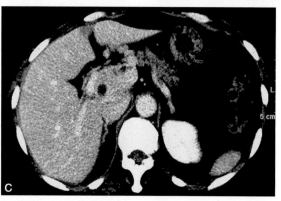

图1-7-4-1　肝细胞腺瘤
A.CT平扫示肝尾叶增大,见低密度病灶,其内见更低密度囊变区;B.增强动脉期,病灶实质部分强化明显,囊变区无强化;C.门脉期扫描示病灶为等密度,边界不清,其内囊变区显示清楚,代表陈旧性出血

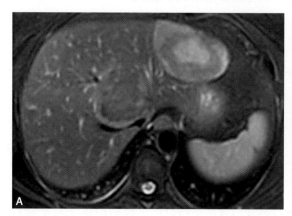
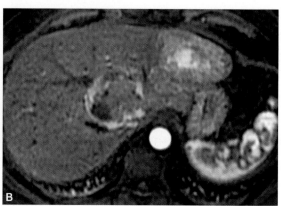

图1-7-4-2　肝腺瘤(炎症型)
A.抑脂T_2WI示肝脏S2段及S8段占位,呈中心低、周边高信号("环礁征");B.增强动脉期周边明显强化,病理上为扩张血窦成分

T_2WI 明显高信号及延迟期强化诊断的敏感度为 85.2%、特异度为 87.5%。

（2）HNF1α 失活型：80% 可见肿瘤内弥漫性脂肪成分，表现为 T_1WI 反相位肿瘤弥漫性信号减低，为较特异征象，预测该亚型的敏感度为 86.7%、特异度为 100%；在 T_2WI 可以是等、低或高信号；增强后动脉期轻中度强化，门脉期及延迟期仍为低信号（图 1-7-4-3）。

（3）β-catenin 激活型：T_1WI 为等或低信号，T_2WI 呈高信号；70% 可见中央瘢痕，在 T_2WI 呈高信号，且伴有延迟强化，与 FNH 类似；增强动脉期明显强化，门脉期和延迟期持续强化（图 1-7-4-4）。

（4）未分类型：尚无特异性 MRI 征象。

出血及恶变是肝腺瘤主要并发症。15%~20% 的肝腺瘤合并出血，出血可以表现为肿瘤内、肝内及肝外出血（图 1-7-4-4）。出血的危险因素包括肿瘤直径 ≥3.5cm、瘤内及瘤周动脉、肝左叶腺瘤及外生型腺瘤。恶变的危险因素包括瘤径 ≥5cm、男性、β-catenin 激活型、肥胖、合并糖原贮积病以及服用合成代谢类固醇。

【诊断要点】

病灶具有较完整的包膜，境界清楚，T_1WI、T_2WI 以稍高信号为主，含有脂肪成分，无肝硬化背景及 AFP 升高。

【鉴别诊断】

1. HCC 多有肝炎、肝硬化病史及 AFP 升高，呈"快进快出"强化，肝胆特异期多为低信号；肝腺瘤多有口服避孕药、肥胖、代谢综合征、糖原累积症等高危因素，强化方式在不同亚型间不一，肝胆特异期多为低信号，少部分为不均匀高信号。高分化 HCC 与 β-catenin 突变型肝腺瘤均在肝胆特异期呈高信号，依靠影像学难以鉴别，必要时需穿刺活检。但 β-catenin 突变型肝腺瘤癌变风险高，也主张手术切除，二者鉴别对临床决策并无实质性影响。

2. FNH 的强化较腺瘤更明显，且更为均匀，可见中心瘢痕，表现为 T_2WI 高信号及延迟强化，在 Gd-EOB-DTPA MRI 肝胆期呈等或高信号。β-catenin 突变型腺瘤也可见中心瘢痕，但其 T_2WI 信号更高，在肝胆期也可呈高信号，但不均匀。

3. 血管平滑肌脂肪瘤（AML）应与 HNF1α 失活型肝腺瘤鉴别，后者病灶内脂肪分布较为均匀，T_1WI 反相位表现为弥漫性信号减低，动脉期轻度强化，而 AML 除脂肪外还含有平滑肌及血管结构，脂肪分布不均匀，动脉期明显强化。

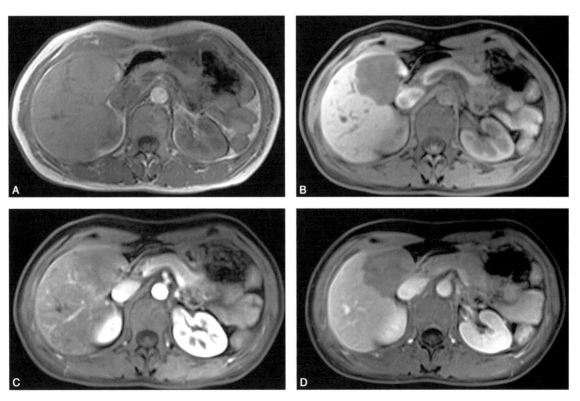

图 1-7-4-3 肝腺瘤（HNF1α 失活型）

A. T_1WI 示肝脏 S5 段占位，呈高信号；B. 抑脂 T_1WI 呈低信号，提示存在脂肪成分；C. 增强动脉期中等强化；D. 门脉期可见造影剂廓清，呈低信号

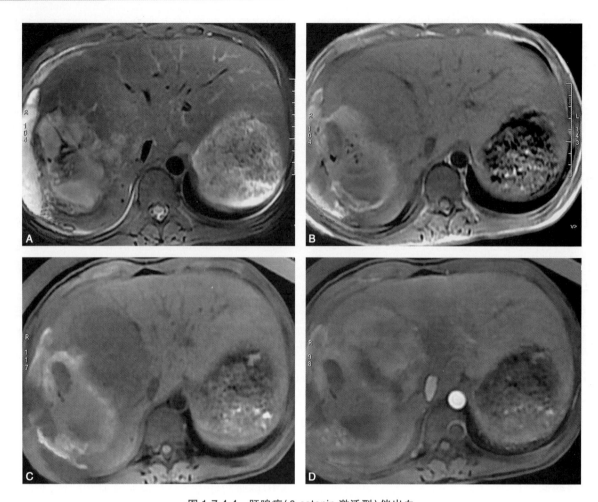

图 1-7-4-4　肝腺瘤（β-catenin 激活型）伴出血

A. 抑脂 T₂WI 示肝右叶占位，呈等、高、低混杂信号；B、C.T₁WI 及抑脂 T₁WI，可见斑片状高信号，提示为出血，局部肝包膜中断，可见肝周积液，呈出血信号；D. 增强动脉期肿瘤实性成分明显强化

第五节　肝细胞性瘤样病变

一、肝局灶性结节增生

【概述】

局灶性结节增生（focal nodular hyperplasia，FNH）占肝脏肿瘤及肿瘤样病变的 8%。以女性多见，男女之比约 1：8。其发病机制可能与以下因素有关：①肝内局灶性血管畸形致肝实质血供增加、进而发生肝细胞反应性增生；②肝细胞胆管化生的结果。与腺瘤不同，口服避孕药与 FNH 的形成并无明确的关系，但有研究提示口服避孕药会促进 FNH 增长，而停止服药后病灶可能缩小。患者多无临床症状，多不伴有病毒性肝炎及肝硬化，AFP 水平正常，无恶变倾向，预后良好。

病理上，FNH 多为单发，多呈圆形，边界清楚，大小不一，但多小于 5cm，无包膜，中央可见星状的瘢痕样纤维组织，形成间隔向四周放射而分隔肿块。

纤维组织基底部可见异常增粗的动脉，纤维间隔内含有增生的胆管及血管。镜下见肝细胞形态正常，并围绕富于胆管和血管的纤维结缔组织间隔生长，间隔内有单核细胞浸润和 kupffer 细胞，失去正常肝小叶结构，仍含有正常胆管结构，但不与周围胆道交通。

【影像检查技术优选】

超声主要用于筛查。动态增强 CT 可以显示病灶滋养动脉及强化特征。MRI 对内部结构（尤其是中心瘢痕）的显示优于 CT，对于不典型 FNH 具有重要诊断价值。

【影像学表现】

1. 超声

（1）常规超声：二维超声可呈低回声、高回声、等回声或混合型；单个多见，一般边界尚清，内部回声可均匀或不均匀，中心瘢痕在二维超声上能清晰显示者并不常见。彩色多普勒 CDFI 典型表现为从病灶中心至病灶周围分布的条形血流信号，呈现立体形"轮辐样"或"车轮样"血流分布，不典型者常可显示病灶内有较丰富的彩色血流，可呈线状或分支

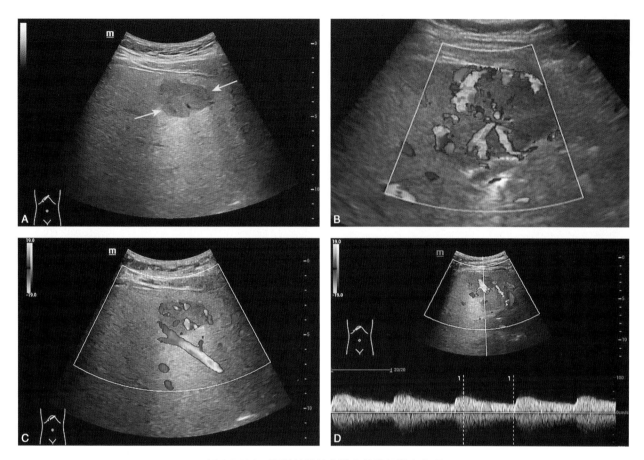

图 1-7-5-1 肝局灶性结节增生的常规超声表现

A. 二维灰阶声像图显示 FNH 肿块呈低回声区,边界清、内部回声尚均匀;B. FNH 典型 CDFI 表现为从病灶中心至病灶周围分布的条形血流信号,呈现立体形"轮辐样"或"车轮样"血流分布;C. CDFI 可显示 FNH 病灶内有较丰富的彩色血流,可呈线状或分支状;D. 脉冲多普勒显示 FNH 内部血流为动脉血流曲线,流速常较高,而阻力指数 RI<0.6

状。脉冲多普勒显示血流为动脉血流曲线,流速常较高,而阻力指数 RI 常<0.6(图 1-7-5-1)。

(2)超声造影:对肝局灶性结节增生的诊断有较大帮助。病灶在动脉相早期快速高增强,造影剂从病灶中央动脉向四周呈放射状灌注(即"轮辐样"),动脉相晚期病灶可为均匀的高增强,门静脉相及延迟相则多为稍高增强或等增强等改变。部分病灶在动脉相可出现快速整体高增强,另外,在动脉相及静脉相,部分病例可在病灶中央出现无增强区,多呈低回声或无回声,形态可不规则或星状,此即为中央星状瘢痕,对诊断肝局灶性结节增生有较高特异性(图 1-7-5-2)。

2. CT CT 平扫显示肿块密度均匀,呈等密度或略低密度,钙化很少见。可显示更低密度的中心瘢痕,其形态多样,可为星芒状、点状、条状或不规则形,可位于病灶中心,也可偏心分布。

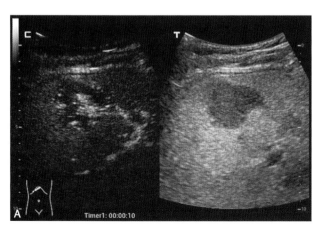

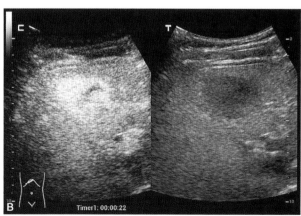

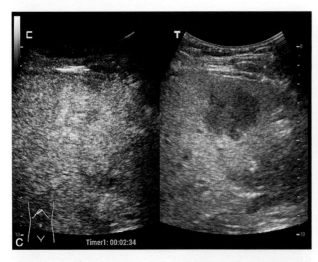
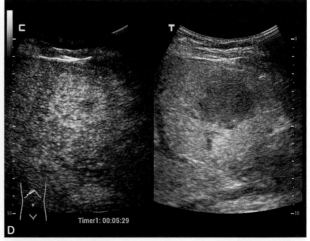

图 1-7-5-2　肝局灶性结节增生的超声造影表现

A. 超声造影显示 FNH 团块动脉相(注射造影剂后 10s)早期快速高增强,造影剂从病灶中央动脉向四周呈放射状灌注(即类轮辐状);B. FNH 团块动脉相(注射造影剂后 22s)病灶迅速达到高增强,内部可见条形无增强区(瘢痕组织);C. FNH 团块门脉相(注射造影剂后 154s)显示为高灌注,内部条形无增强区(瘢痕组织);D. FNH 团块延迟相(注射造影剂后 329s)显示为高灌注,内部可见条形无增强区(瘢痕组织)

增强后动脉期实性区域多呈明显均匀强化,反映了病灶血管丰富的特点,有些病灶还可显示供血动脉,位于病灶中心或周边,粗大而扭曲。较大病灶其中央纤维瘢痕无早期强化而呈低密度(图 1-7-5-3)。门脉期和延迟期病灶强化表现不一,可为等、略高或略低密度,病灶边界往往不清楚。中心瘢痕延迟强化为其特征,但 CT 显示率仅 20%~40%(图 1-7-5-4)。

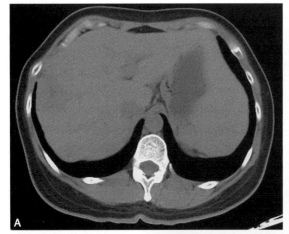
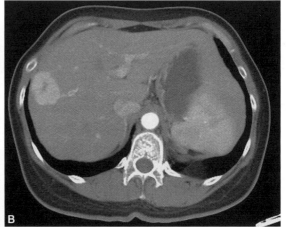
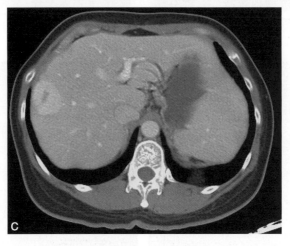

图 1-7-5-3　FNH

A. CT 平扫示肝 S8 段稍低密度灶,中心见条状更低密度瘢痕,周边见粗大扭曲供血动脉;B. 增强动脉期病灶实质部分明显均匀强化,瘢痕区无强化;C. 门脉期扫描示病灶持续强化,中心瘢痕仍为低密度

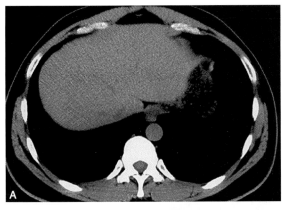
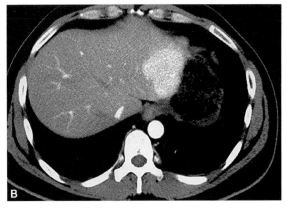
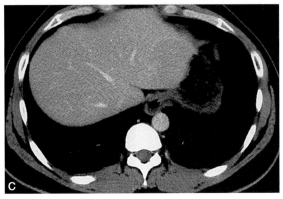

图 1-7-5-4　FNH

A.CT 平扫示肝实质密度均匀,未见病灶;B.增强动脉期见左外叶一明显均匀强化的病灶;C.门脉期扫描示病灶为略低密度,边界不清,未见中心瘢痕

3. MRI　FNH 的 MRI 表现具有特征性,T_1WI 呈等或稍低信号,T_2WI 呈等或稍高信号,与正常肝实质信号相差不大。当信号不均匀可能是与血窦扩张、脂肪浸润、局灶性充血及出血有关。DWI 呈等或稍高信号,FNH 多存在轻微的水分子扩散运动受限。MRI 对中心瘢痕的显示要优于 CT。70% ~ 80% 的 FNH 会见到中心瘢痕,尤其是 3cm 以上病灶,瘢痕在 T_1WI 呈低信号,T_2WI 呈高信号(图 1-7-5-5),主要是由于瘢痕内富含血管、胆管增生及炎性反应等。当纤维成分多、血管组织少或机化时在 T_2WI 也可呈低信号。小的 FNH 中心瘢痕不明显,信号较均匀(图 1-7-5-6)。大的病灶可见到血管受压征象,但无癌栓形成。

FNH 血供极为丰富,增强扫描动脉期实质部分明显均匀强化,几乎接近同层主动脉信号,有时可显示位于病灶中心或周边粗大而扭曲的供血动脉。门脉期及延迟期呈等或稍高信号,极少数 FNH 因为引流静脉较为丰富而于延迟期呈低信号。中心瘢痕在动脉期多无强化,与瘢痕内血管畸形、管壁增厚、管腔狭窄所致造影剂进入缓慢有关,在延迟期通常表现为持续强化,这是由于瘢痕内的纤维成分限制了造影剂的廓清。10% ~ 37% 的 FNH 在延迟期可见到

环形强化影,是由受压的肝实质、血管、扩张血窦及炎性反应等因素形成,并非真正的纤维包膜(图 1-7-5-7)。

约 20% 的 FNH 影像表现不典型,主要表现在以下几点:①年龄,80% ~ 95% 的 FNH 发生于 30 ~ 40 岁的妇女,儿童期(0 ~ 16 岁)的发病率仅占肝脏肿瘤的 2%;②大小,85% 的 FNH 直径 5cm,12% 在 5 ~ 10cm 之间,而 3% 的 FNH 病灶的直径>10cm;③病灶多发;④病灶内出血、坏死和脂肪堆积;⑤无中心瘢痕;⑥中心瘢痕无强化,此类瘢痕为胶原性、缺乏血管;⑦"假包膜"样强化。以上列举的几点 FNH 不典型表现,从局部看虽为不典型,但从整体分析也许仍较典型,不影响诊断。对于诊断困难的病例,肝细胞特异性造影剂(Gd-BOPTA 和 Gd-EOB-DTPA)具有重要价值。FNH 含有正常功能肝细胞,可以摄取造影剂表现为动脉期强化,但内部胆管结构不与胆道交通致排泄受阻,在肝胆期呈高信号(尤其是环形高信号更具特异性),HCC 及腺瘤在肝胆期通常为低信号(图 1-7-5-8)。

【诊断要点】

典型 FNH 征象包括:T_1WI 为略低信号,T_2WI 为除中心瘢痕以外均匀的略高信号,中心瘢痕在 T_2WI

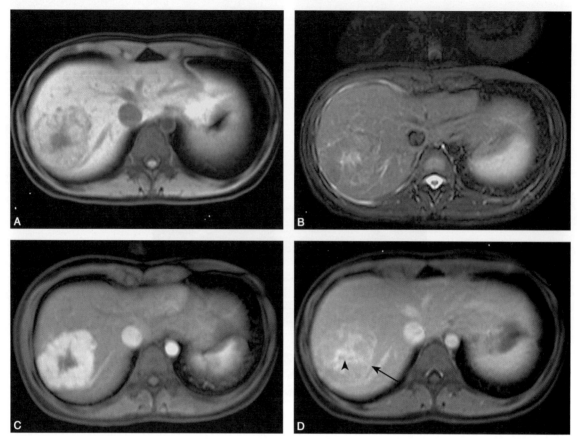

图 1-7-5-5　FNH

A.T₁WI 示肝右叶膈顶巨大低信号病灶,中心可见更低信号区域;B.T₂WI 示病灶为等信号,中心瘢痕为高信号;C.增强动脉期病灶除瘢痕外明显不均匀强化;D.延迟期病灶强化程度下降为略高信号,中心瘢痕延迟强化为更高信号(箭头),周边还可见不完整的假包膜(箭)

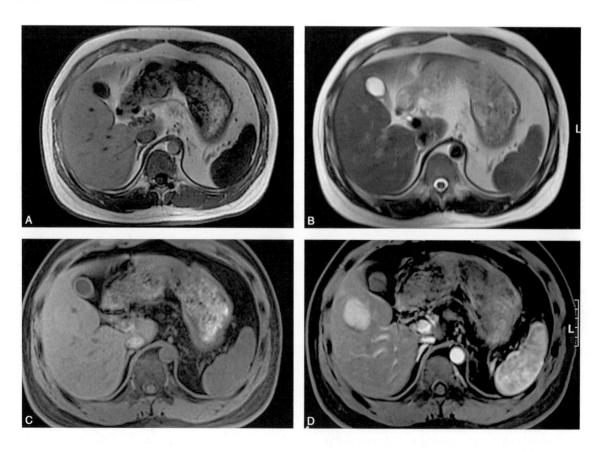

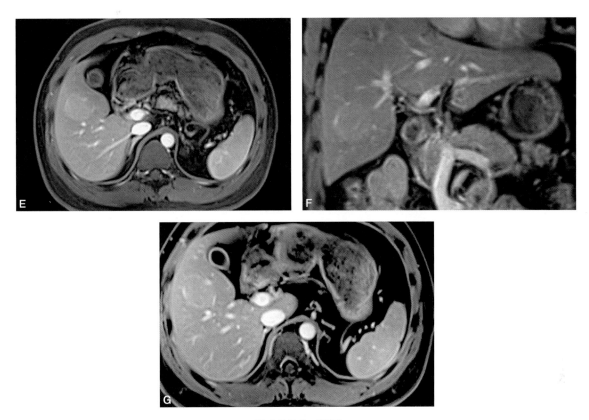

图 1-7-5-6　FNH

A、B. T₁WI 和 T₂WI,肝实质内未见异常信号;C. T₁WI 抑脂序列见右前叶椭圆形略高信号灶,边界不清;D. 增强动脉期病灶明显均匀强化;E. 门脉期病灶强化程度下降为略高信号;F. 延迟期冠状位扫描示病灶仍为均匀略高信号;G. 延迟5min 扫描病灶仍为均匀的略高信号

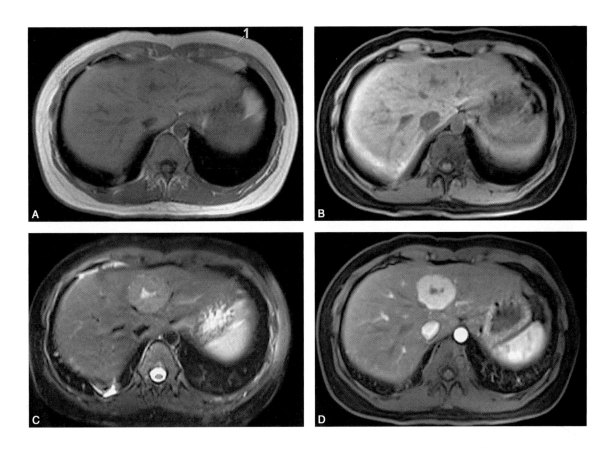

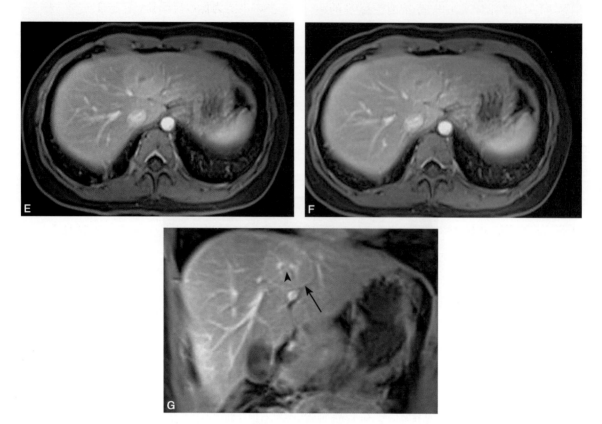

图 1-7-5-7 FNH

A. T$_1$WI 示肝左叶低信号病灶,中心可见更低信号区域;B. 抑脂 T$_1$WI 示病灶为低信号,中心瘢痕呈更低信号;C. T$_2$WI 见病灶为均匀的略高信号,边界清楚,中心瘢痕为更高信号;D. 增强动脉期病灶除瘢痕以外明显均匀强化;E、F. 门脉期 和延迟期,病灶强化程度下降为略高信号,中心瘢痕仍为低信号,周边见环形强化的假包膜;G. 延迟 5min 冠状位扫描 示病灶仍为略高信号,中心瘢痕延迟强化呈高信号(箭头),周边完整的环形强化的假包膜显示更加清楚(箭)

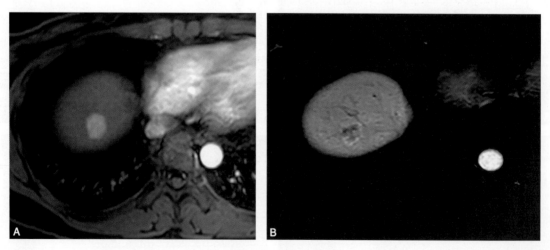

图 1-7-5-8 FNH

A. 增强动脉期示肝脏 S8 段占位,明显均匀强化;B. Gd-EOB-DTPA 增强 MRI 肝胆特异期呈环形高信号,中心为稍 低信号

上为高信号,Gd-DTPA 增强早期有明显强化,晚期为略高或等信号,中心瘢痕有延迟强化,如具备这些征象强烈提示 FNH 的诊断。MRI 特异性造影剂的应用有助于不典型 FNH 的诊断。

【鉴别诊断】

1. **纤维板层型肝癌**　也可见中央瘢痕以及放射状分隔,但在 T_2WI 呈低信号,多无早期(5min)延迟强化,一般延迟 $10\sim15min$ 才可见延迟强化。

2. **血管瘤**　较大血管瘤也可见中央瘢痕,但此瘢痕内富含纤维,缺少血管及小胆管成分,在 T_2WI 呈低信号,也无延迟强化。

3. **肝腺瘤**　通常有包膜,无中央瘢痕,因含有脂肪、坏死、出血而信号极不均匀,增强后强化亦不如 FNH 明显、均匀。肝胆特异性造影剂有助于鉴别。

二、结节性再生性增生

【概述】

结节性再生性增生(nodular regenerative hyperplasia,NRH)是一种以肝内弥漫分布的、无纤维分隔的小再生性结节为特点的病变,由 Steiner 于 1959 年首次报道并命名。尸检发生率约 2.6%,多见于成年人,无明显性别差异。NRH 的病因尚不明确,常伴有 Budd-Chiari 综合征、血液及免疫系统疾病、特发性门静脉高压、使用免疫抑制及抗肿瘤药物,可能是肝内门静脉血流不均衡分布所致的反应增生改变。

病理上,NRH 表现为肝内弥漫分布小结节,直径 $1\sim3mm$,少数也可达数厘米;无或仅有轻微纤维化;可见肝窦扩张;结节中央可见门静脉大分支,以供应整个结节血供。NRH 常伴有门静脉高压,但是其组织学表现及预后都与肝硬化门脉高压明显不同。患者多无临床症状,少数可有黄疸、肝衰竭表现,预后良好。

【影像检查技术优选】

超声主要用于筛查,定性诊断较为困难。CT 可以显示门静脉高压等变化,但对于小的结节通常难以显示;MRI 是最佳成像方法,可以显示结节质地及血供特征。

【影像学表现】

在 CT 或 MRI 上,NRH 表现为弥漫性和局灶性,弥漫性以肝内广泛分布的小结节为主,可融合为较大结节,多伴有门静脉高压影像学改变(食管胃底静脉曲张、脾大、腹水等);局灶性病变表现为散在分布

的肝内结节,大者可达数厘米,多见于 Budd-Chiari 综合征和自身免疫性肝病患者。

超声上为低或等回声,病灶较小时不易显示,有时仅表现为肝脏回声不均匀或结构扭曲等改变。CT 平扫 NRH 多为低或等密度,T_1WI、T_2WI 均可呈等、低或高信号,其中以 T_1WI 高信号、T_2WI 等或低信号多见,正反相位可有信号衰减。DWI 表现为轻度扩散受限。NRH 以门静脉供血为主,在动脉期强化不一,可以轻度到明显强化,但门脉期及延迟期多持续强化,呈等或稍高密度(图 1-7-5-9)。文献报道,在 Gd-EOB-DTPA 增强 MRI 肝胆特异期,NRH 呈"甜甜圈样"强化,表现为中心低信号(对应于门静脉分支及邻近增生的肝细胞),周边为等或稍高信号。

【诊断要点】

NRH 缺乏特征性的影像学改变,临床表现无特异性,若有发病高危因素且无肝炎、肝硬化病史,临床上伴或不伴门脉高压,影像检查表现为肝脏内均质的结节或肿块,增强扫描呈轻～中度延迟强化,无包膜及纤维瘢痕,应考虑到 NRH 的可能。

【鉴别诊断】

局灶性 NRH 需要与肝腺瘤、FNH 相鉴别。肝腺瘤多有完整包膜,增强呈均匀明显强化,出血较 NRH 常见。FNH 血供丰富,其特征性表现包括动脉期明显均匀强化、T_2WI 呈高信号、中央瘢痕延迟强化。

三、部分结节性转化

【概述】

部分结节性转化(partial nodular transformation,PNT)是一种与 NRH 相关但肝脏受累范围与 NRH 不同的罕见疾病,与 NRH 同属于 IWP 分类系统中的多腺泡再生结节,由 Sherlock 等人于 1966 年首次报道。与 NRH 相同的是,PNT 也可引起非硬化性门脉高压,与 NRH 不同的是,NRH 弥漫性地累及肝脏,而 PNT 主要累及肝门周围的肝实质。另有研究报道,PNT 中结节形成的机制与 NRH 相同,它们之间的唯一区别是门静脉闭塞的原因和分布。PNT 的结节直径一般为几厘米。该病变一般与与门静脉高压症、食管静脉曲张以及脾肿大相关。

大体观察,PNT 结节可小到肝脏腺泡至直径>10cm 不等,质地较正常肝脏更为柔软。镜下观察 PNT 多局限于肝门周围,周围肝实质常表现为正常结构。结节间可见由萎缩的肝细胞和网状蛋白形成的分隔。结节内存在由两个或多个肝细胞层随意排

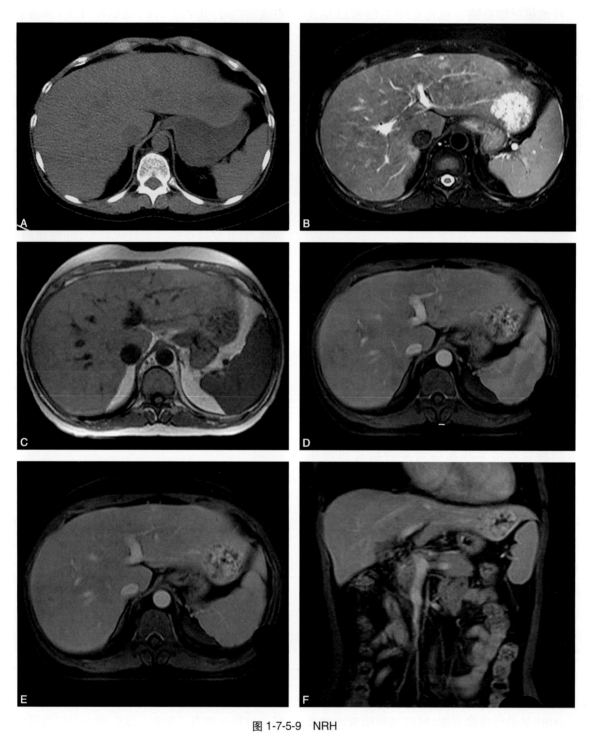

图 1-7-5-9　NRH

患者有慢性心功能不全病史。A. CT 平扫示肝左叶低密度病灶,边界欠清;B. DWI 呈显著高信号;C. T₁WI 呈低信号;
D. 增强动脉期明显强化,但不均匀;E、F. 门脉期和延迟期,持续强化

列而形成的肝细胞板。PNT 主要聚集在门脉系统周围，沿门静脉长轴纵向切开可发现门静脉呈硬化性改变，难以识别门静脉的原有形态，同时，这些门静脉周围常能观察到扩张的肝血窦和小静脉，而末端肝静脉则常被挤压压或消失。在结节之间可出现缺血性坏死灶，但结节内常不会出现。

【影像检查技术优选】

超声是首选检查技术，可显示门静脉高压改变，但多数结节因过小而难以显示。增强 MRI 和 CT 对于小病灶显示更为敏感，可以更准确显示结节质地及血供特征。增强 CTA 和 MRA 可以直观显示门静脉形态变化，为诊断提供重要依据。

【影像学表现】

超声检查显示 PNT 为肝脏内的等回声结节，或由于结节过小而难以显示。同时可由于结节出血而导致多种回声。CT 平扫 PNT 表现为肝门区独立的较大肿块，多为稍高密度，而出血时则可表现为更高密度。CT 增强时可观察到较大分支的门静脉狭窄闭塞。MRI 中 PNT 在 T_1WI 上表现为等信号，而 T_2WI 上为低信号。

【诊断要点】

PNT 多局限于肝门周围，动态增强表现为持续强化，肝脏周围门静脉分支狭窄闭塞。

【鉴别诊断】

PNT 缺少特异征象，需与 HCC、转移性瘤、腺瘤等鉴别，确诊需要病理穿刺。

（严福华　李若坤）

第八章　胆管来源上皮性肿瘤

第一节　胆管腺瘤

【概述】

肝内胆管腺瘤（bile duct adenoma，BDA）是一种肝内比较罕见的良性上皮肿瘤，来源于胆管细胞。国内外报道的病例相对较少。肝内胆管腺瘤患者主要见于20~70岁之间，没有显著的性别差异。由于患者通常不会出现临床症状，因此通常在体检、手术或尸检期间偶然发现该肿瘤。

病理特征：大体标本上，肿瘤边界清晰，无包膜，质地坚硬，灰白色或棕褐色肿块，有多处囊性变化和出血成分。组织学上，由于结缔组织基质中胆管的汇合增殖，出现不同程度的炎症和纤维化。显微镜下BDA肿瘤由增生的小胆管构成，官腔圆，管径略小于或接近小叶间胆管。胆管细胞矮立方形，核圆形，染色质颗粒状，核仁不清，未见核分裂象及异形性。中央区间质纤维增生、伴玻璃样变及多量钙盐沉积，胆管为纤维分隔，密度减低，挤压成裂隙状或者不规则形；与肝组织交界的周边部胆管排列密集，间质见大量淋巴细胞、少量浆细胞及个别中性粒细胞浸润，也可见明显扩张的厚壁静脉和中隔胆管。整个病灶中未见扩张的胆管，胆管内无胆汁，这点区别于胆管错构瘤。肿瘤之外的肝组织无纤维化或者脂肪变性。免疫组化 Ki-67、p53 阴性，CK19、CK7 及 CD56 阳性，而 p53 的阴性反应有助于区分 BDA 与转移性胰腺癌。

起源与命名：在 BDA 的起源、发病机制和命名方面存在相当大的争议，有人认为 BDA 是一种肝脏错构瘤，是胆管上皮对损伤作用的一种反应性增生性病变。也有人认为是真性上皮肿瘤，起源于胆管的异常增生。在早期文献中，BDA 被认为是一种真正的肿瘤，被称为胆管瘤、良性胆管瘤或胆管腺瘤。虽然 BDA 的发病机制仍在研究中，但基于免疫组化学研究，BDA 最常见的发病机制是由创伤或炎症引

起的局灶性胆管损伤的反应过程。有研究表明 BDA 和胆管周围腺体之间分泌腺细胞表型具有相似性，表明 BDA 代表紊乱的胆管周围腺体。在 BDA 中，可能是因为缺乏适当的间充质-上皮信号转导，腺泡和小管不能组成成熟的腺体排入胆管。所以 BDA 应该称为胆管周围的错构瘤。

组织分型：目前有透明细胞非典型 BDA 和伴神经内分泌成分的 BDA 两种亚型。

【影像检查技术优选】

超声（US）是筛查肝脏病变的常用检查，BDA 呈高回声结节，病灶周边有时可出现低回声环绕，彩色多普勒 US 可观察到血流变化，但 US 定性能力不及 CT 和 MRI。增强 CT 检查可反映病灶的血供特点，病灶形态、边界提供很多证据，定性能力较强。MRI 软组织分辨力较高，对于病灶内成分能提供更多有效信息，增强 MRI 检查的意义更大，对于难鉴别的病灶要结合病史及多方面检查加以诊断。

【影像学表现】

典型的 BDA 一般表现为相对较小的靠近肝脏表面的肿块。具有同其较小的肿瘤明显不相称的强化、延迟强化（富血供）的表现，无假包膜，可与其他肝肿瘤相鉴别，但确诊仍需要手术或者活检穿刺。

1. CT　平扫一般表现为稍低、低密度，增强扫描：当病灶较小时动脉期呈结节样强化，门脉期呈稍高、等密度强化，如若病灶较大，则动脉期不均匀强化，部分边缘强化，门脉期及延迟期部分病灶强化略减退，部分持续强化。一般均出现中度以上增强并且伴有延迟强化的特点，肿块偶尔可见钙化。

2. MRI　T_1WI 上一般表现为低信号，T_2WI 上一般表现为高信号或者低信号，边界清楚或模糊（图 1-8-1-1）。病理基础系由于肿瘤中心胆管缺乏而纤维组织较多，再加上病灶中心的钙化（偶见）导致 T_2WI 低信号，肿瘤 T_2WI 信号强度会因病灶纤维组织数量的多少而发生变化，特别是在病变的中晚期

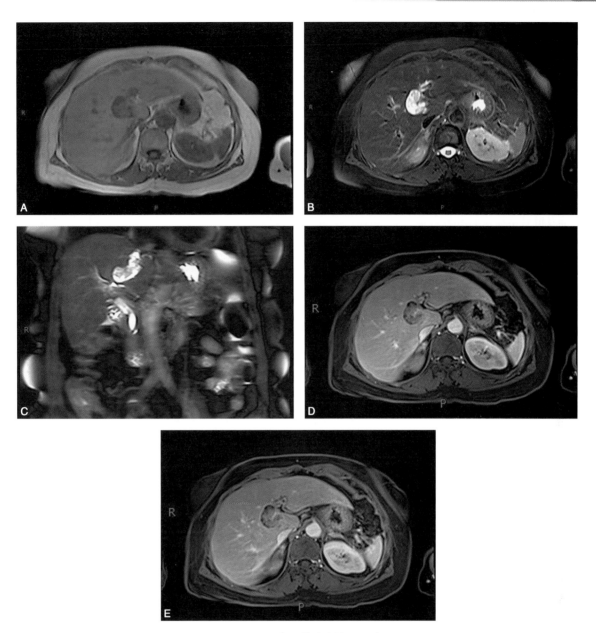

图 1-8-1-1　肝内胆管腺瘤的 MRI 表现

A、B. T_1WI 和 T_2WI,图像示中肝叶近肝门部异常信号影,T_1WI 低信号,T_2WI 高信号;C. 冠状位 T_2WI 病灶呈高信号;
D. 增强后动脉期病灶明显强化;E. 门脉期病灶持续强化

表现为低信号的概率较疾病初期高。因为此时病变内增生的胆管和浸润的炎症细胞逐渐减少,而纤维组织成分逐渐增多,至病变晚期几乎完全由透明变性的胶原纤维所取代,仅见少量胆管成分,并且病变偶尔可以伴有钙化。DWI 呈稍高或高信号。增强扫描一般均出现中度以上增强的特点(图 1-8-1-1),也有增强后延迟强化。需要注意的是延迟增强并不是 BDA 的特征性改变,它也可见于含有大量基质或者胶原纤维的肝脏肿瘤,比如胆管细胞癌或者肝转移瘤等。由于 BDA 的成像特征缺乏特异性,因此难以区分 BDA 与原发性肝癌。

【诊断要点】

综上所述,BDA 的 CT 表现大多为近肝包膜下的稍低结节影,病灶较小,多为 1~20mm,动态增强扫描,动脉期明显强化,门脉期呈等密度,呈现延迟、边缘显著强化趋势,比较具有特征性的是部分肿瘤边缘出现斑片状的炎性充血带。MRI 表现为长 T_1、长 T_2 信号,利用肝脏特异性造影剂钆塞酸二钠(Gd-EOB-DTPA-MRI)增强扫描,肝胆特异期呈低信号改变。但 DWI 中,其 ADC 图上呈高信号或等信号改变,与肝细胞肝癌不同。

【鉴别诊断】

1. 原发性肝癌　肝癌"快进快出"的强化方式及富血供的特点与 BDA 相似,但是肝癌患者多有慢性乙型肝炎病史,AFP 短期迅速增高。因此肝癌多存在肝硬化背景下,且增强扫描中可见肝包膜,ADC 呈低信号改变,周边少见炎性充血带影及中心延时强化灶。

2. 肝细胞腺瘤　肝细胞腺瘤常见于青年女性,

常合并脂肪变性、出血、囊变,多有包膜。而 BDA 一般无这些表现,体积较小,发生于被膜下,有助于鉴别。

3. 肝脏局灶性结节增生(focal nodular hyperplasia,FNH) 当病灶中心可见小片状延迟强化区,需与 FNH 鉴别。FNH 平扫表现为接近正常肝实质的密度或信号,无包膜。当鉴别困难时可利用肝胆特异性造影剂鉴别,FNH 在肝胆特异期表现为高信号,而 BDA 表现为低信号。

4. 其他肝脏富血供病变 如肝脏神经内分泌癌、血管肉瘤及肝脏富血供转移性肿瘤,均为富血供肿瘤,可结合动态增强特征、原发肿瘤的病史等加以鉴别。

（贾宁阳 夏金菊 陈 雪）

第二节 胆管腺纤维瘤

【概述】

胆管腺纤维瘤(biliary adenofibroma,BAF)是一种罕见的良性胆管来源上皮性肿瘤,病因尚未明确。国内外文献共报道 17 例 BAF,其可能会发生恶变,同时其临床表现缺乏特征性。

病理特征:肿瘤质地偏硬,银白色,由大小不等囊实性结节组成,其内见白色清亮液体,肿块边界清楚,无包膜。镜下可见增生的腺管、腺泡和微囊性扩张的胆管包埋于丰富的纤维性间质中,腺管衬覆立方或矮柱状无黏液分泌型上皮细胞,细胞核呈圆形或椭圆形。胆管上皮相关角蛋白标记物阳性,黏液染色阴性。

【影像检查技术优选】

超声检查通常作为 BAF 的初筛检查,可显示胆管形态改变、胆管扩张、结石及囊肿等征象,但敏感度和特异度较差。定性诊断主要依靠 CT 和 MRI 检查,对于评估肿块形态、边界及强化方式可以获得更多有效信息。

【影像学表现】

1. **CT** 一般表现为边界较清晰的低密度影或者密度不均,囊性增强后不强化,囊实性则增强后不均匀强化或者周边强化,部分延迟后强化持续。也有病灶周围会出现水肿改变。

2. **MRI** T_1WI 为边界较清楚的低信号影,T_2WI 高信号、稍高信号,DWI 稍高信号、高信号,增强后不

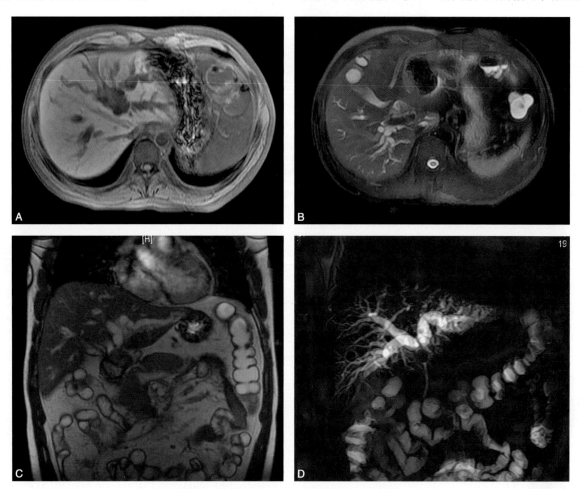

图 1-8-2-1 肝内胆管腺纤维瘤 MRI 表现
A、B.横断位 T_1WI 及 T_2WI 图像,肝门部胆管内见肿块影,T_1WI 低信号,T_2WI 高信号;C.冠状位 T_2WI 示肝门部胆管内肿块影,边界清楚,肝内胆管扩张;D.MRCP 更清楚地显示肿块位置,肝内胆管扩张明显

均匀强化或周边强化,部分延迟强化(由于纤维组织成分所致)(图1-8-2-1)。

【诊断要点】

影像学对BAF诊断无特异性,因此BAF诊断仍依靠病理学。

【鉴别诊断】

1. **胆管错构瘤** 一般表现为多发直径<1.5cm的囊性灶,病灶边界不规则,增强扫描时无强化表现,MRCP可获得更多信息,囊状高信号与引流胆汁的胆管树不相通,且与扩张的胆管也未相通。

2. **肝内胆管细胞癌** 肿块型及管周型胆管癌具有较明显恶性征象,如边界不清、胆管侵犯等,但是对于管内型较早期肝内胆管细胞癌鉴别较困难,需依靠病理诊断。

(贾宁阳 夏金菊 陈 雪)

第三节 肝内胆管细胞癌

【概述】

肝内胆管细胞癌(intrahepatic cholangiocarcinoma,ICC)是指发生于胆管二级分支上皮的肝内胆管恶性肿瘤。居原发性恶性肿瘤的第二位,好发年龄为50~70岁,男女发病率无明显差异,预后不良。确定的危险因素有原发性硬化性胆管炎、肝吸虫感染、肝内胆管结石、胆道畸形例如Caroli's diease。另外肝硬化和病毒性丙型肝炎和乙型肝炎也被认为是胆管癌的危险因素。在国内,乙型肝炎是肝内胆管细胞癌的危险因素,而在国外,丙型肝炎是与发生肝内胆管细胞癌相关的危险因素。肝内胆管细胞癌在形态上分为:巨块型、结节型及弥漫型。从生长方式分为:外生型(肿块型)、浸润型(管周型)及息肉型(管内型),以肿块型最多见,胆管内生长型少见。根据肿瘤含有纤维比例不同分为:硬化型与非硬化型,硬化型预后较差。ICC可能来自于两种类型的恶变前胆道病变:胆管上皮内瘤变(BilIN)和胆管导管内乳头状肿瘤(IPNB)。ICC的临床表现通常不是特异性的,患有早期疾病的患者通常无症状。患者可能出现多种症状,包括体重减轻、腹部不适、肝大及腹部肿块等。ICC患者的胆道梗阻相对比较少见,若发生胆管梗阻,则可能出现瘙痒、黄疸、腹部隐痛。

病理特征:大体病理上,肿瘤呈灰白色,因纤维间质丰富而质地坚实,切面富有黏液感,癌旁肝组织一般不伴有肝硬化。癌细胞成立方体形或柱状,细胞内或间质中常有黏液成分,无胆汁成分,呈浅染色,细胞排列呈小导管或腺样结构,具有丰富的间质。ICC的组织学外观可与由胃肠道或胰腺来源的其他肿瘤引起的转移性腺癌相似。癌细胞主要分布在病灶周围,能分泌多少不等的纤维及黏液,肿瘤内富含纤维是影像上延迟强化的病理基础。ICC与转移性腺癌的鉴别需要进一步的免疫组化评估:TTF1、CDX2、DPC4 阴性,胆管上皮 AE1/AE3、CK7 和 CK20 阳性。ICC 和混合肝细胞肿瘤之间的鉴别可能需要进一步评估肝细胞特异性标志物(例如 Hep-Par-1、GPC3、HSP70、EpCAM 等)。ICC 的血浆血清标志物具有高特异性,但灵敏度低,例如 CA19-9 可作为证据之一,但不足以用于诊断。

影像上病灶可呈分叶状,边缘模糊,动脉期周缘增强和胆管扩张的存在是诊断 ICC 的重要征象。胆管细胞癌对门脉血管的侵犯以包埋、压迫致管腔狭窄以及闭塞为主,癌栓形成较肝细胞肝癌相对少见;由于病变起源于胆管上皮,导致相应部位胆管狭窄、闭塞,从而导致肿瘤周围胆管扩张。但是起源于外周毛细胆管的 ICC 的肝内胆管可以不扩张。肿瘤邻近的肝包膜萎缩是其另一个重要特征,更常见于肿块型肝内胆管细胞癌,与癌细胞分泌大量纤维组织,牵拉邻近肝包膜使其凹陷有关。胆管细胞癌对门脉血管及神经、淋巴管均有明显侵蚀性,另外胆管细胞癌较易出现肝门或腹膜后淋巴结转移。

【影像检查技术优选】

自 US 和 CT 应用以来,ICC 的诊断率大为提高,螺旋 CT 提供了更快的扫描时间、更短的扫描间隔,可以提供多时相扫描,充分显示病灶的强化特点,在显示肿瘤的部位、形态、血供、胆道改变、周围侵犯、淋巴结转移及远处转移等方面优于 US,对 ICC 的诊断及鉴别诊断、肿瘤分期及预后评估有重要价值,能为临床手术提供依据。另外,MRI 有较好的软组织对比,在显示肿瘤本身及周围肝组织情况的改变方面较 CT 更有优势;MRA 可直观地显示血管三维信息,有效地评价门静脉系统受肿瘤侵犯的范围;MRCP 更能完整、直观、有效地显示肝内外胆管内肿物,对判断胆管侵犯范围的准确率高,且具有非侵入性、无放射性、无需造影剂等优点。MRI、MRA 及 MRCP 三者联合应用可得到更全面、准确的诊断信息。

【影像学表现】

1. **超声**

(1) 常规超声:常缺乏特异性,可表现为类圆形或不规则、边界不清的低回声肿块,内部回声可均匀或不均匀,边界可欠清晰或呈毛刺状,也可边界清晰;可伴近端胆管扩张、肝内胆管结石、肝门淋巴结肿大、胆管内瘤栓等,伴钙化或结石可影响病灶显示。超声造影有助于明确病灶边界。肝内胆管细胞癌在彩色多普勒超声下多显示为乏血供型(图1-8-3-1)。由于肝内胆管细胞癌的超声表现具有多样

性,结合多种影像学诊断方法及临床病史有助于该病的诊断。

(2)超声造影:超声造影有助于显示病灶的边界,但肝内胆管细胞癌可能会与肝细胞肝癌的造影模式有交叉。肝内胆管细胞癌在动脉期有多种增强模式,主要表现有动脉相肿块周边环状增强、不均匀增强及整体增强等,但多数在门脉相早期即出现造

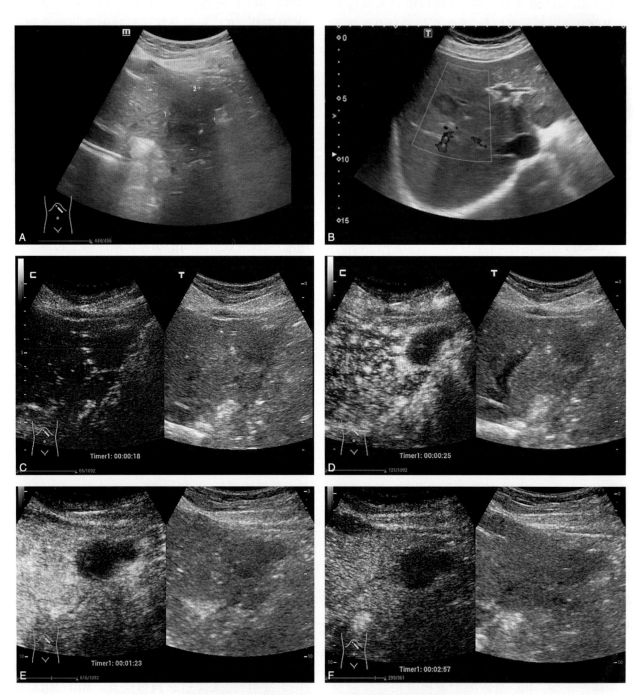

图 1-8-3-1　肝内胆管细胞癌常规超声及超声造影表现

A. 二维灰阶超声显示肝右叶 ICC 肿块呈低回声,类圆形、边界欠清、内部回声欠均匀;B. 二维灰阶超声显示 ICC 肿块呈低回声,类圆形、边界清、内部回声尚均匀,CDFI 显示 ICC 肿块内部及周边未见明显血流信号;C. 超声造影显示 ICC 肿块动脉相早期(注射超声造影剂后 18s)病灶周边轻度环形增强;D. 超声造影显示 ICC 肿块动脉相(注射超声造影剂后 25s)病灶周边轻度环形增强;E. 超声造影显示 ICC 肿块门脉相(注射超声造影剂后 83s)呈低增强,边界显示清晰;F. 超声造影显示 ICC 肿块延迟相(注射超声造影剂后 177s)呈低增强,边界显示清晰

影剂廓清,延迟相呈明显低增强(图 1-8-3-1)。研究显示,以造影剂廓清时间>60s 到门脉晚期消退为明显低增强为诊断标准,对鉴别 HCC 与 ICC 的诊断灵敏度和特异度可达到 78.8% 和 88%,与 CT 相当(灵敏度和特异度分别为 64.5% 和 81.3%)。这与增强 CT 或 CEI 延迟相高增强正好相反,肝内胆管细胞癌增强 CT 或 MRI 可表现为延迟强化。

2. CT 典型的外观是边缘欠清的低密度肝脏肿块,平扫具有不规则的边缘,呈分叶形状,边缘模糊,动脉期的周边边缘增强,以及静脉和延迟阶段的进行性过度增强,其中病灶周围胆管扩张是它的重要特征(图 1-8-3-2、图 1-8-3-3)。肝内胆管细胞癌最常见的特征是病灶持续强化(图 1-8-3-2~图 1-8-3-4)。

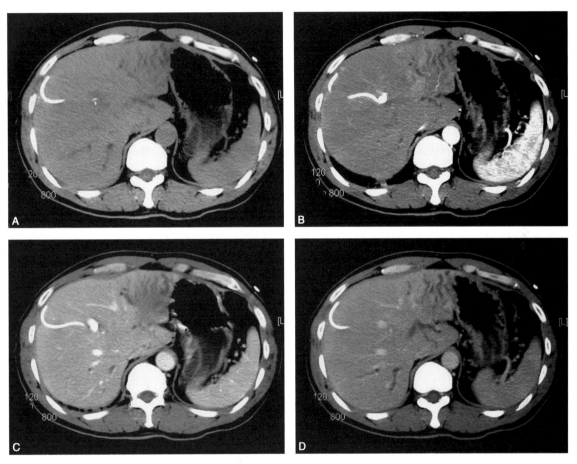

图 1-8-3-2 肝内胆管细胞癌
A. CT 平扫显示肝左叶胆管多发扩张,胆管截断处见边界不清的稍低密度影;B. 增强动脉期显示扩张胆管更为清晰,病灶呈轻度强化;C. 门脉期病灶进一步强化;D. 延迟期病灶持续强化

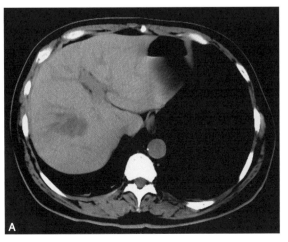

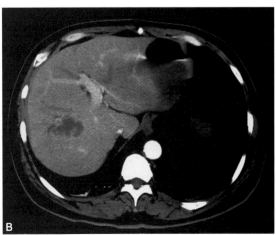

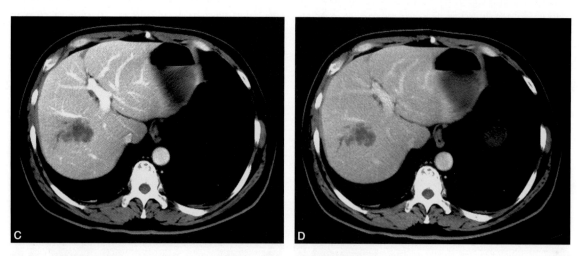

图 1-8-3-3　肝内胆管细胞癌

A. CT平扫显示肝右叶不规则低密度影,边界不清;B. 增强动脉期病灶呈轻度强化;C. 增强门脉期病灶不均匀明显强化;D. 延迟期病灶持续强化。A~D均可见近端胆管扩张

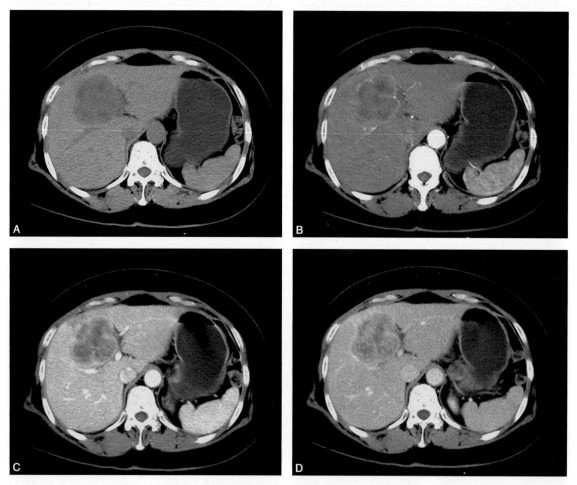

图 1-8-3-4　肝内胆管细胞癌

A. CT平扫显示中肝叶见类圆形低密度影,边界模糊;B. 增强动脉期病灶不均匀强化,周边强化明显;C. 门脉期病灶进一步强化;D. 延迟期病灶持续明显强化

3. MRI 胆管扩张是 ICC 的重要征象(图 1-8-3-5、图 1-8-3-6),ICC 通常在 T_1WI 图像上显示低或者等信号;在 T_2WI 图像上显示稍高信号,T_2WI 图像还可以显示对应于纤维化区域的中心低信号。这些信号强度变化与肿瘤成分如纤维组织、黏液及坏死组织的构成有关。当纤维组织多、黏液坏死组织少时,T_2WI 为等或稍低信号(硬癌型);当纤维组织少、

黏液坏死组织多时,T_2WI 为高信号,特别是分泌大量黏液的胆管细胞癌,此时 T_2WI 信号十分明亮,甚至高于水的信号。动态增强图像显示动脉期病灶周边强化,然后造影剂逐渐和向中心填充肿瘤。在延迟图像上由于瘤内富含纤维,所以延迟趋于持续强化,可能与造影剂滞留于肿瘤中丰富密集的纤维间质有关,有许多作者认为该征象是胆管癌的特点(图

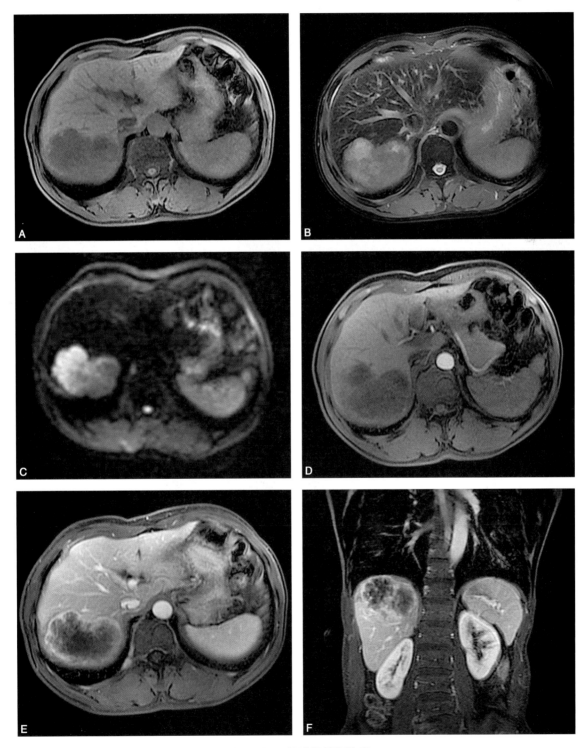

图 1-8-3-5 肝内胆管细胞癌
A、B. T_1WI 及 T_2WI,示肝右后叶不规则肿块影,T_1WI 为低信号,T_2WI 为高信号;C. DWI 示信号明显增高;D. 增强动脉期病灶周边明显强化;E. 门脉期病灶持续强化;F. 冠状位延迟期病灶仍可见强化

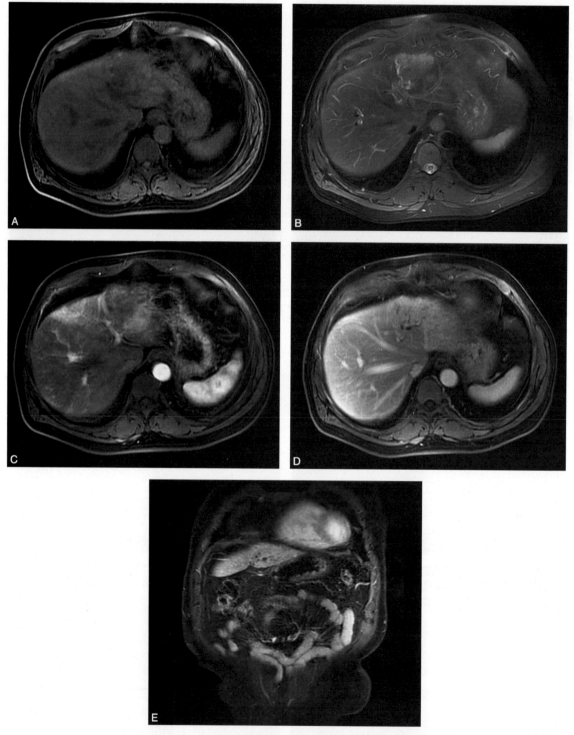

图 1-8-3-6 肝内胆管细胞癌
A、B. T_1WI 及 T_2WI,示肝左叶肿块影,T_1WI 为等低信号,T_2WI 为高信号(局部信号明亮);C. 增强动脉期病灶明显不均匀强化,另肝内多发斑片状异常强化影(血流灌注异常);D. 门脉期病灶持续强化;E. 冠状位延迟期仍可见强化,可见扩张胆管

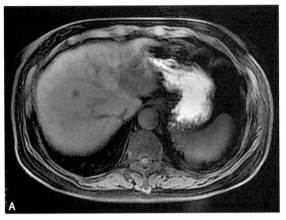
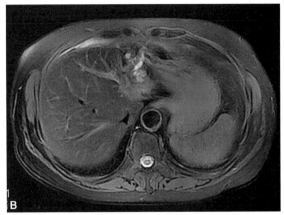
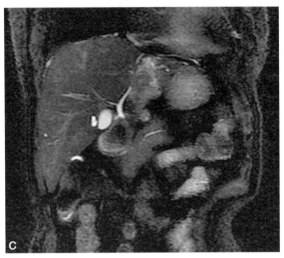

图 1-8-3-7　肝内胆管细胞癌

A. T₁WI 图像,示肝左外叶不规则肿块影,T₁WI 为低信号;B、C. 横断位 T₂WI、冠状位 T₂WI,示肿块高信号,近端胆管扩张

1-8-3-5)。肿瘤所在肝叶在动脉期常会出现大片状或楔形的强化区,门脉期似略有强化或为等信号,而延迟期为等信号,这一征象多为肿瘤包绕浸润门静脉,导致肝动脉供血增加,发生异常灌注(图 1-8-3-6)。部分病灶周边肝实质受肿瘤压迫形成脂肪变。肝内胆管细胞癌常发生淋巴结转移(图 1-8-3-7)。若胆管细胞癌含大量肿瘤细胞而仅有轻中度纤维化时,动脉期也可整个肿瘤明显强化,并持续至延迟期。MRCP 有助于观察导管系统的结构,从而确定肿瘤的解剖范围(图 1-8-3-7)。

【诊断要点】

动脉期轻度强化或周边明显强化、静脉期及延迟期持续性强化的方式及伴随征象是诊断肝内胆管细胞癌的重要依据。伴随征象包括胆管结石、胆管扩张、病灶周围异常灌注及肝包膜回缩,其中最重要的是病灶内胆管扩张。

【鉴别诊断】

1. 肿块型胆管癌需与以下疾病相鉴别

(1) 肝脓肿:病灶呈环形厚壁强化(单环或者多环),分隔强化,壁周可看到水肿带,临床有高热、白细胞升高、肝区压痛等典型症状。

(2) 肝血管瘤:由于肝内胆管细胞癌与肝血管瘤增强后持续强化峰值都很长,而且都是边缘强化,但是动脉期血管瘤的边缘呈结节样明显强化,密度与同层面主动脉的密度较接近,并且强化逐渐向病灶中心填充,延迟期血管瘤被完全或大部分填充,胆管无扩张。但对于肝硬化型血管瘤要注意,其缺乏肝血管瘤的特征性表现,表现为动脉期边缘轻度强化,常有延迟强化特点,易与肝内胆管细胞癌混淆,此时应观察有无胆管扩张。

2. 浸润型胆管癌需与胆管炎鉴别,浸润型胆管癌可见肿块及扩张的胆管截断征象。

3. 腔内生长型因肿块较小,不易发现同时不发生延迟强化,诊断较困难,需结合其他检查。

（贾宁阳　夏金菊　陈　雪）

第四节　浸润性癌

【概述】

根据 2010 版世界卫生组织(world health organization, WHO) 消化系统肿瘤分类解读, 胆管上皮来源肿瘤分为肝内胆管系统上皮性肿瘤及肝外胆管系统上皮性肿瘤。胆管上皮来源肿瘤按生长方式大体可分为肿块型、结节型、浸润型、乳头型及混合型。胆管来源上皮性肿瘤-浸润性癌 (biliary epithelial invasive carcinoma, BEIC) 指的是发生于肝内或肝外胆管上皮细胞生长方式表现为浸润性生长的胆管恶性肿瘤, 是胆管癌最常见的生长方式, 病理组织学类型以腺癌最多见。目前认为, 该病的发生与其他消化道肿瘤一样, 也是一个渐变的过程, 一般都要经历暴露于高危因素, 细胞增殖调控异常, 逃避凋亡与免疫监视, 最后发展成癌。目前认为胆管来源上皮性肿瘤-浸润性癌可能与胆道解剖学先天畸形 (如先天性胆总管囊肿、Caroli 病或胰胆管汇合异常)、肝内外胆管结石、慢性炎性病变 (包括原发性硬化性胆管炎和肝吸虫病) 及自身免疫性疾病 (如原发性胆汁性肝硬化、慢性溃疡性结肠炎) 有关。

病理组织学特点: BEIC 表现为胆管壁增厚、僵硬, 常累及整个胆管壁周径, 使管腔狭窄, 黏膜呈灰白色、致密, 结构模糊, 伴有多量纤维组织增生。肿瘤细胞呈立方形或扁平状, 胞质丰富, 排列成大小不等, 形态不规则的腺泡样结构, 肿瘤的外周带以肿瘤细胞为主, 而纤维组织含量较少, 肿瘤的中央带则肿瘤细胞较少, 而纤维组织含量丰富。

临床表现: BEIC 好发于 50～70 岁的中老年人, 男性多见, 男女比例为 (2～2.5); 起病隐匿, 发病的早期临床症状主要表现为右上腹或上腹部的不适。随病情的进展, 患者出现黄疸、消瘦, 大部分患者的黄疸呈进行性加重, 个别患者可呈间歇性, 这类患者有时反而延误诊断和治疗。其他症状为肝区钝痛、食欲不佳和肝脏肿大等。少数病例可有寒战和发热。确诊时往往已处于进展期, 常伴肿瘤细胞邻近组织浸润或门静脉癌栓及肝门部淋巴结转移。

实验室检查: BEIC 患者血总胆红素、直接胆红素、碱性磷酸酶和 γ-谷胺酰转移酶可显著升高, 转氨酶一般轻度异常。部分患者 CA19-9、CEA、CA125 可升高。少数 BEIC 患者可伴有 AFP 增高, 多见于 HBsAg 阳性的患者。

BEIC 按发生的部位分为四型①周围型: 起源于左右主肝管以远分支胆管, 又称肝内胆管浸润性癌; ②肝门型: 起源于左右主肝管及肝总管近端 10mm 范围内; ③肝外胆管型: 起源于左右肝管汇合处 10mm 以远至 Vater 壶腹近端; ④壶腹型: 肿瘤位于 Vater 壶腹部。后 3 型统称为肝外胆管浸润性癌, 其中以肝门型胆管浸润性癌最常见, 占 50%～70%。

BEIC 的诊断主要依靠影像学手段, 辅以临床表现及实验室生化指标, 病理组织活检是 BEIC 诊断的"金标准"。

【影像检查技术优选】

超声检查通常作为 BEIC 的初筛检查, 可显示胆管形态改变、胆管壁增厚、胆管狭窄或扩张及周围组织侵犯征象, 但敏感度和特异度较差, 不能准确地评估胆管狭窄的类型及肿瘤浸润程度。内镜超声 (endoscopic ultrasonography, EUS) 除显示形态特征外, 还可以辅助穿刺活检组织学诊断。超声内镜下的弹性成像及对比增强超声有助于 BEIC 与其他胆道疾病引起的梗阻性黄疸的鉴别。彩色多普勒成像 (color Doppler flow imaging, CDFI) 及能量多普勒成像 (power Doppler imaging, PDI) 可以明确肿瘤与其邻近大血管的关系, 显示肿块及周边血流分布及流速, 但其血流信号的显示易受肿瘤位置的影响。相对于 CDFI, 超声造影对肿瘤血供分布的显示更充分, 能连续动态地观测肿瘤的微循环灌注状态, 从而提供更多的诊断信息。管腔内超声 (intraductal ultrasonography, IDUS) 是一种较新颖的检查方法, 能清晰显示胆管和胰管腔内、管壁和三维图像, 能更近距离地观察病灶, 判断肿瘤可切除性的准确率更高, 具有很高的临床价值。但是, IDUS 穿透力弱, 只能观察肿瘤原发灶情况, 对于有无淋巴结、远处转移则无法判断, 且不能行细针穿刺活检。

X 线检查除可以显示 BEIC 合并胆系的阳性结石外, 其组织对比度差, 目前临床已基本不用。X 线胆道造影因具有创伤性, 现已基本被 CT 取代。经皮肝穿刺胆道造影术 (percutaneous transhepatic cholangiography, PTC)、经内镜逆行胆胰管造影 (endoscopic retrograde cholangiopancreatography, ERCP) 作为有创性检查, 目前多被 MRCP 和 EUS 替代, 仅在诊断困难或需要治疗操作时选用。

CT 是 BEIC 诊断最常用的检查手段, 不仅可以显示 BEIC 胆道中的结石, 还可以清晰地显示胆管形态的改变 (包括胆管壁的增厚及胆管的狭窄或扩张) 及周围组织的侵犯, 可用于 BEIC 肿瘤的分期诊断, 能正确判断肿瘤的发生部位及生长方式, 观察梗阻以上胆管的扩张、血管及邻近组织的浸润程度和淋巴结转移等。双源及能谱 CT 的发展进一步拓宽了 CT 在 BEIC 中的应用, 较传统 CT 扫描速度更快、图像分辨率更高, 在显示胆管壁厚度、长度及管腔内外肿物更具优势, 并可对 BEIC 恶性程度、淋巴结转移情况及预后评估进行量化。CT 虽然被认为是 BEIC 的主要确诊手段,但仍有疑难病例需依赖穿刺活检确诊。

MRI 在 BEIC 的诊断中的主要目的是进行术前评估,其在显示肿瘤本身、周围胆道及血管的受累程度、判断淋巴结的转移方面较 CT 优势更显著。磁共振胰胆管成像(magnetic resonance cholangiopancreatography,MRCP)能显示胆汁的影像,通过间接征象对胆管狭窄部位、病变性质进行判断。因此,临床常采用 MRI 与 MRCP 相结合的诊断方法。磁共振弥散加权成像(diffusion weighted imaging,DWI)可以量化反映组织的病理生理变化,可用于评价肿瘤血管生成、病理分级及监测肿瘤的治疗效果。同时,DWI 对淋巴结增大敏感,表观弥散系数(apparent diffusion coefficient,ADC)可作为判断淋巴结良恶性的量化标准,具有重要的临床意义。体素内不相干运动弥散加权成像(intravoxel incoherent motion diffusion weighted imaging,IVIM-DWI)技术有助于剔除组织微循环灌注对 ADC 值的影响,可更好地反映组织微观结构特征,有助于肝内 BEIC 与肝细胞肝癌的鉴别。

【影像学表现】

胆管来源上皮肿瘤-浸润性癌(BEIC)根据发生部位的不同,其影像表现存在一定的差异。

1. X 线 部分 BEIC 合并肝内外胆管结石时,可表现为肝区或胆道走行区结节状或斑点状高密度影,但是敏感性较低。X 线胆道造影可显示胆管的先天性畸形。

2. 超声 肝内 BEIC 表现为肝内类圆形或不规则稍高回声肿块,边界多数不清,肝外 BEIC 表现为胆管壁的增厚、僵硬,增厚胆管的管腔狭窄或截断,梗阻以上的胆管扩张。

3. CT

(1)肝内胆管来源上皮肿瘤-浸润性癌的 CT 表现(图 1-8-4-1):①病灶好发于肝右叶,单叶累及多见,少数可同时累及左右叶;②是一种乏血供肿瘤,呈类圆形肿块或不规则形,CT 平扫呈低密度,密度不均,中心由于缺血发生大片坏死。增强扫描早期肿瘤周边呈轻-中度环形或结节样强化,中心无强化,周边强化是由于肿瘤边缘由大量肿瘤细胞和少量纤维组织构成,延迟期逐渐向内填充考虑是肿瘤中心丰富的纤维组织,肿块沿肝内胆管浸润性生长,当侵犯周围肝实质时,边界不清,周边肝实质可呈片状强化;③梗阻远端的肝内胆管多伴有不同程度的扩张;④部分可伴有门静脉癌栓形成,肝门部或腹膜后淋巴结转移,腹水等。

(2)肝外胆管来源上皮肿瘤-浸润性癌的 CT 表现(图 1-8-4-2):①病灶好发于肝门部胆管;②是一

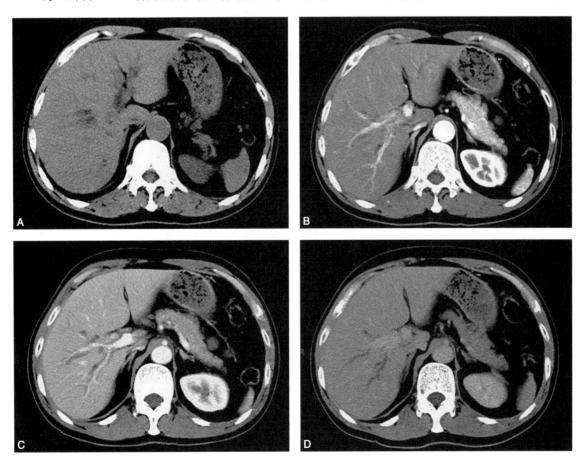

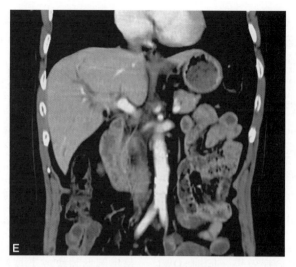

图 1-8-4-1　肝内 BEIC 的 CT 表现

A. CT 平扫轴位图像,肝右胆管主支可见不规则软组织肿块,呈等密度;B. CT 动脉期轴位图像;C. CT 静脉期轴位图像;D. CT 延迟期轴位图像,增强扫描呈中度渐进性均匀强化,梗阻远端的右肝内胆管扩张;E. 门脉期冠状位图像,可见梗阻扩张的胆管

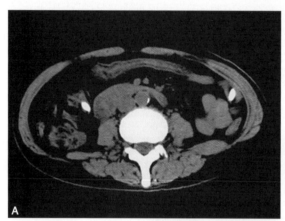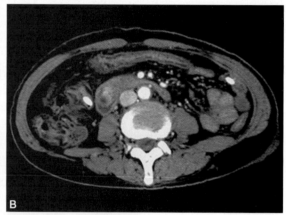

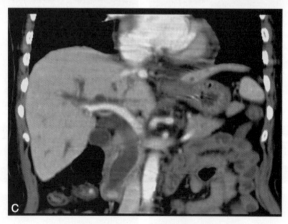

图 1-8-4-2　肝外 BEIC 的 CT 表现

A. CT 平扫轴位图像,胆总管下段管壁增厚,管腔内并可见结节状软组织肿块凸起,呈等密度;B. CT 静脉期轴位图像;C. CT 静脉期冠状位图像,增强扫描呈中度均匀强化,梗阻以上的肝内外胆管扩张

种乏血供肿瘤,表现为肝门部或以远端肝外胆管管壁局限性不规则增厚,管腔狭窄。CT 平扫呈软组织密度肿块,增强可见胆管管壁呈轻度环形强化,延迟期进一步强化。肿瘤沿肝外胆管浸润性生长,当侵犯胆管管壁全层时,管壁外缘模糊,可进一步向外侵犯十二指肠及胰腺等邻近脏器;③梗阻以上平面胆管不同程度扩张,呈"软藤征",梗阻以下的胆管截断;④部分可伴有门静脉癌栓形成,肝门部或腹膜后淋巴结转移,腹水等。

4. MRI　肝内胆管来源上皮性肿瘤-浸润性癌 MRI 平扫常表现为肝右叶类圆形或不规则肿块,信号混杂,坏死囊变区呈明显长 T_1 长 T_2 信号,肿瘤实

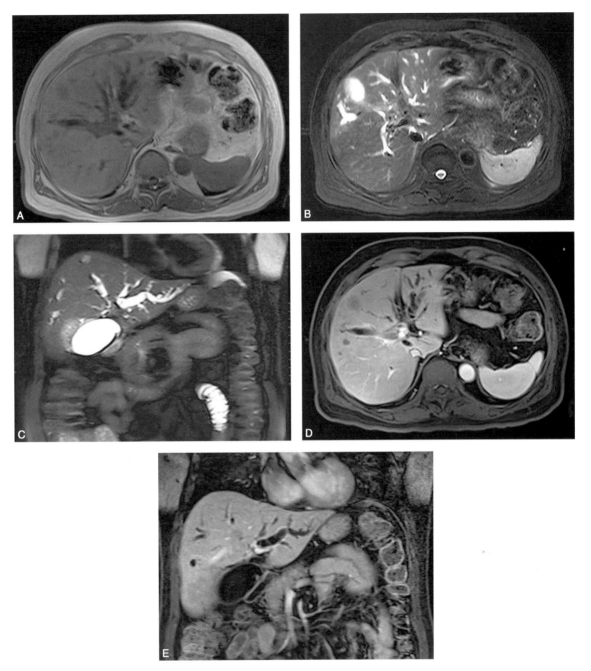

图 1-8-4-3 肝内 BEIC 的 MRI 表现
A. 横断位 T_1WI 图像;B. 横断位 T_2WI 抑脂图像;C. 冠状位 T_2WI 抑脂图像;D. 横断位 T_1WI 抑脂静脉期增强图像;E. 冠状位 T_1WI 抑脂静脉期增强图像。左右肝内胆管可见不规则软组织肿块,沿左右胆管浸润性生长,T_1WI 稍低信号,T_2WI 稍高信号,增强扫描呈中度均匀强化,梗阻远端的肝内胆管扩张

性部分 T_1WI 呈等信号,T_2WI 呈高信号,增强扫描强化方式与 CT 类似(图 1-8-4-3)。肝外胆管来源上皮性肿瘤-浸润性癌 MRI 平扫表现为胆管管壁不规则增厚,管腔变窄,T_1WI 呈等信号,T_2WI 呈高信号,伴有梗阻以上胆管扩张及胆管截断,增强扫描呈延迟强化(图 1-8-4-4)。

【诊断要点】

目前 BEIC 的诊断主要依靠影像学检查及临床表现,BEIC 影像学检查方法主要有超声、CT、MRI 等。BEIC 影像表现具有一定的特征性,肝内胆管来源的

浸润性癌表现为肝内胆管管壁增厚或肿块形成,增强扫描呈渐进性延迟强化,可侵犯邻近肝实质,伴有远端肝内胆管扩张;肝外胆管来源的浸润性癌表现为肝外胆管管壁不规则增厚、管腔狭窄及胆管截断,梗阻平面以上的胆管扩张呈"软藤征"。

【鉴别诊断】

1. 肝内胆管来源的浸润性癌需要与原发性肝细胞肝癌鉴别,后者多呈"快进快出"改变,肝内胆管扩张不明显,边界相对清楚。

2. 肝外胆管来源的浸润性癌需要与胆管炎性

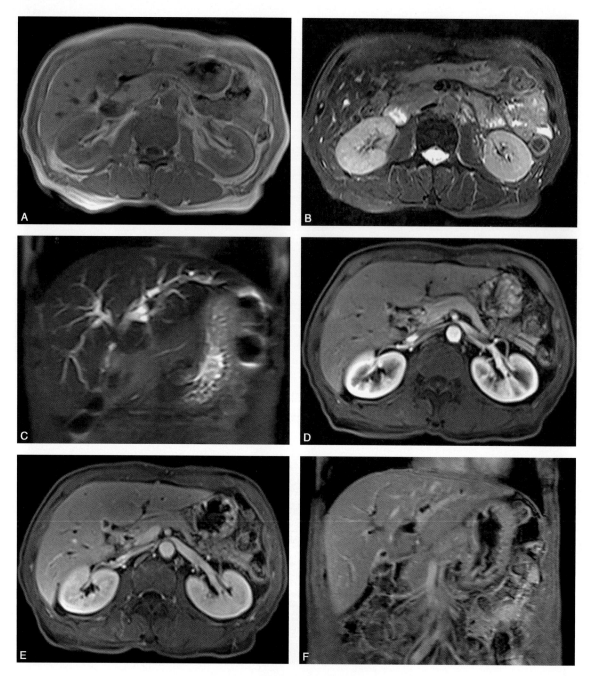

图 1-8-4-4　肝外 BEIC 的 MRI 表现

A. 横断位 T_1WI 图像；B. 横断位 T_2WI 抑脂图像；C. 冠状位 T_2WI 抑脂图像；D. 横断位 T_1WI 抑脂动脉期增强图像；E. 横断位 T_1WI 抑脂静脉期增强图像；F. 冠状位 T_1WI 抑脂静脉期增强图像。胆总管中段可见不规则软组织肿块，沿胆总管浸润性生长，T_1WI 稍低信号，T_2WI 稍高信号，增强扫描呈中度均匀强化，梗阻远端的肝内外胆管扩张

狭窄相鉴别，后者胆管扩张的程度较前者轻，管壁增厚较均匀，增厚的程度在 5mm 内，而肝外胆管来源的浸润性癌胆管管壁增厚多在 5mm 以上，胆管厚度不均，梗阻平面以上的胆管扩张明显。

（莫　蕾　江新青　刘国顺）

第五节　癌　肉　瘤

【概述】

世界卫生组织（WHO）将肝脏癌肉瘤（carcino-sarcoma，CS）单列为肝脏肿瘤的一种，并定义为组织学上同时具有癌（肝细胞肝癌或胆管细胞癌）和肉瘤成分的原发性肝脏恶性肿瘤，需要病理检查确诊，这样的肿瘤又被称为混合恶性肿瘤。Ishak 等认为"肝脏癌肉瘤"必须是含有非梭形细胞肉瘤如肌源性、软骨及骨等真性肉瘤成分的肝脏混合性肿瘤，并且肿瘤中的非梭形细胞肉瘤分化必须得到进一步证实，即除典型的骨或软骨肉瘤外，相关的肉瘤必须具备相应的免疫表型。肝脏癌肉瘤极其罕见，国内外多为个案报道。

临床表现:肝脏癌肉瘤好发于中老年人,以男性多见;患者常有肝炎、肝硬化病史,临床表现为腹痛、疲乏、发热、体重减轻、触及肿块及肝功能异常等,缺乏特异性;患者就诊时病灶往往较大,平均直径约10cm;部分患者因为病毒性肝炎或肝硬化随诊过程中偶然发现,则病灶较小。本病实验室检查缺乏特异性,超过50%的病例血清 AFP 水平轻度增高,部分患者有血清 CEA 及 CA19-9 升高,病灶早期即可表现出高度恶性生物学行为,可能与癌及肉瘤恶性浸润及远处转移能力的协同效应有关。患者预后与就诊时肿瘤大小、有无肝内静脉侵犯及远处转移或肝外浸润相关,而与肿瘤癌性及肉瘤性成分无明显相关。

组织学特点:组织学上,肝脏 CS 结构复杂,表现为多种成分并存,无论是上皮还是间叶都可表现为不同的肿瘤类型。CS 在同一肿瘤中既有上皮癌成分又有肉瘤成分,两者之间分界清楚,无移行过渡,免疫组化可清楚显示肿瘤分别表达上皮源性和间叶源性的标志物。CS 的肉瘤区域根据来源不同可呈多种形态,间皮源性恶性成分免疫组化只表达波形蛋白等间叶成分标记(如血管、横纹肌、平滑肌、骨和软骨等),不表达上皮标记;上皮源性恶性成分表达上皮细胞标记(如 CK,CEA,FMA 等),而不表达间叶组织标记(如 Vim,SMA,CD68 等)。淋巴结及远处转移灶内除有上皮性癌成分外,也可见肉瘤样组织,从而证明肉瘤样组织并非反应性增生的间质,表明了它们的肿瘤特性。

【影像检查技术优选】

超声检查通常作为 CS 的初筛检查,二维超声下肝癌肉瘤多表现为边界清楚、形态不规则的不均匀低回声团块,内可见低回声囊性变和/或强回声钙化灶,超声造影可显示增强方式。另外超声还可以辅助穿刺活检组织学诊断。

X 线检查可以显示肝区钙化灶。CT 是 CS 诊断首选检查方法,对中晚期病变诊断准确性较高,可显示肝内巨大肿块,肿瘤内的出血、坏死,并能敏感发现瘤内钙化,多期增强扫描可了解肿块血供特点,癌性部分为肝细胞肝癌时,实性部分动态增强扫描呈“快进快退”表现,癌性部分为胆管细胞癌时增强扫描多呈渐进性强化。由于早期 CS 缺乏特异性,CT 检查对早期 CS 诊断价值有限。

MRI 可作为 CT 的补充检查,可进一步分析囊实性肿物的成分,Gd-DTPA 增强扫描也可了解肿块血供特点。另外 MRI 没有辐射,是无创性检查,具有一定优势。

【影像学表现】

1. CT 肝脏原发性癌肉瘤影像学表现与其癌性成分及肉瘤性成分相关:①病灶一般为单发,好发于肝右叶,呈圆形或卵圆形,边界较清楚,体积较大,平均长径可达 10cm;②有外生性生长的特性,可压迫或侵犯周围脏器;③肿瘤容易出血、坏死,病变较大时以囊性成分为主,实性部分呈条索状分隔及结节状散在分布,偶呈蜂窝状;④癌性部分为肝细胞肝癌时,实性部分动态增强扫描呈“快进快退”表现,癌性部分为胆管细胞癌时增强扫描多呈渐进性强化;⑤肉瘤性成分为骨肉瘤或软骨肉瘤时,CT 平扫可发现肿块边缘或内部片状致密性钙化,钙化中央的密度接近于骨皮质,而一般肝脏原发性肿瘤治疗前片状致密性钙化较少见;⑥可合并或不合并肝硬化等慢性肝病表现。(图 1-8-5-1)

2. MRI 肝脏原发性癌肉瘤病灶常呈囊实性混杂信号,囊性部分呈长 T_1、长 T_2 信号,实性部分 T_1WI 呈结节样稍低信号,T_2WI 上呈稍高信号;部分病灶囊性部分可见液液分层现象,提示陈旧性出血,Gd-DTPA 增强扫描强化方式与 CT 类似,囊变区域无强化。(图 1-8-5-2)

【诊断要点】

肝原发性癌肉瘤临床表现缺乏特异性,影像学表现与其具体病理亚型相关,当肉瘤性成分为骨肉瘤或软骨肉瘤时,病灶内可见致密骨化影,其密度接近于骨皮质密度,有助于诊断。有或无肝炎、肝硬化病史的老年患者,实验室检查 AFP 不高或轻度增高,CT 及 MRI 检查发现肝脏边界清楚的巨大肿块,伴明显液化坏死及出血,增强扫描实性部分强化方式类似于肝细胞肝癌或胆管细胞癌,囊性部分不强化,应怀疑原发性肝癌肉瘤的可能。

【鉴别诊断】

肝脏癌肉瘤需与以下几种疾病鉴别:

1. **肝脏肉瘤样癌** 本质上仍为肝癌,影像学上肝脏癌肉瘤较肝脏肉瘤样癌囊变更明显,对于同时具有癌和梭形细胞成分的肝肿瘤依赖于 HE 形态学及免疫组织化学区分,如肉瘤样区只表达波形蛋白等间叶源性标记则诊断为肝癌肉瘤,如肉瘤样区表达上皮及间叶源性标记则为肝肉瘤样癌。

2. **巨块型肝细胞肝癌** 患者多有肝炎、肝硬化背景,实验室检查 AFP 常升高,病灶边界多不清楚,形态不规则,实性为主,病变内部可见坏死、囊变低密度区,平扫呈稍低密度,增强扫描动脉期

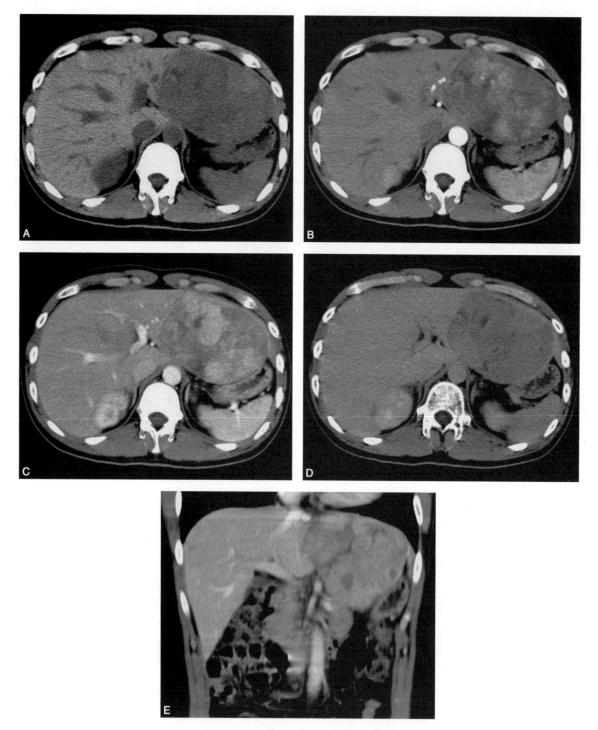

图 1-8-5-1　肝脏原发性癌肉瘤 CT 表现

A. CT 平扫示肝左叶巨大外生性肿块,呈卵圆形,肿瘤密度不均,内部出血、坏死;B. 增强扫描动脉期图像示病灶不均匀明显强化;C、E. 门脉期持续强化;D. 延迟后明显减退呈低密度

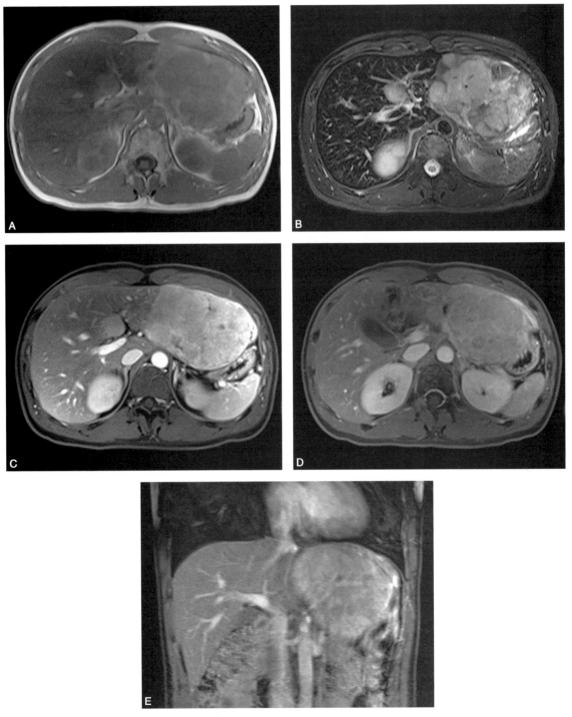

图 1-8-5-2　肝脏原发性癌肉瘤 MRI 表现

A、B. MRI 平扫示肝左叶巨大外生性肿块,呈卵圆形,肿瘤呈囊实性混杂信号,实性部分 T_1WI 呈结节样稍低信号,T_2WI 上呈稍高信号,囊性部分 T_1WI 呈低信号,T_2WI 上呈高信号;C. 动脉期不均匀明显强化;D、E. 门脉期强化减退,呈"快进快退"

可见肿瘤供血血管,动态增强扫描呈"快进快出"表现。

3. **肝脏胆管囊腺瘤/囊腺癌** 肝胆管囊腺瘤/囊腺癌好发于中老年女性,囊腺瘤/癌 CT 表现单发或多发囊性或囊实性病灶,体积一般较大,多房病灶可见分隔;囊腺瘤边界较清,囊腺癌边界多不清楚,MRI 检查囊壁及分隔 T_1WI 及 T_2WI 呈低信号,囊内一般 T_1WI 为低信号,T_2WI 为稍高信号,囊腺癌实性成分明显增多、分隔增厚、囊壁或分隔结节粗大,增强扫描不均匀强化。

4. **肝脓肿** 临床常有肝大、肝区疼痛的局部症状及畏寒、发热、乏力等全身症状,病变呈多房囊性,囊内可见多发条索状分隔,囊壁厚薄不一,增强扫描囊内分隔及囊壁轻度强化,病灶边缘见环状稍低密度影,呈"双环征"。

(莫 蕾 江新青 陈立鹏)

第六节 恶性横纹肌样瘤

【概述】

恶性横纹肌样瘤(malignant rhabdoid tumor,MRT)是一种具有典型组织病理学、免疫细胞化学和超微结构特征的具有高度侵袭性的肿瘤,好发于婴幼儿,大多发生于肾,还报道了一些其他部位,包括肝脏、骨盆、中枢神经系统、腹部、心脏和其他软组织。目前未见有胆道恶性横纹肌样瘤的报道。

恶性横纹肌样瘤在 1978 年首先以"预后不良的横纹肌肉瘤样 Wilms 瘤"被报道,1996 年由 Rorke 正式命名,2007 年 WHO 将此类肿瘤归为胚胎性肿瘤,2010 年 WHO 将其归为混合性恶性肿瘤或来源不明的恶性肿瘤。发病年龄多在 3 岁以下,男性偏多,临床症状不典型,部分可有 AFP 升高,转移多见,预后差,5 年生存率低于 50%。

MRT 的大体形态无特殊性,表现为肿块边缘呈浸润性生长,无包膜,切面紫红色或暗红色,常常伴有出血坏死、鱼肉状、质软质脆。镜下肿瘤中含有片状、带状和巢状细胞,丰富的嗜酸性胞质类似于横纹肌细胞,嗜酸性胞质和偏心核,最特征性的表现是在许多胞质丰富的瘤细胞内见嗜酸性玻璃样球状包涵体。免疫组化透明包涵体强表达 Vimentin、灶状表达 CK、EMA,INI 标记总是阴性,Ki-67 增殖指数高达 80%。超微结构瘤细胞多为分化较为原始的细胞,胞质内细胞器稀少,核旁胞质内可见排列成旋涡状或束状结构的中间丝,与光镜的透明包涵体一致,

可见中等量的粗面内质网,少量线粒体、溶酶体和游离核糖体。

MRT 的组织起源尚不清楚,目前已提出的可能来源包括上皮源性、间叶源性、神经源性、神经外胚层源性、肾髓质源性、后肾胚源性、原始多潜能细胞(如神经嵴或同类物)源性(神经-上皮-间质源性)、上皮-间叶混合源性、肌源性和组织细胞源性等。然而,没有证据表明这些肿瘤有肌肉分化,因此称之为横纹肌样瘤。

恶性横纹肌样瘤目前报道仍较少,截至 2017 年全球发生于肝脏者报道约 53 例,未见报道胆道恶性横纹肌样瘤,最有特异性的为免疫组化 INI1/BAF47 缺失。关于 MRT 的组织起源仍未达成共识,有报道指出神经外胚层、肌原性、组织细胞、上皮和中胚层为细胞来源。在目前的情况下,由于其典型的核仁和典型的细胞质内含物,在没有较高的阿尔法蛋白水平的情况下,对肝细胞的诊断是可能的。MRT 临床及影像学特征不明显,在 CT 上肿瘤比较大而不均匀,T_2WI 信号不均匀增高。MRT 均具有高度侵袭性,进展迅猛,易于早期多处转移和复发,就诊时多处于晚期,总体上 MRT 对化、放疗均不敏感,预后差,生存时间短。据报道细胞周期蛋白 D1 在 MRT 中高表达,在大鼠模型中的得到证实,有望成为基因治疗靶点。

【影像检查技术优选】

目前报道的病例较少,较多报道的扫描方法为 CT、MRI 和超声检查。

【影像学表现】

参考肝脏 MRT 的表现,超声表现为高回声;CT 表现为体积大,密度低,无钙化,内多有囊变及坏死,增强扫描肿瘤呈不均匀强化,瘤周可见低密度水肿带;MRI 上表现为 T_1WI 等信号,T_2WI 不均匀高信号。

【诊断要点】

胆道恶性横纹肌样瘤目前未见报道。参考其他部位,影像学诊断无特异性,主要依靠病理确诊。

【鉴别诊断】

发生于肝脏的恶性横纹肌样瘤鉴别诊断主要包括肝母细胞瘤、肝细胞肝癌和未分化的胚胎肉瘤。肝母细胞瘤发生在年轻患者中,70%的病例发生在 2 岁以下儿童。在影像学上,肝母细胞瘤通常表现为钙化多见,在超过 90%的病例中,甲胎蛋白升高。肝细胞肝癌常见于年龄较大的儿童(5~15 岁),在这些患者中,有一半的患者出现了高水平的甲胎蛋白。

未分化的胚胎肉瘤(也称为恶性间质瘤)发病年龄偏大,无甲胎蛋白升高,主要表现为囊性病变。

(莫 蕾 江新青 吴红珍)

第七节 胆管黏液乳头状肿瘤

【概述】

胆管黏液乳头状肿瘤(intraductal papillary mucinous neoplasm of the bile duct,BT-IPMN)是以胆管内皮分泌黏液或胶冻样物质为表现的一种肿瘤性病变。从 2010 年开始,世界卫生组织在消化系统的肿瘤分类中将其作为一组独立的疾病。BT-IPMN 大部分属于良性肿瘤,少部分有恶变倾向,既往诊断黏胆症、分泌黏液的胆管癌、肝脏黏液性囊性肿瘤中,部分可能属于 BT-IPMN。BT-IPMN 与胰腺导管内乳头状黏液瘤(pancreatic intraductalpapillary mucinous neoplasms,P-IPMN),部分学者认为两者具有相同的组织病理来源,是同一类疾病的两种表现形式,但尚未得到 WHO 认可。BT-IPMN 病理表现为胆管内乳头状肿物,由围绕细长纤维血管轴心排列的柱状黏液上皮细胞组成,一般局限于黏膜面,沿肝内、外胆管长轴匍匐状生长或突入腔内生长,晚期可侵犯胆管壁,甚至穿透至浆膜面。黏液腺体细胞类型常为不典型增生,也可见到腺瘤、腺癌或混合存在,通常被认为具有低度恶性潜能,是癌前病变的一种,建议手术大范围切除。BT-IPMN 与不分泌黏液的胆管内乳头状瘤在组织病理学、分化程度、侵袭性、免疫组织化学等方面均存在差异,前者恶性程度低,预后较好。

BT-IPMN 的病因及发病机制目前尚不明确,有报道显示胆管结石、寄生虫、原发性硬化性胆管炎等疾病的长期炎症性刺激可导致胆管上皮及腺体增生、不典型增生,最终导致瘤变。BT-IPMN 患者术前往往合并胆管结石伴胆管炎、胆囊结石伴胆囊炎、急性胰腺炎发作史并接受胆道探查手术史。

BT-IPMN 临床罕见,以东亚分布为主,好发于中老年,男女比例为 2:1。患者的临床症状主要是腹部不适、周期梗阻性黄疸、发热、畏寒等非特异性表现,部分患者因常规体检发现肝占位性病变就诊。实验室检查常出现总胆红素升高,直接胆红素为主,伴谷氨酰转肽酶和碱性磷酸酶明显升高,肿瘤指标 CA19-9 与 CEA 亦可升高。

【影像检查技术优选】

BT-IPMN 具有低度恶性潜能,选择合适的影像学检查,有利于早期诊断和治疗。常用的无创性检查包括超声、CT、MRI,有创性检查包括经内镜逆行胰胆管造影(endoscopic retrograde cholangiopancreatography,ERCP)、超声造影(endoscopic ultrasonography,EUS)、胆管内超声(intraductal ultrasonography,IDUS)等。超声简单、快速、低廉、无辐射性,常用于胆系梗阻的初筛,但诊断效能常依赖于操作者的水平。CT 和 MRI 空间分辨率高,结合后处理技术,在病变定位及定性上具有优势,但较小病变的检出率较低是主要的缺点。ERCP 可直接观察胆管内病变情况及取材活检,诊断效能高。EUS 可监测瘤体血流变化,IDUS 可用于胆管狭窄病因诊断,具有较高的敏感性和特异性。正电子发射体层成像(positron emission tomography,PET)和 PET-CT 对于葡萄糖高代谢的恶性病变具有更好的检出率,可用于肾功能受损的患者,然而其费用昂贵,应用较少。

【影像学表现】

BT-IPMN 影像学征象缺乏特异性,学者建议需着重关注三方面的表现,即肿瘤、黏液和胆管扩张。

1. **肿瘤** 表现为扩张胆管内壁乳头状或菜花状肿块。肿块彩超表现为高回声或等回声光团,边界清,内回声均匀或不均匀,CDFI 可显示病灶内部血供情况。CT 或 MRI 表现为扩张胆管内乳头状或蕈状肿块,T_2WI 呈高信号程度高于结石低于背景胆汁和黏液(图 1-8-7-1),薄层图像有利于评估胆管壁浸润情况,增强后瘤体的密度或信号均低于肝脏实质(图 1-8-7-1)。若 PET 提示肿块高代谢,为肿瘤恶性表现,需积极手术治疗。体积相对较小、无蒂固着或沿黏膜表面生长的肿块很难在任何一种成像方法中显示,一般认为若肿瘤位于扩张的胆管内,建议手术切除相应肝叶或肝段。

2. **黏液** 超声表现为无回声区,CT 表现为水样密度或比水略高的密度(15~25HU),MRI 表现为水样信号,T_2WI 信号比胆汁略低(图 1-8-7-1A),有时与周围胆汁难以区分。当 MRCP 提示胆管扩张或缩窄,但无明确占位,而 ERCP 可见扩张胆管内多发细线状、卵圆状或无定形充盈缺损时,两者征象不匹配高度提示胆管黏液存在。目前最新应用于临床的肝细胞特异性造影剂钆塞酸二钠(Gd-ethoxybenzyl-DTPA,Gd-EOB-DTPA),增强扫描肝胆期时被肝细胞排泌至胆管内,可缩短胆管内胆汁 T_1 信号,使黏液表现为胆汁中的充盈缺损,解决了与胆汁难以区分的难题,并且可以清楚显示胆管扩张和评估肿瘤多期

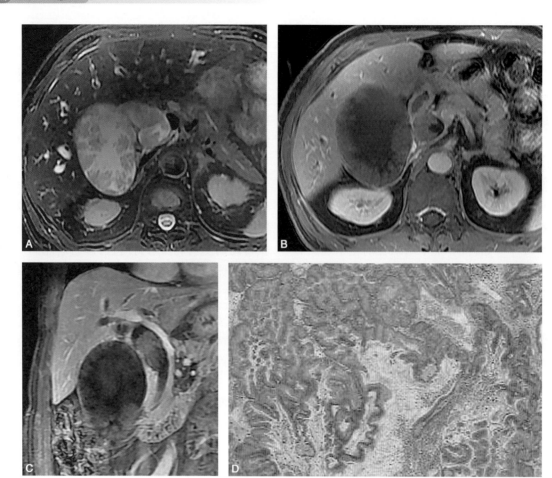

图 1-8-7-1　胆管黏液乳头状瘤 MRI 及病理表现
A. 横断位 T_2WI 抑脂图像；B. 横断位 T_1WI 抑脂增强图像；C. 冠状位横断位 T_1WI 抑脂增强图像可见明显扩张胆总管，囊状扩张的肝外胆管内多发乳头状肿块，宽基底与管壁相连，管壁未见明确侵犯，肿块增强扫描强化程度低于肝实质，扩张胆管内黏液 T_2WI 信号低于远端扩张胆管的胆汁；D. 术后病理图像（HE，×100）

动态增强的强化特点，为 BT-IPMN 的诊断提供更多重要信息。

3. 胆管扩张　依据胆管扩张的形态及范围、是否可见肿瘤、肿瘤是否侵犯胆管周围肝组织等表现，将 BT-IPMN 引起胆管扩张分为以下类型①典型 BT-IPMN：表现为瘤灶上游、下游的胆管明显扩张；②囊性 BT-IPMN：扩张的胆管呈局限性，或称为动脉瘤样胆管扩张，可见扩张的胆管内瘤灶，可单发或多发（图 1-8-7-1）；③无肿块型 BT-IPMN：胆管呈广泛明显扩张，未见胆管内瘤灶，胆管壁光整，扩张胆管周围肝实质明显萎缩；④侵袭性 BT-IPMN：表现节段性扩张胆管内肿瘤，不仅凸向胆管腔内生长，并且向外突破胆管壁侵犯周围肝实质。

【诊断要点】

BT-IPMN 的诊断主要依据临床表现和影像学检查，病理学诊断是 BT-IPMN 诊断的"金标准"。其术前临床表现及实验室检查无特异性，影像学则关注有无胆管壁肿物、黏液及胆管扩张三个典型征象，CT或 MRI 检查有助于病变的定位，判断肿物是否侵犯

周围肝组织。

【鉴别诊断】

1. 典型 BT-IPMN 表现为胆管内乳头状肿块伴管腔扩张，需与胆管癌鉴别，后者常表现为病变区胆管腔狭窄、胆管壁增厚或伴胆管外肿瘤侵犯，可用于鉴别。

2. 囊性 BT-IPMN 胆管呈动脉瘤样扩张，需要与肝脏黏液性囊性肿瘤（mucinous cystic neoplasm of the liver，MCL-L）鉴别，后者为多房囊性病灶，囊腔多与胆管不相通，病理上 MCL-L 可见典型的卵巢样基质，而 BT-IPMN 没有。

3. 无肿块型 BT-IPMN 常伴发胆管结石，此时需与仅因胆管结石所致胆管扩张鉴别，由于 BT-IPMN 大量黏液的分泌和积聚，BT-IPMN 所致的胆管扩张更加广泛、明显，因此有助于鉴别。

（莫　蕾　江新青　谢佳均）

参 考 文 献

1. 路利军，李鹏，雷小艳，等. 肝内胆管细胞癌的螺旋 CT 诊

断. 中国临床研究. 2011,24(9):818-819.

2. 刘光俊,杨新官,龙梅,等. 肝内胆管腺瘤的 CT、MRI 表现特征. 临床放射学杂志. 2017,36(12):1903-1906.

3. 周晓军,樊祥山. 解读 2010 年消化系统肿瘤 WHO 分类(三). 临床与实验病理学杂志. 2011,27(11):1153-1160.

4. 张爱辉,李志晓. 原发性肝内外胆管癌的多层螺旋 CT 诊断. 实用放射学杂志. 2014,30(2):355-356,360.

5. 刘晓城,李程博,闫林林,等. 不同影像学检查方法在胆管癌诊治中的价值及局限性. 中华全科医师杂志. 2016,15(1):74-78.

6. 陈涛,潘爱珍,黄慧玲,等. 肝原发性癌肉瘤的 MRI 表现. 现代医用影像学. 2014,23(4):382-384.

7. 何蒙娜,张璟,张青,吕珂,姜玉新. 胆管内乳头状黏液性肿瘤的临床表现与影像学特征研究进展. 中国医学科学院学报,2017,39(03):451-455.

8. THAI E,DALLA VALLE R,EVARISTI F,et al. A case of biliary adenofibroma with malignant transformation. Pathol Res Pract,2016,212:468-470.

9. GODAMBE A,BRUNT EM,FULLING KH,et al. Biliary Adenofibroma with Invasive Carcinoma:Case Report and Review of the Literature. Case Rep Pathol,2016;2016,8068513.

10. ALLAIRE GS,RABIN L,ISHAK KG,et al. Bile duct adenoma. A study of 152 cases. Am J Surg Pathol. 1988,12:708-715.

11. BOSMAN FT,CARNEIRO F,HRUBAN RH,et al. Pathology and Genetics of Tumours of the Digestive System. Lyon:IARC Press,2010:233-238.

12. NAKANUMA Y,SASAKI M,SATO Y,et al. Multistep carcinogenesis of perihilar cholangiocarcinoma arising in the intrahepatic large bile ducts. World J Hepatol. 2009,1:35-42.

13. HAMRICK-TURNER J,ABBITT PL,ROS PR. Intrahepatic cholangiocarcinoma:MR appearance. AJR Am J Roentgenol. 1992,158:77-79.

14. HABERAL AN,BILEZIKÇI B,DEMIRHAN B,et al. Malignant transformation of biliary adenofibroma:A case report. Turk J Gastroenterol,2001,12:149-153.

15. HAMRICK-TURNER J,ABBITT PL,ROS PR. Intrahepatic cholangiocarcinoma:MR appearance. AJR Am J Roentgenol. 1992,158:77-79.

16. JHAVERI KS,HOSSEINI-NIK H. MRI of cholangiocarcinoma. J Magn Reson Imaging. 2015,42(5):1165-1179.

17. J LI,P LIANG,D ZHANG,et al. Primary carcinosarcoma of the liver:imaging features and clinical findings in six cases and a review of the literature. Cancer Imaging. 2018,18(1):7-19.

18. T YASUTAKE,S KIRYU,H AKAI,et al. MR imaging of carcinosarcoma of the liver using Gd-EOB-DTPA. Magnetic Resonance in Medical Sciences. 2014,13(2):117-121.

19. AGARWALA S,JINDAL B,JANA M,et al. Malignant rhabdoid tumor of liver. J Indian Assoc Pediatr Surg. 2014,19:38-40.

第九章　肝间质肿瘤

肝间质肿瘤是一组具有或缺乏特定间叶细胞分化方向（未分化肉瘤）的良性/恶性肿瘤，包括良性的血管平滑肌脂肪瘤、海绵状血管瘤、婴儿型血管瘤、炎性假瘤、淋巴血管瘤、淋巴血管瘤病、间质错构瘤、孤立性纤维性肿瘤，恶性的血管肉瘤、胚胎性肉瘤、上皮样血管内皮瘤、Kaposi 肉瘤、平滑肌肉瘤、横纹肌肉瘤和滑膜肉瘤等。

第一节　良性间质肿瘤

一、血管平滑肌脂肪瘤

【概述】

肝血管平滑肌脂肪瘤（hepatic angiomyolipoma，HAML）是一种较少见的良性肿瘤，由不同比例的血管、平滑肌和脂肪构成。HAML 多单发，也可多发，常见于中青年女性，亦可见于其他年龄组的男性，无肝炎病史及肝硬化背景，与口服避孕药无明确关系，部分病例可与肾脏血管平滑肌脂肪瘤并存，有报道 5%~10% 的病例可合并结节硬化。患者多无症状，部分因肿瘤巨大可出现腹痛、腹胀和上腹不适等压迫症状，常在体检时发现。病理学依据血管、平滑肌和脂肪在肿瘤中所占比例和分布，将 HAML 分为 4型：Ⅰ型（混合型），最常见，肿瘤由含索状排列的平滑肌上皮细胞，内有岛状脂肪组织和异常血管，而且造血细胞常见；Ⅱ型（脂肪瘤型），脂肪含量大于70%；Ⅲ型（肌瘤型），脂肪含量少于 10%；Ⅳ型（血管瘤型），由许多粗大血管组成，细胞成分少。免疫组织化学肌动蛋白、HMB45 阳性是 HAML 的特殊表现，因肿瘤还具有特殊的光镜及电镜下组织形态、免疫学特点和临床特征，可将其归入血管周细胞相关肿瘤。

【影像检查技术优选】

1. **CT 和 MRI**　CT 及 MRI 可以很好地检出HAML，MRI 检出肿瘤内脂肪、平滑肌等成分较 CT更为敏感。

2. **超声引导的细针穿刺**　该检查有利于术前明确诊断。

【影像学表现】

肝脏血管平滑肌脂肪瘤的脂肪成分可以从 5%~90% 不等，依据肿瘤内主要成分的不同，影像学表现多样：①边界清楚，可单发可多发，无包膜。②含脂肪成分或者血管结构较明显的 HAML 诊断较为容易，CT 平扫呈稍低和显著低密度的混杂密度肿块影；T_1WI 呈高信号，同反相位图像上可检出病灶内的脂肪成分，T_2WI 脂肪抑制图像脂肪部分呈低信号，实质部分呈稍高或高信号，DWI 病灶呈不均匀高信号；注射造影剂后动脉期实性部分明显不均匀强化，门静脉期持续强化但强化程度减低，延迟后呈稍低密度，其内可见迂曲的血管结构，脂肪成分多表现为无或轻至中度不均匀强化（图 1-9-1-1、图 1-9-1-2）。③含少量或无明显脂肪成分的 HAML 平扫表现为低密度，增强后动脉期明显不均匀强化，门静脉期表现多样，可以表现为较动脉期略衰减，仍高于肝脏实质密度或信号，或者门静脉期衰减较快，延迟期呈稍低密度或信号。肿瘤内部可见出血、坏死，但包膜少见。④以实性成分为主，可见囊变、出血，钙化少见。

【诊断要点】

1. 影像学诊断包括超声、CT、MRI、内镜超声等，HAML 影像学呈典型的特征性表现时鉴别诊断并不困难，CT、MRI 能够明确检出病变内部的脂肪、血管成分，MRI 在检出病灶内部流空血管、少量脂质/脂肪、囊变/坏死和出血较 CT 敏感。

2. 对于不典型的 HAML，即便结合现今最先进的检查方式，仍要靠术后病理或穿刺活检明确诊断。

3. 平滑肌是唯一具有诊断意义的特异性成分，多呈细纹状排列的上皮样细胞，或成束的梭形细胞。平滑肌细胞均表达 HMB45 和其他黑色素标记（如 Melan A），部分表达 S100、CD117、actin、desmin 及 vimentin。

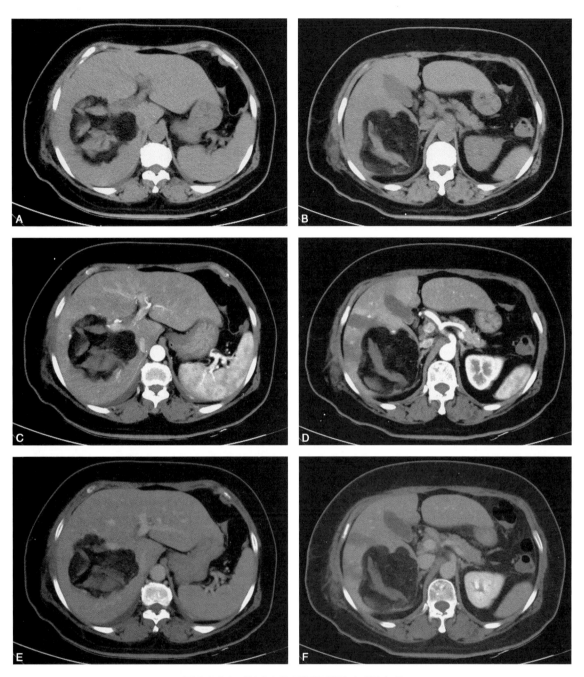

图 1-9-1-1　肝脏血管平滑肌脂肪瘤 CT 表现

A、B. CT 平扫肝右叶约 10cm 脂肪和软组织混杂密度肿块；C~F. 动脉期(C、D)和门静脉期(E、F)肿块未见异常强化

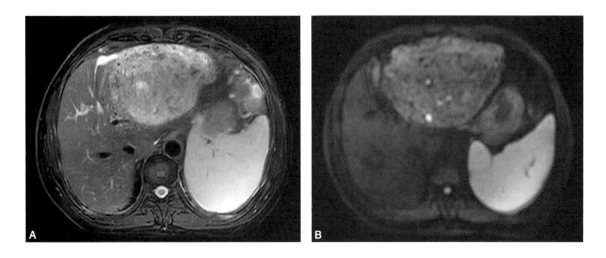

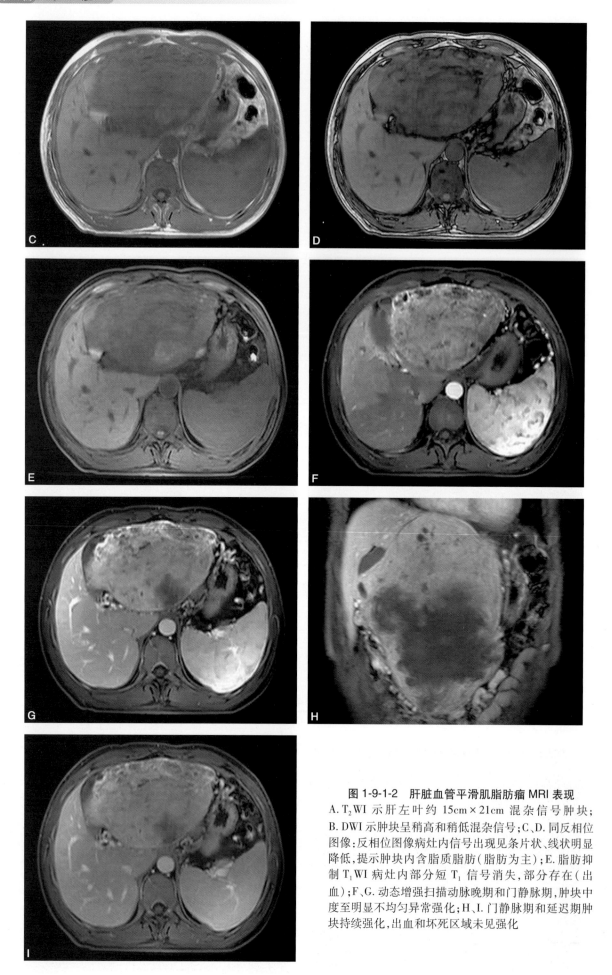

图 1-9-1-2 肝脏血管平滑肌脂肪瘤 MRI 表现

A. T$_2$WI 示肝左叶约 15cm×21cm 混杂信号肿块；B. DWI 示肿块呈稍高和稍低混杂信号；C、D. 同反相位图像：反相位图像病灶内信号出现见条片状、线状明显降低，提示肿块内含脂质脂肪（脂肪为主）；E. 脂肪抑制 T$_1$WI 病灶内部分短 T$_1$ 信号消失，部分存在（出血）；F、G. 动态增强扫描动脉晚期和门静脉期，肿块中度至明显不均匀异常强化；H、I. 门静脉期和延迟期肿块持续强化，出血和坏死区域未见强化

【鉴别诊断】

1. **肝细胞肝癌** HAML 可以出现与肝细胞肝癌相似的"快进快出"的强化方式,但前者供血动脉一般较为粗大,而后者的供血动脉较小、较脆易出血;且肝细胞肝癌一般有乙型肝炎、肝硬化病史,AFP 可出现升高,而 HAML 临床及实验室检查一般均无特殊表现。

2. **肝腺瘤** 动态增强扫描时,腺瘤供血动脉一般位于边缘,而 HAML 供血动脉大多位于中心,结合避孕药、类固醇等服药史有利于鉴别;但实际工作中肝腺瘤与 HAML 的鉴别有时候困难。

3. **肝局灶性结节增生**(focal nodular hyperplasia,FNH) FNH 病灶中心瘢痕延迟强化为其较具特征性的表现,肝细胞特异性造影剂动态增强扫描肝胆特异期摄取造影剂能帮助鉴别。

二、海绵状血管瘤

【概述】

肝海绵状血管瘤(hepatic hemangioma)是肝脏最常见的良性肿瘤,可发生于任何年龄,以年轻女性多见。典型的海绵状血管瘤由大小不等的血管组成,管腔内充满血液,内衬单层扁平内皮细胞,血管之间可见厚度不一的纤维分隔。患者通常无症状,当瘤体巨大时可出现腹痛、上腹不适等症状。瘤体内可见不同机化时期的血栓,陈旧病变内可见致密的纤维组织和钙化。

【影像检查技术优选】

1. **超声和 CT** 对典型的肝血管瘤能作出准确诊断,对于不典型的肝血管瘤有可能误诊为其他恶性肿瘤。

2. **MRI** 目前是对肝血管瘤最准确的检查方法,其敏感性和特异性可达 95% 以上。

【影像学表现】

1. **超声** 超声为肝血管瘤筛查及随访最常用的手段。对于高回声型肝血管瘤,常规二维超声多能作出较准确的诊断。但对于低回声或混合回声型肝血管瘤,常规超声诊断较为困难,而超声造影或其他增强型影像学检查对其确诊具有决定意义。

(1) 常规超声:高回声型占多数,边界清晰,外形可呈类圆形或不规则形等,内部均匀或不均匀高回声,其间可见细针尖样小暗点,可检出"边缘裂开征"少数低回声型血管瘤,其边缘为较厚(一般>3mm)壁层,内部呈现多条管道分布,可见边缘裂开征及血管穿入征。部分也可表现为混合回声型,其边缘清晰,内部既有管道样结构,又含高回声区或钙化区。由于肝血管瘤内的血流流速较慢,彩色多普勒多不能测及明显彩色血流信号,但也可在肝血管瘤结节中探及彩色血流,多在病灶的周边,脉冲多普勒可显示动脉和静脉血流曲线,其中动脉流速曲线上阻力指数 RI 多小于 0.6(图 1-9-1-3)。

(2) 超声造影:注射超声造影剂后,肝血管瘤的典型表现为肿块动脉相周边结节状高增强,呈环形向中央逐渐充填(图 1-9-1-4),门静脉相病灶完全或部分被造影剂所填充,填充时间持续数秒甚至数分钟,造影剂消退较慢,至延迟相未见明显造影剂消退(图 1-9-1-4)。较小的病灶动脉相充填更快速,延迟相持续增强。较小的高灌注型血管瘤可以在动脉相表现为快速均匀的高增强;含血栓或纤维化的血管瘤由于其血栓形成或纤维化的部分无造影剂灌注,可能被误认为廓清,故应仔细辨认以免误诊。

2. **CT** 平扫为低密度,注射造影剂后有三种典型的强化方式:动脉期和/或门静脉期病灶周边结节样显著强化(强化程度与门静脉或肝静脉分支相似),造影剂逐步向病灶中心充填,延迟期(注射造影剂 5min 后)病灶呈等或高密度;动脉期和/或门静脉期病灶整体显著强化成高密度,持续至延迟期呈稍高或等密度;动脉期和/或门静脉期病灶周边结节样显著强化(强化程度与门静脉或肝静脉分支相似),

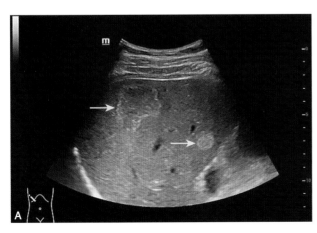

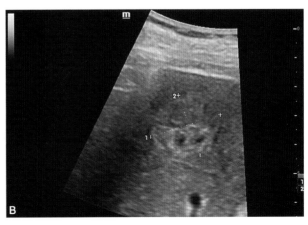

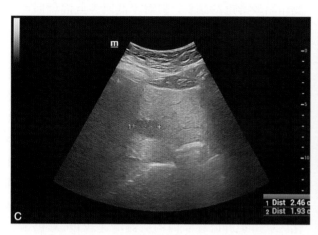
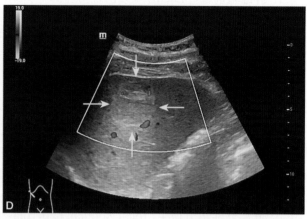

图 1-9-1-3　血管瘤常规超声表现

A. 二维灰阶超声显示近腹壁一枚血管瘤呈不均匀高回声,边界清晰,不规则形;近背侧一枚血管瘤呈内部均匀高回声、类圆形、边界清晰(箭);B. 二维灰阶超声使用局部放大功能后显示血管瘤间可见细针尖样小暗点,周边可检出"边缘裂开征";C. 二维灰阶超声显示脂肪肝背景下低回声血管瘤呈低回声区,类圆形,边界尚清晰;D. CDFI 显示肝血管瘤结节周边探及星点状彩色血流(箭)

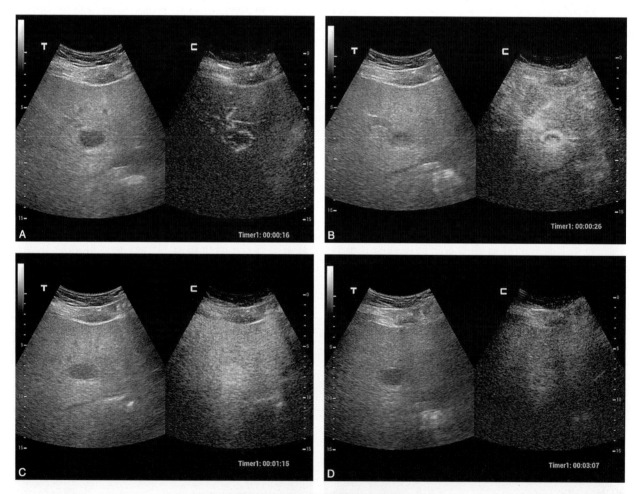

图 1-9-1-4　血管瘤超声造影表现

A. 注射超声造影剂后,肝血管瘤动脉相(注射造影剂后 16s)首先从周边呈环形增强;B. 注射超声造影剂后,肝血管瘤动脉相(注射造影剂后 26s)呈环形向中央逐渐充填;C. 门静脉相(注射造影剂后 75s)肝血管瘤被完全被造影剂所填充,填充时间持续数秒甚至数分钟;D. 造影剂消退较慢,至延迟相(注射造影剂后 187s)显示血管瘤相对周围肝脏实质仍为高增强

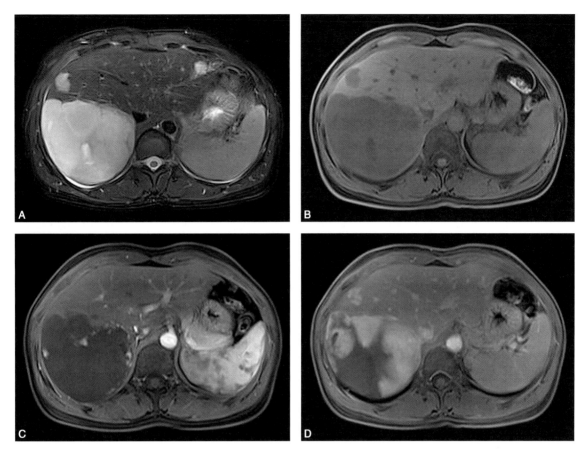

图 1-9-1-5　肝脏海绵状血管瘤 MRI 表现

A. T_2WI 肝内约 9cm 以下多发边界清楚高 T_2 异常信号,最大病灶位于肝右叶;B. 脂肪抑制 T_1WI 病灶呈低 T_1 信号;
C、D. 动脉期和延迟期,示病变边缘结节状异常强化,逐渐向病灶中心充填

造影剂逐步向病灶中心充填,延迟期病灶部分呈等密度,中心或偏中心部分仍存在造影剂未填充区域。

3. MRI　T_1WI 上呈低信号,在 T_2WI 上呈较为均匀的高信号,信号强度可与脑脊液相似,故而被称之为"灯泡征",DWI 呈高信号;动态增强扫描的强化方式与 CT 相似,也有三种典型的表现。大的血管瘤中心常出现条带状、裂隙状或星芒状纤维分隔影,多表现为 T_1WI 呈低信号,T_2WI 低信号(图 1-9-1-5)。

【诊断要点】

1. 边界清楚的肝内肿块,多无包膜。

2. 可有坏死、钙化。

3. 典型的三种强化方式。

4. T_2WI 呈"灯泡征"。

【鉴别诊断】

典型的海绵状血管瘤 CT、MRI 诊断并不困难,不典型病例需要与血管肉瘤、肝细胞肝癌等鉴别。

1. **血管肉瘤**　通常肿瘤巨大、进展迅速,密度/信号多不均匀,实性成分较多,包膜通常不完整。

2. **肝细胞肝癌**　T_2WI 癌灶的信号通常低于脑脊液的信号强度。少数肝细胞肝癌可表现为持续性强化,但多数伴有肝硬化背景、假包膜,同反相位

图像可检出脂质成分等有助于与海绵状血管瘤的鉴别。

三、婴儿型肝脏血管瘤

【概述】

婴儿型肝脏血管瘤(infantile hepatic hemagioen-dothelioma,IHH),曾被称为婴儿型血管内皮瘤,是一种良性的血管源性肿瘤。它是婴儿及儿童时期最常见的肝脏间叶肿瘤。患儿的主要症状为腹部增大,有些患儿发生充血性心力衰竭或消耗性凝血病;10%的患者伴有皮肤或其他部位的血管瘤。该病与多种先天畸形有关,包括偏身肥大和 Cornelia de Lange 综合征。

【影像检查技术优选】

1. 超声和 CT 对典型的婴儿型肝脏血管瘤能作出准确诊断。

2. MRI 是对婴儿型肝脏血管瘤的诊断更为准确。

【影像学表现】

1. CT　平扫时肝脏内低密度影,注射造影剂后,动态增强扫描动脉期大的病灶周边结节样显著

强化,门静脉期和延迟期造影剂逐渐向中央充盈呈等密度。小的病灶动脉期呈均匀强化,门静脉期和延迟期持续强化呈等或稍高密度。

2. MRI　T_1WI 肿块中央与周围肝实质等信号或稍低于肝实质信号,边缘为稍高信号;T_2WI 呈稍高或高信号,动态增强扫描强化方式与 CT 相似,呈进行性、向心性强化的特点。

【诊断要点】

1. 多见于婴儿,通常 2 岁以内发病,约占同时期所有肿瘤的 40%,所有良性肿瘤的 70%。

2. 肿瘤可单发可多发,单发肿瘤直径可>15cm,多发病变的直径可<1cm,常累及大部分肝脏。大的单发病灶常有出血、中心纤维化及局灶钙化。

3. 渐进性强化方式。

【鉴别诊断】

1. **肝母细胞瘤**　为儿童期常见的肝脏恶性肿瘤,1 岁以内占 45%,钙化常见,多表现为“快进快出”的强化方式。

2. **海绵状血管瘤**　是肝内最常见的良性肿瘤,强化方式与婴儿型肝脏血管瘤相似,但儿童相对少见。

四、炎性假瘤

【概述】

肝脏炎性假瘤(inflammatory pseudotumor of the liver,IPL)是一种少见、病因不明的非特异性炎性病变(良性非肿瘤性病变),多见于男性,男女比例约 3:1,各年龄段均可发病,以中青年较为常见。部分患者可出现反复发热、体重减轻和腹痛,少数出现黄疸。IPL 多数为孤立性肿块(约占 80%),少数多发(约占 20%)。病灶主要由交错呈束状排列的肌纤维母细胞、纤维母细胞和胶原纤维构成,其中有大量炎细胞浸润,以成熟浆细胞为主,伴有数量不等的淋巴细胞、嗜酸性粒细胞、中性粒细胞和巨噬细胞。根据病灶中占优势的细胞可将 IPL 分为浆细胞肉芽肿型、黄色肉芽肿型、硬化型、血管炎型和坏死型等。

【影像检查技术优选】

1. 超声对多数的 IPL 诊断较难。

2. CT 和/或 MRI 对部分 IPL 能诊断为良性非肿瘤性病变。

3. IPL 的确诊主要依赖于病理组织学,超声或CT 引导下肝穿刺活检对明确诊断有重要价值。

【影像学表现】

由于 IPL 病理表现多样,其影像表现亦缺乏特征性。

1. **超声**　肝脏炎性假瘤种类较多,超声能鉴别的主要是以坏死为主的炎性假瘤。超声造影及彩色多普勒与二维超声联合应用,其诊断符合率可达 90%,但如果以肉芽肿为主的病灶则很难与肝癌等相鉴别。动态增强 CT 检查亦可显示该病的某些特征性征象,如增强后病灶未见增强,延时后亦未出现等密度改变等。对于可疑病灶进行超声引导下穿刺活检或密切随访有助于诊断。

(1) 常规超声表现:常规二维超声上常呈低回声肿块,内部回声欠均匀或不均匀,边界清晰,但形态可呈“葫芦状”或“哑铃状”,部分病灶周围可有弱暗环,后方回声可正常。彩色多普勒常不能显示彩色血流信号,也有将近 10%~20% 的病灶可在周边部出现彩色线状血流,脉冲多普勒可测及多普勒血流曲线,RI 常<0.6。

(2) 超声造影:大多数病灶均未见增强,呈无造影充填区域;个别在周边出现轻度环状增强,但其“环”增强的厚度常在 1~3mm 之内,并且基本与肝实质同步减退。造影中其形态更为清晰,“葫芦状”或“哑铃状”的形态更为典型。部分炎性假瘤在动脉相可表现为不均匀高增强,门脉相及延迟相消退为低增强,与恶性肿瘤难以鉴别,此时需要结合病史和其他实验室检查,必要时在超声引导下穿刺活检才能明确诊断(图 1-9-1-6)。

2. **浆细胞肉芽肿型和血管炎型 IPL**　CT 平扫为低密度,注射造影剂后动脉期显著或中度强化、门静脉期和延迟期轻度强化;MRI 表现为 T_1WI 低或稍低信号,T_2WI 稍高或高信号,DWI 等或稍高信号,注射造影剂后强化方式与 CT 相似。

3. **坏死型 IPL**　CT 平扫为低或等密度,注射造影剂后病灶动脉期无强化、门静脉期和延迟期病灶周边轻度强化(或造影剂逐渐向病灶中心充填)(图 1-9-1-7);病灶在 T_1WI 可呈低或稍低信号,T_2WI 呈稍高、高或稍低信号,注射造影剂后,强化方式与 CT 相似。部分 IPL 可在化学位移成像反相位图像上检出脂质成分,实际工作中,对于不具备典型肝细胞癌和海绵状血管瘤表现的病变要考虑到 IPL 的可能性。

【诊断要点】

IPL 的影像表现缺乏特征性,确诊主要依赖病理组织学。实际工作中,对不同于肝细胞肝癌和海绵状血管瘤典型表现的病变要考虑到 IPL 的可能性。

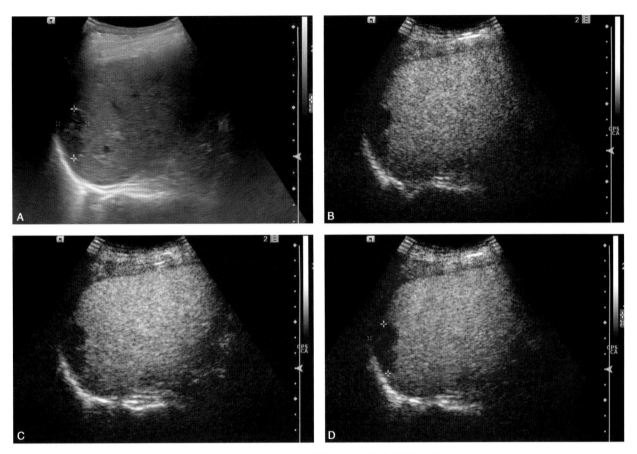

图 1-9-1-6　炎性假瘤常规超声及超声造影表现
A. 常规二维超声上炎性假瘤呈低回声肿块，内部回声尚均，边界清晰，形态可呈"葫芦状"或"哑铃状"；B~D. 超声造影显示炎性假瘤病灶动脉相，注射超声造影剂后约 29s 动脉相未见造影充填（B），注射超声造影剂后约 78s 动脉相未见造影充填（C），注射超声造影剂后约 121s 延迟相未见造影充填（D）

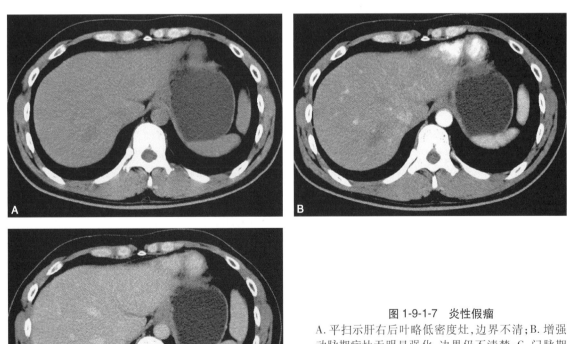

图 1-9-1-7　炎性假瘤
A. 平扫示肝右后叶略低密度灶，边界不清；B. 增强动脉期病灶无明显强化，边界仍不清楚；C. 门脉期病灶边缘轻度环形强化，并可见结节状强化（箭），病灶边界显示清楚

【鉴别诊断】

1. **肝细胞肝癌**　多有肝炎、肝硬化史，AFP 可升高，典型强化方式呈"快进快出"。肝癌患者的门静脉闭塞，一般与门静脉转移有关，且常伴门静脉扩张，而 IPL 患者的门静脉闭塞是由于管壁的炎症，导致管壁增厚，管腔狭窄。

2. **肝脓肿**　患者常有高热、寒战的临床症状，白细胞明显升高，典型强化呈"三环征"或"双环征"。DWI 病灶中心区域呈显著高信号，外周稍高信号有利于鉴别诊断。

3. **胆管细胞癌**　常伴肝叶萎缩、邻近胆管扩张，强化方式以延迟强化较明显，且内缘不规则。

4. **转移瘤**　多数有原发肿瘤史，多发、大小不等类圆形病变，典型病灶强化呈"牛眼征"。

五、淋巴管瘤

【概述】

淋巴管瘤是一种起源于淋巴系统的肿瘤，病因不明。由于淋巴管沿血管神经轴分布，因而全身各部位均可发生，但以头颈部最为常见，约95%发生于颈部、腋窝等疏松组织内，发生于腹部少见，且发生于腹部者大部分位于腹膜后或肠系膜，单独发生于肝脏者极为罕见，通常为全身淋巴管瘤病部分累及肝脏。传统上淋巴管瘤分为四类：毛细淋巴管瘤、海绵状淋巴管瘤、囊状淋巴管瘤和血管淋巴管瘤，将血管淋巴管瘤归为淋巴管瘤中的一种，现在多认为血管淋巴管瘤是混合性血管和淋巴管瘤，又称脉管瘤，临床上比单纯性淋巴管瘤更少。本病好发于儿童，常为先天性，单发或多发，直径数毫米或数厘米不等。血管淋巴管瘤大多发生在 2 岁以前，一般生长缓慢，并可长时间无症状，但有时生长会突然加快，挤压周围组织或其他器官。淋巴管瘤是由扩张的及内皮细胞增生的淋巴管和结缔组织所共同构成的先天性良性肿瘤，内含淋巴液、淋巴细胞或混有血液。按照构成组织的淋巴管腔隙大小不同，可以基本上分为单纯性淋巴管瘤、海绵状淋巴管瘤和囊性淋巴管瘤。

【影像检查技术优选】

超声、CT 和 MRI 对典型的肝淋巴管瘤能作出准确诊断。

【影像学表现】

1. **CT**　单纯囊状型淋巴管瘤以囊性成分为主，CT 平扫示位于肝脏实质或包膜下边界清楚的单发或多发圆形、卵圆形或不规则形低密度灶，囊壁规则，多无钙化，囊内分隔多见；注射造影剂后，动态增强扫描淋巴管瘤表现为囊壁和分隔强化，囊内容物无强化，淋巴血管瘤内部可有散在强化区。

2. **MRI**　平扫 T_1WI 呈低信号，T_2WI 呈高信号，DWI 内部的分隔呈稍高信号，动态增强扫描强化方式同 CT，表现为病灶边缘内部分隔轻度强化。

【诊断要点】

1. 肝内孤立或多发囊性病变，边界清楚。

2. 可有分隔，边缘或分隔轻度强化。

【鉴别诊断】

尽管肝淋巴管瘤少见，但其影像表现较为典型，通常能作出准确的诊断。

六、淋巴管瘤病

【概述】

淋巴管瘤病是一种起源于淋巴系统的罕见病变，以弥漫或多灶分布的淋巴管瘤为特征，可以发生于任何器官，通常累及软组织、肺、腹腔脏器和骨等部位。病因尚不明确，认为与原发性淋巴管发育不良伴淋巴管增生有关，好发于儿童和 20 岁以下的青少年，预后不良。淋巴管瘤病发病年龄从出生至 80 岁均有报道，无性别及年龄差异。婴幼儿期多发生孤立淋巴管瘤，而淋巴管瘤病多见于成年人，可能与激素水平及病变进展需更长时间有关。

【影像检查技术优选】

超声、CT 和 MRI 对典型的肝淋巴管瘤病能作出准确诊断。

【影像学表现】

1. **腹部脏器病变**　肝脏淋巴管瘤病 CT 平扫通常表现为肝实质或被膜下单发或多发液性低密度病灶，边界清楚，囊壁薄而规则，一般无钙化，囊内分隔多见，多发病灶似"葡萄"状聚集，或呈"簇"状分布，增强扫描囊壁及间隔可见强化，囊内除间隔外均无强化。MRI 平扫 T_1WI 呈低信号，T_2WI 呈高信号，DWI 内部的分隔呈稍高信号，动态增强扫描强化方式同 CT，表现为病灶边缘内部分隔轻度强化。

2. **腹部脏器外及纵隔病变**　腹部脏器外病变常发生于小肠系膜、胃结肠系膜及腹膜后，可能与上述区域淋巴网络丰富有关。病变可单发或多发、单囊或多囊，囊内可见间隔或呈"蜂窝"状，内部大部分为均匀一致水样密度或信号。如合并出血和感染，可使囊内密度增高，囊壁增厚。由于腹膜后、纵隔内组织间隙疏松，以及淋巴系统的走行关系，病变较大时常沿组织间隙生长，充填间隙呈塑形改变，为淋巴管瘤较为特征性的影像表现。

【诊断要点】

1. 多脏器、组织的囊性淋巴管瘤/淋巴血管瘤。

2. 确诊主要依赖活组织病理检查，表现为增生扩大的淋巴管腔，内壁衬以单纯扁平内皮细胞，腔内含淋巴液及少量嗜酸性粒细胞，免疫组织化学检查示 D-240、CD31 阳性，HMB-45 阴性。

【鉴别诊断】

与淋巴管瘤的鉴别诊断相仿。

七、间质错构瘤

【概述】

肝间质错构瘤(hepatic mesenchymal hamartoma, HMH)是一种先天性良性瘤样病变，发病率在儿童良性肝脏肿瘤中排名第 2，仅次于血管肿瘤，占儿童肝脏肿瘤的 8%。约 80% 见于 2 岁以下婴儿，绝大多数在 5 岁前发病。最常见的临床表现为无痛性腹胀，血清 AFP 水平通常正常。大体特点为切面多呈寡囊或多囊结构，囊腔不与胆管相通。镜下病变由不同比例的疏松结缔组织和胆管或胆管样成分构成。

【影像检查技术优选】

超声、CT 和 MRI 可以很好地检出 HMH，超声引导下的细针穿刺有利于术前确诊。

【影像学表现】

1. CT 平扫病变呈边界清楚的低密度囊性占位，注射造影剂后动脉期和门静脉期囊壁、内部间隔及实性部分可有轻度不均匀强化，延迟期强化程度减低。

2. MRI 表现为 T_1WI 呈不均匀低或稍低信号，T_2WI 呈不均匀稍高或高信号，间隔及实性成分呈稍高信号；增强扫描强化方式与 CT 相似。

【诊断要点】

1. 发生于婴儿的肝脏囊性或囊性为主的囊实性肿块。

2. 边界清楚，无包膜，病灶周围肝组织萎缩。

3. 增强扫描分隔及实性部分强化。

【鉴别诊断】

1. **肝母细胞瘤** 为儿童期常见的肝脏恶性肿瘤，1 岁以内占 45%，钙化常见，多为实性肿块伴有坏死，表现为"快进快出"的强化方式。

2. **婴儿型血管瘤** 多见于儿童，多为实性包块，呈渐进性强化方式。

八、孤立性纤维性肿瘤

【概述】

孤立性纤维性肿瘤(solitary fibrous tumor, SFT)为一类较为少见的中间型软组织肿瘤，过去称为局限性纤维性肿瘤和局限性纤维间皮瘤，后来被逐渐研究证明不属于间皮瘤范畴，具有独特的生物学行为，故更名为孤立性纤维性肿瘤。2002 年版 WHO 软组织肿瘤分类将 SFT 归入纤维母细胞性/肌纤维母细胞性肿瘤，属于部分可转移的中间型。SFT 为缓慢生长的无痛性包块，以中老年多见，无明显性别差异，可累及全身。原发于肝脏的 SFT 少见，大多数的行为呈良性或交界性，绝大多数为良性，某些肿瘤可产生胰岛素样生长因子，导致低血糖。

【影像检查技术优选】

1. 超声可以检出 SFT，但定性诊断困难。

2. MRI 对于判定病变内部纤维胶原成分优于超声和 CT。

【影像学表现】

1. CT 良性 SFT 多为单发病灶，平扫表现为边界清楚的均匀等或稍低密度肿块影，合并坏死囊变时密度多不均匀；注射造影剂后，动态增强扫描动脉期多表现为不均匀性轻中度或明显强化，内部可见多发迂曲强化血管影，因肿瘤纤维组织丰富，门静脉期和延迟期呈渐进性强化，部分较大的肿瘤可见"地图样"强化，为其较特征性影像学表现。

2. MRI SFT 在 T_1WI 上多呈等或稍低信号，病灶内继发出血区呈稍高信号；T_2WI 上表现为混杂等或略高信号，其信号改变与肿瘤内部的组织成分相关：细胞密集区呈略高信号，致密胶原纤维呈低信号，黏液变性或囊变区坏死呈高信号，有些病例可见低信号的内部分隔和流空血管影；DWI 呈结节样不均匀稍高信号。注射造影剂后，增强扫描表现为不均匀强化，动脉期肿瘤血管丰富区及细胞密集区强化明显，瘤内可见迂曲血管影，细胞稀疏区及致密胶原纤维区强化相对较弱，呈持续性或进行性强化，坏死囊变区始终无强化。黏液变性区延迟扫描可见轻度强化。

【诊断要点】

1. 边界多清晰，有或无包膜；恶性 SFT 常呈浸润性生长，边界不清，出血、坏死、黏液样变较良性多见。

2. 实性部分 T_2WI 表现为稍低信号。

3. 肿瘤内部的致密胶原纤维及黏液变性区使得病变呈持续性或进行性强化。

4. 免疫组织化学检查肿瘤细胞特异性表达 CD34，也常表达 CD99。

【鉴别诊断】

1. **肝细胞肝癌**　多有肝硬化背景,动态增强扫描多呈"快进快出"的强化方式。

2. **海绵状血管瘤**　多表现为渐进性、向心性强化,但典型血管瘤 T_2WI 呈高或显著高信号有助于鉴别。

第二节　恶性间质肿瘤

肝恶性间质肿瘤又称肝肉瘤,来源于间叶组织,可分为两大类:①血管源性肉瘤:血管内皮肉瘤、血管外皮肉瘤、上皮样血管内皮细胞瘤、Kaposi 肉瘤等;②非血管源性肉瘤:平滑肌肉瘤、纤维肉瘤、恶性淋巴瘤等。

一、血管肉瘤

【概述】

肝血管肉瘤是由梭形细胞或上皮样内皮细胞构成的血管源性恶性肿瘤。多见于 60 岁以上的成人,偶发于儿童,男女比例约 3:1。临床表现有腹痛、腹水,肿瘤破裂可引起急腹症。预后不良,大部分患者发病 1 年内死亡。可单发可多发,多发常见,也可呈大的单发肿块,几乎累及全肝,并常侵及脾脏,常伴有出血和坏死。

【影像检查技术优选】

1. 超声可以发现病变,但定性诊断困难。

2. CT、MRI 大多可以做出血管源性恶性肿瘤的诊断,但明确诊断有赖于穿刺活检。

【影像学表现】

1. **CT**　平扫为不均匀低密度(合并出血者呈等或稍高密度),注射造影剂后,动态增强强化方式与血管瘤相似,动脉早期瘤体内见结节样强化(多为非周边分布结节),门静脉期及延迟期见造影剂持续充填,出血和坏死区无强化。因肿瘤细胞沿原有的血管腔隙生长,常破坏肝动脉和门脉血管从而形成动-门脉短路,表现为动脉期瘤周的异常灌注,门脉期呈等密度。

2. **MRI**　病灶在 T_1WI 呈混杂低或稍高信号,T_2WI 呈不均匀高信号,DWI 呈不均匀、结节样高信号;注射造影剂后与 CT 的强化方式相似(图 1-9-2-1)。

【诊断要点】

1. 边界不清的肿块,密度/信号不均,坏死、出血常见。

2. 动态增强扫描动脉早期瘤内结节非周边性

强化及合并瘤内动静脉短路。

【鉴别诊断】

1. **肝细胞肝癌**　多有肝硬化背景,增强扫描多呈"快进快出"的强化方式,门静脉期和延迟期可见假包膜强化,较大病灶常合并门静脉和/或下腔静脉癌栓。

2. **血管瘤**　分化较好的血管肉瘤需要与血管瘤相鉴别,后者通常边界清楚,可有钙化,但大范围的坏死、出血少见,动态增强扫描动脉期结节样强化多位于瘤体周边。

二、肝脏未分化胚胎性肉瘤

【概述】

肝脏未分化胚胎性肉瘤(undifferentiated embryonal sarcoma,UES)是由未分化间叶细胞组成的恶性肿瘤,主要见于年长儿童,超过 75% 的患儿发病年龄为 6~15 岁,少数可见成人发病。UES 是第三位常见的儿童肝脏恶性肿瘤,仅次于肝母细胞瘤和肝细胞癌,占儿童期肝脏肿瘤的 9%~15%。临床表现有腹痛、腹部增大、体重下降和发热,血清 AFP 水平不高或轻度升高(肝细胞再生所致)。

【影像检查技术优选】

1. 超声可以发现病变,但定性诊断困难。

2. CT 和 MRI 可以很好地检出 UES,但难以明确诊断。

3. 超声引导下的细针穿刺有利于术前确诊。

【影像学表现】

1. **CT**　常表现为肝内巨大单发、边界清楚的囊实性肿块,囊性部分接近水样密度,实性部分呈稍低密度,并见厚薄不一间隔;注射造影剂后,实性部分及分隔动脉期呈轻度强化,肿块内可见多条粗大迂曲的供血血管影,囊性成分无强化,门静脉期强化明显,延迟期实性部分及分隔仍然强化呈等或稍高密度。

2. **MRI**　多数病例在 T_1WI 上呈边界清楚的囊状高、低混杂信号影,信号不均匀。T_2WI 中病灶以高信号为主。注射造影剂后,动态增强扫描动脉期病灶边缘及内部分隔轻至中度强化,门脉期及延迟期持续强化;少数病例在 T_1WI 上均呈边界清楚的囊状低信号影,信号均匀。T_2WI 中病灶呈高信号。动脉期病灶边缘强化,门脉期及延迟期持续强化(图 1-9-2-2)。

【诊断要点】

1. 囊性或囊性为主的囊实性肿块。

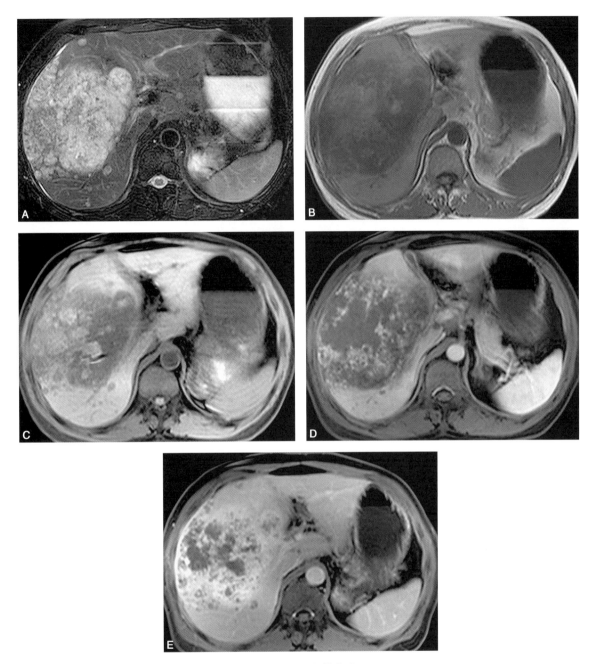

图 1-9-2-1 血管肉瘤

A. T_2WI 示肝内巨大病灶为不均匀高信号,周边可见多个小结节状高信号;B. T_1WI 上大病灶为不均匀低信号,中间可见高信号出血区;C. T_1WI 抑脂可见高信号出血区更清晰;D. 增强动脉期显示病灶周边和中心点状或斑片状强化,形态不规则,强化程度低于主动脉;E. 平衡期病灶持续强化,有填充改变,但边界显示不清,内部出血区始终无强化

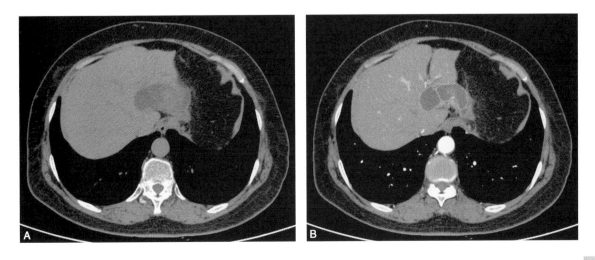

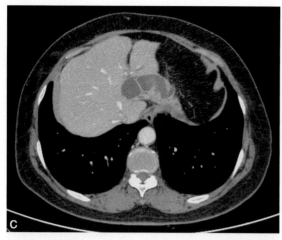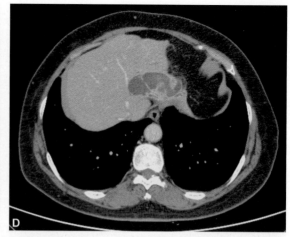

图 1-9-2-2　肝脏胚胎性肉瘤 CT 表现

A~D.CT 平扫、动脉期、门脉期和延迟期图像,示肝左叶不规则不均匀低密度影;动脉期、门静脉期和延迟期病灶实性部分不均匀异常强化,囊性部分未见强化,分隔轻度强化

2. 增强扫描囊性成分不强化,实性成分及分隔延迟强化。

【鉴别诊断】

1. **肝母细胞瘤**　多发生于 3~5 岁的幼儿,AFP明显升高,无肝炎及肝硬化病史。影像学多表现为巨大的实性肿块,常伴有出血、坏死,约 50% 以上患者伴有钙化。

2. **间质错构瘤**　多见于 2 岁以下幼儿,为边界清楚的多囊性病变,内有多个分隔,囊壁光整,分隔较薄,实性部分少。

3. **肝脏囊腺瘤或囊腺癌**　亦呈囊实性改变,多发生于 30~50 岁女性,表现为多房囊性为主占位性病变,壁内有乳头状凸起样改变,囊壁厚薄不均,增强扫描囊壁及分隔动脉期强化明显而延迟期减退。

4. **肝包虫**　患者多有疫区接触史,病变呈大囊腔内多个小囊腔即“囊中囊”表现,子囊的数目和大小不一,囊壁可见钙化,增强扫描无强化或囊壁轻度强化。

三、上皮样血管内皮瘤

【概述】

肝上皮样血管内皮瘤(hepatic epithelioid hemangioendothelioma,HEHE)是一种少见的血管源性肿瘤,由上皮样细胞、内皮细胞和树突细胞组成的具有独特边界特征的肿瘤,因肿瘤细胞具有上皮细胞样的形态,故而命名为肝上皮样血管内皮细胞瘤,但肿瘤本身并非上皮来源。多为成人发病,女性多见,病因不明。可单发或多发,以多发常见。肿瘤多位于肝表面包膜下,因肿瘤内含有较丰富的纤维成分可以出现邻近包膜凹陷征象,相邻的病变可相互融合

成带状改变。HEHE 的生物学行为同低度恶性肿瘤,进展缓慢,预后较好,但对放化疗不敏感。

【影像检查技术优选】

1. 超声可以发现病变,但定性诊断困难。

2. MRI 在显示“靶征”“棒棒糖征”等方面优于CT。

【影像学表现】

1. **CT**　平扫病灶多呈低密度实性结节,动态增强扫描动脉期病灶边缘晕环样强化,中央区无强化或中心结节样轻度强化,门静脉期及延迟期强化区持续扩大呈渐进性强化(图 1-9-2-3)。

2. **MRI**　平扫 T_1WI 呈不均匀稍低信号,中心部分呈相对更低信号;T_2WI 病灶中心部分呈高信号、周边部分呈晕环样稍高信号(“双环靶征”),部分病灶在中心高信号区域周围见环形低信号(“三环靶征”),中心部分 T_2WI 高信号提示坏死后黏液样基质或胶原纤维成分;DWI 呈晕环样高信号,提示病灶外周扩散受限;动态增强扫描病变呈轻至中度晕环样渐进性强化,大部分病灶呈“黑靶征”(中心无强化呈低信号-边缘轻度环形强化呈高信号);部分病灶呈“白靶征”(中心为轻度结节样强化稍高信号-中层为较厚无强化低信号环-外周薄环形中度强化高信号);门静脉期和延迟期扫描大部分病变呈轻度强化,提示病变内部还有纤维成分或黏液基质成分而非坏死。少数病灶可表现为动脉期边缘结节样强化并随时间延长向内充填的类血管瘤样表现。邻近肝脏被膜的病灶可导致肝包膜回缩。有些病灶的肝门侧可见与一血管分支关联,形成“棒棒糖征”,文献报道可以将其作为 HEHE 的特征性表现,可能与该疾病由上皮样细胞沿原有血管生长有关。

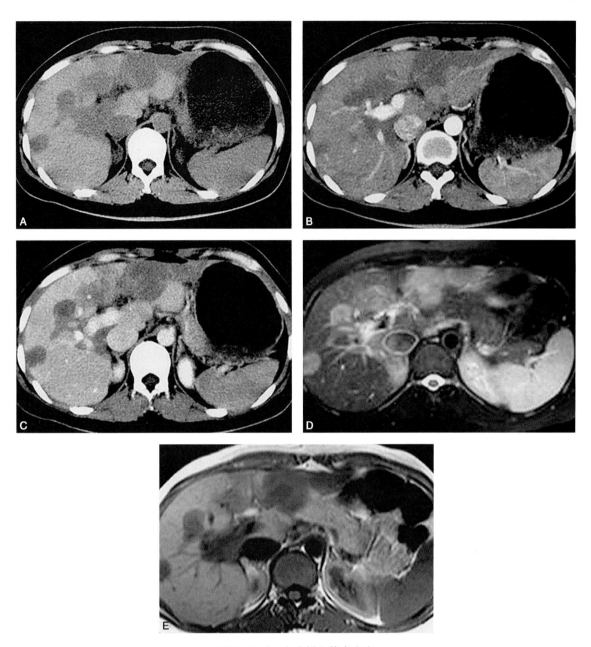

图 1-9-2-3　上皮样血管内皮瘤

A.CT 平扫肝左、右叶可见多个低密度灶,部分融合,位于包膜下的病灶可见局限包膜凹陷;B. 动脉期扫描可见病灶边缘轻度强化;C. 门脉期病灶表现为周围环状强化,中间见更低密度无强化区;D. T₂WI 上病灶为不均匀高信号(中间为略低信号"靶征");E. T₁WI 上病灶为不均匀低信号

【诊断要点】

1. 包膜下分布,部分病灶可融合,病变周边肝被膜凹陷。

2. 特征性的"棒棒糖征",表现为病灶周围肝脏血管抵达肿瘤最大径的外缘。

3. T₂WI 呈双环或三环靶征,动态增强扫描呈黑靶或白靶征。

【鉴别诊断】

1. **转移瘤**　有原发肿瘤,多为肝内随机分布,T₂WI 常出现"靶征"或"牛眼征",常见的两种强化方式为晕环样渐进性强化而中心坏死区域不强化以及早期周边强化、延迟期中心强化(纤维或黏液基质成分)伴外周部分强化减低。

2. **肝细胞肝癌**　多有肝炎、肝硬化病史,动脉期异常强化多见,假包膜常见,被膜凹陷少见。

3. **胆管细胞癌**　多为单发,常伴有邻近胆管扩张,DWI 呈晕环状或者结节状高信号。

四、卡波西肉瘤

【概述】

卡波西肉瘤(Kaposi sarcoma,KS)是一种软组织多发性色素性血管肉瘤样病变,以皮肤和内脏损害为病理特征,内脏损害常发生于皮肤、黏膜损害之后。肝脏播散性卡波西肉瘤大多与 AIDS 有关,约

15%的 AIDS 患者在尸检时偶然发现卡波西肉瘤通常累及肝脏的门脉及门脉周围区域。

【影像检查技术优选】

1. CT 和 MRI 可以很好地检出病灶,但难以明确诊断。

2. 确诊需要依赖病理学检查。

【影像学表现】

1. CT　平扫表现为肝实质内多发、边界欠清晰的稍低密度病变,沿门静脉周围分布,增强扫描动脉期病灶轻度或中度强化,门静脉期及延迟期持续强化,病灶范围较平扫缩小,部分病灶与正常肝实质呈等或稍高密度。

2. MRI　病灶在 T_1WI 上呈稍低信号,T_2WI 表现为肝内沿门静脉周围浸润的高信号病,呈较为特征性的葡萄串状改变,DWI 呈稍高信号,肝脏和脾脏常增大,并可见肝门部和腹腔干周围增大的淋巴结;动态增强扫描强化方式与 CT 相似,受累器官和淋巴结动脉期强化,门静脉期及延迟期持续强化呈等或稍高信号。

【诊断要点】

1. 典型表现是肿瘤沿着肝内门静脉周围分布。

2. 常伴局部淋巴结受累增大。

【鉴别诊断】

1. **转移瘤**　有原发肿瘤,"牛眼征""靶征"常见,病灶在肝内为随机分布。

2. **淋巴瘤**　肝脏原发性淋巴瘤少见,多为多器官受累的一部分。肝内淋巴瘤多表现为轻度强化,"血管漂浮征"为其相对特征性表现。

3. **肝脓肿**　典型肝脓肿为均匀低密度病灶,小部分可见特征性的气体或气液平面。增强扫描脓肿壁明显强化及周围水肿,壁光滑,呈"双环靶征"或"三环靶征"。有特征性临床症状及实验室检查,抗生素治疗短期内脓肿大小、形态可有改变可资鉴别。

4. **胆管细胞癌**　融合型 HEHE 容易误诊为肝内胆管细胞癌,后者 T_2WI 信号偏低,表现为延迟强化,可有邻近肝被膜皱缩及胆管扩张,但多无"棒棒糖征"及"双环靶征"或"三环靶征"改变,CA19-9 水平通常升高。

五、平滑肌肉瘤

【概述】

肝脏的平滑肌肉瘤(leiomyosarcoma, LMS)几乎均为转移性,肝脏原发性平滑肌肉瘤极为罕见,多数认为起源于胆管或血管的平滑肌细胞。常见于中老年人,男性明显多于女性。发生机制不明,有学者认为平滑肌起源的良性、恶性肿瘤的发病率增高可能与机体免疫下降有关,如获得性(HIV/AIDS 相关)和医源性(多与器官移植相关)的免疫抑制人群。临床表现无特异性,患者一般无乙型肝炎病史,肝功能正常,AFP 阴性。

【影像检查技术优选】

CT 和 MRI 多能做出肝脏恶性肿瘤的诊断,但确诊需要依赖病理学检查。

【影像学表现】

1. CT　平扫示肝实质内较大的圆形或类圆形混杂低密度肿块,肿瘤内部常有更低密度的囊变或液化坏死区,囊变/坏死区可占据肿瘤的大部,达到肿瘤边缘;注射造影剂后,动态增强扫描动脉期肿块实性部分呈不均匀轻度至显著强化,门脉期及延迟期持续性强化。少数病灶可表现为轻度强化。

2. MRI　T_1WI 肿瘤呈稍低和低信号,病灶内出血呈高信号;T_2WI 呈不均匀稍低、等、稍高及高信号,DWI 肿瘤实性部分(主要位于外周)呈晕环、结节样稍高信号,动态增强扫描强化方式与 CT 相似,动脉期显著不规则强化,门静脉期及延迟期持续强化,坏死区域无强化(图 1-9-2-4)。

【诊断要点】

1. 肝脏肿块伴有显著出血、坏死,可有假包膜。

2. T_2WI 肿瘤实性部分呈稍低或等信号,提示平滑肌来源可能。

3. 影像表现缺乏特异性,当肝内出现巨大囊实性肿块伴有坏死/囊变和出血,而临床症状不符合肝细胞肝癌表现者,应考虑到肝平滑肌肉瘤的可能性。

【鉴别诊断】

1. **巨块型肝细胞肝癌**　坏死多以中央坏死为主,很少达肿瘤周边,结合 AFP 阳性、有乙型肝炎及肝硬化背景,鉴别不难。

2. **肝脏囊腺癌**　多为边界较清晰的囊性为主的囊实性肿块,囊性成分所占比例较大,肿瘤边缘可见强化的壁结节,而平滑肌肉瘤内强化的实性部分多较大。

3. **肝脓肿**　典型肝脓肿为均匀低密度病灶,增强扫描脓肿壁明显强化,壁光滑,呈"双环靶征"或"三环靶征"。有特征性临床症状及实验室检查,抗生素治疗短期内脓肿大小、形态有改变可资鉴别。

六、横纹肌肉瘤

【概述】

横纹肌肉瘤(rhabdomyosarcoma, RMS)是起源于

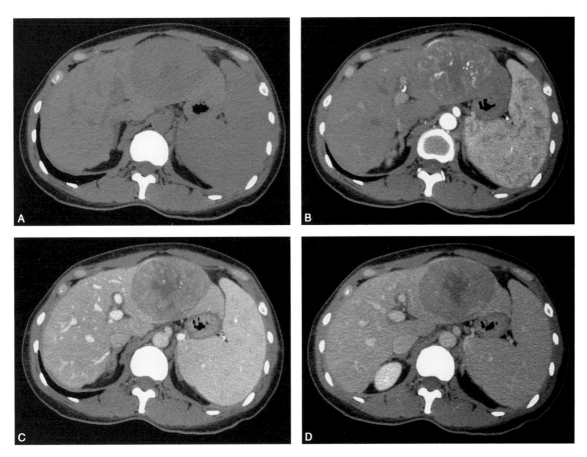

图 1-9-2-4　肝平滑肌肉瘤 CT 表现
A ~ D. 分别为 CT 平扫、动脉期、门脉期和延迟期图像,示肝左叶类圆形直径约 7cm 的不均匀低密度影,边界清楚;B. 动脉期不均匀条片状强化;C、D. 门静脉期和延迟期病变持续不均匀强化,中心不规则坏死区域未见强化

横纹肌细胞或向横纹肌分化的原始间叶细胞,由不同分化程度的横纹肌细胞组成的恶性肿瘤。RMS 是一种罕见的高度侵袭性肿瘤,常见于 2 ~ 6 岁及 15 ~ 19 岁儿童或青少年,可发生于全身任何部位,包括没有横纹肌成分的组织,但发生于肝脏者罕见。肝 RMS 的临床表现与其他儿童恶性肿瘤相似,但血清 AFP 正常是其鉴别要点之一。

【影像检查技术优选】

1. CT 和 MRI 可以很好地检出病灶,但难以明确诊断。

2. 确诊需要依赖病理学检查。

【影像学表现】

1. CT　平扫时肿块表现为等、低密度的均匀或轻度不均匀肿块,病灶边界相对欠清晰,注射造影剂后,动态增强扫描动脉期多呈轻至中度的不均匀强化,以周边强化为主,门静脉期及延迟期持续强化,病灶内部可见点状、条状血管影。肿瘤可推移、侵犯邻近组织器官,易发生区域淋巴结转移或远处转移。

2. MRI　显示肿瘤 T_1WI 多表现为信号均匀,与软组织信号接近或为等信号,T_2WI 为高信号,部分病灶伴有出血、坏死、囊变而呈混杂信号,钙化较为少见呈不均匀稍低信号,肿瘤内部可见低信号的流空血管影,为其较为特征性的表现;DWI 实性部分呈显著高信号,ADC 值显著减低;动态增强扫描强化方式与 CT 相似,呈轻至中度不均匀持续强化,以周围强化明显,边缘呈环形线样明显强化,病灶内部可见点状血管。

【诊断要点】

1. 肿瘤通常较大,形态多不规则,易坏死,可伴有出血,多无钙化,不含脂肪。

2. 具备绕血管生长的特点,CT 增强扫描可见肿瘤内的异常血管,MRI 表现为流空血管,具有一定特征。

【鉴别诊断】

1. **肝细胞肝癌**　常有肝炎、肝硬化病史,血清 AFP 水平可升高,肿瘤有假包膜,MRI 同反相位图像可检出病灶内的脂质成分,典型者增强扫描呈"快进快出"表现。

2. **胆管细胞癌**　发病年龄较大,血 CA19-9 升高,增强扫描呈渐进性强化或延迟强化,可有肿瘤邻近胆管扩张、肝叶萎缩,邻近肝表面的病灶可有包膜皱缩。

3. 淋巴瘤 平扫常为低密度,出血、坏死、钙化少见,增强动脉期轻微或无明显强化,门脉期、延迟期轻度强化,呈"慢进慢出"表现。

七、滑膜肉瘤

【概述】

滑膜肉瘤(synovial sarcoma,SS)组织学起源暂不明确,多倾向于是一种由未分化间充质细胞发生的具有间叶和上皮双相性分化的恶性肿瘤。滑膜肉瘤多发生于青壮年,约90%的滑膜肉瘤常发生于深部软组织和四肢关节旁软组织内,发生于肝脏的滑膜肉瘤非常罕见。

【影像检查技术优选】

1. CT 和 MRI 可以很好地检出病灶,但难以明确诊断。

2. 确诊需要依赖病理学及免疫组化检查。

【影像学表现】

1. CT 表现为圆形或类圆形巨大囊性或囊实混合性占位,实性部分呈稍低密度;注射造影剂后,动脉期实性部分强化显著,门脉期强化程度减弱,延迟期表现为等密度。

2. MRI T_2WI 上肿瘤呈不均匀稍高或高信号,囊变、坏死区呈更高信号;T_1WI 呈不均匀稍低、低信号;DWI 实性部分呈稍高或高信号;动态增强扫描强化方式同 CT 相似。

【诊断要点】

1. 肿块多较大,边界多清楚,可有假包膜。

2. 出血、坏死及囊变常见。

【鉴别诊断】

肝脏原发肉瘤罕见,影像学特点缺乏特异性,术前影像诊断较为困难,在临床诊断工作中,遇见肝脏巨大肿块,强化方式不同于常见肿瘤强化方式的,应考虑到肝脏罕见肿瘤包括滑膜肉瘤的可能性。

(叶慧义 潘晶晶)

参 考 文 献

1. 叶慧义,汪伟,李永才.实用腹部综合影像诊断学·肝脏分册.北京:人民军医出版社,2004.

2. 崔全才,孟宇宏,王鲁平.消化系统肿瘤 WHO 分类.北京:人民卫生出版社,2012.

3. 徐爱民,程红岩,贾雨辰,等.肝脏原发性平滑肌肉瘤的 CT 表现(附 6 例分析).中华肝胆外科杂志,2004,10:205-207.

4. 陈晓东,韩安家,赖日权.解读 WHO(2013)软组织肿瘤分类的变化.诊断病理学杂志,2013,20:730-733.

5. 谭艳,肖恩华.原发性肝脏肉瘤 CT 表现与病理对照研究.中华消化病与影像杂志,2012,2:272-276.

6. 晓曼,徐赛英,何乐键,等.小儿肝脏未分化性胚胎性肉瘤的 CT 观察.中华放射学杂志,2001,35:380-382.

7. 黄德扬,刘晋新,丁岩,等.艾滋病合并卡波西肉瘤的 CT 表现分析.医学影像学杂志,2017,27:259-261.

8. 史东立,李莉,宋文艳,等.艾滋病相关肿瘤的影像诊断.放射学实践,2015,30:896-900.

9. 袁新宇.重视儿童肝脏原发肿瘤的影像诊断.中国医学影像技术,2017,33:1285-1287.

10. 王天浩,潘志刚,任正刚.少见类型的肝脏原发性恶性肿瘤.复旦大学学报(医学版),2009,36:221-224.

11. 屈昭慧,高雪梅,程敬亮,等.儿童横纹肌肉瘤的 MRI 表现及 ADC 值的诊断价值.实用放射学杂志,2016,32:1759-1761.

12. 侯刚强,张小静,沈比先,等.孤立性纤维性肿瘤影像表现及病理对照分析.医学影像学杂志,2013,23:894-898.

13. 刘欢欢,张欢,庞丽芳,等.腹部孤立性纤维瘤的 CT 表现与病理对照.临床放射学杂志,2013,32:1730-1733.

14. 刘毅,刘剑羽,王宏,等.孤立性纤维性肿瘤的影像表现.中华放射学杂志,2012,46:441-444.

15. 王朝阳,全勇,宋亚宁,等.淋巴管瘤的 MSCT 表现.医学影像学杂志,2008,18:845-847.

16. JO VY, DOYLE LA. Refinements in Sarcoma Classification in the Current 2013 World Health Organization Classification of Tumours of Soft Tissue and Bone. Surg Oncol Clin N Am, 2016,25:621-643.

17. JO VY, FLETCHER CD. WHO classification of soft tissue tumours:an update based on the 2013(4th) edition. Pathology. 2014,46:95-104.

18. NONOMURA A, MIZUKAMI Y, KADOYA M. Angiomyolipoma of the liver:a collective review. J Gastroenterol,1994,29:95-105.

19. TAN Y, XIAO EH. Hepatic perivascular epithelioid cell tumor (PEComa):dynamic CT, MRI, ultrasonography, and athologic features--analysis of 7 cases and review of the literature. Abdom Imaging,2012,37:781-787.

20. PARFITT JR, BELLA AJ, IZAWA JI, et al. Malignant neoplasm of perivascular epithelioid cells of the liver. Arch Pathol Lab Med,2006,130:1219-1222.

21. GOLDSMITH PJ, LOGANATHAN A, JACOB M, et al. Inflammatory pseudotumours of the liver:a spectrum of presentation and management options. Eur J Surg Oncol,2009,35:1295.

22. KIM EH,RHA SE,LEE YJ,et al. CT and MR imaging findings of hepatic epithelioid hemangioendotheliomas:emphasis on single nodular type. Abdom Imaging,2015,40:500-509.

23. HAFEZ GR,SLUKVIN I. Synovial sarcoma,a primary liver tumor:a case report. Pathol Res Pract,2006,202:385-387.

24. KOSMIDIS I,VLACHOU M,KOUTROUFINIS A,et al. Hemolymphangioma of the lower extremities in children:two case reports. J Orthop Surg Res,2010,5:56.

25. WEGNER G. Lymphangioma. Arch Klin Chirurg,1977,20:641-707.

第十章　生殖细胞肿瘤

第一节　原发性生殖细胞肿瘤

原发于肝内的生殖细胞肿瘤罕见，其组织发生与残留于肝内的多能性原始胚胎细胞有关，也有人认为是生殖细胞异位而发生。

一、良性畸胎瘤

【概述】

畸胎瘤是生殖细胞肿瘤中最常见的类型，最常发生于卵巢，其次是睾丸，因胚胎发育时期生殖细胞沿胚胎中线移行，肿瘤亦可见于沿身体中轴线分布的器官脏器，如头颅、纵隔、颈部、腹膜后、骶尾部等处。根据组织学畸胎瘤可分为成熟型畸胎瘤、未成熟型畸胎瘤及单一胚层高度分化三种。

肝内良性畸胎瘤（benign teratoma）罕见，多见于新生儿和婴儿，女性多于男性，肿瘤起源于具有完全分化潜能的生殖细胞，具有向三个胚层分化并产生各种组织和器官的潜力。良性畸胎瘤以囊性为主，亦可呈囊实性，由成熟的分化组织组成，肿瘤质软，内含有毛发、软组织、脂肪、钙化、软骨、骨骼和牙齿等成分。本病发展缓慢，主要临床表现为腹部巨大包块，上腹部不适、恶心、呕吐等。

【影像检查技术优选】

CT 和 MRI 可以很好地检出病灶内的成熟脂肪，CT 对于钙化、骨骼更为敏感。

【影像学表现】

1. CT　平扫呈边界清楚的混杂密度肿块，内有高密度的钙化、低密度的液性成分和更低密度的脂肪成分，注射造影剂后动态增强扫描动脉期可见病灶内实性部分轻度强化，门脉期及延迟期强化程度减低。

2. MRI　平扫上 T_1WI、T_2WI 均呈低、稍低和高信号混杂的囊性或囊实性肿块，脂肪成分在脂肪抑制序列像上呈低信号，在反相位图像上表现为勾边样信号减低，DWI 呈不均匀稍高或高信号；注射造影剂后强化方式与 CT 相似，有时可看见由囊壁突入囊腔的实性强化结节。

【诊断要点】

（1）边界清楚的囊性或囊性为主肿块。

（2）肿块内含有成熟脂肪，可有钙化/骨骼成分。

【鉴别诊断】

（1）脂肪瘤：肝内少见的良性肿瘤，为边界清楚锐利的肿块，肿瘤内部为成熟脂肪密度/信号。

（2）肝血管平滑肌脂肪瘤（HAML）：典型的 HAML 表现为含有成熟脂肪、血管成分的实性肿块，MRI 肿瘤内部可见流空血管影，囊变、钙化少见。

二、肝原发性恶性畸胎瘤

【概述】

肝原发性恶性畸胎瘤（malignant teratoma）罕见，主要包括卵黄囊瘤及肝恶性混合性畸胎瘤，极少数的文献报道可由肝原发性畸胎瘤局部恶变，临床表现可有腹部不适、发热、腹部巨大包块及血清甲胎蛋白（AFP）升高等。早期临床症状不明显，因肿瘤生长较快，故就诊时肿瘤一般都较大。临床症状多为腹部包块，及其压迫邻近器官所产生的恶心、呕吐、便秘等，亦可无症状。镜下瘤内可出现多种未成熟成分，特别是未成熟的神经组织为特征。

【影像检查技术优选】

1. CT 和 MRI 可以很好地检出病灶，但难以明确诊断。

2. 确诊需要依赖病理学及免疫组化检查。

【影像学表现】

恶性畸胎瘤影像学表现与良性畸胎瘤相似：

1. CT　可显示肿瘤内部的脂肪、牙齿、骨骼、软组织及液体成分，有些病灶的囊腔内可有实性壁结节；注射造影剂后动态增强扫描动脉期囊壁及实性结节轻至中度强化,门静脉期及延迟期可持续强化,但强化程度减低,囊内无强化。

2. MRI　T_1WI 示肿块呈稍低和高混杂信号肿块影,边界清楚;T_2WI 脂肪抑制图像上呈低和高信号;DWI 像呈不均匀高信号,反相位见勾边样信号减低,T_1WI 脂肪抑制序列可见片状信号减低区(提示病灶含有脂肪成分);动态增强扫描强化方式与 CT 相似。

【诊断要点】

影像学鉴别肝良、恶性畸胎瘤较为困难,确诊依靠病理。实际工作中,当出现肿瘤包膜不完整,同时伴有血清甲胎蛋白(AFP)升高时要考虑到恶性畸胎瘤的可能。

【鉴别诊断】

1. **肝转移性畸胎瘤**　一般多发且弥漫分布,结合原发病史,诊断不难。

2. **肝母细胞瘤**　部分肿瘤内部可出现骨、软骨或畸胎瘤样成分,但本病发生于婴幼儿,而原发性恶性畸胎瘤多见于成人。

3. **肝细胞肝癌**　某些伴有大量坏死的肝细胞肝癌需要与恶性畸胎瘤鉴别,前者多有肝炎、肝硬化病史,肿瘤内部多为脂质而非脂肪成分。

三、肝原发性卵黄囊瘤

【概述】

卵黄囊瘤(Yalk sack tumor)又称内胚窦瘤(endodermal sinus tumor),是一种来源于原始生殖细胞的具有胚体外卵黄囊分化特点的高度恶性生殖细胞肿瘤,生物学行为呈高度恶性,预后差。本病多见于儿童及年轻人,主要发生于性腺。发生于肝的原发卵黄囊瘤非常罕见,其机制可能为生殖细胞从卵黄囊移行到生殖嵴过程中脱落造成的。

【影像检查技术优选】

1. CT 和 MRI 可以很好地检出病灶,但难以明确诊断。

2. 确诊需要依赖病理学及免疫组化检查。

【影像学表现】

1. CT　平扫多表现为较大的囊实性肿块,密度混杂,钙化少见,囊性区域内可见飘丝带状软组织密度影(为此病较特征的表现,可能系肿瘤组织未完全液化坏死所致);注射造影剂后,动态增强扫描动脉期肿瘤实性部分轻至中度强化,门静脉期持续强化,延迟期强化程度减低。

2. MRI　平扫肿瘤实性部分呈 T_1WI 稍低信号、

T_2WI 稍高或高信号,DWI 不均匀稍高或高信号,囊性及液化坏死部分呈 T_1WI 低信号、T_2WI 高信号,增强扫描病变强化方式与 CT 类似。

【诊断要点】

1. 多为较大的囊实性肿块,边界相对清楚(肿瘤破裂出血可致边界不清),可有壁结节,钙化少见。

2. 肿瘤实性部分多为渐进性强化,多囊间隔中可见肿瘤血管。

【鉴别诊断】

原发性肝卵黄瘤影像学表现无特征性,多因疑为其他肿瘤等手术病理而发现或免疫组织化学检查确诊,患者血清中甲胎蛋白增高是最为重要的肿瘤指标。

第二节　继发性生殖细胞肿瘤

一、继发性恶性畸胎瘤

【概述】

肝脏继发性恶性畸胎瘤(secondary malignant teratoma)多为卵巢未成熟性畸胎瘤或纵隔成熟性畸胎瘤远处种植而来,一般为多发和弥漫分布,发现多处病灶为特征。大多转移性畸胎瘤均位于肝表面,对肝脏呈挤压改变。文献亦有肝内转移的报道,可能为晚期瘤细胞经血行或淋巴道转移所致。

【影像检查技术优选】

CT 和 MRI 可以很好地检出病灶及其内部的脂肪、钙化、骨骼等成分,结合原发肿瘤病史,诊断不难。

【影像学表现】

肝脏继发性恶性畸胎瘤具备原发畸胎瘤的影像表现:

1. CT　平扫可准确分辨肿瘤内部的脂肪、钙化、牙齿及骨骼等成分,注射造影剂后肿瘤边缘及内部实性部分有轻至中度强化,门脉期及延迟期可持续强化或强化程度减低。

2. MRI　平扫上 T_1WI、T_2WI 均呈低、稍低和高信号混杂的囊实性肿块,脂肪成分在脂肪抑制序列像上呈低信号,在反相位图像上表现为勾边样信号减低,DWI 像呈不均匀稍高或高信号;注射造影剂后强化方式与 CT 相似,有时可看见由囊壁突入囊腔的实性强化结节。

【诊断要点】

1. 肝内多发结节/肿块,有脂肪、钙化、牙齿及骨骼成分。

2. 原发恶性畸胎瘤病史。

【鉴别诊断】

肝内多发肿块,结合原发肿瘤的病史常可作出正确诊断。

二、继发性卵黄囊瘤

【概述】

卵黄囊瘤多发生于卵巢,恶性程度高,直接蔓延及腹腔种植是其主要的转移途径,晚期可发生血行播散,以肝、肺为常见。卵巢卵黄囊瘤发生肝实质转移,预后险恶。

【影像检查技术优选】

1. CT 和 MRI 可以很好地检出病灶,但难以明确诊断。

2. 确诊需要依赖病理学及免疫组化检查。

【影像学表现】

1. CT 平扫肝内可见多发大小不等圆形、类圆形低密度影,边界多清楚,注射造影剂后,动脉期呈不均匀轻度至显著环形强化,门静脉期和延迟期该环形强化的程度减低,病灶中心部分轻度或中度强化。

2. MRI T_1WI 呈低或稍低信号,T_2WI 呈稍高或中等程度高信号,中心坏死区呈更高信号从而出现具有特征性的"靶征"或"牛眼征",注射造影剂后的强化方式与 CT 相似。

【诊断要点】

1. 原发肿瘤的病史。

2. 肝内多发的富血供肿瘤,坏死、出血常见,钙化少见。

【鉴别诊断】

肝内多发肿块,结合原发肿瘤的病史多可作出正确诊断。

（叶慧义　潘晶晶）

参 考 文 献

1. 叶慧义,汪伟,李永才.实用腹部综合影像诊断学·肝脏分册.北京:人民军医出版社,2004.

2. 崔全才,孟宇宏,王鲁平.消化系统肿瘤 WHO 分类.北京:人民卫生出版社,2012.

3. 赵建国,蔡兵,邱斌,等.肝脏未成熟畸胎瘤 1 例.中华肝病杂志,2010,18:72.

4. 潘玉林,谢蕴,林凤洁,等.肝成熟性囊性畸胎瘤合并腺癌 1 例报道并文献复习.诊断病理学杂志,2004,11:400-402.

5. 王成林,刘小平.肝脏肿瘤性囊性病变 CT、MRI 诊断.中国 CT 和 MRI 杂志,2004,2:52-55.

6. 李颖姗,令狐华,梅耀宇.卵巢卵黄囊瘤弥漫性肝转移 1 例.第三军医大学学报,2012,34:377,382.

7. 惠延平,马世荣,程虹,等.性腺外畸胎瘤 172 例临床病理分析.诊断病理学杂志,2006,13:17-20.

8. 叶裕丰,余梦菊,陈秋梅,等.原发性卵黄囊瘤 CT 诊断及相关文献分析(附 10 例报告).中国临床医学影像杂志,2012,23:143-144.

9. 杨军乐,董季平,银小辉,等.原发性肝卵黄囊瘤 1 例报告.实用放射学杂志,2001,17:958-959.

10. 韦立功.原发性肝内胚窦瘤一例报告.实用肿瘤杂志,1992,7:229.

11. NIRMALA V, CHOPRA P, MACHADO NO. An unusual adult hepatic teratoma. Histopathology,2003,43:306-308.

12. KARLO C,LESCHKA S,DETTMER M,et al. Hepatic teratoma and peritoneal gliomatosis:a case report. Cases J,2009,2:9302.

13. MALEK-HOSSEINI SA,BAEZZAT SR,SHAMSAIE A,et al. Huge immature teratoma of the liver in an adult:a case report and review of the literature. Clin J Gastroenterol,2010,3:332-336.

14. FRIED I, ROM-GROSS E, FINEGOLD M,et al. An infant with a diagnostically challenging hepatic teratoma,hypofibrinogenemia, and adrenal neuroblastoma:case report. Pediatr Dev Pathol,2015,18:251-256.

15. LITTOOIJ AS, MCHUGH K, MCCARVILLE MB,et al. Yolk sac tumour:a rare cause of raised serum alpha-foetoprotein in a young child with a large liver mass. Pediatr Radiol,2014,44:18-22.

16. LENCI I,TARICIOTTI L,BAIOCCHI L,et al. Primary yolk sac tumor of the liver:incidental finding in a patient transplanted for hepatocellular carcinoma. Transpl Int,2008,21:598-601.

17. ZHANG B,GAO S,CHEN Y,et al. Primary yolk sac tumor arising in the pancreas with hepatic metastasis:a case report. Korean J Radiol,2010,11:472-475.

18. GUNAWARDENA SA,SIRIWARDANA HP,WICKRAMASINGHE SY, et al. Primary endodermal sinus (yolk sac) tumour of the liver. Eur J Surg Oncol,2002,28:90-91.

第十一章　肝转移瘤

【概述】

肝转移瘤(liver metastases)是西方国家最常见的肝脏恶性肿瘤,在我国的发病率仅次于原发性肝细胞肝癌。肝脏有丰富的体循环(动脉)和门脉系统(静脉)血液供应,给血液中流动的肿瘤提供了潜在的机会。腹腔器官肿瘤经门静脉转移到肝,而其他部位肿瘤经体循环动脉转移。淋巴道转移较少,经腹水扩散到肝脏的转移瘤少见。肝转移瘤多见于老年人,也可见于青年人,常多发,可单发。多数患者有明确的恶性肿瘤病史,胃肠道恶性肿瘤、乳腺癌、肺癌、胰腺癌和恶性黑色素瘤等最易形成肝转移瘤。多数肝转移瘤患者并无症状,部分患者可出现腹水、肝大或腹部膨隆、腹痛、黄疸、厌食和体重下降,也可出现继发症状,如不适、乏力及发热。

【影像检查技术优选】

CT和MRI可以很好地显示转移瘤的"靶征""牛眼征",结合原发肿瘤病史,不难做出正确诊断。

【影像学表现】

转移瘤的典型表现为肝脏多发、类圆形的肿块或结节。

1. 富血供转移瘤　在CT上以低密度或混杂密度为主,注射造影剂后,动脉期呈不均匀轻度至显著环形或晕带状强化(环形强化病灶的厚度较均一致,结节或肿块的内缘凹凸不平或呈锯齿状),门静脉期和延迟期该环形强化的程度减低,病灶中心部分轻度或中度强化;T_1WI呈低或稍低信号,T_2WI呈稍高或中度程度高信号,中心坏死区呈更高信号从而出现具有特征性的"靶征"或"牛眼征",DWI呈晕环样周边高信号,注射造影剂后的强化方式与CT相似,而延迟期病灶的强化较CT明显(图1-11-0-1)。

2. 乏血供转移瘤　在CT上以低密度或混杂密度为主,注射造影剂后,动脉期无强化,门静脉期和延迟期可出现轻度环状或晕带状强化;在T_1WI呈低或稍低信号,T_2WI呈稍高或中度程度高信号,也可出现"靶征"或"牛眼征",DWI呈晕环样周边高信号,注射造影剂后的强化方式与CT相似(图1-11-0-2、图1-11-0-3)。

【诊断要点】

1. 多数有原发肿瘤病史,通常表现为肝内多发结节或肿块,也可单发,少数情况下可呈融合的肿块或弥漫性浸润。

2. 病灶中心常伴有坏死或囊变表现为"靶征"或"牛眼征",环形强化。

3. 常见的富血供肝转移瘤有肾细胞癌、神经内分泌肿瘤、平滑肌肉瘤、恶性黑色素瘤和乳腺癌等。

4. 常见的乏血供肝转移瘤有结肠直肠癌、肺癌、胰腺癌和尿路上皮癌等。

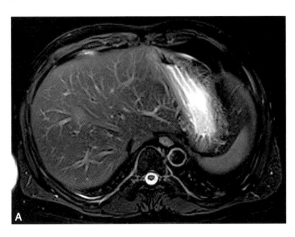

A

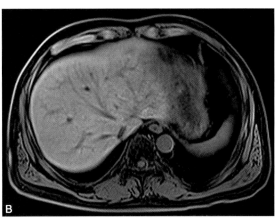

B

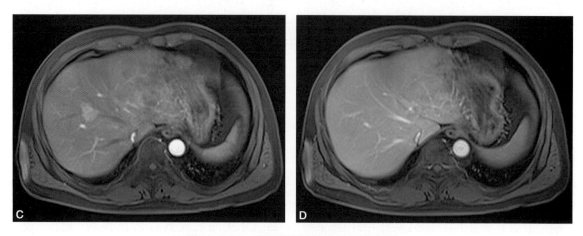

图 1-11-0-1　富血供肝脏转移瘤 MRI 表现

胰腺神经内分泌癌肝转移。A. T_2WI 示肝右叶前上段约 20mm 稍长 T_2 异常信号；B. T_1WI 示病变呈等和稍长 T_1 信号；C、D. 动脉期病变中度异常强化，门静脉期呈等和稍高信号

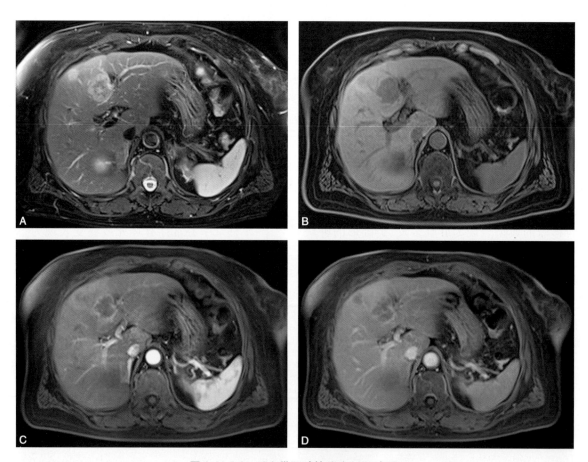

图 1-11-0-2　乏血供肝脏转移瘤 MRI 表现

结肠癌肝转移。A. T_2WI 示肝左叶内侧段两个类圆形混杂稍长 T_2 异常信号，大病灶见"靶征"；B. 脂肪抑制 T_1WI 病变呈低信号；C. 动脉期病变轻至中度晕环样异常强化；D. 门静脉期病变持续充填强化

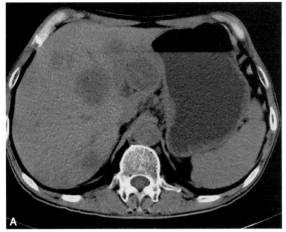
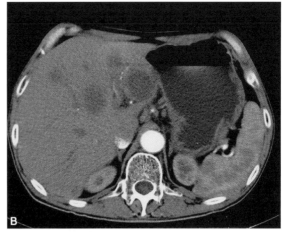
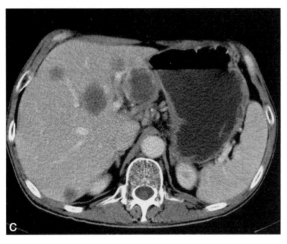

图 1-11-0-3　胰腺癌肝转移伴囊变

A. 平扫见肝内多发低密度灶,边界不清;B. 增强扫描动脉期病灶无明显强化;C. 门脉期见病灶仍为低密度,左叶最大病
灶中心为大片囊变区,周边见不规则的厚壁,有轻度强化

【鉴别诊断】

1. **肝脓肿**　典型肝脓肿有特征性临床症状及实验室检查,CT 为均匀低密度病灶,DWI 脓腔呈显著高信号、ADC 图低信号,增强扫描脓肿壁显著强化,壁光滑,呈双环征或三环征。抗生素治疗短期内脓肿大小、形态出现改变可资鉴别。

2. **肝细胞肝癌**　转移瘤需要与多灶肝细胞肝癌相鉴别,后者多有肝炎、肝硬化病史,AFP 可升高,"快进快出"强化方式,可见假包膜。

3. **肝上皮样血管内皮细胞瘤**　包膜下分布为主,病变周边肝被膜凹陷,T₂WI 呈"双环靶征"或"三环靶征",动态增强扫描呈黑靶或白靶征。"棒棒糖征"表现为病灶周围肝脏血管抵达肿瘤最大径的外缘,有利于见鉴别诊断。

（叶慧义　潘晶晶）

参 考 文 献

1. 叶慧义,汪伟,李永才.实用腹部综合影像诊断学·肝脏分册.北京:人民军医出版社,2004.

2. 崔全才,孟宇宏,王鲁平.消化系统肿瘤 WHO 分类.北京:人民卫生出版社,2012.

3. 李勇,张嵘,梁碧玲,等.肝转移瘤的 MRI 类型及少见类型的特征.癌症,2006,25:12-216.

4. 刘金有.MRI 诊断肝转移瘤的价值探讨.实用肝脏病杂志,2011,14:42-44.

5. 李智岗,黄景香,李顺宗,等.肝转移瘤的血供.北京大学学报(医学),2008,40:146-150.

6. VAN CAMP L,DEAK P,HASPESLAGH M,et al. A prospective clinical study using a dynamic contrast-enhanced CT-protocol for detection of colorectal liver metastases. Eur J Radiol, 2018,107:143-148.

7. MARQUES B,MARTINS RG,TRALHÃO G,et al. Gastric neuroendocrine neoplasm with late liver metastasis,Endocrinol Diabetes Metab Case Rep. 2018,18(48):1-5.

【概述】

肝脏是腹腔内最大的实质性脏器,在腹部创伤中,肝外伤的发生率约占 15%～20%,仅次于脾脏。肝脏是闭合性腹部外伤中最常见的损伤脏器,也是穿透性腹部损伤中第 2 位的损伤脏器,减速伤害是最常见的损伤机制。尽管受到肋弓的保护,肝脏实质仍容易在压缩性外力作用下发生破裂。肝脏创伤分为钝性伤和穿透性损伤,以前者为主。钝性肝脏创伤大多是由急剧减速产生剪切力所致,通常见于交通事故和高处坠跌创伤。肝脏实质的损伤多发生在与肝脏韧带结合处,肝右叶损伤明显多于肝左叶,大部分位于右叶后段,考虑因为肝右叶体积较大,受外力作用面积大,且后面为脊柱和肋骨,暴力易于使肝撞击于骨架上受伤。肝脏后叶固定于膈肌,在剪切力的作用下特别容易造成破裂,该部位的损伤常因合并肝右静脉损伤造成灾难性的大出血。

肝脏创伤临床上以右上腹疼痛及腹腔出血为主要表现,重者可致腹膜炎及休克症状,严重威胁患者的生命。

【影像检查技术优选】

随着影像学技术的进步,X 线片在评估肝脏创伤中的作用已被边缘化,一般较少应用。肝脏 CT 检查是评价肝损伤重要的检查方法,肝损伤患者能否进行非手术治疗,CT 是重要的步骤之一。CT 能准确显示病理解剖结构,确定损伤的严重度,量化腹腔积血。CT 检查是评估血流动力学稳定的腹部创伤患者伤情的“金标准”,减少了诊断性腹腔穿刺阳性患者的非治疗性剖腹手术。CT 发现肝脏损伤的敏感度达 90%～100%,其优势在于能够发现相伴随的损伤,最常见的是脾脏及盆腔损伤。对于血流动力学不稳定的腹部创伤患者,CT 随访非常重要。

MRI 在肝损伤的诊断方面不如 CT 敏感,一般也较少应用。MRI 检查可提供肝脏清晰的组织影像,对于发现创伤后期的肝胆并发症有很大帮助,但并不适用于紧急情况。

【影像学表现】

根据美国创伤外科协会(AAST)制定的外伤程度评分标准将肝损伤分为六级,Mirvis 等在 AAST 肝损伤评分标准的基础上制订了 CT 分级标准,共分为 5 级,分别为 Ⅰ 级:包膜撕裂,表面撕裂<1cm 深,包膜下血肿直径<1cm,仅见肝静脉血管周围轨迹;Ⅱ 级:肝撕裂 1～3cm 深,中心和包膜下血肿的直径为 1～3cm;Ⅲ 级:撕裂深度>3cm 深,中心和包膜下血肿的直径>3cm;Ⅳ 级:大的肝实质内和包膜下血肿直径 10cm,肝叶组织破坏或血供阻断;Ⅴ 级:两叶组织破坏或血供阻断。分级在判断患者的预后和治疗方案的选择方面有重要的价值。据外科文献报道,有86%的肝外伤病例在手术探查时已停止了出血,而影像学检查能准确判断肝外伤的部位、范围、肝实质损伤和大血管的关系、腹腔积血的量,为外科医师决定手术还是保守治疗提供重要的依据。

1. **肝挫伤** 肝实质内局部组织充血、水肿及微血管内血液外渗,或因梗死引起肝细胞水肿和坏死。CT 表现为界限模糊、形态不规则的斑片状较低密度区。肝挫伤是肝损伤中常见的 CT 表现,门静脉周围轨迹征也可认为是其表现之一。常与肝撕裂伤、肝内血肿、肝包膜下血肿等其他类型肝脏损伤同时存在。若为肝脏损伤中唯一征象,则可认为是最轻型的肝损伤,一般于 2～5d 内可以完全吸收。

2. **肝撕裂伤** 肝撕裂伤是肝实质损伤的最常见类型,可为单一或多发,多发撕裂可认为肝粉碎性破裂。CT 表现为不规则线样或分支状低密度影,边缘模糊,也称为“熊爪状”撕裂(图 1-12-0-1)。肝断裂、碎裂时,肝表面包膜破裂,肝组织明显裂开甚至错位(图 1-12-0-2)。撕裂分为浅度(撕裂部位距肝脏表面的距离<3cm)和深度(撕裂部位距肝脏表面的距离>3cm),深度撕裂可以延伸至门静脉并伴有胆管的损伤。肝门附近的深度撕裂或肝内双重供血血管的完全撕裂可导致肝脏部分血供的中断,增强扫描可见楔形的低密度区延伸至肝脏外周,没有强化。撕裂伤累及 S7 段后上份即肝裸区时可出现下腔静脉周围的腹膜后血肿和肾上腺血肿(图 1-12-0-3)。1~2 周后复查,撕裂裂隙边缘逐渐清晰,病灶逐渐变小,部分病灶可完全吸收。

CT 上了解撕裂的部位、程度以及撕裂和静脉及细胆管的关系非常重要。肝断裂、碎裂时必然会造成肝实质、胆道系统及血管的损伤,故常采用手术治疗。若保守治疗,易引起复发出血、感染、胆汁瘤等并发症,此时利用 CT 追踪病情变化和并发症的发生非常必要。对于肝脏断裂、碎裂损伤患者,在条件允许下最好行 CT 增强扫描,如果断裂的肝组织强化好提示血液供应良好,将很快愈合;若无强化则说明该肝组织失去血供,不仅愈合时间长,还有可能发生坏死。增强扫描可清晰地把肝脏受损区域和轮廓显示出来,还可帮助判断肝组织血运情况,对了解其预后

有重要意义。若发现造影剂外渗的征象,提示肝脏血管受损且正在急性出血,可能需要紧急介入栓塞治疗。

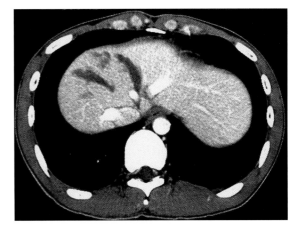

图 1-12-0-1 肝撕裂伤 CT 表现
CT 增强示肝 S4/8 段内线条状低密度撕裂伤影,边缘模糊,无强化

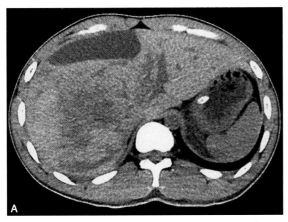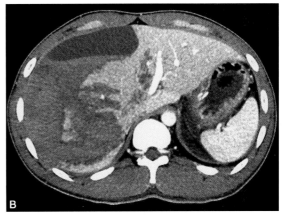

图 1-12-0-2 肝撕裂伤并肝包膜下血肿 CT 表现
A、B. 右肝表面断裂,肝包膜下、肝右叶条片状高低混杂密度影,肝包膜下尚见弧形低密度液平面影,增强无强化,局部肝实质明显受压

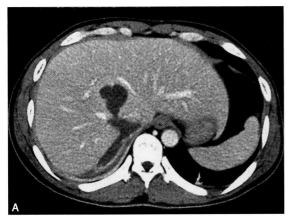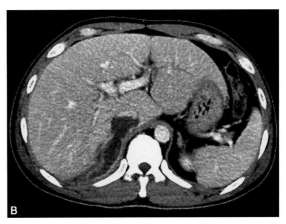

图 1-12-0-3 肝右叶裸区撕裂伤并腹膜后积血、积液的 CT 表现
A. 肝右叶 S7/8 段及其包膜下见条片状低密度影,增强无强化;B. 病灶向下延伸,并见下腔静脉周围腹膜后、右侧肾上腺区积血、积液

3. **肝内血肿** 肝内血管断裂,血液聚集局部形成类圆形、不规则形的高密度或等密度区,单发或多发。大部分病灶周围绕以低密度环或伴有肝挫裂伤,等密度血肿可在周围低密度病灶的衬托下显示出来(图1-12-0-4)。随着时间延长,血红蛋白分解,血肿密度降低,有的吸收消散,有的形成低密度囊腔。

4. **肝包膜下血肿** CT表现为肝周包膜下新月形或双凸形低密度或等密度区,伴有局部肝实质受压变平,部分可表现为葱皮样混杂密度影,增强无强化。肝包膜下血肿密度取决于出血量及出血时间,若血肿新鲜,CT值接近于肝实质,随着时间延长,可转化为低密度或水样密度。如无再出血,则随着时间的延长,血肿的密度逐渐降低,单纯的包膜下血肿在6~8周后可以消失。肝包膜下血肿可作为肝损伤的唯一征象。

5. **门静脉周围轨迹征** 文献报道,其出现率达62%,有18%的病例以此为唯一征象。它是肝内三角区小血管破裂出血,沿着围绕肝三联的结缔组织鞘蔓延所致,也可能是伴行淋巴管受损、受压导致梗阻、扩张、水肿或淋巴液外溢的结果。它是一种隐匿性近肝门处肝损伤的征象,为肝挫裂伤的表现之一。CT表现为门静脉及其分支周围有管状低密度影,长轴断面上呈树枝状轨道征,横断面上呈环形影,增强扫描后图像显示清晰。

6. **腹腔内积血** 肝破裂时腹腔内积血积液发生率高,主要见于肝周间隙、肝肾间隙,文献报道出现率约61.2%,在无其他腹腔脏器损伤的前提下均见于合并肝被膜损伤的肝破裂(图1-12-0-5)。其出血量与肝脏损伤成正比。Federle等认为腹腔内积血仅存在于一个解剖间隙时,有100~200ml,称为少量积血;存在于两个以上解剖间隙,有250~500ml,称为中量积血;若盆腔内可见积血,则>500ml,称为大量积血。Meyer等认为积血量<250ml可保守治疗。目前有报道称血流动力学稳定时,即使有大量腹腔积血也可保守治疗。尽管临床处理有争议,但积血量的判断对临床治疗方法的选择及预后有一定指导意义。

7. **邻近脏器损伤及其他合并伤** 包括脾、肾、胰、胃肠道、胸部及颅脑创伤并多发骨折。

8. **肝损伤并发症** 肝脏损伤可并发胆瘘、胆管狭窄、肝脓肿、迟发性出血和其他血管性并发症。因

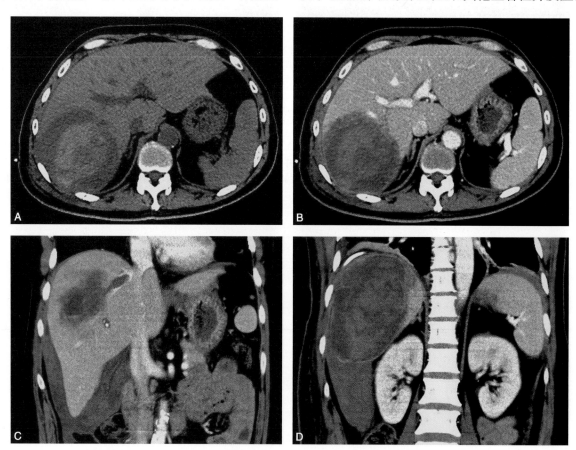

图1-12-0-4 肝右叶撕裂伤并肝内急性血肿、肝右静脉血栓、肝周积血
A. CT平扫示肝右叶类圆形高密度血肿灶,边缘见环状低密度带;B. CT增强示病灶未见强化;C. 肝右静脉内低密度充盈缺损影;D. 局部右肝包膜欠连续,肝周见弧形高密度影包绕

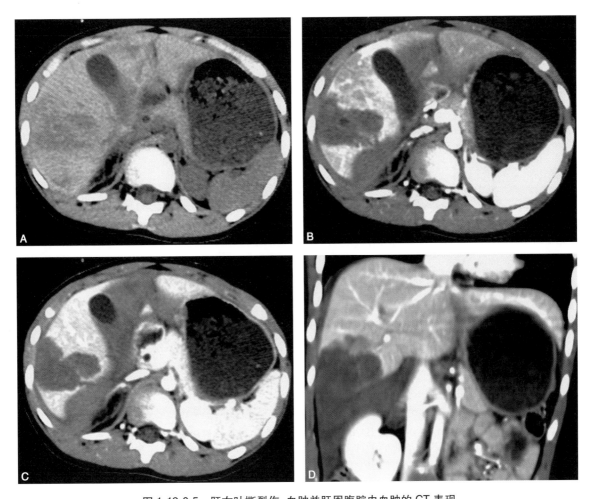

图 1-12-0-5　肝右叶撕裂伤、血肿并肝周腹腔内血肿的 CT 表现

A.肝右叶类圆形等低混杂密度灶,边界模糊;B~D.增强扫描病灶未见强化,周围见花斑状高灌注影,邻近肝包膜不连,肝周见条片状高密度血肿影包绕

常见于肝脏深破裂,故考虑与肝内大血管和胆管损伤有关。随着肝脏创伤采用非手术处理趋势增加,其迟发性并发症越来越多。

活动性出血表现为增强扫描早期肝内局限性高密度区,代表着由于动脉出血导致的造影剂外渗积聚,可随时间延长而范围扩大。CT 可精确判断出血的部位,有助于指导治疗。采用螺旋 CT 扫描和 CTA 重建有时还可发现肝动脉或其分支撕裂所致的假性动脉瘤。

肝外伤时形成的胆汁瘤或胆汁假囊肿,常位于肝包膜下或肝的局部周围。表现为较大的薄壁低密度囊肿,密度均匀,边界清楚。肝实质可受压移位。

MRI 在肝损伤的诊断方面不如 CT 敏感,一般也较少应用。肝内血肿在 MRI 上的表现需结合损伤的时间综合判断(图 1-12-0-6)。MRCP 对于显示胆道损伤及其引起的胆瘘、胆汁瘤或胆汁假囊肿要优于 CT 检查,呈类圆形长 T_1、长 T_2 囊性信号灶,增强无强化,边界清楚,通常会随时间增大(图 1-12-0-7)。

【诊断要点】

患者有减速伤害的外伤史,肝脏损伤以肝钝伤常见,肝钝伤的 CT 表现主要有肝撕裂、肝实质血肿、肝包膜下血肿、静脉损伤和活动性出血。穿透性肝损伤的 CT 表现主要有肝破裂、血肿等。肝内血肿表现为肝内团块状混杂密度影,可包绕周围相对正常的血管,增强无强化。肝撕裂或破裂表现为肝边缘连续性中断,可见线带状、星状或分支状低密度区纵横交错,合并出血时呈混杂密度改变。门静脉周围轨迹征 CT 表现为门静脉及其分支周围有管状低密度影。肝脏损伤时常有几种病变同时存在。

【鉴别诊断】

1. 肝撕裂有时易被误诊为未充盈的门静脉、肝静脉或扩张的胆管,需仔细识别这些结构。

2. 门静脉周围轨迹征常出现在急性移植反应、肝脏恶性肿瘤、心功能衰竭时,肝脏外伤时也可出现,可能是肝损伤伴门静脉周围出血所致,也可能是伴行的淋巴管受损伤或受压导致梗阻、扩张、水肿或

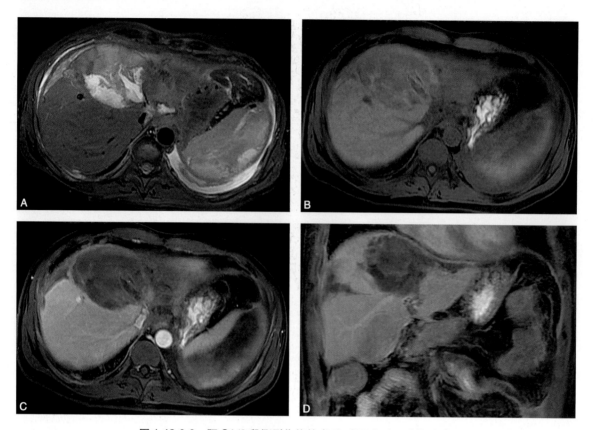

图 1-12-0-6 肝 S4/8 段撕裂伤修补术后,术区血肿吸收期改变

A、B.肝 S4/8 段类圆形混杂信号灶,呈低 T_1 高 T_2、等 T_1 等 T_2 信号影,局部肝表面撕裂、不连;C、D.增强扫描病灶未见强化,呈低信号改变

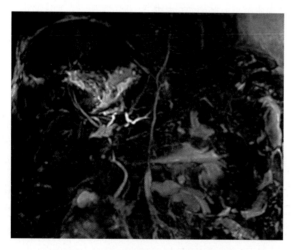

图 1-12-0-7 肝撕裂伤引起的胆道损伤

MRCP 示肝 S4/8 段血肿灶与左肝管关系密切,局部左肝管中断、显示不清

淋巴液外溢的结果,需注意结合病史鉴别。

3. CT 扫描可以鉴别包膜下血肿或少量的邻近肝实质的腹腔内积血或积液,增强扫描图上可清晰显示包膜下血肿在 Glisson 包膜和强化的实质间呈"豆状"的低密度积血区,局部肝实质可弧形受压改变,而后者无此表现。

4. 肝脏肿瘤破裂出血 根据是否有相应外伤史,肝内肿块是否强化鉴别。

(王 劲 谢斯栋)

参 考 文 献

1. 赵霞,徐均超,禹纪红.急性肝创伤的 CT 诊断.中华创伤杂志,2002,(3):159-162.

2. 廖荣信,张亚林,瞿中威,等.外伤性肝损伤的 MSCT 诊断价值分析.中国 CT 和 MRI 杂志,2013,(06):56-58.

3. 向江侠,胡平,高劲谋.108 例严重肝脏损伤诊治分析.创伤外科杂志,2014,(04):317-319.

4. 刘冬,丁长青,张勇猛,等.钝性肝损伤的 MSCT 诊断.系统医学,2017,(12):86-90.

5. SOTO JA,ANDERSON SW. Multidetector CT of blunt abdominal trauma. RADIOLOGY,2012,265(3):678-693.

6. POLETTI PA,MIRVIS SE,SHANMUGANATHAN K,et al. CT criteria for management of blunt liver trauma: correlation with angiographic and surgical findings. RADIOLOGY,2000,216(2):418-427.

7. YOON W,JEONG YY,KIM JK,et al. CT in Blunt Liver Trauma. RADIOGRAPHICS,2005,25(1):87-104.

8. YOONG S,KOTHARI R,BROOKS A. Assessment of sensitivity of whole body CT for major trauma. European Journal of Trauma and Emergency Surgery,2019,45(3):489-492.

第十三章　手术相关

第一节　肝脏肿瘤仿真切除

一、肝脏肿瘤仿真切除的背景和现状

作为肝脏肿瘤的主要治疗手段之一，肝脏肿瘤切除术一直以来是肝脏外科手术的重点和难点。其难度在于肝脏脉管结构的复杂性和变异性以及肿瘤与脉管结构的复杂关系。以往肝脏肿瘤的术前规划主要依赖术前影像学检查得到的二维平面图像，手术者凭借二维影像所形成的主观印象及个人经验制订手术计划进行手术。而术前对肿瘤与脉管的关系评估不当，极易导致术中脉管系统损伤，增加术中出血、术后胆瘘及肝组织灌注不良等风险，另外由于常规肝切除不能保证残肝充分的供血及回流，术后肝功能衰竭的风险较高。因此，精准把握肿瘤所在空间位置、肿瘤与肝脏脉管系统的解剖关系、脉管的变异情况、肿瘤的动脉血供和静脉的引流区域，从而确定合适的手术入路和剩余肝体积，制订最佳的手术方案，是肝脏肿瘤切除术安全有效实施的关键。

仿真切除手术的出现和发展为肝脏肿瘤的个体化精准治疗开辟了新时代。仿真切除手术指的是利用虚拟现实技术，在计算机上虚拟手术环境，使用仿真手术器械进行模拟手术，其基本流程如图1-13-1-1所示。目前，国内外已研发出多种仿真手术医疗软件，部分已应用于临床。在我国，钟世镇院士、方驰华教授于2004年开发了腹部医学图像三维可视化系统（medical image-three-dimensional visualization system，MI-3DVS）及虚拟手术器械仿真系统，并率先应用于辅助肝脏外科手术治疗。仿真手术通过术前建立准确直观的三维可视模型，并在此基础上进行仿真模拟手术过程，结合术中导航技术实时动态导航，为实际手术操作提供指导，有助于精准切除肿瘤，降低手术相关并发症发生率、提高手术成功率。

二、三维可视化模型

利用三维可视化技术构建准确、直观、清晰的可视化仿真模型是肝脏肿瘤仿真切除术最基本的环节。该技术通过将二维CT平面图像原始数据经过调节窗宽窗位、调节对比度、图片格式转化、图像配准、像素大小调节等预处理后导入三维可视化软件进行数据分割，获得肝脏、肿瘤、管道结构的三维几何模型。另外还可采用不同的颜色标记肝内的不同管道及肿瘤，通过透明化处理等操作单独显示脉管与肿瘤，并可通过任意角度的旋转、放大、缩小等操作，多方位显示肝内管道的走行情况，从而精准定位肿瘤，清晰展示肿瘤及肝脏内各脉管系统的空间解剖关系，为手术方式的确定提供依据。同时，利用系统自带的肝脏体积计算功能，可以准确计算个体肝脏体积、肿瘤体积、预切除体积及剩余肝体积，准确预测术后肝功能的情况，为真实手术提供参考依据，减少术后肝功能衰竭的发生率（图1-13-1-2）。

三、可视化仿真手术系统

肝脏仿真手术系统即是建立在三维可视化模型和虚拟手术器械仿真模型的基础上的肝切除术的虚拟环境系统，使术者能够身临其境地感受手术环境，通过模拟手术器械来练习各种手术操作，熟悉手术

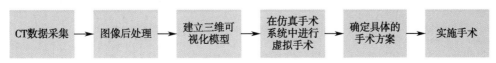

图1-13-1-1　仿真手术的基本流程

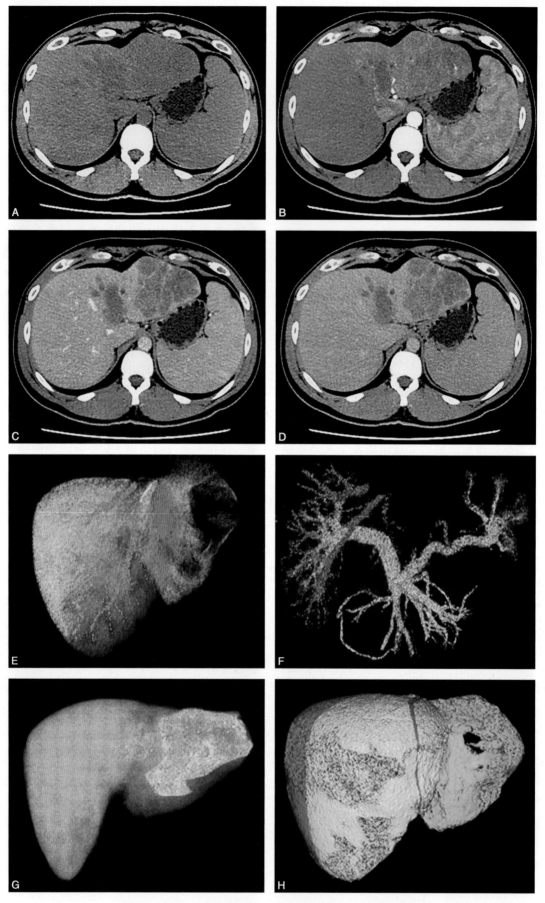

图 1-13-1-2　肝脏肿瘤术前三维可视化重建及肝体积测量

A～D. 分别为 CT 平扫、动脉期、门脉期、延迟期,肝 S2/3 原发性巨块型肝癌,平扫呈低密度,增强扫描动脉期不均匀强化,门脉期强化减退,延迟期呈稍低密度,肝左静脉与病灶分界不清,门脉左支主干及分支见广泛充盈缺损;E. 肝脏透明化处理后更好地显示肝肿瘤及肝静脉的关系;F. 单独显示门静脉与肝静脉的分布情况;G. 更为直观地显示肿瘤在肝脏内的位置;H. 准确测量肝脏总体积、肝脏各叶体积及肿瘤体积

过程。该系统通过将肝脏肿瘤患者的 CT 数据后处理形成的肝脏肿瘤模型导入仿真手术平台建立仿真切除环境,反复演练手术步骤,确定最佳手术切面,并预先体验术中可能出现的情形,提前制订相应对策,从而优化手术方案,以达到精准肝切除的目的。最后临床按照仿真手术步骤进行手术。与传统肝切除术相比,具有可交互性、可重复性和可制订性等优点。通过更为准确的手术风险评估,有利于降低术中大出血和术后并发症的发生率,提高手术安全性与可行性,加快手术进程。此外,结合术中导航系统对手术进行实时动态指导,对于预计术中手术风险、指导安全可行的手术操作具有重要作用。但目前术中导航系统配合指导实际手术操作尚处于研究阶段。

四、总结

仿真手术改变了传统的肝脏手术模式,提高了医疗工作效率,对制订详细合理的个体化肝脏肿瘤手术方案,提高手术成功率、降低手术风险、减少手术并发症等具有十分重要的意义,进一步推动肝脏肿瘤切除术的个体化、精准化、规范化治疗的发展。随着计算机科学、医学技术的不断发展和可视化技术设备的不断完善,仿真手术在临床中的应用前景将越来越广阔。

(王 劲 戎黛琳)

第二节 经颈静脉肝内 门体分流术

一、概述

经颈静脉肝内门体分流术(transjugular intrahepatic portosystemic shunt,TIPS)是指通过颈静脉在门静脉和肝静脉之间建立分流道,放置血管内支架,分流部分门静脉血流,从而降低门静脉压力,同时可实施食管胃底静脉栓塞术,以治疗上消化道出血及顽固性腹水等一系列门静脉高压并发症的微创介入治疗技术。

二、术前影像学评估

TIPS 分流通道的制订对手术成功十分关键,多普勒超声能够识别肝硬化,测定门静脉血流,诊断门静脉高压及门脉血栓,增强 CT 或 MRI 在这方面能够提供更多信息。术前增强 CT 或 MRI 检查可以用于观察肝静脉、肝动脉、门静脉的血管形态、结构,了解血管周围情况,评估门静脉血栓的范围、程度以及血管曲张的程度,其次还可以鉴别肝脏解剖异常,了解侧支循环的部位和范围等,增强 CT 扫描还可以通过血管重建更加直观地观察肝内外血管情况,从而能够精确地把握肝硬化程度、门静脉的走向情况、肝

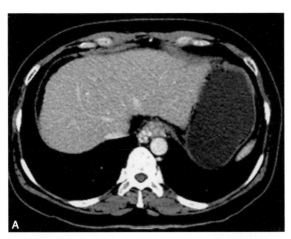
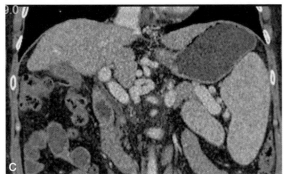
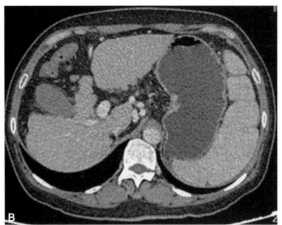

图 1-13-2-1 肝硬化并门静脉高压 CT 表现
A~C. CT 增强扫描示肝脏边缘呈锯齿状改变,食管下段静脉、胃冠状静脉、脾静脉曲张,脾大

静脉和门静脉的位置关系,在此基础上制订手术方案,可以提高手术成功率(图1-13-2-1)。

三、术后影像学评估

TISP术后仍有分流通道再狭窄和闭塞的风险,因此定期复查TIPS通道十分必要。直接门脉造影是监测分流通道情况的"金标准",但为有创检查,且费用高。

目前超声检查是TIPS术后随访分流道的首选方法,多普勒超声可根据门静脉和支架内血流速度的变化及时发现支架内部的狭窄或栓塞,首次超声检查时间为术后7~14d,之后随访周期为术后3个月、6个月及6~12个月,在裸支架时代,由于发生支架内急性血栓的概率较高,需在术后24h内进行早期超声复查。当支架内血流速度低于90cm/s或高于200cm/s时提示分流道异常,门静脉主干血流低于30cm/s时高度提示分流道失效。目前临床上多以覆膜支架取代了裸支架,因双层聚四氟乙烯(覆膜支架材料)之间可能有气体混杂,超声无法克服支架伪影,使得支架内情况显示不够清晰。

增强螺旋CT可以通过图像后处理技术,清晰地显示支架位置、内部血栓情况,评估门静脉、肝静脉解剖关系及各血管通畅情况,还可观察门静脉高压患者食管胃底静脉曲张程度的变化,监测术后门静脉分支、侧支循环及肝实质的改变情况,现越来越多为临床所应用(图1-13-2-2)。正常支架位置为其上端位于肝右、肝中静脉起始部,下端位于门脉主干内。支架内血栓CT表现为增强扫描静脉期或延迟期支架内条状低密度充盈缺损影。

TIPS操作相关并发症并不常见,腹腔内出血是最严重的TIPS手术相关并发症,为手术中误穿血管、胆管或肝包膜而引起,但多数出血是自限性的,CT表现为肝周或腹腔内弧形或条片状等或稍高密度影。

支架功能障碍和肝性脑病(hepatic encephalopathy,HE)是TIPS主要并发症。支架功能障碍多认为是急性血栓形成或假性内膜过度增生所致,随着支架材料和结构的发展,特别是聚四氟乙烯覆膜支架的使用使得TIPS术后支架功能障碍发生率大大下降。对于TIPS术后怀疑HE,可行头颅MRI检查了解颅脑情况。

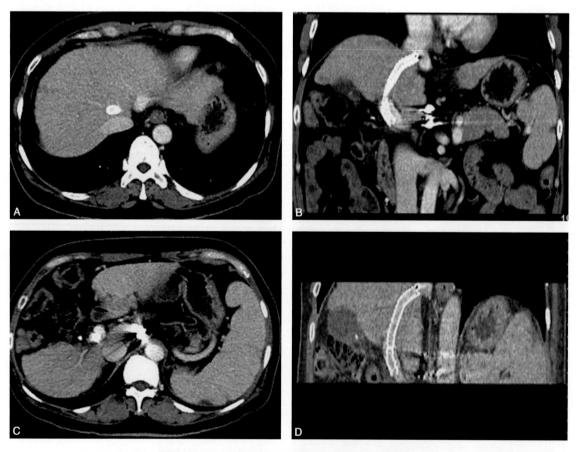

图1-13-2-2　TIPS及胃冠状静脉栓塞术后CT表现

A~D为同一患者CT增强扫描图像;A~C.下腔静脉-肝中静脉-门静脉内支架置入,胃冠状静脉栓塞后改变,周围伪影形成,食管下段静脉、胃冠状静脉曲张较前好转;D.置入支架曲面重建图,支架内通畅,未见明确血栓形成

四、总结

总之,影像学检查特别是 CT,对指导 TIPS 术前方案的制订、术后并发症、术后疗效评价及随访观察有重要意义。

(王 劲 孙 琳)

第三节 肝 移 植

一、概述

临床上按供肝的来源,肝移植分为尸体肝移植和活体肝移植。肝移植作为终末期急、慢性肝病的首选方法。截至 2018 年,我国共有 97 家具有肝移植资质的医院,移植后患者最长生存时间超过 20 年。随着肝移植技术的日益成熟,越来越多的肝移植患者术后享有更长的生存时间和更好的生活质量,但术后并发症可能限制移植的成功率。

早期诊断是成功处理这些并发症的关键,包括超声检查和横断面 CT/MRI 研究的多模态方法往往是最有效的诊断。每种成像方式都有特定的优点和缺点,主要取决于患者的特征、成像评估的临床目的以及成像人员的专业知识,超声可提示肿瘤复发、腹水等征象;多层螺旋 CT 对血管成像质量佳,而且具有强大的后处理功能,可以很好地显示肝脏体积及血管情况。而术前肝体积评估不足可导致移植肝功能不良、肝功能衰竭,甚至受体死亡。MRI 可以多参数多角度显示肝脏病变及移植肝状态,胰胆管造影(magnetic resonance cholangiopancre-atography,MRCP)可良好地显示胆道系统情况,在肝移植围手术期能及时、准确地为临床提供各种有价值的信息,提高移植成功率,减少并发症,具有举足轻重的作用。

二、术前影像学评估

术前影像学评价包括:

1. 对供、受体肝脏主要血管及胆管系统的清晰显示。

2. 对活体供体肝体积的精确测量及肝实质的评价(图 1-13-3-1)。

3. 对受体肝脏及周围区域解剖及病理评估。

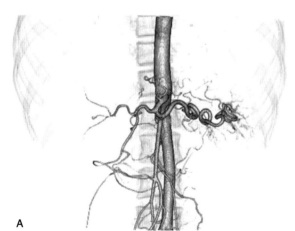
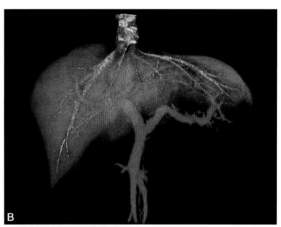
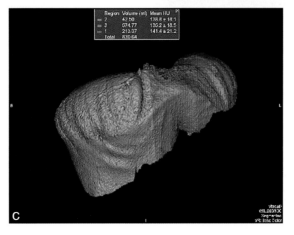

图 1-13-3-1 供肝移植前
A、B. CT 后处理技术显示供肝血管情况;C. 显示肝左/右叶及整体肝体积

三、术后影像学评估

肝移植术后并发症可表现多种多样,常见并发症:

1. **血管系统** 包括血栓形成(图 1-13-3-2)、吻合口狭窄、假性动脉瘤形成、肝内动-静脉或动-门脉瘘,增强的 CT/MRI 或超声造影是常用的手段。

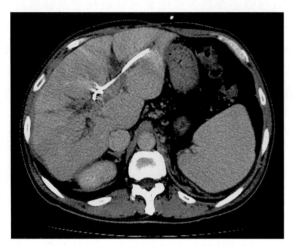

图 1-13-3-2 肝移植术后门脉血栓形成
CT 增强扫描提示门脉左右支内见低密度充盈缺损影

2. **肝实质缺血性改变**(图 1-13-3-3) 肝脏缺血或梗死主要是血管原因所造成,表现为肝实质外周部呈三角形或楔形的低强化影,可以发生梗死、液化,合并感染和钙化,增强 CT 和 MRI 扫描是主要检查方法。

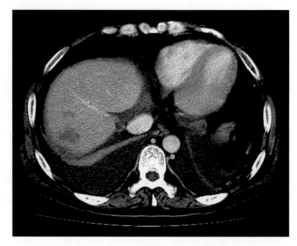

图 1-13-3-3 肝移植术后缺血性改变
增强 CT 示肝右叶斑片状低强化区,提示缺血性改变

3. **胆道系统** 包括胆道狭窄、漏胆、胆管扩张和胆石形成(图 1-13-3-4)。

4. **腹腔并发症** 包括腹腔积液、积气、血肿(积血)以及肠麻痹和肠梗阻。最佳影像学检查方法是增强 CT 扫描。

5. **肿瘤的转移及复发** 由于免疫抑制剂的使

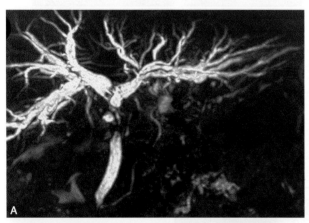

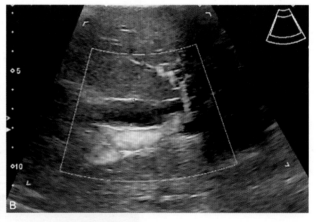

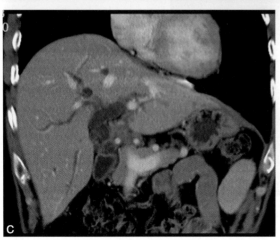

图 1-13-3-4 肝移植术后胆总管吻合口狭窄并缺血性胆管炎
A. MRCP 显示胆总管吻合口、右肝管及其部分分支起始部多处狭窄,肝内胆管扩张;B. 超声提示肝内胆管扩张;C. 冠状位 CT 增强图像提示肝内胆管广泛扩张

用,肝移植患者恶性肿瘤发生率明显增高,可累及多个器官,术后肿瘤的复发或转移也可发生在全身任何位置,最多见的是肺部,其次为移植肝。在肝内,肿瘤复发或转移表现为多发、边界模糊的肿块,伴有肝门、腹腔淋巴结肿大。CT、MRI 对胸、腹部肿瘤的定位、定性均较准确。

6. 排斥反应 急性排斥反应是术后最严重的并发症,也是造成移植手术失败的常见原因,对它的诊断是通过组织活检,影像学检查能显示肝内门静脉周围淋巴组织回流受阻,但不能确诊排斥反应,而超声或磁共振弹性成像则为临床提供进一步的参考。慢性排斥反应主要表现为动脉阻塞性病变和胆管闭塞,可通过胆管造影等获得提示。

四、总结

总之,影像学检查对肝移植术前评估、筛选、手术方案的制订、术后疗效评价、随访、并发症的监测有重要价值。

(王 劲 史文琦)

第四节 介 入 术 后

一、概述

介入治疗为肝脏疾病治疗开拓了新的途径,被称为现代临床治疗学中的第三大诊疗体系,具有微创性、可重复性强、定位准确、疗效高、见效快、并发症发生率低、简单易行等诸多优点。它包括血管性介入与非血管性介入两大方式。前者包括 TAE、TAI、TACE、经药盒系统灌注等,后者包括经皮瘤内注药(化疗药物、*p53* 基因抑制剂和无水乙醇等)、消融治疗(射频消融、微波固化治疗、激光凝固治疗和冷冻治疗等)。此外,还有支架置入、^{125}I 粒子植入内照射等。

介入治疗的良好疗效及其广泛的应用奠定了其在肝脏疾病治疗中的重要地位。然而,介入治疗后肿瘤部分残留及术后复发,在临床上仍存在巨大挑战。综合影像,包括超声、CT、MRI、DSA 和 PET 等检查手段,可早期监测肿瘤部分残留及原位复发,达到早治疗的目的。本章将重点介绍影像学,包括 DSA、CT、MRI 在肝脏疾病介入术后中的应用。

二、原发性肝癌介入术后

1. TACE 术后 经皮肝动脉化疗栓塞术(transcatheter hepatic arterial chemoembolization,TACE)的主要机制为肝癌组织缺乏正常肝组织存在的可吞噬碘油的 kupffer 细胞,碘油可以选择性地进入肝癌组织并滞留其内,而且碘油作为化疗药物的载体将化疗药物携带进入肝癌病灶内,可以起到持续高浓度的杀死癌细胞的作用。

数字减影血管造影(digital subtraction angiography,DSA)是发现存活肿瘤的特异性检查方法,可观察肝内病理血管的分布和形态,显示肿瘤血管团、动-静脉瘘及动脉变形、移位以及与血管相关的解剖变化。TACE 后病灶的残留或复发组织,在 DSA 上可见多少不等的肿瘤染色,但 DSA 为有创检查,费用亦较高,沉积的碘油易掩盖其周边的复发灶,故一般不用于常规介入术后疗效评估及随访手段。

CT 主要依靠肿瘤内部和周边的碘油沉积情况来评价 TACE 的治疗效果,是目前肝癌介入术后随访最常用的影像学方法。TACE 后,碘油沉积越浓密、均匀,肿瘤坏死率越高,而无碘油沉积或沉积较少的区域肿瘤存活率高(图 1-13-4-1)。TACE 后病灶的残留或复发组织在 CT 增强检查中有不同程度的强化。但 CT 图像因栓塞剂的干扰,判断肿块术后改变的价值受到影响,碘油沉积致密区域可能有存活肿瘤,而增强扫描强化病灶可能为炎性肉芽组织,因此,在碘油沉积致密区存在一定假阴性,在炎性肉芽组织中存在一定假阳性。

MRI 与病理对照结果显示,TACE 术后,T_1WI 上高信号者为肿瘤或出血;等信号者为肿瘤凝固性坏死或炎性细胞浸润;低信号者为肿瘤、液化性坏死、凝固性坏死及炎性细胞浸润。T_2WI 上高信号者为肿瘤、出血、液化性坏死及炎性细胞浸润;等信号者为肿瘤、炎性细胞浸润;低信号者为凝固性坏死。动态增强早期有强化者为存活肿瘤(图 1-13-4-2),无强化区为坏死组织;瘤周肿瘤浸润和炎性反应均可表现为延迟强化。增强晚期有强化者可为肿瘤组织,也可为炎性细胞浸润,鉴别有一定困难。术后病灶内部 DWI 信号复杂,TACE 后病灶的残留或复发组织在 DWI 上表现为局部的稍高或高信号,而病灶内部的坏死组织,表现为不规则的较低或低信号。

2. 射频消融术后 射频消融治疗(radiofrequency ablation,RFA)被认为是早期肝癌的首选治疗手段之一。但与手术切除相比,消融术后的局部肿瘤残存和复发率高。

RFA 治疗肝癌成功与否取决于术后瘤灶是否残留。完全消融的坏死区直径大于等于肿瘤的直径。

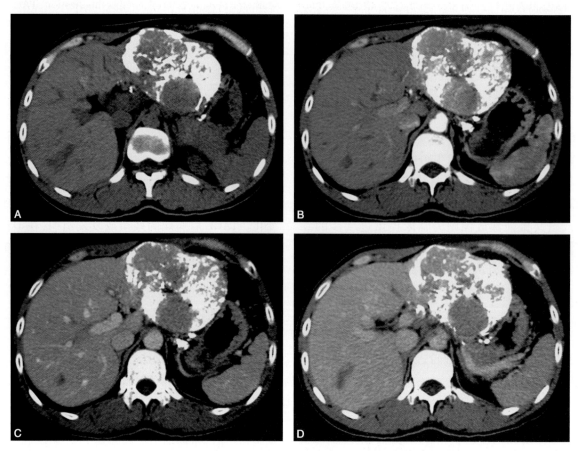

图 1-13-4-1　肝癌 TACE 术后碘油沉积不全,肿瘤局部存活
A.CT 平扫示肝左叶瘤灶碘油沉积不全;B~D.动态增强扫描示无碘油沉积区可见强化

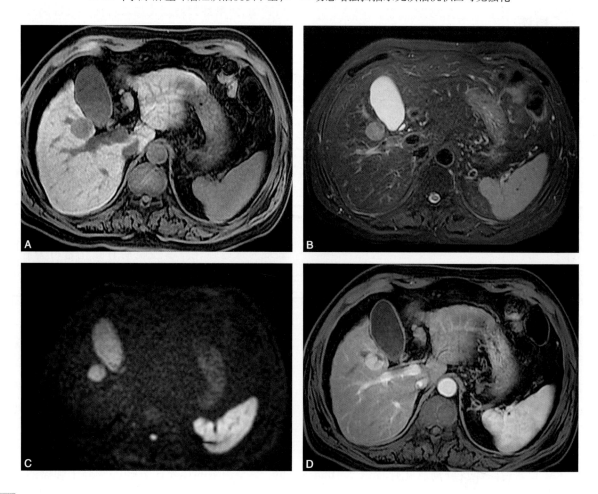

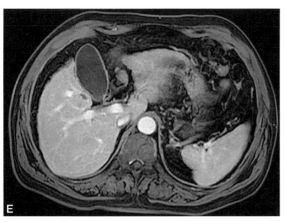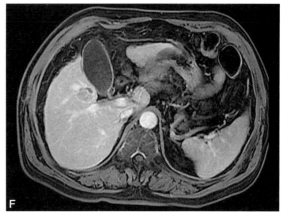

图 1-13-4-2 肝癌 TACE 术后,肿瘤局部存活
A. T_1WI 示肝 S5 类圆形低信号;B. T_2WI 呈稍高信号;C. DWI 呈高信号;D~F. 多期增强扫描示动脉期明显强化,门静脉期及延迟期强化程度减退

肿瘤消融治疗后发生凝固坏死并常伴有瘤内出血,消融后即刻或早期 CT 扫描,病变中心消融区为混杂密度,外周为充血水肿带。CT 平扫主要用于消融术后即刻粗略的疗效评估和发现出血、气胸等早期并发症,但对于判断肿瘤是否消融完全、有无残留或复发的价值不大,主要应采用标准的 CT 多期增强扫描对肝癌消融术后的疗效进行评价和随访。肿瘤消融完全坏死区在增强 CT 上表现为无强化的低密度

(图 1-13-4-3),而周边肝实质因充血和炎性反应,可表现为环绕消融区域的一圈高密度强化带,但此带应均匀且较薄,一般持续 1 个月左右后应消失。肿瘤完全消融区应该在最初和以后的增强 CT 随访中始终不强化,体积不增大或进行性缩小。如果动态观察过程中,消融区的边缘出现带状或结节状的强化,多提示肿瘤残存或原位复发。

消融后早期 MRI 扫描,大部分消融区 T_1WI 常

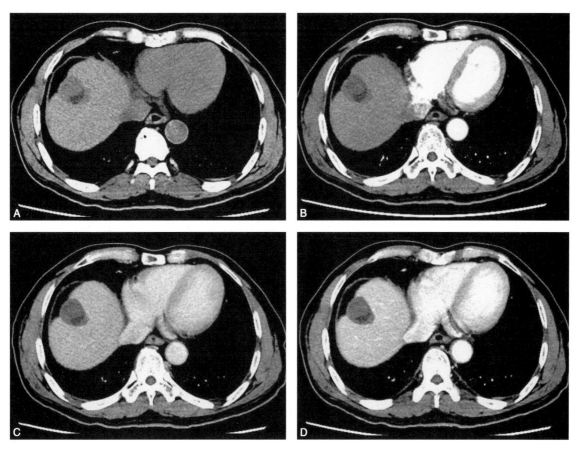

图 1-13-4-3 肝癌射频消融术后,肿瘤未见存活
A. CT 平扫示肝 S8 类圆形稍低、低密度影;B~D. 多期增强扫描未见强化

表现为高信号,T_2WI 常表现为低信号,但有些完全消融的病灶,由于胆汁湖或液化坏死,T_2WI 也可表现为显著的高信号。增强 MRI 的图像上,完全消融区表现为不强化的低信号(图 1-13-4-4)。残留瘤灶和复发灶在 T_2WI 上常呈中等高信号(低于水的信号),增强扫描强化方式与 CT 类似(图 1-13-4-5)。

3. ^{125}I 粒子植入治疗　肝细胞肝癌是放射敏感性肿瘤。^{125}I 粒子植入治疗是近年来新推出的一种先进的内照射放射治疗新技术,通过电离辐射生物效应作用,最大程度上抑制、破坏并杀灭肿瘤细胞,CT、MRI 主要对比观察治疗前后瘤体大小及坏死程度,

但 CT 检查由于局部金属伪影重,对病灶的评估价值低,MRI 由于分辨率高,可作为术后首选评估方式。

三、肝转移瘤介入术后

对于肝转移瘤,介入治疗方法及疗效评估与原发性肝癌大同小异。在肿瘤复发的影像特征方面,肝转移瘤与原发性肝癌有所不同,原发性肝癌的肝内原位复发最常表现为结节样改变和晕圈征,大部分复发灶在动脉期均明显强化,门静脉期强化程度减退。而肝转移瘤的局部复发表现为体积增大、结节样改变和晕圈征,大部分复发灶动脉期和门静脉期均为乏血供表现。

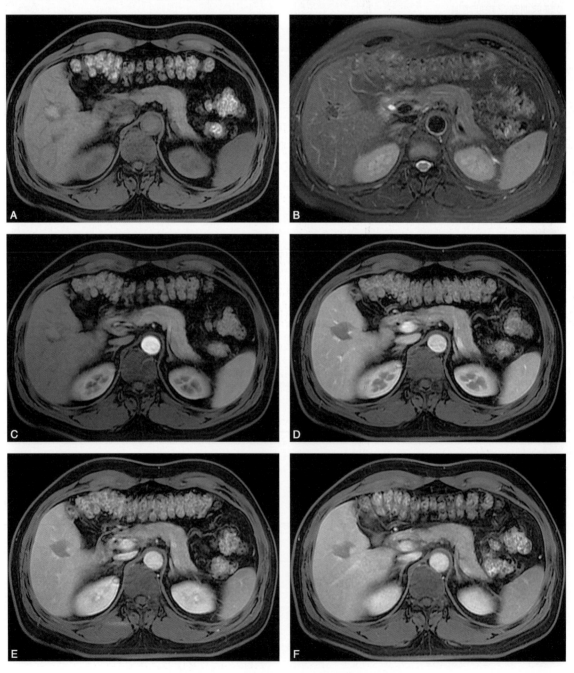

图 1-13-4-4　肝癌射频消融术后,肿瘤未见存活
A. T_1WI 示肝 S5 类圆形稍高信号;B. T_2WI 呈高低混杂信号;C～F. 多期增强扫描未见强化

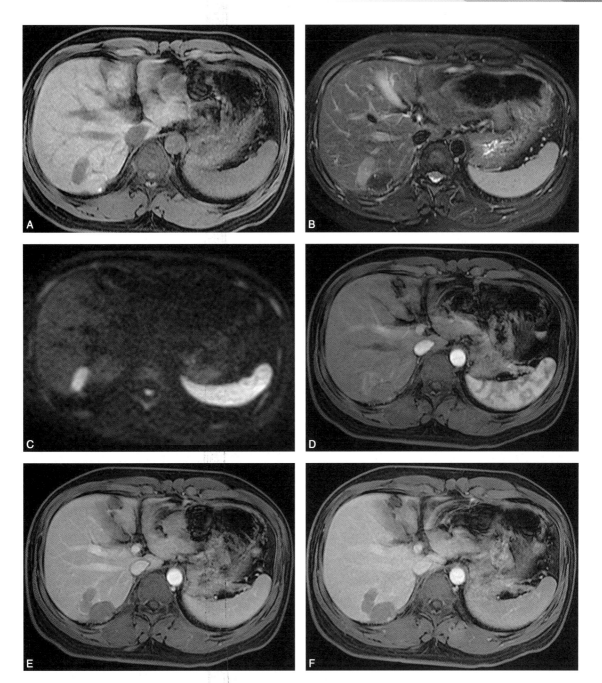

图 1-13-4-5　肝癌射频消融术后,肿瘤局部复发
A. T_1WI 示肝 S7 瘤灶右缘片状低信号;B. T_2WI 示稍高信号;C. DWI 示高信号;D~F. 多期增强扫描动脉期明显强化,门脉期及延迟期强化程度减退

四、肝良性占位性病变介入术后

对于肝良性占位性病变介入术后,影像学主要观察瘤体的缩小程度及术后并发症,评估方法与原发性肝癌类似。

五、总结

介入治疗作为微创治疗方法,应用越来越广泛。目前,影像学检查是发现瘤灶残留及复发常用且被广泛认可的检查手段,对肝脏疾病介入治疗术后,应进行长期的、有规律的 CT 和/或 MRI 随访复查,以便及早发现肿瘤复发和采取相应的治疗措施。

（王　劲　曹素娥）

参 考 文 献

1. 方驰华.数字化肝脏外科学.北京:人民军医出版社,2014.
2. 胡志刚,黄拼搏,周振宇,等.医学三维可视化技术在肝癌切除术中的应用现状及发展趋势.中国实用外科杂志. 2016,36(6):699-701.
3. 张世伟,王万祥,杨成旺.三维可视化技术在肝胆外科中的应用.内蒙古医学杂志.2014,46(2):193-195.
4. 方驰华,顾杨.数字医学技术在我国腹部外科临床应用现状、困难和发展前景.中国实用外科杂志.2013,33(1):25-

29.

5. 中华医学会放射学分会介入学组. 经颈静脉肝内门体分流术专家共识. 中华放射学杂志. 2017, 51(5): 324-333.

6. 牛猛, 孙骏, 徐克, 等. 经颈静脉肝内门体分流术应用的回顾与展望. 临床肝胆病杂志. 2016, 32(2): 230-233.

7. 陈锦皇, 刘正义, 袁文正, 等. 经颈内静脉肝内门体分流术联合胃冠状静脉栓塞术治疗门静脉高压症伴上消化道出血的回顾性研究. 临床外科杂志. 2018, 26(5): 334-337.

8. JIANG L, HE Y B, YAO G, et al. Application of three-dimensional visualization technology in hepatectomy: A systematic review. International Journal of Clinical & Experimental Medicine. 2017, 10(5): 7416-7430.

9. NAKAYAMA K, OSHIRO Y, MIYAMOTO R, et al. The Effect of Three-Dimensional Preoperative Simulation on Liver Surgery. World Journal of Surgery. 2017, 41(7): 1-8.

10. STEFANO FAGIUOLI, RAFFAELE BRUNO, WILMA DE-BERNARDI VENON, et al. Consensus conference on TIPS management: Techniques, indications, contraindications. Digestive and Liver Disease. 2017, 49(2): 121-137.

11. SEAN R. DARIUSHNIA, ZIV J HASKAL, et al. Quality Improvement Guidelines for Transjugular Intrahepatic Portosystemic Shunts. J Vasc Interv Radiol. 2016, 27(1): 1-7.

12. NACIF LS, GOMES CDC, MISCHIATTI MN, et al. Transient Elastography in Acute Cellular Rejection Following Liver Transplantation: Systematic Review. Transplant Proc. 2018, 50(3): 772-775.

13. REYNOLDS AR, FURLAN A, FETZER DT, et al. Infiltrative hepatocellular carcinoma: what radiologists need to know. Radiographics. 2015, 5(2): 371-386.

14. SHIN YC, CHOI CS, KIM JS, et al. Perfusion defects detected after liver transplantation on multidetector computerized tomography: short-and long-term follow-up. Transplant Proc. 2013, 45(9): 3183-3186.

15. BAHETI AD, SANYAL R, HELLER MT, et al. Surgical Techniques and Imaging Complications of Liver Transplant. Radiol Clinc North Am. 2016, 54(2): 199-215.

16. CAMACHO JC, COURSEY-MORENO C, TELLERIA JC, et al. Nonvascular post-liver transplantation complications: from US screening to cross-sectional and interventional imaging. Radiographics. 2015, 35(1): 87-104.

17. KIM JS, KWON JH, KIM KW, et al. CT Features of Primary Graft Nonfunction after Liver Transplantation. Radiology. 2016, 281(2): 465-473.

18. KATABATHINA VS, MENIAS CO, TAMMISETTI VS, et al. Malignancy after Solid Organ Transplantation: Comprehensive Imaging Review. Radiographics. 2016, 36(5): 1390-1407.

19. LIM MC, TAN CH, CAI J, et al. CT volumetry of the liver: where does it stand in clinical practice? Clin Radiol. 2014, 69(9): 887-895.

20. LAM A, FERNANDO D, SIRLIN CC, et al. Value of the portal venous phase in evaluation of treated hepatocellular carcinoma following transcatheter arterial chemoembolisation. Clin Radiol, 2017, 72: 994-999.

21. MIKAMI S, TATEISHI R, AKAHANE M, et al. Computed tomography follow-up for the detection of hepatocellular carcinoma recurrence after initial radiofrequency ablation: a single-center experience. J Vasc Interv Radiol, 2012, 23: 1269-1275.

22. ADAM A, MUELLER PR. Interventional radiological treatment of liver tumors. Cambridge: Cambridge University Press, 2009.

23. KHANKAN AA, MURAKAMI T, ONISHI H, et al. Hepatocellular carcinoma treated with radio frequency ablation: an early evaluation with magnetic resonance imaging. J Magn Reson Imaging, 2008, 27: 546-551.

24. DROMAIN C, DE BAERE T, ELIAS D, et al. Hepatic tumors treated with percutaneous radio-frequency ablation: CT and MR imaging follow-up. Radiology 2002, 223: 255-262.

第二篇

胆 道 系 统

第一章 组织解剖学

第一节 解 剖 学

一、肝胆管正常解剖

肝胆管可分为三部分,即肝管、胆囊管和胆总管,还包括其远端的壶腹和十二指肠乳头部。引流左右两肝叶的肝内胆管呈树枝状逐级汇向肝门,形成左右两个肝管,在肝门区下如 V 字形连合成肝总管。右肝管多以近于垂直状下行,与肝总管延续走向一致,左肝管多呈斜行,可近乎横行,与右肝管成锐角连接,有时可近乎成直角。左右肝管长 2.5~3.5cm,有时左肝管可较右肝管稍长;宽度大致相等,约为 0.3cm。肝总管一般长 3~4cm,宽 0.5~0.6cm。左右肝管大多在肝门下 3~4cm 处连接,但亦可较高或较低。胆囊管长 3~4cm,宽 0.2~0.3cm,其大部分扭曲呈螺旋状,多在右侧以锐角与肝总管相连接,少数依次可在前方、左侧或后方与肝总管相接,所成角度亦可有差别。胆总管从胆囊管与肝总管的连接处开始,实际上是肝总管的延续。胆总管一般长 7~

8cm,宽度 0.5~0.6cm,与肝总管相等。胆总管的行径与十二指肠和胰腺保持一定的关系,可将其分为三段:①近段或第一段,大部位于十二指肠球部后方及上部,从肝、十二指肠韧带间通过,长 2~3cm;②中段或第二段,大部位于胰头后方,可完全埋于胰头内,长 4~5cm;③远段或末段,即穿过十二指肠壁的一段,长仅数毫米,在十二指肠降部的近中部处穿入十二指肠壁,终于十二指肠乳头,与肠道相通。这段胆总管的肌纤维成环状,形成 Oddi 括约肌。这段的宽度仅 1~2mm,在其上方有一小段胆总管略为膨大,称为胆总管壶腹,胰腺管常在此与其汇合。

二、胆囊解剖

胆囊近似梨形(图 2-1-1-1),分为底、体、颈三部,颈部连接胆囊管。其容量约为 40ml,长 7~10cm,宽 3~4cm,位于肝脏右叶的下面,与十二指肠球部和十二指肠降部近端有密切关系,同时亦与结肠肝曲接触。胆囊的大小、形状、张力和位置与人的体型有关,变异颇大。胆囊可以分为底部、体部、漏斗部和颈部四个部分,颈部和胆囊管的瓣膜部连接。

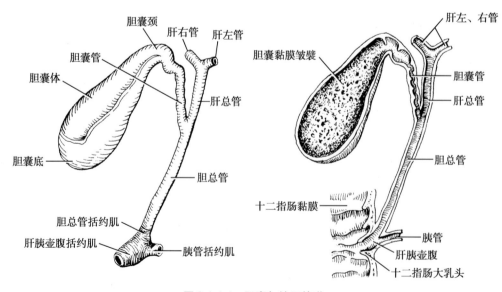

图 2-1-1-1　胆囊与输胆管道

第二节　组　织　学

组织学上胆囊壁分三层：①外层为浆膜；②中层为胆囊的基本结构，系由纤维组织和平滑肌纤维所组成；③内层为黏膜层，具有浅小的皱襞，当胆囊膨大时皱襞变平。在颈部，黏膜皱襞呈斜行凸起，形成螺旋样瓣膜。黏膜层为柱状上皮所覆盖，有少数散在的腺体存在。黏膜有许多高而分支的皱襞突入腔内。胆囊收缩排空时，皱襞高大而分支；胆囊充盈扩张时，皱襞减少、变矮。黏膜上皮为单层柱状。细胞游离面有许多微绒毛，细胞核位于基部，核上区胞质内可见少量黏原颗粒。上皮细胞有一定的分泌作用，但以吸收功能为主。固有层为薄层结缔组织，有较丰富的血管、淋巴管和弹性纤维。肌层厚薄不一，胆囊底部较厚，颈部较薄，平滑肌纤维排列不甚规则，大致有环行、斜行、纵行，肌束间弹性纤维较多。外膜较厚，为疏松结缔组织，含血管、淋巴管和神经等，外膜表面大部覆以浆膜（图2-1-2-1）。

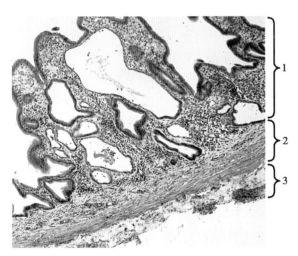

图 2-1-2-1　胆囊（HE 染色，低倍）
1. 黏膜；2. 基层；3. 外膜

肝管与胆总管的管壁较厚，由黏膜、肌层和外膜组成。胆总管的下端与胰管汇合之前，环形平滑肌增厚，形成发达的胆总管括约肌（或称 Boyden 括约肌）。胆总管与胰管汇合穿入十二指肠壁，局部扩大形成肝胰壶腹（或称 Vater 壶腹），此处的环形平滑肌增厚，形成壶腹括约肌（或称 Oddi 括约肌）。

肝胆管和胆囊的主要生理功能是运送、贮藏和浓缩胆汁，当肠道需要胆汁协助消化含脂肪的物质时，输送和调节胆汁流入肠道。胆汁自肝总管下流时，不需管内的压力而自行流入胆囊管，逐步将胆囊扩大充满。贮藏在胆囊内的胆汁，经黏膜将其水分吸收而使胆汁浓缩。

胆囊收缩排空和胆汁输入肠道是对某种食物通过十二指肠时的一种反射作用。当含脂肪的食物通过十二指肠时，肠道黏膜分泌出胆囊收缩素，这种激素在血液中循环时，促使胆囊收缩，将浓缩的胆汁经胆囊管排入胆总管，当 Oddi 括约肌舒张时胆汁流入肠道。

（刘再毅　黄燕琪）

参　考　文　献

1. KEPLINGER KM, BLOOMSTON M. Anatomy and Embryology of the Biliary Tract. Surgical Clinics of North America, 2014,94(2),203-217.

2. SADLER TW,LANGMAN J. Langman's medical embryology. 10th edition. Philadelphia：Lippincott Williams & Wilkins；2006. p. 371,xiii.

3. TAN CE,MOSCOSO GJ. The developing human biliary system at the porta hepatis level between 29 days and 8 weeks of gestation：a way to understanding biliary atresia. Part 1. Pathol Int,1994;44(8):587-99.

4. STRAZZABOSCO M, FABRIS L. Development of the bile ducts：essentials for the clinical hepatologist. J Hepatol,2012;56(5):1159-1170.

5. ZONG Y,STANGER BZ. Molecular mechanisms of bile duct development. Int J Biochem Cell Biol,2011;43(2):257-264.

6. KUNE GA. Surgical anatomy of common bile duct. Arch Surg,1964,89:995-1004.

7. AGUR AM,GRANT JC. Grant's atlas of anatomy. 11th edition. Philadelphia：Lippincott Williams & Wilkins, 2005. p. 848,xv.

8. SCHNELLDORFER T,SARR MG,ADAMS DB. What is the duct of Luschka？-A systematic review. J Gastrointest Surg, 2012;16(3):656-662.

9. KIM TU,KIM S,LEE JW,et al. Ampulla of Vater：comprehensive anatomy,MR imaging of pathologic conditions,and correlation with endoscopy. Eur J Radiol,2008;66(1):48-64.

10. TANAKA M. Function and dysfunction of the sphincter of Oddi. Dig Surg,2010,27(2):94-99.

第二章 影像检查方法与图像后处理技术

第一节 X线平片及造影

一、腹部X线平片检查

胆系X线平片为胆系疾病X线诊断中的最简便和初步的检查方法，除胆囊阳性结石外，由于胆囊和胆管等结构与右上腹部器官缺乏自然对比，所以平片的诊断价值有限，目前临床已基本不用。

二、造影检查

造影检查过去为诊断胆道疾病的重要和可靠的方法。US和CT应用以来，常规胆囊和胆道造影检查逐渐被取代。临床上目前仍在应用的是术中胆道造影和术后经引流管胆管造影。术中胆道造影可帮助外科医生于术中了解不易暴露或不易探查到的肝管和胆总管下段部分有无结石，了解全部胆道内有无胆石或其他阻塞性病变；或者在切除胆囊和取出胆道结石后判断是否还有残留结石，避免二次手术的可能性。检查可在手术探查中或在手术接近完毕时进行。常用的造影剂为50%泛影钠25ml，分3~4次注射，每次5ml，同时摄片一张，造影前一般不需做碘过敏试验。术后经引流管胆管造影是在胆系手术后，经"T"管或胆囊造瘘引流管注入造影剂检查胆道的方法，可在探查手术完毕后进行，或在引流一段时期准备拔引流管前进行，目的均为观察胆道内有无残留结石、蛔虫、胆管狭窄和胆总管的通畅情况。常规在检查前应做肠道清洁排气准备。注射造影剂前冲洗胆道，同时防止注入气体，以免将气泡误认为结石。造影剂分3~4次注射，每次5ml，同时摄片一张，分2~3个体位摄片。

第二节 经皮肝穿刺胆道造影

一、概述

经皮肝穿刺胆道造影术（percutaneous transhe-patic cholangiography，PTC）具有影像清晰、对疾病诊断可提供可靠信息的特点。1921年Burch和Huardt首先报道了胆囊穿刺造影，随后Huardt报道了经皮穿刺肝胆道造影，但受条件所限，并发症多，未能获得应用。1952年Carter再次报道了这种造影。我国最早由黄文于1956年报道，同样受条件限制，未被接受。1962年Arner开始在影像增强监视下操作。1969年日本学者大藤采用Chiba针穿刺，使造影成功率明显上升，并发症下降。到1974年，有人统计总成功率为85%~92%，肝内胆管扩张患者成功率可达99%~100%，肝内胆管不扩张者可达70%，因而开始广泛应用于临床，为胆系疾病的诊断和以后的治疗起到了很重要的作用。

二、适应证

PTC主要用于梗阻性黄疸的诊断，包括病因（定性）诊断和定位，特别是显示肝内胆管结石和肝门胆管癌。近年来，随着医学影像学的发展，US、CT、MRI以及经内镜逆行胰胆管造影（ERCP）等新的检查技术的应用和发展，单纯PTC在临床上的应用范围已受到一定限制。总的趋势为，增强CT胆道造影（CTC）和MRCP为无创技术，ERCP相对禁忌证少，损伤也小，已成为胆道梗阻性病变的主流技术。但PTC仍有其特长，目前其主要适应证为：

1. 胆道梗阻尤其肝内胆管梗阻患者。
2. CTC和/或MRCP显示不清者。
3. ERCP造影显示肝内胆管不满意者。
4. 幽门狭窄，Billroth Ⅱ式胃切除术后胆管空肠吻合等难以实施ERCP者。
5. ERCP检查失败者。
6. 各种原因所致胆道梗阻以及化脓性胆管炎需行胆汁引流（PTCD）者为最佳适应证。

三、禁忌证

1. 有明显出血倾向者，或凝血酶原时间低于正常的70%、经治疗不能纠正者。

2. 不能配合手术的患者,如呼吸困难,不能很好屏气。

3. 碘过敏和麻醉药物过敏者。

4. 大量腹水患者(属相对禁忌证,会增加操作难度,术后腹膜炎的发生率也高)。

5. 穿刺部位有感染或穿刺途径有占位性病变者。

四、术前准备

1. 术前回顾患者的病史、主诉、体格检查和其他实验室检查数据。

2. 回顾以前有关的影像学检查资料,如经内镜逆行胆胰管造影(ERCP)、腹部 CT 或超声、肝胆核素显像。

3. 测定肝、肾功能,血常规、PT、PTT、血小板,必要时准备新鲜冷冻血浆(FFP)、VitK 和血小板以备用。

4. 向患者详细解释手术经过,并填写手术志愿书。

5. 术前数小时内禁水。

6. 建立通畅的静脉通路,补充足够的液体。

7. 使用抗生素,抗生素必须包括抗革兰阳性和阴性菌,以防止 PTC 术后胆道感染的发生。须注意的是恶性胆道梗阻病例胆道感染的可能发生率为 25%~36%,而胆总管结石患者则高达 71%~90%。可以在术前 6h 静脉给予 1g 氨苄西林,同时术前 8h 静脉给予 160mg 庆大霉素。在手术开始进行时以相同的剂量重复使用上述两种抗生素。

8. 镇静、镇痛。

9. 选定穿刺部位,并进行皮肤准备。

五、操作

1. 麻醉　穿刺部位用 1% 利多卡因局麻。

2. 在穿刺点部位用手术刀做一皮肤切口,并用血管钳分离皮下组织。

3. 进针　通常使用 Chiba 针,它的内腔可以容纳 0.018in 导丝。

(1)右肝管穿刺,让患者屏住呼吸,在透视监视下快速推进穿针,进针角度为向头侧及腹侧倾斜,向第 11 胸椎椎体水平,右脊柱旁线穿刺。有术前 CT 检查者,可用 CT 协助定位。

(2)左肝管穿刺,在剑突下,沿横断面向右侧倾斜 30°~45° 进针。穿刺左肝管通常先行右肝管穿刺,注射造影剂以便能够引导穿刺。有条件者在 B

超导引下穿刺,可减少损伤,提高穿刺成功率。

4. 注射造影剂

(1)进针之后,拔除内芯,连接注射器,注射器内装有 1:1 比例混合的造影剂。

(2)稍稍回抽穿刺针(2~3mm),推注少量造影剂(只要使穿刺针留下的通道显影便足够)。

(3)在电视监视下注射足够的造影剂,使胆道显影至梗阻水平,但不宜过度充盈胆道。左肝管较右肝管位置靠前,因此让患者旋转至左后斜位,有利于造影剂充盈肝管。在患者旋转体位时应当心不要让穿刺针移位。

5. 摄片

(1)拍摄前后位及双侧斜位片。

(2)仔细阅片,观察造影片是否能显示胆管形态及梗阻部位。

6. 如果要进一步进行引流,可以按"胆道引流"的操作步骤进行。

7. 如果结束手术,则拔除穿刺针,压迫穿刺点一段时间。

六、术后处理

1. 将胆管内没有造影剂的胆汁尽可能地抽出,并注入适量广谱抗生素,以防发生胆道感染。

2. 卧床休息 4~8h 之后可以起床活动。

3. 持续抗生素治疗 24h,如无感染征象,可以停止给药。

七、并发症

PTC 并发症为 3% 左右。Harbin 统计了一组病例,败血症的发生率为 1.4%,胆瘘为 1.45%,腹腔出血 0.35%,死亡 0.25%。严重的肝管炎伴有感染性休克,必须立即行胆道引流。

八、结论

扩张胆管的穿刺成功率为 100%,而能否穿刺进入不扩张的胆管,较大程度上取决于操作者的经验。DeBree 对 365 例黄疸患者进行了不同方式的诊断共 1 804 次,得出结论为 PTC 与 CT 反映的信息量最大,B 超与肝功能检查最便宜有效。PTC 为侵袭性操作,如仅作诊断,CT 和 MRI 包括 CTC 和 MRCP 应作为首选。

第三节　经内镜逆行胰胆管造影

经内镜逆行胰胆管造影(endoscopic retrograde

cholangiopancreatography，ERCP）是通过十二指肠镜逆行插管造影诊断胆道和胰腺疾病的重要手段。胆管和胰管共同开口于十二指肠的乳头，十二指肠镜经口插入十二指肠内，找到乳头，造影管通过乳头插入胆管或胰管后注入造影剂，使胆道或胰管显影，借此来诊断胆道和胰腺疾病。

一、适应证及禁忌证

1. **适应证** 临床上怀疑胰腺或胆道疾病者皆为 ERCP 的适应证。由于 ERCP 可有一定的并发症，故一般首选无损伤的超声检查，如仍有必要再予进行。主要适用于不明原因的梗阻性黄疸；疑有胆道结石或胆道肿瘤者；先天性胆道异常者；胆囊切除术后或胆道术后再次出现黄疸者；慢性胰腺炎、胰腺囊肿、胰腺肿瘤；原因不明的上腹部绞痛、疑有胆道蛔虫症、胰管结石者。

2. **禁忌证** 有严重心肺功能不全者、不能合作者、上消化道梗阻者以及急性非胆源性胰腺炎患者皆不宜行 ERCP 检查。

二、术前准备

检查前要充分估计患者的全身状况，重症患者应监测血压、脉搏等生命体征。患者术前禁食 6～8h，长期抗凝治疗的拟行乳头括约肌切开术患者，术前应考虑调整有关药物。

有以下情况之一者，应考虑预防性应用抗生素：①已发生胆道感染脓毒血症；②肝门部肿瘤；③器官移植/免疫抑制患者；④胰腺假性囊肿的介入治疗；⑤原发性硬化性胆管炎；⑥有中-高度风险的心脏疾病患者。建议应用广谱抗生素，抗菌谱需涵盖革兰氏阴性菌、肠球菌及厌氧菌。

为预防术后胰腺炎，对于无禁忌证（凝血障碍、近期消化道出血或溃疡、肾功能不全）的患者，可在术前 30min 内接受直肠用 NSAIDs 药物，如吲哚美辛。

检查前咽部丁卡因喷雾麻醉，口服去泡剂可使视野较为清晰，术前 15min 肌内注射地西泮 10mg，静脉内注射 654-2（山莨菪碱）10mg，以减少十二指肠蠕动和松弛乳头括约肌，便于插管。

三、操作方法

1. **胆、胰管插管** 患者采用左侧卧位，此体位易使十二指肠镜通过幽门进入十二指肠，左手放在背后，便于改为俯卧位。十二指肠镜为侧视镜，一般不观察食管而直接进入胃内，对于有食管静脉曲张、食管狭窄、食管憩室等的患者通过食管时要小心，避免损伤。十二指肠镜沿胃大弯插入，首先看到胃角，再插入即到达胃窦近幽门部，不同于直视镜，不能把幽门调至视野中央插入，应把幽门调至视野最下方，有人称之为"落日征"。这时就可通过幽门进入十二指肠。当内镜进入十二指肠后可让患者改为俯卧位，操作者左手持镜顺时针转动内镜 90°～120°，并调节旋钮向上和向右，同时向外拉直内镜，内镜在拉直过程中反向运动可使内镜头端进入十二指肠降部。这时一般距切牙 60～65cm，镜头恰好在乳头附近，稍加调节即可找到乳头。乳头一般位于十二指肠降部环形皱襞和纵形皱襞相交处。正常乳头呈粉红色，形态各异，有些乳头扁平，开口非常细小，或位于憩室内，非常难寻找。见到乳头后，调整乳头位于视野正中并靠近内镜，仔细寻找乳头开口，插管前一定要弄清乳头开口，并调整好插管方向。方向不正确，就难以插入，反而可能造成乳头的水肿、出血，甚至插入黏膜下。因此正确调整插管方向是成功的关键。调整方向主要通过上下左右旋钮、旋转镜身、插入和退出镜身以及使用抬钳器等协调完成。操作者在插管前要明确目的，是需要显影胆管还是胰管，胆管的插入方向一般是在 11～12 点钟方向，胰管插管多选择垂直于十二指肠壁，接近 1～2 点钟位置。

如果普通导管插管不成功，可用乳头切开刀代替普通导管进行插管操作。使用切开刀的优点是可以通过调节钢丝的张力来调整插管的方向，方法是将切开刀顶住乳头，调节钢丝的张力并向上抬切开刀，使头端顺应胆管的方向插入。操作中可注入少量造影剂，判断造影是否成功。也可通过导丝引导完成插管。操作时用导丝探明胰胆管的走向，因为导丝较细而且滑，更容易插入。当导丝进入胆管后再循导丝插入导管，完成插管。

2. **造影剂的注入** 注入造影剂之前应将导管内的气体排出，以免注入气泡而误诊为结石。在没有明确插入胆管或胰管之前只能注入少量造影剂，最好由操作者自己注射，这样较易控制注入的量、速度及压力。胆管注入的量为 10～20ml，但要根据是否有胆道扩张、是否有造影剂外漏而具体分析，一般以胆道显影满意为准。胰管的注入量、速度及压力更应控制，压力过高是并发术后胰腺炎的重要因素。对于有胆道梗阻、急性胆管炎的患者，注入造影剂前，应先经导管抽出一些胆汁，以降低胆管压力，减少细菌逆行进入血液的机会。

3. **X线检查** 注入造影剂使胆道或胰管显影良好后就可令患者屏住呼吸摄片,胰管造影摄片应抓紧时间,因为胰管排空速度很快。摄片过程中应变换体位,避免胆管与胆囊、十二指肠镜或脊柱重叠。应观察胆总管末端排泄情况。肝内胆管充盈不好时可采用头低足高位。胆管造影较难诊断乳头的功能性紊乱,倾斜X线检查台使患者呈足低位,30min仍未排空造影剂提示存在此病的可能性。

四、并发症及防治

ERCP检查有一定概率发生并发症,主要是急性胆管炎和胰腺炎,但程度都较轻,经药物治疗多能缓解。

1. **急性胆管炎** 如不存在胆道梗阻因素,ERCP检查术后一般不会出现急性胆管炎。ERCP术后急性胆管炎的主要原因是胆道结石、胆道肿瘤或其他原因导致的胆道狭窄。胆道引流不畅是感染发生的重要因素。其他原因还有内镜及附件的消毒不彻底。避免急性胆管炎的发生要注意以下几点:①要注意内镜和附件的消毒;②造影剂中加入抗生素;③对于胆道梗阻患者ERCP检查后应行经十二指肠镜乳头括约肌切开术(EST)或放置鼻胆管引流,并静脉使用抗生素,如放置引流失败而又出现急性胆管炎,应尽快行经皮肝穿刺或手术引流。

2. **急性胰腺炎** ERCP术后急性胰腺炎的发生率为2%~5%,产生胰腺炎的因素很多,包括胰胆管局部的解剖因素、括约肌的功能异常、胰管开口的狭窄等。既往有胰腺炎发作或有慢性胰腺炎病史者,ERCP术后胰腺炎的发生率明显增高。但一般认为最主要的原因是反复使胰管显影,注射压力过高,造影剂过多充盈胰管致胰小管破裂,使造影剂进入胰腺实质而引发胰腺炎。反复插管使乳头水肿,影响胰液排泌也是产生胰腺炎的因素。为减少胰腺炎的发生,要提高插管技术,尽可能地做到选择性插管,胰管反复显影不宜超过3次,压力不要太大,导管或导丝进入胰管后动作要轻柔,切勿粗暴,避免胰管的机械性创伤。如有胆总管结石可予取石或放置引流,以免诱发胰腺炎。对于无禁忌证(凝血障碍、近期消化道出血或溃疡、肾功能不全)的患者,在术前30min内接受直肠用NSAIDs药物,可降低ERCP后胰腺炎发生率。术后可适当使用抑制胰液分泌的药物。一般ERCP术后胰腺炎多为水肿型,经药物治疗2~3d后都能缓解。

3. **其他少见的并发症** 包括上消化道出血、穿刺菌血症等,严重者可发生败血症。

五、术后处理

ERCP术后一般不必住院,病情较重者于检查结束后安排急诊入院观察。可能发生急性胆管炎和胰腺炎者,应禁食并适当给予广谱抗生素。如有明显腹痛,应在术后6h测定血清淀粉酶,有升高者,应即按急性胰腺炎治疗。如果腹痛同时伴有发热或黄疸,要考虑胆管炎的可能。对于梗阻性黄疸患者,ERCP术后需严密观察,术前和术后应用抗生素,一旦出现急性梗阻性化脓性胆管炎时,应立即做内镜下鼻胆管引流或开腹行胆道引流术。如有条件,ERCP检查后可直接放置鼻胆管引流。

六、正常胆道及胰管的 ERCP 表现

1. **正常胆道** 在注入造影剂后,透视下可见胆总管、肝总管、左右肝管逐渐显示,如胆囊管通畅,则胆囊管、胆囊很快显影(图2-2-3-1)。胆总管直径为5~9mm,肝总管4~8mm,左右肝管约为3mm。有时注入的造影剂大部分进入胆囊而影响肝内胆管的显影。这时可将造影管插入肝总管后注入造影剂。如果Oddi括约肌较为松弛或有括约肌切开史者,造影剂会大量漏出,影响显影,这时使用气囊导管压迫开口处有助于胆道显影。胆道显影后首先观察胆道有无扩张或狭窄,有无充盈缺损影,以及胆囊、胆囊管的显影情况。如胆总管下端显影不好,可采用头高足低位。有时造影后括约肌发生痉挛,可表现为下端梗阻,这时稍作等待,可见造影剂排入十二指肠(图2-2-3-2)。

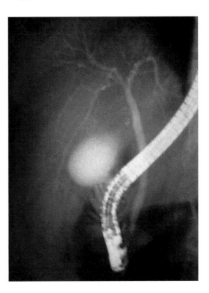

图 2-2-3-1 正常胆道

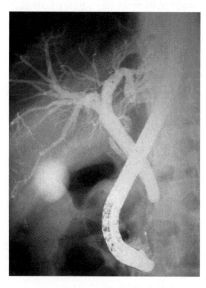

图 2-2-3-2　胆总管下端痉挛
Oddi 括约肌发生痉挛,表现为下端梗阻

2. **正常胰管**　主胰管位于胸$_{12}$~腰$_2$之间,可分为头部、体部和尾部。副胰管位于主胰管的上方,开口于十二指肠的副乳头。主胰管形态各异,常见的为水平型和上斜型,较少见的有下斜型、S 型和 M 型等。一般主胰管自开口至胰尾逐渐变细,头部的胰管直径为 3~4mm,体部为 2~3mm,尾部为 1~2mm(图 2-3-3-3)。如需要显影副胰管,可经副乳头插管造影(图 2-2-3-4)。根据需要决定显影胆道或胰管,或者使胆道、胰管同时显影(图 2-2-3-5)。

七、常见胆道疾病的诊断

1. **胆囊结石**　胆囊结石在我国是常见病。单纯胆囊结石一般不需作 ERCP 检查,超声诊断胆囊结石的正确性可达到 95% 以上。如有黄疸病史或超声检查怀疑同时有胆道结石者应考虑作 ERCP 检查。如胆囊管通畅,胆囊可显影,可见胆囊内有结石所致的透亮区(图 2-2-3-6)。

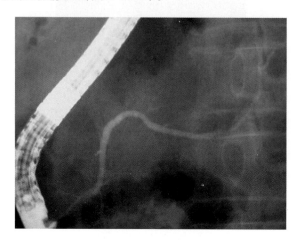

图 2-2-3-3　正常胰管

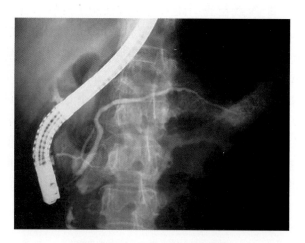

图 2-2-3-4　正常胰管及副胰管

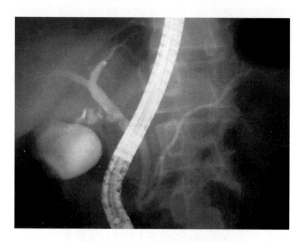

图 2-2-3-5　正常胆道及胰管

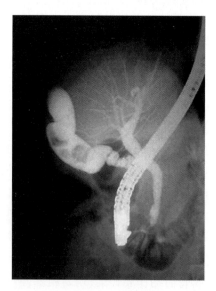

图 2-2-3-6　胆囊结石
胆囊显影时,可见胆囊内结石所致的充盈缺损

2. **胆总管结石**　胆总管结石可分为原发性和继发性,原发性胆总管结石是指在胆总管内形成的结石,而继发性胆总管结石是从胆囊或肝内胆管结石移行而来。超声对胆总管结石的诊断也是有价值的,但胆总管下段结石位于胰头十二指肠后,由于肠

道气体的干扰会影响诊断。ERCP 对胆总管结石的诊断正确性可达到 90% 以上。胆道造影片上的表现呈圆形、椭圆形或不规则形的透亮影（图 2-2-3-7、图 2-2-3-8），在透视下改变患者体位，胆总管内结石可见上下移动。胆总管结石影有时要与胆管内气泡阴影相鉴别，气泡影一般较小，圆形，随体位改变明显。

原发性肝内胆管结石在西方国家较少见，而在我国则较为常见，尤其在农村发病率更高。当胆总管显影后，继续注射造影剂充盈左右肝管，有时采取头低足高位，有助于造影剂进入肝内胆管。左肝管结石多于右肝管结石，有时左右肝管同时伴有结石。肝内胆管结石的 ERCP 表现是肝内胆管扩张及充盈缺损性透亮区，有时伴有远端肝管的狭窄（图 2-2-3-9），如肝内胆管充满结石时，肝内胆管不能显影。

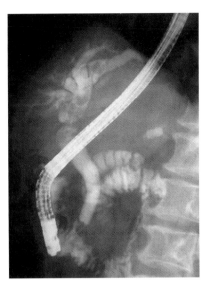

图 2-2-3-9　肝内胆管多发结石
胆道造影示肝内胆管扩张及充盈缺损性透亮区

3. **胆道肿瘤**　胆管癌的早期诊断较为困难，就诊时往往已出现黄疸。超声检查可显示胆管有梗阻，梗阻近端的胆管扩张，远端正常或变细。根据胆管扩张的范围以及有无胆囊肿大可判断癌肿可能发生的部位。ERCP 检查是最有价值的诊断方法之一。胆道的良性肿瘤可表现为胆管壁上规则、光滑的充盈缺损（图 2-2-3-10），当胆管壁有癌肿浸润时，造影片上显示管壁有不规则的缺损，甚至明显狭窄，阻塞的近端如能显示，则胆管呈普遍扩张状（图 2-2-3-11、图 2-2-3-12）。胆管癌可通过插入细胞刷做细胞学检查以明确诊断。胆总管外来源的肿瘤压迫胆总管也可表现为梗阻性黄疸，ERCP 可见肿瘤所致的压迹，胆管壁光滑（图 2-2-3-13）。胆囊癌可表现为胆囊内有不规则缺损影。胆囊癌浸润胆总管与原发于胆总管的癌肿在造影上较难鉴别。

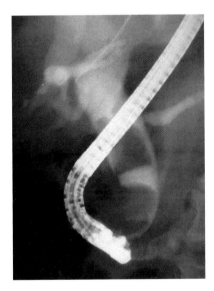

图 2-2-3-7　胆总管巨大结石
胆道造影示结石所致的圆形、椭圆形或不规则形的透亮影

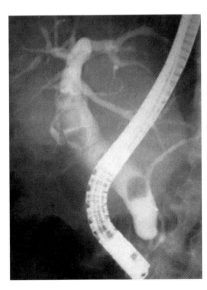

图 2-2-3-8　胆总管多发结石
胆道造影示结石所致的圆形、椭圆形或不规则形的透亮影

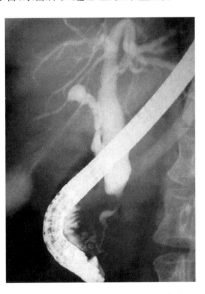

图 2-2-3-10　胆总管下端良性肿瘤
充盈缺损影边缘光滑，与结石影相似

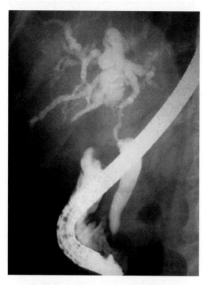

图 2-2-3-11 肝门胆管癌
造影示肝门胆管管壁不规则缺损,甚至明显狭窄,阻塞处近端胆管呈普遍扩张状

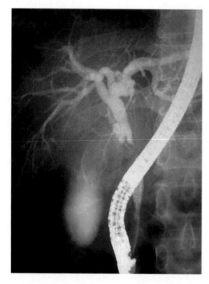

图 2-2-3-12 胆总管中段癌

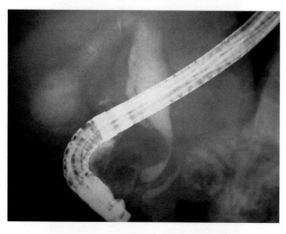

图 2-2-3-13 胆总管下段外压性肿瘤
致胆总管弧形压迹,管壁规则

4. 胆管蛔虫症 胆道蛔虫症患者,造影片上见胆总管内条状透亮影,蛔虫有时抵达肝内胆管,或在胆总管内卷曲成团。一般明确诊断可采用经十二指肠镜乳头括约肌切开术(endoscopic sphincterotomy,EST)后使用网篮取出蛔虫,如蛔虫已腐烂可采用气囊取出,既可明确诊断,又可达到治疗目的。有时在十二指肠乳头处可见露出的部分蛔虫,可直接使用圈套取出。

5. 先天性胆总管囊肿 先天性胆总管囊肿表现为胆总管囊状扩张,超声、PTC、CT、磁共振均可作为诊断措施。ERCP 的优点是能够直接显示胆道系统,表现为胆总管囊状扩张,呈圆形或椭圆形,病变部位多在肝总管,可累及肝总管、肝内胆管,有时表现为肝内胆管串珠状扩张。如囊壁不光滑或有充盈缺损,要考虑囊肿癌变的可能。胆总管囊肿 ERCP 失败的主要原因是巨大囊肿可压迫十二指肠引起梗阻而影响内镜的插入,有时胆总管开口狭窄影响导管的插入。巨大囊肿需要注入造影剂的量较多,可注入高浓度造影剂。如存在下端狭窄,ERCP 术后应将造影剂抽出,最好能放置鼻胆管引流,避免急性胆管炎的发生。

6. 硬化性胆管炎 这是一种少见的疾病,主要表现为进行性梗阻性黄疸而无胆道结石,胆道系统弥漫性狭窄,管壁不规则、僵硬,或同时有囊状扩张,可发生于肝内胆管、肝外胆管或肝内外胆管均累及(图 2-2-3-14)。

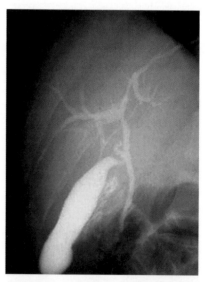

图 2-2-3-14 硬化性胆管炎
胆总管和肝内胆管、尤其左肝管广泛不规则狭窄

7. 壶腹及壶腹周围癌 壶腹及壶腹周围癌主要包括壶腹部、十二指肠乳头、胆总管下端以及胰头的肿瘤,临床表现主要为梗阻性黄疸。通过十二指

肠镜能直接观察到十二指肠乳头部有无肿瘤,并能做活组织检查,明确肿瘤的性质。壶腹部癌患者内镜可见乳头较大,乳头开口仅有少许糜烂、渗血,ERCP表现为胆总管壶腹部狭窄、胆管扩张、胰管扩张,均为间接征象(图2-2-3-15)。经导管插入吸取胆汁和胰液,找到癌细胞阳性率不高。如行 EST 后再取活组织检查,阳性率明显提高。病变严重者可侵犯十二指肠,表现为菜花样肿块,表面出血、坏死,甚至肿块阻塞十二指肠腔。

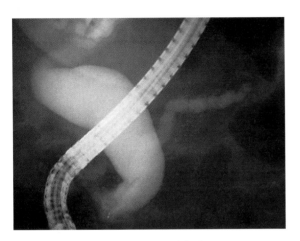

图2-2-3-15 壶腹部癌
胆总管及胰管明显扩张

八、常见胰腺疾病的诊断

1. 慢性胰腺炎 慢性胰腺炎的主要临床表现为腹痛,后期有胰腺内外分泌功能的障碍。ERCP表现为胰管的节段性狭窄和扩张,典型者呈串珠状(图2-2-3-16),或伴有结石(图2-2-3-17)。根据胰管显影表现,慢性胰腺炎可分为轻度、中度和重度。轻

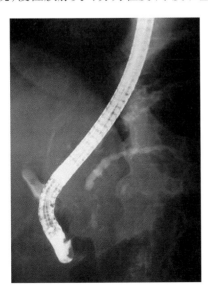

图2-2-3-16 慢性胰腺炎
ERCP 示胰腺管呈节段性狭窄和扩张

度慢性胰腺炎主胰管的分支呈现僵硬、狭窄和阻塞,而主胰管基本正常。中度慢性胰腺炎除主胰管分支有上述病变和囊性扩张外,主胰管扭曲不均,有狭窄、管壁僵硬。重度慢性胰腺炎的主胰管显示狭窄、不规则呈串珠状扩张、阻塞以及有结石影,管壁示明显僵硬,有时见有假性囊肿,胆总管远端也可有僵硬、狭窄和阻塞。

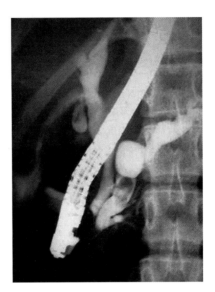

图2-2-3-17 胰管结石
ERCP 示扩张的主胰管内有结石充盈缺损影

2. 胰腺囊肿 如胰腺囊肿与主胰管相通,造影剂可经主胰管注入囊内,显示囊肿的大小及形态。但大多数的囊肿与胰管不相通,因此 ERCP 不能显示囊肿,囊肿大者可表现为主胰管受压变形。对于胰腺囊肿,不宜注入过多造影剂,以免引起感染。

3. 胰腺癌 胰腺癌的胰管显影可表现为胰管的局部管壁僵硬、狭窄,主胰管中途变细,狭窄段的分支不显影,狭窄远端胰管可扩张,有时完全梗阻,主胰管突然中断(图2-2-3-18)。正常胰管内造影剂排空时间较快,1～2min 基本排空,而胰腺癌患者排空延迟。部分患者主胰管无异常,仅表现为分支的狭窄、充盈缺损或梗阻。胰头癌侵犯胆总管时,可见胆管受压,致狭窄、移位,并见胆总管增粗,排空慢。胰腺癌在 ERCP 上的表现有时与慢性胰腺炎难于区别,均可表现为主胰管的管壁僵硬、狭窄、梗阻、扩张等改变,但一般来说胰腺癌的表现以局部为主,而慢性胰腺炎的胰管改变通常是弥漫性的。近年来经口胰管镜的使用为胰管梗阻性病变的检查提供了新的方法,即通过 ERCP 技术从乳头插入胰管镜对胰管病变进行观察,取活检。

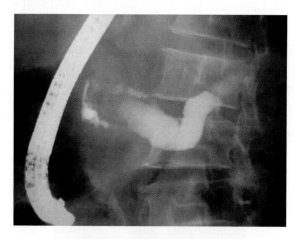

图 2-2-3-18　胰头癌
胰管明显扩张

九、内镜在胆胰疾病治疗中的应用

ERCP 技术除用于诊断外还可应用于治疗,因此目前把 ERCP 分为诊断性 ERCP(diagnostic ER-CP)和治疗性 ERCP(therapeutic ERCP);后者又包括很多方面,十二指肠乳头括约肌切开以及取石术是其中开展最早、应用最广的。随着内镜技术的发展和各种配件的不断完善,治疗性 ERCP 的范围更广了,如胆道狭窄的气囊扩张、胆道内支架的放置以及鼻胆管引流等,经内镜胰腺疾病的治疗也已应用于临床。

1. **经十二指肠镜乳头括约肌切开**　经十二指肠镜乳头括约肌切开术(endoscopic sphincterotomy,EST)主要应用于胆总管结石取石术、放置鼻胆管或内支架引流的术前准备,也用于乳头或胆总管下端狭窄及乳头括约肌功能异常的治疗。EST 还应用于胰腺疾病的治疗,如胆源性胰腺炎、慢性胰腺炎反复发作引起的胰管开口狭窄切开以及胰管结石的取石等。

乳头括约肌切开术的方法如下:首先插入切开刀,切开时可保留导丝,因为导丝的存在可增加切开刀的稳定性,在切开的过程中切开刀也不容易滑出,避免反复的插管。切开时可适当拉出镜身,并使用抬钳向上慢慢切开。电切刀的方向一般选择在 11~12 点钟位置,该范围为安全区。若钢丝牵拉过紧,切开刀易偏向右侧,可能破坏胰管开口,产生胰腺炎。十二指肠乳头的最大切开长度因人而异,一般来说胆总管比较斜形进入十二指肠壁时,镜下可见乳头较长,乳头部有结石嵌顿或胆总管有扩张者,乳头可切开较大;而乳头较小、胆总管不扩张者作切开时要小心。乳头是否充分切开的判断

方法是拉成弓形的切开刀或者充气的取石球囊能否自由进出。此外,乳头切开的大小还要根据具体需要而定,如果结石较小或者仅为放置支架则不必做很大的切开。

EST 的主要并发症有出血、穿孔及急性胰腺炎等。

2. **胆道结石取石术**　乳头完全切开后,小于 1cm 的结石一般都可以自然排出,同时使用促胆汁分泌的药物效果更好。但在排石过程中可能会出现结石嵌顿,继发急性胆管炎、急性胰腺炎,因此最好是切开后直接取出结石,因为切开后取出 <1cm 的结石并不困难。

取石的方法有两种,网篮取石和气囊取石。网篮取石术是经切开的乳头插入网篮,超过结石位置,然后打开网篮,向下拉网篮,使结石进入网篮内,套住结石并拉紧网篮(图 2-2-3-19),向下牵拉网篮至胆总管下端,内镜头端靠近乳头并拉紧网篮,再调节内镜头端向下,使内镜头端远离乳头,并使镜身向右旋转,即可拉出结石。气囊取石术是乳头切开后插入气囊导管,超过结石部位,然后注气使气囊充盈,往下牵拉气囊带出结石(图 2-2-3-20)。需要注意的是,必须根据胆总管的直径选择不同型号的气囊,因为若气囊太小,结石会从气囊与胆管壁之间滑过,导致无法取出结石。气囊取石主要用于较小的结石和泥沙样结石,这两种结石使用网篮不易取出。气囊导管既可用于取石又可用于造影,取石后气囊导管插至肝总管充盈后一边往下拉一边注入造影剂,既可再次清除胆管内的残余结石,又可通过造影了解是否有结石残留。

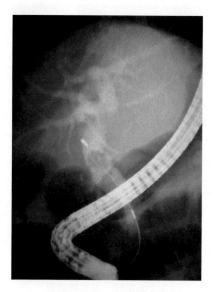

图 2-2-3-19　网篮取石术

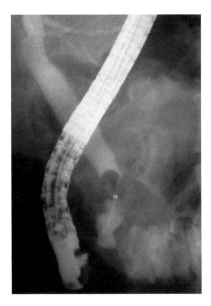

图 2-2-3-20 气囊取石术

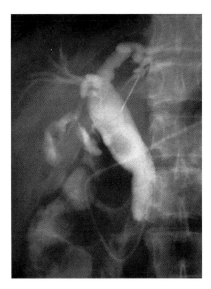

图 2-2-3-21 鼻胆管引流

对于结石>2cm 者,虽然采用上述方法也可能取出结石,但明显增加了出血和穿孔的可能,因此必须先碎石,然后再行取石。碎石的方法很多,最简便、经济的方法是采用机械碎石网篮取石,也可应用体外冲击波碎石和子母镜下液电或激光碎石。也有报道使用溶石剂溶石,即通过鼻胆管引流管注入溶石剂治疗胆道结石,但效果并不满意,而且非常费时,在临床上并不实用。

3. **经内镜胆道引流术** 经内镜胆道引流术主要适用于:①急性胆管炎患者,ERCP 诊断及治疗术后残留胆总管结石或存在其他梗阻因素而需防止急性胆管炎的发生;②急性胆源性胰腺炎患者解除胆道梗阻以控制胰腺炎的发展;③梗阻性黄疸患者术前减轻黄疸为手术创造条件;④胆道肿瘤无手术条件,通过减轻黄疸以提高生活质量;⑤外科胆道术后胆瘘的患者。

经内镜胆道引流可分鼻胆管引流(endoscopic na-sobiliary drainage,ENBD)和胆道内支架(biliary stent)两种,前者为外引流,后者为内引流。内支架又分为塑料支架和金属支架。选择何种引流可根据具体情况而定。ENBD 的优点是不仅能充分引流胆道,而且还能冲洗胆道,重复胆道造影(图 2-2-3-21)。由于为外引流,给生活带来不便,胆汁的丢失影响消化,而且引流管容易滑出。故一般用于临时放置。对于无手术指征的胆道或壶腹周围肿瘤可通过放置胆道内支架来减轻黄疸,塑料支架由于内径较小容易堵塞(图 2-2-3-22、图 2-2-3-23),一般最多放置 3 个月就需要更换,而金属支架由于是记忆合金材料,会自行膨胀,不易造成堵塞(图 2-2-3-24、图 2-2-3-25),但价格较昂贵,对于估计生存期超过 6 个月者较为合适。

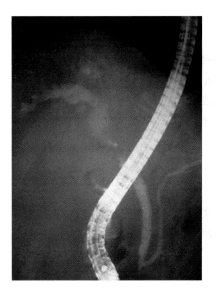

图 2-2-3-22 肝门胆管癌

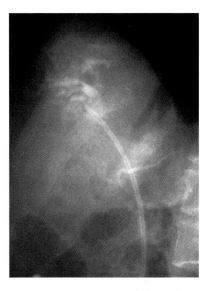

图 2-2-3-23 肝门胆管癌放置塑料内支架

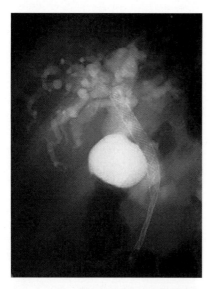

图 2-2-3-24 胰头癌放置金属支架即刻

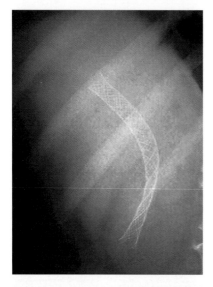

图 2-2-3-25 胰头癌放置金属支架 1 周后

十、ERCP 的临床诊断价值

目前对胰腺胆道疾病的诊断方法很多,包括超声、CT、磁共振和内镜超声等。对于胆道疾病的诊断方法还有口服胆囊造影、静脉胆道造影以及经皮肝穿刺胆道造影(PTC)等方法。对梗阻性黄疸的鉴别诊断,ERCP 优于静脉胆道造影,前者不受肝功能和胆道内压力的影响。PTC 有出血、胆瘘等并发症,而且对于肝内胆管不扩张的患者,成功率较低。ERCP 检查的特点是痛苦小、创伤少,对十二指肠乳头肿瘤还可直接观察并做活检,检查中收集的胆汁和胰液还可做细菌培养和细胞学检查。磁共振胆胰管成像技术(MRCP)为无创伤操作,诊断准确性和 ERCP 相近,目前大部分病例已能取代诊断性 ERCP,但 MRCP 难以取代 ERCP 在治疗方面的作用。

第四节 CT

一、螺旋 CT 成像

螺旋 CT 扫描前需做胃肠道准备。禁食 4h,检查前口服胃肠造影剂。现在多主张使用水造影剂。检查前 10~20min 口服清水 800~1 200ml。扫描范围为膈顶至胰头钩突区。平扫为常规检查技术,可观察胆道结石及便于增强前后对比。对于平扫不能明确病变性质者,需行动态增强扫描。造影剂总量一般为 80~120ml,按体重计算总量较为科学,一般选用 15~20ml/kg 剂量。注射速率采用 3~5ml/s。采用薄层扫描(层厚 2~5mm),通常为亚毫米扫描,重建层厚 1~2mm。动态双期(动脉晚期和门脉期)增强扫描为常规技术,必要时可增加动脉早期和延迟期的多期扫描。动脉期晚期延迟时间一般为注射造影剂后 30s±5s 延迟时间为注射造影剂后 70s±5s。当然动脉期和门脉期延迟时间除依赖于总量和注射速率外,更多应参考 CT 机器设备性能(主要决定于机器扫描时间)。

二、螺旋 CT 胆道造影

螺旋 CT 胆道造影(spiral CT cholangiography,SCTC)是胆道造影、快速 CT 容积扫描和计算机三维重建相结合的产物。主要原理是胆道造影剂经周围静脉内注入后,由肝细胞分泌和胆道排泄,使胆道呈高密度显影,与周围软组织器官等产生一定的密度差异,螺旋 CT 容积扫描后的胆系轴位原始资料,通过工作站后处理重建,形成胆系二维、三维图像。与胆道树显示有关的技术因素包括,开始注射至扫描的时间,造影剂的种类,扫描数如层厚、螺距、毫安及千伏等。SCTC 的一般操作步骤如下:由外周静脉注入胆道造影剂如胆影葡胺(meglumine adipiodone)30ml,直接推注或用等量生理盐水混合后滴注,注射速度要慢,至少 10min 以上。滴注速度慢,造影效果可能更佳,过敏反应也较少。一般以 20~30min 滴完为佳,开始用药后 30~60min 时扫描。在胆囊切除或胆道术后 Oddi 括约肌松弛患者,扫描时间应提早至 20~30min。

由于该技术使用的含碘造影剂需由肝细胞分泌,并由胆道排泄,胆红素可与胆细胞竞争性结合碘,因此肝功不全、血清胆红素过高者都会使胆道内造影剂浓度低而显影欠佳。一般来说,患者胆红素水平低于 3mg/dl 都可获得良好的胆道显影,反之超过 3mg/dl 则显影较差。

胆道系统扫描范围应包括膈顶至胰腺钩突区,采用薄层扫描。扫描前胃肠道准备基本上同上腹部一般检查,患者空腹,不使用阳性造影剂,但可服清水作为造影剂。如果需更多地了解十二指肠情况,开始扫描前可静注 0.2mg 胃复安(metoclopramide)松弛 Oddi 括约肌。

SCTC 三维重建方法:在使用胆道造影剂时,通常使用最大密度投影(maximum intensity projection,MIP)法。MIP 反映投影区的最大 CT 值,直观地显示胆道内造影剂的充盈程度,重建图像的分辨率和可信度都较高。但重建时应避免骨骼等高密度组织的重叠。其次还可用表面遮盖法成像(shaded surface display,SSD),显示胆道、胆囊的外形和轮廓,其立体解剖感较强,但并不反映 X 线衰减值,重建时易受阈值影响。在胆道造影的基础上,利用后处理导航软件模拟内镜,即螺旋 CT 仿真内镜(CT virtual endoscopy,CTVE),该方法可以从不同角度和从狭窄或阻塞远端观察病灶,丰富了螺旋 CT 胆道造影的诊断信息,是对胆道造影三维成像的有效补充。

除上述阳性法 SCTC 外,还可应用阴性法 SCTC,其原理为经静脉内团注碘造影剂后,胆道及周围组织显影,密度明显升高,胆道内胆汁不显影,形成显著的密度差异。经工作站后处理后可获得理想的 SCTC 图像。尤其适合胆道扩张的病例。

随着影像技术的发展,能谱 CT 也越来越多地应用于腹部检查。相对于以往的单能量 CT 图像,能谱 CT 能够实现高低能量瞬时转换,完全不受受检者运动的影响,同时进行吸收投影数据的转换,消除了硬化伪影带来的 CT 值"漂移",增加信噪比,利于小病灶的检出。能谱 CT 还能进行物质分析,提高阴性结石的检出率。

第五节 MRI

一、检查前准备

胆道的 MRI 检查一般不需要口服胃肠道造影剂,为了使胆道特别是胆囊显示良好,应常规禁食 8~12h。禁食有利于胆囊的良好显示,同时胃的排空可以减少伪影。此外,对于没有禁忌证的患者,可

考虑使用低张药,如静脉或肌内注射 654-2(山莨菪碱)20mg,以减少胃肠道的运动伪影。

二、常规扫描检查

常规多采用 GRE T_1WI 和 FSE T_2WI,同时加脂肪抑制技术,以更清楚显示解剖结构和脏器轮廓。T_1WI 上胆汁一般呈低或无信号;若胆汁浓缩,水分减少,胆汁可呈较高信号。如胆管腔和胆囊腔呈低或无信号表现,胆管壁和胆囊壁可以显示。扩张的肝内胆管在 T_1WI 上呈较低信号,较肝内血管的信号更低,但胆囊壁与肝实质之间缺乏对比而不能很好地显示。T_2WI 上胆汁呈明显的高信号,在横断面上胆总管显示非常清楚;但肝内扩张胆管的高信号与肝内血管内缓慢血流信号有时不易区分。

三、MRI 增强检查

1. **Gd-DTPA MRI 动态增强** Gd-DTPA 为血管内细胞外间隙顺磁性造影剂,由肾脏排泄。主要机制为缩短 T_1 弛豫时间。在增强扫描 T_1WI 上,能够较清晰区分强化的胆管壁、胆囊壁及不强化的胆汁。同时能清晰区分常规 T_1WI 和 T_2WI 像上难以区分的肝内血管和胆管。在胆管和胆囊内肿瘤性病变的检查中,Gd-DTPA 动态增强扫描一般列为常规检查。常规先行 MRI 平扫,包括轴位 T_1WI(SE 序列)及轴位 T_2WI(FSE 序列),随后静脉注射 Gd-DTPA 0.4~0.5mmol/kg,注射速率 2~3ml/s,分别行动脉期、静脉期及延迟期三期扫描,以上均为屏气检查。扫描范围包括自十二指肠水平部至膈顶的全部层面。

2. **增强 MR 胆管成像(contrastenhanced-magnetic resonance cholangiography,CE-MRC)** 又称磁共振胆管功能成像(functional MR cholangiography,fMRC),一般采用的肝造影剂为 Gd-EOB-DTPA(钆塞酸二钠注射液)。Gd-EOB-DTPA 约 50% 由肝细胞分泌经胆道排泄,以缩短 T_1 弛豫时间为主,同时兼具细胞外液造影剂和肝胆特异性造影剂的特点。CE-MRC 多数胆管期选择为注射造影剂后 40~50min,此时为胆总管内造影剂的高峰,有利于肝外胆管系统的显示。该成像方法不仅能够反映胆管系统的解剖形态,还能提供胆管系统功能方面的信息,为胆管疾病术前的准确定位和手术方案的制订提供重要信息。

四、磁共振胰胆管成像

磁共振胰胆管成像（magnetic resonance cholangiopancreatography，MRCP）是一种采用水成像（hydrography）原理的无创性胆道成像技术，无需使用造影剂，操作简便，在胆道多种疾病的诊断准确性与PTC、ERCP等接近。MRCP是基于MRI的特征，选择较长的有效回波时间，使含有大量活动质子、具有较长T_2的胆汁在获得的重T_2WI上呈高信号，肝实质和周围软组织由于T_2较短，呈低信号，血液由于流空现象亦呈低或无信号。通过对原始图像经最大强度投影（maxmum intensity projection，MIP）及表面遮盖成像（shaded surface display，SSD）等技术处理后，可获得不同方位、不同角度的二维投影及三维图像（图2-2-5-1）。采用呼吸门控触发采集数据，目前扫描序列多采用FSE或单次激发快速自旋回波（single shot fast spin echo，SSFSE）和半傅立叶采集的单次激发快速自旋回波（half Fourier singleshot turbo spin echo，HASTE）。扫描体位多采用冠状位或10°~40°右前斜非标准冠状位。脂肪抑制和空间预置饱和技术常被用来消除脂肪信号和伪影，以提高图像的质量。

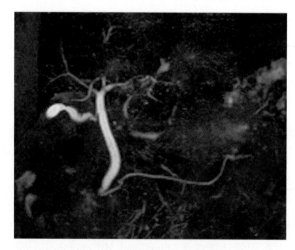

图2-2-5-1　正常MRCP图
MIP重建清晰显示胆囊、胆总管、左右肝管及十二指肠

（刘再毅　黄燕琪）

参 考 文 献

1. 中国医师协会内镜医师分会消化内镜专业委员会,中国医师协会胰腺病专业委员会,中华消化杂志,等. ERCP围手术期用药专家共识意见. 中华消化内镜杂志,2018,35（10）:704-712.

2. 中华医学会消化内镜学分会ERCP学组,中国医师协会消化医师分会胆胰学组,国家消化系统疾病临床医学研究中心. 中国ERCP指南（2018版）. 中华内科杂志,2018,57（11）:772-801.

3. GOLD RP, CASARELLA WJ, STERN G, et al. Transhepatic cholangiography: the radiological method of choice in suspected obstructive jaundice. Radiology,1979,133（1）:39-44.

4. CHATHADI KV, CHANDRASEKHARA V, ACOSTA RD, et al. The role of ERCP in benign diseases of the biliary tract. Gastrointestinal Endoscopy,2015,81（4）:795-803.

5. MINE T, MORIZANE T, KAWAGUCHI Y, et al. Clinical practice guideline for post-ERCP pancreatitis. Journal of Gastroenterology,2017.

6. AHMETOGLU A, KOSUCU P, KUL S, et al. MDCT Cholangiography with Volume Rendering for the Assessment of Patients with Biliary Obstruction.. American Journal of Roentgenology,2004,5（5）:1327-1332.

7. PRASSOPOULOS P, RAPTOPOULOS V, CHUTTANI R, et al. Development of virtual CT cholangiopancreatoscopy. Radiology,1998,2（2）:570-574.

8. PAPANIKOLAOU N, PRASSOPOULOS P, ERACLEOUS E, et al. Contrast-enhanced magnetic resonance cholangiography versus heavily T2-weighted magnetic resonance cholangiography. Investigative radiology,2001,11（11）:682-686.

9. KIM JE., LEE JM., BAEK JH., et al. Initial assessment of dual-energy CT in patients with gallstones or bile duct stones: Can virtual nonenhanced images replace true nonenhanced images?. AJR: American Journal of Roentgenology: Including Diagnostic Radiology, Radiation Oncology, Nuclear Medicine, Ultrasonography and Related Basic Sciences, 2012, 4（4）: 817-824.

10. SAKAI Y, TSUYUGUCHI T, YUKISAWA S, et al. Magnetic resonance cholangiopancreatography: potential usefulness of dehydrocholic acid（DHCA）administration in the evaluation of biliary disease. 2008:323-328.

第三章 正常变异与先天畸形

第一节 正常变异

胆道系统的正常变异包括数目变异、形态变异、位置变异、连接变异等。

一、双胆囊

真正的双胆囊很少见,具有两个完全隔开的胆囊腔,可各有一支胆囊管引流,亦可共用一支胆囊管,有时并具有各自的胆囊动脉。双胆囊中,其中一个胆囊常发育不全,称为"副胆囊"。

二、双房胆囊

双房胆囊指一个胆囊被完全分隔成两个腔,但为同一个胆囊管所引流。双房胆囊可分为两种类型:①外形呈一个胆囊,内部为一个纵行的纤维隔膜分成两个房腔;②外形呈两个胆囊,但于颈部相互融合。以前者为多见,功能大都正常,本身无临床意义。在 MRI T_2WI 上高信号胆囊影内可见到低信号分隔影。

三、葫芦状胆囊

葫芦状胆囊并不罕见,可为先天性或获得性。在儿童中这种变异多属先天性,其浓缩和排空功能可正常;而在成人中则往往可由于胆囊炎或胆囊周围炎所产生的局限性纤维性收缩或粘连所造成,获得性葫芦状胆囊的外形与先天性类似,有时其浓缩和排空功能可较差。

四、折叠胆囊

折叠胆囊是胆囊最常见的变异(图 2-3-1-1),约占人群的 10%。可分两种类型:折叠处在胆囊体与漏斗部之间(浆膜型);折叠处在胆囊体与胆囊底之间(浆膜后型),这种类型形似弗里几亚帽(phrygian cap)。折叠胆囊功能通常是正常的,但常常会误诊为双胆囊或胆囊间隔,在 CT 上正确识别折叠胆囊非常重要。

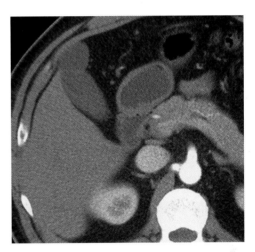

图 2-3-1-1 折叠胆囊
CT 增强扫描图像示胆囊体部与底部交界处折叠

五、胆囊异位

1. **肝内胆囊** 在胎儿期,胆囊被埋藏于肝组织内,以后才逐渐移往肝外。某些病例肝内胆囊未能外移,持续存在于肝内,此种胆囊收缩功能差,易合并感染,常有结石形成,少数病例合并胆囊癌。CT 示胆囊位置高,部分位于肝组织内,而正常胆囊窝内无胆囊。SCTC 检查易明确诊断(图 2-3-1-2)。

2. **左叶胆囊** 是一种少见的变异,胆囊位于肝左叶,在镰状韧带的左侧,CT 容易明确诊断(图 2-3-1-3)。

3. **肝后胆囊** 罕见,胆囊位于肝右叶后方,右肾前方。此种胆囊位置的异常常合并肝形态学的改变(图 2-3-1-4),如肝右叶因先天发育或肝硬化萎缩体积明显缩小。

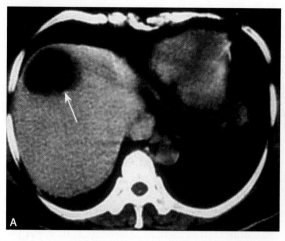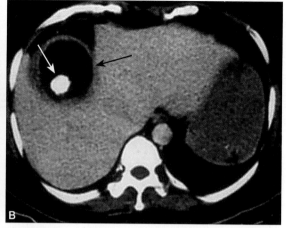

图 2-3-1-2　肝内胆囊
A.胆囊位于肝右叶（白箭）；B.连续层面示胆囊内阳性结石 1 枚（白箭），黑箭示增厚的胆囊壁

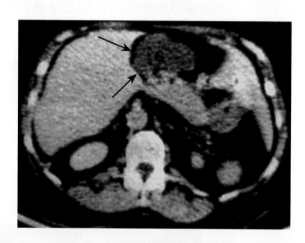

图 2-3-1-3　左叶胆囊
胆囊（箭）位于肝镰状韧带的左侧

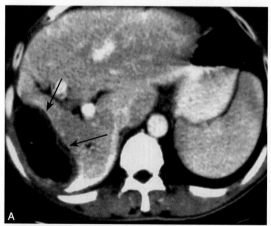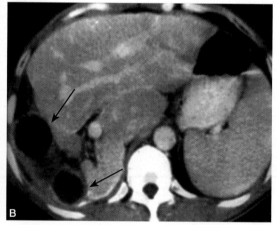

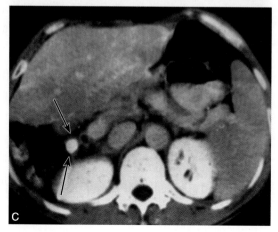

图 2-3-1-4　肝后胆囊
A、B.胆囊位于肝右叶后方（箭）；C.胆囊颈部见一结石（箭），肝右叶发育不良

4. 漂浮性胆囊及胆囊扭转 胆囊的支持膜松弛使胆囊呈游走状,多见于老年体瘦者;这种胆囊易发生扭转,甚至发生内疝,通过网膜孔(winslow foramen)疝入小网膜囊内。CT 表现为小网膜囊内囊性占位,正常胆囊窝内无胆囊影;胆囊造影检查,在"囊肿"内见造影剂影。

六、胆道系统连接变异

胆道系统连接变异包括副肝管或胆囊管与胆管的异常连接等。副肝管指肝内胆管直接汇入胆总管、胆囊管、胆囊、胆总管等情况,其中汇入胆囊者称为 Luschka 胆管,常开口于胆囊体中下部。胆囊管与胆管异常连接可分为以下几种类型:①胆囊管汇入左肝管或右肝管;②胆囊管高位汇入或低位汇入胆总管,前者汇合点靠近肝门,后者汇合点靠近胆总管下端;③胆囊管经胆总管前方或后方绕行至胆总管左侧汇入;④胆囊管及胆总管并行黏合后汇入;⑤胆囊管缺如。SCTC 或 MRCP 可帮助在术前识别这些变异,从而明显减少术中胆道系统损伤的概率,降低胆瘘发生率(图 2-3-1-5)。

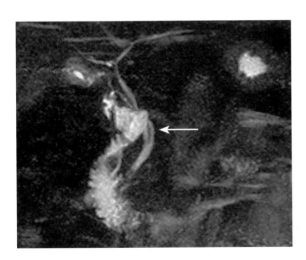

图 2-3-1-5 胆囊管低位开口
MRCP 示胆囊管低位汇入胆总管并绕至胆总管左缘(箭)

第二节 先天畸形

胆道系统的正常变异与先天畸形包括数目变异、形态变异、管腔狭闭与管腔扩张等。

一、胆囊憩室

多数为先天发育异常所致,后天出现者可能由溃疡等因素而引起。胆囊憩室可见于胆囊颈部、体部、底部或胆囊管,以胆囊底较为多见,大小不一,多数直径为 1cm 左右,影像学上表现为凸出于胆囊壁外的囊袋状结构(图 2-3-2-1)。

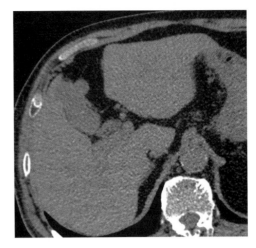

图 2-3-2-1 胆囊憩室
CT 平扫示凸出于胆囊壁外的囊袋状结构

二、胆囊缺如或发育不全

胆囊缺如或发育不全是一种很罕见的先天性异常,迄今文献报道不足 300 例,通常同时伴发多种先天性发育畸形。

三、先天性胆管闭塞

先天性胆管闭塞可发生在胆管的任何部分,也可累及全部胆管,闭塞可为部分性或完全性。临床上患儿于出生时或出生后 3 周内即可出现严重的阻塞性黄疸。不论患儿有无黄疸,于出生时大便即呈白色或灰白色,若不治疗将于几周内死亡。

四、胆管囊肿

胆管囊肿又称为胆总管囊肿或先天性胆管扩张症,约 80% 胆管囊肿可在 10 岁前被诊断。在西方国家,胆管囊肿的发病率在 1/10 万～1/15 万之间,在日本约为 1/13 000。胆管囊肿在女性中常见,约为男性 4 倍。根据囊肿的部位和形态分 5 型:Ⅰ型,最多见,胆总管呈囊状、纺锤状或柱状扩张;Ⅱ型,胆总管呈单发憩室样扩张;Ⅲ型,胆总管末端十二指肠壁内段囊状膨出;Ⅳ型,多发胆管囊肿,位于肝内和肝外,或肝外多发;Ⅴ型,又称 Caroli 病,为肝内胆管多发囊状扩张。总之,胆管囊肿可发生于胆管系统的任何部位,以单发为主,也可多发,形态、范围和大小各异,多见于女性,男女之比为 1:(3～4),多见于婴幼儿,本病的 50%～80%。

1. 病理表现　虽然确切病因尚不清楚,但30%~70%的胆管囊肿患者中可发现胰胆管汇合部异常(anomalous pancreaticobiliary duct union, APBDU),即胆总管和胰管汇合处发生在十二指肠外,使胰液返流到胆管树中。胆管上皮暴露于腐蚀性胰酶中可能是胆管囊肿形成的重要原因。学者 Babbitt在 1969 年最先描述了 APBDU,并认为其继发于胆胰管汇合部向十二指肠壁迁移的过程中出现阻滞,导致胰胆管共同通道过长(汇合部距离 Vater 壶腹部15mm 以上)。尽管 APBDU 在人群中发生率不到2%,但 80%~96%胆管囊肿患者患有 APBDU。在APBDU 患者中,胆囊和胆管囊肿中液体的淀粉酶水平通常升高。胆管囊肿的其他病理生理机制包括胆管壁薄弱、胆管内压力增高、自主神经支配不足、Oddi 括约肌功能障碍和胆总管远端梗阻。胆总管扩张可累及胆总管的部分或全部,囊壁可厚 2~4mm,由纤维组织构成,一般无上皮层。囊肿大小不等,一般病程愈长则体积愈大,容积可从几十毫升至数升以上。胆管囊肿根据其发生部位可以分为三种类型:①最常见的是位于胆总管中段的局限性扩张;②囊性扩张位于胆囊管、肝管与胆总管连接处;③囊性扩张局限于胆总管下端开口处并可脱垂到十二指肠腔内。囊肿本身一般并不产生严重的机械性梗阻,如果囊肿偏于一侧,由于重力作用可使胆总管下端屈曲成角而造成阻塞,引起胆汁性肝硬化。如胆汁在囊内滞留可以并发感染。胆囊一般无明显扩大。

2. 临床表现　胆管囊肿典型临床表现包括腹痛、黄疸和右上腹肿块三联征,在儿童中最常见。胆管炎、胰腺炎、门静脉高压和肝功能检查异常亦较常见,可能由 ABPDU 或结石梗阻引起。胆管囊肿患者胆汁的淀粉酶水平可升高,且临床表现与升高程度存在相关性。成人和儿童的临床表现存在明显差异。成人更容易出现胆道或胰腺相关症状及腹痛,45%~70%的成年患者出现症状性胆结石或急性胆囊炎,可能与胆汁淤滞有关;而儿童更容易出现腹部肿块和黄疸。10%~30%的成人胆管囊肿可发生恶变,胆管囊肿相关的胆道恶性肿瘤预后不佳。有胆管炎和内引流术病史的患者患恶性肿瘤的风险明显增加。

3. 超声表现　典型表现是在胆总管部位出现球形、椭圆形或纺锤形的囊性团块,边界清楚,内部呈无回声,囊肿上段和肝门部胆管相连,CDFI 未见明显血流信号(图 2-3-2-2)。多数病例直径超过5cm,有的甚至在 10cm 以上,胆囊一般无异常,肝内胆管正常或有局部的囊性扩张,诊断较易明确。少部分病例囊状扩张不明显或合并结石,可能被误诊为胆道梗阻或胆总管结石。管腔内含大量无回声胆汁,部分病例沉积有不均质的等-高回声胆泥。成人胆总管囊性扩张症有较高的癌变发生率,当发现管腔内实质性回声时,除胆泥外应高度警惕是否为肿瘤组织。如合并癌变,超声表现为不规整的团块紧贴管壁,回声特点与胆泥相似,容易被忽视。也常合并结石,为强回声伴后方声影。

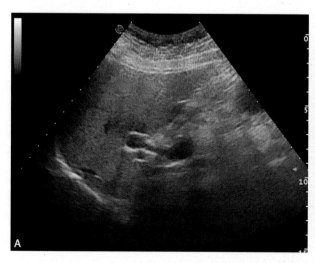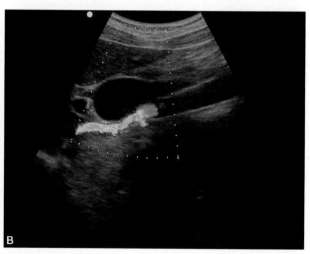

图 2-3-2-2　胆总管囊肿常规超声表现

A. 二维灰阶超声显示胆总管囊肿在胆总管部位出现纺锤形扩张形成的囊性团块、边界清楚、内部呈无回声,囊肿上段和肝门部胆管相连;B. CDFI 显示胆总管囊肿的团块内部未见明显血流信号

4. X 线表现 胆管造影,尤其是内镜下逆行胰胆管造影术(endoscopic retrograde cholangiopancreatography,ERCP)和经皮肝穿刺胆管造影,是确定胆系统解剖结构最敏感的检查方法,但由于需要全身麻醉,并且存在技术难度和潜在的并发症,在儿童患者中较难进行。ERCP 可直接观察胰胆管汇合部。除了明确诊断以外,ERCP 尚有一定的治疗作用,可进行胆道引流术和胆管内镜下胆管切开术。经皮经肝胆管造影对肝内胆管结构显示较敏感,但有时肝内胆管的远端和胆总管十二指肠壁内段显示欠佳。值得注意的是,这两种手术都可出现出血,胆管炎,急性胰腺炎和穿孔等并发症。胰胆管造影中,受累的肝内外胆管呈梭形、囊状或憩室状扩张,胆囊形态通常正常。

5. CT 表现 CT 能很好地显示囊肿大小、形态和范围,并能显示周围结构的关系及其并发症。Ⅰ型最常见,表现为肝门区液性密度(囊性)占位,密度均匀,边缘光滑,壁薄。肝内胆管不扩张或仅轻度扩张。扩张的肝内胆管呈球状或梭状,即外周几乎不扩张,明显不同于梗阻性黄疸所致的肝内胆管扩张。胆总管明显扩张,直径可达 16mm 或以上,压迫邻近组织器官,如胰腺、胃和胆囊等,须与肝囊肿、胰腺假性囊肿、肾和肾上腺囊肿区别。如看到肝内多个圆形水样密度病灶,彼此间或其边缘上见轻度扩张的细小胆管与囊状病变相通,则高度提示 Caroli病(图 2-3-2-3)。部分病例可在囊状阴影内看到小点状或线状软组织影,平扫其密度低于或等于肝实质,增强扫描高于肝实质,即"纤维血管束征",这也是 Caroli 病的特异征象,此点状或线状影为囊肿包绕的肝内伴行门静脉分支。胆管囊肿易合并消化道肿瘤、结石、胆管炎。扩张的肝内外胆管内可同时合

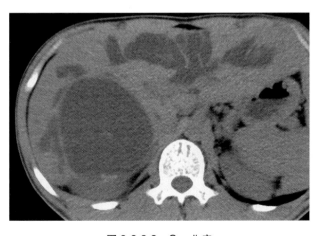

图 2-3-2-3 Caroli 病
CT 平扫示肝内多个囊性病灶,与轻度扩张的胆管相通,部分病灶中见高密度结石影

并炎症及结石,部分 Caroli 病患者尚可合并胆管纤维化,严重者可出现肝硬化与门脉高压。

胆管囊肿合并胆管癌的主要 CT 表现为扩张的肝内或肝外胆管壁局限性或广泛不规则增厚(>0.5cm)和腔内肿块,增强扫描病灶有不同程度的强化,动脉期表现为中等程度的早期不规则强化,门脉期强化程度与周围器官(肝脏、胰腺)相似,延迟期见不同程度的强化,文献报道延迟强化是胆管癌的特点之一。胆管囊肿合并胆道肿瘤与胆道结石有密切关系,文献报道合并结石占 20%~57%,且胆道结石易诱发胆源性胰腺炎、胆管炎等,而结石的存在往往掩盖伴发的肿瘤,在 CT 检查时应注意。当胆管囊肿合并结石时,建议采用动态增强 CT 扫描,观察有无胆管壁的异常增厚,以及早期及延迟期的强化灶,合并大量结石而不能确定有无肿瘤存在的病例,建议 MRI 检查。由于成人胆管囊肿并发胆系肿瘤的可能性较高,对于每一例成人胆管囊肿,CT 或 MRI 检查都要注意观察胆道、胆囊、胰腺有无异常,不能局限于胆管囊肿的诊断,建议胆道系统范围内采用薄层扫描和动态增强多期扫描技术。两种以上的检查方法结合,将是安全、有效的。目前认为胆管囊肿容易被 CT、US、MRI、PTC 和 ERCP 诊断,有时胆管囊肿需要和胰腺头部假性囊肿和胰腺囊腺癌以及淋巴管瘤鉴别。

6. MRI 表现 MRI 可多方向、多层面、多序列成像,清楚地显示肝内、外胆管的解剖结构和囊肿形态、大小和范围,还能提供胆管、胰管外的信息。其中,磁共振胰胆管造影(magnetic resonance cholangiopancreatography,MRCP)作为非侵入性的检查,无辐射,不需口服或静脉注射造影剂,诊断胆管囊肿敏感性为 70%~100%,特异性为 90%~100%,此外,MRCP 可识别 APBDU(尤其是使用促胰液素后)、胆管癌和胆道结石,已成为先天性胆管扩张的首选检查方法。胆总管的囊肿表现各异,但多表现为肝外胆管的囊状或梭状扩张(图 2-3-2-4),肝内胆管轻度扩张或不扩张。扩张的胆管边缘清晰,由于其内含胆汁,于 T_1WI 上呈低信号,T_2WI 上呈高信号(图 2-3-2-5)。部分病例其内胆汁瘀积,呈胆泥样改变或合并结石,在 T_2WI 上呈不均匀的混杂信号或在高信号的背景中见多个低信号的充盈缺损(图 2-3-2-6),Caroli 病是肝内胆管的节段性扩张,特点是扩张的肝内胆管沿胆管树分布,胆总管和左右肝管正常。纤维血管束征在 MRI 上有特征性表现,即 T_1WI 和 T_2WI 上为点状的流

空信号,增强后明显强化(图 2-3-2-7)。胆总管下端壶腹部囊肿呈水母头样。本病的诊断要点是发现与囊肿相连的正常胆管,MRCP 在这方面具有明显的优势,多数能显示囊肿与正常胆管的连接点,少数因囊肿巨大、解剖关系扭曲变形而显示困难,此外,囊肿的远端通常伴有不同程度的狭窄也是显示困难的原因。正常胆管的显示对囊肿的分型也有帮助,并能指导手术治疗方案的选择。成人的胆管囊肿发现局部胆总管壁增厚,要高度怀疑合并胆管癌。

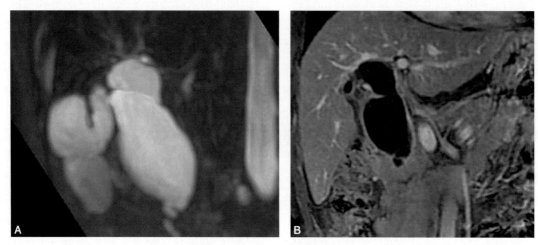

图 2-3-2-4 胆总管囊肿(Ⅰ型)
A. MRCP 示扩张的胆总管,肝内胆管仅轻度扩张;B. MRI 增强扫描冠状位示扩张的胆总管

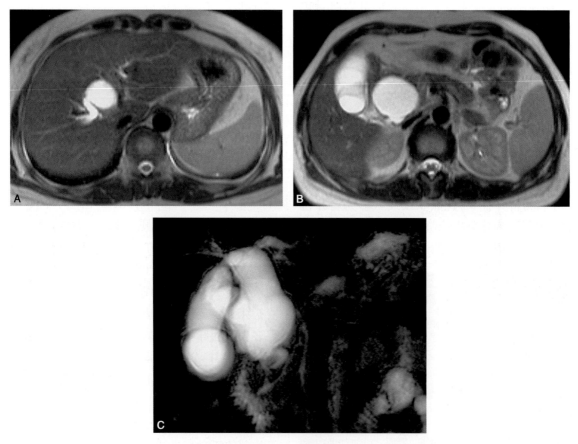

图 2-3-2-5 胆总管囊肿Ⅰ型
A、B. T$_2$WI 横断面示胆总管圆形扩张,呈明显高信号,边缘清晰;C. MRCP 示胆总管中上段纺锤形囊状扩张

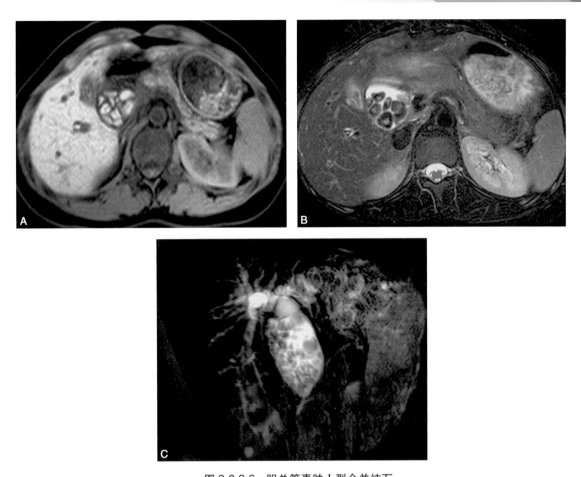

图 2-3-2-6 胆总管囊肿Ⅰ型合并结石

A、B. T₁WI 和 T₂WI,显示胆总管囊样扩张,管腔内见多发结石;C. MRCP 显示胆总管呈梭形扩张,内见多发充盈缺损影

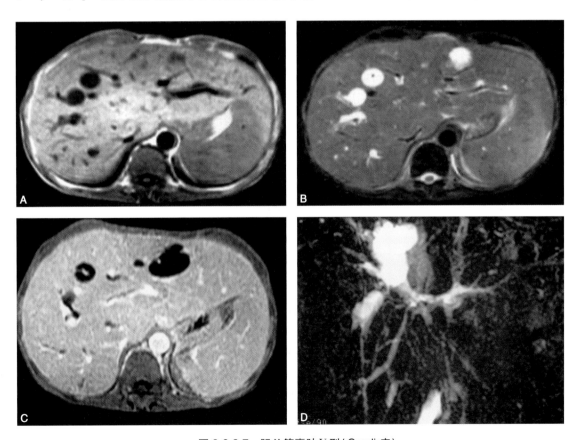

图 2-3-2-7 胆总管囊肿Ⅴ型(Caroli 病)

A、B. T₁WI 和 T₂WI,肝内多发囊样影,边界锐利,T₁WI 低信号,T₂WI 高信号,并见囊内点状和线样低信号;C. 增强后囊性病灶无强化,囊内见点状或线样强化影;D. MRCP 显示囊样影与胆管树相通

【概述】

胆石症(cholelithiasis)是胆道系统中最常见的疾病之一,是指发生于胆道系统任何部位的结石病的总称;发生在胆囊内者称为胆囊结石,发生在胆管内者称胆管结石。在诊治胆道系统疾病时,明确有无结石具有重要意义,影像学检查大多可以做出较为明确的诊断。

病理基础:在胆汁淤积和胆道感染等因素的影响下,胆汁中的胆色素、胆固醇、黏液物质和钙盐析出,凝集而形成胆结石。西方国家多为胆固醇类结石,我国的胆结石以胆色素类结石常见。胆结石的大小不一,可自砂粒样到鹅蛋大小,较大的结石多位于胆囊内。胆结石在胆囊或胆管内引起胆汁淤积,易继发胆囊及胆道的梗阻和感染。

临床表现:胆石症多见于中青年。胆石症的临床表现取决于胆石的位置及数量、胆管梗阻情况及有无急性炎症。胆绞痛和阻塞性黄疸是胆石症的两个较为特殊的临床表现。胆绞痛症状表现为油脂食物诱发右上腹阵发性剧烈绞痛,向右肩部放射,少数可位于剑突下及右下胸部。黄疸则多是由于结石停留在胆总管或肝管内引起梗阻所致。胆绞痛可以缓解或反复发作。黄疸可为间歇性或持久存在。此外,其他的症状一般与在胆囊炎中所见者相同。如有胆囊坏疽穿孔则可产生腹膜炎表现。急性发作时,可有疼痛、发热寒战及黄疸,即Charcot三联征。

【影像检查技术优选】

在诸多影像学检查中,超声诊断胆囊结石的敏感性、特异性和准确性最高,是首选和最佳的方法。如具备典型的声像图特征即有确诊意义,无需再行其他检查。肥胖的患者扫查不满意或诊断尚有疑问者可行CT检查,诊断准确性较高,但价格昂贵。X线平片上胆囊结石多数不显影,无诊断价值。静脉和口服胆囊造影剂敏感性较低且检查过程繁复,现基本不用。

【影像学表现】

1. **超声**　胆囊结石因大小、形态、数量以及化学成分不同,声像图表现多样,如同时具备胆囊结石的三个典型声像图特征:强回声团、伴后方声影、随体位改变可移动,即可确诊。超声表现主要取决于结石的理化结构,主要有下列三种:

(1)结石仅在前方表面显示出半弧形狭窄的强回声带,形如指甲盖,后方全部为声影(图2-4-0-1A)。这种结石属混合性结石,剖面呈内外两层结构,内层化学成分以胆固醇为主,外层为胆色素且70%左右有钙化。

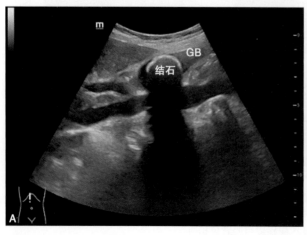

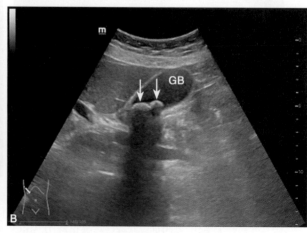

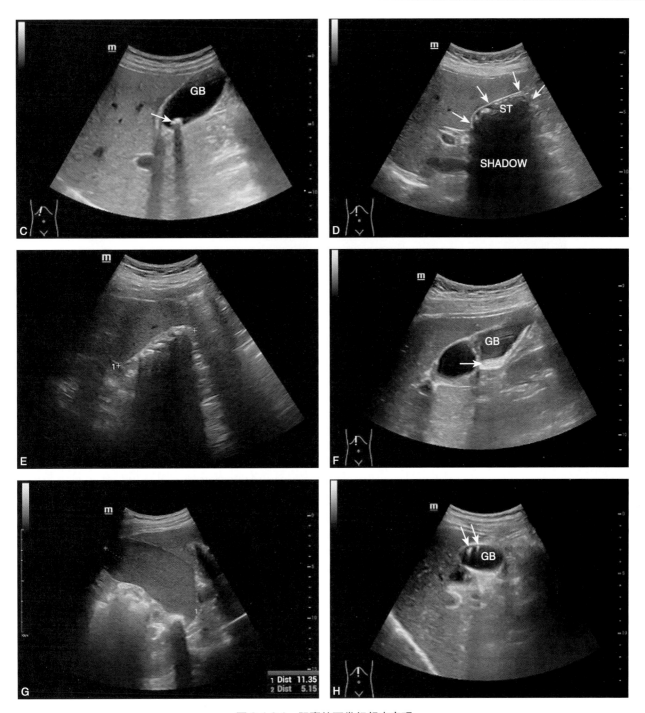

图 2-4-0-1　胆囊结石常规超声表现

A. 二维灰阶图,混合性结石仅在前方表面显示出半弧形狭窄的强回声带,形如甲盖,后方全部为声影;B. 二维灰阶图,胆固醇结石 1/3 ~ 1/2 的部分得到显示,呈现出残月或半月形后移行为声影;C. 二维灰阶图,结石的全貌基本显示出来,后方伴声影;D. 二维灰阶图,示胆囊充满型结石"WES 征-囊壁结石声影三合征":自声束侧由浅至深分别可见到:高回声的胆囊壁→充满胆囊腔内的多发性结石→宽大的声影区,遮掩了胆囊轮廓和胆囊腔;E. 胆囊内未见明显胆汁充盈,腔内充满众多小结石,因结石集合紧密而呈大块状,后方均移行为宽声影带;F. 二维灰阶图显示胆囊内胆结石(强回声后伴声影),周边伴胆泥样沉积物;G. 二维灰阶图显示长期接受静脉营养者胆囊内充满稠厚的胆囊内容物;H. 二维灰阶图显示胆壁内结石或附壁结石,表现为胆囊壁上一个或数个仅几毫米的强回声斑,后伴彗星尾征,不随体位的改变而移动

(2)结石 1/3 ~ 1/2 的部分得到显示,呈现出残月或半月形后移行为声影(图 2-4-0-1B),这种结石多属胆固醇结石,剖面构造为放射状。部分外层胆色素伴钙化者较少的混合性结石也可表现为残月形结石。

(3)结石的全貌基本显示出来,后方伴声影(图 2-4-0-1C)。这种结石在剖面构造上表现为两层、多层或无结构,化学分类包括胆色素钙结石或由胆色素、碳酸钙、磷酸钙等多种无机物组成的黑色结石等。

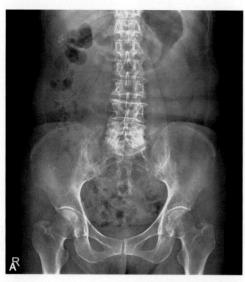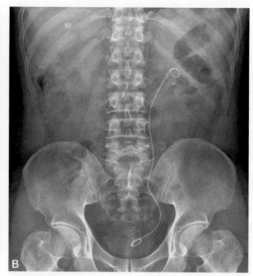

图 2-4-0-2 胆囊结石
右上腹见不同形态高密度影,为胆囊阳性结石

几种特殊类型的结石的声像图表现:①充满型结石:自声束侧由浅至深分别可见到:高回声的胆囊壁→与胆囊壁走行一致的强回声带,此即充满胆囊腔内的小混合性结石→宽大的声影区,遮掩了胆囊轮廓和胆囊腔。这种颇具特征的声像图称为"WES征-囊壁结石声影三合征"(图 2-4-0-1D)。如果结石紧密填充胆囊,则只见由胆囊壁和结石共同构成的一强回声带及其后方声影。需要与瓷器样胆囊鉴别(详见"慢性胆囊炎"一节);②堆积型结石:众多直径 10mm 以下的小结石堆积在胆囊腔内,结石的部分或全部得到显示,或可分辨出单个结石的轮廓,或因结石集合紧密而呈块状,后方均移行为宽声影带。这类结石的化学分类可以是混合性结石、胆色素钙结石和黑色结石等(图 2-4-0-1E);③泥沙样结石:也称胆泥,是比堆积型结石颗粒更小的结石,宛如大量泥沙堆积在胆囊体底部,呈均质的高~等回声,内可见斑点状强回声,结石全体多可显示,后方声影不明显甚至缺失(图 2-4-0-1F)。诊断泥沙样结石首先须排除旁瓣现象造成的伪像,可以通过变换扫查部位和切面方向等加以识别。如确有堆积物,除了是真正的细小结石外,还可能是胆汁瘀积(如长期接受静脉营养者)(图 2-4-0-1G)、浓稠的胆汁、胆囊积脓,定期随访观察胆囊内容物的变化也有利于最终的诊断;④壁内结石或附壁结石:结石生长在胆囊壁内或嵌入于黏膜皱襞内,表现为胆囊壁上一个或数个仅几毫米的强回声斑,后方伴随的不是声影而是一逐渐变细的高回声带,又称彗星尾征(图 2-4-0-1H),这是一种人工伪影现象(多重反射)。结石不随体位的改变而移动,胆囊壁多有增厚。

2. X 线 胆囊结石仅 10%~20% 表现为 X 线平片所见的阳性结石。典型的胆囊阳性结石表现为右上腹大小不等的类圆形、环形或不规则高密度影(图 2-4-0-2)。右上腹部其他结构和器官的病变也可以产生各种钙化阴影,必须予以鉴别(图 2-4-0-3),其中以肾结石最为多见。胆管结石在平片一般难以显示。

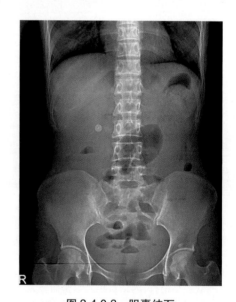

图 2-4-0-3 胆囊结石
右上腹可见类圆形高密度影,需考虑胆囊结石与右肾结石鉴别

3. CT 胆结石因成分不同在 CT 上表现不同,CT 值与胆固醇含量呈负相关,与胆红素和钙含量呈正相关。根据 CT 值,胆结石可分为高密度(CT 值>25HU)、等密度(CT 值 0~25HU)、低密度(CT 值<0)三种类型。胆结石的 CT 值测定可以大致反映其

化学成分,CT 值低的结石多为胆固醇类结石,高者多为胆色素类结石。CT 值一定程度上可为体外震波碎石、药物溶石等不同治疗方法提供参考依据。目前,双能量 CT 扫描对结石化学成分的分析很有帮助。高密度胆囊结石平扫容易显示,表现为单发或多发,圆形、多边形、环形或泥沙样高密度影(图 2-4-0-4);等、低密度结石在 CT 图像难以显示。胆管结石以高密度结石多见。肝内胆管结石呈点状、结节状或不规则状,与胆管走行一致,可伴相应胆管扩张(图 2-4-0-5)。胆总管结石时常引起胆道梗阻,其上方胆管扩张(图 2-4-0-6、图 2-4-0-7)。胆石症的患者多合并胆囊炎,可伴相应的 CT 表现。

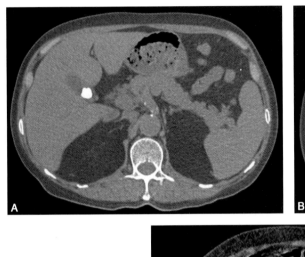
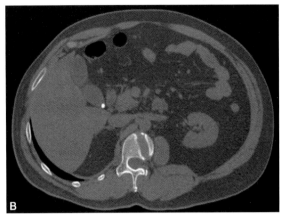
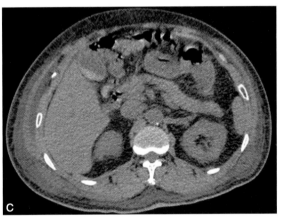

图 2-4-0-4　不同形态的胆囊结石
A~C. CT 图像上胆囊腔内见类圆形、不规则或泥沙样高密度影

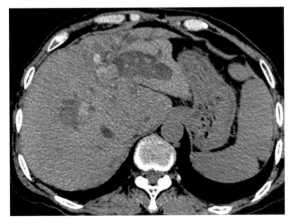

图 2-4-0-5　肝内胆管结石
肝内胆管可见多发形态不一高密度结石影,与胆管走行一致,其远端肝内胆管扩张

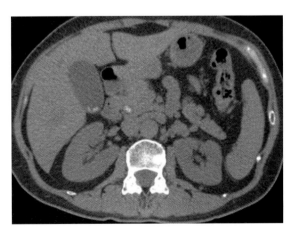

图 2-4-0-6　胆总管结石
胆总管下段腔内可见类圆形高密度结石影,胆囊腔内亦见颗粒状高密度结石影

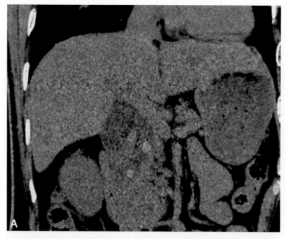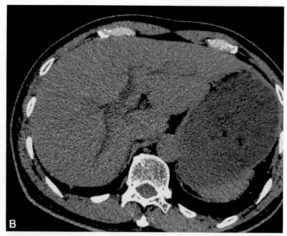

图 2-4-0-7　胆总管多发结石并肝内外胆管扩张
胆总管腔内可见多发类圆形高密度结石影,伴肝内外胆管扩张

4. MRI　胆系结石在 T_1WI 和 T_2WI 上通常均表现为信号缺失,呈低或无信号,也可表现为混杂信号,部分胆系结石在 T_1WI 上可表现为明显高信号(图 2-4-0-8)。目前研究认为,胆系结石的信号改变除与结石中的脂质成分有关,也和结石中的大分子蛋白有密切关系。MRCP 是磁共振水成像技术的一种,由于其无创、无需造影剂、简便快速,在胆道系统的检查中应用很广泛。MRCP 可显示整个胆道树,可为胆系结石的大小、数目、梗阻部位和梗阻点上方的胆管扩张程度提供可靠的诊断依据,辅助临床治疗决策。MRCP 显示的扩张胆总管下端呈倒杯口状充盈缺损,为胆总管结石的典型表现(图 2-4-0-9)。术前 MRCP 定位对胆管结石的手术治疗有重要意义。

【诊断要点】

胆石症的诊断主要依靠临床表现和影像学检查。对于中青年,出现反复、突发性右上腹绞痛,伴后背及右肩胛下部放射痛时,应考虑到胆石症;胆石症影像学检查征象明确,易于诊断。X 线可显示胆囊阳性结石。CT 平扫易显示高密度结石;等或低密度结石,表现为无强化的充盈缺损,其位置可随体位变换而改变。MRI 上结石多为低信号;MRCP 检查示扩张胆总管下端倒杯口状充盈缺损,为胆总管结石的典型表现。

【鉴别诊断】

1. **胆囊息肉**　等或低密度胆囊结石需与胆囊息肉相鉴别。胆囊息肉位置固定,不随体位变换而改变,增强扫描可见强化;而结石增强后无强化,其位置可随体位变换而发生改变。

2. **胆管癌**　胆管结石引起胆道梗阻时需与胆管癌相鉴别。胆管癌临床上常表现为进行性黄疸、脂肪泻、陶土样大便和上腹部肿块;实验室检查多有 CA19-9 明显增高。高密度结石 CT 上容易与胆管癌相鉴别。对于等或低密度结石,CT 或 MRI 增强扫描有助于两者的鉴别,结石无强化;而胆管癌表现为扩张胆管远端突然狭窄和中断、管壁不均匀增厚或腔内和/或腔外软组织密度或信号结节,并有强化。

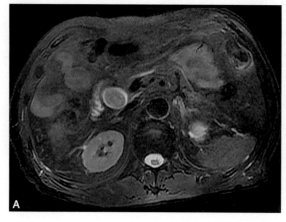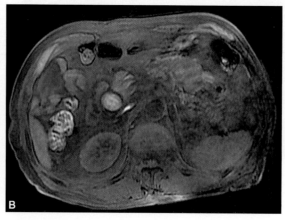

图 2-4-0-8　胆总管下段结石
胆总管下段腔内类圆形异常信号影。A. T_2WI 为混杂等低信号;B. T_1WI 呈高信号

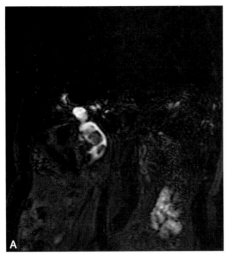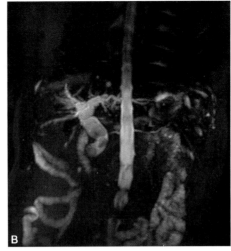

图 2-4-0-9　MRCP 显示胆总管结石扩张

扩张胆总管内见多发结节状低信号影,下端呈倒杯口状充盈缺损,扩张的胆道树显示清晰,以胆总管扩张明显

(刘再毅　黄燕琪)

参 考 文 献

1. 于本霞,夏玉军,刘奉立,等.磁共振胰胆管成像对胆道梗阻的诊断价值(附81例分析).医学影像学杂志,2013,23(10):1572-1574+1578.

2. 陈永利,孙岩,孙世波.胆囊结石术前常规行磁共振胆胰管成像的必要性.中国现代医学杂志,2012,22(06):93-95.

3. 吴非,王翠,姜书山,等.不同影像检查方法诊断胆总管结石的比较研究.医学影像学杂志,2012,22(07):1140-1145.

4. SMALL DM. gallstones. N Engl J Med. 1968, 279(11):588-593.

5. RATANAPRASATPORN L, UYEDA JW, WORTMAN JR, et al. Multimodality Imaging, including Dual-Energy CT, in the Evaluation of Gallbladder Disease. Radiographics, 2018, 38(1):75-89.

6. GURUSAMY KS, DAVIDSON BR. Gallstones. BMJ, 2014, 348:g2669.

7. BARAKOS JA, RALLS PW, LAPIN SA, et al. Cholelithiasis: evaluation with CT. Radiology, 1987, 162(2):415-418.

8. VAN BEERS BE, PRINGOT JH. Imaging of cholelithiasis: helical CT. Abdom Imaging, 2001, 26(1):15-20.

9. CATALANO OA, SAHANI DV, KALVA SP, et al. MR imaging of the gallbladder: a pictorial essay. Radiographics, 2008, 28(1):135-55; quiz 324.

10. ADUSUMILLI S, SIEGELMAN ES. MR imaging of the gallbladder. Magn Reson Imaging Clin N Am, 2002, 10(1):165-184.

第五章　炎症与感染疾病

第一节　急性胆囊炎

【概述】

急性胆囊炎（acute cholecystitis）是由胆囊管阻塞和/或细菌侵染引起的胆囊急性化脓性炎症，是临床常见急腹症之一，约90%以上的患者伴有胆囊结石，感染主要由大肠杆菌等肠道内革兰氏阴性杆菌及厌氧菌引起。依据疾病演变过程及病理表现将急性胆囊炎分为3种类型：①急性单纯性胆囊炎：病变早期主要表现为胆囊黏膜充血、水肿，有大量炎细胞渗出，胆囊轻度肿胀；②急性化脓性胆囊炎：随着病变加重，炎症侵犯胆囊全层，胆囊壁内弥漫性白细胞浸润形成广泛蜂窝织炎，胆囊肿大，胆囊壁增厚，浆膜层可有纤维素渗出，胆囊窝可有积脓，发生胆囊周围粘连或脓肿；③急性坏疽性胆囊炎：胆囊高度肿大，胆囊壁缺血、坏死、出血、甚至穿孔，引起胆汁性腹膜炎。如为产气杆菌感染，则胆囊坏疽的同时，胆囊内和胆囊壁积气，即为气肿性胆囊炎。

急性胆囊炎多见于45岁以下的女性，男女之比为1:2。通常因进食油腻晚餐后诱发疾病。常在夜间发病，有胆绞痛发作病史，主要症状为右上腹痛，向右肩胛区放射。严重者伴有高热、畏寒、轻度黄疸，查体右上腹压痛、肌紧张、Murphy征阳性。极少数的患者还伴有寒战，约1/10的患者可有轻度黄疸。

【影像检查技术优选】

急性胆囊炎主要依靠临床表现和US诊断。

X线检查对诊断急性胆囊炎有较大的局限性，急性胆囊炎在X线平片上大多无阳性发现，偶尔可在胆囊区观察到阳性胆囊结石或者钙化的胆囊壁影，有时可以见到膨大的胆囊。

CT也可以作为一种辅助性的检查手段，可以观察胆囊的大小及胆囊壁的厚度。但是胆囊的大小受多种因素影响，单纯的胆囊增大并不意味着炎症。

急性胆囊炎的MRI表现与US、CT相似。如果临床症状典型，一般无需做MRI检查。

急性化脓性胆囊炎，病情严重，并发症多，CT和MRI不失为US之外的重要检查手段。此外，急性胆囊炎合并黄疸或US对胆管的扩张不能很好地解释原因时，行CT和MRI检查可以更全面地了解胆囊、胆管的状态，尤其对梗阻性黄疸的外压性或内源性鉴别有较高的价值。

【影像学表现】

1. **超声**　诊断要点主要包括胆囊肿大、胆囊壁增厚、常伴随胆囊结石、胆泥等、超声墨菲征阳性等。具体分析如下：胆囊肿大：纵径×横径通常超过（9～10）cm×（3～4）cm，但并非绝对。胆囊增大的程度既和个体的基础值有关，也和胆囊管梗阻的程度以及病情发展中检查的时机有关，因此需结合其他同时存在的声像图特征进行综合判定。有时胆囊增大即使未达到上述测量值，也可判断为胆囊肿大。大部分伴发的结石多嵌顿在胆囊颈管部，有时不易显示，故需特别注意扫查（图2-5-1-1）。胆囊腔内堆积的胆泥多呈低回声团，是由于炎症渗出或脓液形成所致。胆囊壁弥漫性增厚≥4mm，部分病例因"壁内分层"而呈现为"双层征"或"多层征"，典型的"双层征"表现为：由外至内依次呈高回声、低回声、高回声三层结构，中间低回声层的病理学基础是浆膜下水肿、炎性坏死等（2-5-1-1）。严重者可出现胆囊壁内脓肿。若胆囊穿孔，胆囊壁的连续性消失，胆囊肿大可能已不明显，胆囊周围见液性回声。超声检查扫查胆囊区或用探头压迫肿大的胆囊时，患者感到明确的触痛即为墨菲征（Murphy sign）阳性。

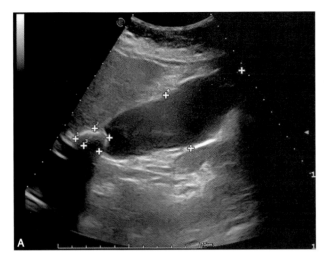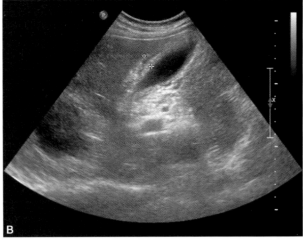

图 2-5-1-1 急性胆囊炎常规超声表现
A. 二维灰阶超声显示胆囊颈部结石嵌顿伴胆囊肿大,胆囊形态饱满;B. 二维灰阶超声显示胆囊壁明显增厚约 10mm,呈"双层征",中间低回声层由浆膜下水肿、炎性坏死等所致

2. **X 线** 急性胆囊炎在平片上大多无阳性发现。偶尔可在胆囊区见到阳性胆囊结石或者钙化的胆囊壁阴影。如果由于胆囊管梗阻而有大量的胆汁滞留使胆囊明显膨大时,有时在肠道内积气的对比下可显示出膨大的胆囊软组织阴影。若急性胆囊炎由梗阻引起,胆囊或胆道造影检查时,胆囊一般不显影或显影较淡。由于 US 的广泛应用,造影检查在急性胆囊炎诊断上的应用已较少。

3. **CT**

（1）胆囊明显扩大:短轴大于 5cm 或长轴大于 10cm。但由于胆囊的大小受多种因素影响,变异较大,单纯的胆囊增大并不是胆囊炎特征性表现。

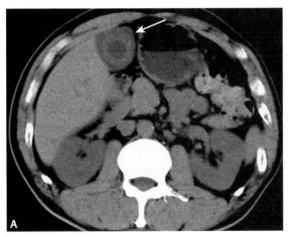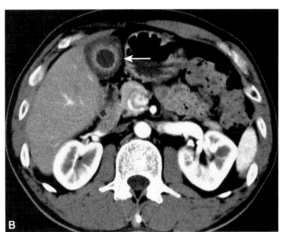

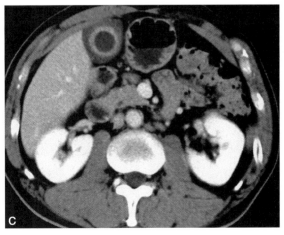

图 2-5-1-2 急性胆囊炎
A. 平扫示胆囊壁弥漫性均匀增厚,周围水肿明显(箭);B. 增强扫描动脉期示胆囊黏膜明显强化,腔内壁光滑,浆膜面欠光滑,肝胆边界尚清晰(箭);C. 门脉期示黏膜持续强化

（2）胆囊轮廓模糊不清、胆囊壁增厚（大于3mm）：胆囊壁增厚多呈弥漫性、向心性。少数患者增厚的胆囊壁呈结节状，与胆囊癌表现相似。增厚的胆囊壁在增强扫描时明显强化，而且持续时间较长（图 2-5-1-2）。

（3）胆囊周围粘连或脂肪肿胀：表现为胆囊周围密度增高的脂肪和低密度水肿带。胆囊壁与肝床分界不清。少数病例可见胆囊内结石、积液及合并肝内脓肿等。

（4）胆囊床邻近肝组织动脉期一过性斑片状强化：其发生与邻近肝组织的充血、水肿以及局部肝动脉血流量增加有关，这种现象只见于动态增强扫描的动脉期，是急性胆囊炎最具特异性的征象之一，同时也是区别于慢性胆囊炎的有力证据。

（5）胆囊腔或囊壁积气、壁或胆囊周围脓肿：是急性胆囊炎尤其是坏疽性胆囊炎的特有征象。少数病例可合并腹膜炎征象。急性胆囊炎导致的局限性或弥漫性腹膜炎常常提示胆囊穿孔的可能。此外，部分病例可见胆汁密度增高。有报道 80%~90% 的患者合并有胆囊结石。

（6）出血性胆囊炎：出血性胆囊炎是急性胆囊炎的少见类型，除胆囊壁增厚和胆囊内结石外，主要表现为胆囊血性内容物呈高密度。钙胆汁可有相似的 CT 改变，但钙胆汁的密度更高，较均匀，更重要的是临床表现明显不同（图 2-5-1-3）。

（7）急性气肿性胆囊炎：是急性坏疽性胆囊炎的一种少见重症表现，30% 发生于糖尿病患者，且50% 患者不存在结石。本病 CT 特征性的改变是胆囊壁内显示有气泡或线状气体影。常见的其他表现为胆囊腔、胆道内或胆囊周围积气。诊断时需排除胆肠瘘等情况，胆囊周围脓肿和穿孔改变有助于气肿性胆囊炎的诊断（图 2-5-1-4）。

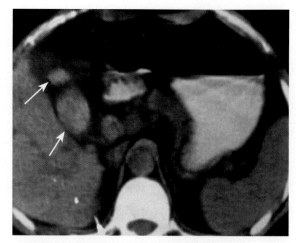

图 2-5-1-3　出血性胆囊炎
CT 平扫示胆囊壁水肿增厚，胆囊内可见高密度积血（箭）

4. MRI　MRI 一般不用于急性胆囊炎的检查，急性胆囊炎的 MRI 表现和 US、CT 相似，主要表现为胆囊腔增大、胆囊壁增厚、胆囊周围积液，部分患者可见胆囊结石和胆囊周围脓肿。胆囊壁水肿增厚，T_2WI 上黏膜层多显示为较为光滑低信号，浆膜层多显示不光滑，有时与胆囊周围积液融为一体，界限不清。快速动态增强 MRI 扫描上，显著增厚的胆囊壁可呈 3 层结构，内层（黏膜层）和外层（浆膜层）因充血显著强化，中间层为水肿区，强化不明显呈低信号。胆囊周围的积液及肝周积液的出现在一定程度上反映了急性感染过程向胆囊周围的扩散程度，在增强抑脂 T_1WI 上，胆囊壁、胆囊周围脂肪和肝内门静脉周围组织的强化支持急性胆囊炎的诊断。

【诊断要点】

急性胆囊炎的诊断主要依靠临床表现及超声检查确诊。CT 可作为一种辅助性的检查手段。主要表现为胆囊增大，胆囊壁增厚及胆囊周围低密度水肿带。

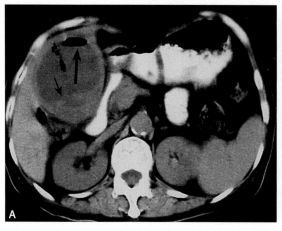
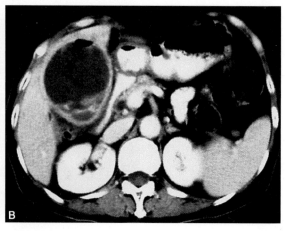

图 2-5-1-4　气肿性胆囊炎
A. 平扫示胆囊明显增大，胆囊壁增厚，腔内可见小气液平面（粗箭），胆囊下部见混合密度结石及沉积物（细箭）；
B. 增强扫描时胆囊壁明显增厚强化，腔内壁光整

第二节 慢性胆囊炎

【概述】

慢性胆囊炎(chronic cholecystitis)是常见的胆囊疾病,以女性多见,男女发病率约为 1:1.5。由于胆囊长期持续或间断性受到各种刺激,从而产生慢性炎症改变,可以为急性胆囊炎反复发作的结果,也可以开始即为慢性,往往与胆囊结石共存。胆囊结石是慢性胆囊炎最常见的危险因素,慢性结石占所有慢性胆囊炎的 90%~95%;慢性非结石性胆囊炎则不常见,占所有慢性胆囊炎的 4.5%~12.2%。长期存在的慢性胆囊炎可导致胆囊壁钙化,被人们称为"瓷胆囊"。平时临床表现很不典型,患者可无特殊不适,偶有剑突下隐痛及轻度消化道症状、腹胀、嗳气,少数病例可触及右上腹肿块(胆囊积水),随呼吸上下移动。饱餐尤其是大量高脂饮食后,疲劳时可诱发急性发作,与急性胆囊炎的临床表现一致。

慢性胆囊炎的主要病理表现为胆囊壁的增厚和瘢痕收缩,胆囊往往缩小,周围可有粘连。若在胆囊颈部或胆囊管有梗阻,胆囊亦可扩大。镜检显示胆囊黏膜破坏、萎缩或消失,为肉芽组织或瘢痕组织所替代。壁有淋巴细胞浸润、纤维化以致钙化等改变。但若胆囊颈部炎性水肿、胆石嵌顿于胆囊颈部或胆囊管,可引起胆囊积水或积脓,致使胆囊扩大。上述病理改变都会引起胆囊的收缩和排空功能产生不同程度的障碍。非结石性胆囊炎常伴胆囊管的先天性异常、纤维瘢痕增生和扭曲,这些因素造成胆囊管的部分阻塞,影响胆囊的排空功能。在组织病理学上,慢性胆囊炎的严重程度主要取决于黏膜有无脱失、腺体有无增生和异型、黏液分泌的量和性质的改变、炎细胞的浸润和纤维结缔组织增生的程度。

【影像检查技术优选】

超声检查通常作为慢性胆囊炎影像学检查的第一步,是诊断慢性胆囊炎最常用、最有价值的检查,可显示出胆囊壁增厚、纤维化及胆囊中的结石。

1. X 线　常无异常发现,故不必作为常规检查。平片主要用来发现阳性结石,但概率只有 10%~20%。偶尔可见胆囊壁钙化、胆囊内或胆囊壁积气。

2. CT　对于慢性胆囊炎有辅助诊断价值。CT 检查不受皮下脂肪,胃肠道气体以及胸部肋骨的影响,其横断面截图,可检查胆囊的形态、胆囊结构、胆囊壁厚度、外部淋巴结的变化等,并可以通过增强扫描观察血液流动情况,进行图像重建,可以清晰地观察、判断疾病变化。CT 扫描可以发现胆囊壁增厚以及可能的结石,尤其当有少量钙盐沉着,即可显示,并能评估胆囊的营养不良性钙化,且有助于排除其他需要鉴别的疾病。对胆囊收缩变小的诊断也比较可靠。

3. MRI　在评估胆囊壁纤维化、胆囊壁缺血、胆囊周围肝组织水肿、胆囊周围脂肪堆积等方面,MRI 均优于 CT、主要用于鉴别急性和慢性胆囊炎。磁共振胰胆管造影(MRCP)可发现超声和 CT 不易检出的胆囊和胆总管小结石。MRCP 是利用胆汁和胰液中含有大量的水分且 T_2 显著长于周围组织的特点,采用 T_2WI 突出前两者的高信号,并且通过最大密度投影(maximum intensity projection,MIP)获得类似直接造影的胰胆管图像。MRCP 联合 MRI 在慢性胆囊炎的诊断中具有更高的敏感度、特异度和准确度,且具有安全、无创、适应证广泛等优点,三维成像类似于直接胆囊造影,可显示整个胆囊全貌。不同的结石在 MRCP 上均表现为低信号,因而对于检测 CT 不易发现的等密度结石有独特的优势。

【影像学表现】

1. 超声　诊断要点包括胆囊萎缩、胆囊壁明显肥厚、合并胆囊结石或胆泥等。轻微的慢性炎症胆囊大小无明显改变,随病程进展胆囊逐渐萎缩。多数患者同时存在胆囊结石和胆泥,这是诊断慢性胆囊炎的重要辅助依据。若炎症反复发作者,胆囊与肠管、大网膜等粘连成团,与周围组织器官分界不清,常常无法清晰显示胆囊的轮廓和真实大小。胆囊壁部分仅见增厚,多在 5mm 以上,但仍保持一完整的高回声带(图 2-5-2-1)。病变显著者亦出现回声分为高-低-高三层的"双层征"现象。部分病例经过长期慢性纤维化的过程后胆囊壁广泛钙化,称为"瓷器样胆囊",声像图上表现为靠近声束一侧的胆囊壁呈带状强回声,其后方由于伴宽大声影区,胆囊腔和其他部分的胆囊壁均不能显示(图 2-5-2-1)。

但对单纯的胆囊壁增厚,诊断必须慎重。首先应排除禁食时间是否不足 6h,如果受检者无胆囊结石胆囊炎的临床病史或症状,胆囊壁仍呈现一光滑均质的单层高回声带,胆囊形态以及腔内亦无异常的声像图表现,应考虑属于正常的个体差异,特别是胆囊壁增厚不显著者,因为胆囊壁厚度正常值在 3mm 以内是一个平均值而非绝对值的概念。肝硬化腹水、心力衰竭、低蛋白血症的患者,胆囊壁增厚往往是这些疾病的并存表现,若无其他依据也不可贸然判断为慢性胆囊炎。这些情况下在诊断结论里最好客观地描写"胆囊壁增厚"即可。

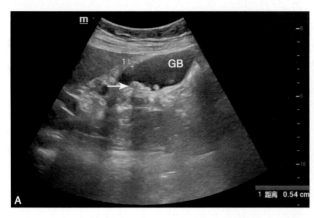
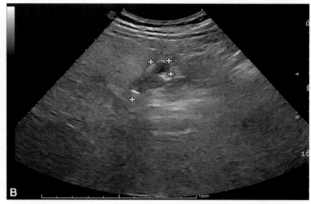

图 2-5-2-1 慢性胆囊炎常规超声表现

A. 二维灰阶超声显示慢性胆囊炎患者胆囊壁增厚,约 5mm,但胆囊壁仍保持一完整的高回声带,胆囊腔内伴多发结石;

B. 二维灰阶超声表现胆囊明显缩小,内可见多枚强回声后伴声影,胆囊腔内和其他部分的胆囊壁均显示不清

如胆囊慢性穿孔与消化管发生内瘘,则无回声的液性胆囊腔消失,回声杂乱并含气体回声,几乎不能和胃肠道鉴别。最常见的慢性穿孔是穿孔至十二指肠。因气体经胆囊进入胆道系统,故声像图除前述表现外,还可见肝内胆管内游弋着散在的气体样强回声,呈线状,后方伴多重反射。

瓷器样胆囊与胆囊充满型结石之间的鉴别主要在于:后者的特征是胆囊大小无明显改变,可见 WES 征;如果胆囊腔完全被结石填满,无 WES 征,而且合并慢性胆囊炎致使胆囊萎缩,鉴别也存在困难。

2. X 线 腹部平片可以发现不透过 X 线的胆石阴影。口服胆囊造影剂发现可透过 X 线的胆石、胆囊变形、肿大、缩小、胆囊浓缩与收缩功能不良,提示有慢性胆囊炎的可能。当患者口服胆囊造影剂不显影时,若其无肝功能损害或肝的胆红素代谢功能失常(如 Dubin-Johnson 二氏综合征),而静脉胆囊造影不显影,甚至增大造影剂剂量也不显影,则对诊断慢性胆囊炎甚有价值。平片上显示出一个密度增高的长圆形浓影,形态较正常胆囊小,应考虑为以碳酸钙为主的胆汁充满胆囊并伴有慢性胆囊炎。“陶瓷胆囊”于平片上,则多显示为慢性胆囊炎或纤维化胆囊壁所表现出的胆囊轮廓。

3. CT 胆囊壁呈软组织密度弥漫性、向心性增厚,但厚度个体差异较大,充盈排空时相差也很大,若充盈良好,壁厚大于 3mm 有一定意义,但一般不能作为诊断标准。多数患者可见胆囊管内结石嵌顿,若无结石,仅发现胆囊壁增厚不能做出明确诊断。有时可看到胆囊壁钙化,这是慢性胆囊炎的典型表现,但非常少见(图 2-5-2-2)。胆囊体积缩小多表示胆囊壁纤维化,少数可增大,表示胆囊积液,但均无特征性。增强扫描可见胆囊壁各期不同程度强化。

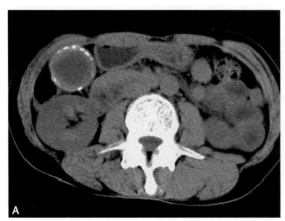
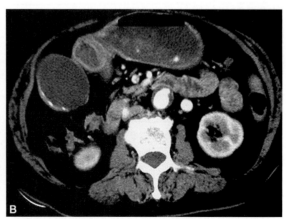

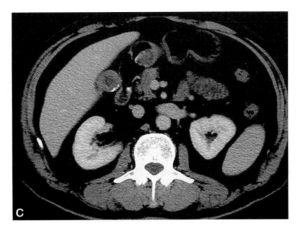

图 2-5-2-2　慢性胆囊炎
A~C. CT 平扫示胆囊壁增厚,可见钙化灶

4. MRI　慢性胆囊炎的 MRI 主要表现是胆囊结石、胆囊壁增厚和/或胆囊壁钙化。胆囊体积缩小并且胆囊壁不规则增厚,可以观察到明显分界的两层,内层为薄的、均一的低信号带,外层为高信号带。其他表现包括胆囊壁索条状影、胆囊周围积液及胆囊周围脂肪信号改变。MRI 显示胆囊壁钙化较 CT 敏感性差,对细小钙化不能显示,明显的胆囊壁钙化表现为胆囊壁信号缺失。增强后,胆囊壁强化程度比急性胆囊炎程度轻。强化特点为轻、慢、延迟时间长。当慢性胆囊炎合并穿孔时,周围肝实质受严重浸润,动态增强可表现为胆囊窝周围肝实质内不均匀强化,很难与胆囊癌相鉴别,但慢性胆囊炎增厚的胆囊壁内壁多较光滑,有一定的鉴别诊断价值。

【诊断要点】

慢性胆囊炎的诊断仍然主要依靠临床表现及超声检查。本病临床表现无典型症状。患者可能有周期性发热,间歇期无规则,持续性右上腹或上中腹钝痛或不适感、腹胀、反酸、嗳气、恶心等,进食油腻饮食后往往恶心或疼痛加剧,有时使用碱性药物或嗳气后可缓解餐后痛。体征有一过性黄疸、右上腹压痛、墨菲征阳性。有胆囊积液时,可触及肿大的胆囊。结合超声等影像学表现可以对慢性胆囊炎做出诊断。

【鉴别诊断】

1. **胆囊癌**　胆囊癌为胆系最常见的恶性肿瘤。影像学表现可为腔内息肉状或无蒂的肿块、囊壁增厚或腔外较大的肿块对周围器官的侵犯。大多数肿瘤发生于胆囊底部或体部,少数发生于胆囊颈部或胆囊管。不规则的囊壁增厚及胆囊结石是比较少见。CT 能够显示胆囊肿块及囊壁增厚。肿瘤通常表现为不均质强化的低密度肿块。胆囊壁可局限性或弥漫性增厚,增强后常常表现为异常明显或持续性的强化。腔外的肿瘤常表现为肝十二脂肠韧带区的淋巴结肿大,以及对肝脏、胆管、十二指肠、胃、胰腺和/或肾脏的侵犯,有时可发生远处器官的转移。胆囊癌的 MRI 表现与 CT 表现类似,由于其具有更高的软组织对比度,可以更好地显示肿瘤的范围。肿瘤在 T_1WI 呈低信号,T_2WI 呈高信号。浸润型表现为胆囊局限或广泛的不规则增厚,增强扫描明显强化;结节型表现为胆囊壁向腔内凸起的单发或多发乳头状结节,>1cm,增强扫描病灶强化;肿块型表现为胆囊窝内边界不清的软组织肿块,增强扫描明显强化。邻近肝组织呈长 T_1 长 T_2 信号改变,提示肝脏受到浸润。腹水、淋巴结肿大、肝内多发结节为转移征象,后者可有典型的"牛眼征",增强扫描呈环形强化。

2. **胆囊腺肌瘤病**　胆囊腺肌瘤病是一种获得性、良性及胆囊退化性的疾病。特点是上皮增生、肌肉肥大及胆囊壁内憩室,可以呈部分性或弥漫性分布。CT 常见表现为弥漫性胆囊壁增厚伴增强后强化明显。CT 平扫示胆囊腔内胆泥和结石呈高密度,胆囊壁内的水样密度和未强化区域考虑为罗-阿窦。"玫瑰园"征主要是由位于胆囊壁憩室内的强化黏膜被相对未强化的过度增生的胆囊壁肌层包绕而成。MRI 表现为弥漫性的胆囊壁增厚伴胆囊壁强化。胆囊壁增厚的方式分为 3 型,在胆囊壁内可见多发囊状高信号影,增厚的胆囊壁分层或不分层。MRI 特征性征象是胆囊内多发的囊性灶,囊性灶的特点是 T_2WI 为高信号,T_1WI 为低信号,增强后无强化。"串珠"征用于 MRCP 的描述中,是指沿曲线排列的多个小圆形高信号强度的病灶,代表增厚胆囊壁内的罗-阿窦,这是腺肌瘤病特有征象。(图 2-5-2-3)

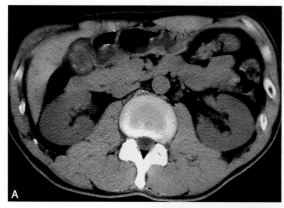
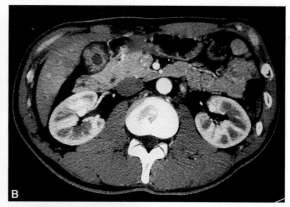
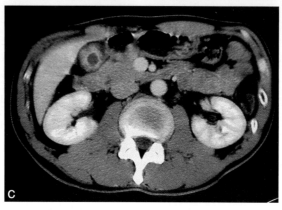

图 2-5-2-3 胆囊腺肌瘤病

A. CT 平扫示胆囊壁弥漫性增厚,胆囊腔明显缩小;B、C. 分别为动态增强动脉期和门脉期,示胆囊黏膜层和黏膜下层明显强化,门脉期和延迟期胆囊壁强化范围扩大。胆囊腔内面和浆膜面较光整

综上所述,诊断慢性胆囊炎时应多方考虑,不能单凭一点,牵强附会,避免误诊和滥施手术而造成不良后果。

第三节 黄色肉芽肿性胆囊炎

【概述】

黄色肉芽肿性胆囊炎(xanthogranulomatous cholecystitis,XGC)是一种罕见的以胆囊慢性炎症为基础并伴有黄色肉芽肿形成的破坏性炎性病变。XGC 的病因尚不完全清楚,通常认为是胆道梗阻与细菌感染的双重作用。胆囊结石、胆石嵌顿、胆汁淤积等因素会导致胆囊壁黏膜溃疡,引起炎症反复发生,并会扩展到罗-阿窦(Rokitansky-Aschoff),导致其破裂,胆汁外渗入胆囊壁,降解为不溶性胆固醇和脂质,巨噬细胞吞噬脂肪形成泡沫细胞,最终炎症机化,大量成纤维细胞增生,形成黄色肉芽肿,进而胆囊壁局灶或弥漫性增厚形成 XGC。病程进一步进展,胆囊与肝及其周围组织粘连,甚至造成胆囊内瘘、坏疽或穿孔。

XGC 的病理特点是胆囊壁内形成黄色斑块样或蜡样质肉芽肿。病理分型为:多结节型、局灶型和弥漫型。另有分型为局限型和弥漫型。局限型的基本病理特征为局部胆囊壁结构不同程度的破坏,代之以结节性肉芽肿性结构,中央为炎性坏死组织,周围可见较多炎性细胞浸润。弥漫型的基本病理特征为病变累及胆囊壁全层并且累及周围组织,常无典型肉芽肿样结构,表现为多种炎性细胞弥漫型浸润,成纤维细胞增生。

XGC 目前平均患病年龄、性别等并无一致性结论,多见于 50~60 岁,男女均可发病。临床表现无特异性,患者常表现为急、慢性胆囊炎和胆囊结石的症状和体征,表现为:发热、反复发作的右上腹疼痛或上腹痛、梗阻性黄疸、呕吐、右上腹扪及包块等。绝大多数本病患者合并有胆囊结石,当 XGC 导致胆囊与周围脏器之间形成内瘘时,表现为胆囊壁坏疽、穿孔。XGC 病变早期阶段表现为胆囊壁黄褐色结节,随着疾病进展表现为整个胆囊弥漫性受累,并累及周围结构。

【影像检查技术优选】

XGC 术前常被误诊为胆囊癌,其正确诊断对选择正确的治疗方式和准确的疾病预后都有重要作用。XGC 的术前诊断主要依靠临床表现和影像学检查。目前，CT 和 MRI 是术前诊断 XGC 常用的影像学检查方法，而确诊仍需依靠病理学诊断。

1. CT 能够很好地显示 XGC 胆囊壁的增厚情况以及胆囊壁内的低密度结节，XGC 胆囊壁多呈弥漫性增厚，增强扫描增厚的胆囊壁表现为内外环强化，呈典型的"夹心饼干"征，这是 XGC 的重要征象之一。增厚的胆囊壁内可见多发低密度结节，可见分隔或栅栏样改变，增强扫描结节无明显强化，结节之间的分隔可呈延迟强化。CT 检查多可见到完整的胆囊黏膜线，这是与胆囊癌鉴别的重要征象。

2. MRI 较 CT 诊断 XGC 的准确率更高。MRI 对于胆囊结石（尤其是泥沙样结石）的检出率更高。MRI 除了能充分显示胆囊壁增厚与壁内结节外，还能够很好地显示胆囊壁内低信号分隔、胆囊内结石和胆囊黏膜线的完整情况。此外，MRI 还能够很好地显示 XGC 侵犯邻近肝脏组织形成的炎性浸润，表现为邻近肝实质长 T_2 信号改变，其成像基础是炎细胞和纤维组织增生。另外，由于邻近肝实质充血，肝

动脉血流量增多，血流速度增快，使邻近肝实质在动脉期呈现一过性强化。而胆囊癌对于邻近肝脏组织为癌性浸润，邻近肝组织与胆囊分界不清，增强扫描多呈轻度不均匀强化，强化程度低于正常肝实质。

【影像学表现】

1. CT

（1）胆囊壁增厚（≥3mm）：XGC 患者多表现为胆囊增大、胆囊壁增厚，大多数患者表现为胆囊壁弥漫性增厚，以胆囊底部更为突出，少数为局灶性胆囊壁增厚。约85%的病例存在邻近胆囊壁强化，强化多位于胆囊腔面。胆囊壁弥漫增厚，可呈典型的"夹心饼干"征，增厚的胆囊壁在门静脉期强化程度更高，延时期可见胆囊壁延时强化。

（2）胆囊壁内低密度结节（图 2-5-3-1）：接近半数患者增厚的胆囊壁内可见低密度结节，结节可多发，呈局灶性或向周围扩散性生长。多个结节之间可见分隔或栅栏样改变。增强扫描，胆囊壁内结节无明显强化，分隔可呈延迟强化。CT 增强示胆囊壁弥漫性增厚，壁内见无强化低密度结节。

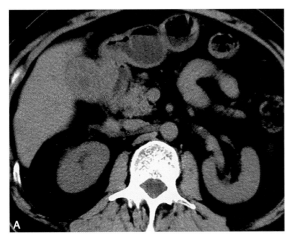
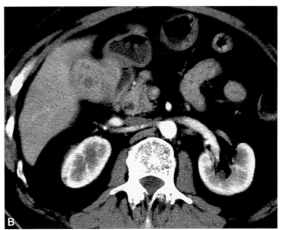
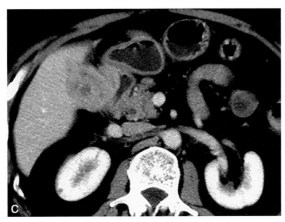

图 2-5-3-1 黄色肉芽肿性胆囊炎

A. CT 平扫示胆囊壁弥漫性均匀增厚，胆囊腔变窄；B. 动脉期示胆囊黏膜层和浆膜层明显强化，中间基层强化较弱；C. 门脉期见低密度小结节

（3）胆囊黏膜线：多数患者的胆囊黏膜线呈连续状态，这是与胆囊癌相鉴别的重要征象之一。也有少数患者可观察到胆囊黏膜线不连续，多结节患者可表现为串珠样改变。

（4）结石与胆道系统扩张：多数 XGC 患者伴有胆囊结石，少数患者存在胆总管结石和肝内胆管结石。约 60% 的患者可见胆囊增大，极少数患者表现为胆总管和肝内胆管扩张。

（5）邻近脏器组织的浸润：多数 XGC 患者胆囊与肝脏和周围脂肪组织界限模糊，部分患者强化早期可见肝脏一过性强化。少部分患者亦可见邻近十二指肠、结肠、胃和腹壁粘连受累，可形成肿块，腹膜后可见肿大淋巴结，这时需要与胆囊癌仔细鉴别。胆囊黏膜线中断的 XGC 患者更容易表现为邻近肝脏的受侵。

2. MRI　MRI 对 XGC 的形态学改变较 CT 更敏感。与肝实质信号强度相比，胆囊壁增厚在 T_1WI 图像上表现为不均质低信号或等信号，在 T_2WI 图像上表现为不均质稍高信号。由于胆囊壁肌层渗入大量胆汁，发生水肿，肌层强化程度较低，而浆膜层和黏膜层强化明显，表现为"夹心饼干"征。胆囊壁内结节表现为长 T_1、长 T_2 信号，T_1WI 同相位信号高于反相位，在 T_2WI 图像上有时可见结节内低信号分隔，增强扫描无强化或延迟强化。增强扫描胆囊黏膜线多完整，呈连续性强化。当 XGC 侵及邻近肝组织时，邻近肝实质呈长 T_2 信号改变，动脉期呈一过性强化。

【诊断要点】

XGC 的术前诊断主要依靠临床表现和影像学检查。对于中老年人，存在发热、反复发作的右上腹疼痛或上腹痛、梗阻性黄疸、呕吐、右上腹扪及包块等症状体征时，应行腹部增强 CT 或 MRI 检查。当病变表现为增厚的胆囊壁内存在低密度无强化的结节，胆囊黏膜线连续，伴有胆囊结石时，应考虑到 XGC 的可能。

【鉴别诊断】

1. 胆囊癌　由于 XGC 表现为胆囊壁不同程度地增厚，并常累及邻近的肝脏、胃、肠管、腹壁等，表现为分界不清、粘连和肿块，因此往往需要和胆囊癌累及周围脏器相鉴别。XGC 胆囊壁常表现为弥漫性增厚，病变多发生于胆囊壁内，其表面黏膜大多是完整的，强化后呈"夹心饼干"征。同时 XGC 增厚的胆囊壁内常可见低密度、无强化结节，MRI 则为长 T_1信号。在 CT 和 MRI 图像上，胆囊癌常表现为胆囊壁不规则、结节样增厚，并呈明显强化，伴周围肝脏等结构受侵。但胆囊癌胆囊壁往往呈局限性或不对称性增厚，胆囊肌层、黏膜层同样受侵，黏膜线破坏，增强扫描无"夹心饼干"征，同时胆囊癌增厚的胆囊壁内很少见到低密度结节，常常合并胆管梗阻、肝内胆管扩张，肝脏受侵时往往表现为肝内肿块，腹膜后淋巴结多肿大。此外，XGC 为良性病变，腹部多无肿大淋巴结。

2. 胆囊腺肌症　胆囊腺肌症好发于中年女性，分为弥漫型、节段型和局限型。CT 表现为胆囊壁增厚，增强扫描呈明显强化，胆囊壁间可见多个小囊样改变。在 MRI 图像上，增厚的胆囊壁呈等或略低 T_1 信号，等或略低、略高 T_2 信号。在 T_2WI 序列和 STIR 序列上，R-A 氏窦表现为增厚的胆囊壁内小囊性信号，以 STIR 序列尤为明显。

3. 慢性胆囊炎　慢性胆囊炎胆囊体积多缩小，囊壁增厚均匀，且囊壁内多无低密度结节病灶，强化较均匀，且边界较为清楚。

第四节　急性重症胆管炎

【概述】

急性重症胆管炎也叫急性梗阻性化脓性胆管炎（acute obstructive suppurative cholangitis, AOSC）。AOSC 的病因主要是胆管的梗阻和感染。常见的梗阻原因是胆管结石，其次是胆道蛔虫病、胆管狭窄、肿瘤和胰腺病变。感染的细菌以大肠杆菌最多见，约占 50%。AOSC 患者临床表现多不典型，大多数患者起病较急，病情变化快，早期出现明显 Charcot 三联征者较少。患者一旦发病，病情进展迅速，是胆道感染最严重的阶段，易发生严重感染甚至休克。

AOSC 的主要病理改变为肝实质及肝内胆管的胆汁淤积及化脓性改变。梗阻多发生在胆总管下端，此时，胆总管明显扩张，管壁增厚，管腔内充盈脓性胆汁，管内压升高。肝内可见并发的多发脓肿。

【影像检查技术优选】

腹部超声通常作为 AOSC 的首选检查，可以确定梗阻的存在和原因以及胆管扩张的程度。腹部 CT 多用于补充超声检查。由于磁共振胰胆管造影检测胆道结石和恶性梗阻的灵敏度高，推荐将其用于诊断病因。内镜超声与磁共振胰胆管成像诊断胆总管结石的准确性相当。

【影像学表现】

1. CT　AOSC 主要依靠临床表现及实验室检

查,CT 及 MRI 的应用相对较少。通常,CT 可见肝内、外胆管明显扩张,以左叶最为明显,扩张的肝内胆管呈聚集状。同时胆管扩张常表现在肝内胆管一、二级分支,而周围胆管因炎性纤维化改变丧失扩张能力,表现为"中央箭头"征。肝外胆管扩张亦很常见,且程度不一。胆管梗阻多发生在胆总管下段,导致胆汁引流不畅,管内压不断升高,脓性胆汁瘀积。胆管壁炎性水肿及胆汁环绕,脓液周围可见环形水样低密度,增强扫描肝内胆管壁可显示弥漫性偏心性增厚。由于胆管感染,其周围有炎细胞浸润,在肝窦内有大量中心多核细胞,形成小脓肿,可单发或多发,增强后脓肿壁及其分隔均有强化。反复炎性阻塞破坏,肝实质体积缩小及局限性肝段萎缩,以左肝多见。若在增强扫描后见局限性节段性均匀或不均匀肝实质明显强化,则提示急性化脓性炎症的发展。部分病例胆管内见弥漫性或局限性积气,与以下 3 个因素有关:胆肠吻合术史、Oddi 括约肌功能不全、产气杆菌感染。多数化脓性胆管炎患者有肝内胆管结石,同时伴或不伴有肝外胆管结石。

2. MRI MRI 同样可显示胆管的扩张,胆管壁的增厚,以及并发的肝内多发脓肿。在了解梗阻的原因和狭窄的程度和范围方面,MRCP 可以提供有价值的信息。

3. ERCP AOSC 一般做诊断性 PTC/ERCP,仅在做引流、取石及乳头切开时才做此检查,可表现为胆管内结石、蛔虫所致充盈缺损、胆管局限性狭窄及狭窄后扩张、胆管壁僵硬、胆管树呈"枯树枝"征,有时可见胆囊内结石。

【诊断要点】

依据临床表现、实验室检查及影像学表现,征象明确,易于诊断。

AOSC 的诊断条件包括:

1. **全身性炎症** ①发热或寒战;②实验室检查结果(异常白细胞计数超过 $10 \times 10^9/L$ 或低于 $4 \times 10^9/L$,C-反应蛋白水平升高 1mg/dl 或更高)。

2. **胆汁淤积** ①黄疸(胆红素水平 2mg/dl 或更高);②肝功能异常检查结果(胆红素,碱性磷酸酶,AST,ALT 和 γ-谷氨酰转肽酶水平升高超过正常上限 1.5 倍)。

3. **影像学表现** ①胆管扩张;②潜在原因的证据(例如狭窄、胆结石)。如果 1 中有 1 个项目,2 或 3 类中有 1 个项目存在,则考虑为可疑患者,需要进一步临床观察和评估。如果存在 1、2 和 3 标准类别中的每一个中的 1 个项目,则可以进行明确诊断。

急性胆管炎的治疗选择与诊断、分级密切相关。中、重度急性胆管炎须立即行胆道引流,国内外指南均推荐首选内镜下鼻胆管引流术(endoscopic nasobiliary drainage,ENBD),经皮经肝胆道引流术(percutaneous transhepatic cholangial drainage,PTCD)与外科手术为备选治疗方案。在对急性胆管炎准确分级前提下,行急诊腹腔镜胆总管探查术(laparoscopic common bile duct exploration,LCBDE)治疗胆总管结石引起的轻、中度急性胆管炎安全可靠。急诊行 LCBDE 时,轻度胆管炎患者的术中情况与择期手术基本相同,特殊情况少见;中度胆管炎患者可能发生出血量偏大、胆管壁菲薄或偏厚缝合困难等情况,须酌情处理,必要时中转开腹手术。对于重度胆管炎患者,应尽可能避免手术引流,如果 ENBD 和 PTCD 失败或存在禁忌证时,可考虑行开腹胆道引流术。

第五节 硬化性胆管炎

硬化性胆管炎(sclerosing cholangitis,SC)是一类以慢性胆管炎症和闭塞性纤维化为病变特征的胆汁淤积性疾病,此病常表现为乏力、皮肤瘙痒、间歇性或进行性黄疸,可伴有右上腹痛、恶心、呕吐、肝脾肿大,晚期出现胆汁性肝硬化、门脉高压和肝功能衰竭。血液生化主要表现为碱性磷酸酶、谷氨酰转肽酶和胆红素升高,影像学特征为胆管狭窄与扩张相见而呈串珠状。目前最有效的治疗方法为肝移植,其他方法只能减轻症状而不能改变病程。临床上常将 SC 分为原发性硬化性胆管炎(primary sclerosing cholangitis,PSC)和继发性硬化性胆管炎(secondary sclerosing cholangitis,SSC)。

一、原发性硬化性胆管炎

【概述】

原发性硬化性胆管炎(primary sclerosing cholangitis,PSC)是一种以特发性肝内外胆管炎症和纤维化导致多灶性胆管狭窄为特征、慢性胆汁淤积病变为主要临床表现的自身免疫性肝病,本病无法用目前发现的任何继发因素来解释。本病发病隐匿,最终可发展为肝硬化和肝衰竭。相当一部分 PSC 患者会伴发炎症性肠病(inflammatory bowel disease,IBD)。

病理学上显示肝内、外胆管外径变化不明显,而管壁明显增厚及纤维化。管腔极度狭窄甚至梗阻,呈节段性或弥漫性分布,约80%病例肝内、外胆管同时受累,20%仅累及肝外胆管,部分病例可并发胆管癌;胆管周围的葱皮样同心圆形纤维化、边界清楚和均匀性增厚的胆管壁是诊断PSC的重要特征。

原发性硬化性胆管炎呈全球性分布,但现有的流行病学资料主要来源于北美和欧洲等地区。研究结果显示PSC的发病率0.9/10万~1.3/10万,患病率6/10万~16.2/10万,北美和北欧国家PSC的发病率接近,亚洲和南欧国家报道的发病率及患病率相对偏低。PSC是相对少见的疾病,但其发病率却有逐年增高趋势。好发于20岁左右和50~60岁之间,西方国家发病年龄偏小,以30~40岁为发病高峰。主要症状为进行性加重的梗阻性黄疸,主要体征有皮肤巩膜黄染、肝脾肿大,血液生化提示有胆汁淤积性改变并持续6个月以上,50%~70%患者血清总胆红素轻度升高,90%患者血清谷丙转氨酶升高3~5倍和碱性磷酸酶升高(升高2~3倍),血清铜、血浆铜蓝蛋白及肝组织铜均可升高,自身抗体升高占80%以上。本病极易引起胆汁性肝硬化及肝功能不全。

【影像检查技术优选】

超声通常作为PSC的初筛检查,可显示肝内外胆管形态改变,胆管狭窄扩张、结石、钙化及囊肿等征象,但敏感度和特异度较差。

1. CT　对PSC中晚期病变诊断的准确性较高,可显示由原发性胆管炎引起的肝实质损伤、胆汁性肝硬化等征象,增强扫描可显示胆管扩张及增厚的胆管壁。CT较难发现早期PSC改变,因此对早期PSC诊断价值有限。

2. MRI　对早期PSC及肝功能的评价明显优于CT,但是对胆管结石的显示不如CT。MRCP能更直接的反映胆管的形态学改变,可以清晰显示胆管扩张或狭窄的部位、程度和范围,有助于PSC的早期诊断。

3. ERCP　主要显示胰管形态改变,是诊断PSC的"金标准"。但作为有创性检查,目前多被MRCP替代,仅在诊断困难或需要治疗操作时选用。与ERCP相比,MRCP有其优点:非损伤性技术;不使用造影剂;无辐射。在原发性硬化性胆管炎的诊断中,MRCP有望取代ERCP成为PSC早期诊断首选的检查方法,但与直接胆管造影相比,MRCP不易

显示肝内末梢胆管和难以判断胆管狭窄的性质。

【影像学表现】

1. CT　平扫示肝脏密度不均匀,可见线条状密度减低区,为肝内外胆管的狭窄和扩张,即狭窄远端的周围胆管呈孤立性、散在性、局限性的扩张,CT在显示狭窄段胆管时存在一定的困难。增强扫描CT动脉期显示增厚的胆管壁呈条形或环形强化,静脉期可见门静脉周围不规则的胆管扩张,扩张的与狭窄的胆管也可交替呈串珠状,提示肝内胆管扩张呈跳跃式,进而间接反映肝内胆管的多发性狭窄。PSC也可累及肝外胆管,表现出肝外胆管的狭窄与扩张,但程度一般较轻,胆管壁的厚度<5mm,胆总管的内径<4mm(图2-5-5-1)。

2. MRI/MRCP　T_1WI显示肝内胆管扩张增粗,表现为树状或放射状低信号,增厚的胆管壁显示为条状稍低信号,近肝门部的胆管壁广泛增厚可形成假肿瘤样,边缘多不规则,呈基本均匀稍低信号,远端的胆管扩张。T_2WI仅显示扩张的胆管,表现为不规则高信号。增强扫描示增厚的胆管壁在动脉期呈明显的均匀性条状或环形强化,且一直持续到平衡期。MRCP显示肝内、外胆管弥漫性、节段性、不连续的扩张和多发性狭窄,管壁僵硬,不规则。合并肝硬化时,可见肝门周围区增生巨大结节,T_1WI为等或低信号,T_2WI为略高或等信号,也可表现为T_2WI上较低的信号,在增强扫描显示肝动脉期增生性结节边界不清,门脉期为等信号。PSC患者肝内还常见异常强化区,可能与肝实质继发性炎性反应有关。

【诊断要点】

目前PSC的诊断主要依靠临床和影像学检查方法,肝活组织检查是非必须的。PSC影像学检查方法主要有超声、CT、MRI和MRCP等,可见胆管壁增厚、弥漫性管腔狭窄,胆管呈不规则多发性狭窄,而胆管黏膜表面光滑,肝内胆管分支减少,僵硬变细如枯树枝状或串珠状。临床表现为进行性梗阻性黄疸及胆管炎。

《原发性硬化性胆管炎诊断和治疗专家共识(2015)》指出①患者存在胆汁淤积的临床表现及生化改变;②胆道成像具备PSC典型的影像学特征;③除外其他因素引起胆汁淤积,满足以上三个条件则可诊断PSC。若胆道成像未见明显异常,但其他原因不能解释的PSC疑诊者,需肝活组织检查进一步确诊或除外小胆管型PSC。

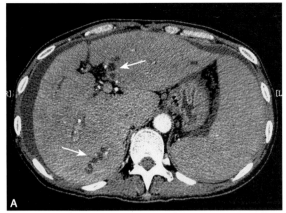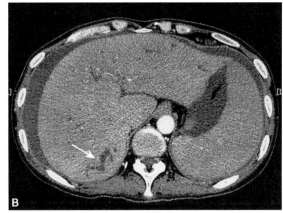

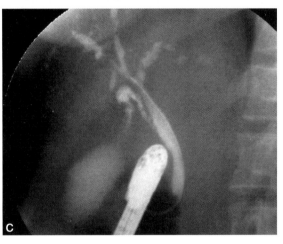

图 2-5-5-1 原发性硬化性胆管炎
A、B. 增强 CT 示肝内胆管节段性狭窄伴扩张;C. ERCP 示肝内胆管串珠样扩张

【鉴别诊断】

1. 继发性硬化性胆管炎 继发性硬化性胆管炎是一组临床特征与 PSC 相似,但病因明确的疾病。特别是 PSC 患者既往有胆管手术或同时患有胆道结石或肝胆管肿瘤时,两者的鉴别诊断困难。继发性硬化性胆管炎的胆管炎性狭窄多为环形,狭窄部位较短,胆管黏膜损伤明显,常有溃疡和炎性肉芽肿形成,更常伴有结石,临床上多有肝内、外胆管结石合并化脓性胆管炎反复发作史或胆管手术史,而 PSC 的胆管狭窄部相对较长,且病变主要在黏膜下层,胆管的黏膜仍完好,较少合并结石。

2. IgG4 相关性胆管炎 尽管在 PSC 患者中,IgG4 水平通常是轻度升高,但有一小部分患者 IgG4 水平升高很显著(>140mg/dl)。IgG4 相关硬化性胆管炎患者几乎不可能合并炎症性肠病(IBD),同时,与 PSC 的胆管成像表现也可存在差异。皮质类固醇或其他免疫抑制剂通常用于治疗 IgG4 相关胆管炎,而对 PSC 无作用。

3. 原发性胆管癌 PSC 本身就有恶变倾向,当显示肝内外胆管壁增厚>1.0cm,偏心性狭窄或增厚,并有狭窄以上胆管明显梗阻扩张时,要考虑到 PSC 合并胆管癌的可能。

二、继发性硬化性胆管炎

【概述】

继发性硬化性胆管炎多由胆道手术、缺血、结石、损伤或免疫性疾病等继发性病变所致。SSC 病理学检查显示,小胆管周围明显纤维化,扩张胆管结构破坏,管腔内胆汁淤积,合并感染者可见真菌的病原菌。目前致病原因大体分为以下 5 种:

1. 缺血性胆管损伤 肝门周围的肝内胆管仅接收肝动脉供血,这一点与肝实质接收双重血供不同。肝移植、肝动脉栓塞化疗和其他肝胆系统手术均容易损伤胆管上皮细胞的血供,导致缺血性胆管炎。

2. 慢性胆管梗阻 胆管狭窄、胆总管和乳头狭窄是最常见的梗阻原因。大胆管梗阻后导致中性粒细胞浸润为主的胆管炎,小静脉周围胆汁淤积,门脉周围肝细胞玫瑰花结形成,早期解除梗阻可使肝实质和肝门扩张小管周围肝细胞坏死逆转,而大面积的胆管周围纤维化和继发性胆汁性肝硬化则无法逆转。

3. 微生物感染 有研究认为多种耐药菌感染、寄生虫、巨细胞病毒感染均疑与 SSC 发病相关。

4. 免疫学因素 有学者认为 IgG4 相关性胆管炎应属 SSC。其特征为血清 IgG4 水平升高,组织学表现为胆管周围淋巴浆细胞浸润,胆管周围纤维化和嗜酸性粒细胞浸润,闭塞性脉管炎及 IgG4 阳性的浆细胞浸润。

5. 危重病所致硬化性胆管炎 多种危重内外科疾病可诱发 SSC,如烧伤、长期 ICU 治疗、脓毒性休克和 ARDS。

【影像检查技术优选】

一直以来,ERCP 被认为是诊断该病的"金标准",但因其有创、患者痛苦、操作者要求高、有碘过敏危险、术中易致肝损伤和急性胰腺炎等并发症,应用并不及时。与 ERCP 相比,MRCP 在诊断 SSC 时,不仅可以显示胰胆管的全貌,对观察胆管狭窄,尤其是周围肝内胆管的显示更具优势。

【影像学表现】

SSC 的影像学表现酷似 PSC,呈多灶性狭窄和节段性扩张,呈枯树枝样或串珠状。

1. MRI/MRCP 典型的 MRI 表现为肝内、外胆管节段性不连续的、散在分布的不规则扩张和狭窄。部分胆管树呈串珠状。狭窄区的胆管壁厚 3～4mm。除 T_1WI 和 T_2WI 图像外,MRCP 显示上述征象更为清楚。由于 ERCP、PTC 难以良好地显示多发的、特别是近端中度和重度的胆管狭窄后的扩张,故 MRCP 在硬化性胆管炎的诊断上有独到之处,值得临床推广应用。同样,硬化性胆管炎和感染性胆管炎主要依赖临床表现来区别,影像学上硬化性胆管炎胆管壁的强化不及急性感染性胆管炎。SSC 患者中以肝外胆管狭窄并肝内胆管扩张为主(图 2-5-5-2),MRCP 胆管树呈串珠征、剪树征。

2. CT 依据病变的部位和范围而异。病变仅局限于肝外胆管者,呈现为典型的低位胆管梗阻,狭窄处远端的胆总管影仍可见。狭窄段胆管壁增厚,管腔不规则狭小,增强扫描时管壁强化明显。病变广泛者,肝内胆管扩张改变呈不连续的散在分布、串珠状或不规则状。这种跳跃式的胆管扩张,反映了肝内胆管的多发性狭窄。节段性分布的肝内胆管扩张也是本病的 CT 表现之一。通常,本病引起的肝内胆管扩张程度较轻。有明显肝内胆管扩张者,要考虑肿瘤性病变的可能。CT 诊断本病的准确性有限。

对不明原因的梗阻性黄疸要想到本病的可能,进一步做 ERCP 或 PTC 检查,对明确诊断有帮助。

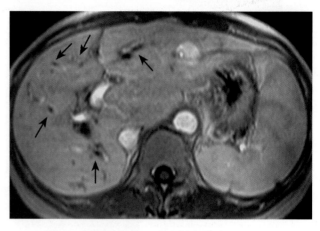

图 2-5-5-2 硬化性胆管炎
MRI 增强示胆管管壁不规则增厚,扩张的胆管呈跳跃状和串珠状(箭)

【诊断要点】

本病缺乏早期特异的临床表现,首先应根据胆汁淤积的临床和血生化改变、典型的影像学特点及病理学特征做出 SC 的诊断。然后再根据详细的病史和相关检查区分是 PSC 还是 SSC。

【鉴别诊断】

1. 原发性硬化性胆管炎 SSC 是一组临床特征与 PSC 相似,但病因明确的疾病。仔细地询问病史资料和病程中是否伴有 IBD 对于鉴别尤为重要。

2. IgG4 相关性胆管炎(IgG4-associated cholangitis,IAC) 由于 IAC 对激素治疗效果良好而预后较好,而其他病因所致 SSC 的预后比 PSC 更差,因此通过血清 IgG4 水平测定及组织病理学 IgG4 免疫组化进行鉴别尤为重要。

第六节 胆管寄生虫

【概述】

随着国人生活水平和卫生水平的提高,胆系寄生虫感染的发生率明显下降。目前国内胆系寄生虫感染多为散发病例,极少有大流行的报道。胆系寄生虫感染以蛔虫最多见,其次为华支睾吸虫,其他则较少见。胆道蛔虫症是由十二指肠内蛔虫经乳头开口处,部分或全部进入胆总管所引起,为急腹症原因之一。有时可有几条蛔虫钻入胆道,直达肝管。

【影像检查技术优选】

超声诊断胆道蛔虫病声像表现特异性高,优于其他影像学检查。在全面了解华支睾吸虫引起的胆管病变方面,超声不如 ERCP,后者还可以通过胆汁引流查得虫卵或成虫以确诊。

【影像学表现】

1. 超声

(1) 胆道蛔虫病(biliary ascariasis):超声诊断要点主要包括:胆绞痛病史、肝外胆管内管状回声、虫体蠕动、胆管扩张等。肝外胆管轻或中度扩张,管腔内见管状回声,即两条平行的高回声带,中间夹一低回声腔。高回声带是蛔虫的体壁,中间的低回声层是虫的消化管。扫查中如见虫体蠕动,有确诊意义。蛔虫也可进入胆囊内,多呈蜷曲状。少数病例胆道内的蛔虫可能不止一条。如蛔虫死后萎缩、解体,上述典型的管状回声随之消失,衍变为条索状或碎片样回声,并可以此为核心形成结石。

(2) 中华分支睾吸虫病(clonorchis sinensis):超声诊断要点包括:肝内节段性小胆管壁增厚,短棒状高回声,胆管轻度扩张等。多数表现为节段性的肝内小胆管壁增厚,呈短棒状高回声,同时有轻度扩张。极少数严重的病例,大量成虫堆集在胆总管引起胆管扩张、化脓性胆管炎,胆总管腔内可见由虫体和脓液的集合物形成的絮状等回声和斑点状强回声。如成虫进入胆囊,有时可见囊腔内也漂浮着絮状等回声。

2. X线 可用钡餐或用导管插入十二指肠,注入少量钡剂,于适当加压下摄片。在十二指肠降部显示有边缘平滑可稍弯曲的条状透亮阴影,代表蛔虫没有钻入胆总管的部分。在相当于 Vater 乳头部位,即蛔虫钻入胆总管处呈钝圆形。有时因括约肌关闭功能不全而有肠道气体进入胆道,这时在平片上可见到胆道积气,其中有弯曲的长条形软组织阴影。在手术中或手术后可做 T 管造影(图2-5-6-1),以显示整个胆道情况,观察蛔虫的部位和数目,以及手术是否彻底,有无蛔虫残骸存在。MRCP 也可以观察到胆管内条形低信号影。

【诊断要点】

胆道蛔虫病一般表现为突然出现的发作性右上腹钻顶样剧烈绞痛,难以忍受,同时向右肩放散,伴有恶心呕吐。蛔虫常进入肝外胆管,但也可以上行进入肝内胆管,很少进入胆囊。在长期反复发作或较多的蛔虫进入胆道以及进入胆道的蛔虫死亡时,除发热、畏寒或黄疸等胆道感染表现之外,严重时可发生重症急性胆管炎、胆道出血或肝脓肿、急性胰腺炎等严重并发症。

胆道蛔虫病可通过典型临床表现进行诊断,同

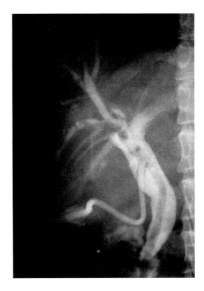

图 2-5-6-1 胆道蛔虫
T管造影显示胆总管内螺旋形长条透亮影

时可采用如十二指肠引流液检查虫卵,胃肠钡餐透视检查、静脉胆管造影、超声、纤维十二指肠镜检查帮助诊断。

(任 克)

参 考 文 献

1. 郭启勇. 实用放射学. 第 3 版. 北京:人民卫生出版社,2012.

2. 中国慢性胆囊炎、胆囊结石内科诊疗共识意见(2014 年). 中华消化杂志,2014,34(12):795-799.

3. 吴芯,宋彬. 胆囊的 MRI 评价. 中国普外基础与临床杂志,2008,15(6):458-462.

4. 苟文枭,印隆林,陈晓煜,等. MRI 鉴别诊断黄色肉芽肿性胆囊炎与胆囊癌的临床价值. 中国普外基础与临床杂志,2016,(5):615-619.

5. 张亚,郑玉丽,范国光. 黄色肉芽肿性胆囊炎的影像学诊断(附 5 例报告). 医学影像学杂志,2017,27(9):1734-1737.

6. 中华医学会外科学分会胆道外科学组. 急性胆道系统感染的诊断和治疗指南(2011 版). 中华消化外科杂志,2011,10(1):9-13.

7. 中华医学会肝病学分会. 原发性硬化性胆管炎诊断和治疗专家共识(2015). 临床肝胆病杂志,2016,34(1):449-458.

8. 高沿航,牛俊奇. 2015 年美国胃肠病学会临床实践指南:原发性硬化性胆管炎. 临床肝胆病杂志,2015,31(8):1198-1201.

9. 贺伟光,范国华,李妮娜. 磁共振胰胆管成像在硬化性胆管炎中的诊断价值. 苏州大学学报(医学版),2010,30(5):1084-1086.

10. 洪珊,贾继东. 继发性硬化性胆管炎的诊断和治疗进展. 济宁医学院学报,2012,35(1):2-13.

11. 陈积圣,徐国权. 胆道外科急症与寄生虫感染. 中国实用外科杂志. 2003,23(3):326-328.

12. RATANAPRASATPORN L. Multimodality Imaging, including Dual-Energy CT, in the Evaluation of Gallbladder Disease. Radiographics, 2018,38(1):75-89.

13. KIM BS. Focal thickening at the fundus of the gallbladder: computed tomography differentiation of fundal type adenomyomatosis and localized chronic cholecystitis. Gut Liver, 2014, 8(2):219-223.

14. KNAB LM. Cholecystitis. Surg Clin North Am, 2014, 94(2): 455-470.

15. YEO DM, JUNG SE. Differentiation of acute cholecystitis from chronic cholecystitis: Determination of useful multidetector computed tomography findings. Medicine(Baltimore), 2018,97(33):e11851.

16. ZHAO F, LU PX, YAN SX, et al. CT and MR features of xanthogranulomatous cholecystitis: an analysis of consecutive 49 cases. Eur J Radiol, 2013,82(9):1391-1397.

17. AGRAWAL V, GOEL A, KRISHNANI N, et al. p53, carcinoembryonic antigen and carbohydrate antigen 19. 9 expression in gall bladder cancer, precursor epithelial lesions and xanthogranulomatous cholecystitis. J Postgrad Med, 2010, 56 (4):262-266.

18. GHOSH M, SAKHUJA P, AGARWAL AK. Xanthogranulomatous cholecystitis: a premalignant condition? Hepatobiliary Pancreat Dis Int, 2011,10(2):179-184.

19. GOSHIMA S, CHANG S, WANG JH, et al. Xanthogranulomatous cholecystitis: diagnostic performance of CT to differentiate from gallbladder cancer. Eur J Radiol, 2010,74(3):e79-83.

20. YAMASHITA Y, TAKADA T, KAWARADA Y, et al. Surgical treatment of patients with acute cholecystitis: Tokyo Guidelines. J Hepatobiliary Panereat Surg, 2007, 14 (1): 91-97.

21. DAI Y, ZENG M, LI R, et al. Improving detection of siderotic nodules in cirrhotic liver with a multi-breath-hold susceptibility-weighted imaging technique. Journal of Magnetic Resonance Imaging, 2015,34(2):318-325.

22. LINDKVIST B, BENITO D V M, GULLBERG B, et al. Incidence and prevalence of primary sclerosing cholangitis in a defined adult population in Sweden. Hepatology, 2010, 52 (2):571-577.

23. BOONSTRA K, BEUERS U, PONSIOEN C Y. Epidemiology of primary sclerosing cholangitis and primary biliary cirrhosis: A systematic review. Journal of Hepatology, 2012, 56 (5):1181-1188.

24. ABDALIAN R, HEATHCOTE E J. Sclerosing cholangitis: a focus on secondary causes. Hepatology, 2010, 44 (5): 1063-1074.

25. BAMBHA K, KIM W R, TALWALKAR J, et al. Incidence, clinical spectrum, and outcomes of primary sclerosing cholangitis in a United States community. Gastroenterology, 2003, 125(5):1364-1369.

第六章　上皮性肿瘤

第一节　腺　瘤

【概述】

腺瘤在胆管树中不常见,多数发生在胆囊。良性胆道肿瘤非常罕见,发病率为 0.02%~0.10%,世界卫生组织将肝外胆管良性肿瘤分为乳头状腺瘤、管状腺瘤、管状乳头状腺瘤、胆管囊腺瘤、乳头瘤样增生,腺瘤占胆道良性肿瘤的 2/3,其中又以乳头状腺瘤最多,大多数为单发,部位以胆管上段和下段多见,据统计 50%~60% 的胆管腺瘤与胆石症伴行,机制不明。症状符合胆道梗阻表现,可出现黄疸、间歇性疼痛、消化不良、体质量减轻、恶心、呕吐、不适、发热等,随着肿瘤增大,症状加重。实验室检查以血胆红素、碱性磷酸酶、谷氨酰基转肽酶和肝酶水平升高为主,CA19-9 可轻度升高。该病有恶变倾向,被视为癌前病变,癌变率高达 41%。

胆囊腺瘤(adenoma of gallbladder,AG)是一种肿瘤性息肉,具有轻度异型性,也是癌前病变。多见于中老年女性,一般无临床症状,伴发胆囊结石及胆囊炎时,表现为右上腹胀痛不适伴右肩背放射痛及恶心、消化不良等症状。胆囊腺瘤脱落至胆总管可引起胆总管梗阻。在大体标本上,AG 可有蒂或无蒂,管状腺瘤主要呈分叶状,乳头状腺瘤多呈菜花样,病灶直径多小于 2.0cm。显微镜下,管状腺瘤由胆道上皮被覆的幽门腺或肠腺和纤维、血管及基质组成,其腺体增生,部分腺腔扩张,腺管相互靠近,呈"背靠背"改变;乳头状腺瘤瘤体衬以立方上皮细胞或柱状上皮细胞,呈分支状或树枝状结构;部分肿瘤细胞异型性明显,核浆比例失调,核分裂象多见,提示肿瘤恶变。腺瘤好发于胆囊体部,其次为胆囊底部及颈部,多为单发,也可多发,大小一般为 1cm 左右。患者年龄>50 岁和病灶>1cm 是预测胆囊息肉样病变恶变的两个最重要因素,应短期内进行手术干预。

胆管腺瘤非常少见,病理学上大多为绒毛(乳头)状腺瘤或管状腺瘤。目前对腺瘤的分类尚不统一,WHO 将腺瘤分为管状、绒毛(乳头)状和绒毛管状(混合型)三类,其中以绒毛管状腺瘤多见,而管状腺瘤比绒毛(乳头)状腺瘤和管绒毛腺瘤更为罕见。胆总管腺瘤早期常出现消化道或胆道症状,通常表现为反复或间断性右上腹痛、发热、黄疸和恶心呕吐等。

【影像检查技术优选】

详见腺癌

【影像学表现】

良性上皮源性肿瘤影像学表现没有明显特异性。主要表现为管腔内结节凸起,邻近管壁完整、光滑;增强扫描多强化明显。

1. **超声**　目前的超声显像技术发现胆囊息肉样病变的存在并不困难,因为腺瘤性息肉可能癌变以及一部分胆囊癌本身也表现为息肉样形态,所以诊断要解决的主要问题是判别息肉的性质。从病灶的大小、数量、形态、回声特点等方面观测,声像图表现为:

(1) 常规超声:临床上息肉大小如超过 10mm,癌变的概率增高,需特别注意观测病灶内部回声的均一性和表面回声的规整性,注意相邻胆囊壁结构是否连续等。腺瘤多孤立存在,有短蒂或无蒂,直径常较大,超过 20mm 的腺瘤可呈结节状、乳头状或分叶状,呈等或高回声或混合回声(图 2-6-1-1)。一般血流信号较难显示,较大的息肉可见一支细小血管经息肉的蒂从胆囊壁延伸入息肉内,彩色多普勒显示有星点状或细条状血流信号的显示(图 2-6-1-1)。诊断时首先应排除胆泥团块,方法是改变扫查体位、方向和压迫胆囊,其次主要与肿块型胆囊癌鉴别(详见"胆囊癌"一节)。

(2) 超声造影:胆囊腺瘤的超声造影表现与息肉基本相同,由于肿物直径较大,基底较宽,所以早期快速均匀明显强化(图 2-6-1-2)。强化消退缓慢,病灶强化变低时间平均为 50s 以上,晚期逐渐减退为低或等增强(图 2-6-1-2)。基底部胆囊壁连续性完整,未见中断,可见黏膜及外壁的线状强化形态。肿瘤附着处壁结构的异常增强或增厚,需警惕腺瘤伴恶变的可能。

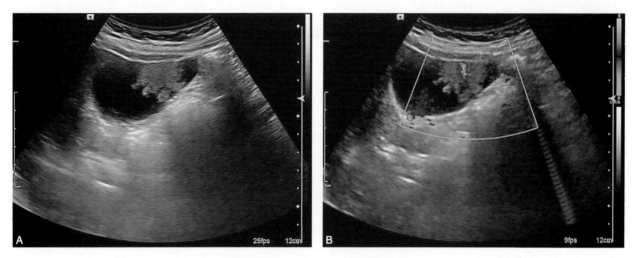

图 2-6-1-1　胆囊腺瘤的常规超声表现

A. 二维灰阶超声显示:胆囊底部探及大小约 22mm×23mm 孤立性腺瘤、宽基底,呈分叶状,中等回声;B. CDFI,可见一支细小血管经息肉的蒂从胆囊壁延伸入息肉内,呈细条状血流信号

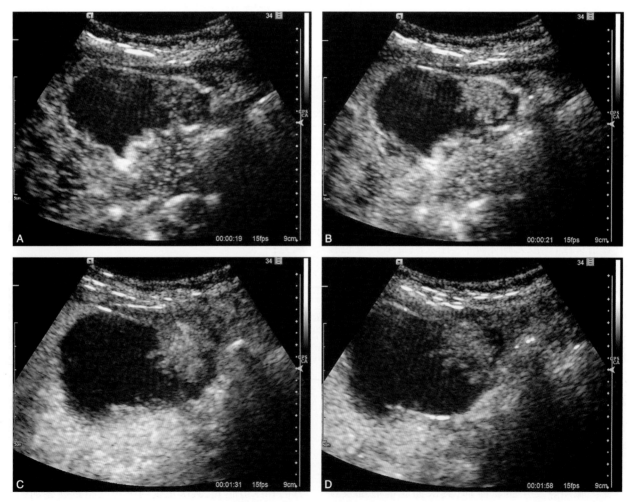

图 2-6-1-2　胆囊腺瘤的超声造影表现

A. 显示胆囊腺瘤在动脉期早期开始增强(注射超声造影剂后约 19s);B. 显示腺瘤动脉期快速达到均匀明显强化(注射超声造影剂后约 21s);C. 显示腺瘤在静脉期(注射超声造影剂后约 91s)未见明显造影剂消退;D. 显示腺瘤在静脉期(注射超声造影剂后约 118s)见造影剂少量消退

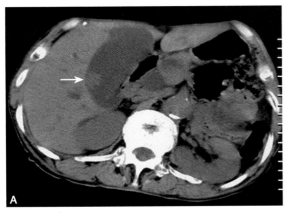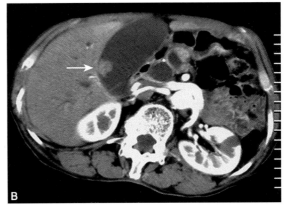

图 2-6-1-3　胆囊乳头状腺瘤

A. CT 平扫示胆囊壁结节状稍高密度影,凸向腔内(箭);B. 增强后动脉期结节灶中度强化(箭),局部胆囊黏膜完整、无增厚

2. CT　胆囊腺瘤在 CT 平扫时密度均匀,未见明显钙化及坏死区。AG 在 CT 平扫时能否显示,与胆囊内容物的密度高低密切有关,当 AG 密度高于胆汁的时表现为稍高密度。由于胆汁黏稠及胆泥淤积,其密度增高与 AG 密度相近时甚至相等时,AG 表现为等密度,不易显示,单凭 CT 平扫极易漏诊,AG 增强扫描表现为不同程度均匀强化,但以轻-中度均匀强化为主,其内未见坏死及异常强化灶(图 2-6-1-3)。AG 强化表现为动脉期为不同程度的强化,静脉期进一步强化,延迟期强化程度略有降低。AG 静脉期时 CT 值达到最高峰,为观察其最佳的时期,较小的 AG 也不易漏诊。

局部癌变的 AG 表现为基底增宽,形态多为菜花状,增强扫描主要为不均匀明显强化。肿瘤侵犯胆囊壁时,引起附着处胆囊壁局限性增厚,其强化程度明显高于正常胆囊壁,有报道认为胆囊壁局部增厚>0.5cm 是恶性肿瘤的依据,胆囊壁广泛增厚则可能是合并胆囊炎。AG 局部癌变时供血的胆囊动脉可增宽迂曲。

3. MRI　胆囊腺瘤在 T_1WI 和 T_2WI 上均表现为均匀等信号,未见囊变及出血。增强扫描动脉期表现为不同程度均匀强化,以轻-中度为主,静脉期及延迟期扫描呈持续均匀强化。随着腺瘤体积增大,其形态逐渐转变为椭圆形和菜花状,边界由光整转为不光整,表面可见桑葚征,是腺瘤的重要特征。腺瘤有短蒂或无蒂,表现为窄基底占位,这是其重要的特征之一,AG 附着处胆囊壁无局限性增厚表现,邻近的胆囊壁均匀自然。腺瘤悬浮于胆囊内,与邻近胆囊壁之间尚有一定空间。可伴有胆囊结石,当合并有胆囊炎时,胆囊壁表现为均匀增厚,但无局限

性增厚。

MRCP 表现为多偏心膨胀性生长的充盈缺损,ERCP 造影表现为缺损影且不移动或缺损影变形,与胆管壁有蒂相连,肿瘤小且扁平,呈"天鹅绒""锯齿样"可考虑此病。

胆总管腺瘤多呈偏心膨胀性生长,且局部为胆管内铸型改变;增强扫描大部分呈早期轻度强化,随时间推移呈中度延迟强化特点。DWI 序列多为高信号;胆管壁未见明显局限性增厚,另外病变部位胆管壁外缘较光整;均伴有胆管扩张。

【诊断要点】

胆囊及胆管腺瘤多为单发小结节,结节表面可光滑或略呈分叶状,密度均匀,可见蒂与管壁相连,局部胆囊壁及胆管壁无增厚。当结节增大,基底增宽应提示恶变可能。

【鉴别诊断】

1. **胆管癌**　胆管癌表现为梗阻端以上胆管扩张明显,肝内胆管扩张呈"软藤征",梗阻端表现为截断征象,邻近胆管壁局限性增厚、毛糙,与周围结构黏连,且常见周围及腹腔淋巴结肿大。而腺瘤表现梗阻端以上胆管扩张程度相对较轻,部分梗阻端呈偏心性狭窄,管壁光滑。

2. **胆总管炎症**　胆管炎性狭窄多表现为渐进性狭窄,管壁多对称,肝内胆管扩张常呈"枯枝状",显示其进展缓慢且病变弥漫的特点,管壁无局限偏心性增厚,管腔内无软组织肿块。

3. **胆总管结石**　胆总管结石边界一般清楚,诊断阳性结石较容易,但等密度结石 CT 诊断困难,而 MRI 则有优势,结合增强扫描,一般较容易区分。但对于腺瘤合并结石患者,误诊率较高,往往将腺瘤认

为结石合并局限性炎症。

4. 胆总管囊肿 病史较长,胆总管扩张明显,扩张程度与临床表现不一致,一般不会出现梗阻性黄疸症状,胆管壁光滑,无局限性软组织影等。

5. 胆囊癌 表现为胆囊壁增厚,胆囊壁向腔内凸起不规则或分叶状软组织肿块,增强扫描肿块均匀或不均匀明显强化,肿块可侵犯肝脏或邻近脏器,可有腹腔淋巴结肿大。

6. 胆囊非肿瘤性息肉 多广蒂,较腺瘤表面更为光滑。

第二节 腺 癌

【概述】

胆系内表面被覆起源于前肠的单层柱状上皮细胞,大多数胆系肿瘤与这一细胞类型有关,胆系最常见的上皮恶性肿瘤是腺癌,主要包括胆囊腺癌、肝内胆管细胞癌及肝外胆管腺癌。

(一)胆管癌

胆管癌发病的危险因素包括高龄、胆管结石、胆管腺瘤和胆管乳头状瘤病、Caroli 病、胆总管囊肿、病毒性肝炎、肝硬化、原发性硬化性胆管炎、溃疡性结肠炎、化学毒素、吸烟、肝片吸虫或华支睾吸虫感染等。

胆管癌可以起源于胆管树的任何部位,最常见于胆管汇合部,分为肝内型及肝外型。根据肿瘤的解剖学位置建议将胆管癌分为肝门部胆管癌(上段胆管癌)、中位胆管癌及远端胆管癌。肝门部胆管癌是指发生于左右肝管及其汇合部和肝总管上段 2cm 内的癌肿;远端胆管癌起源于十二指肠到 Vater 乳头之间的胆管;中位胆管癌起源于胆管汇合部下方,十二指肠上界与胆囊管之间的肝管。肝门部胆管癌占胆管癌的比例为 40%~60%,远端胆管癌约占 20%~30%,大约 10% 的胆管癌起源于肝内胆管。肝门部胆管癌根据 Bismuth 分型法分为四型:Ⅰ型:肿瘤位于肝总管,但未侵犯左右肝管分叉部;Ⅱ型:肿瘤侵及肝总管和左右肝管分叉部;Ⅲ型:又分为两个亚型,Ⅲa 肿瘤侵及肝总管和右肝管,Ⅲb 肿瘤侵及肝总管和左肝管;Ⅳ型:肿瘤同时侵及肝总管和左右肝管或多发病变。其中Ⅳ型最常见。

胆管癌的病理分型:

1. 肝内胆管细胞癌 ①大体类型:肿块型、管周浸润型和管内生长型。通常管内生长型患者的预后好于肿块型或管周浸润型。胆管囊腺癌是一类以形成囊腔为特征的肝内胆管肿瘤,手术切除预后较好。②组织学类型:腺癌最常见,偶可见腺鳞癌、鳞癌、黏液表皮样癌、类癌及未分化癌等类型。细胆管癌(cholangiolocellular carcinoma,CLC)较少见。细胆管癌是一类以规则性细小管腔样结构为特点的腺癌,可能来自肝内胆管树最末端最小分支 Hering 管内的肝脏前体细胞(HPCs)。

2. 肝外胆管癌(包括肝门部胆管癌) ①大体类型:息肉型、结节型、硬化缩窄型和弥漫浸润型。结节型和硬化型倾向于侵犯周围组织,弥漫浸润型倾向于沿胆管扩散,息肉型可因脱落而发生转移,肿瘤局限于胆管壁者手术治疗预后较好。②组织学类型:腺癌最常见,组织学亚型包括胆管型、胃小凹型、肠型。少见类型有黏液腺癌、透明细胞腺癌、印戒细胞癌、腺鳞癌、未分化癌和神经内分泌肿瘤等。胆管癌的一个重要病理学特征是沿着胆管壁和管周组织纵向扩展,因此影像学检查可能会低估肿瘤的浸润范围。

胆管癌因肿瘤部位及大小不同,临床表现不尽相同。肝内胆管细胞癌早期常无特殊临床症状,随着病情的进展,可出现腹部不适、腹痛、乏力、恶心、上腹肿块、黄疸、发热等,黄疸较少见。肝门部或肝外胆管癌患者多可出现黄疸,黄疸随时间延长而逐渐加深,大便色浅、灰白,尿色深黄及皮肤瘙痒,常伴有倦怠、乏力、体重减轻等全身表现。右上腹痛、畏寒和发热提示伴有胆管炎。

血清 CEA 及 CA19-9 对诊断有一定帮助。绝大多数肝外胆管癌患者血中总胆红素(TBIL)、直接胆红素(DBIL)、碱性磷酸酶(ALP)和 γ-谷氨酰转移酶(γ-GT)均显著升高。

胆管上段癌的手术切除率一般较低,切除率平均约占此类患者手术探查数的 10%。近年来由于影像诊断技术和外科技术的提高,上段胆管癌的手术切除率已明显提高,一般在 50% 以上,而手术死亡率一般在 5% 以下。手术切除可以明显的延长胆管上段癌患者的生存时间和提高生活质量。下段胆管癌的外科治疗与壶腹部癌相同,胰十二指肠切除术的效果也比较满意,术后 5 年生存率为 20%~35%。

(二)胆囊癌

胆囊癌在原发性肝胆管肿瘤中最为常见,位列消化道肿瘤发病率第 6 位,大部分胆囊癌患者发现时为进展期,患者 5 年总生存率仅为 5%。主要的流行病学危险因素:①胆囊结石,约85%的胆囊癌患者合并胆囊结石,胆囊结石患者患胆囊癌的风险是无结石人群的13.7倍;②胆囊慢性炎症,与胆囊肿瘤关系密切,胆囊慢性炎症伴有黏膜腺体内不均匀钙化被认为是癌前病变;③胆囊息肉,息肉直径≥10mm,直径<10mm合并胆囊结石、胆囊炎,单发息肉迅速增大者具有恶变倾向;④胰胆管汇合异常;⑤遗传学;⑥胆道系统感染;⑦肥胖症和糖尿病;⑧年龄和性别,随年龄增加呈上升趋势。

胆囊癌高发年龄为60岁,女性多于男性,发病率是男性的3倍,74%~92%的患者伴有结石。胆囊癌早期缺乏临床症状,体重下降、纳差,特别黄疸是进展期胆囊癌的标志,提示预后差。黄疸主要发生于有肝十二指肠韧带处淋巴结转移及肝外胆管受阻塞的患者,说明肿瘤已达到后期或无法手术根治。但是,有时因合并胆总管结石梗阻,虽在癌肿的早期也可出现黄疸。

胆囊癌多发生于胆囊体或胆囊底部,偶亦见于胆囊颈。胆囊恶性肿瘤98%起源于上皮,其中90%为腺癌,其组织学特点是有柱状细胞或立方细胞排列的腺体,包括乳头状腺癌、黏液性腺癌、结节状腺癌及浸润型腺癌等亚型。胆囊癌可来自腺瘤癌变,腺肌瘤亦偶可发生癌变。大体上分型可以分为浸润型、结节型、结节浸润混合型、乳头型及乳头浸润混合型。浸润癌时胆囊呈弥漫性增厚,有的在胆囊腔内充满黏液;乳头状癌常见于胆囊底部,瘤肿呈绒毛状或菜花样包块,可阻塞胆囊的出口,肿瘤可发生出血及坏死,胆囊腔扩大,临床上可误诊为胆囊积液。组织学类型最常见的是腺癌,其中乳头型腺癌预后较其他类型好,可能与其侵袭性较弱有关。胆囊癌大多数具有浸润性。最常见的转移途径为直接侵犯周围脏器。最容易受胆囊癌侵犯的脏器依次为肝脏、结肠、十二指肠和胰腺。胆囊位于肝第Ⅳb段和Ⅴ段的段间层面,因此胆囊底部肿瘤容易早期侵犯这些肝段。胆囊癌向壁外突破生长,可导致腹腔扩散。

实验室检查仅对进展期胆囊癌诊断有所帮助,包括贫血、白蛋白减少、白细胞增多及碱性磷酸酶活性和胆红素水平升高等。有潜在应用价值的肿瘤标记物仅有CEA和CA19-9。

美国癌症联合委员会(AJCC)和国际抗癌联盟(UICC)联合发布的TNM分期在胆囊癌各种分期方法中应用最广泛(表2-6-2-1),提供了胆囊癌临床病

理学诊断的统一标准,对胆囊癌的局部浸润深度、邻近脏器侵犯程度、门静脉和肝动脉受累情况、淋巴结及远处转移等临床病理学因素给予了全面评估,有助于胆囊癌的可切除性评估、治疗方法的选择及预后判断。

表2-6-2-1 胆囊癌TNM分期

T——原发肿瘤
Tx:原发肿瘤情况无法评估
T0:没有证据证明存在原发肿瘤
Tis:原位癌
T1:肿瘤侵犯黏膜固有层或肌层
T1a:肿瘤侵犯黏膜固有层
T1b:肿瘤侵犯肌层
T2:肿瘤侵犯肌层周围结缔组织,但未突破浆膜层或侵犯肝脏
T3:肿瘤突破浆膜层(脏腹膜),和/或直接侵犯肝脏,和/或侵犯肝外1个相邻的脏器或组织结构,例如:胃、十二指肠、结肠、胰腺、网膜或肝外胆管
T4:肿瘤侵犯门静脉主干,或肝动脉,或2个以上的肝外脏器或组织结构
N——区域淋巴结
Nx:区域淋巴结情况无法评估
N0:无区域淋巴结转移
N1:胆囊管、胆总管、肝动脉、门静脉周围淋巴结转移
N2:腹腔干周围淋巴结、胰头周围淋巴结、肠系膜上动脉周围淋巴结、腹主动脉周围淋巴结等
M——远处转移
M0:没有远处转移
M1:已有远处转移

手术切除是胆囊癌的唯一有效的治疗,但只有极少数的患者术后能生存至5年以上。对于晚期的患者,扩大手术切除范围是无益的。姑息性的手术方法是通过切开胆总管,将T形管的一臂放置至梗阻部位之上,以解除黄疸和瘙痒。晚期患者亦可通过PTCD而不必做剖腹手术。由于多数胆囊癌患者在就诊时属于进展期,通过影像学来诊断和评价胆囊癌就显得非常重要,可以避免不必要的剖腹探查。

【影像检查技术优选】

影像学检查主要的目的是:①肿瘤定位和范围;②血管侵犯;③远处转移;④肿瘤分期。

1. **超声** 超声是一非侵袭性的检查方法,可重复施行,非常适合用于检出胆系肿瘤病变。通常能够准确地显示肿瘤范围,而且能够显示肿瘤管内及管周的浸润程度,但是非常依赖于操作者的熟练程度,同时易受腹腔内脏器的干扰,对软组织阴影的显示和定性的准确性不够,故常需要与其他的检查方法联合应用。

2. **内镜超声(EUS)** 经十二指肠球部和降部直接扫描,可精确显示胆囊、胆外管腔内乳头状高回声或低回声团块及其浸润囊壁结构和深度,以及肝脏受侵犯的情况。

3. **CT及MRI检查** CT、MRI是胆系肿瘤术前评价的重要手段,CT检查准确率为83.0%~93.3%,MRI检查准确率为84.9%~90.4%,提供了病灶范围及是否存在远处转移等重要信息。CT检查不受骨骼、层厚脂肪组织、胃肠道内积气的影响,分辨率高,且便于前后检查对比。CT能极有效的显示肝内、外胆管扩张的情况,对肝门处软组织肿块的显示优于B超。多层螺旋CT重建处理后,更能得到胆道系统的三维成像显示。

MRCP是完全无创的胰胆管检查方法,可以观察整个胆道系统和胰管,获得高诊断质量的图像,对胆道阻塞、狭窄、胆道内异常具有极高的特异性及敏感性。对梗阻性黄疸的定位诊断、胆管狭窄、胆管损伤、肝内外胆管结石、胆道系统的变异等,均有其独特的作用。对胆系肿瘤的术前评估几乎可以取代经内镜和经皮胆道造影。MRCP不仅能发现肿瘤和确定胆道梗阻的部位,同时可以显示内镜或者经皮检查无法显示的孤立性梗阻胆管。

4. **内镜逆行胆胰管造影(endoscopic retrograde cholangio pancreatography,ERCP)** ERCP是近年来胆道疾病诊断及治疗上的一项重要进展。通过十二指肠镜,可观察十二指肠黏膜、乳头部的病变,并可以选择性的插管至胰管或胆总管内作逆行性造影。ERCP的主要并发症是急性胰腺炎及诱发胆道急性炎症,因而对于急性胆管炎未得到很好地控制以及新近有急性胰腺炎发作的患者,应避免行ERCP检查。相对于MRCP检查,ERCP是一种相对有创的检查,可以了解整个胆道情况,目前除了可直接收集胆汁胆管癌脱落细胞外,其他诊断上的作用可基本被MRCP替代。

5. **经皮肤肝穿刺胆道造影(percutaneous transhepatic cholangiogrphy,PTC)** PTC的操作简便,造影照片的质量良好,不受肝脏功能的限制,当有胆道梗阻时,能显示梗阻部位以上的胆道情况,因而曾广泛用于对黄疸患者的鉴别诊断以及对胆管狭窄、梗阻、肝内胆管结石、胆道肿瘤等的定位。但PTC是一侵袭性的检查,本身亦有一定的并发症。

6. **PET-CT** 尽管目前PET-CT尚未像上述检查一样普及,而且价钱昂贵,但是它在淋巴结转移、远处转移的判断上具有较高的敏感性及特异性。

【影像学表现】

(一)胆管癌

1. **CT** ①肝门部胆管癌(图2-6-2-1):70%的患者为浸润型胆管癌,平扫表现为肝门部结构不清,可见到管壁增厚和管腔闭塞,明显扩张的肝内胆管或左右肝管突然中断;增强后扩张的肝内胆管表现更清楚,表现为"软藤征"。增厚的胆管壁可见强化。息肉型胆管癌表现为管腔内肿块,可充满整个管腔,表现为胆管的中断或变窄,增强后可见结节强化,这种病理类型可很快沿胆道系统扩散。胆总管下段癌表现为胆管局限性壁增厚,厚度多超过5mm。CT可显示胆管癌扩散的征象,肿瘤向腔外生长突破胆管壁后,造成胆管外的脂肪层的消失,常转移至肝、胰头、十二指肠和邻近淋巴结;②肝内胆管细胞癌:分为肿块型、管腔内型及浸润型。最常见的类型是发生于肝脏周边的肿块型,增强扫描表现为延迟强化,周围胆管扩张,肝叶萎缩及肝包膜皱缩。

2. **MRI** MRI显示肝门部胆管癌的敏感性与CT相似。病灶在T_1WI上呈低信号,T_2WI上呈等或略高信号,较大肿瘤中心T_2WI可为低信号,与致密的纤维组织有关。增强扫描常表现为动脉期周边部强化,延迟后中心区强化。MRCP显示扩张胆管突然变细或中断,远端胆管扩张。MRI在显示胆管有无侵犯优于CT(图2-6-2-2)。

CT及MRI血管造影可以清楚地发现肿瘤沿肝动脉扩散的范围及邻近血管受累情况(图2-6-2-3)。

(二)胆囊癌

1. **超声** 对早期胆囊癌,常规超声检查可以敏感地发现病变,但确定性质仍需结合超声造影或其他增强型影像学检查,超声造影对胆囊病变良恶性的鉴别诊断较基础超声具明显优势。超声内镜(EUS)能够更细微地观察病灶,有助于鉴别诊断。对晚期胆囊癌,CT的诊断效果较好,且可对病变的进展做出全面估计,血管造影、彩色多普勒超声可以了解肿瘤的血供以及有无浸润周围的脉管。

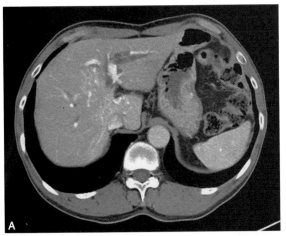

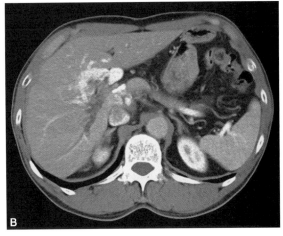

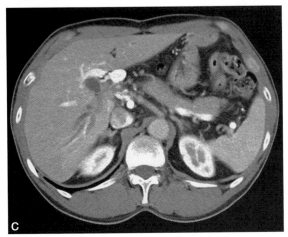

图 2-6-2-1 浸润型肝门部胆管癌
A、B.肝门区不规则软组织影,增强扫描明显强化,病灶边界模糊不清,左、右肝管及汇合部管腔内见软组织占据,肝内胆管扩张;C.病灶累及门脉左、右支汇合处,门静脉海绵样变性

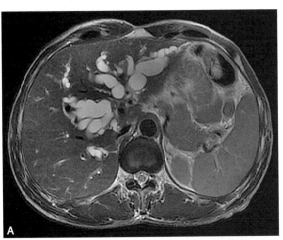

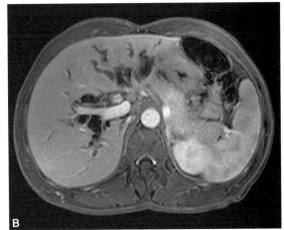

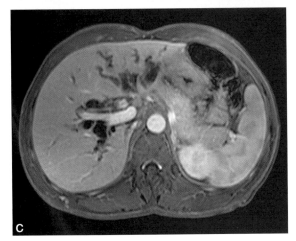

图 2-6-2-2 肝门部胆管癌
A. T_2WI 示肝内胆管明显扩张;B. 左、右肝管汇合部管壁增厚,增强扫描可见明显强化;C. MRCP 示左、右肝管汇合部管腔突然狭窄、中断;肝内胆管明显扩张,呈"软藤征"

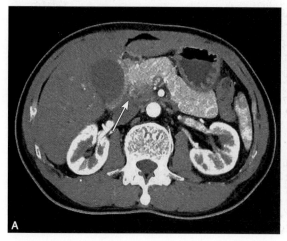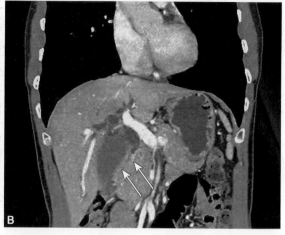

图 2-6-2-3　远端胆管癌

A.动脉期图像示胆总管中下段管壁明显增厚（箭），管腔明显变窄，肝内胆管及胆囊明显扩张；B.门静脉期冠状位图像示病灶周围脂肪间隙模糊（箭）

（1）常规超声表现：息肉型胆囊癌表现为胆囊壁上≥10mm的低或等回声息肉样局部隆起，呈乳头状或结节状凸出于胆囊腔内，基底部直接与胆囊壁相连，或带蒂，内部回声均质；肿块型病变表现为胆囊壁上基底部较宽的实性肿块，或局部隆起凸向腔内，伴胆囊壁局部增厚，表面不规整，增厚的胆囊壁内部回声不均；厚壁型胆囊癌表现为胆囊壁弥漫性或大部分增厚，肥厚程度并不均匀，囊壁呈强弱不等

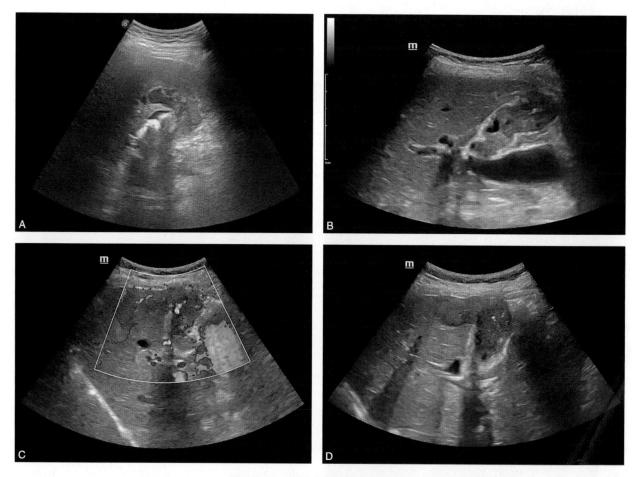

图 2-6-2-4　胆囊癌的常规超声表现

A.二维灰阶超声显示厚壁型胆囊癌胆囊壁弥漫性增厚，囊壁呈强弱不等的混合回声，胆囊内可见多枚结石强回声光团后伴声影；B.二维灰阶超声显示胆囊腔内充满不均质实性回声，但未突破胆囊壁，此时胆囊壁结构尚完整；C.CDFI 显示胆囊内充满实性成分，并可探及条状或斑点状搏动性彩色血流，血流信号较丰富；D.二维灰阶超声显示胆囊癌为充满浸润型且胆囊壁结构不完整，向周围肝组织浸润，形成了肝内低回声转移灶

的低回声或混合回声;因常伴发胆囊结石和慢性胆囊炎等,可能会影响胆囊腔内容物的显示,从而影响早期肿瘤的诊断(图 2-6-2-4)。胆囊癌也可呈弥漫型分布:胆囊腔消失,胆囊内充满不均质实性回声,CDFI常可以在实性部分探及条状或斑点状搏动性彩色血流,血流信号较丰富,RI>0.7;当胆囊癌侵及肝脏和周围脏器时,可分界不清,形成转移灶(图 2-6-2-4)。

(2)超声造影:超声造影对胆囊病变良恶性的鉴别诊断(表 2-6-2-2)较基础超声具明显优势,尤其是某些慢性胆囊炎与肿瘤、胆泥与肿瘤的鉴别,注入造影剂后便可明确诊断。绝大多数胆囊癌超声造影增强早期(动脉期)呈迅速高增强,增强早于周围肝

实质,由于肿瘤血供较丰富,常可见滋养血管进入病灶内部,内部血管呈杂乱不规则排序;肿瘤多迅速减退为低增强,开始减退时间为 20~40s,早于胆囊良性病变,增强晚期(静脉期)为低增强(图 2-6-2-5)。当息肉型胆囊癌肿瘤基底部胆囊壁受侵犯时,胆囊壁增厚、呈异常高增强、胆囊壁层次不清,可与周围肝脏分界不清;厚壁型胆囊癌表现为胆囊壁明显增厚,增强早期高、等或低增强,胆囊层次不清,正常"双轨征"消失,晚期呈边界清晰的低增强。从下表可看出比较有意义的指标是胆囊病变大小、增强消退时间、病变基底部胆囊壁完整性、周围组织有无浸润及转移等。

表 2-6-2-2 胆囊良恶性病变的超声造影鉴别要点

CEUS 所见	良性病变	恶性病变
大小	较小,常≤1cm	较大,常>1cm
边界	清楚	不清
增强形态	均匀	不均匀
增强变低时间	较慢,常>50s	较快,常<35s
基底部胆囊壁完整性	完整、连续	不完整、不连续性破坏
与周围组织的关系	分界清晰	侵犯周围组织
肝脏转移	无	有

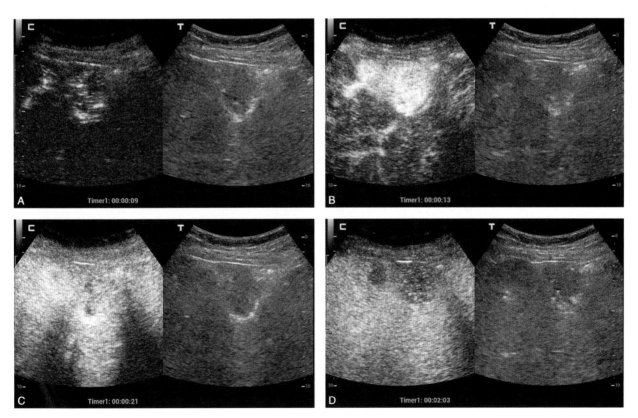

图 2-6-2-5 弥漫浸润型胆囊癌的超声造影表现

A. 超声造影增强早期(动脉期)胆囊癌即呈高增强(注入超声造影剂后 9s),增强早于周围肝实质;B. 超声造影增强早期(动脉期)(注入超声造影剂后 13s)胆囊癌呈迅速高增强,增强早于周围肝实质;C. 超声造影增强早期(动脉期)(注入超声造影剂后 21s)胆囊癌内部呈现少量造影剂廓清;D. 超声造影增强晚期(静脉期)(注入超声造影剂后 123s)肿瘤已廓清为较明显的低增强

2. CT ①浸润型:表现为胆囊壁局限性或不均匀增厚,边缘毛糙,胆囊壁消失或显示不清,与正常肝组织分解不清(图2-6-2-6);②结节型:从胆囊壁向腔内凸起呈乳头状或菜花状肿物,增强扫描明显强化(图2-6-2-7);③肿块型:胆囊窝内可见实质性密度不均匀肿块,胆囊腔消失或显示不清(图2-6-2-8);④梗阻型:多见于胆囊颈肿物,早期可引起胆囊管阻塞,表现为胆系扩张(图2-6-2-9)。

3. MRI ①肿块型,表现为胆囊窝软组织肿块,可完全或不完全填充胆囊腔,长 T_1、等或长 T_2 信号影,增强可见不同程度强化,MRCP 胆囊多见充盈缺损或不显影;②厚壁型,胆囊壁局限性增厚,MRCP 显示胆囊不规则,或部分显示;③腔内型,腔内见结节样软组织影凸起,基底宽窄不一,增强后明显强化,MRCP 胆囊不规则充盈缺损或部分囊腔消失。

CT、MRI 可以对病灶局部器官的浸润及累及胆管范围进行较准确地评价,同时也可对局部和远处淋巴结转移进行评价。血管成像可以提供肝门区详细的血管侵犯情况。

【诊断要点】

胆管腺癌主要表现为胆管壁不均匀增厚或肿块,增强扫描呈环状或结节样强化;管腔局限性狭窄、阻塞,病灶以上胆道梗阻性改变,肝内胆管扩张呈软藤状;可以根据胆管扩张的范围来推断梗阻部位。

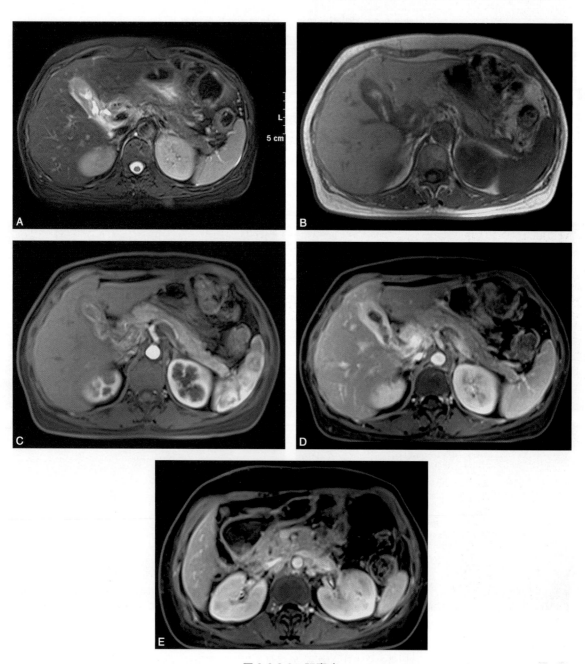

图 2-6-2-6　胆囊癌

A、B. T_2WI 和 T_1WI 显示胆囊壁弥漫性增厚,内壁不光整;C. 增强动脉期胆囊壁明显强化;D、E. 门脉期显示胆囊壁持续强化,腹膜后多发肿大淋巴结包绕血管

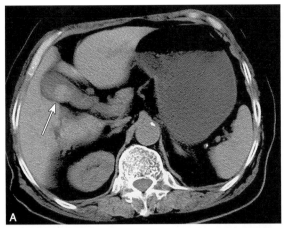

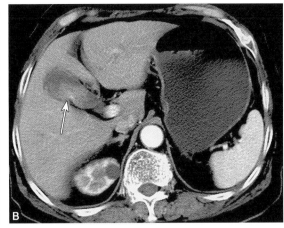

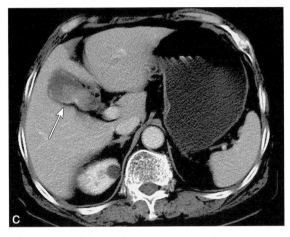

图 2-6-2-7　胆囊癌
A. CT 平扫示胆囊腔内结节状凸起影,与胆囊壁呈广基相连,局部胆囊壁增厚(箭);B、C. 增强动脉期和门脉期,肿块和基底部胆囊壁明显强化(箭)

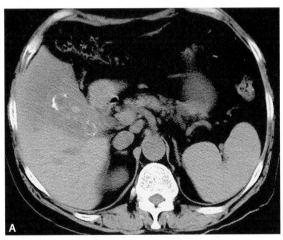

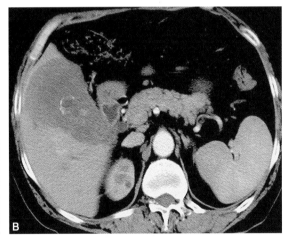

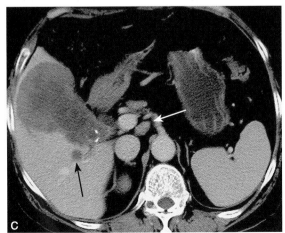

图 2-6-2-8　胆囊癌
累及邻近肝实质,伴肝内转移灶。A. CT 平扫示胆囊窝区不规则软组织密度肿块,内见散在高密度结石影,正常胆囊影消失,邻近肝实质为低密度影;B、C. 动脉期和门脉期增强扫描,显示肿块轻度不均匀强化,并可见肝右叶低密度转移灶(黑箭),门腔静脉之间见肿大淋巴结(白箭)

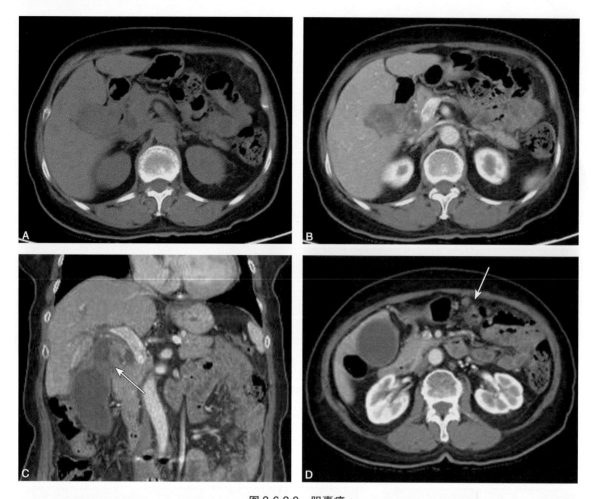

图 2-6-2-9 胆囊癌

A.平扫示胆囊增大,局部见软组织肿块;B.增强扫描可见明显不均匀强化;C.病灶与邻近肝组织间脂肪间隙消失,累及胆囊管,胆囊明显扩张(箭);D.腹腔内见多发种植结节(箭)

胆囊癌表现为胆囊壁不均匀增厚或胆囊腔内肿块,增强扫描表现为不均匀持续性强化;随着肿瘤生长可占据整个胆囊,晚期可侵犯肝脏、十二指肠等邻近器官,并有肝门、肠系膜及腹膜后淋巴结转移。

【鉴别诊断】

肝内胆管细胞癌及肝门部胆管癌需要与肝细胞肝癌鉴别。肝细胞肝癌多有乙型肝炎背景,增强扫描表现为快进快退。

肝外胆管癌的鉴别诊断:

1. 转移性胆管癌 原发于胆管以外组织或脏器的恶性肿瘤,转移、侵犯胆管使其狭窄、移位和充盈缺损。原发灶多来源于肝癌、结肠癌、胃癌及胆囊癌。胆管不规则移位,呈膨胀型充盈缺损,管腔狭窄可呈跳跃性,并可见肝脏、胃肠道的原发肿瘤。

2. 炎症性胆管狭窄 二者均表现为局限性狭窄。癌变的狭窄在胆管壁上浸润范围较广,可顺沿肝管向肝实质深处浸润。胆管炎性狭窄表现为胆管壁的增厚,轮廓可不整齐,胆管由于炎性纤维组织增生,多表现为枯树征;但是炎性狭窄与胆管癌鉴别多较困难,往往要结合病史。

3. 另外需要与胆管内阴性结石鉴别,增强扫描结石表现为无强化。

4. 肿块型胆囊癌需与胆囊窝附近的原发性肝细胞肝癌鉴别,胆囊癌多合并胆管扩张,强化特点为持续强化;而肝癌临床多有肝病病史(肝炎、肝硬化等),甲胎蛋白(AFP)升高,肿瘤为"富血供",强化特点为"快进快出",易形成门静脉癌栓。厚壁型需与慢性胆囊炎、胆囊腺肌症鉴别,慢性胆囊炎胆囊壁均匀增厚,腔内表面光滑,强化显示黏膜连续,无破坏;胆囊腺肌症特征表现为胆囊壁内可见小囊样结构,壁内囊样结构为 Rokitansky-Aschoff 窦,在 MRI T_2WI 或 MRCP 上表现为典型的"日冕"征。而厚壁型胆囊癌与黄色肉芽肿性胆囊炎在术前几乎不可能鉴别,因为后者多伴有胆囊及胆管恶性肿瘤。腔内型需与胆囊息肉和乳头状腺瘤鉴别,后两者结节较小,≤1cm,窄基底与胆囊壁相连,边缘光滑,强化程度低于癌性结节;而结节>1cm 需考虑恶性可能。与胆囊息肉鉴别,息肉表现为胆囊腔内多发或单发小结节样凸起,胆囊壁光整,无胆管扩张。

综上,胆管癌及胆囊癌的影像检查方法众多,价

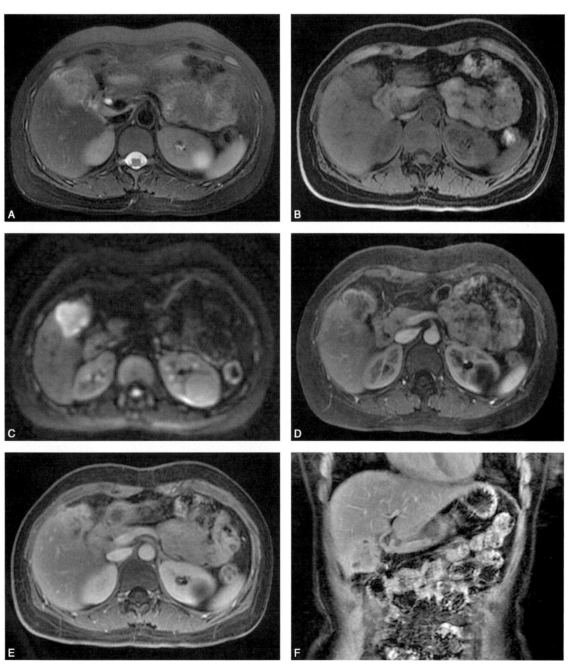

值各有千秋,影像学检查对胆管癌及胆囊癌的诊断和鉴别诊断,术前手术方案的制订及治疗后疗效评估具有重要意义。尽管如此,仍然有大部分的肝门部胆管癌患者直到手术探查时才发现肿瘤无法切除。PET-CT发现有相当一部分患者存在隐性转移,但是PET-CT被推荐为常规检查前尚需要更多的证据支持。

第三节 腺 鳞 癌

胆系腺鳞癌较罕见,其发病率在2%左右。镜下肿瘤由鳞癌及腺癌两种成分构成,以鳞癌成分为主。发病年龄、性别比例以及临床表现和常见的胆囊及胆管癌相似,多合并结石,早期没有特异性临床表现,常具有上腹部不适、黄疸、急性或亚急性胆囊炎的特点,即明显右上腹疼痛、恶心、呕吐或胆囊肿大。目前认为胆系原发性鳞状细胞癌与腺鳞癌的发病机制相似,多被认为是因为胆道系统或囊肿在慢性炎症刺激作用下被覆上皮细胞化生成鳞状细胞。胆系鳞癌、腺鳞癌较一般的肿瘤倍增速度快,周围组织侵犯能力较强,但转移潜能较小,向远处迁徙侵犯较少,预后差。

图 2-6-3-1　胆囊腺鳞癌
A、B. 正常胆囊结构消失,胆囊窝见软组织肿块,T₁WI 为稍低信号,T₂WI 为稍高信号;C. DWI 表现为高信号;D、E. 增强扫描动脉期可见不均匀强化,门脉期及延迟期逐渐强化;F. 肿块侵犯邻近肝脏

腺鳞癌的肿瘤标记物无明显特异性,主要表现为 CA19-9 和 CEA 的升高。

超声、CT、MRI 也仅能提示胆囊癌或胆管癌的表现,表现为胆囊或胆管内肿块,动脉期明显强化,门脉期延迟强化(图 2-6-3-1)。因此难以通过术前检查来明确胆系鳞癌,腺鳞癌的诊断,故按一般的胆囊癌来进行诊断即可,最终需待病理确认。但临床上出现周围脏器的侵犯应警惕胆系鳞癌、胆囊腺鳞癌的可能。

第四节 鳞状细胞癌

胆囊鳞癌多由黏膜上皮鳞状化生癌变而成,肿瘤由鳞状细胞构成。正常胆囊黏膜为柱状上皮而非鳞状上皮,故发生的肿瘤多为腺癌,而鳞癌的发生较为少见,其发生有以下几种学说:①异位鳞状上皮的存在;②上皮细胞鳞状化生;③腺癌鳞癌化。诊断胆系鳞状细胞癌,肿瘤必须主要是鳞状上皮,有角蛋白形成,在良性鳞状上皮化生背景上见恶性鳞状上皮细胞,镜下见不到腺癌成分,同时排除转移性癌。

第五节 未分化癌

未分化癌是一种起源于全能间质干细胞,形态学和免疫组织化学显示上皮样和间叶样两种成分的恶性肿瘤,因此也被成为肉瘤样癌、癌肉瘤或是梭形细胞肿瘤。可发生于全身多个器官,但以子宫、肺、食道、肾脏和胰腺多见。胆系的未分化癌非常罕见,发病原因尚不明确,可能与胆囊结石、胆囊息肉、雌激素等相关。未分化癌的诊断有赖于手术后病理及免疫组织化学检查。未分化癌属上皮源性肿瘤,本质上属于分化差的癌,肿瘤的部分区域由于细胞分化程度低而呈梭形或多形性,细胞异型性明显;免疫组织化学显示其肉瘤样成分表达上皮性标志物细胞角蛋白、角蛋白、上皮膜抗原等,同时表达 vimentin 等间叶或神经组织标志物。未分化癌的临床表现与腺癌相似,患者一般会出现腹部疼痛、黄疸、恶心、纳差、腹部包块和体质量减轻等。腹部 B 超、CT、MRI 是诊断的重要影像学检查,可显示肿瘤的位置、大小及性质(图 2-6-5-1)。但由于未分化癌与腺癌特点

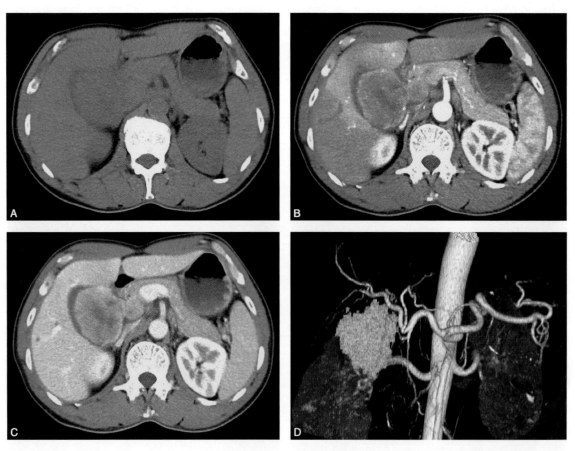

图 2-6-5-1 胆囊未分化癌

A. 胆囊内肿块,边界清楚,密度不均匀;B. 增强扫描动脉期不均匀强化,胆囊窝周围肝实质见异常灌注;C. 门脉期逐渐强化;D. 血管造影 VR 成像

相似,很难通过影像学检查将两者区分开。血清肿瘤标志物中,CA19-9、CA125 具有较高的辅助诊断价值,最终诊断还是依靠病理及免疫组织化学检查。

第六节　神经内分泌肿瘤

【概述】

神经内分泌肿瘤是一类来源于神经内分泌细胞的肿瘤,起源于 Kulchitsky 细胞,此种细胞可见于消化系统和呼吸系统的多个部位,而在胆道、胆囊中数量极少。因此,肝外胆管发生神经内分泌肿瘤极其罕见,据报道其发生率在整个消化系统占 0.32%,在所有患者占 0.2%~2.0%。其好发于女性,男女比例为 1∶1.6,好发年龄为 50~60 岁。胆囊神经内分泌癌占所有神经内分泌肿瘤的 0.5%,占所有胆囊肿瘤的 2.1%。WHO 于 2010 年将胆外胆管及胆囊神经内分泌肿瘤进行重新分类,分为 NETG1(类癌)、NETG2、神经内分泌癌(大细胞 NEC、小细胞 NEC)、混合性腺神经内分泌癌、杯状细胞类癌、管状类癌。胆管及胆囊神经内分泌肿瘤的来源尚不清楚,现在认为是由胆管炎症导致肠上皮化生引起的,如胆道结石、先天性胆管发育异常。

胆囊及胆管神经内分泌肿瘤的分类类似于消化道其他部位神经内分泌肿瘤。分为高分化神经内分泌肿瘤、神经内分泌癌、混合性神经内分泌癌、杯状细胞癌及管状类癌,且各类型胆囊较胆管多见。根据有无内分泌功能,神经内分泌肿瘤又分为功能型和无功能型,功能型可分泌胰岛素、胃泌素等引起类癌综合征临床症状,而胆囊及胆管神经内分泌肿瘤多属于无功能型,较少发生类癌综合征症状。类似胆管癌,胆管神经内分泌肿瘤患者早期无明显表现,患者一般因肿瘤压迫胆管造成黄疸就诊,早期很难发现。临床上以梗阻性黄疸为首发症状的最常见,其他依次为腹痛、瘙痒、恶心呕吐以及体重减轻等,部分患者可合并胆石症。而典型的类癌综合征如痉挛性腹痛、面色潮红、腹泻、水肿、哮喘、心脏病、糙皮病等少见。胆囊神经内分泌癌以中老年女性多见,临床表现无特异性,多为上腹痛、消瘦、黄疸等症状,有的体检时发现胆囊占位,类似于普通的胆囊炎、胆囊结石、胆囊息肉、胆囊癌等,具有特异的类癌综合征表现的不足 1%。神经内分泌肿瘤在肝外胆管中最常见的部位是肝总管和胆总管末段(19.2%),其次是胆总管中段(17.9%)、胆囊管(11.5%)和胆总管近段(11.5%)。根据生长情况,肝外胆管神经内分泌肿瘤大体分为三个类型:结节型、胆管内生长型和周围浸润型。

【影像检查技术优选】

影像学检查有助于肿瘤的定位和定性。通常直径在 1~3cm 的肿块容易通过影像学检查。B 超检查缺乏特异性表现,只能作为初步筛查。CT 可显示肿瘤的部位,并且有助于判断血管侵犯和淋巴结转移。MRI、MRCP 有助于判断肿瘤类型。ERCP 不仅可以发现肿瘤,还可以取活检,但是胆管神经内分泌肿瘤位于黏膜下,假阴性率较高。PET-CT 有助于判断肿瘤的良恶性。

【影像学表现】

CT 多呈现为胰胆管扩张、胆管壁增厚及胆管内结节,动脉期强化程度往往高于或等于肝实质,在静脉期强化程度往往等于或低于肝实质。MRI 在 T_1WI 像肿瘤常常低于肝实质,T_2WI 像肿瘤多高于肝实质,DWI 成像表现为高信号,增强扫描动脉期肿瘤明显强化,静脉期肿瘤信号往往低于肝实质。MRCP 表现为胆管内充盈缺损以及胆管梗阻扩张。

胆囊神经内分泌瘤根据 CT 表现可分为 2 型,①厚壁型:胆囊壁局限性增厚,肿块形态欠规则,可向腔内腔外生长,增强扫描常不强化,可累及邻近器官组织;②肿块型:无法分辨正常胆囊形态,胆囊窝内巨大肿块,密度不均,常合并囊性变及出血,增强扫描肿块不强化或仅轻度强化,部分病例有分隔样强化。MRI 检查可见肿瘤信号欠均匀,T_1WI 呈低信号,夹杂小片状高信号,T_2WI 呈高信号,肿瘤可有不均匀强化。

发生转移的患者行 CT、MRI 检查时,肝内及其他部位可见转移灶及局部淋巴结肿大等。借助 CT、MRI、MRCP 等可以了解肝外胆管及周围组织的受累情况,协助确定肿瘤的 T、M 分期,从而为制订治疗方案提供依据。

【诊断要点及鉴别诊断】

因胆管及胆囊神经内分泌肿瘤与腺癌等其他胆系肿瘤在影像学及肿瘤标志物等方面差异不明显,亦较难进行术前诊断。胆系神经内分泌肿瘤主要依据术后病理及免疫组化确诊。中国胃肠胰神经内分泌肿瘤病理学诊断共识认为 Syn 与 CgA 为诊断神经内分泌肿瘤的必需项目,CD56 等可辅助诊断,Ki-67 阳性指数可提示其恶性程度。

综上,由于胆系腺鳞癌、鳞癌、未分化癌及神经内分泌肿瘤病例相对较少,影像学表现没有特点,术前诊断较困难。而且目前尚没有标准治疗方案及具体针对性的化疗药物,因此其综合诊疗策略,尤其是发病机制、生物治疗及靶向药物治疗领域尚需更深入、更广泛的研究。

（谢传淼 耿志君）

参 考 文 献

1. Leslie HB. 肝胆胰外科学. 第 4 版. 黄洁夫, 译. 北京: 人民卫生出版社. 2009.
2. 中国抗癌协会. 远端胆管癌规范化诊治专家共识 (2017). 中华肝胆外科杂志, 2018, (1): 1-8.
3. 李斌, 刘辰, 姜小清. 胆囊癌规范化诊治专家共识 (2016). 临床肝胆病杂志, 2017, 33 (04): 611-620.
4. 胆管癌诊断与治疗外科专家共识. 临床肝胆病杂志, 2015, 31 (01): 12-16.
5. AYUSO JR, PAGES M, DARNELL A. Imaging bile duct tumors: staging. Abdom Imaging, 2013, 38 (5): 1071-1081.
6. JOO I, LEE JM, YOON JH. Imaging Diagnosis of Intrahepatic and Perihilar Cholangiocarcinoma: Recent Advances and Challenges. Radiology. 2018, 288 (1): 7-13.
7. ZEN Y, ADSAY NV, BARDADIN K, et al. Biliary intraepithelial neoplasia: an international interobserver agreement study and proposal for diagnostic criteria. Mod Pathol, 2007, 20 (6): 701-709.

第七章　间叶性肿瘤

第一节　胆道颗粒细胞瘤

【概述】

颗粒细胞瘤(granular cell tumor,GCT)首先由 Muller 于 1836 年描述,Virchow 于 1854 年也进行了相关描述。1926 年有学者认为 GCT 源自肌肉并常发生在舌部,因此命名为成肌细胞肌瘤。后来大多数学者认为其源于施万细胞、神经内或神经周围的纤维母细胞,或性质未明的与神经有关的间充质细胞,又曾命名为神经瘤和施万肿瘤。目前,其组织发生学仍存在争议,具有多源性,Christ 等提出不同部位的颗粒细胞瘤实际上可能来源于肌肉或施万细胞。目前文献主张应用颗粒细胞肿瘤这一名称。颗粒细胞瘤是一种相对不太常见的病变,可发生在身体任何部位,主要发生于四肢表浅软组织和舌,也可见于女性生殖系统(尤其是卵巢)、垂体、胃肠道和支气管、喉,发生于胆道者极为少见,发病率不到 1%。

病理学特点:大体标本常为孤立性无包膜结节,界限不清,直径常<3cm;发生于胆总管内肿块有两种形态,最常见的一种为团块状向腔内凸起,直径 1.0～3.5cm,黄白色,质地较硬;另一种为沿胆管壁呈多灶性分布。光镜下瘤组织边界不清,常向周围纤维组织内生长或穿插到邻近的肌组织间,瘤细胞排列成实体管状或条索状,细胞界限不清楚,胞质丰富,呈嗜酸性颗粒状,PAS 染色及消化 PAS 染色呈阳性;核小,居中,深染,圆形。

临床特点:胆道颗粒细胞瘤首例由 Coggins 于 1952 年报道,至今文献均为个案报道。好发于年轻女性,特别是黑人妇女,中位年龄 34 岁,男女比率约为 1:5.3。因为肿瘤的分布靠近胆管、肝管和胆总管的汇合区,其症状可能与胆囊结石、胆总管结石或其他型的胆管梗阻相混淆。临床表现主要为黄疸、腹痛,少部分为尸检或其他原因行腹部检查而发现。

颗粒细胞瘤有两种类型,一类表现为临床恶性但组织学良性;另一类表现为临床和组织学均为恶性。目前较公认的恶性标准是:①病理形态良性,但临床复发或有转移;②体积大于 4～5cm,核分裂 2/10HP,有梭形细胞,核大并核仁明显,有坏死,生长迅速或复发。胆道颗粒细胞瘤以良性多见,迄今为止无有关胆道 GCT 的恶性行为和复发的报道。治疗当以手术切除为主,良性者没有必要行放化疗治疗,恶性者放化疗效果欠佳。完整切除肿瘤是减少复发最有效方法,肿瘤切缘无瘤细胞浸润,复发率为 2%～8%,瘤细胞浸润肿瘤切缘者,其复发率上升至 20%;若肿瘤呈浸润性生长,难以完整切除者,则复发率约为 32%。

【影像检查技术优选】

1. **X 线平片**　胆管与右上腹部器官缺乏自然对比,诊断价值有限,目前临床已基本不用。

2. **超声**　可从多角度、全方位观察胆管树结构,且胆汁与肝组织、结石、肿瘤组织等之间存在较明显的回声差别,超声常作为多数胆系疾病的首选检查手段和疑有胆系异常人群的筛查方法。

3. **CT**　对术前肿瘤大小、位置、范围、良恶性判断及术后随访观察有明显优势,但其影像特征并不明显,单凭 CT 检查不易定性诊断。

4. **MRI**　MRI 为多参数多序列成像,对该瘤成分显示更为全面,特别是 T_2WI 上肿块呈低信号,可能具有特征性,可提高诊断准确性。MRCP 清楚显示胆道梗阻部位及梗阻程度,结合 MRI 平扫及增强检查明显地提高了良恶性胆道梗阻鉴别的能力,提高了胆道系统肿瘤诊断的准确性,也使得胆道系统早期肿瘤的检出率明显提高。

【影像学表现】

1. **超声**　超声对消化道 GCT 报道较多,常表现为壁内边界清楚实性低回声,彩色多普勒血流成像肿块内血流信号不丰富;超声对显示较大肿块范围及与邻近结构关系不如 CT、MRI 直观。对胆管颗粒细胞瘤报道少见,少数文献提到可表现为胆总管梭形膨大伴左右肝内胆管扩张。

2. CT 文献报道消化道颗粒细胞瘤表现为边界清楚、密度均匀的软组织结节或肿块,与胃肠壁相比呈略低密度,少数呈等密度,瘤内低密度囊变坏死及高密度钙化少见。因肿瘤血管成分较少,增强扫描多为轻度均匀强化,呈中度或明显不均匀强化者较少,动态或多期扫描肿块呈渐进性强化特征,肿块较大时常致邻近管腔及器官受压改变。良性腔外脂肪间隙清晰,无肿大淋巴结及邻近脏器受累征象,少数恶性可有周围侵犯或远处转移征象。胆道颗粒细胞瘤均为个案报道,其影像表现缺乏特异性,CT 可表现为管壁局限性轻度增厚,管腔内结节或管壁弥漫性增厚形成软组织肿块,增强后有不同程度强化,部分仅表现为胆管环形狭窄、中断,狭窄层面以上水平胆道扩张,需与胆管炎、胆管癌鉴别。

3. MRI 文献报道消化道颗粒细胞瘤表现为边界清楚长 T_1 短 T_2 信号(与肠壁信号对照),其内信号多均匀,少数瘤内信号不均匀,肿瘤呈短 T_2 信号可能与肿瘤细胞排列密集间质成分较少有关。T_2WI 脂肪抑制序列瘤灶仍呈略低信号,同反相位肿瘤信号无明显改变,DWI 肿瘤轻度扩散受限,增强扫描肿块多为轻中度均匀强化,多期增强扫描亦呈渐进性强化特征。MRCP 能清楚显示梗阻平面及胆道扩张程度,部分可表现为肝内外胆管明显扩张,未见明显软组织影,需与先天性胆道扩张症Ⅳ型相鉴别。同时可合并肝脾肿大,胆汁淤积性肝硬化等表现。

【诊断要点】

颗粒细胞瘤为一种生长缓慢的良性肿瘤,发生于胆道者临床症状同该部位发生的其他肿瘤相似,表现为右上腹疼痛及黄疸等,影像表现无明显特异性,可表现为胆管同心轴狭窄伴梗阻性胆道扩张,类似胆管癌或节段性硬化性胆管炎,T_2WI 呈稍低信号可能具有特征性;临床工作中遇到此类患者除了考虑其患有胆道结石或这些部位的癌肿所致的胆道梗阻外,还应考虑到胆道颗粒细胞瘤的可能,尽管该病发生率较低。影像学检查可在一定程度上对颗粒细胞瘤予以准确检出,但在诊断过程中容易因诊断经验不足缺乏特异性征象而致误诊,故在日常工作中还需依靠病理诊断进行最终确诊。

【鉴别诊断】

1. **胆管癌** 主要与肝门型及肝外型者相鉴别,

如肿块位于肝总管,则肝内胆管全部扩张,但左右叶可以不对称。位于左或右主肝管者,则相应的胆管扩张。约 70% 的肝门型者可显示肿块,肿块呈中度强化;局限于腔内小的肿块,可见肝管壁增厚和强化,腔内见软组织块和显示中断的肝管。肝外胆管型和壶腹型 CT 表现相同,主要表现为低位胆道梗阻和胆总管突然中断,一部分病例在中断的部位可见腔内软组织肿块,或显示胆总管壁不规则增厚,提示阻塞是由于腔内的肿瘤所引起。

2. **胆总管囊肿** 胆总管的囊肿表现各异,多表现为肝外胆管的囊状或梭状扩张,肝内胆管轻度扩张或不扩张。扩张的胆管边缘清晰,由于其内含胆汁,CT 为水样低密度,T_1WI 上呈低信号,T_2WI 上呈高信号。部分病例其内胆汁瘀积,呈胆泥样改变,或合并结石,CT 上内见结节状高密度,在 T_2WI 上呈不均匀的混杂信号或在高信号的背景中见多个低信号的充盈缺损。Caroli 病是肝内胆管的节段性扩张,特点是扩张的肝内胆管沿胆管树分布,胆总管和左右肝管正常。

3. **硬化性胆管炎** 病变仅局限于肝外胆管者,呈典型的低位胆管梗阻,狭窄处远端的胆总管影仍可见。狭窄段胆管壁增厚,管腔不规则狭小,增强扫描时管壁强化明显。病变广泛者,肝内胆管扩张改变,呈不连续的散在分布,串珠状或不规则状。这种跳跃式的胆管扩张,反映了肝内胆管的多发性狭窄。节段性分布的肝内胆管扩张也是本病的 CT 表现之一。通常,本病引起的肝内胆管扩张程度较轻。MRCP 表现为肝内、外胆管节段性不连续的、散在分布的不规则扩张和狭窄,部分胆管树呈串珠状。

第二节 平 滑 肌 瘤

【概述】

发生于胆管的良性肿瘤多源于黏膜上皮细胞,如乳头状瘤、腺瘤、囊腺瘤等,肝门部良性肿瘤引起的症状多表现为黄疸和腹痛。平滑肌瘤起源于间叶组织,其发生部位分布很广,除有平滑肌的器官外,还可发生于不含平滑肌的组织,常见的好发部位为胃肠道、子宫等,而少见部位如眼、气管、外耳道、上腔静脉、肾上腺、胰腺、膀胱等,胆道平滑肌瘤极为罕见,文献报道基本为个案报道。

病理学特点:典型平滑肌瘤大体标本切面呈丝绸样外观,镜下平滑肌瘤由梭形的平滑肌细胞和纤维结缔组织所组成,排列呈漩涡状或栅栏状,细胞核两端钝圆,呈长杆状,胞质红染,核分裂较为少见。

临床特点:病灶较小时无明显症状,病灶较大后出现上腹部疼痛,胆道梗阻后出现皮肤黄染。

【影像检查技术优选】

在诊断方面,首选 B 超检查,方便、准确、无辐射,可明确肿瘤部位和范围。CT 软组织分辨率不如 MRI,定性诊断较困难。MRI 平扫及增强检查可明确病变部位、与周围组织结构的关系及病变的成分,对定性诊断很有帮助。

【影像学表现】

1. 超声　平滑肌瘤超声表现为胆管内单发或多发的圆形或椭圆形局限性低回声实性团块,回声均匀。

2. CT　平扫表现为软组织密度,密度均匀,无出血、坏死、囊变,境界清楚,增强明显均匀强化。

3. MRI　T_1WI 呈等信号或稍低信号,T_2WI 表现为典型均匀低信号,境界清楚,增强后可见明显均匀强化,病灶较大引起胆道梗阻可见肝内胆管扩张。

【诊断要点】

平滑肌瘤来源于胆管的平滑肌细胞,生长缓慢,呈结节状软组织密度影,与胆管内其他良性肿瘤相类似,特征性表现为 T_2WI 低信号,这有助于平滑肌瘤的定性诊断。

【鉴别诊断】

1. 胆总管囊肿　密度/信号较均匀,边界清晰,无邻近结构侵犯,胆管常呈囊袋状改变,增强扫描一般无强化。

2. 胆管乳头状瘤　肿瘤呈树枝状或长条状管腔内生长,或者小条状或结节状位于胆总管内;T_1WI 信号略低于或等于脾脏的低信号,T_2WI 稍高于肝脏的信号,与平滑肌瘤 T_2WI 低信号鉴别。

3. 肝内胆管黏液性肿瘤　多囊性病灶,囊壁光整,厚薄一致,部分分隔有较均匀的增厚,可见壁结节和/或乳头状凸起,增强扫描动脉期囊壁及壁上结节明显强化,门脉期强化减退。

第三节　平滑肌肉瘤

【概述】

平滑肌肉瘤是由平滑肌发生的恶性肿瘤,发病率很低,可以发生于任何年龄,通常为 40～70 岁,主要发生于腹膜后、子宫、胃肠道,也可以发生于腹腔和皮下组织,胆道平滑肌肉瘤极为少见,属恶性度高、转移快、手术切除率低的一类恶性肿瘤。33%发生在胆总管,20%在胆囊管与肝总管汇合部,25%在肝总管上部,10%于左右肝管汇合部。平均年龄为 45 岁,一般男性多见。转移方式中,肝浸润占 42.9%,肝转移占 16.3%,肝十二指肠韧带浸润占 40.8%,胃十二指肠浸润占 41%,淋巴结转移占 50%。

病理特点:平滑肌肉瘤肉眼观呈灰白色,质较软,有囊性感,可有不同程度的出血和坏死。镜下见梭形瘤细胞编织状排列,胞核两端钝圆。组织化学染色 VG 呈黄色,Masson 染色呈红色。免疫组化标记物波形蛋白(vimentin)、结蛋白(desmin)及特异性标记物平滑肌肌动蛋白(SM-actin)在平滑肌肉瘤中的表达情况详述如下:desmin 分布于正常平滑肌细胞、心肌细胞、骨骼肌细胞和肌上皮细胞及其肿瘤中,它在良性肌源性肿瘤是强阳性表达,而在平滑肌肉瘤中表达率仅为 50%,另外在平滑肌瘤中 desmin 与 vimentin 的表达呈反向关系,组织分化越好,desmin 阳性反应越强,vimenti 阳性反应弱或阴性;反之,分化越差,desmin 反应弱或阴性,而 vimentin 反应越强。SMA 是一种标记平滑肌瘤的蛋白,主要用于诊断平滑肌瘤、血管平滑肌瘤、平滑肌肉瘤以及肌上皮细胞,属于诊断肝平滑肌肉瘤特异性的标志物。可将 desmin、vimentin、SMA 三者共同作为诊断平滑肌肉瘤的标记。

临床特点:早期常无明显症状,中晚期症状和体征表现为上腹部疼痛、腹胀、食欲不振、消瘦、乏力、发热、黄疸、肝大、腹水、上腹部膨隆或包块;肝功能正常或异常,血清甲胎蛋白(AFP)阴性。

【影像检查技术优选】

在诊断方面,首选 B 超检查,方便、准确、无辐射,可明确肿瘤部位和范围。CT 与 MRI 平扫及增强检查可用于与其他疾病鉴别,但与肝脏其他少见肉瘤如纤维肉瘤、横纹肌肉瘤等鉴别困难,最终诊断只能靠病理,甚至免疫组化检查。

【影像学表现】

1. 超声　胆管内不均匀实性回声或低回声区,形态不规则,边界不清;CDFI:其内血流丰富。

2. CT　平扫表现为肝门区或胆管内与肌肉密度相仿的软组织影、密度不均、内见更低密度影,病灶沿着胆管壁浸润性生长,增强扫描实性成分呈渐进性持续性中等程度强化,瘤内见范围不等的无强化坏死区,钙化少见,部分病灶内可见出血,病灶较大时可使胆管扩张。

3. MRI　MRI 表现为信号不均匀,实性成分于

T_2WI 上呈不同程度高于平滑肌组织的信号，T_1WI 上呈等或稍低于平滑肌组织的信号，DWI 呈高信号，ADC 呈低信号，增强扫描见轻度或明显强化区，静脉期病灶呈渐进性延迟强化。

【诊断要点】

平滑肌肉瘤生长快、恶性度高、转移快、手术切除率低，短期内病灶迅速增大，可出现腹痛、黄疸等临床表现；超声表现为胆管内不均匀实性回声或低回声区，形态不规则，边界不清，血流丰富；CT 平扫表现为肝门区或胆管内与肌肉密度相仿的软组织影，密度不均，病灶沿着胆管壁浸润生长，增强扫描实性成分呈渐进性持续性中等程度强化，病灶较大时可使胆管扩张；MRI 表现为信号不均匀，实性成分于 T_2WI 上呈不同程度高于平滑肌组织的信号，T_1WI 上呈等或稍低于平滑肌组织的信号，增强扫描见轻度或明显强化区，静脉期病灶呈渐进性延迟强化。

【鉴别诊断】

1. **胆管内黏液性乳头状肿瘤**　胆管乳头状瘤是胆管最常见的良性肿瘤，发病年龄范围大，多见于成人。影像学表现为边界清楚的实质性肿块以弥漫性生长方式充满胆管系统，一般合并肝内外胆管扩张，病灶较小时胆管可无明显扩张；增强扫描肿块呈不均匀轻度强化。

2. **胆管癌**　胆管癌是胆道系统最常见的恶性肿瘤，影像表现主要为胆管壁的增厚和/或肿块，伴有不同程度的胆管扩张，增强呈明显强化，无渐近性强化表现。

3. **肝脏肿瘤**　包括间质错构瘤、肝母细胞瘤、未分化胚胎性肉瘤及肝细胞肝癌等。胆管平滑肌肉瘤累及肝内胆管、特别是穿破管壁侵犯肝脏时需与肝脏肿瘤鉴别。胆管平滑肌肉瘤主体位于扩张胆管内，沿胆管浸润性生长；肝脏肿瘤主体位于肝实质，邻近胆管表现为受压或截断。多平面成像有助于明确胆管形态、病灶定位及累及范围。

第四节　横纹肌肉瘤

【概述】

横纹肌肉瘤来源于横纹肌细胞或向横纹肌分化的原始间叶细胞，是由多种不同分化程度的横纹肌母细胞组成的软组织恶性肿瘤。横纹肌肉瘤可发生于有横纹肌的部位，也可发生于横纹肌较少，甚至无横纹肌的部分。好发于头颈、泌尿生殖系，其次为四肢，原发胆道系统罕见，仅占全身横纹肌肉瘤的 1%。胆道横纹肌肉瘤是小儿胆道系统最常见的恶性肿瘤，以 2~6 岁儿童多见，发生于 10 岁以上者少见；男性稍多于女性，男女发病率约为 1.8∶1。胆道横纹肌肉瘤可起源于胆道系统的任何部位，以胆总管最为常见，通常起源于黏膜下层，沿胆管上下生长；少数可起源于肝实质或继发于先天性胆总管囊肿。胆道横纹肌肉瘤为高度恶性肿瘤，侵袭性强；约 25% 的患者在就诊时已经发生淋巴结或远处转移，手术难以完全切除，胆道横纹肌肉瘤对放疗及化疗敏感。晚期大多经血管、淋巴管引起肝、肺、骨等组织的广泛转移。近年来，临床通常采用综合治疗以提高生存率，但预后仍较差。

根据肿瘤病理形态学特征和遗传学特点，组织学上横纹肌肉瘤分为 4 个亚型：胚胎型横纹肌肉瘤（包括葡萄簇样和间变性亚型）、腺泡型横纹肌肉瘤（包括实性型亚型）、多形性横纹肌肉瘤和梭形细胞/硬化型横纹肌肉瘤。胆管系统横纹肌肉瘤绝大多数为胚胎型横纹肌肉瘤，其中又以葡萄簇样亚型最为常见，其他亚型罕见。

胚胎型横纹肌肉瘤主要组织学特点有：黏液样的背景中分布着体积小、染色深、胞质少的原始小圆细胞或短梭形细胞，可见细胞稀疏区和密集区交替排列。细胞形态多样，可见蝌蚪样、梭形、带状、网球拍样、疟原虫样或蜘蛛状等不同分化阶段的横纹肌母细胞。葡萄簇样亚型呈分叶状或息肉状方式生长，在紧靠黏膜上皮下方由密集深染的瘤细胞形成宽带状区域，即"形成层"。腺泡型横纹肌肉瘤的主要组织学特点：经典型瘤细胞排列成巢状，形成特征性的腺泡状结构，其间为纤维血管间隔；实体型亚型少见，由一致的实性细胞巢组成，不见腺泡状结构。多形性横纹肌肉瘤镜下呈多形性肉瘤的形态，类似未分化多形性肉瘤/恶性纤维组织细胞瘤，多数病例中可见数量不等的嗜伊红色多形性横纹肌母细胞。梭形细胞/硬化型横纹肌肉瘤临床少见。由于其形态比较特殊，肿瘤富含玻璃样变软骨样或骨样基质，肿瘤细胞呈腺泡样和假血管样排列，术中冷冻及常规病理极易误诊。

免疫组织化学染色有助于确诊横纹肌肉瘤。肌调节蛋白 MyoD1 和生肌蛋白 myogenin 阳性反应定位于细胞核，对诊断横纹肌肉瘤诊断特异性高。此外，结蛋白 desmin 广泛应用于横纹肌肉瘤诊断，对胚胎型横纹肌肉瘤尤其敏感，超过 95% 的胚胎型横纹肌肉瘤结蛋白 desmin 表达阳性。

胆道横纹肌肉瘤的临床症状由于肿块引起胆道机械性梗阻,表现为黄疸、皮肤瘙痒等,常伴有发热、右上腹胀痛、陶土色大便、尿黄、腹泻等。体检常有肝脏肿大,少部分患者可表现为脾脏肿大和触及右上腹肿块。患者由于胆道机械性梗阻,实验室检查通常表现为碱性磷酸酶、γ-转氨酶和结合胆红素不同程度升高。临床易误诊为肝炎,影像学检查对于明确病因至关重要。

【影像检查技术优选】

1. **超声** 检查简单易行,无辐射危害,能够明确梗阻的部位、原因及胆管扩张程度,彩色多普勒能够检测病灶血供,有助于对肿块的定性诊断。

2. **CT** CT增强扫描联合多平面重建能够清楚显示病灶的部位、形态、血供、胆道改变、周围侵犯、淋巴结及远处转移等,优于超声;此外,CT扫描速度快,一次检查能够覆盖胸部及全腹部,对胆道横纹肌肉瘤的诊断、鉴别诊断和肿瘤分期有重要价值。为临床首选的检查手段。

3. **MRI** MRI具有多方位、多层面、多序列检查的优点,联合MRCP可清楚显示病灶数目与范围、胆管情况、肿瘤生长特点及邻近结构侵犯等;同时,MRI软组织分辨率高,能够明确病灶内成分,有助于胆道横纹肌肉瘤的诊断及鉴别诊断。但MRI检查时间较长,且患儿往往配合较为困难,因此MRI可以作为CT检查的补充手段。

4. **ERCP** ERCP为有创性检查,能够对胆道梗阻提供依据,但对胆道横纹肌肉瘤的早期诊断没有帮助。此外,ERCP引导下可以对病灶进行治疗,如辅助化疗、ERCP引导下胆道病灶穿刺活检、括约肌切开或胆汁引流缓解胆道梗阻等。相比于开放性手术、经皮穿刺活检等其他治疗手段,ERCP引导下治疗具有创伤小、肿瘤播散的可能性低等优点。

【影像学表现】

1. **超声** 胆道横纹肌肉瘤典型超声表现为胆管扩张和腔内肿块。当瘤体较小时,可在胆道内见到凸向管腔生长的"桑葚状"低回声结节;随着肿瘤增大,表现为小葡萄串样低回声肿块。肿块通常沿管腔生长,可累及胆总管全程及左、右肝管;表现为胆管壁不同程度增厚,内腔变窄至消失,扩张的胆管内充满了低回声实质性肿瘤。若肿瘤穿破管壁向周围组织浸润性生长,可在局部形成一个边界模糊的低回声实质性肿块;侵犯肝脏时,肝内可见不规则的低回声病灶。若肿瘤沿淋巴结转移,可在肝门区及腹膜后探及肿大淋巴结。肿瘤的CDFI显示点状或短线状血流信号,位于肿瘤内部或肿瘤边缘,多普勒可测到动脉或静脉频谱。其他继发表现包括肝脏增大、实质回声粗糙,与胆道梗阻程度呈正相关。

2. **CT** 胆道横纹肌肉瘤平扫CT表现为肝门区囊实性肿块或扩张胆道系统内含有较低密度不均匀肿块,边界一般清楚,形态可不规则,大部分位于胆总管,可累及胆道系统全程。文献报道胚胎型横纹肌肉瘤具有向腔内膨胀性、息肉状生长特点,生长在黏膜下时常形成葡萄串样的大息肉样肿块。肿块多可见分叶征象,以及多结节融合征象,说明病变具备多中心生长的特点,具备较强侵袭性。

胆道横纹肌肉瘤CT平扫呈等低均匀密度或混杂密度肿块,钙化少见。平扫CT肿块密度偏低,可能与其富含疏松黏液性基质有关;其中更低密度区代表肿物囊性变或葡萄状肿物间胆汁积聚。增强CT扫描能够更加清楚地显示病灶边界,胆道横纹肌肉瘤可表现出多种强化方式,如多发环状强化、明显不均匀强化、轻微强化等,部分病灶可以无强化。葡萄簇样横纹肌肉瘤是胆道横纹肌肉瘤最常见的亚型,对其他部位横纹肌肉瘤的研究表明增强CT扫描可表现出"葡萄征",即多发环状强化,形态类似"葡萄串",具有一定的特征性(图2-7-4-1)。这种强化方式的病理基础可能是因为葡萄簇样横纹肌肉瘤中富含黏液的基质表面覆盖了一层肿瘤细胞,即"形成层"。

横纹肌肉瘤侵袭性强,常见的转移方式为直接蔓延,肿块可沿胆管壁浸润生长,可侵犯肝脏、胰腺及十二指肠等。其次为淋巴转移和血行转移,增强CT扫描有助于评价肿瘤浸润范围,充分显示病灶与血管的关系,对肿瘤进行分期和可切除性评价。

3. **MRI** 胆道横纹肌肉瘤MRI的主要表现与CT类似,表现为肝门区或扩张胆道系统内含肿块,形态不规则,边界尚清,沿胆管壁浸润生长。胆道横纹肌肉瘤好发于胆总管,也可见于肝内胆管及胆囊管,极其罕见发生于胰腺或十二指肠壶腹部。

肿瘤信号多数不均匀,T_1WI信号混杂,T_2WI呈不均匀高信号,肿瘤成分背景复杂。实性成分T_1WI呈稍低信号,T_2WI呈稍高信号,DWI呈高信号,相应ADC图呈低信号,表明肿瘤弥散受限;肿块富含疏松黏液基质,T_1WI信号不均,以低信号为主,T_2WI呈高信号;肿块内可合并出血、坏死及囊变,钙化少见。MRI增强扫描表现与CT类似,可出现多发环状强化、明显不均匀强化、轻微强化等多种强化方式,偶尔可见病灶无强化。其中多发环状强化,即"葡萄征"对诊断葡萄簇样横纹肌肉瘤有一定的特征性。横纹肌肉瘤侵袭性强,研究表明约25%的病例就诊时已发生淋巴结或远处转移,增强MRI扫描能够准确评价肿瘤浸润范围及转移情况,有助于肿瘤分期和可切除性评价。

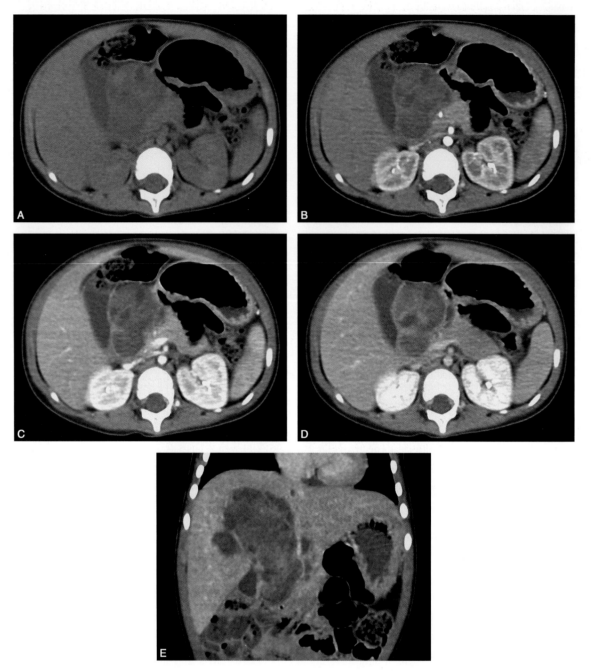

图 2-7-4-1 胆道横纹肌肉瘤

女,2 岁 5 个月。胆总管-肝内胆管见团块状软组织影,沿胆道系统浸润生长,平扫 CT 肿块密度较低,增强扫描呈多环状强化,即"葡萄征"

　　MRCP 能够清楚显示胆管扩张的程度、范围及梗阻的部位。MRCP 表现为病变处胆管明显扩张、形态不规则,肿块沿胆管弥漫性生长,呈不均匀稍高信号或高信号;远端胆管出现不同程度扩张。

　　4. ERCP　ERCP 为有创性检查,能够准确评估胆道系统的形态与梗阻部位,ERCP 表现为胆管明显扩张,病变处胆管可见不规则充盈缺损。

　　【诊断要点】

　　小儿患者出现急性起病的梗阻性黄疸症状,影像学检查表现为胆道系统软组织肿块及胆管明显扩

张,需考虑胆道横纹肌肉瘤的可能。CT 平扫软组织肿块密度较低,MRI 可见长 T_1 长 T_2 黏液样物质,实性部分弥散受限,增强扫描呈多环状强化("葡萄征"),高度提示胆道横纹肌肉瘤。

　　【鉴别诊断】

　　1. **胆总管囊肿**　胆道横纹肌肉瘤富含黏液基质,平扫密度/信号与胆总管囊肿相似,容易混淆;另外胆道横纹肌肉瘤可继发于胆总管囊肿,容易被漏诊。增强扫描有助于鉴别胆道横纹肌肉瘤和胆总管囊肿。胆总管囊肿密度/信号较均匀,边界清晰,无

邻近结构侵犯,胆管常呈囊袋状改变,增强扫描一般无强化,DWI未见弥散受限。当胆总管囊肿合并感染时,与胆道横纹肌肉瘤较难鉴别,需结合病理活检明确诊断。

2. 胆管内乳头状腺瘤 胆管乳头状瘤是胆管最常见的良性肿瘤,发病年龄范围大,多见于成人。影像学表现为边界清楚的实质性肿块弥漫性生长,充满胆管系统,一般合并肝内外胆管扩张,病灶较小时胆管可无明显扩张;增强扫描肿块呈不均匀轻度强化。部分胆管乳头状腺瘤病例可看到完整的胆管壁,对诊断具有重要提示作用。

3. 胆管癌 胆管癌是胆道系统最常见的恶性肿瘤,影像表现主要为胆管壁的增厚和/或肿块,伴有不同程度的胆管扩张。发病年龄对于胆管癌及胆道横纹肌肉瘤鉴别具有重要作用。胆管癌好发于中老年人,好发年龄为50~70岁;胆道横纹肌肉瘤好发于婴幼儿,以2~6岁儿童多见,发生于10岁以上者少见,中老年人发病极其罕见,仅见少数个案报道。

4. 肝脏肿瘤 包括间质错构瘤、肝母细胞瘤、未分化胚胎性肉瘤及肝细胞肝癌等。胆道横纹肌肉瘤累及肝内胆管、特别是穿破管壁侵犯肝脏时需与肝脏肿瘤鉴别。胆道横纹肌肉瘤主体位于扩张胆管内,沿胆管浸润性生长;肝脏肿瘤主体位于肝实质,邻近胆管表现为受压或截断。多平面成像有助于明确胆管形态、病灶定位及累及范围。

(曹代荣)

参 考 文 献

1. 王玉红,张丽红,王林省,等. 消化道颗粒细胞瘤的影像学表现. 山东大学学报(医学版),2017,5508:66-70.

2. 马玉平,姜琼,王素平. 食管颗粒细胞瘤的临床影像学及病理特点. 中外女性健康研究,2017,24:3-4+9.

3. 陈孟达. 软组织颗粒细胞瘤的CT、MRI表现. 医学影像学杂志,2017,2712:2319-2321.

4. 周竹萍,孟奎,周正扬. 软组织颗粒细胞瘤影像学特征分析. 医学影像学杂志,2018,2806:1013-1016.

5. 马捷,张新华. 胆道颗粒细胞瘤. 金陵医院学报,1999(03):68-71.

6. 宋江屏,马皖,石安林,等. 肝外胆管平滑肌肉瘤一例. 肝胆外科杂志,1994(11):2+4.

7. 管雯斌,许恪淳,许艳春,等. 儿童横纹肌肉瘤的病理学研究. 上海交通大学学报(医学版),2014,34(1):70-74.

8. CHANGWON JUNG, ILYEONG HEO, SANG BUM KIM, et al. Biliary Granular Cell Tumor. Journal of Pathology and Translational Medicine,2015,49:89-91.

9. STAVROS KARAKOZIS, ENRIQUE GONGORA, JOHN L. ZAPAS,et al. Granular cell tumors of the biliary tree. Brief clinical reports. 2000,128(1). 113-115.

10. AJAY JITENDRA PATEL,SHRIRAM M. JAKATE. Granular Cell Tumor of the Biliary Tract. G & H CliniCal Case studies,2010,6(5):331-336.

11. SAITO K. Smooth muscle tumors of the extra-hepatic bile duct. Ryōikibetsu shōkōgun shirīzu,1996(9):64-67.

12. ZAMPIERI N,CAMOGLIO F,CORROPPOLO M,et al. Botryoid rhabdomyosarcoma of the biliary tract in children:a unique case report. European Journal of Cancer Care,2006,15(5):463.

13. KUMAR V,CHAUDHARY S,KUMAR M,et al. Rhabdomyosarcoma of Biliary Tract—a Diagnostic Dilemma. Indian Journal of Surgical Oncology,2012,3(4):314.

14. ROEBUCK DJ,YANG WT,LAM WWM,et al. Hepatobiliary rhabdomyosarcoma in children:diagnostic radiology. Pediatric Radiology,1998,28(2):101-108.

15. TIRELI GA,SANDER S,DERVISOGLU S,et al. Embryonal rhabdomyosarcoma of the common bile duct mimicking choledochal cyst. Journal of Hepato-Biliary-Pancreatic Surgery,2005,12(3):263-265.

16. NICOL K,SAVELL V,MOORE J,et al. Distinguishing undifferentiated embryonal sarcoma of the liver from biliary tract rhabdomyosarcoma:a Children's Oncology Group study. Pediatr Dev Pathol,2007,10(2):89-97.

17. COTTONI F, ANGELIS PD, DALL' OGLIO L,et al. ERCP with intracholedocal biopsy for the diagnosis of biliary tract rhabdomyosarcoma in children. Pediatric Surgery International,2013,29(6):659-662.

第八章　胆系创伤

【概述】

胆系损伤(bile duct injury,BDI)是一个广义的术语,泛指种种原因造成的胆道系统损伤,主要包括胆囊、肝内外胆管损伤,例如车祸所致剧烈前后挤压引起的钝性伤、战伤、刀伤、爆震伤、上腹挫伤、上腹手术以及新技术应用如某些介入性治疗肝脏移植术后等造成的意外损伤等。临床上胆道损伤的发生率虽然不高,但随着腹腔镜胆囊切除术的开展,胆道损伤明显增加,绝对数不容忽视。胆道损伤多比较隐蔽,若发现不及时和处理不当,会造成严重后果。

为了区别其性质、原因和伤情,利于指导临床诊疗工作,可把胆道损伤分为创伤性和医源性胆道损伤两大类。创伤性胆道损伤是指直接由创伤所致,胆囊比胆管更易受累而且大多数损伤为锐性穿通伤,钝性损伤少见。医源性胆道损伤是指外科手术时意外造成胆管损伤,通常是肝外胆管的损伤,主要见于胆道手术,尤其是胆囊切除术,此外胃大部切除术、肝破裂修补术、肝切除术时也可发生,肝移植术后胆管狭窄的发生亦时有报告,也可见于肝动脉化疗栓塞术后。

胆管损伤只有少部分是在术中及时发现的,多数是在术后出现症状及体征时才被发现,胆囊切除术后若出现以下情况:①引流管流出大量胆汁,并逐渐增多;②术后出现腹痛、腹胀、发热等胆汁性腹膜炎体征;③术后发生胆管炎、黄疸以及肝功能异常;④术后中远期出现的梗阻性黄疸,需要考虑 BDI 可能,并及时进行相关的影像学检查。同时临床在进行胆管修复、再手术探查前需要提供完整的胆道引流解剖资料。现代影像学技术的发展应用,有助于胆管损伤的诊断及明确损伤部位和损伤类型,对制订完善的治疗方案有着重要意义。

临床常见 BDI 类型为:①胆管横断或部分横断;②胆管切除或部分切除;③胆管成角或横断结扎;④BDI 性狭窄;⑤胆瘘,其中以胆管横断最多见,少

见的 BDI 类型有穿孔、贯穿伤、钳夹、缝扎、侧壁和线性损伤等。黄志强等将损伤平面和程度结合进行分类,按损伤胆树平面分为 3 级:Ⅰ.肝内胆树平面损伤(二级肝管分支及以上胆管);Ⅱ.围肝门区 BDI (胆囊管与肝总管交界平面以上,包括一级胆管);Ⅲ.胆总管损伤。按损伤程度分为 4 级:A.部分性伤;B.横断性伤;C.横断性伤伴部分胆管组织缺损(另部分为肝管汇合部完整或缺失);D.胆管狭窄。此分类法未将胆囊管夹闭不全引起的胆瘘列入 BDI 范围。

胆管损伤发生后的主要病理生理改变包括早期以胆管破损和晚期以胆管闭塞(狭窄)为主的变化。胆管损伤的预后与首次修复和胆道重建的时机密切相关。若术中及时发现并即时手术,局部组织不存在炎症、水肿等问题,且可供选择的手术方式较多,预后多较好。

【影像检查技术优选】

由于 BDI 原因复杂,损伤类型多种多样,诊断颇为棘手,特别是绝大部分术中不能被及时发现,胆管损伤术后的发现与诊断须依据损伤后的病理生理改变和临床表现结合医学影像学检查。对于胆道损伤的患者,影像学检查起着十分重要的作用,可疑胆道损伤的患者可行经内镜逆行胰胆管造影(ERCP)、磁共振胆胰管造影(MRCP)、经皮肝穿刺胆管造影术(PTC)、T 形管胆道造影等检查,以明确诊断。

1. 超声　为无创检查手段,价格低廉。超声可了解肝脏形态,显示胆管结构(可观察到直径 1~2mm 的肝内胆管),能发现胆管连续性中断、肝胆管扩张的程度范围及腹腔胆汁聚集,可动态观察,病程越长诊断价值越高。同时可以引导穿刺引流,对于胆囊管夹闭不全、迷走胆管损伤引起的轻度胆汁漏可以通过引流而得到治愈。B 超对于体型过度肥胖、胃肠气体干扰较重者,有时效果不满意,同时难以精确显示梗阻或狭窄的长度、胆瘘的部位,因此,B

超对 BDI 的诊断有帮助,但对治疗方式的选择则指导意义不大。

2. CT 多层螺旋 CT 的空间和时间分辨力大大提高,可了解肝脏形态,肝胆管扩张的程度范围,并通过二维及三维重组更直观更清晰显示有中等程度以上扩张的肝内外胆管系统,同时可显示胆管狭窄段或梗阻段,还可以发现腹腔胆汁聚集,定位胆汁聚集部位,价格中等,为无创检查手段。

3. ERCP ERCP 空间分辨率高,能清楚显示胆管系统,对判断胆管完整性、损伤部位及大小都具有独特优势,对决定治疗方案具有指导意义。将造影剂通过 Vater 壶腹逆行注入胆道系统内,可得到一个十分清晰的胆管树图像,可以了解胆道内部结构,缺点是仅能了解梗阻以下的部位,在曾行胃大部切除术胆肠内引流术的患者应用受限。

4. MRI MRI 可以显示胆汁聚积的部位、范围、量的多少,鉴别单纯胆瘘和合并出血,不能显示胆瘘的准确部位。MRCP 为无创性检查,安全舒适,操作简单,无射线损害,适用于不能耐受 ERCP 的患者和不能配合检查的儿童,有替代 ERCP 的倾向。MRCP 反映的胆管扩张更真实可信,对于扩张的胆管系统显示良好,能明确显示胆管损伤部位和程度;不受外科手术后解剖结构改变的影响;无胆道感染、急性胰腺炎等并发症。重建后的图像可多角度、多轴位观察,更立体直观地显示狭窄远近端胆管及狭窄的长度和程度,同时可以了解胆管狭窄或闭塞的部位,尤其是异位的肝内胆管,如肝右后叶胆管,阻塞后的该胆管与胆总管不连接,ERCP 无法显示。

5. **经皮肝穿刺胆道造影(PTC)** PTC 能清楚显示胆管分支,根据胆道扩张和梗阻末端的影像可判断梗阻的平面和初步确定梗阻的原因,PTC 仍是胆道外科的一项重要诊治技术。但因其具有一定的并发症和死亡率,又有多层螺旋 CT、MRCP 等先进的检查方法,目前临床应用已日益减少。

6. **T 管造影** 利用前次手术留下的 T 形管或腹壁窦道行胆道造影,能显示胆管病变,可将狭窄胆管及狭窄以上的胆管完全显示,充分了解梗阻以上的胆管情况。

【影像学表现】

1. **超声** 对于外伤患者超声并不是首选的检查方法,但超声有助于评估胆囊壁厚度、腔内出血以及胆囊损伤患者的随访观察。超声对明确胆道损伤作用有限,但在肝内或肝周胆汁湖采取保守治疗者的随访中具有重要的作用。

2. CT 胆囊损伤影像表现常常被邻近其他脏器损伤所掩盖。急性胆囊损伤特征性征象有腔内和壁内血肿。胆囊塌陷(特别是空腹患者),伴胆囊底扭曲,提示胆囊可能穿孔或撕裂。胆囊壁增厚或模糊,高度提示胆囊壁损伤,但其无特异性。胆囊周围积液或弥漫性腹腔内积液常常可见,但并不一定是来源于胆囊,可能是由于邻近实质脏器损伤所致。胆囊腔内出现高密度,形成液液平面,提示损伤所致出血可能,但是浓缩胆汁、胆固醇或先前行 CT 检查所注入静脉内造影剂经胆道排泄也可出现类似的表现。完全性胆囊撕脱者较罕见,表现为胆囊腔内或胆道周围出血,胆囊游离,常伴有邻近腹水;对于动脉撕裂患者,增强扫描有时能看到造影剂在胆道周围外溢,从而证实有活动性出血。

对于胆道损伤患者,CT 扫描可表现为肝周、肝下局限性积液,腹水,肝内积液形成胆汁湖,表现为片状、类圆形或不规则形低密度,同时合并肝脏撕裂或脾脏、十二指肠损伤。王茂强等报道了肝动脉化疗栓塞导致的胆管损伤影像表现,根据胆管缺血损伤程度不同,可将影像学表现分为 3 种类型①局限性胆管扩张:位于亚段肝管及其远侧、肿瘤病灶的邻近处,易误诊为新生病灶,其损伤的发生与超选择性亚段栓塞造成较小的胆管缺血和继发狭窄有关;②多灶性胆管扩张:位于肿瘤周围或正常肝叶,见于肝多发性肿瘤 TACE 术后,缺血损伤累及段或亚段肝管;③巨大分叶状或多房状囊腔:呈肝叶(段)分布,也可呈跨段分布,产生机制有二:较大的胆管因缺血损伤后发生狭窄,远侧肝管继发扩张;局部胆管因严重缺血、坏死、破裂,胆汁在肝组织聚积,形成所谓胆汁湖或胆汁瘤。

3. MRI 有关 MRCP 在胆囊钝伤中的应用少有报道,与 CT 一样,可发现胆囊萎陷、管腔内出血或胆囊周围的液体,有报道应用 MRI 增强检查可显示胆囊壁的缺血。MRCP 已广泛应用于医源性胆管系统损伤的评价,能够清晰地显示胆囊的大小形态位置,显示梗阻扩张或狭窄的胆管,以及部位等,还可正确的辨认损伤部位。虽然为手术提供了一定帮助,但在评估胆管损伤长度方面仍有欠缺,另外对于创伤性胆系损伤的评估仅有少量文献报道。近年来肝胆特异性造影剂增强 MRCP 为胆囊及胆管树的显影提供了新的方法,活动性胆瘘表现为造影剂外溢,或造影剂进入周围积液中,增强 MRCP 可显示胆瘘的位置及判断胆管损伤的类型,同时根据梗阻以下水平管腔内造影剂显影与否进一步评估梗阻的程度。对于胆管完全梗阻者,肝特异性造影剂 MRI 增强扫描可显示损伤局部胆管狭窄或截断,近端胆管扩张,远端胆管未见造影剂显影,增强 MRCP 不仅可清楚显示胆管树结构,同时可以评估胆管的排泄功能,是目前评估胆系功能的无创检查方法,然而其在临床中的应用并未完全开发,还需进一步的研究。

4. ERCP 文献报道 ERCP 对阻塞性黄疸定位定性的确诊率达 95%,因此,ERCP 对阻塞性黄疸的定位定性有决定性作用。胆管损伤的类型包括胆管横断、结扎、狭窄及胆瘘,可单独存在,也可几种情况同时存在。胆管横断、结扎在 ERCP 影像上均表现胆管"中断",但 ERCP 不能显示损伤部位近端的胆管及胆管损伤的范围,此类 BDI 是胆管损伤的严重类型,但临床上较易及早发现,如术后出现进行性加重的黄疸或严重胆瘘,要考虑胆管结扎或横断,及时 ERCP 检查可为再次手术提供明确的治疗途径,但内镜在胆管结扎或横断上往往无计可施,必须再次手术。胆瘘是胆管损伤的常见类型,多在术后早期发生,胆(肝)总管瘘主要由于胆管侧壁部分损伤、灼伤、误切所致,可伴有狭窄。胆瘘在 ERCP 影像上表现为造影剂溢出胆管,一旦明确存在胆瘘,即可行内镜下治疗。

【诊断要点】

超声、CT、MRI 对诊断胆管损伤均有帮助,MRI 的敏感性和特异性最高,根据病变局部含液体(胆汁)信号特点形态和分布,可与肿瘤复发相鉴别,对确认胆管的早期损伤优于其他方法,对发现微小局灶性损伤有一定局限性。无论是 CT 还是 MRI 增强扫描,胆管损伤区均不强化。影像学检查对于怀疑胆道损伤的患者有着举足轻重的作用,随着影像技术的不断发展与革新,无创性检查能更好地发挥其作用,从而指导临床工作,而传统的有创性检查也有其不可替代的作用,二者相互帮助,取长补短,从而能早期发现胆道损伤,为临床更好的服务。

(曹代荣)

参 考 文 献

1. 刘斌,朱晓红. 胆道损伤的影像学表现. 肝胆外科杂志,2011,19(02):90-91.

2. 黄志强. 关于胆管损伤的分类. 中国微创外科杂志,2004,4(6):449-451.

3. 方驰华,杨剑. 腹腔镜胆囊切除术胆管损伤的影像学特征及价值. 中国实用外科杂志,2011,31(07):561-564.

4. 董剑宏. 腹腔镜胆囊切除术治疗复杂胆囊疾病的临床分析. 中华肝胆外科杂志,2003,9(9):560-561.

5. 王茂强,邵如宏,叶慧义,等. 肝动脉化疗栓塞术后胆管损伤的影像学研究. 中华肿瘤杂志,2005(10):609-612.

6. AVNEESH GUPTA,JOSHUA W,KEITH W,et al. Blunt Trauma of the Pancreas and Biliary Tract:A Multimodality Imaging Approach to Diagnosis. Radio Graphics,2004;24:1381-1395.

7. COLIN M,NAEL E,ROBIN R,et al. Management of Iatrogenic Bile Duct Injuries:Role of the Interventional Radiologist. Radio Graphics,2013,33:117-134.

8. KIM HK,CHUNG YH,SONG BC,et al. Ischemic bile duct injury as a serious complication after transarterial chemoembolization in patients with hepatocellular carcinoma. J Clin Gastroenterol,2001,32:423-427.

9. YU JS,KIM KW,JEONG MG,et al. Predisposing factors of bile duct injury after transcatheter arterial chemoembolization (TACE) for hepaticmalignancy. Cardiovasc Intervent Radiol,2002,25:270-274.

10. NAM KYUNG LEE,SUK KIM,JUN WOO LEE,et al. Biliary MR Imaging with Gd-EOB-DTPA and Its linical Applications. Radio Graphics,2009,29:1707-1724.

第三篇

胰　　腺

第一章 组织解剖学

第一节　解　剖　学

一、胰腺

胰腺是腹膜外器官,只有前面大部分被腹膜遮盖。胰腺在腹后壁横过第 1~2 腰椎前方,右侧嵌入十二指肠降部与水平部所形成的凹陷内,左侧端靠近脾门,前面隔后腹膜为小网膜囊后壁的一部分,再前为胃后壁,后面为腹主动脉、下腔静脉、腹腔神经丛及胸导管的起始部等结构。根据胰腺在前腹壁体表投影,其下缘约平脐上 5cm,上缘约平脐上 10cm。

胰腺分为头、颈、体、尾四部分(图 3-1-1-1)。各部间没有明确的分界标志,主要根据它们的毗邻关系和外形粗略划分。肠系膜上静脉作为区分胰腺头部与颈部的一个标志。胰尾各面均有腹膜覆盖,略可翻动,在可翻动与不能翻动的交界处即为胰体、尾部的分界。

1. 胰头　胰头是胰最为宽大的部分,嵌于十二指肠围成的"C"形凹内,约平腰$_2$椎体右侧。胰头下部的钩状凸起,称之为钩突,其大小、形状以及包绕肠系膜上血管的程度存在个体差异,多数情况下,钩突后面与下腔静脉和主动脉接触并跨过肠系膜上动静脉的腹面。

2. 胰颈　胰颈是连接胰头和胰体的狭窄扁薄部分,长 1.5~2.5cm。前方覆盖有腹膜,与胃幽门部及部分网膜囊相邻。胰头与胰颈常常以其前方的胃十二指肠动脉为界,胰颈后面有一沟,为肠系膜上静脉经过之处。该静脉与脾静脉汇合成门静脉的主干。

3. 胰体　胰体是胰腺的大部分,胰切迹可作为颈、体间的分界标志。胰体前方隔网膜囊与胃后壁相邻,右面有腹主动脉、肠系膜上动脉起始部、左膈肌脚、左侧肾上腺、左肾及左肾血管以及脾静脉。上缘与腹腔干及其发出的肝总动脉和脾动脉、腹腔神经丛相邻。

4. 胰尾　胰尾是胰左端的细狭部分,末端圆钝,邻近脾门,位于脾肾韧带内。临床上在脾切除术中结扎脾门血管时,需警惕勿伤及胰尾。

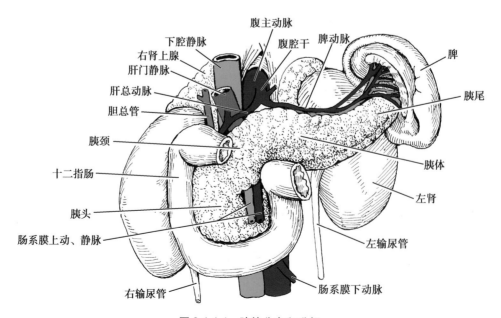

图 3-1-1-1　胰的分布和毗邻

二、胰管

胰管分为主胰管(wirsung duct)和副胰管(santorini duct),是胰液的主要排泄通道。主胰管从左向右横贯胰腺全长,沿途收集胰腺小叶许多小导管,因此管径自左向右逐渐加大,正常的主胰管直径为2~3mm,在进入十二指肠壁前胰管直径最大可达3.1~4.8mm,胰尾处直径仅0.9~2.4mm。钩突的引流胰管也进入主胰管,胰头小分支可直接进入胰腺内段胆总管。主胰管达到胰头右缘时,通常与胆总管汇合,并穿过十二指肠降部的内侧肠壁,开口于十二指肠大乳头。主胰管与胆总管的关系可分为六种:①主胰管以距十二指肠大乳头开口不同距离汇合于胆总管,汇合后管腔扩大,形成肝胰壶腹;②胆总管与主胰管汇合后不形成壶腹,而只形成短而小的共同通道;③主胰管汇入胆总管,以胆总管为共同通道;④胆总管汇入主胰管,以主胰管为共同通道;⑤主胰管和胆总管彼此靠近,分别开口于十二指肠大乳头;⑥主胰管与胆总管未形成共同通道,分别开口于十二指肠不同位置。

副胰管短小,位于主胰管的上前方,多与主胰管相通,不相通者20%~30%。副胰管收集胰头前上部分胰液,其开口直接进入十二指肠小乳头或乳头部以上2cm处,也可开口于主胰管或两者同时开口。约10%的正常人副胰管为胰腺的主要排泄管。

主副胰管的关系,根据Millbourn的研究有五种类型:主胰管粗大,副胰管细小,两者相互交通,占60%;主、副胰管互不相通,占20%;副胰管粗大,主胰管相对较小,两者有交通,占10%;副胰管细小,与主胰管互不交通,占9%;无副胰管,占1%。

三、胰腺的血管、淋巴和神经

1. **胰腺的动脉** 胰腺血供主要来自胰十二指肠上、下动脉所形成的胰头动脉弓,以及脾动脉的胰支,如胰背动脉、胰横动脉、胰大动脉、胰尾动脉等(图3-1-1-2)。胰头部主要由胰头动脉弓供血。胰腺体、尾的血供主要来自胰腺的胰背动脉、胰大动脉、胰尾动脉及其细小的分支,这几支血管均发自脾动脉。因此胰腺头与体、尾是两套独立的血供系统,虽然存在吻合,但是二者之间不能相互替代。目前关于胰颈部的血供报道不一,外科学上多认为胰颈是乏血供区域,是手术的切入点。也有报道胰腺的头颈有同一套血液供应系统,不可分割。

2. **胰腺的静脉** 胰腺的静脉血主要回流到门静脉-肠系膜上静脉系统。胰头的静脉血一般汇入胰十二指肠上、下静脉及肠系膜上静脉。胰体与胰尾的静脉以多数小分支在胰腺后上方汇入相伴的脾静脉。作为引流胰头(钩突)及邻近消化道的主要渠道和门静脉-肠系膜上静脉系统的重要属支,胰头静脉弓(venousarcades of the pancreatic, VAPH)受到越来越多的重视。胰头静脉弓的主要属支有胰十二指肠后上、前上静脉(PSPDV、ASPDV)、胰十二指肠后下、前下静脉(PIPDV、AIPDV)、胃结肠干(GCT)、结肠右上静脉(RSCV)、结肠中静脉、胃网膜右静脉(RGEV)、幽门下静脉等(图3-1-1-2)。胰颈静脉不常有,如果有则是一短而大的静脉,离开胰颈的下缘,注入肠系膜上静脉。

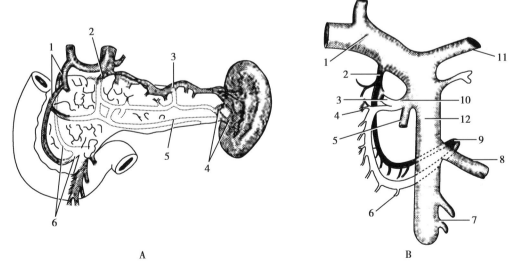

图 3-1-1-2 胰腺的血管

A.胰腺的动脉,1.胰十二指肠上动脉(前上、后上动脉);2.胰背动脉;3.胰大动脉;4.胰尾动脉;5.胰横动脉;6.胰十二指肠后下动脉(前下、后下动脉);B.胰腺静脉引流,1.门静脉;2.胰十二指肠后上静脉;3.胃网膜右静脉;4.胰十二指肠前上静脉;5.结肠右上静脉;6.胰十二指肠前下静脉;7.肠系膜上静脉;8.第一空肠静脉;9.胰十二指肠后下静脉;10.胃结肠干;11.脾静脉;12.肠系膜上静脉

3. 胰腺的淋巴引流 胰腺叶内有丰富的毛细淋巴管丛,叶内毛细淋巴管较细,而小叶间毛细淋巴管则较粗并吻合形成叶间淋巴丛,由丛发出较粗的淋巴管,伴随血管走行,至器官外注入胰周围局部淋巴结。①胰头淋巴引流:胰头前面的集合淋巴管注入胰十二指肠上下淋巴结群,输出到肝总动脉旁、腹腔动脉右侧、肠系膜上动脉右侧及腹腔动脉周围淋巴结。胰头后面的集合淋巴管注入胰十二指肠上、下淋巴结,但其输出淋巴管向下注入肠系膜上淋巴结或主动脉前淋巴结及主动脉外侧淋巴结;②胰颈的淋巴引流:胰颈上部集合淋巴管注入沿肝总动脉排列的淋巴结;胰颈前面下部则注入沿肠系膜上动脉排列的淋巴结;胰颈后面集合淋巴管注入沿胰背动脉排列的淋巴结,其输出管注入腹腔淋巴结;③胰体淋巴引流:右上部集合淋巴管多直接注入沿肝总动脉排列的肝淋巴结群,最后至腹腔淋巴结;右下部集合淋巴管多直接注入肠系膜上淋巴结;胰体左上部集合淋巴管,注入沿脾动脉排列的胰上淋巴结,而左下部集合淋巴管注入中结肠淋巴结,然后入肠系膜上淋巴结;④胰尾的淋巴引流:胰尾上部集合淋巴管伴脾动脉的胰支走行,最后注入胰上淋巴结;胰尾下部的集合淋巴管经横结肠系膜注入中结肠淋巴结,然后入肠系膜上淋巴结。

4. 胰腺的神经 胰腺由内脏神经支配,分三部分:①来自腹腔神经丛及其他神经丛伴随动脉走行的纤细神经纤维,不形成肉眼可见的神经干或神经丛;②由发自右腹腔神经节和肠系膜上丛不伴随动脉走行的神经纤维组成的粗大胰头神经丛,形成肉眼可见的神经干和神经丛;③来自左腹腔神经节细小、稀疏的不伴随动脉走行的神经,主要分布于胰体尾部。神经纤维的功能成分与胰头丛相同,称为胰支。

第二节 组 织 学

胰腺发生于原始肠管背腹两侧壁上两个独立的芽凸。标志胰腺发生开始的上皮芽在妊娠第4~5周出现。背侧芽直接从十二指肠发出,称为背胰。

腹侧芽则从肝憩室基部的下方发出,称为腹胰。背胰和腹胰分别长入肠背系膜和肠腹系膜,随后的发育使背胰和腹胰紧密联合并扩大了胰腺与十二指肠的接触。约胚胎第7周时,背胰和腹胰完全融合然后继续发育最终成为一个器官。背胰形成定形后的胰腺尾、体和头部的上、前部,腹胰形成胰头的余下部分。

一、胰腺的外分泌部

胰腺是人体的第二大消化器官,仅次于肝脏,具有内、外分泌功能。成人胰腺每天分泌胰液1 500~2 000ml。胰腺的外分泌部由腺泡、导管和间质三部分组成。腺泡是合成、储存和分泌消化酶的部位,但腺泡无肌上皮细胞,无分泌管。导管的主要功能是分泌水和电解质,也是运输胰液的导管。外分泌部为浆液性复管泡状腺,构成胰的大部分,是重要的消化腺,其分泌的胰液含有多种消化酶,如胰蛋白酶、胰脂肪酶、胰淀粉酶等。胰液通过导管排入十二指肠,参与食物消化。

二、胰腺的内分泌部

胰岛是胰腺的内分泌组织,由多种内分泌细胞组成的球形细胞索团,散在分布于胰腺小叶内,位于外分泌部的腺泡之间。胰腺小叶是胰腺表面覆盖的结缔组织伸入腺实质,将实质分隔而成的大小不等的小岛状结构。人的胰岛主要由A、B、D、F四种细胞构成,A细胞位于胰岛最外层,B细胞位于胰岛内部,在胰岛中占比例最大,约75%,D细胞占3%~5%,F细胞不到2%。胰岛各种细胞可分泌多种激素参与人体生长代谢,如胰岛素、胰高血糖素等。

(张小明)

参 考 文 献

1. 李兆申. 现代胰腺病学. 北京:人民军医出版社. 2006.
2. 李兆申,廖专. 慢性胰腺炎基础与临床. 上海:上海科学技术出版社. 2013.
3. 缪飞. 胰腺影像学. 北京:人民卫生出版社. 2015.

第二章　影像检查方法与图像后处理技术

第一节　超　　声

一、经腹超声

超声（ultrasound，US）因其方便、快速、无辐射等特点成为胰腺疾病首选影像学检查方法，经腹超声是目前最常用的超声检查方法，其对胰腺疾病的早期发现有重要价值，是胰腺疾病的一种有效的筛查手段。受检者需空腹 4~6h 以上，常规采取仰卧位，探头频率 2.5~7.5MHz，将探头放置于剑突下，向左上倾斜 15°~30°，在相当于脐上 5~10cm 处连续斜形扫查，即可显示胰腺长轴断面，该切面显示胰腺呈一略向前突、横跨脊柱前方、回声稍高的长条状结构，胰腺实质呈细小、均匀的点状中等回声，较肝实质回声稍高或相近，主胰管位于胰腺实质内显示为横贯胰腺实质的两条平行而光滑的中、高回声线，走行在胰腺背侧。灰阶超声可观察的内容包括：胰腺的大小及回声特征、局灶性病变的特征、胰周肿大淋巴结、远处转移、腹水等。由于胰腺位置较深，且周围有空腔脏器包绕，US 显像往往有一定困难，为了改善胰腺显示，可通过口服造影剂（大量水或其他超声造影剂），使胃腔充盈，气体排出，形成良好的透声窗，从而达到提高后方胰腺显示的目的。

静脉超声造影（contrast-enhanced ultrasonography，CEUS）是近年来新发展的超声新技术，极大地提高了超声的诊断能力。超声造影的基本原理是通过静脉血管注射入微气泡，利用微气泡较强的背向散射信号，明显提高超声诊断的分辨率、敏感性，可以较好地评估病灶内血供情况，清晰地显示胰腺及肿瘤微血管，并以此分析和鉴别病灶的性质。

二、超声内镜成像

超声内镜（endoscopic ultrasonography，EUS）因其具有安全、有效、微创的特点近年来被临床广泛采用。EUS 是指通过内镜介导将超声探头送到十二指肠、胃体或胃底等接触胰腺头、体及尾进行近距离的超声检查，可以使用较高频率探头，同时避免了肠道内气体的影响，不仅能及时发现早期病变，并能对胰腺可疑占位行 EUS 引导下细针穿刺活检（fine-needle aspiration，FNA）。随着 EUS 设备的改进，现今 EUS 探头和主机还具有能量和血流多普勒、弹性成像、谐波成像等功能，可借助超声造影增强技术清晰显示胰腺占位性病变内的血供特点，并通过软件进行三维重建和组织学定性，大大提升了 EUS 的诊断水平。另外，EUS 引导下细针穿刺抽吸可对胰腺病变作病理定性诊断，可用于指导治疗方案的制订和预后判断，其简要过程为：以 18~25G 的 EUS 专用穿刺针，通过线阵超声内镜的活检孔道后，在 EUS 实时引导下，刺入胰腺病灶，在 0~20ml 的负压下，将穿刺针在病灶内来回抽吸、切割病灶，最后将吸取物处理后，进行细胞学或病理组织学检查。

三、超声弹性成像

超声弹性成像是一种可以无创地评价组织弹性的超声新技术，它在医学上用来定义组织的硬度和施加压力后产生的位移（应变）。超声弹性成像作为一种新技术，其根据组织特定的弹性相关信息来区分不同组织，恶性病变往往比良性病变和正常组织更硬，这与临床结果一致。弹性成像最初的临床经验来自甲状腺、乳腺和肝脏等器官，在胰腺方面的应用相对较新。近年来随着环境和生活方式的改变，胰腺疾病的发病率呈不断上升趋势，致死率也越来越高，因此胰腺疾病的早期诊断和治疗尤为重要。由于胰腺位于腹膜后，超声检查有一定的限制性，对胰腺进行弹性成像也相对困难，需要足够的准确性和重复性。随着超声弹性成像技术的不断创新，可以定性也可以定量地测定组织的硬度，不依赖操作者,可重复性强,对胰腺的弹性成像逐步用于临床上胰腺疾病的诊断及鉴别诊断,也越来越多地用于相关疾病治疗后随访。国内外有少量研究报道显示,超声弹性成像可以应用于胰腺组织弹性的评估,且有助于胰腺肿瘤的良恶性鉴别。

第二节　CT

一、普通多排螺旋 CT 成像

CT 检查可清晰显示胰腺的大小、形态、密度和结构,区分病变为囊性或实性,是胰腺疾病重要的影像学检查方法,CT 平扫虽是胰腺检查中不可缺少的部分,但目前更注重多期增强扫描及图像后处理技术,采用双期、三期扫描可动态观察胰腺及胰腺病变的供血情况,更有利于疾病的早期发现、早期诊断,结合多种图像后处理重建技术的应用,对小胰腺肿瘤(直径≤2.00cm)的显示以及了解胰腺肿瘤与周围血管之间的关系均十分理想,这对肿瘤检出、临床分期和手术切除性判断均有十分重要的临床价值。

一般情况下,患者于检查前按常规禁食 8h,检查前 0.5～1h 口服清水 800～1 000ml,检查前 5min 再服 300～500ml 清水以进一步充分充盈胃和十二指肠,必要时可注射 654-2(山莨菪碱)20mg 使胃和十二指肠处于低张和充分扩张状态,更有利于显示胰腺轮廓以及胰腺和胃、十二指肠的相邻关系。CT 扫描时,患者一般取仰卧位,先做上腹部(包括胰腺和肝脏)的 MDCT 容积平扫,层厚 0.625mm,螺距为 1.0～1.25。增强扫描方案为:通过肘静脉经高压注射器注射非离子型碘造影剂(300～350mg/ml),总量一般 80～100ml,或者按 1.5ml/kg 体重计算,注射速率 3.0ml/s。首先从膈顶至胰头钩突下方十二指肠水平段(延迟时间 20～25s)扫描,层厚 0.625mm,螺距 1.0～1.25;动脉期扫完后间隙期,让患者平静呼吸,然后延迟至注射造影剂后 40～45s,再以同样方式做胰腺实质期的 MDCT 扫描,然后再延迟至注射造影剂后 75～80s,再以同样方式做肝脏实质期(相当于门静脉期)的 MDCT 扫描,范围包括肝脏在内的整个上腹部。胰腺疾病 CT 扫描应该包括肝脏的 CT 检查,其目的主要是进一步了解肝脏是否有病灶存在(特别是胰腺癌时是否存在肝脏转移),这不仅可帮助胰腺肿瘤的进一步定性,亦可帮助临床决定治疗措施或临床肿瘤的分期。

所有扫描期间患者均应平静呼吸时于呼气末屏气,这一点很重要,不仅可保证图像质量,减少运动伪影,而且可使病灶及血管边缘显示更加清晰,有利于胰腺癌的可切除性评价。由于 MDCT 能够实现超快速容积扫描,一般情况下,绝大多数患者均能屏气 10s 左右,配合完成胰腺 MDCT 检查,如果患者呼吸困难而难以屏气,可给予鼻吸氧(15ml/s),患者基本上能屏气达 20s,甚至可达 30s。扫描结束后,可酌情对动脉和实质期容积扫描数据图像再行后处理(MIP、MRP、VR),并以任意层厚及不同算法进行图像重建,以达到胰腺癌的诊断及分期。

有关注射造影剂总量和速率,国外文献报道偏高,这可能与国外患者体重较大有关。至于扫描延迟时间,国外有作者选择 40s 左右一次完成胰腺扫描,70s 左右作全肝脏的扫描。他们认为,40s 时胰腺肿瘤和胰腺正常组织的强化值差异较大,同时胰周动脉和静脉血管均得到良好的显影。至于如何选择最佳的扫描延迟时间,应结合造影剂总量、注射速率以及检查目的考虑。

二、CT 灌注成像

CT 灌注成像的理论基础为核医学的放射性示踪剂稀释原理和中心容积定律。在静脉团注造影剂后,于造影剂首次通过受检癌组织的过程中对选定的层面行同层动态扫描,从而得到一系列动态图像,然后分析造影剂通过期间每个像素所对应的密度变化,得到每一个像素的时间-密度曲线(time-density curves,TDC),经过软件处理,即获得反映血流灌注情况的参数,并组成新的数字矩阵,最后通过数/模转换,以相应的灰度或颜色表现出来,就可获得不同灌注参数的图像。

CT 灌注成像不但可显示胰腺的形态学改变,而且向微观领域发展,能反映病变组织血流功能状况,进而可推测其病理改变。实验证明,肿瘤新生血管网的生成与肿瘤的生长、侵袭、转移、良恶性及恶性程度具有高度相关性。灌注参数可反映肿瘤的血管生成,可用于胰腺肿瘤良恶性的评价。不同性质的肿瘤、性质相同而恶性程度不同的肿瘤,其血流动力学改变不尽相同,CT 灌注能准确反映上述改变,因此 CT 灌注可通过间接定量测定瘤组织灌注参数指导临床进行肿瘤分级、分期。

三、能谱 CT 成像

能谱 CT 成像是利用物质在不同 X 射线能量下产生的不同的吸收来提供比常规 CT 更多的影像信

息的 CT。能谱 CT 成像不但能够获得物质密度及其分布图像,还能获得不同 keV 水平的单能量图像,而且还能根据所得到的能谱曲线计算出该病变或组织的有效原子序数。由此可见,与常规的单参数 CT 图像相比,能谱 CT 成像具有多参数,定量分析可以提供更多有用的信息。

能谱 CT 把传统 CT 成像的原理和细节进行解析和放大,使 CT 由原来的单参数成像变为多参数成像,由原来的混合能量成像变为多能量的能谱成像。CT 能谱技术可以生成单能量图像,避免了造影剂硬化伪影和容积效应造成的小病灶遗漏和误诊,可以提高小病灶和多发病灶的检出率,能够根据不同能量 X 线在不同物质中的衰减系数转变为相应的图像,这有利于特异性的组织鉴别。能谱 CT 还可以通过选择合适的基物质和调整不同的能量水平进行基物质成像,其基物质图像和单能量图像能特征性地显示一些病灶。尤其是选用 CT 造影剂碘作为基物质,对于显示富血供的小病灶起到了放大和突显的作用,比如小胰岛细胞瘤等。不同脏器的肿瘤、同脏器不同组织起源的肿瘤以及同一种肿瘤不同的病理分级,它们的密度特征都各不相同。通过对各种病变的动态能谱 CT 特征参数能谱分析图(散点图,直方图)及能谱曲线进行对比分析,有助于肿瘤定位定性和分级诊断。

第三节　MRI

由于 MRI 和计算机技术软硬件的飞速发展,使得 MRI 的磁场强度和扫描速度明显提高,同时各种 MRI 快速扫描序列相继开发和临床应用等,不仅可以避免或降低各种生理性运动伪影的干扰,而且还能够使 MRI 增强扫描与 MDCT 一样可以进行多期相的任意扫描。此外,并行采集技术的应用、各种脂肪抑制技术的进一步完善以及水成像技术的开发应用等,已经使得 MRI 在胰腺疾病方面的诊断和临床应用发生根本性的转变。目前临床用高磁场强度的 MRI(1.5T 和 3.0T)设备能够进行类 MDCT 的快速容积扫描,而且能够提高病变和正常胰腺间的对比度(对比噪声比),从而可以提高小病灶的检出率。另外,增强早期(动脉期)胰腺实质信号强度大大提高,信噪比(S/N)和图像质量优于常规 T_1WI 序列,胰腺轮廓显示十分清楚。加上多参数及多平面成像、任意方向重建、不用造影剂即能显示血管的优点及 DWI 技术的应用,使胰腺 MRI 检查的临床应用指

征非常广泛。就目前而言,MRI 主要在以下一些临床情况下应用:

1. 了解胰腺的解剖结构和变异,尤其当超声或 CT 偶然发现胰腺局部或全部增大,而不能明确正常或异常时,MRI 可进一步证实胰腺上述改变为正常情况还是变异。

2. 胰腺肿瘤性病变的诊断和分期。

3. 胰腺炎性病变的诊断、辅助判定严重程度。

4. 明确是否有过多铁沉积在胰腺、肝、脾或其他腹部脏器的组织中。

5. 解决 US 和 MDCT 不能诊断的胰腺疾病。

6. 胰腺疾病疗效随访。

新的 MRI 技术,三维 T_1WI 容积成像(liver acquisition with volume acceleration,LAVA 或 volumetric interpolated breath-hold examination, VIBE)在高场强、高性能梯度线圈、多单元相控阵表面线圈及并行采集技术的基础之上实现了动态增强三维容积各向同性高分辨率成像,不仅解决了二维图像所固有的多次憋气错位问题,而且能够产生大范围、超薄层高分辨率图像,对原始图像进行多种技术重建之后可对上腹部动脉、门脉、静脉血管进行评价。二维厚层单次激发快速自旋回波(single shot fast spinecho,SS-FSE)序列的 MRCP 在临床上常规用于评价胆道系统疾病,对梗阻性黄疸的定位甚为有利和直观,可以全面立体地了解胆道梗阻的平面、梗阻程度和胰管扩张的情况。另外,MRCP 结合常规 MRI 成像技术,有可能检出小于 1cm 的胰腺占位病灶,对梗阻性黄疸的定性诊断也有明显提高,单纯从诊断角度考虑,MRCP 已经基本能够替代侵袭性的 ERCP 技术。近年来,基于呼吸门控 FRFSE 或 SSFP 序列的三维 MRCP 不仅能够实现各向同性容积信号采集,而且可以提高空间分辨率,并降低由于憋气不良所带来的图像伪影,并且这些三维原始图像可用于实现仿真内镜从而观察腔内细节。

在日常工作中采用的胰腺 MRI 基本扫描序列包括:屏气横断位 FSPGR(FLASH)序列 T_1WI、呼吸门控 FSE 序列脂肪抑制 T_2WI、三维 T_1WI 容积成像 LAVA 或 VIBE,包括平扫、动脉期、门脉期和/或实质期等多期增强扫描,必要时增加冠状位、斜位和矢状位扫描。为改善因呼吸或运动所致的伪影,常规 FSE 序列可以配合呼吸门控、呼吸触发门控和在胰腺上下增加空间预饱和等技术来降低伪影,同时也可通过增加脉冲激励次数(Next)和缩短 TE 时间等来提高图像质量。针对肠道蠕动引起的伪影,可以

注射抗胆碱能药物和口服钡剂来充盈胃肠道以消除伪影干扰。同样地，有时为避免或降低运动伪影，或对于年老体弱、婴幼儿等不能很好配合的检查者，也可采用 SSFSE 序列代替 FSE 序列完成 T_2WI 像，但其缺点是信噪比降低，图像质量较 FSE 序列稍差。一般情况下，SSFSE 序列常用作冠状位的定位成像或单纯显示胆总管和胰腺管为主的 MRCP 成像。

动态增强三维 T_1WI 容积成像 LAVA 或 VIBE 在扫描期间屏气外，更要强调的是调整适当的造影剂注射剂量、速率和扫描时间等因素。方法是：经肘静脉用造影剂（钆喷酸葡胺，gadopentetate dimeglumine，即 magnevist）以 0.2mmol/kg、3ml/s 流速注射，注射造影剂结束后用 20ml 生理盐水以同样流速冲洗，扫描包括动脉期（12~15s）、胰腺期（40~45s）及肝脏实质期（75~80s）。每次扫描时间为 15s 左右，以便让患者换气呼吸。

根据文献：①正确使用高分辨快速动态增强扫描序列，不但可以提高对胰腺病变检测的敏感性和诊断的特异性，而且可以正确地对胰腺肿瘤手术切除的可行性进行术前评价，是胰腺检查中应广泛推广和应用的一种序列，或者说是胰腺检查中必不可少的一种扫描技术；②FSPGR（FLASH）序列 T_1WI 是检查胰腺最基本的图像，胰腺周围脂肪组织的衬托可以清楚地显示胰腺的轮廓和解剖结构；③有时为了更清楚地显示胰腺和胰腺病变及周围脏器的关系，三维 T_1WI 容积成像 LAVA 或 VIBE 序列，可以显著增加正常胰腺和病变间的对比度，有利于发现胰腺的微小病变；同时对区别正常变异也有非常大的帮助，如胰头分叶状改变和胰尾的局限性膨大等。因此有条件的单位，应积极提倡或选择性地附加该序列；④T_2WI 的脂肪抑制技术能敏感地显示胰腺肿瘤的局部浸润，从而更有助于恶性肿瘤的分期；⑤MRI 动态增强的扫描范围除胰腺外，应尽量包括肝脏部位，尤其对胰腺恶性肿瘤，可以进一步提高肝脏和/或肝门区淋巴结的转移病灶检出的敏感性；⑥MRCP 结合常规 MRI 成像技术，有助于检出小于 1cm 的胰腺占位病灶，对梗阻性黄疸的定性诊断也有明显提高。以上所有序列具体参数的选择，根据不同的机型和场强等而有所不同，各单位可酌情选择。

MRA 通常是指应用 GRE 采集的三维数据进行重建的血流成像。血管成像对于评价影响胰腺的很多临床问题都很有用，主要是由于：①胰腺的良性和恶性肿瘤常常引起明显的动脉异常如假性动脉瘤和静脉异常如阻塞、包绕和血栓形成。确定这些异常对于全面评价胰腺以及评估其治疗和手术并发症非常重要；②在胰腺区腹腔血管的解剖变异较常见，而且这些变异对于外科手术有重要意义；③血管的确定对于区别正常和由其他病变引起的异常血管结构非常重要；④动脉和静脉的仔细评价对于胰腺癌的分期十分重要。

MR 胰胆管成像（magnetic resonance cholangiopancreatography，MRCP）的基础是胆管和胰管内的水成像，同时抑制其周围结构的信号。在 MRCP 的重度 T_2WI 序列上，含液结构内不流动液体表现为高信号，而实体组织和流动血液几乎没有信号。MRCP 可显示各种病变状态时胰胆管的改变，管腔的狭窄、阻塞，以及由于狭窄、扩张导致的不规则改变。它是无创性检查，且不需要造影剂，检查成功率高，对胰管显示特别是扩张胰管的显示具有相当的优势，在诊断上基本可代替有创的 ERCP，MRCP 能反映胰管的自然状态，没有注射造影剂后胰管内压力增高的影响。与 ERCP 相比 MRCP 优点：①非损伤性技术；②不使用造影剂、无辐射；③不增加急性胰腺炎危险性；④可显示术后早期胰胆管系统形态改变。

第四节　血　管　造　影

胰腺动脉造影检查，主要包括选择性腹腔动脉造影和肠系膜上动脉造影。选择性腹腔动脉造影时，动脉期可清晰显示脾动脉、胃左动脉和肝总动脉及其分支。脾动脉发出胰腺的两大动脉分支有胰背动脉和胰大动脉，主要分布于胰腺颈部及体部。胰背动脉起自脾动脉起始部附近。冠状面成像时，呈垂直下行，长度约 1cm。胰大动脉为胰腺体尾部供血。肝总动脉起始部区域见与之垂直走行的胃十二指肠动脉，长 2.5~6.0cm，并先后发出胰十二指肠后上动脉和胰十二指肠前上动脉，这两支血管分别走行于胰头后方和前方，并与肠系膜上动脉的分支相互吻合。肠系膜上动脉造影时，其发出的胰十二指肠后下动脉和胰十二指肠前下动脉得以清晰显示，这些分支血管与胃十二指肠动脉分支吻合，形成胰十二指肠动脉袢。

第五节　经内镜逆行胰胆管造影

经内镜逆行胰胆管造影（endoscopic retrograde cholangiopancreatography，ERCP）是将十二指肠镜插

至十二指肠降段找到十二指肠乳头,将导管送入胰管内 1cm,注入含碘造影剂 2~5ml,做 X 线胰胆管造影,胰管、胆管同时显影或先后显影。ERCP 是临床诊断和治疗胆胰疾病的重要手段,但是近年来,随着其他影像学检查技术的不断发展(如 MRI/MRCP、EUS 等),ERCP 已不再被推荐作为临床一线的检查手段,而是作为其他影像学检查的补充,或者是已确诊病例的介入治疗手段。

胰腺疾病 ERCP 操作规范要求严格掌握胰腺 ERCP 的适应证、禁忌证。国内及国际上均已明确了 ERCP 的适应证,其中关于胰腺疾病的 ERCP 主要适应证为:①急性胆源性胰腺炎(尤其是重症急性胆源性胰腺炎);②慢性胰腺炎或复发性胰腺炎的缓解期;③胰腺假性囊肿;④胰管结石;⑤胰腺分裂症;⑥胰腺癌。胰腺疾病 ERCP 的禁忌证为:①有内镜检查的禁忌证;②非胆源性胰腺炎的急性发作活动期。

第六节　PET-CT 及 PET-MRI

正电子发射体层成像(positron emission tomography,PET)以发射正电子的放射性核素及其标记化合物作为显像剂来评估脏器或组织的功能和代谢情况。将其与 CT 或 MRI 扫描图像融合,实现了功能和解剖统一的 PET-CT 或 PET-MRI,可以同时反映病灶的病理生理变化和形态结构,明显提高疾病诊断的准确性。

氟代脱氧葡萄糖(^{18}F-FDG)是现今应用最广泛的显像剂,通过反映组织葡萄糖代谢高低来鉴别肿瘤的良恶性,能对异常浓聚病灶进行定位、定性诊断,同时能显示病灶与周围组织结构的关系,在胰腺癌的诊断方面有重要的价值。不过目前还无明确的阳性诊断标准,临床工作多采用目测法,即病灶放射性摄取高于正常组织定义为阳性。PET-CT 为全身扫描,在发现原发灶的同时可以发现局部淋巴结、远处脏器是否存在转移,对于肿瘤患者的临床分期有重要价值。PET-MRI 是将 PET 和 MRI 融合的新型影像诊断技术,其整合了 PET 提供的人体生理代谢、分子信息和 MRI 提供的功能及解剖形态信息。相较于 CT,MRI 具有更高的软组织分辨率,可多参数成像,且无辐射,一次全身 PET-MRI 可在 30min 内完成,明显缩短了患者的检查时间。PET-MRI 在胰腺癌病灶检测、术前分期和预后评估方面均优于 PET-CT。

（张小明）

参 考 文 献

1. 李兆申,廖专. 慢性胰腺炎基础与临床. 上海:上海科学技术出版社. 2013.
2. 缪飞. 胰腺影像学. 北京:人民卫生出版社. 2015.
3. ALMEIDA RR,LO GC,PATINO M,et al. Advances in Pancreatic CT Imaging. AJR Am J Roentgenol. 2018:1-15.

第一节　正常胰腺的 CT 表现

CT 平扫图像上正常胰腺密度均匀,边缘规则,一般而言,胰腺从头至尾逐渐变细且连续光滑,增强扫描一般包括动脉期、胰腺期及肝实质期,尤其增强扫描胰腺期由于胰腺血供非常丰富而呈明显均匀的强化,增强扫描肝实质期,胰腺强化程度逐渐减退(图 3-3-1-1)。如果是肥胖者或老年者,由于胰腺组织内脂肪的浸润,胰腺边缘可呈羽毛状或锯齿状改变,同时胰腺易出现弥漫性脂肪浸润,CT 扫描见全胰腺点状弥漫分布的低密度的脂肪影,和胰腺腺体的较高密度影混杂相间,但偶尔会在胰头或钩突出现局限性的脂肪浸润,不应误诊为肿瘤。MDCT 容积扫描后薄层重建图像可更清楚地显示胰头局限性低密度脂肪浸润,其形态呈点状或条索状,CT 值为负值,并且在增强 CT 动脉期及胰腺期其正常残留胰腺密度仍与其他部位胰腺密度变化一致(图 3-3-1-2、图 3-3-1-3)。老年人胰腺实质随年龄增加逐步萎缩,可呈整体明显缩小(图 3-3-1-4)。

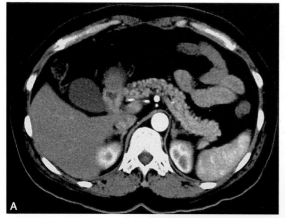
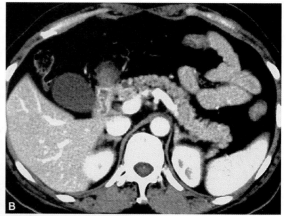
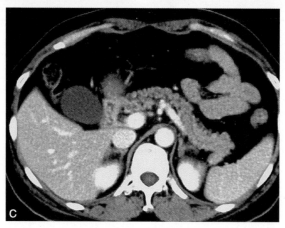

图 3-3-1-1　正常胰腺
A. 动脉期,胰腺强化程度不明显,用于观察胰周强化动脉及行动脉 CTA 重建;B. 胰腺实质期,胰体、尾均匀显著强化;C. 肝实质期,胰体、尾强化程度下降

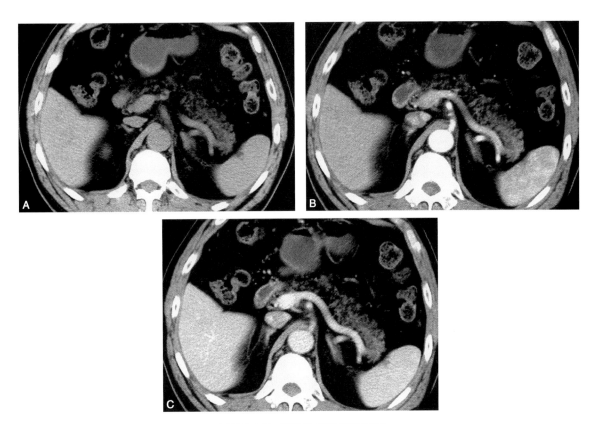

图 3-3-1-2　胰体弥漫性脂肪浸润

A. 平扫见胰腺体部弥漫性脂肪浸润;B. 胰腺实质期扫描低密度脂肪显示更清晰,残存胰腺组织明显强化;C. 肝实质期,低密度脂肪区仍未强化,残存胰腺组织强化程度减低

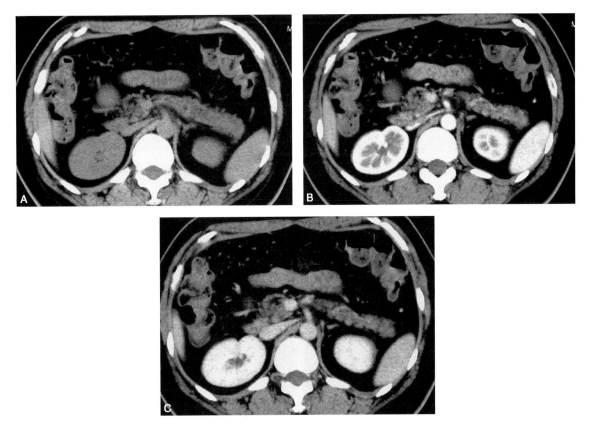

图 3-3-1-3　胰头局灶性脂肪浸润

A. 平扫见胰头部局灶性密度减低区,测 CT 值为脂肪密度;B. 胰腺实质期,胰头局灶性脂肪未见强化,正常胰腺组织明显强化;C. 肝实质期,胰头局灶性脂肪组织仍未强化,正常胰腺组织强化程度减低

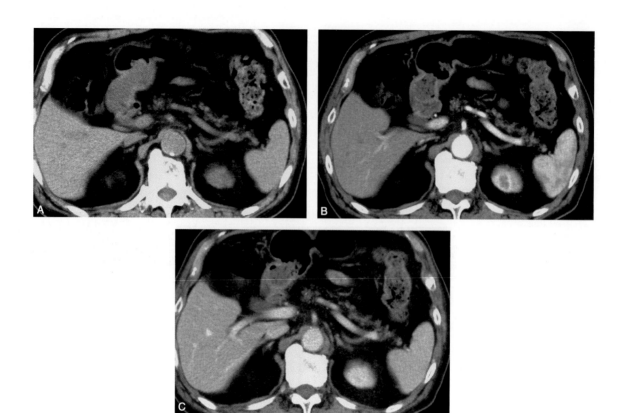

图 3-3-1-4　胰腺萎缩

A. 平扫见胰腺体尾部明显萎缩,胰管未见扩张;B. 胰腺实质期,残存胰腺组织明显强化,胰管未见扩张;C. 肝实质期,残存胰腺组织强化减弱,胰管未见扩张

　　正常的胰管系统在 CT 上一般不见,部分平扫或增强扫描可显示(图 3-3-1-5)。胰管表现为薄的线样低密度区,可位于胰腺的中央,或偏向背侧或腹侧。老年人胰腺实质萎缩的同时,可伴均匀细长的胰腺管扩张,但直径一般不超过 3mm。

　　MDCT 增强的另一重要作用在于显示胰周血管,尤其是动脉血管,如腹腔动脉、肝动脉、脾动脉、胃左动脉和肠系膜上动脉以及动脉血管更细小的分支,如胃十二指肠动脉、胰十二指肠前、后上动脉和胃网膜右动脉等,通过高分辨 CTA 及各种图像后处

理重建技术均可清晰显示全貌(图 3-3-1-6、图 3-3-1-7)及肿瘤与血管的关系。这对判断胰腺肿瘤的临床分期以及能否手术切除至关重要,甚至对胰腺肿瘤的诊断亦会有帮助。这些血管虽然细小,但由于常常和扫描平面垂直,故显示概率较大。相反的,胰十二指肠前、后下动脉、胰背动脉、胰大动脉、胰尾动脉以及胰横动脉这些细小动脉常与扫描平面平行,故不易显示。此外,这些细小动脉紧贴胰腺或在胰腺实质内走行,也是不易显示的因素。胰周静脉血管,MDCT 能清晰地显示下腔静脉、门静脉、脾静脉和肠

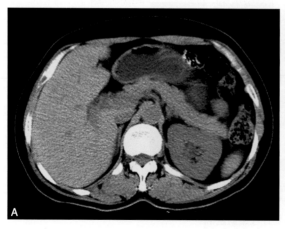 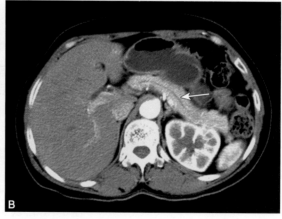

图 3-3-1-5　正常胰腺导管表现

A. CT 平扫主胰管未见确切显示;B. 增强扫描胰管显示为胰腺中央管条状结构(箭)

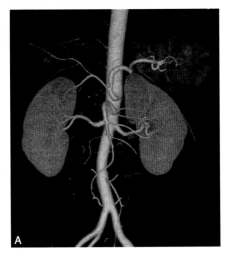
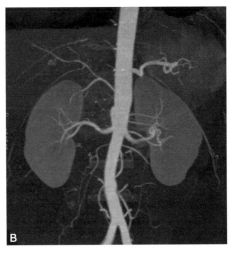
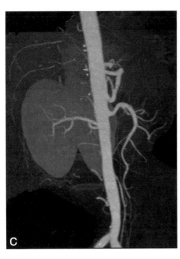

图 3-3-1-6 MDCT 增强动脉期三维重建显示胰腺周围的整体血管
A~C. VR 前后位观、MIP 后前位观及 MIP 侧位观

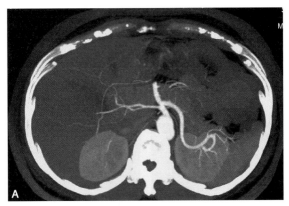

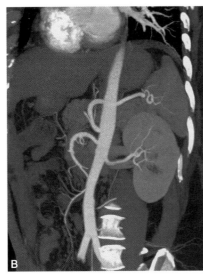
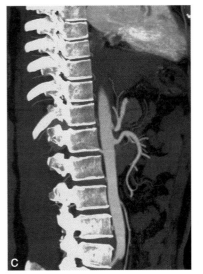

图 3-3-1-7 MDCT 增强动脉期二维多平面 MIP 重建显示胰腺周围的局部血管
A~C.厚层块轴位 MIP、厚层块斜冠状位 MIP 及厚层块矢状位 MIP

系膜上静脉等,尤其门静脉早期扫描期显示更理想。至于与上述那些其他细小动脉同名的静脉由于变异多,CT 图上不易区分。一般 CT 图上两条伴行血管中,较粗者为静脉,较细者为动脉。

第二节 正常胰腺的 MRI 表现

在 MRI 的不同序列成像中,胰腺组织表现不同。由于胰腺腺体内含有丰富的黏液蛋白成分以及一定量的脂肪组织沉积在胰腺间质中,在 T_1WI 上,与肝脏相比,正常胰腺常呈略高信号的改变,但在低磁场强度(<0.35T)的 MRI 上,正常胰腺信号常与肝脏信号一致。胰腺周围的脂肪组织呈高信号,对衬托胰腺的轮廓很重要。如果应用脂肪抑制技术,虽然脂肪组织信号被抑制,但胰腺组织中含有大量的黏液蛋白成分,故 T_1WI 仍呈明显高信号。在 T_2WI 上,胰腺的信号强度则主要取决于 TE 的长短,但总的来说较肝脏和肌肉的信号高。正常胰腺在脂肪抑制 T_2WI 上呈相对高信号(图 3-3-2-1)。随着年龄的增长,年老者胰腺组织可能发生纤维化的改变,导致信号强度减低而接近肝脏实质信号。然而,排除年龄的因素后,如果胰腺的信号低于周围肌肉,则提示异常可能。

增强扫描前,先作三维 LAVA(VIBE)的非增强扫描作为基础图像,以便和增强扫描后的图像进行比较,从而可比较客观地评价胰腺病变是否有强化。在非增强三维 LAVA(VIBE)序列上,胰腺基本仍呈均匀一致的稍高信号。正常胰腺由于动脉血供非常丰富,在动脉晚期,相当于胰腺实质期,其表现为均匀一致的显著增强,而在门脉期和实质期(平衡期)其强化程度逐渐减退,从而可更加全面动态地显示正常胰腺和病变的增强差异和强化变化的规律等,有利于得到正确的诊断结果(图 3-3-2-2)。同时,各向同性高分辨动态增强扫描对显示胰腺周围的血管十分有利(如肠系膜上动静脉、脾动静脉、腹腔动脉、门静脉和下腔静脉等)(图 3-3-2-3),须注意的是偶尔可因门静脉和下腔静脉内造影剂和血液的不均匀的混合,产生点状、椭圆形和条状或不规则低信号影,不应误认为血栓或癌栓。

在 MRCP 上,正常胰管直径 2~3mm,边界光滑,胰管从胰头到胰尾逐步变细(图 3-3-2-4)。但在常规 MRCP 上不能显示分支胰管,如果见到分支胰管,常常提示为潜在的病变(通常为慢性胰腺炎或胰管的阻塞)。采用 SSFSE(或称 HASTE)序列,屏气扫描,在厚层 MRCP 和薄层断面图像上,正常胰管在胰头和胰体为 97%、胰尾为 83%,胰管扩张后可 100%显示。

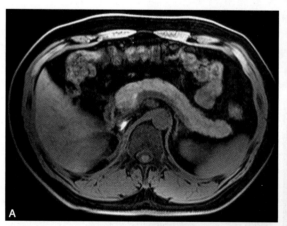
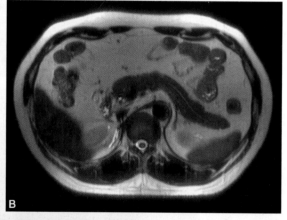
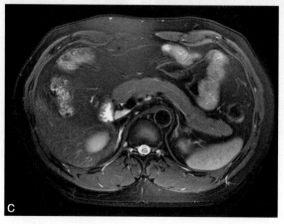

图 3-3-2-1　正常胰腺 MRI

A.脂肪抑制 T_1WI,胰腺信号稍高于肝脏;B. T_2WI 示胰腺与胰腺周围脂肪组织对比良好;C.脂肪抑制 T_2WI,胰腺呈相对高信号

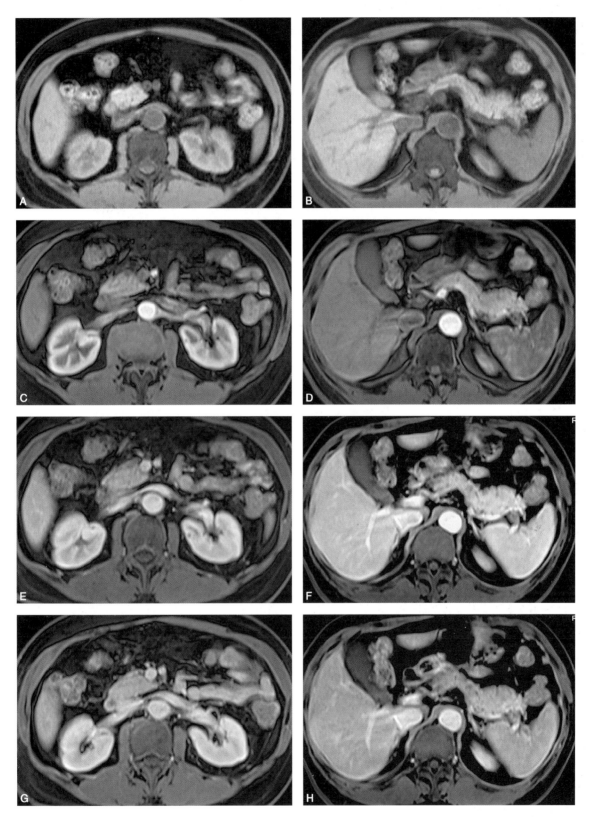

图 3-3-2-2　磁共振动态增强扫描显示正常胰腺强化的变化过程

A、B.VIBE 序列平扫,显示胰头、钩突、胰体和胰尾信号均匀;C、D.增强动脉期,显示胰腺实质开始强化;E、F.胰腺实质期,胰腺强化程度明显增高;G、H.肝实质期,胰腺强化程度有所下降

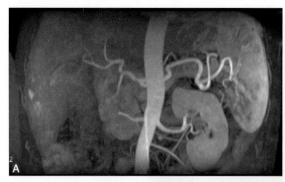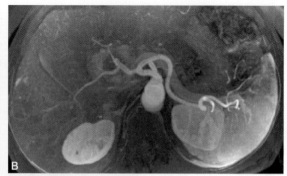

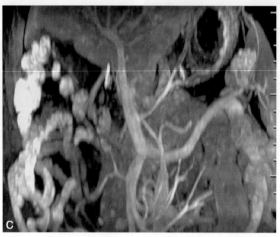

图 3-3-2-3　各向同性高分辨三维动态增强 MRA 示胰周大血管
A. 三维前后位 MIP；B. 厚层块轴位 MIP；C. 厚层块斜冠状位 MIP

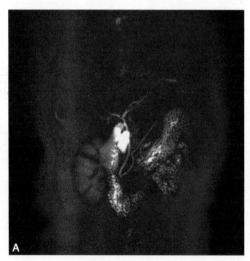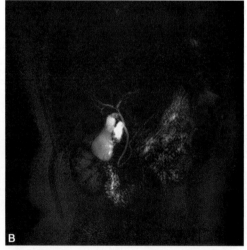

图 3-3-2-4　正常胰胆管
A、B. MRCP 示正常胰胆管系统，主胰管及胆总管光滑、规整，主胰管从胰头到胰尾逐步变细

第三节　胰腺解剖变异

一、胰腺形态变异

受胚胎期腹胰逆时针旋转进程以及其后发生的腹胰与背胰融合是否完全等因素影响，胰腺形态可出现多种变异，分别为①分叶状胰头：正常胰头的前缘与外侧边界通常不超越胰十二指肠上动脉或胃十二指肠动脉，其边缘可稍膨隆，以胰十二指肠前上动脉为标志，当凸出胰头轮廓的局部胰腺组织最大径超过 1cm，即形成胰头分叶，有人称为假肿块，出现率约 35%，根据胰头凸出的分叶朝向分为：Ⅰ 型，胰头部凸出的分叶朝向前方（29%）；Ⅱ 型，凸出的分叶朝向后方（56%）；Ⅲ 型，胰头凸出分叶向右侧（外侧）水平延伸，甚至进入十二指肠内（15%）；Ⅳ 型，复

杂型变异,胰头边缘有时可在 2 个或 2 个以上的方向形成多个凸起,使胰头形态更不规则。它的发生可能与胚胎发育过程中,腹侧、背侧胰芽融合程度不一致有关;②胰腺增宽,多见于胰腺尾部,其次为胰腺体部,表现为胰腺体尾部局限性增粗,前后径明显增大,平扫及增强扫描,其密度、信号强度与胰腺其余部分同步变化;③哑铃形胰腺是一种常见的形态变异,多出现在胰腺横轴面扫描的较低层面。表现为胰头部和胰体(尾)部较大(二者大小接近或相等),而肠系膜上静脉和动脉前方的胰颈部相对较窄,形成两头大、中间小的外观,胰腺整体轮廓似哑铃状;④网膜结节,是体部胰腺组织朝向前方(小网膜囊)形成的局限性凸起,高度达 1~3cm,需要与局灶性胰腺炎或肿瘤性病变鉴别:网膜结节与邻近的正常胰腺组织在各序列信号强度一致,强化一致,无胰管扩张,胰周脂肪信号及密度无改变。

胰腺形态变异(图 3-3-3-1),尤其是局部肿大呈肿块样时,临床中常误诊为胰腺肿瘤,在 CT/MRI 图像上特别要注意和肿块型胰腺炎或肿瘤性病变相鉴

别:①正常胰腺组织存在小叶结构,这点很重要,因部分局灶型胰腺炎仅表现为小叶结构消失,而无密度/或信号的改变;②胰腺局部形态的变异与邻近正常胰腺组织在 CT/MRI 密度或信号及强化方式一致;③无胰管扩张,MRCP 显示凸出的胰腺组织内有时可见胰管;④胰周脂肪信号无改变。

除此之外,胰腺不发育或发育不全也会导致胰腺的形态失常。胰腺不发育非常少见且患者基本不能存活,发育不全则表现为腹侧原基或背侧原基的缺如。背胰部分不发育较腹胰不发育更常见,但背胰完全不发育非常罕见。本病一般无任何症状,部分患者可出现糖尿病症状,可能与胰岛细胞大部分分布于胰腺体尾部,导致背胰缺如的患者胰岛素相对不足有关。在影像学上,CT、MRI 均显示胰头(图 3-3-3-2),背胰发育不全表现为邻近十二指肠的短而圆的胰头,胰颈、体、尾缺如,胰腺体尾部缺失发生胰腺炎者可出现相应的影像学表现;ERCP、MRCP 显示胰管在胰头处即中断,体尾部胰管不显示。

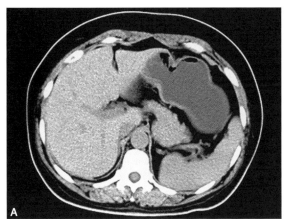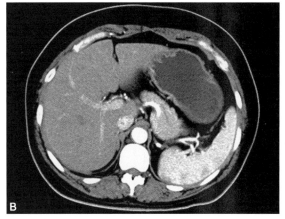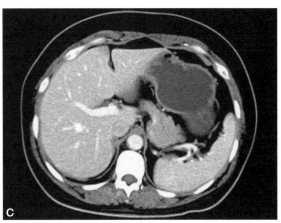

图 3-3-3-1 胰腺局限性轮廓变异

A. CT 平扫示胰腺体部局限性膨大、凸出,但密度未见异常;B、C. 增强扫描胰腺体部局部膨大区与周围胰腺实质强化方式一致,胰腺强化均匀

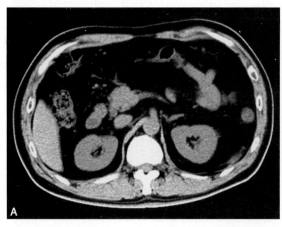
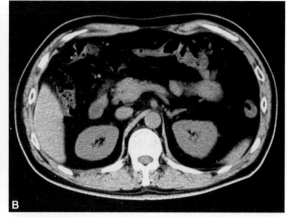

图 3-3-3-2　胰腺发育不全
A、B. CT 平扫仅见胰头，胰腺颈部、体部及尾部缺如

二、胰腺分裂

胰腺分裂（pancreatic divisum，PD）是临床比较常见的胰腺解剖变异，具有十分重要的临床意义。这种解剖变异是在胚胎 6~8 周时，原始胰背和胰腹融合发生障碍所致。胰头和胰体各有各自独立分开的胰腺导管系统，胰头的分泌胰导管为 Wirsung 导管（主胰管），而胰体的分泌胰导管为 Santorini 导管（副胰管），并且它们分别开口于十二指肠第二段。Wirsung 导管通常与胆总管共同开口于 Vater 壶腹，而 Santorini 导管则开口于 Vater 壶腹的上方 1cm 范围内的副 Vater 壶腹，绝大多数情况下，胰腺的胰液分泌大部通过 Santorini 导管分泌进行。这种解剖变异发生率在尸检中占 4%~14%，在 ERCP 检查中占 2%~8%。大多数情况下，Wirsung 导管和 Santorini 导管间无其他小管相通，胰腺分裂是完全的，即称为完全胰腺分裂，如果它们间有小管沟通，则为不完全胰腺分裂。

CT 和常规 MRI 对显示胰腺分裂价值有限，常只能显示胰头局部轮廓的改变，却没有密度和/或信号的差异。而 MRCP 能够分别清晰地显示 Wirsung 导管和 Santorini 导管呈线条状高信号管状影（图 3-3-3-3）。胰腺分裂偶尔能导致复发性急性胰腺炎，这是由于部分 Santorini 导管开口范围内狭窄阻塞，导致胰蛋白酶外漏到胰腺组织而发生胰腺炎。复发性急性胰腺炎常并不严重，也不易发展为慢性胰腺炎。

三、环状胰腺

环状胰腺（annular pancreas）为罕见的先天变

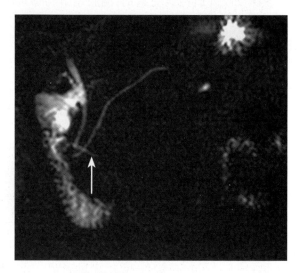

图 3-3-3-3　胰腺分裂
MRCP 清晰地显示 Wirsung 导管（箭）和 Santorini 导管

异，由于胰腺腹侧原基迁移和旋转异常所致，胰腺组织可全部或部分呈环状包绕十二指肠的降部。有一半以上的患者为新生儿，在出生后即出现上消化道梗阻症状，偶伴有梗阻性黄疸症状。一般根据腹部平片有上消化道梗阻的征象，如"双泡征"，应考虑到环状胰腺的可能。加之新生儿不能配合，故无需做 CT 和 MRI 检查。另一半的患者往往至儿童期或成年后发现，常常是环状胰腺部分包绕十二指肠，大多没有特殊症状，患者终生不发病，仅在尸检时发现。仅少部分患者常常由于部分环状胰腺压迫 Vater 壶腹，造成其开口通而不畅，进而导致反复的胆汁和胰液分泌受阻，或者引起胰头局限性炎症，患者往往因出现梗阻性黄疸和/或上消化道梗阻的症状而就医。

CT 及 MRI 检查除可显示十二指肠降部狭窄、胃扩张以及胆道系统扩张外,还可以更清楚地显示出十二指肠降段周围有环状腺样组织包绕,其与胰体、尾组织相连,密度或信号一致(图 3-3-3-4)。MRCP

显示胆道扩张更是具有不可替代的优势,增强扫描各时期密度或信号变化与胰体、尾密度变化一致,据此可以明确诊断。

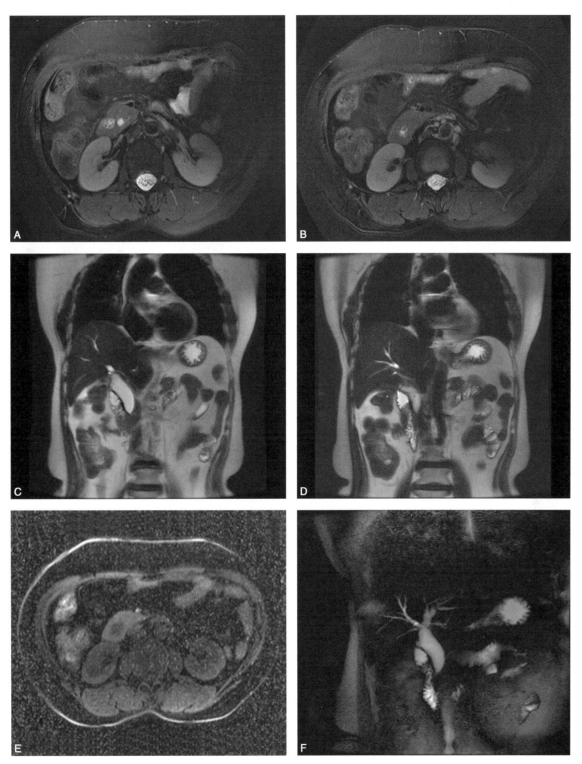

图 3-3-3-4 环状胰腺

A、B. T$_2$WI 抑脂横断位;C、D. T$_2$WI 冠状位;E. T$_1$WI 横断位,胰头部分胰腺组织包绕十二指肠降段,局部十二指肠降段变窄,其上方层面胆道系统扩张;F. MRCP 示胆道系统扩张,局部十二指肠降段变窄

四、异位胰腺

异位胰腺(ectopic pancreas)指发生在胰腺正常解剖以外的胰腺组织,较少见。最常发生在胃和十二指肠的黏膜下层或肌层,偶可发生在空肠、回肠、Meckel 憩室、胆囊、肝、脾和肠系膜,极少数发生在纵隔。单靠影像学检查(包括 CT 和 MRI)诊断比较困难,最后的确诊依赖手术病理结果。但是对于消化道的异位胰腺,当消化道钡餐检查发现

胃、十二指肠溃疡,尤其是胃窦或十二指肠部位出现的脐凹样细小溃疡,应考虑异位胰腺的可能。如进一步 CT 检查发现肿块与正常胰腺密度相似,尤其是强化扫描时密度变化相近,则可进一步提示诊断(图 3-3-3-5)。如果结合肠道充盈钡剂的 MRI 检查,发现黏膜下肿物,并与其正常部位的胰腺组织的信号类似者,则更提示异位胰腺的可能。但是,有时与胃肠道的平滑肌瘤和神经纤维瘤等的鉴别存在困难。

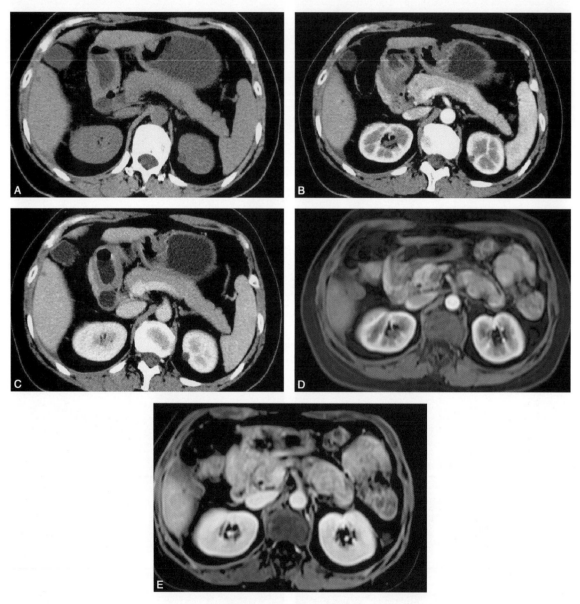

图 3-3-3-5　胃的异位胰腺

A. CT 平扫示胃窦和十二指肠外侧壁局限性增厚,密度均匀;B. 增强动脉期显示局限性增厚的壁强化明显,强化程度高于胃壁,和胰腺强化程度一致;C. 增强门脉期,其强化程度下降,但仍高于正常胃壁;D、E. MRI 增强动脉期和门脉期扫描,病灶强化方式和 CT 增强所见相同

(张小明)

参 考 文 献

1. 李兆申. 现代胰腺病学. 北京: 人民军医出版社. 2006.

2. 李兆申, 廖专. 慢性胰腺炎基础与临床. 上海: 上海科学技术出版社. 2013.

3. 缪飞. 胰腺影像学. 北京: 人民卫生出版社. 2015.

第四章 炎症与感染性疾病

第一节 急性胰腺炎

【概述】

急性胰腺炎（acute pancreatitis，AP）是指在各种病因的作用下，胰酶在胰腺内被激活后造成胰腺组织自身消化的急性化学性炎症。AP 是临床常见的急腹症，其病因、病理改变较复杂，病程、临床表现和预后等差异很大。我国总体病死率 4.6%，重症患者病死率可高达 15.6%～30%。临床上以急性上腹痛、恶心、呕吐、发热、血/尿胰淀粉酶增高为主要特点。病变轻重不等，轻者以胰腺水肿为主，病程单纯，预后良好；重者出现出血、坏死，甚至继发假性囊肿、感染、休克及多器官功能衰竭（multiple organ failure，MOF）等严重并发症。

根据 2012 年亚特兰大关于 AP 分类及定义的修订，AP 诊断需要符合以下特征中的两个：①符合 AP 特征的腹痛（急性持续、严重的上腹部疼痛向背部放射）；②血清脂肪酶活性（或淀粉酶活性）至少高于正常值 3 倍；③影像学检查（超声、CT、MRI）提示胰腺炎表现。AP 分为间质水肿性胰腺炎（interstitial edematous pancreatitis）和坏死性胰腺炎（necrotizing pancreatitis）两类。间质水肿性 AP 病程较轻，临床症状通常可在发病 1 周内缓解，而坏死性 AP 则主要表现为胰腺实质和胰周组织坏死，少数仅表现为胰周组织的坏死，极少仅为胰腺实质的坏死。

【影像检查技术优选】

目前胰腺的检查方法主要有超声、CT 及 MRI。胰腺位于腹膜后，超声检查常常受到肠道气体的干扰而显示欠佳。CT 检查的主要优点为：分辨率高，不仅能够清晰地显示胰腺实质及周围脂肪间隙受侵的情况，而且增强扫描对确定有无胰腺坏死也具有重要价值；不受肠道气体和腹腔内脂肪的干扰；腹部术后伤口、敷料和留置导管对 CT 检查也无妨碍；非专一器官检查，可同时显示扫描区域内的其他器官。但是 CT 评价 AP 的严重程度也存在一些不足，增强 CT 扫描对胰腺小坏死灶判断的价值有限，判断 AP 坏死的范围可能过高或过低；胰腺内局灶性脂肪沉积可能被误判为坏死。近年来，随着 MRI 技术的不断更新，实现了腹部屏气扫描、快速扫描、2D 及 3D 磁共振胰胆管成像、3D 动态增强扫描（如肝脏三维容积超快速采集成像（liver acquisition with volume acceleration，LAVA）等，能很好地显示胰腺及胰周的正常解剖和各种病变。因此 MRI 对 AP 的评价显示出较大潜力，具有很好的临床应用前景，主要具有如下优势：①由于 MRI 对液性成分十分敏感，对本病胰内和胰周液体积聚的显示甚好；②结合多序列特点对胰腺和胰周出血的确定更准确；③MRCP 能无创地评价胆管系统和胰管系统的改变，有助于病因判断；④MRI 在确立胰腺坏死的有无，即预测急性胰腺炎的严重性方面可与增强 CT 相媲美；⑤MRI 没有电离辐射，且无需使用可能加重本病病情的碘离子造影剂。

一些影像新技术也逐渐用于 AP 的诊断或鉴别诊断，甚至早期评价和预测 AP 的演变：①CT 灌注成像，是指在静脉注射造影剂的同时对选定的层面进行连续不断的扫描，以获得该层面内每一像素的密度随强化时间而演变的曲线，称为时间-密度曲线（time-density curve，TDC），所反映的是造影剂在该器官中浓度的变化，进而间接反映组织器官内灌注量的变化，并利用后处理技术计算多个反映血流灌注的定量参数值。AP 的胰腺灌注水平下降，且与病情严重程度呈负相关。CT 灌注技术可辅助急性胰腺炎的诊断与病情评估，而且有研究显示 CT 灌注成像对于诊断胰腺形态增大不明显和临床症状不典型的 MAP 有很高价值；②双源 CT 双能量碘图技术虽不能提高影像诊断医生对胰腺坏死灶检出的主观判断力，但能更敏感地显示胰腺实质中坏死灶周边的低灌注区域（胰腺实质缺血区域），具有较高的临床诊断价值；③磁共振扩散加权成像，包括常规的 DWI 及 IVIM 成像技术，不仅可以显示 AP 炎症情况，结合 ADC 值测量，对于急性胰腺炎早期诊断有一定的价值，但扩散加权成像技术中，b 值的选择十分重要，胰腺 DWI 检查推荐 b 值用 $500s/mm^2$。扩散加权成像不仅仅能够反映 AP 时胰腺的情况，还能够在一定程度上预测和评价 AP 所导致的肝脏、肾脏的功能损害。④除此之外，磁共振灌注成像、磁共振波谱成像、梯度回波 GRE-T_2^* 加权成像等新技术都在尝试应用于 AP 的研究当中。总之，随着影像技术的不断发展，功能 MRI 和精准医疗是未来的主要研究趋势。运用 MRI 多种功能成像技术、CT 灌注成像技术等研究 AP 的微循环、早期低灌注的演变均是目前研究的热点。

【影像学表现】

（一）超声

1. 常规超声 水肿型与出血坏死型是病理变化的两个阶段，其声像图表现亦不同。①水肿型：胰腺多呈弥漫性肿大，尤以前后径明显，形态饱满膨出，轮廓线光整、边界尚清楚，偶见仅局部或部分胰腺肿大者；胰腺回声减弱，内有分布较均匀的细小回声点（图 3-4-1-1），水肿严重的胰腺可呈无回声或低弱回声表现，似囊性结构；由于肿大胰腺的压迫和炎性浸润，可影响后方脾静脉和门静脉的显示；②出血坏死型：胰腺肿大，边缘显示不规则，边界多不清晰；

胰腺内部回声不均匀，呈强回声、弱回声以及无回声相混杂的混合回声，胰腺表面及其周围组织回声强弱不均；胰管不扩张，或轻度扩张达 3mm 左右；环绕胰腺外周出现一层弱回声带，是重要的间接征象之一。其病理基础可能与胰腺周围的渗出液或胰腺外周的水肿组织有关，出现率约为 50%，多见于早期，可持续数周（图 3-4-1-1）。其他间接征象包括局部的积液、血肿、假性囊肿以及腹水、胸水，肠袢扩张、积气或积液，并能发现胆囊和胆管内的结石。

2. 超声造影 急性水肿型胰腺炎在注射造影剂后胰腺组织呈均匀增强，无造影剂不充填的坏死区域；胰腺周围间隙可能有积液，但通常无坏死组织。急性出血坏死型胰腺炎在注射造影剂后，胰腺内部可显示无造影剂灌注的不增强坏死区域，范围大小不一；在胰腺周围如网膜囊、双侧肾周间隙等区域可见腹腔积液、坏死组织等存在；因胰腺组织的坏死区域大小及胰腺周围间隙受累范围与胰腺炎严重程度呈正相关，故胰腺超声造影可较好地显示病例随访治疗效果。

（二）X 线

X 线对 AP 的诊断无特异性，价值有限，最常见的发现是肠腔内积气（肠郁张）表现。偶尔可显示前哨肠曲征（sentinel loop sign）及结肠截断征（colon cut-off sign），前者表现为左上腹一段孤立性轻度郁张、积气的空肠袢，可伴或不伴肠腔内液平面，后者表现为升结肠和横结肠充气扩张，而气柱在结肠脾曲处突然中断。普通 X 线腹部平片可显示下胸部炎症等某些 AP 并发症征象，但特异性较低。

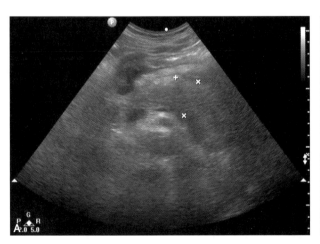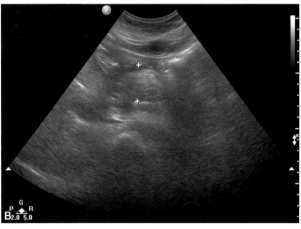

图 3-4-1-1 急性胰腺炎的超声声像图表现

A. 二维灰阶超声显示水肿型胰腺弥漫性肿大，尤以前后径明显，形态饱满，胰腺回声局部减弱，内有分布较均匀的细小回声点；B. 二维灰阶超声显示胰腺肿大，边界尚清晰，胰腺内部回声欠均匀，环绕胰腺外周出现一层弱回声带

（三）CT 及 MRI

CT 及 MRI 检查不仅能够全面地显示 AP 时胰腺本身、胰周、腹膜后、腹腔内等多种改变，还可显示 AP 的各种并发症变化。

1. 间质水肿性胰腺炎　大多数 AP（80%～90%）均属此型，病情较轻，均有不同程度的胰腺体积弥漫或局部增大，由于胰周渗出可致胰腺轮廓模糊，可有胰周积液。若仅仅为胰腺实质和胰周组织的急性炎症，但无组织坏死，CT 及 MRI 示胰腺肿胀，注射造影剂后表现为胰腺实质强化，不出现无强化区。胰周脂肪间隙内可见渗出性病灶，但无胰腺实质及胰周组织的坏死（图 3-4-1-2）。

2. 坏死性胰腺炎　坏死性病情较重，特点是胰腺和/或胰周组织坏死。坏死性胰腺炎 CT 及 MRI 诊断标准为注射造影剂之后胰腺实质存在持续不规则的无强化区和/或存在胰周坏死（图 3-4-1-3）。坏死性 AP 分三种类型：①同时存在胰腺和胰周坏死，此型最常见；②仅胰周坏死；③仅胰腺坏死，此型最少见。涉及胰腺坏死的病情通常比仅胰周坏死更严重。胰腺和胰周组织的坏死可以为无菌性，也可以为感染性。在发病第一周，很少发生感染性坏死。胰腺感染性坏死会增加和死亡率，并且感染性坏死需要抗生素治疗等积极的干预，所以胰腺感染性坏死的诊断非常重要。当 CT 或 MRI 发现胰腺实质或胰周组织有气体的存在时，或影像引导下穿刺抽吸培养提示细菌或真菌阳性，均可认为感染的存在。感染性坏死可有不同程度的脓液，随着坏死液化以及时间的推移，脓液逐渐增加。以前亚特兰大分类将术语"胰腺脓肿"定义为局部的无明显坏死组织的脓性积聚物，这种情况较少见，并易造成混淆，现今，感染性坏死已经替代了"胰腺脓肿"这一原亚特兰大术语。

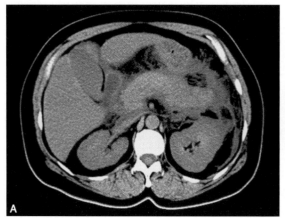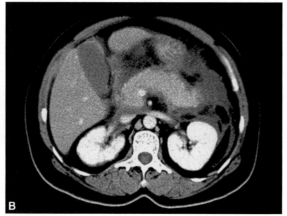

图 3-4-1-2　间质水肿性胰腺炎

A.CT 平扫示胰腺肿胀，边缘毛糙，胰周筋膜肿胀，并可见条片状液体密度影，左侧肾前筋膜增厚；B.增强扫描示胰腺均匀强化

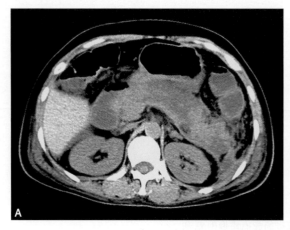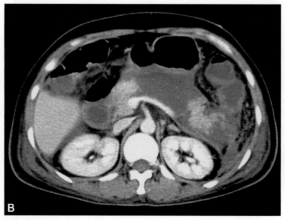

图 3-4-1-3　坏死性胰腺炎

A.CT 平扫示胰腺体积增大，其内密度不均，颈体部及尾部可见斑片状低密度影，胰周脂肪间隙模糊，并可见条片状渗出性病变；B.增强扫描示胰腺实质内无强化低密度坏死区

3. 局部并发症 目前对 AP 局部并发症的自然病程、临床结局有了深入的认识。根据 2012 年亚特兰大修订，AP 局部并发症主要包括急性胰周液体积聚（acute peripancreatic fluid collection，APFC）、胰腺假性囊肿（pancreatic pseudocyst）、急性坏死性积聚（acute necrotic collection，ANC）、包裹性坏死（walled off necrosis，WON），其他还包括结肠坏死、门静脉血栓、腹膜后出血、胃排空障碍等。主要局部并发症的影像诊断要点见表 3-4-1-1，图 3-4-1-4～图 3-4-1-8。

表 3-4-1-1 AP 局部并发症

急性液体积聚

间质水肿性 AP 的胰周积液，无胰周组织坏死。此术语专指水肿性 AP 发病 1 个月内的胰腺周围区域积液，没有假性囊肿的特征

CT 或磁共振诊断标准

◆ 发生在间质水肿性 AP，积液密度或信号均匀，常局限在胰腺周围筋膜内

◆ 积液没有壁包裹，靠近胰腺，不是由胰腺内部延伸而来

胰腺假性囊肿

有明确的炎性囊壁包裹的液体积聚，常位于轻微或无坏死的胰腺外周。常在间质水肿性 AP 发病 1 个月后出现

CT 或磁共振诊断的标准

◆ 边界清，圆形或椭圆形，密度或者信号均匀，无非液性的成分

◆ 有清楚、完整的壁，常在急性 AP 发病 1 个月后形成，发生在间质水肿性 AP

急性坏死性积聚

发生于坏死性 AP，积聚物内包含不等量的液体和坏死组织，坏死可累及胰腺实质和/或胰周组织

CT 或磁共振诊断标准

◆ 仅见于坏死性 AP，不同部位出现非液体密度或信号影

◆ 积聚物无壁包裹，位于胰内和/或胰周

包裹性坏死

胰腺和/或胰周坏死物积聚为成熟完整的炎性囊壁包裹，常在坏死性 AP 发病 4 周后形成

增强 CT 或磁共振诊断标准

◆ 不均质的液体和非液体密度或信号影，可有小腔形成

◆ 清楚、完整的壁，见于胰腺内和/或外

◆ 常在坏死性 AP 发病 1 个月后形成

（1）急性液体积聚：发生于间质水肿型胰腺炎病程的早期阶段，大多数 APFC 可保持无菌状态，无需干预常可自行消退。当局部 APFC 持续超过 4 周，则有发展成为胰腺假性囊肿的可能。消退或无症状的 APFC 常常不需要处理，其本身也并非重症 AP 的构成因素。

（2）胰腺假性囊肿：胰腺的假性囊肿是指位于胰周的液体积聚（偶尔可部分或全部在胰腺实质内），大约在 4 周以后形成持续而局限的液体积聚。假性囊肿有囊壁包裹，其内不含实性成分。假性囊肿由主胰管或分支胰管破裂所致，而无任何胰腺实质的坏死。

胰腺分泌物可以局限于网膜囊，也可以在腹膜后间隙内向多个方向扩展，因而，假性囊肿可以局限于胰腺组织内，也可以向胰腺外扩展，如向上到达纵隔，甚至到达颈部，向下可达腹股沟区，也可以侵入肝、脾及十二指肠等脏器。胰腺假性囊肿若沿门静脉系统扩展，可类似扩张的胆管。侵入十二指肠壁时，则可类似肠壁内肿块或肠腔内肿块，甚至引起梗阻。

但是当充满液体的腔内存在明显的实性坏死组织时，则不应称作假性囊肿。在本分类中，假性囊肿并非由 ANC 所致，但是作为"胰管断离综合征"的结局，假性囊肿也可出现在 ANC 中，仍系胰管断裂胰液外渗积聚所致。CECT 最常用于描述假性囊肿的影像学特征，但也常需 MRI 或超声检查以确认其内不含实性成分。

（3）急性坏死性积聚：ANC 指在发病前 4 周，包含可变数量的液体或坏死组织的积聚。坏死可以发生在胰腺实质和/或胰腺周围组织，ANC 与胰腺实质坏死区域主胰管断裂有关，并可继发感染。

持续的影像检查有助于急性积聚的定性，在发病一周内，APFC 和 ANC 较难鉴别诊断，此阶段二者均可表现为液体密度影。发病一周后，二者的差别表现得更为明显，在此阶段，胰周积聚合并胰腺实质和/或胰腺周围组织坏死则称为 ANC。MRI、超声及超声内镜均可明确积聚内是否含有实性成分。

（4）包裹性坏死：WON 是由反应性组织构成的强化囊壁包裹坏死组织组成，为成熟的包裹性胰腺和/或胰周坏死积聚，并有界限清楚的炎性囊壁。通常在坏死性胰腺炎发病 4 周以后形成。WON 源于胰腺实质和/或胰周组织坏死，并可继发感染，可多发，也可在远离胰腺区域发生。

ANC 与 WON 若聚集组织内存在气体，则可诊断合并感染，即感染性坏死。临床可经细针穿刺培养证实感染的存在。

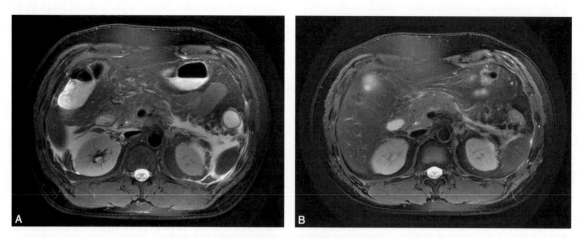

图 3-4-1-4　AP 伴 APFC
A. T_2WI 示左侧肾旁前间隙内片状高信号,急性聚积的液体没有壁包裹;B. 治疗 8d 后复查,T_2WI 示胰周液体积聚明显吸收减少

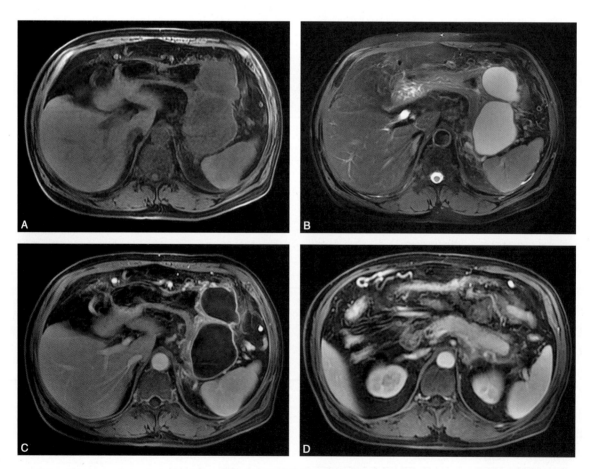

图 3-4-1-5　AP 并发假性囊肿
A、B. T_1WI 和 T_2WI,示脾胃间隙圆形囊性病灶,边界清晰,其内信号均匀,囊壁厚薄均匀;C. 增强扫描示病灶边缘强化;D. 增强扫描示胰腺实质强化均匀

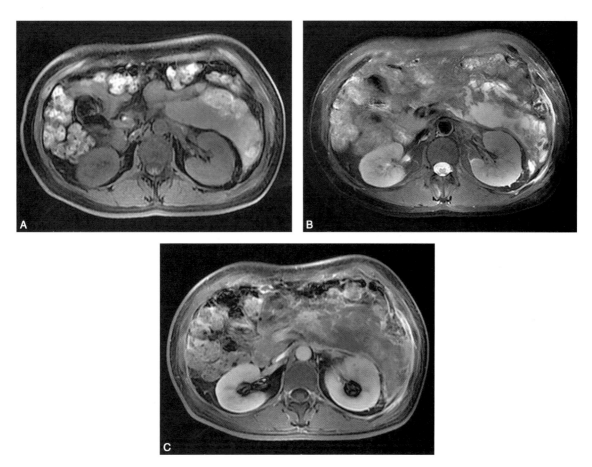

图 3-4-1-6　急性坏死性胰腺炎伴 ANC
A~C. T_1WI、T_2WI、增强扫描示胰腺体尾部及胰周大片出血坏死灶,边界不清,内信号不均,无明显壁包裹,混杂非液体信号

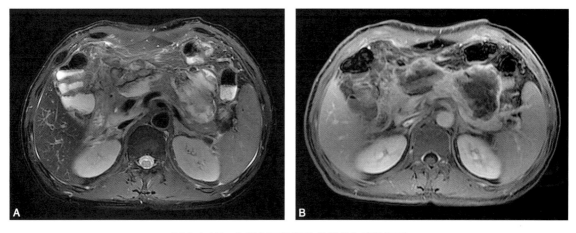

图 3-4-1-7　急性坏死性胰腺炎并发包裹性坏死
A. T_2WI 示头颈部及体尾部前方包裹性坏死灶,边界较清,内信号不均匀;B. 增强扫描示囊壁及实性成分可见轻度强化,边界显示更加清晰

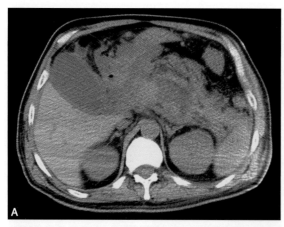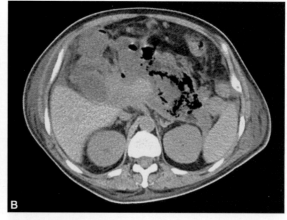

图 3-4-1-8　AP 并发坏死性积聚合并感染

A. CT 平扫示胰腺体积增大,边缘模糊,其内密度不均,可见片状低密度坏死灶,胰周见多发渗出性病变,无明显壁包裹;B. 10d 后 CT 复查,坏死灶内出现多发气体密度影,提示合并感染

系统并发症指由于 AP 导致的既往共存疾病如冠心病、慢性阻塞性肺疾病、糖尿病等的恶化。

4. 胰腺外器官改变及其他并发症　AP 可造成与胰腺毗邻脏器的继发性改变,如胃肠道、脾、肾、胰周血管等,也可以影响一些相距较远的脏器,如胸膜腔、下肺、纵隔、心包等。这些器官和结构的改变,在 AP 早期多为对炎性物质(含胰酶的分泌物)刺激的反应性变化,如胃肠道壁的肿胀增厚、肠腔郁张、脾/肾实质的低灌注异常、腹水、下肺不张、胸水、心包积液等,随着病情的稳定和好转,上述改变逐步减轻或消散。而在 AP 中晚期,有些器官和结构的改变会持续存在,甚至加重演变成 AP 的并发症,如胰周血管的假性动脉瘤、静脉血栓形成和血管闭塞、脾梗死、脾脏包膜下出血、肠瘘、胰性腹水等。

(1)出血及胰周血管并发症:出血的诊断主要靠临床标准,如血细胞比容进行性下降,低钙血症,对复苏治疗反应不佳。其发生率约为 10%,临床处理困难,死亡率较高。AP 并发出血临床上主要分为消化道出血、腹腔内出血及假性囊肿内合并出血。主要机制为 AP 释放出的组织溶解酶能够侵蚀胰周血管的血管壁,导致血管壁化学性炎症,重者导致管壁破坏引起致命性大出血。AP 尤其是重症 AP 早期的全身炎症反应综合征释放大量的炎性介质、血管活性物质,导致血管通透性增加,血管内液体进入胰周、胸腔、腹腔等第三间隙,导致有效循环血量减少,胰周血管血液浓缩,血液黏滞度增加;渗出的胰酶对胰周静脉管壁的侵蚀,坏死组织、假性囊肿对胰周静脉的压迫,均会导致胰周静脉血栓的形成。仅 5% 的 AP 病例合

并出血表现为胰腺区域的稍高密度区(CT 值 > 60HU),大多数出血灶密度与周围正常胰腺相近,而且 CT 很难分辨胰腺弥漫性出血与局限在胰腺实质内的假性囊肿出血,因而对胰腺出血的诊断并不十分敏感。出血在 MRI 上信号复杂,但是出血导致的信号异常较 CT 敏感。亚急性期出血表现为短 T_1 信号,T_2WI 上随着出血时间的变化可以呈高信号或低信号。

AP 释放出的组织溶解酶能够侵蚀胰周血管的血管壁,导致血管壁化学性炎症,重者导致管壁破坏引起致命性大出血。AP 胰周血管并发症主要包括:血管炎症、假性动脉瘤、静脉血栓及胰源性门静脉高压。CT 及 MRI 增强扫描可显示假性动脉瘤、静脉血栓及胰源性门静脉高压。假性动脉瘤表现为囊袋状影与血管相交通,增强后动脉期血管样强化,如囊腔内出现充盈缺损,呈"阴阳"征,提示附壁血栓形成。血管造影可以肯定诊断,同时也可行介入治疗。静脉血栓表现为静脉期腔内出现充盈缺损或不显影,尤以紧贴胰腺后部的脾静脉最常受累(图 3-4-1-9)。胰源性门静脉高压表现为贲门胃底、脾门区等见异常强化的增粗增多迂曲血管影,诸如脾静脉受累所形成的脾门-胃底区胃短静脉和胃大弯侧胃网膜静脉的曲张。这种现象被称为胰源性节段性门脉高压。

血管炎症(动脉及静脉)仅 MRI 能显示,表现为平扫 T_1WI 和 T_2WI 失去正常的流空信号,腔内见局部"白血"信号,增强后动脉期血管壁毛糙、管腔狭窄或血管内强化不均匀(节段性强化伴节段性充盈缺损)。少数患者可出现暂时性脾脏肿大现象,可能与脾静脉的受累和脾脏的反应性改变有关。

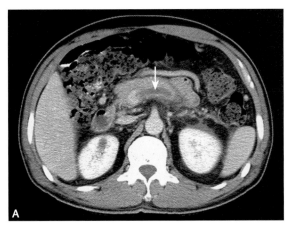
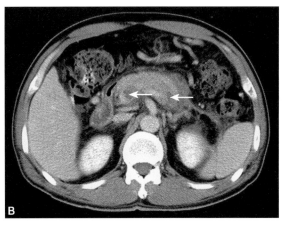
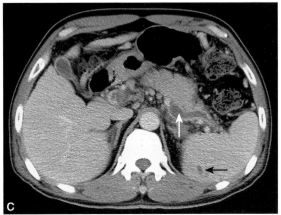

图 3-4-1-9 AP 并静脉血栓形成

A~C. CT 增强扫描示门静脉及脾静脉内条状充盈缺损,提示血栓形成(白箭);脾内见小片状低密度无强化影,提示小灶性梗死可能(C 图黑箭)

（2）胃肠道并发症:AP 的炎性反应可累及与胰腺解剖关系密切的胃肠道。AP 患者出现胃肠道异常改变主要包括:肠道扩张积液积气、胃肠壁的均匀轻度增厚、分层现象即肠壁中间层呈高信号,两边呈中低信号,形成"靶征",增强后亦为分层强化(图 3-4-1-10)。最常受累的肠段为降结肠,其次为十二指肠和胃。随着 AP 严重程度增加,患者胃肠道异常改变率也随之升高。胃肠道壁增厚是最常见的异常改变,AP 患者胃肠道壁的增厚是轻度均匀增厚,它不同于肿瘤性病变的不均匀、偏心性增厚。CT 及 MRI 能够清晰显示胰腺炎性病灶与受累消化道的解剖联系,若同时口服造影剂,更能显示胃肠道狭窄部位和瘘道口情况。AP 累及肠系膜包括肠系膜水肿、积液及肠系膜血管改变。

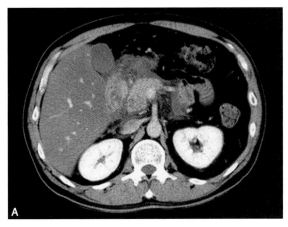
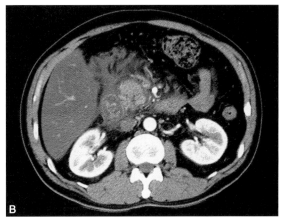

图 3-4-1-10 AP 胃肠道改变

A、B. CT 增强扫描示胰腺头颈部炎症,累及邻近十二指肠降段肠壁,致十二指肠降段肠壁水肿增厚,增强扫描呈分层强化

（3）腹膜后筋膜间平面改变:腹膜后间隙是介于腹腔后方壁层腹膜与腹横筋膜之间的潜在间隙,上起于膈,下至盆缘续于盆壁腹膜外间隙。传统观点将腹膜后腔分为三个间隙:肾旁前间隙、肾旁后间隙、肾周间隙。而筋膜间平面的观点认为肾周筋膜是单一的具有潜在间隙的多层结构。AP 炎性渗出物很容易在该间隙内蔓延,如果炎症持续存在,炎性物进一步集聚以及在胰酶的作用下,则会向上扩展至膈下,造成膈下脂肪垫(subphrenic fat pad)的水肿,甚至再向上达到纵隔、颈根部;向下可扩散到肾下间隙,还可沿髂腰肌向下扩展到达股内侧。AP 炎性物也可以直接破坏肾筋膜而侵及肾周间隙,严重时进而再侵犯肾旁后间隙。腹膜后筋膜间平面受累的 MRI 表现为筋膜间平面水肿、增厚及积液,T_1WI 上呈低、等信号,T_2WI上呈高于皮下脂肪信号的高信号,脂肪抑制 T_2WI 上病变仍呈高信号。研究 AP 筋膜间平面受累的表现,可了解 AP 炎症播散的通路和范围。

（4）肝脏改变:脂肪肝在 AP 中较常见,且可增加胰腺炎相关并发症的发生风险及病死率。高脂血症是 AP 确切的病因,但脂肪肝与 AP 的关系尚不十分明确,目前有研究显示脂肪肝可随胰腺炎的好转而减轻。

（5）胆道系统并发症:由于 75% 的胆总管穿过胰腺实质,胰头区无论肿瘤或炎性疾病均可以引起胆总管程度不一的管腔变窄和梗阻,但大多数胆总管异常都是一过性的,不需要特别处理。约有 10% 的假性囊肿病例可压迫胆总管,导致胆管扩张。

（6）胰管改变:AP 胰管改变主要包括:MRCP 上胰管显影率减低,但主胰管直径在正常范围,重症时可发生胰管破裂。胰管破裂的诊断标准:直径大于 2cm 的胰腺坏死区域;坏死部分远侧有存活的胰腺组织;当胰头、胰颈或胰体有较大的积液或坏死时 MRCP 显示胰管以近似直角进入积液或坏死组织中。

（7）腹水:由于胰腺消化酶对腹膜的刺激作用,腹腔内常出现少至中等量的腹水,属于渗出液,主要分布于肝脾周围、双侧的结肠旁沟和盆腔内。少数患者可发生胰性腹水,即因胰管破裂后胰液直接或间接进入腹膜腔所致,若不做及时处理,病死率可达 15%~20%,而合并细菌感染时,病死率可高达 60% 左右。腹水淀粉酶水平的检测可帮助确诊胰性腹水。

（8）腹腔高压及腹腔间隔综合征:腹腔高压(intra-abdominal hypertension,IAH)在重症急性胰腺炎患者中的发生率为 60%~80%,在病程的不同阶段 SAP 发生腹高压的原因不一。早期由于炎症反应、毛细血管渗漏等原因导致腹腔急性液体积聚、肠

管壁、腹壁水肿引起腹内压升高,中后期由于腹腔感染、休克、肠梗阻、肠功能障碍导致腹高压,进而甚至出现腹腔间隔综合征(abdominal compartment syndrome,ACS)。

（9）泌尿系统并发症:肾与肾周间隙受累的 CT 表现可有肾脏的肿大、肾实质的灌注异常、肾周脂肪的肿胀、肾周间隙的积液、肾静脉血栓形成、输尿管被炎性物质包埋等。

（10）呼吸系统并发症:呼吸系统最严重的并发症为 ARDS,典型 CT 表现为弥漫性的腺泡渗出性斑片影,常常伴有胸腔及心包腔积液等。双下肺的小叶性实变、贴附性肺不张也较常见。另外,胰腺胸膜瘘较少见,多为含胰酶的炎性渗出液在腹膜后间隙扩展,通过食管裂孔或主动脉孔而累及胸膜腔及纵隔所致。

（11）其他:AP 还可导致骨骼、腹壁及皮肤出现异常改变:有研究表明,AP 可以并发多种类型的骨骼系统疾病,如多发性关节炎、股骨头和肱骨头无菌性坏死、干骺端斑点状钙化性疾病、长骨或短管状骨皮质局灶性骨质破坏等。有些病例可同时伴有皮肤损害,类似结节红斑。胰腺炎继发骨骼及皮肤损害,可能是由于循环血液中的高胰腺脂肪酶所致。AP 常常可见腹壁水肿,且随着 AP 严重程度的增加而增加。

【诊断要点】

具有阳性影像表现的 AP 较易诊断,但影像学检查发现胰腺无明显肿大、胰周清晰时,应注意以下情况:①单纯间质水肿性 AP,由于胰腺形态学改变极其轻微,影像学检查难于发现异常;②胆道系统的感染(胆囊炎、胆管炎等),继发轻微的胰腺间质水肿以及一过性、反应性血清淀粉酶水平升高,但此时血淀粉酶水平不应超过正常值的 3 倍;③消化性溃疡穿孔,血淀粉酶水平可有中度升高,但不超过正常值的 2 倍。

除此之外,胰周筋膜的改变需要排除其他原因,如低蛋白血症、腹膜后病变引起。临床上应结合临床表现、实验室检查及影像学表现综合考虑。

【鉴别诊断】

AP 临床诊断较易,对于不典型的急性胰腺炎需要与自身免疫性胰腺炎、原发性胰腺淋巴瘤等鉴别。

1. 自身免疫性胰腺炎　是一种自发性慢性胰腺炎,临床表现为轻微腹痛、梗阻性黄疸,伴有丙种球蛋白血症和/或血清 IgG4 水平升高,或自身抗体阳性,可累及胰腺外器官。CT、MRI 特征表现:弥漫性腺体肿大伴环绕胰腺周围晕圈样延迟强化;弥漫性胰管不规则狭窄、多发胰管狭窄不伴中间或远端

胆管扩张改变。

2. 原发性胰腺淋巴瘤 原发性胰腺淋巴瘤指起源于胰腺或仅侵犯胰腺及局部淋巴结的恶性淋巴瘤,无表浅淋巴结及纵隔淋巴结肿大,血细胞计数正常。CT、MRI 表现为胰腺体积增大及头体部弥漫性低密度或信号异常,肿块直径往往较大,形态不规则,与正常胰腺界限不清;增强扫描肿块可轻度强化,动态增强扫描能更清楚地显示病灶与胰腺之间的关系。胰腺淋巴瘤常伴有胰头周围、腹膜后、肝门等处的淋巴结肿大。

第二节　慢性胰腺炎

【概述】

慢性胰腺炎(chronic pancreatitis,CP)是胰腺和胰腺管发生不可逆形态改变和外分泌功能紊乱的慢性炎性病变,最终可能导致胰腺内外分泌功能的永久损害,随着 CP 病程迁延或进展,最终可以并发糖尿病,甚至进展到胰腺癌。CP 是消化内科临床常见疾病,发病率为 0.04%~5%。在国外,酗酒占 CP 病因的 70%,酒精作用可减少胰液的分泌,使胰液中的蛋白质成分增加,在小胰管中沉积,引起阻塞,继而发生慢性炎症和钙化。患本病 20 年内约有 4% 的病例可发展为胰腺癌。而在国内则是以胆结石并发胆道感染引起反复发作的胰腺炎症为 CP 最常见病因。近年 CP 的发病率逐步升高,由于缺乏特异的临床表现,以及尚无有效的早期诊断方法和标准,CP 的早期阶段常常难以诊断。此外,与胰腺癌的鉴别诊断,特别是局限性 CP 和肿块形成性 CP(又称胰腺炎性假瘤)与胰腺癌鉴别困难。

CP 的病理特点是胰腺实质组织严重的进行性破坏和功能丧失。基本病理特征包括胰腺实质慢性炎症损害和间质纤维化、胰腺实质钙化、胰管扩张及胰管结石等改变。包括不同程度的腺泡破坏、导管扩张、囊肿形成等。病变可局限在局部胰腺小叶,也可弥漫至全胰腺。主胰管可不规则狭窄、梗阻,远端扩张,可波及小胰管分支,末端形成囊状。整个胰腺质地变硬,表面有不规则结节,可见有脂肪坏死的小白点或钙质沉着。有的可见胰管内结石或不规则钙化灶,也可合并有胰腺囊肿。不同因素导致的 CP 病理改变相似,但病变程度可轻重不一,这主要取决于病程的长短。

CP 按其组织病理变化可以分为慢性钙化性胰腺炎、慢性梗阻性胰腺炎、慢性炎性胰腺炎以及自身免疫性胰腺炎四类。其中,慢性钙化性胰腺炎是 CP 中最常见的类型,表现为散发性间质纤维化及胰管

内蛋白栓子、结石及胰管的损伤。酒精是引起此型胰腺炎的主要原因。慢性阻塞性胰腺炎是由于主胰管局部阻塞,导致狭窄、远端扩张、腺泡细胞萎缩,由纤维组织取代,扩张导管内无结石形成,阻塞最常见的原因是胰头部肿瘤。慢性炎性胰腺炎主要表现为胰腺组织纤维化和萎缩、单核细胞浸润,临床罕见,病因尚不明确。自身免疫性胰腺炎的病理改变除胰腺纤维化淋巴细胞浸润外,常见胰腺实质纤维性增生和导管上皮增生;胰管扩张钙化及结石少见,激素治疗有效。

CP 常见于 40 岁以上者,男性多于女性。临床表现取决于胰腺病变程度和原发病性质。腹痛是最常见表现,饮酒和进食可诱发或加重。腹痛与下列因素有关:胰管内压增高;胰组织压增高;伴随神经炎,组织学检查发现胰内神经周围正常腺体组织消失,神经束增粗,数量增多,神经束膜蜕变,周围可见大量的慢性炎细胞浸润。恶心和呕吐多为腹痛发作时的伴随症状。但在无痛性慢性胰腺炎的病程中可完全无腹痛。除此之外,CP 导致胰腺外、内分泌障碍,进而出现吸收不良综合征和糖尿病表现。严重 CP 还可并发脾大及门静脉高压表现。因胰腺导管梗阻、胰液排泄不畅,继而形成大小不等的囊肿,可在脐部、左上腹扪及肿块、压痛和肌紧张,此外可有黄疸和发热等不常见的临床表现。

CP 的诊断主要依据临床表现和影像学检查,胰腺内外分泌功能检测可以作为补充,病理学诊断是 CP 诊断的"金标准"。

CP 的诊断条件包括:①1 种及以上影像学检查显示 CP 特征性形态改变;②组织病理学检查显示 CP 特征性改变;③患者有典型上腹部疼痛,或其他疾病不能解释的腹痛,伴或不伴体重减轻;④血清或尿胰酶水平异常;⑤胰腺外分泌功能异常。①或②任何一项典型表现,或者①或②疑似表现加③④和⑤中任何 2 项可以确诊。①或②任何一项疑似表现考虑为可疑患者,需要进一步临床观察和评估。详见表 3-4-2-1。

【影像检查技术优选】

影像学检查为 CP 的正确诊断提供了可靠的依据。目前,B 超、CT、MRI 和 ERCP 是诊断慢性胰腺炎常用的检查方法。

超声通常作为 CP 的初筛检查,可显示胰腺形态改变,胰管狭窄、扩张、结石或钙化、囊肿等征象,但敏感度和特异度较差。内镜超声 EUS 除显示形态特征外,还可以辅助穿刺活检组织学诊断。超声内镜下的弹性成像及对比增强超声有助于鉴别 CP 与胰腺癌。

表 3-4-2-1　CP 的诊断条件

诊断项	表现分类	具体表现
①影像学特征性表现	典型表现(下列任何一项)	a. 胰管结石
		b. 分布于整个胰腺的多发性钙化
		c. ERCP 显示主胰管不规则扩张和全胰腺散在的不同程度分支胰管不规则扩张
		d. ERCP 显示近侧主胰管完全或部分狭窄(胰管结石蛋白栓或炎性狭窄)伴远端主胰管和分支胰管不规则扩张
	不典型表现(下列任何一项)	a. MRCP 显示主胰管不规则扩张和全胰腺散在的不同程度分支胰管不规则扩张
		b. ERCP 显示全胰腺散在不同程度分支胰管扩张,或单纯主胰管不规则扩张或伴有蛋白栓
		c. CT 显示主胰管全程不规则扩张伴胰腺形态不规则改变
		d. 超声或 EUS 显示胰腺内高回声病变(结石或蛋白栓),或胰管不规则扩张伴胰腺形态不规则改变
②组织学特征性表现	典型表现	胰腺外分泌实质减少伴不规则纤维化;纤维化主要分布于小叶间隙形成硬化样小叶结节改变
	不典型表现	胰腺外分泌实质减少伴小叶间纤维化或小叶内和小叶间纤维化
③临床表现	临床表现	典型上腹部疼痛或用其他疾病不能解释的上腹部疼痛,伴或不伴体重减轻
④血清和尿胰酶水平标准水平异常	下例任何一项	a. 连续多点观察血清胰酶高于或低于正常值
		b. 连续多点观察尿胰酶高于正常值
⑤胰腺外分泌功能试验结果	试验异常	任何胰腺外分泌功能试验在 6 个月内有 2 次以上检测结果异常

X 线检查可以显示胰腺区域钙化灶或结石影。CT 是 CP 诊断首选检查方法,进行 CT 检查的目的为:①慢性胰腺炎临床症状比较含糊,易与其他疾病混淆,CT 检查可协助诊断;②已明确诊断的患者,CT 检查用来了解胰腺的形态改变;③与胰腺肿瘤等病变进行鉴别。CT 检查对中晚期病变诊断准确性较高,可显示胰腺实质增大或萎缩、胰腺钙化、胰管结石形成、主胰管扩张及假性囊肿形成等征象。CT 很难发现早期 CP 胰腺实质及胰管的改变,因此对早期 CP 诊断价值有限。目前 CT 灌注成像、正电子发射体层成像(PET),正电子发射计算机体层成像(positron emission tomography-computed tomography, PET-CT)主要用于 CP 与胰腺肿瘤的鉴别诊断。CT 灌注成像能够反映组织器官内部的血流供应,从而在一定程度上反映该器官的功能,有助于 CP 鉴别诊断。

MRI 对早期 CP 及胰腺功能的评价明显优于 CT,但是对胰腺钙化或胰管结石的显示不如 CT。MRCP 更是能够直接反映胰管的形态学改变,可以清晰显示胰管病变的部位、程度和范围。MRI 及

MRCP 对 CP 并发症尤其是假性囊肿、瘘管形成、胆管扩张、以及血管的并发症优于 CT。胰泌素刺激 MR 胰胆管成像(secretin-enhanced MRCP, S-MRCP)能间接反映胰腺的外分泌功能,有助于 CP 的早期诊断。

较常用于 CP 的 MRI 功能成像包括:①MRI 灌注加权成像(perfusion weighted imaging, PWI)用于间接反映组织的微血管情况。PWI 有 3 种方法:造影剂团注示踪法、动脉血自旋标注法(ASL)和血氧水平依赖(blood oxygenation level dependent, BOLD)造影剂增强技术。造影剂首过 MRI-PWI 是目前临床最常用的胰腺灌注方法,即将一定量的造影剂快速地经静脉途径注入,当造影剂首次通过靶组织时,进行 MRI 连续快速动态扫描,采集同一部位随时间变化的动态图像。MRI-PWI 扫描可得到造影剂通过组织的时间-信号曲线,并且可以通过后处理求得多个定量指标来评价胰腺的灌注状态。CP 病程早期的病理基础有胰腺内胶原纤维沉淀、毛细血管数量减少及腺泡细胞坏死,这些特征在行胰腺灌注成像时

会出现胰腺的异常灌注,为 CP 早期诊断提供了新依据;②磁共振弥散加权成像(diffusion weighted imaging,DWI),它通过微观水分子的运动来反映水分子的扩散及血流灌注情况,常用的定量指标是 ADC 值。在 CP 研究中,DWI 可以运用于与其他胰腺疾病的鉴别诊断;③胰泌素刺激的 MRI 扩散加权成像(secretion-stimulated diffusion weighted magnetic resonance imaging),通过检测胰腺实质内水分子的变化来评价胰腺外分泌功能,有助于 CP 的诊断及判定 CP 的严重程度。

经内镜逆行性胆胰管造影(ERCP)主要显示胰管形态改变,以往是诊断 CP 的"金标准"。但作为有创性检查,目前多被 MRCP 和 EUS 替代,仅在诊断困难或需要治疗操作时选用。与 ERCP 相比,MRCP 有其优点:非损伤性技术;不使用造影剂、无辐射;不增加并发急性胰腺炎的危险;可显示术后早期胰胆管系统形态改变。在慢性胰腺炎的诊断中,MRCP 有望取代 ERCP 成为 CP 早期诊断首选的检查方法。

【影像学表现】

1. 超声

(1)常规超声:胰腺大小正常或萎缩,可弥漫性或局限性肿大;胰腺钙化和/或胰管结石以及胰管串珠样改变是慢性胰腺炎的特征性表现。胰腺的长轴和短轴两个切面,测量其最大前后径,>30mm 为肿大,<10mm 为缩小(根据日本消化器病学会的诊断标准)。胰管内较大的结石一般呈颗粒状或弧形的强回声团,后方可伴有声影(图 3-4-2-1)。某些病例中,胰管扩张可能是慢性胰腺炎的唯一声像图表现,胰管与胰腺囊肿相连通,或管腔内有结石均具诊断性意义。萎缩型病例往往难以显示胰管。慢性胰腺炎约有 25% 会合并假性囊肿,表现为胰腺或胰腺周围圆形或类圆形无回声团块,壁薄光滑,透声一般良好,部分可见絮状回声或组织碎屑等沉积,动态观察瘤体大小的改变,短期内缩小甚至消失则为胰腺假性囊肿诊断的重要依据(图 3-4-2-1)。

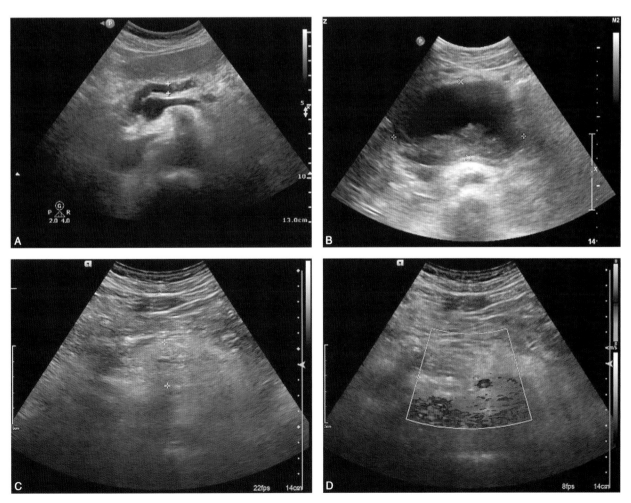

图 3-4-2-1 慢性胰腺炎的超声声像图表现

A. 二维灰阶超声显示慢性胰腺炎胰管扩张,其内可见呈颗粒状强回声钙化灶,后方声影不明显;B. 二维灰阶超声显示胰腺假性囊肿,呈类圆形无回声团块,壁薄光滑,内可见絮状回声组织碎屑;C. 二维灰阶超声显示胰头近颈部似见局部回声偏低,与周围组织分界欠清,内部回声尚均匀,内可见胰管;D. CDFI 显示该偏低回声区未见明显血流信号

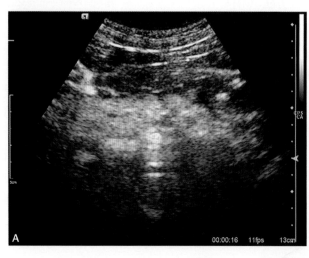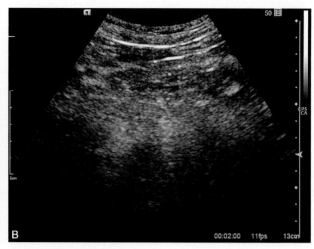

图 3-4-2-2　慢性局限型胰腺炎的超声造影表现

A. 超声造影显示增强早期(注射造影剂后13s)局限型慢性胰腺炎区周围胰腺组织同步灌注,未见明显异常灌注;B. 超声造影显示增强晚期(注射造影剂后120s)局限型慢性胰腺炎区与周围胰腺组织同步消退,未见明显异常灌注

慢性局限型胰腺炎时可见局限性实性团块,与周围组织分界不如胰腺癌清楚,内部回声尚均匀;胰管呈不规则或节段性扩张,扩张程度轻,内径粗细不均;常有胰管穿通征(图3-4-2-1);内有正常血管走行,CDFI常无明显异常血流信号显示(图3-4-2-1)。慢性局限型胰腺炎好发于胰头部,发生于胰头、胰颈部时,病变多引起胰管不同程度扩张;偶见胰管内径正常,约半数可在病灶内发现狭窄的胰管穿入,这对局限性胰腺炎具有诊断意义。

(2)超声造影:需用超声造影的慢性胰腺炎多为慢性局限型胰腺炎时肿块性质鉴别,其超声造影表现多种多样,多数表现为局限型包块与胰腺实质同步均匀灌注增强、同步消退(图3-4-2-2)。增强的程度为轻度或显著增强,增强程度与病灶内部的炎症反应程度和坏死程度有关。病灶炎症反应程度越高、纤维化程度越低,增强越明显,而坏死部位则表现为始终无增强区。利用超声造影可提高胰腺良恶性肿物的鉴别,但最终诊断疾病时还需综合病灶的多种影像学表现、临床症状及其他辅助检查。

2. X线　中晚期CP在腹部X线检查时,可以在胰腺区发现局部或者弥漫性钙化,这对CP来说是特异性表现,但是敏感性较低。CP患者一般在患病20年后才能出现弥漫性的钙化。局部钙化对CP来说特异性较低,其他胰腺疾病也能出现胰腺钙化。

3. 血管造影　CP与胰腺癌鉴别困难时,可选择腹部血管造影检查,但两者之鉴别亦有一定难度。轻度CP血管造影可完全正常,亦不能除外血管造影

可完全正常的小胰腺癌,故诊断和鉴别诊断意义均较小。CP急性发作时,胰腺肿大常伴血管增生,血管充盈不规则,分支延长呈蛇形,胰腺实质呈斑点状染色的典型征象。失代偿期多数血管减少,血管粗细不均、蛇形。CP可出现脾静脉受压或完全闭塞,血管造影静脉期常可见到,但脾静脉狭窄或中断无胃底静脉曲张时与胰腺体尾癌所致者难以鉴别。

4. CT　CP在CT上表现多样,与病因、病程及病变程度有关。轻型病例可完全表现为正常。CP典型的阳性直接表现为:

(1)胰腺体积的变化:CP病例胰腺腺体大小可能正常、缩小或增大。腺体萎缩可以是局限性也可以是完全性,伴或不伴有脂肪组织取代,前者腺体密度基本正常,后者腺体密度减低。有时甚至CT仅显示扩张的主胰管,不能见到腺体。若局限性萎缩,应高度警惕,寻找潜在性肿瘤。若同时有胰头增大或肿块,则符合肿瘤的诊断。弥漫性萎缩也见于糖尿病患者,CT难以鉴别因果关系。CP胰腺实质不规则纤维化、部分萎缩可呈现出边缘凹凸不平。胰腺局限性肿大则要与胰腺癌鉴别;

(2)胰管扩张(图3-4-2-3):CP特征性表现是串珠状主胰管扩张(超过4mm)和其分支根部扩张,发现率约68%。导管可直到乳头水平全程可见,但胰头或Vater壶腹小肿瘤也可导致相似影像学表现。导管的形状,既可不规则,念珠状,也可光滑,在鉴别诊断中也不是可靠的表现。老年性胰腺萎缩的患者,亦有与慢性胰腺炎相似的胰腺导管扩张、胰腺腺体萎缩表现。

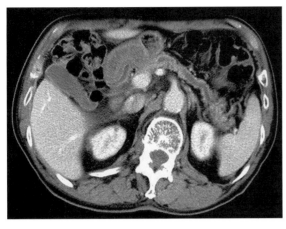

图 3-4-2-3　慢性胰腺炎 CT 表现
CT 增强扫描示胰腺体积明显缩小,实质萎缩,主胰管扩张

（3）胰管结石和胰腺实质钙化:慢性胰腺炎的钙化总是见于导管内并成线状,或者当其位于扩张的主胰管及其分支内时呈分支状(图 3-4-2-4)。钙化 CT 发现率约 50%,酒精性 CP 胰腺钙化发生率约84%,高于其他 CP。日本 CP 的 CT 诊断标准中胰腺钙化是慢性胰腺炎最可靠的影像学表现。钙化可发生在胰管及胰腺实质内,可从无法计数到单个钙斑,亦可弥漫分布整个腺体或仅局限于胰头或体部。要注意与脾动脉或胰腺周围淋巴节结钙化鉴别。胰腺癌亦可伴有胰腺实质钙化或胰石,因此钙化尚不能作为 CP 诊断的"金标准"。

（4）假性囊肿:约 34% 的 CP 同时有假性囊肿的存在,与急性胰腺炎的不同之处为这类病理的囊肿常常位于胰腺内,并以胰头区域较常见往往多发,囊壁较厚,可伴有钙化,注射造影剂后可强化,多个小囊肿聚集在一起呈蜂窝状或分房状表现,需与囊（实）性肿瘤鉴别。

除此阳性直接征象之外,CP 间接征象包括:①胰周筋膜增厚,与腹腔内广泛粘连,有时可见肾前间隙积液或脓肿,如出现此征象是诊断慢性胰腺炎的可靠依据之一;②胰周脂肪层的改变、侵犯胰周大血管及邻近脏器,胰周脂肪层密度增高或消失;侵犯邻近脏器可出现相应的表现,如胰源门脉高压、脾脏梗死;③胆道梗阻性扩张,扩张的胆总管常表现为圆形、光滑,自上而下逐渐变细小,未见突然中断或变形。

5. MRI　MRI 对 CP 的形态学改变较 CT 敏感,CP 最常见 MRI 表现有局限性或弥漫性胰腺增大;胰腺腺体由于外分泌功能的不足导致在 T_1WI 脂肪抑制图像上胰腺实质信号减低,信号强度不均匀;胰管直径的变化;钙化和假性囊肿。增强扫描上胰腺腺体灌注延迟。

MRI 还能够了解胰腺纤维化程度。由于胰腺纤维化是引起钙化的前期表现,而钙化是 CP 的病理特征,故 MRI 能较 CT 更早期的诊断 CP。纤维化在抑脂 T_1WI 及 T_2WI 相上均表现为低信号,反映了胰腺腺泡水蛋白酶的减少或消失。在动态增强 MRI 上,动脉早期强化程度明显低于静脉早期,纤维化区无强化或强化不明显,这反映了胰腺正常毛细血管床损害而被乏血管的纤维肉芽组织取而代之。钙化较大时表现为持续恒定的不规则信号降低区。传统 SE 序列 MRI 检查可发现大于 5mm 的钙化,而梯度回波序列可显示更小的直径 2～3mm 的钙化。胰腺囊肿在 T_2WI 上容易发现,并能在 Gd-DTPA 增强后显示胰腺实质灌注区内充盈缺损的形态以及囊肿壁。当导管扩大达 4～5mm 时 T_2WI 可非常敏感的显示扩张的胰管。

MRCP 能很好显示胰管的大小、形态和假性囊肿。MRCP 是在生理状态下显示胰管像(不同于在造影剂压力作用下、能显示分支胰管的 ERCP 像),

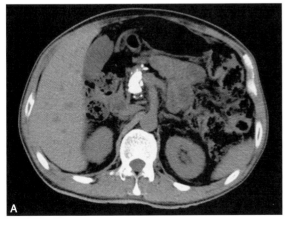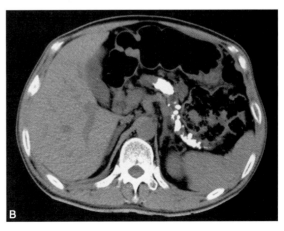

图 3-4-2-4　慢性胰腺炎 CT 表现
A、B.CT 平扫示胰腺实质萎缩,主胰管扩张,胰管内多发结石及胰腺实质多发钙化灶

不能观察到正常胰管分支像,对分支胰管无明显扩张的轻度 CP 诊断困难。中、重度 CP 主胰管不规则扩张、狭窄,分支胰管扩张,胰管内胰石、蛋白栓及假性囊肿 MRCP 容易显示,但对胰石与蛋白栓的鉴别困难。MRCP 在评价胰管异常方面与 ERCP 的符合率可达 70%~92%,MRCP 对胰尾部导管的符合率很低,轻微扩张的胰管分支通常难以显示,可导致较高假阴性。在 CP 病例中,MRCP 和 ER-CP 分别能显示 83% 和 100% 的胰管扩张,70% 和 92% 的狭窄,92% 和 100% 的充盈缺损。MRCP 能显示 2mm 直径的结石。此外,MRCP 可显示:胆道和胰腺导管扩张、狭窄、主胰管不规则改变、囊性改变和胰管分支扩张,其内常可见充盈缺损(图 3-4-2-5)。在 CP 的早期阶段,MRCP 通常表现为主胰管扩张、分支胰管不规则,在进展期表现为主胰管扩张、分支胰管均扩张。

S-MRCP 的原理是胰泌素刺激胰腺分泌胰液增多,引起胰腺组织和胰管、小肠内液体增加,致使胰腺 T_2 信号强度、胰管和十二指肠充盈度改变。根据小肠单位时间内液体的改变情况来反映胰腺的外分泌功能,严重 CP 患者十二指肠充盈明显降低。S-MRCP 为无创检查,且一次操作就可同时评价形态学和功能变化,不仅能够完整地展现胰胆管树的全貌以及分支胰管,还能够反映胰腺的外分泌功能,从而提高 CP 的早期诊断率。

对于显示较大假性囊肿与邻近结构的关系尤其是与邻近血管的关系,MRI 因其多平面成像的特点而比 CT 显示得更好。与 CT 相比,MRI 能更好地显示胆结石。在囊性纤维化病变后,在 T_1 加权像上因脂肪浸润而呈高信号强度。

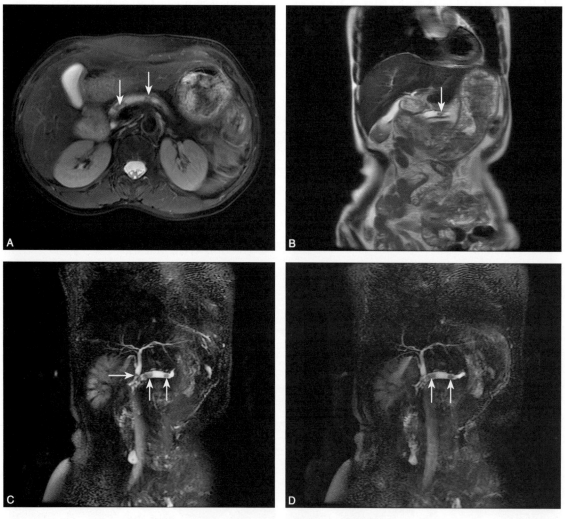

图 3-4-2-5 慢性胰腺炎 MRI 表现
A、B.T_2WI 横断位、冠状位,示胰腺实质萎缩,主胰管扩张,扩张的主胰管内结节状负性充盈缺损;C、D. MRCP 示主胰管及胆总管下段内结节状负性充盈缺损,提示结石(白箭)

6. **影像学分型** MRI 既有超声和 CT 的横断面成像的优点,又有 ERCP 和 PTC 那样能观察胰管的能力。CP 的 MRI 影像学的直接征象与间接征象同 CT 征象基本类似,但 MRI 可以提供更多的信息,对 CP 的影像学分型更为准确,且可反映病变不同时期的病理表现过程。根据胰腺炎影像学表现不同,可将慢性胰腺炎分为钙化型、肿块型、自身免疫型和沟部型。

(1)钙化型胰腺炎:本型的特征为胰腺钙化。其他的表现尚有:主胰管不规则扩张,实质萎缩,胰腺实质信号特征改变,液体聚集或假性囊肿形成。在 T_1WI 上胰腺实质信号降低,尤其是用脂肪抑制技术时,信号降低是因为纤维化使可溶解蛋白聚集降低;T_2WI 上,信号变化多样可以呈正常信号,因为胰纤维化组织同时伴有残存胰腺组织不同程度的炎性感染。钙化表现为在胰实质厚度变薄的胰腺中局部无信号区。MRCP 显示假性囊肿位于或邻近胰腺和胰管异常,这些异常包括节段性扩张、狭窄、钙斑、蛋白性斑块或黏膜铸型导致的充盈缺损,念珠状或扩张的胰管分支。在有明显纤维化的患者中,造影剂注射后动脉期强化程度降低。与没有钙化的慢性胰腺炎相比有钙化者胰腺实质强化较低,局限性胰腺炎中,与胰腺实质相比,受累区强化更慢。

(2)肿块型胰腺炎:也称为假肿瘤样胰腺炎或炎性胰腺肿块,表现为慢性胰腺炎伴肿瘤状腺体增大。常为胰头局部增大且可见总胆管,与恶性肿瘤的表现相似。

胰腺癌肿块和慢性胰腺炎肿块在动态 MRI 上与正常胰腺实质相比,呈更明显的逐渐进行性强化,病理上两者均富纤维化,可解释两种肿块有相似影像学表现。有学者认为,边界清楚的胰腺肿块主要应疑为胰腺肿瘤性新生物包括胰腺癌而不是慢性胰腺炎肿块。因此,比较慢性胰腺炎肿块与胰腺非增大部分的强化程度和组织学改变是重要的。另外,他们发现慢性胰腺炎肿块在动态 MRI 上有两种强化形式:在胰腺期成像中,慢性胰腺炎肿块可呈轻度强化有分界肿块或与胰腺相同的强化但无分界肿块,此种强化形式可用肿块与胰腺非增大部分间纤维化程度不同解释。在 MR 图像上无分界肿块的非增大胰腺部分在病理上有纤维化,有分界肿块的非增大胰腺部分在病理上未发现纤维化,纤维化是慢性胰腺炎的主要病理改变特征。因此,当慢性胰腺炎发生于胰腺局部时,感染性肿块 MRI 表现为有分界;反之,全胰发生慢性胰腺炎时,肿块无分界。

增强动态 MRI 胰腺相位图像上轻微强化且有分界的慢性胰腺炎肿块与胰腺癌无法区别,但与胰腺增强一致的无分界肿块可以与少血管胰腺腺癌或其他富血管胰腺肿瘤区别,然而对于这种相同强化且无分界肿块进行组织学活检和近期随访是必要的。

在 MRCP 上,非阻塞性主胰管呈光滑狭窄或主胰管穿过肿块常见于肿块型胰腺炎。

(3)自身免疫型胰腺炎:自身免疫型胰腺炎(autoimmune pancreatitis,AIP)是自身免疫机制异常导致的一种特殊类型的慢性胰腺炎。AIP 目前没有明确的病因,约 60% 的 AIP 患者同时合并其他自身免疫性疾病。AIP 具有相对典型的临床表现:没有 AP 的症状,但出现梗阻性黄疸的老年患者,有丙种球蛋白血症和血清 IgG4 水平升高,自身抗体阳性。病理检查表现为不规则胰管狭窄和胰腺弥漫性肿大,腺体纤维化伴显著的 T 淋巴细胞、浆细胞等慢性炎细胞浸润(与酒精性慢性胰腺炎的病理改变不同)。偶尔伴有其他自身免疫性疾病,AIP 对于激素治疗有效且胰腺形态和功能是可恢复的。

AIP 在 MRI 上表现为胰腺肿大,T_1WI 信号减低,T_2WI 信号增高,且增强扫描呈延迟强化(图 3-4-2-6),除此之外,还包括相对特异的征象:①胰周可有包膜样环状强化,系炎症、周围液体和胰周脂肪组织纤维化所致。CT 图像上该包膜呈环绕胰周的低密度纤细线影,MRI 表现为 T_2WI 上的线状低信号影,动态扫描呈现延迟强化;②无胰腺萎缩;③扩张的胰管近端萎缩;④无胰周积液;⑤界限清晰。AIP 根据形态学改变分为三种类型:弥漫型、局限型和多灶型。其中,弥漫型最为多见,CT 及 MRI 上表现为胰腺弥漫性增大,呈腊肠型改变,无钙化。局灶型少见,表现为一个局限性的肿块,且多见于胰头部。

类固醇治疗后胰腺炎性反应和弥漫性胰管狭窄均可消失,病理上已证实导致胰管壁增厚的明显细胞浸润是狭窄的原因。胰腺实质 MRI 信号强度降低,弥漫性或局限性分布与病变范围有关。病理上弥漫性淋巴细胞浸润伴纤维化可解释 MRI 上的异常改变;其他形态异常有围绕胰腺的囊状边缘,这种囊状边缘显示为分界清楚的光滑边界,在动态 MRI 上表现为延迟强化而在 T_2WI 上呈低信号,可能为纤维组织而非液体聚集。这可能是自身免疫型胰腺炎的特殊表现。少数患者可有胰周淋巴结肿大和假性囊肿的形成。主胰管可有节段性或弥漫性狭窄,且管壁不规则。AIP 常可累及胆管,表现为节段性狭窄和肝内胆管扩张。应特别注意和胰腺癌相鉴别,两者可通过免疫球蛋白检查、对激素治疗的反应以及组织活检进行鉴别。

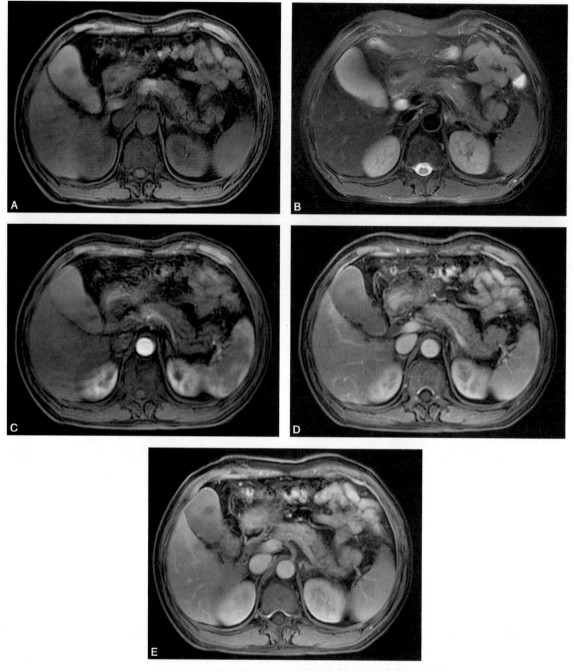

图 3-4-2-6　自身免疫性胰腺炎

A. T_1WI 上胰腺体尾部信号减低；B. T_2WI 上胰腺体尾部信号增高；C ~ E. 多期增强扫描示体尾部胰腺实质延迟强化

（4）沟部胰腺炎：沟部胰腺炎（groove/paraduodenal pancreatitis）是累及胰头、十二指肠和胆总管间沟部的少见特殊类型局限性 CP。胰腺实质免于受累或轻度受累。本病少见，但有学者从 CP 胰十二指肠切除标本中发现本病占 24.4%。由此可见，本病罕见是由于缺乏认识。沟部胰腺炎的特点是胰头与十二指肠间瘢痕斑块形成。病因很多，如消化性溃疡、胃切除术、真性十二指肠壁囊肿、十二指肠处胰腺异位、Santorini 导管内胰液流动紊乱等，但仍以溃疡为主。与常见 CP 相比在年龄、性别分布或酒精消耗量方面无差异。这种胰腺炎的重要性在于许多患者会被误诊为胰头癌而行胰十二指肠切除术。

沟部胰腺炎可分为单纯型和节段型。单纯型沟部胰腺炎只影响胰头沟部，胰实质正常；节段型沟部胰腺炎，瘢痕组织明显位于沟部但胰头仍受累。两种类型中，MRI 特征性表现是薄片状肿块位于胰头和十二指肠之间且伴有后者肠壁增厚。T_1WI 上与胰腺实质相比肿块呈低信号强度，T_2WI 上呈等或轻度高信号强度，动态成像显示延迟增强。这些影像学特征反映了肿块纤维化的本质。无论是真性还是假性囊肿，均能被清楚显示位于沟部和/或十二指肠壁，尤以 T_2WI 明显。

MRCP 用于评价本病存在一定价值,因十二指肠狭窄无法行 ERCP,此时 MRCP 是唯一能显示胰胆管系统的方法。MRCP 还可显示导管系统与囊肿(沟部纤维瘢痕内或十二指肠壁上)之间的关系。

单纯型和节段型沟部胰腺炎的鉴别诊断是困难的。单纯型应与十二指肠肿瘤、CBD 癌和 AP 沿沟部蔓延的蜂窝织炎鉴别。节段型沟部胰腺炎最重要的是与胰腺癌区别,最新研究显示,沟部胰腺炎有三个重要的特征:①十二指肠降段局部增厚;②十二指肠降段异常强化;③囊性病灶在副胰管区域,基于以上特征,鉴别沟部胰腺炎与胰腺肿瘤的准确率明显提高。

【诊断要点】

目前 CP 的诊断主要依靠临床和影像学检查,弥漫性的胰腺萎缩是 CP 的诊断依据之一,但若萎缩仅限于胰体、尾部时,应高度警惕,同时有胰头增大或肿块,则需考虑胰腺癌的可能性。二者在 CT 和 MRI 上均分别具有一定的特征性表现,如胰胆管改变,胰腺癌主要表现为扩张的胆总管于胰头内突然中断或变形,主胰管平滑扩张,"双管征"对诊断有重要意义。CP 则主要表现为扩张的胆总管逐渐变细,主胰管不规则扩张,部分可见沿胰管分布的钙化和结石。胰胆管扩张的 CT 特征对鉴别诊断胰腺癌和慢性胰腺炎有重要价值。

由于炎症性改变导致的胰腺体积增大多数为弥漫型,但少数可为局限性,通常局限于胰头,单凭 CT 不易与胰腺癌鉴别。需采用 CT 导向下细针穿刺活检进一步检查确定。肿块或胰腺内见到钙化,一般支持炎症诊断。若出现肿瘤包埋血管、胆道梗阻、肝脏转移、淋巴结转移等表现则符合肿瘤的诊断。胰管不规则扩张伴贯通病变多见于肿块型 CP,胰腺规则光滑扩张伴病变区域截断多见于胰腺癌。

【鉴别诊断】

CP 最重要的是需要与胰腺癌鉴别,肿块型胰腺炎与胰腺肿瘤鉴别较困难。CT 灌注成像能够反映组织器官内部的血流供应,CP 时胰腺实质血流灌注减低,进而导致胰腺功能下降,与 CP 病理改变一致。早期 CP 的 CT 诊断相对困难,MRI 被认为比超声、CT 具有更大的潜在优越性,既能显示胰腺形态学改变,也能够反映其功能性变化,甚至可提供生化过程的信息和动态的定量资料。

肿块型胰腺炎病理学上包括两种类型,以纤维化肉芽组织增生为特征的普通型肿块型慢性胰腺炎和以致密浆细胞淋巴浸润伴丰富纤维化增生为特征的肿块型自身免疫性胰腺炎,在临床上与胰腺癌的鉴别十分困难。鉴别胰腺癌与肿块型 CP,以及 CP 恶变成胰腺癌的危险因素是目前的热门研究。胰腺癌与 CP 在病理上多存在众多重叠性,如纤维化、囊性变在影像学上都可表现为胰腺肿块,伴有胰腺轮廓、密度、胰管的改变。随着 CT、MRI 增强扫描技术的提高,特别是磁共振动态增强扫描后信号强度-时间(signal intensity-time,SI-T) 曲线以及磁共振弥散加权成像(DWI)都十分有助于二者鉴别。应用最常规的 T_1 对比 PWI 的时间信号强度(ST-T) 曲线,可以满足肿块型胰腺炎与胰腺癌鉴别诊断的目的。通常情况下,CP 时胰腺实质血流灌注明显减少,正常胰腺呈速升速降型,CP 呈慢升慢降型曲线,而胰腺癌呈渐进性升高曲线,有助于鉴别诊断。

磁共振 DWI 扫描方法日渐成熟,胰腺癌的 ADC 值低于正常胰腺组织,而肿块型 CP 与胰腺癌及正常胰腺组织的 ADC 值文献报道不尽相同。CP 的典型病理学特征为纤维化的肉芽组织增生,ADC 值的降低主要是由于细胞密集程度的增加和大量的纤维成分限制了细胞内外水分子的扩散运动。肿块型 CP 的 ADC 值文献报道不一的原因可能与胰腺炎症的形成过程相关。CP 急性复发形成的肿块型胰腺炎 ADC 值因渗出较多而增高,纤维成分聚集较多的肿块型 CP,ADC 值降低。而大多数研究显示,肿块型 CP 的 ADC 值低于胰腺癌。

除外上述的灌注成像和弥散成像外,磁共振波谱成像、磁共振化学位移成像技术、磁共振 DWI 弥散加权成像并 3D-VIBE(三维梯度回波容积内插法)对于 CP 的研究处于起步阶段,在 CP 与胰腺癌的鉴别诊断方面也显示出巨大潜力。PWI 对慢性胰腺炎和胰腺癌的诊断有重要价值,可以清楚地显示胰腺形态及病变的位置、范围。胰腺癌病灶在 PWI 上显示为早期低信号,灌注值低于正常胰腺组织和慢性胰腺炎,可用于与胰腺癌的鉴别诊断。

第三节　特殊类型胰腺炎

一、儿童胰腺炎

【概述】

儿童急性胰腺炎(child acute pancreatitis)是儿童胰腺组织被胰酶自身消化而引起的急性炎症过程,属于儿童急腹症的一种类型,而慢性 AP 在儿童相对少见。儿童 AP 尽管相对少见,但仍是儿童胰腺病变中最常见的疾病,约占儿童胰腺疾病的52%。病因包括创伤、病毒感染、药物毒性、消化性溃疡、胆囊结石、囊性纤维化、Kawasaki病,以及由于结构异常导致的胰腺炎,例如胰腺分裂、胰肠重复畸形等,部分无明确原因。由于病因不同,病情轻重程度常不相同,因此,临床上患儿的症状、体征差异较大。临床表现主要为上腹部疼痛、呕吐、发热等急腹症症状。实验室检查血和尿淀粉酶增高,白细胞增高。部分患者出现白蛋白降低、血钙降低等。

【影像检查技术优选】

CT及MRI检查优势如前所述,CT检查扫描时间短,对于配合欠佳的患儿可以作为首选检查。若怀疑患儿伴有先天解剖异常,如先天性胆总管囊肿、胰胆管汇合异常、胰腺分裂等时,MRI联合MRCP检查更具优势。

【影像学表现】

儿童AP的CT及MRI表现与成人普通AP表现相似。胰腺周围可出现积液,胰腺周围积液的CT表现在儿童与成人无异,表现为低密度液性病变(图3-4-3-1)。但儿童急性胰腺炎的积液吸收较快,常出现吸收和渗出合并存在,无需进行干预。MRI联合MRCP技术可以用于儿童胰腺炎的病因诊断,例如胆管结石、胆管扩张、胆总管囊肿、囊性纤维化等。

【诊断要点及鉴别诊断】

根据儿童患者的病史、体检和实验室检查,儿童AP诊断较易。儿童AP主要与以下疾病相鉴别:胆囊炎、胆囊结石;胆总管囊肿合并感染;消化性溃疡并穿孔;急性肠梗阻;急性胃肠炎等。除此之外,还需要判断儿童AP为原发性或继发于结构畸形的胰腺炎。

二、妊娠期急性胰腺炎

【概述】

妊娠期急性胰腺炎(acute pancreatitis in pregnancy,APIP)是急性胰腺炎的一个特殊类型,是一种严重的妊娠合并症,较少见,临床表现与一般急性胰腺炎临床症状相似,但其并发胸腔积液、代谢性酸中毒、腹腔积液、低氧血症、低钙血症、高脂血症、胰腺和胰周感染等并发症明显增多,死亡率也明显增高。

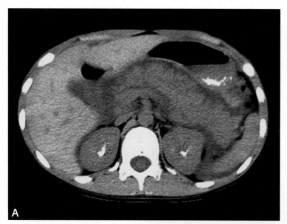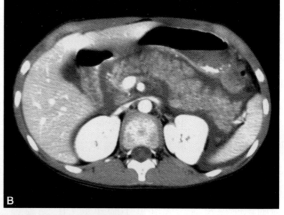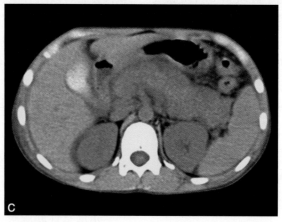

图 3-4-3-1　儿童 AP

A.CT平扫示胰腺肿胀明显,胰周可见条片状液体密度影;B.增强扫描示胰腺实质强化均匀;C.治疗4d后复查,胰周积液明显吸收减少

妊娠合并急性胰腺炎的发病率为1/1 000~1/500，且有逐年增加的趋势。APIP可以发生在妊娠的早、中、晚期及产褥期，但以妊娠中晚期最为常见。常见病因包括：①妊娠易合并胆结石，继而发生胆源性胰腺炎；②高脂血症；③在中晚期，增大的子宫压迫胆道系统及胰腺，使得胆管及胰管内压力增高，使得胰腺组织充血水肿；④妊娠期甲状旁腺细胞增生，甲状旁腺激素水平增高致高钙血症，使胰腺结石形成率升高、胰管压力增高，致胰液外溢。

【影像检查技术优选】

CT、ERCP等影像学检查对诊断妊娠期胰腺炎虽然有重要价值，但因射线可能对胎儿造成影响，而且ERCP是有创的检查，故超声、MRI为主要检查手段。

【影像学表现】

妊娠期急性胰腺炎与普通急性胰腺炎影像学表现相似。常出现胰腺体积增大、胰腺边缘模糊及胰周渗出，也常合并脂肪肝、胆囊结石、胆总管结石及胸腹腔积液。

【诊断要点及鉴别诊断】

早期诊断对本病预后有很大帮助，依据病史、临床表现、实验室与影像学检查，典型的妊娠期急性胰腺炎诊断并不困难。但由于临床表现往往不典型，因而易导致误诊。严重的早孕反应如妊娠剧吐可与急性胰腺炎的早期表现混淆。妊娠中晚期由于增大的子宫使大网膜不能对炎症形成包裹局限，使炎性渗出灶流至下腹部导致疼痛或腹泻，妊娠期胰腺炎患者极易误诊为阑尾炎或急性胃肠炎。妊娠晚期子宫增大胰腺位置较深，妊娠期胰腺炎时体征常不典型，腹痛轻时易与宫缩混淆，误认为临产，当腹痛较重时又易与胎盘早剥相混淆。加之产科医师缺乏对本病的认识，对患者表现的恶心、腹痛当一般胃病处理。故临床上对妊娠中晚期不明原因的恶心呕吐，伴有中上腹疼痛体温升高者，应把胰腺炎作为鉴别诊断的疾病之一。

三、外伤性胰腺炎

【概述】

外伤性胰腺炎（traumatic pancreatitis）是继发于胰腺损伤后的一种急性非感染性胰腺炎，约占全部重症急性胰腺炎的10%。由于胰腺邻近部位的手术或其他多种致伤原因导致的胰腺血供受到影响而发展为急性胰腺炎。其发生的主要原因：①外伤或手术直接损伤胰腺组织或胰管，引起胰腺及其周围组织水肿、胰管梗阻或血供障碍；②外伤或手术出现低血容量性休克，导致胰腺血液灌注不足或微血栓形成，胰腺血液循环障碍；③手术后胰液内胰酶抑制因子减少；④ERCP检查时注射造影剂压力过高，引起胰腺损伤，出现暂时性高淀粉酶血症或出现急性胰腺炎。

外伤性胰腺炎具有起病急、病程短发展快病情重、易恶化、并发症多、症状多不典型的特点。临床上需要高度重视。临床表现：伤后1~32h出现上腹部持续性疼痛，伴呕吐与发热；全腹膨隆、压痛、反跳痛明显；腹胀肠鸣音减弱或消失，脐周蓝斑；严重者出现休克少尿，ARDS，DIC和MSOF。腹腔穿刺液淀粉酶值升高；实验室检查：血、尿淀粉酶增高。胰腺挫伤在24~72h内实验室检查白细胞可升高，血、尿胰淀粉酶升高。但是腹部外伤包括肠道损伤，也可以引起以上两项检查升高，故实验室检查对急性外伤性胰腺炎诊断无特异性价值。

【影像检查技术优选】

CT扫描速度快，不受肠胃气体及腹内脂肪影响，可同时显示器官周围组织，并了解损伤的程度及范围，胰腺损伤首选CT检查，对于初步明确病变十分具有优势。可能的情况下尽量行全腹扫描，以免漏诊其他部位的损伤。但是怀疑胰管损伤（胰瘘）等病变时，首选MRI及MRCP检查。

【影像学表现】

1. **创伤性胰腺炎** 损伤程度较轻时，表现与间质水肿型胰腺炎相似。少数轻型患者，CT可无阳性表现。多数病例均有不同程度的胰腺体积弥漫性或者局限性增大。胰腺边缘毛糙，轮廓模糊，胰周脂肪层肿胀、积液或积血，增强CT扫描胰腺实质强化程度尚均匀。损伤程度较严重时，与坏死型胰腺炎相似。表现为胰腺体积常明显增大，且为弥漫性。实质密度不均匀，可见斑片状低密度影，或高低混杂密度影（伴出血），增强扫描可见无强化的液化坏死区。胰周筋膜肿胀、积液或积血较前更为明显。有时实质内可见血管损伤后造影剂漏出影。MRI表现与CT相似，合并出血时胰腺或胰周混杂有短T_1信号。

2. **胰腺断离** 外伤的强烈剪力作用导致胰腺直接断离，或由于胰管损伤后胰腺外渗导致胰腺自身消化而出现继发性断离及继发性胰腺炎表现。CT能显示胰腺的两个断缘及其周围的出血灶，继发性胰腺炎表现同前，增强扫描更具优势，还能够显示周围血管的情况。

3. **假性囊肿型** 局限性的胰液积聚、或周围积液或积血灶被纤维组织包裹形成,CT及MRI表现为边界清楚的类圆形病灶,其内密度多均匀,增强扫描无强化。

【诊断要点及鉴别诊断】

外伤性急性胰腺炎临床表现多样化,早期临床症状不典型,对于有腹部外伤史患者,出现腹痛、呕吐、发热等临床表现时,应考虑创伤性AP可能。对不明原因的复合性外伤患者,体检腹部体征阳性者,应首先行CT扫描和诊断性腹部穿刺。CT发现胰腺血肿、胰管破裂可确诊外伤性急性胰腺炎,对CT提示胰腺增大形态不规则、胰周渗出、腹腔积液及诊断性腹腔穿刺呈阳性,则外伤性急性胰腺炎诊断基本可以确定。

本病的鉴别诊断主要是与非外伤性胰腺炎进行鉴别,因其临床症状基本一致,故早期对腹部进行CT动态扫描,观察有无胰腺损伤,同时进行诊断性腹腔穿刺对两者的鉴别诊断很有帮助。外伤性胰腺炎可发生在外伤后24h内,CT检查多数能显示一些异常的征象,而非创伤性胰腺炎一般显示胰腺炎征象的时间较长,多在发病24h以后或者更长的时间,此为二者的主要鉴别点。

四、热带性胰腺炎

【概述】

热带性胰腺炎(tropical pancreatitis,TP)是一种好发于青少年的慢性非酒精钙化性胰腺炎,多见于热带发展中国家,其临床特征为发病年龄小,病程进展快,易发展成SAP,胰管内巨大结石,晚期约2/3患者常表现为胰腺纤维钙化性糖尿病(fibrocalculous pancreatic diabetes,FCPD)和/或脂肪泻,易癌变。TP的确切发病机制尚不清楚,通常认为可能是多因素综合作用的结果,主要包括以下4个方面:①营养不良;②有毒食物,如含有氰化物的木薯;③家族、遗传因素;④微量元素缺乏及氧化应激。

TP常发生于10~30岁,但也可见婴幼期及成年人发病,男性患者好发[男女比例为(1.6~5):1]。常无酗酒、胆道疾病、微生物感染及胰腺结构的变异等诱发胰腺炎的因素。TP经典的三联征表现为:腹痛,脂肪泻以及糖尿病。当出现外分泌功能不全和/或糖尿病时,腹痛常消失,超过90%的TP患者具有胰管结石,晚期更多。①腹痛:30%~90%的TP患者主诉为腹痛,典型的腹痛为严重上腹痛向背部放射,弯腰或者蜷卧位可缓解。②消化不良及脂肪泻:严重胰腺外分泌功能不全患者表现为量多、泡沫样甚

至油性大便。当脂肪摄入进一步增加时可出现脂肪泻。③糖尿病:大部分专家认为胰腺纤维钙化性糖尿病(FCPD)是TP的终末期。有研究显示50%无糖尿病的TP病例在随访约平均7年间发展为糖尿病,每年约有6.6%发展成糖尿病。

【影像检查技术优选】

CT及MRI优势同前,对胰管小结石的显示CT较MRI更敏感。

【影像学表现】

1. **胰管结石**　结石或钙化是TP的典型表现,超过80%患者均可见多发散在结石,密集,大小从数毫米到5cm,可从主胰管一直扩展到分支胰管内,酒精性胰腺炎的胰管内结石常表现为小而分散。

2. **胰管扩张**　超过80%TP患者胰腺导管内结石常伴有远端胰管扩张,常表现为节段性明显扩张,呈串珠状,T_2WI或MRCP均可清晰显示扩张的主胰管结石或钙化常表现充盈缺损的低信号。

3. **胰腺实质萎缩**　约50%的TP患者胰腺实质常萎缩、体积缩小、密度减低。

【诊断要点及鉴别诊断】

目前诊断TP缺乏"金标准",主要诊断要点有:①腹痛:中重度上腹痛向背部放射,发病5年内在任1年内发作超过3次;②糖尿病;③脂肪泻,体重1年内减轻20%;④腹部X线平片以及CT示胰腺结石或钙化,CT、MRI以及MRCP示主胰管扩张;⑤多发生于热带地区,发病时多<30岁;⑥缺乏其他慢性胰腺炎病因表现,如酒精、遗传倾向、高脂血症、高钙血症以及胰腺分裂。具备以上几点基本可以诊断为TP。

注意:发生在胰腺体尾部的TP易发展成胰腺癌,有文献报道,TP发展成胰腺癌约45年,在155名TP的患者中,25%最后死于胰腺癌。对于长期TP患者近期体重明显下降,MRCP或ERCP提示胆胰管梗阻或肿块影,影像科医生应警惕胰腺癌发生的可能。

需与酒精性慢性胰腺炎进行鉴别。酒精性慢性胰腺炎好发于中年男性(40~60岁);病程进展较TP慢,结石小、混杂,边界不清,常位于胰腺小导管内;胰管轻度扩张,而TP胰管明显扩张;胰腺纤维化较轻;TP患者出现糖尿病约90%,而酒精性慢性胰腺炎临床出现糖尿病约占50%;发展为胰腺癌的概率较一般人高,但较TP患者低。

五、术后急性胰腺炎

【概述】

术后急性胰腺炎(postoperative acute pancreatitis,PAP)是指发生于手术后近期的胰腺炎,多发生于胆道、胰腺、胃及十二指肠等疾病的手术后,发生率为5%~10%。术后胰腺炎患者的病死率高,预后极差,需要引起重视。手术后并发胰腺炎病例大多临床症状不典型,往往被误诊为手术后其他并发症。术后急性胰腺炎以上腹剧痛为主要症状,通常还出现腰背部放射痛、频繁恶心和呕吐、发热、腹胀等症状。因腹腔渗出较多,常具有明显的腹膜刺激征。腹腔穿刺抽出血性腹水中淀粉酶增高,血、尿淀粉酶均高于正常。

【影像检查技术优选】

CT与MRI检查优势同前,但是术后患者,腹部肠道积气常较明显,且MRI屏气扫描困难,因此CT常作为首选检查。

【影像学表现】

术后胰腺炎与普通急性胰腺炎影像学表现相似。通常表现为胰腺弥漫性增大或局限性增大,但是大部分患者是腹部术后患者,腹腔内结构紊乱,系膜及网膜脂肪间隙模糊,对轻度弥漫性肿大的胰腺,影像学诊断会有困难,需要增强扫描检查以提高组织间分辨率。术后急性胰腺炎特征性表现为胰腺内低密度区域及周围脂肪间隙渗出,胰腺坏死的程度可直接影响到急性胰腺炎的严重程度及预后。

【诊断要点及鉴别诊断】

术后急性胰腺炎的诊断并不容易,主要因为其临床表现与手术本身出现的症状易混淆。腹部手术尤其是上腹部手术患者,术后1~3d以内(少数患者可迟至术后1周左右)出现难以解释的上腹痛、腹胀、频繁呕吐以及腰背部疼痛、腹腔渗出较多,甚至高热和/或黄疸时,应考虑到本病。如果查血、尿、腹腔渗液的淀粉酶明显升高(血尿淀粉酶严重时可降低),以及腹部超声或CT检查发现胰腺体积增大、边界模糊、胰周渗出以及胰腺实质内低密度灶等表现,即可确诊。

术后胰腺炎须与十二指肠残端瘘及吻合口瘘、胆道梗阻、坏死组织继发感染、肠系膜血管缺血性栓塞等相鉴别。

1. 十二指肠残端吻合口瘘 十二指肠残端吻合口瘘是胃大部切除术后的严重并发症之一,死亡率较高。多发生在术后5~8d,可突然发生右上腹剧烈疼痛,随即出现弥漫性腹膜炎表现。腹部X线平片检查如显示有腹腔大量积气或液平多提示有肠瘘存在。CT检查是诊断肠瘘合并腹腔和盆腔脓肿的有效方法。应尽可能在患者口服胃肠道充盈造影剂后再进行CT检查,有助于与腹腔外积聚的液体区别,偶可发现脓腔及和肠瘘口交通的瘘管。无腹壁外开口的"腔内瘘"往往不易通过传统的胃肠造影和瘘管造影确诊,通过CT扫描多可发现此类型的肠外瘘。

2. 胆道梗阻、坏死组织继发感染 胆肠吻合胃癌手术是胆道梗阻性黄疸的主要原因。梗阻性黄疸主要分为良性梗阻性黄疸和肿瘤复发性梗阻性黄疸。良性梗阻性黄疸是胃癌术后并发胆管周围脓肿或胆石症所致,偶见于医源性损伤,如肝固有动脉结扎胆总管损伤等。胆管周围脓肿多因吻合口瘘或腹腔感染所致。肿瘤复发性梗阻性黄疸为胃癌术后梗阻性黄疸的主要原因。

3. 肠系膜血管缺血性栓塞 是一种非常凶险的腹部急症,临床以症状、体征分离的绞窄性肠梗阻为主要特征,甚至引起肠坏死,预后极差。腹部X线平片可出现不同程度的肠梗阻征象。CT增强检查:90%的患者可获得诊断,肠系膜上静脉血栓形成表现为肠管管径增宽,血栓形成区域前后管径不成比例,在血栓早期肠系膜静脉内血栓平扫呈较高密度,随着血红蛋白的分解,栓子变为低密度的充盈缺损。肠系膜上动脉栓塞形成,平扫肠系膜上动脉密度增高。选择性肠系膜上动脉造影被称为诊断血管栓塞的"金标准",在肠坏死之前可明确诊断并且进行早期治疗。

六、复发性急性胰腺炎

【概述】

复发性急性胰腺炎(recurrent acute pancreatitis,RAP),也叫做复发性胰腺炎(recurrent pancreatitis,RP),被定义为一种受多种病因影响的,反复发作的胰腺急性炎性反应综合征。急性胰腺炎首次发作以后,其复发率可高达10%~30%,高达36%的复发患者有进展为慢性胰腺炎的风险。诊断RAP必须同时具备:①≥两次明确的急性胰腺炎入院记录;②前后两次发作间隔时间>3个月。3个月被认为是大部分急性胰腺炎的发作恢复时间,倘若3个月内再次发作,则被认为是由上次发作未痊愈引起,称之为急性胰腺炎的再燃(relapse)。RAP与慢性胰腺炎既可互相独立也可并存。然而,在胰腺炎的进展性模型中,急性胰腺炎→RAP→早期慢性胰腺炎→确诊的慢性胰腺炎→进展期或终末期慢性胰腺炎被认为是慢性胰腺炎的自然演变进程。因此正确区分RAP不仅有助于研究胰腺炎的发作机制,也有助于在正确的时候对疾病给予合适干预,及时扭转疾病向慢性胰腺炎发展。

RAP 发病机制尚不明确,但其病因众多,引起急性胰腺炎发作的病因一般包括胆石症、酒精、代谢、先天/后天胰腺解剖结构、功能异常等,若引起胰液或(和)胆汁引流入十二指肠受阻且首次发作后未被及时消除,则可引起 RAP。因此,明确病因是控制急性胰腺炎复发最有效的手段。RAP 的病因检测应明确遵循 RAP 的两级评价标准(表 3-4-3-1)。一级评价标准为,RAP 患者入院后,进行详细的病史询问、实验室检查(钙、甘油三酯等代谢水平和肝功能检查等)及影像学检查初筛。这里的影像学检查包括超声与胰腺 CT 检查。相较于超声,CT 在发现慢性胰腺炎改变、胰腺囊肿及实体肿瘤方面具有更高

的敏感性。一级评价标准不能确诊的,临床称之为特发性 RAP,对此类患者应进行二级评价。二级评价标准包括实验室检查(十二指肠引流等)及影像学检查,后者包括 MRI 检查、ERCP。以上影像学检查的优势在于发现一级评价标准不能发现的小结石以及胰管、胆管和十二指肠等的改变。在反映上述改变的同时,这些影像学检查在异常检出性方面侧重也有所不同。超声内镜(endoscopic ultrasonography,EUS)在检测微小结石的敏感性较高,有文献报道其敏感性可达 96%。ERCP 在诊断胰管及胆管形态学异常方面更敏感,其中,胰泌素增强 MRCP(S-MRCP)对于分支胰管的显示比较敏感,腺泡充盈征(acinar filling)是早期慢性胰腺炎的特征性改变,表现为 T_2WI 上胰腺实质随着分支胰管显像其信号逐

表 3-4-3-1　RAP 病因两级评价标准

		检测方法/指标	诊断
一级评估	询问病史	过量酒精摄入史	酒精性胰腺炎
		用药史	药物诱导性胰腺炎
		胰腺炎家族史	遗传性胰腺炎
	实验室检查	血钙	高钙血症性胰腺炎
		血甘油三酯	高甘油三酯性胰腺炎
		肝功能检测	胆源性胰腺炎
	影像学检查	US/CT	胆总管结石,慢性胰腺炎,微石症,环状胰腺,胆总管囊肿,壶腹部肿瘤,胰腺肿瘤
二级评估	实验室检查	十二指肠引流	微石症
		基因测序(CFTR,PRSS1,SPIN1)	慢性胰腺炎,遗传性胰腺炎
	MRI/MRCP(MRCP-S)	影像学表现	环状胰腺,胰胆管汇合异常,胆总管囊肿,慢性胰腺炎,胆总管结石/胆汁淤泥、胰腺分裂,Oddi 括约肌功能障碍
	EUS(EUS-S)	影像学表现	胰胆管汇合异常,胰腺分裂,胆总管结石/胆汁淤泥,肿瘤
		超声引导下细针穿刺	肿瘤
	ERCP	壶腹部肿大	胆总管囊肿,十二指肠重复畸形,嵌顿结石,十二指肠乳头炎,肿瘤,环状胰腺
		胆管/胰管异常	环状胰腺,胰胆管汇合异常,胆总管囊肿,慢性胰腺炎,胆总管结石/胆汁淤泥、胰腺分裂
		胆道引流	微石症
		刷检/活检	肿瘤
		Oddi 括约肌测压	Oddi 括约肌功能障碍
		小导管插管	胰腺分裂
		胰泌素测试	慢性胰腺炎

渐增强;S-MRCP 还可以测定主胰管直径及功能性流出道受阻,间接证明胰腺 Oddi 括约肌是否发生功能障碍,可以作为有创的内镜胰腺测压法的一种无创替代手段。作为有创的检查手段,单纯诊断性的 ERCP 目前很少应用,但在诊断胰胆管汇合异常、壶腹部肿瘤及胆总管囊肿方面作用明显。如经过以上影像学检查仍不能确诊病因的,可考虑做基因测序检测筛查易感基因,目前报道与 RAP 及慢性胰腺炎有关的基因包括 PRSS1、SPINK1、CFTR、CTRC、CASR 等。这些基因不仅可造成一定的家族遗传倾向(如 PRSS1 基因突变引起遗传性胰腺炎),还可与环境、解剖因素协同作用(如研究报道,CFTR 基因突变与胰腺分裂的累积效应是导致 RAP 及慢性胰腺炎的危险因素)。

【影像检查技术优选】

CT 与 MRI 检查优势同前。

【影像学表现】

RAP 与普通急性胰腺炎影像学表现相似。若怀疑胰胆管病变或发育异常时,如胰腺分裂等时,MRI 联合 MRCP 检查更具优势。

【诊断要点及鉴别诊断】

除具备 AP 的诊断条件外,RAP 的诊断必须同时还具备:①≥两次明确的急性胰腺炎入院记录;②前后两次发作间隔时间>3 个月。3 个月被认为是大部分急性胰腺炎的发作恢复时间,倘若 3 个月内再次发作,则被认为是由上次发作未痊愈引起,称之为急性胰腺炎的再燃。鉴别诊断同普通急性胰腺炎。

第四节 胰腺少见感染

一、结核

【概述】

胰腺结核(pancreatic tuberculosis,PT)是由结核分枝杆菌引起的一种胰腺特异性的炎症反应,感染途径可以由其他脏器结核血行播散,也可以由邻近器官的结核直接扩散到胰腺,也有进食被结核分枝杆菌污染的食物,经十二指肠乳头可直接感染胰腺。在临床上较为罕见,又无特异性的临床表现,极易误诊,术前确诊率颇低,几乎均经手术探查和病理检查才能确诊。

本症多见于青壮年,女性多见。早期可有腹胀、周身乏力、食欲缺乏、体重下降、发热盗汗等结核中毒症状,但不易考虑到此病。胰头部结核患者有上腹部疼痛,触诊时可扪及包块并可有触痛。当胰腺结核波及邻近器官时可出现其他症状:①黄疸:当病变侵犯或压迫胆总管下端造成梗阻时可引起黄疸;②胰腺炎反复发作:胰腺结核不仅可以压迫胆总管,也可压迫胰管,由此而导致腹痛及血清淀粉酶的升高,并可出现多次发作的胰腺炎;③进食后腹胀和恶心呕吐:当胰腺结核病变侵及了胃及十二指肠,则出现类似溃疡病样的胃区胀痛、反酸、烧灼感等症状,重者可有幽门梗阻症状及体征或(和)上消化道出血,其多为肿大淋巴结的压迫和结核病变的炎性粘连、纤维性变皱缩所致;④脾大脾亢:胰头部包块的压迫可影响脾静脉的回流,导致充血性脾肿大,继而脾功能亢进。

【影像检查技术优选】

CT 及 MRI 检查优势同前,影像学检查是发现胰腺和胰周病变,并了解病变范围的重要手段。

【影像学表现】

胰腺结核患者通常需要做常规的全胸片检查,以明确有无肺结核的存在。

胰腺结核最常累及胰头部,其次是胰腺体部和尾部,而弥漫性累及相当罕见。通常表现为胰头区多囊样肿块,类似胰腺癌或者假性囊肿。CT 平扫胰腺病灶呈现低密度肿块或者囊样,部分呈多灶性低密度影,部分可见钙化斑。MRI 图像上,T_1WI 上病灶与正常胰腺组织相比呈相对低信号,而 T_2WI 上信号不均匀,伴有高信号及低信号区;增强扫描病灶呈现不均匀强化或环形强化,CT 与 MRI 表现相似。PT 钙化不如其他部位的结核常见,也经常见到局灶性的肿块、胰腺结节、脾静脉栓塞、胆总管梗阻所致的胆管扩张等征象,而胰腺的弥漫肿胀类似急性胰腺炎的表现则非常少见。此外尚可以发现肝脏、脾脏等病灶以及腹膜后淋巴结的肿大。

【诊断要点及鉴别诊断】

根据胰腺结核的临床特点:①结核中毒症状;②上腹部疼痛及包块;③有其他症状和体征:黄疸;胰腺炎反复发作;进食后腹胀和恶心呕吐;脾大脾亢,可以疑诊为临床胰腺结核。结合实验室检查和影像学检查可与胰腺癌、慢性胰腺炎等进行鉴别诊断。如果进一步检查血沉和结核菌素试验等,阳性结果有助于胰腺结核的诊断。由于胰腺结核的临床表现多样性,缺乏特异性症状,术前诊断非常困难。

PT 主要需要和胰腺癌、胰腺囊性肿瘤、胰腺脓肿或假性囊肿等鉴别。

1. **胰腺癌**　胰腺结核以年轻人多见，且通常没有肿瘤标记物指标的增高，如 CA19-9、CEA 等正常；而胰腺癌以老年人多见并且伴有肿瘤指标的升高。影像学表现特别是 MRI 显示病变特点，如病灶的延迟环形强化、不侵犯血管和胆管且胰胆管扩张程度与肿块不成比例等有助于胰腺结核的诊断。ERCP 可见胆总管下段轻度狭窄及胰管扩张，胰腺癌及壶腹癌则较早侵犯胆总管表现为鼠尾征、双管征，根据病史、临床表现、实验室检查可进行诊断。鉴别困难时可以对肿块行 B 超或 CT 引导下穿刺抽吸物病理组织学检查，有助于鉴别诊断。

2. **胰腺囊性肿瘤**　由于胰腺及胰周结核通常出现中央坏死伴有边缘的环形强化，因此需与胰腺囊性肿瘤鉴别，如囊腺瘤和导管内乳头状瘤。囊腺瘤特别是黏液性囊腺瘤或导管内乳头状瘤也常见于胰头和钩突，多数呈现囊性肿块伴有环形强化，但是胰腺的囊性肿瘤常为良性或低度恶性，因此病灶边界清晰且没有周围淋巴结肿大，MRCP 对于胰腺囊性肿瘤的诊断有帮助。而胰腺及胰周结核通常为边界不规则的肿块，伴有腹膜炎或淋巴结肿大。

3. **胰腺脓肿或假性囊肿**　胰腺及胰周结核有时表现为急慢性胰腺炎，甚至出现冷脓肿，需要与胰腺脓肿或假性囊肿鉴别，此时影像学的价值在于发现胰腺病灶和范围，而鉴别诊断困难，对于有结核病史、肿块虽大却没有黄疸的年轻人，则要想到胰腺及胰周结核，最终诊断需要借助于活检。

二、寄生虫病

【概述】

人体中多种寄生虫能移行进入胆胰管，引起胆胰管上皮病变，影响或阻塞胆胰液流出，致急性或慢性炎症。寄生虫性胰腺疾病的发生有明显的地域性，西方发达国家并不多见，在落后和发展中国家的寄生虫流行地区则有较高的发病率。蛔虫或华支睾吸虫感染相关胰腺疾病以急性胰腺炎为主，而肝片吸虫、蓝氏贾第鞭毛虫、肝包虫等引起的胰腺疾病则分别表现为胰腺炎、胰腺外分泌功能不全和胰腺囊肿。上述疾病在发病机制、临床表现和治疗等方面有许多相似之处，但各有特

点。下面就相对最常见的胰腺蛔虫病（蛔虫性胰腺炎）阐述一下。

蛔虫感染主要流行于温带和热带，尤其是经济不发达、温暖潮湿及卫生条件差的国家或地区。蛔虫感染率，农村高于城市，儿童高于成人。胰管蛔虫是蛔虫病较为罕见的并发症之一。临床表现无明显特异性，80% 为轻症胰腺炎，另 20% 可发展为重症胰腺炎，主要表现为腹痛，为上腹阵发性胀痛或钻顶样绞痛，有时与胆道蛔虫症的腹痛难以区分；恶心、呕吐；发热；黄疸，轻症患者的体征轻微，主要为剑突下、左上腹部的深压痛；重症患者有腹肌紧张、压痛、反跳痛"急性腹膜炎"三联征，甚至出现休克症状。

【影像检查技术优选】

CT 及 MRI 检查优势同前，但是蛔虫主要位于胰管内，因而 MRI 联合 MRCP 检查具有不可替代的优势。

【影像学表现】

CT 及 MRI 可显示位于胰管内长条状呈弯曲的透亮阴影，其形态与蛔虫相符，CT 曲面重建可显示虫体全长。MRI 上通常活体成虫在 T_2WI 上表现为高信号，但虫体死后可出现机化表现，呈不规则低信号。MRCP 可显示胰管的形态及走行，表现为胆总管及胰腺导管内的充盈缺损、胰胆管扩张。蛔虫性胰腺炎除胰胆管系统上述改变外，胰腺炎可以表现为急性胰腺炎或慢性胰腺炎，与普通 AP 或 CP 表现相似。

【诊断及鉴别诊断】

蛔虫性胰腺炎必须符合胰腺炎和蛔虫感染的诊断条件。在蛔虫病流行区，若出现阵发性左上腹部绞痛，并向腰背放射，伴有恶心、呕吐等临床症状，结合体征和血尿淀粉酶升高，B 超或 ERCP 发现胆、胰和十二指肠蛔虫或大便有蛔虫卵者，便可确诊为蛔虫性急性胰腺炎。

胰腺蛔虫病在活体成虫时，超声、CT、MRI 均具有典型的影像学特征，诊断相对较易，但是当虫体死亡时，形成包裹机化，失去其正常形态及组织结构时，与胆胰管结石、肿瘤等其他疾病鉴别困难，ERCP 下组织取出病理具有确定性诊断意义。

三、梅毒

【概述】

胰腺梅毒极其罕见，由梅毒螺旋体感染所致。

梅毒传播方式主要有性传播、血液传播、母婴传播及吸毒传播等,而先天性胰腺梅毒系母婴感染所致,后天性多与不洁生活史有关。绝大多数先天性胰腺梅毒新生儿出生时或出生不久后即死亡,诊断多在尸检时获得。梅毒性胰腺炎主要表现为胰管或血管周围结缔组织进行性增多,胰岛消失,胰腺内外分泌功能减退,最终导致正常胰腺实质被完全取代。三期梅毒即终末期梅毒,可表现为树胶肿性梅毒(梅毒瘤)、晚期神经梅毒和心血管梅毒,其中树胶肿性梅毒可发生于全身,最常累及皮肤和骨,胰腺树胶肿性梅毒罕见。由于胰腺梅毒可以导致胰腺组织纤维化和粟粒性梅毒瘤样硬化,引起胰管和胆管狭窄,以及胰腺内外分泌功能减退。患者可有腹痛、腹胀、黄疸等慢性胰腺炎的表现。

【影像检查技术优选】

CT 与 MRI 检查优势同前,但显示胰管改变时,MRI 及 MRCP 检查为首选检查。

【影像学表现】

影像学检查仅能发现胰腺实质和胰管慢性胰腺炎的表现,晚期有些患者可出现胰腺树胶肿性梅毒。

【诊断要点及鉴别诊断】

影像学检查仅能发现胰腺实质和胰管的慢性炎症性的改变,而梅毒血清检查阳性对胰腺梅毒的诊断具有决定性作用。影像上需要与胰腺假性囊肿及囊实性肿瘤相鉴别:胰腺假性囊肿患者多有胰腺炎病史,影像学表现为边界清晰、密度或信号均匀的囊性灶,增强扫描无强化;胰腺囊实性肿瘤,由于良恶性的差异肿瘤表现形式多样,需结合临床相关实验室检查结果综合判断。

四、HIV 感染相关性胰腺炎

【概述】

大量证据表明 HIV 感染者和 AIDS 患者急性胰腺炎发生率显著高于普通人群。有文献报道 AIDS 患者中胰腺炎发病率比普通人群高 35~800 倍。大量研究认为 HIV 相关性胰腺炎的最常见原因是药物,如喷他脒、去羟肌苷、甲氧苄啶-磺胺甲异噁唑(trimethoprim sulfamethoxazole)及其他抗 HIV 病毒的药物(如拉咪呋定,替诺福韦等)。HIV 相关性胰腺炎的主要损害为:脂肪变性、纤维化、炎症和小导管变形,以及胰腺感染和坏死等。

HIV 感染者的急性胰腺炎临床表现与普通患者相似,最常见症状为腹痛、恶心、呕吐等,腹痛易被其他并发症掩盖。但 HIV 感染者贫血、低血清白蛋白血症、白细胞减少更严重,发热、腹泻和肝大更常见。

【影像学表现】

HIV 相关性胰腺炎的影像学表现与普通急性胰腺炎影像学表现相似。

【诊断要点及鉴别诊断】

HIV 感染者若出现腹痛、恶心和呕吐症状,应考虑到胰腺炎的可能性,并除外胆囊炎、消化性溃疡疾病和肠梗阻,也需排除胃、小肠、大肠机会性感染的可能,应检查血淀粉酶和脂肪酶,结果高于正常值上限 3 倍以上有一定的特异性。如临床怀疑急性胰腺炎,尽管血清酶浓度正常,也应行腹部 CT 或超声检查以明确胰腺是否有炎症。AIDS 患者一般情况差,常伴有肝肾功能不全和白细胞计数降低,Ranson 和 APACHE 评分系统不能用于预测 AIDS 患者并发急性重症胰腺炎的预后。HIV 相关性胰腺炎与普通急性胰腺炎的诊断及鉴别诊断相似,主要特点在于患者群的特殊性。

(张小明)

参 考 文 献

1. 中华医学会外科学分会胰腺外科学组. 急性胰腺炎诊治指南(2014 版). 中华消化外科杂志. 2015,(1):1-5.

2. 中华医学会外科学分会胰腺外科学组. 慢性胰腺炎诊治指南(2014). 中华外科杂志. 2015,(4):241-246.

3. 李兆申,廖专. 慢性胰腺炎基础与临床. 上海:上海科学技术出版社. 2013.

4. 缪飞. 胰腺影像学. 北京:人民卫生出版社. 2015.

5. 李兆申,许国铭. 现代胰腺病学. 北京:人民军医出版社. 2006.

6. BANKS PA,BOLLEN TL,DERVENIS C,et al;Acute Pancreatitis Classification Working Group. Classification of acute pancreatitis--2012:revision of the Atlanta classification and definitions by international consensus. Gut. 2013,62(1):102-111.

7. BUSIREDDY KK,ALOBAIDY M,RAMALHO M,et al. Pancreatitis-imaging approach. World J Gastrointest Pathophysiol. 2014,5(3):252-270.

8. MADZAK A,OLESEN SS,HALDORSEN IS,et al. Secretin-stimulated MRI characterization of pancreatic morphology and function in patients with chronic pancreatitis. Pancreatology. 2017,17(2):228-236.

9. AKISIK MF,AISEN AM,SANDRASEGARAN K,et al. As-

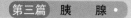
sessment of chronic pancreatitis：utility of diffusion-weighted MR imaging with secretin enhancement. Radiology. 2009,250（1）:103-109.

10. GUDA NM,MUDDANA V,WHITCOMB DC,et al. Recurrent Acute Pancreatitis：International State-of-the-Science Conference With Recommendations. Pancreas. 2018, 47（6）: 653-666.

第五章　上皮性肿瘤

第一节　胰腺导管腺癌

【概述】

胰腺导管腺癌(pancreatic ductal adenocarcinoma, PDAC)是最具有侵袭性的恶性肿瘤之一,占胰腺外分泌肿瘤的90%以上。胰腺癌的病因尚未完全明了,目前认为长期吸烟、高脂饮食、体重指数超标、过量饮酒、伴发糖尿病或慢性胰腺炎等是胰腺癌发病的危险因素。近年来 CDKN2A、BRCAl/2、PALB2 等基因突变也被证实与家族性胰腺癌发病密切相关。胰腺癌起病隐匿,早期症状不典型,常表现为上腹部不适、腰背部痛、消化不良或腹泻等,易与其他消化系统疾病相混淆,出现症状时大多已属中晚期,进展期表现有黄疸、肝脏增大、胆囊肿大、上腹部肿块以及腹腔积液等。

大体病理上 PDAC 多表现为质地硬韧、与周围组织界限不清的肿物,切面灰白或黄白色,正常胰腺小叶腺体被肿瘤组织取代,有时因伴出血、囊变和脂肪坏死而杂有红褐色条纹或斑点。

组织病理上 PDAC 主要由异型细胞形成不规则、有时不完整的管状或腺样结构,伴有丰富的纤维间质。在病理上根据细胞分化程度分为高、中、低三类:高分化 PDAC 主要由分化好的导管样结构构成,内衬高柱状上皮细胞,有的为黏液样上皮,有的具有丰富的嗜酸性胞质。腺管常不规则、分支状,上皮呈假复层,癌细胞核极向消失;中分化者由不同分化程度的导管样结构组成,有的与高分化腺癌相似,有的可出现实性癌巢;低分化导管腺癌则仅见少许不规则腺腔样结构,大部分为实性癌巢。细胞异型性很大,可从未分化的小细胞到瘤巨细胞,甚至多核瘤巨细胞,有时可见到梭形细胞。在有腺腔样分化的区域,可有少量黏液。肿瘤的间质含有丰富的 I 和 IV 型胶原以及纤连蛋白(fibronectin),70%的胰腺癌可侵袭周围神经丛。

近年来,由于胰腺癌遗传学研究的不断深入,高通量测序技术的不断完善,胰腺癌的分子分型的研究同样得到了不断发展,大量关于胰腺癌基因组测序的综合研究及胰腺癌遗传异常的报道在国外权威科学杂志发表。有研究发现,平均每例胰腺癌样本中发生了48个非沉默突变(nonsilent mutation),而这些突变涉及12条核心信号通路。在这些突变中包括了后来公认的胰腺癌四大"驱动"基因:癌基因 K-ras、抑癌基因 TP53、CDKN2A/p16 及 SMAD4。其中 K-ras 在胰腺癌的突变率大于95%,CDKN2A/p16 和 SMAD4 突变率大于90%,TP53 为50%~75%,SMAD4 则为55%,故又称作4大高频驱动基因(high-frequency driver genes)。除此以外,另外7个低频驱动基因(low-frequency driver genes):SMARC4A、CDH1、EPHA3、FBXW7、EGFR、IDH1 以及 NF1,这些基因构成了胰腺癌的一个基因"地形图",这一"地形图"对胰腺癌的诊断、预后判断以及个体化治疗有着极其重要的意义。然而受目前取材方式的限制和高通量检测过程耗时较长等因素的影响,分子分型尚不能常规开展并用于指导临床治疗,但胰腺癌分子分型的探讨可能会成为未来开展"个体化综合诊疗"的基础。

糖类抗原19-9(carbohydrate antigen 199, CAl9-9)是目前最常用的胰腺癌诊断标记,但 CA19-9 一般在胰腺和肝胆疾病以及许多恶性疾病中表达和显示,因此,它不是胰腺肿瘤特异性的。其他胰腺癌相关的肿瘤标志物包括癌胚抗原(CEA)、胰腺抗癌胚抗原(pancreatic anti-oncofetal antigen)、组织多肽抗原(tissue polypeptide antigen)、CA125、CA50、CA242、CA724。多项研究表明,多个标志物联合的敏感性和特异性比单独使用 CA19-9 更高。其他诸多生物靶标如外周血内 microRNA、ctDNA、外泌体内 Glypican-1 等也具有潜在临床应用前景,尚待高级别循证医学证据的证实。

最新的 TNM 分期系统是美国癌症联合委员会（American Joint Committee on Cancer, AJCC）第 8 版（表 3-5-1-1）。

与第 7 版相比，T 分期不再以肿瘤是否局限于胰腺内作为划分标准，而以肿瘤的直径大小来划分，因为在临床实践中判断肿瘤是否累及胰腺外器官或组织非常困难，导致第 7 版的 T2 和 T3 的界定非常困难。肿瘤分期的修改集中在 Ⅲ 期，N 分期达到 N2 或 T 分期达到 T4 就是 Ⅲ 期。

【影像检查优选】

1. CT　按照胰腺癌扫描规程的增强 CT 检查是目前国内外胰腺癌诊疗指南推荐的影像检查手段，能清晰显示肿瘤大小、位置、密度及血供情况，并依此判断肿瘤与血管（必要时采用 CT 血管成像检查）、邻近

器官的毗邻关系，指导术前肿瘤的可切除性评估。

2. MRI　除可显示胰腺肿瘤解剖学特征外，还可清晰地显示胰腺旁淋巴结和肝脏内有无转移病灶；且在与水肿型或慢性肿块型胰腺炎鉴别方面优于 CT 检查。MRCP 与 MRI 薄层动态增强联合应用，有助于明确胰腺囊性和实性病变（尤其是囊腺瘤、胰腺导管内乳头状黏液肿瘤的鉴别诊断），并进一步明确胰管、胆管的扩张及侵犯情况。

3. 正电子发射断层显像　可显示肿瘤的代谢活性和代谢负荷，在发现胰外转移和评价全身肿瘤负荷方面具有明显优势。

4. 超声内镜　超声内镜（endoscopic ultrasonography, EUS）在内镜技术的基础上结合了超声成像，提高了 PDAC 诊断的灵敏度和特异度。特别是 EUS

表 3-5-1-1　美国癌症联合委员会（AJCC）第 8 版 TNM 分期

① 原发肿瘤（T）			
T 分期	T 分期标准		
TX	原发肿瘤无法评估		
T0	无原发肿瘤证据		
Tis	原位癌（包括高级别胰腺上皮内肿瘤）		
T1	肿瘤最大直径≤2cm		
T1a	肿瘤最大直径≤0.5cm		
T1a	肿瘤最大直径>0.5cm 且<1cm		
T1c	肿瘤最大直径为 1~2cm		
T2	肿瘤最大直径>2cm 且≤4cm		
T3	肿瘤最大直径>4cm		
T4	肿瘤侵犯腹腔干、肠系膜上动脉，和/或肝总动脉，而不论肿瘤大小		
② 区域淋巴结（N）			
N 分期	N 分期标准		
NX	区域淋巴结无法评估		
N0	无区域淋巴结转移		
N1	有 1~3 个区域淋巴结转移		
N2	有 4 个或以上淋巴结转移		
③ 远处转移（M）			
M 分期	M 分期标准		
M0	无远处转移		
M1	有远处转移		
TNM 分期			
分期	T 分期	N 分期	M 分期
0 期	Tis	N0	M0
ⅠA 期	T1	N0	M0
ⅠB 期	T2	N0	M0
ⅡA 期	T3	N0	M0
ⅡB 期	T1、T2、T3	N1	M0
Ⅲ 期	T4	任何 N	M0
	T1、T2、T3	N2	M0
Ⅳ 期	任何 T	任何 N	M1

引导细针穿刺活检（endoscopic ultrasonography fine needle aspiration，EUS-FNA），已成为 PDAC 定位和定性诊断最准确的方法。在 T 分期方面，EUS 优于 CT 及 MRI。

根据中国临床肿瘤学会（CSCO）PDAC 诊疗指南，影像学主要用于 PDAC 的初步诊断、术前分期和评估随访。由于各种检查技术的特点不同，选择时应遵循"完整（显示整个胰腺）、精细（层厚 2~3mm 的薄层扫描）、动态（动态增强、定期随访）、立体（多轴面重建，全面了解毗邻关系）"的基本原则。不推荐 PET-CT 作为 PDAC 诊断的常规检查手段，对疑似有远处转移而高质量的 CT 或 MRI 检查仍无法确诊的患者，推荐进行 PET-CT 扫描检查。如果影像学和多学科讨论难以初步诊断或分期的患者，可考虑 EUS-FNA、腹腔镜或开放手术探查。

【影像学表现】

1. **直接征象** PDAC 癌灶主要由癌细胞、间质成分（主要成分为纤维母细胞、胶原纤维和炎症细胞）以及少许残留的正常胰腺组织组成。通常癌灶周围的胶原纤维排列稀疏，肿瘤中心的胶原纤维排列紧密，该病理基础决定了 PDAC 为硬癌，在 CT 平扫上 PDAC 肿块通常表现为低密度或等密度；在 MRI 平扫上，由于正常胰腺组织富含水样蛋白，而 PDAC 癌灶内含量却很低，

因此 T_1WI 上癌灶信号低于周围正常胰腺组织，T_2WI 信号接近或稍高于周围正常胰腺组织。由于 PDAC 具有明显的促结缔组织增生和间质纤维化的生物学特性，因此即使 PDAC 肿块体积较大，其内部也很少出现囊变和坏死，不过局部可有黏液分泌，使得在 CT 上肿块内出现更低密度区，T_2WI 肿块信号增高，DWI 上高信号以及定量表观系数（ADC）的低信号，通常认为这种信号变化是由于 PDAC 癌组织比正常胰腺组织及癌周胰腺组织的细胞密度更密集，细胞外间隙减小，而 ADC 信号的高低与 PDAC 肿块内纤维组织的含量有关。Park 等学者研究发现，DWI 联合常规增强 MRI 诊断小 PDAC（<3cm）的效能显著高于常规增强 MRI（敏感度 97.0% vs 75.5%，特异度 92.0% vs 87.5%）。Lemke 等学者应用 IVIM-DWI 研究 PDAC 的结果表明正常胰腺组织和 PDAC 的扩散系数 D 无统计学差异，PDAC 和正常胰腺组织 ADC 值之间的差异是基于灌注分数 f 的差异，因此应用 IVIM-DWI 能够鉴别 PDAC 和正常胰腺组织，其中灌注分数 f 是最佳参数，可以有效地鉴别 PDAC 和非癌区胰腺组织。还有研究发现 IVIM-DWI 的 ADC slow 值和 f 值在鉴别不同分化程度的 PDAC 也有一定价值。

PDAC 为乏血供肿瘤，增强扫描后肿瘤强化程度弱于周围胰腺组织（图 3-5-1-1）。表现为随着增

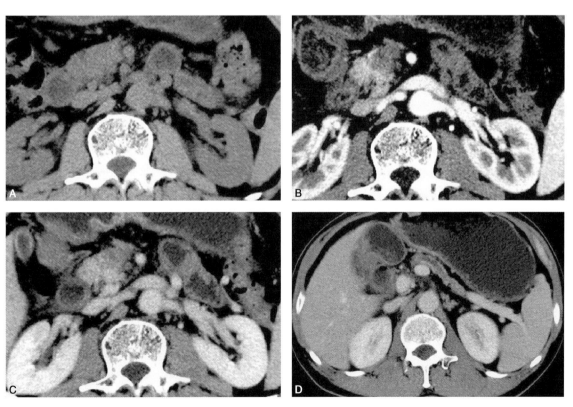

图 3-5-1-1 小胰头癌
A. CT 平扫示胰头稍增大，边缘不规则；B. 动脉晚期扫描示胰头前缘局部低密度改变；C. 静脉期病灶为低密度，病灶和正常胰腺之间的密度差异较动脉期小；D. 增强静脉期扫描显示胰体萎缩，胰管扩张

强时间的延迟(门脉期或延迟期),肿瘤整体表现为逐渐强化,此时病灶周边表现更加明显,甚至超过周围正常的胰腺,这是因为肿瘤内部或边缘出现炎性反应,血管通透性增加,并且癌灶周围胶原纤维疏松排列。采用薄层动态增强序列有利于小癌灶检出。

2. 间接征象

(1)胰腺轮廓改变:较大的肿瘤使胰腺外形呈局限性增大或膨隆,全胰癌则呈弥漫增大。而直径≤2cm的小肿瘤常局限在胰腺内,不引起或仅有轻微的胰腺外形轮廓改变。

(2)胰胆管的扩张:胰头肿瘤可同时侵及主胰管及胆总管,扩张的胆总管位于扩张胰管前方或前外方,称为分离的"双管征",MRCP可以很好地显示胰胆管的改变(图 3-5-1-2)。肿瘤远端胰腺的血供和胰液排泄受阻,常可导致胰体尾部不同程度的萎缩和肿瘤远端胰管扩张。

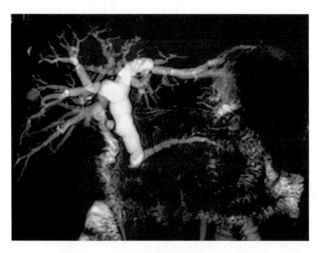

图 3-5-1-2 胰头癌
MRCP能够清晰地显示梗阻的平面为胰头壶腹区,
肝内胆管、胆总管和胰腺管的扩张均明显显示

(3)侵犯周围血管及脏器:MDCT血管造影可明显提高空间分辨率,有多种重建技术如多平面重建、曲面重建、最大密度投影及容积重建等可清晰显示PDAC与邻近血管之间的关系,从不同角度观察肿瘤是否与血管接触、包绕,血管腔是否狭窄或轮廓不清、闭塞及其程度与范围、侧支循环形成等(图 3-5-1-3~图 3-5-1-6),可为评估手术切除可能性提供重要信息。美国腹部放射学会及美国胰腺协会制定的PDAC放射学结构化报告共识认为评价的血管包括腹腔动脉干(celiac axis,CA)、肠系膜上动脉(superior mesenteric artery,SMA)、肝总动脉(common hepatic artery,CHA)、门静脉(portal vein,PV)、肠系膜上静脉(superior mesenteric vein,SMV)、腹主动脉和下腔静脉。应将每支血管与肿瘤的关系按照血管的种类和肿块的位置分别进行评价。

(4)淋巴结转移及远处转移:PDAC术后淋巴结转移率高,在阅片时要根据胰腺肿块的位置,循着淋巴结分布路径仔细观察,当淋巴结表现为体积增大、密度不均匀、强化不均匀、内部有坏死、融合及边缘模糊等特征时,高度提示淋巴结转移。但是也有学者提出仅靠形态学改变不能准确鉴别淋巴结转移与反应性增生,而且PDAC淋巴结转移可早于形态学改变。MRI诊断区域淋巴结转移的敏感度、特异度和阳性预测值都高于CT。在T_1WI上,受累或侵犯的结构和淋巴结转移呈低信号改变,在高信号脂肪组织背景下对比鲜明。FSE抑脂T_2WI像上淋巴结转移呈中等程度的高信号,肝脏呈中等程度的低信号改变,有助于显示紧贴肝脏的淋巴结。DWI可显示淋巴结代谢改变,结合淋巴结的表观弥散系数(ADC)可帮助诊断转移性淋巴结。

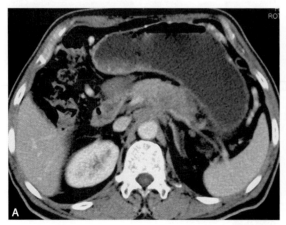
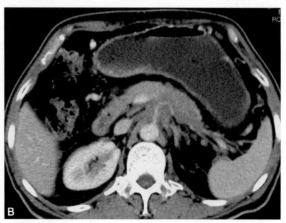

图 3-5-1-3 胰体癌侵犯腹腔动脉
A.增强CT见胰体部向后生长、强化不明显的低密度肿块;B.为稍低平面,见肿瘤明显包绕、侵犯腹腔动脉的起始部

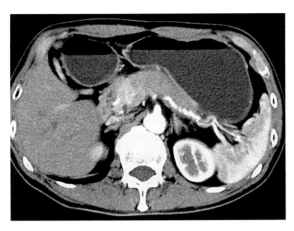

图 3-5-1-4 胰体、尾癌

增强 CT 见胰体、尾部低密度肿块侵犯脾动脉,脾动脉呈节段性狭窄改变

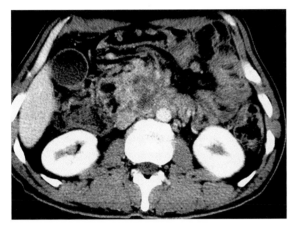

图 3-5-1-5 胰头癌

增强 CT 见胰头肿瘤包绕肠系膜上动、静脉,十二指肠第二段部分受累

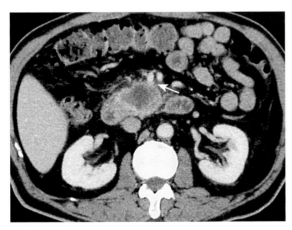

图 3-5-1-6 胰头癌

CT 增强示胰头癌部分侵犯肠系膜上静脉(箭)

肝脏是 PDAC 最常见的转移部位(图 3-5-1-7),表现为乏血供的结节或肿块,在 CT 上通常为低密度,有时可见类似囊性改变;在 T_1WI 上呈低信号改变,T_2WI 上呈略高信号,有时小的囊性转移灶与肝脏小囊肿非常相似,易漏诊或误诊,此时 DWI 检查

更有价值。动态增强扫描序列上,表现为肿瘤边缘的环状强化,转移灶中心的低信号反映了肿瘤中央结缔组织纤维化形成。另外,肝细胞特异 MRI 造影剂钆塞酸二钠可明显提高肝转移灶检出率,目前认为是肝转移瘤最敏感的检查方法,由于肝胆期时转移瘤不具有正常肝细胞而不摄取该造影剂呈低信号,与周围强化明显的正常肝组织形成对比。PDAC 的网膜转移一般表现为网膜和系膜粟粒样结节,此外,腹膜不均匀增厚以及少量腹水均可提示此转移。MDCT 对微小转移灶的检出价值有限,MRI 较 CT 更为敏感,在 T_1WI 上转移灶呈低信号改变,在呈高信号的脂肪组织背景下可清晰显示。[18]F-FDG-PET-CT 不仅可显示肝转移灶的解剖信息,同时可根据病灶摄取 FDG 的标准摄取率对病灶性质进行半定量分析,故 PET-CT 在肝转移判断方面体现出较高的灵敏度;同时,由于 PET-CT 是一次性体部全身性显像,其诊断远处转移具有独特优势。

3. PDAC 可切除性评估 NCCN 于 2018 年发布了最新版的 PDAC 可切除性评估标准,并按肿瘤部位的不同对 BR-PDAC 的定义进行了细化,见表 3-5-1-2。

根据文献报道,在评估 PDAC 的可切除性时除了考虑肿瘤与血管关系的解剖学因素外,还必须结合肿瘤的生物学特征和患者的体能状态。

4. PDAC 影像报告模板 2014 年美国腹部放射学会及美国胰腺协会为报告 PDAC 的影像学结果定义了标准化语言,这样的统一模式的报告有助于改善分期的准确性与一致性,以制订个体患者的最佳治疗策略,并能够实现以研究为目的的跨研究和跨机构的比较。模板的使用也可确保评估所有重要的关于最佳分期的影像学指标,因此有助于确定最佳的治疗。故而专家组推荐应用放射学分期报告模板,包括形态、动脉、静脉和胰外评估。形态学评估包括记录肿瘤外观、大小和部位以及胰管或胆道的狭窄或突然中断。动脉评估包括腹腔干、肠系膜上动脉和肝总动脉的评估。动脉变异也应予记录,例如血管接触、实性软组织接触、模糊或条索样接触以及病灶处血管狭窄或轮廓异常。静脉评估应包括门静脉主干和肠系膜上静脉的评估。静脉和静脉脉络中的血栓也应予以记录。胰外评估应包括肝脏病灶、腹膜或网膜结节、腹水、可疑淋巴结和其他存在胰外病变部位的记录(表 3-5-1-3)。

【诊断要点】

实验室检查,如血清生化检查、胰腺外分泌功能

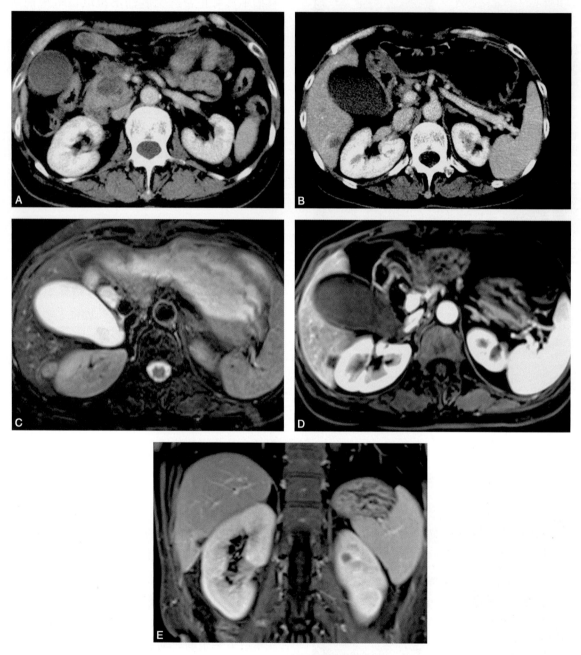

图 3-5-1-7　胰头癌肝转移

A. CT 增强门脉期显示胰头肿块和肠系膜上静脉分界不清；B. 另一层面显示肝右后叶下角低密度灶，边缘强化；C. MRI T$_2$WI 见病灶为均匀高信号，边界清楚；D、E. 增强动脉期横断位和门脉期冠状位，清晰显示肝转移病灶周边环形强化

表 3-5-1-2　NCCN 发布的 PDAC 可切除性评估标准

可切除状态	动脉	静脉
可切除	可切除肿瘤未紧邻动脉,包括腹腔干(CA)、肠系膜上动脉(SMA)及肝总动脉(CHA)	肿瘤未接触 SMV 或 PV,或接触周径≤180°,且静脉轮廓规则
交界性可切除	①胰头/钩突	
	肿瘤接触 CHA 但未侵犯 CA 或肝动脉分支,可行血管切除并重建	肿瘤接触 SMV 或 PV 周径>180°,或周径≤180°伴静脉轮廓不规则或存在静脉栓子,但受累部位近端和远端有合适的血管、能保证完整切除和静脉血管重建
	肿瘤接触 SMA 但≤180°	肿瘤接触下腔静脉(IVC)
	肿瘤接触且存在动脉解剖变异(如:副右肝动脉、替代肝右动脉、替代肝总动脉和替代动脉及副肝动脉的起源动脉)	
	如果存在肿瘤接触,其存在与程度应予记录,因可能会影响手术决策	
	②胰体、尾部	
	肿瘤接触 CA 且周径≤180°	
	肿瘤接触 CA 且周径>180°,但无腹主动脉、胃十二指肠动脉受累,可行改良 Appleby 手术(某些学者更倾向于该标准隶属于不可切除类别)	
不可切除	①远处转移(包括非区域淋巴结转移)	
	②胰头、钩突	
	肿瘤接触 SMA 周径>180°	肿瘤侵犯造成闭塞(可能由于肿瘤性或非肿瘤性栓子)无法切除重建 SMV/PV 接触最近端引流空肠支至肠系膜上静脉
	肿瘤接触 CA 周径>180°	
	肿瘤接触 SMA 第一空肠支	
	③胰体、尾部:	
	肿瘤紧邻 SMA 或 CA 周径>180°	肿瘤侵犯造成闭塞(可能由于肿瘤性或非肿瘤性栓子)无法切除重建 SMV/PV
	肿瘤紧邻 CA,侵犯主动脉	

表 3-5-1-3　胰腺肿瘤影像报告模板

形态学评估	
病灶位置	头、钩突或体、尾
病灶大小(轴位最大径 cm)	可测量的或不可测量的(等密度肿瘤)
病灶密度(胰腺实质期观察)	高密度、等密度、低密度
胰管狭窄/突然截断伴或不伴远端胰管扩张	有或无
胆管突然截断伴或不伴以上扩张	有或无

动脉评估

肠系膜上动脉

软组织肿块接触程度	≤180°或>180°
模糊影/条索影接触程度	≤180°或>180°
局限性血管变窄或轮廓不规则	有或无
延伸到肠系膜上动脉第一分支	有或无

腹腔干	
软组织肿块接触程度	≤180°或>180°
模糊影/条索影接触程度	≤180°或>180°
局限性血管变窄或轮廓不规则	有或无
肝总动脉	
软组织肿块接触程度	≤180°或>180°
模糊影/条索影接触程度	≤180°或>180°
局限性血管变窄或轮廓不规则	有或无
延伸到腹腔干	有或无
延伸到肝右/左动脉的分叉处	有或无
动脉变异	
变异解剖	副肝右动脉、替代肝右动脉、替代肝总动脉、其他
变异血管接触	有或无
软组织肿块接触程度	≤180°或>180°
模糊影/条索影接触程度	≤180°或>180°
局限性血管变窄或轮廓不规则	有或无
门脉系统评估	
门静脉主干	
软组织肿块接触程度	≤180°或>180°
模糊影/条索影接触程度	≤180°或>180°
局限性血管变窄或轮廓不规则(束缚征或泪滴征)	有或无
肠系膜上静脉	
软组织肿块接触程度	≤180°或>180°
模糊影/条索影接触程度	≤180°或>180°
局限性血管变窄或轮廓不规则(束缚征或泪滴征)	有或无
静脉栓塞	有或无(门静脉主干、肠系膜上静脉、脾静脉),(癌栓,单纯血栓)
延伸至第一支引流静脉	有或无
静脉侧支	有或无(胰头周围、肝门、肠系膜根部、左上腹)
胰外评估	
肝脏病灶	有或无 可疑转移/不确定/良性可能
腹膜或网膜结节	有或无
腹水	有或无
可疑淋巴结转移	有或无(肝门、腹腔干、脾门、腹主动脉周围、腹主动脉腔静脉间)
其他的胰外病变(邻近结构的侵犯)	有或无
结论	
肿瘤	大小、位置
与血管关系	有或无
转移	有或无

检查及肿瘤标志物检查仅能对 PDAC 的诊断提供辅助性数据,因此其诊断主要以影像学检查为主,薄层动态增强与多平面重建结合对诊断 PDAC 有着重要作用。典型 CT 表现为胰腺内边界不清肿块,平扫呈低密度,增强后肿瘤轻度强化,胰管和/或胆管扩张;周围结构侵犯、淋巴结转移及远处转移。如 CT 检查结果不典型或正常,但仍有可疑者,可进一步行 EUS、MRCP、ERCP 及 FNA 等检查以明确诊断。

【鉴别诊断】

1. **慢性肿块型胰腺炎** 胰腺局部增大几乎都位于胰头部,常和胰头癌混淆,CT 和 MRI 诊断甚为困难,即使手术时,手术操作者也很难判断其良恶性,因此更依赖于病理诊断。钙化灶、胰胆管扩张、毗邻结构的分界不清、胰源性门脉高压等影像学表现在 PDAC 与慢性局灶性胰腺炎中均可出现。但与 PDAC 相比,慢性局灶性胰腺炎患者血清肿瘤标志物多处于正常范围,常有急慢性胰腺炎病史,伴轻度胰腺萎缩,病灶密度/信号均匀,呈渐进性强化,其中,胰管穿通征对两者的鉴别诊断具有重要的价值,此征象利用 MRCP 最易观察。

2. **非富血供神经内分泌瘤** 胰腺神经内分泌肿瘤(pancreatic neuro-endocrine neoplasm,pNEN)来源于胰腺导管细胞和腺泡细胞的多能干细胞。pNEN 的典型表现为境界清楚的富血供肿瘤,在多期增强扫描明显强化,但也有部分 pNEN 在增强扫描动脉期表现为等强化或弱强化,即非富血供表现,与 PDAC 鉴别较困难。既往对这方面研究较少,有文献报道 MRI 上 pNEN 边界清楚以及门脉期等或高强化的特征可以帮助与 PDAC 鉴别,另外 pNEN 比 PDAC 更易出现钙化。除此之外,无功能性 pNEN 因为前期缺乏临床症状,大多数患者多因病灶体积过大对周围组织造成压迫时才就诊,因此这部分 pNEN 在初诊时体积较大,具有一定的参考价值。

(宋 彬 黄子星 汪 翃)

第二节 特殊类型的导管起源的癌

一、腺鳞癌

【概述】

腺鳞癌(adenosquamous carcinoma,ASC)为一种罕见的胰腺外分泌上皮性肿瘤,占胰腺恶性外分泌肿瘤的 3%~4%,以老年人多见,其病理学上可见异型腺管及癌巢,即肿瘤内既包含腺癌成分又含鳞癌成分,诊断标准为鳞癌细胞至少占肿瘤细胞的 30%。有文献报道 ASC 侵袭性强,预后较胰腺导管腺癌(PDAC)更差。ASC 临床症状不典型,主要有腹痛、梗阻性黄疸等非特异性症状。手术切除能够一定程度上改善预后,但仅少部分患者在术后生存期超过 1 年,目前认为需要采取化放疗等综合治疗。

【影像检查技术优选】

目前关于 ASC 的文献较少,从少量文献来看,其影像学检查选择如下:①CT 及 MRI 可以很好地评估 ASC 的大小、形态、密度或信号、有无液化坏死等表现,同时可以评估病灶与胰周结构的关系,也能评估淋巴结和远处转移的情况;②超声及 CT 引导下经腹细针穿刺活检,有利于提高 ASC 术前诊断准确率。

【影像学表现】

胰腺 ASC 影像学表现为:①多为边界不清、密度不均的乏血供肿块,肿瘤中央液化坏死、厚壁样囊变等影像学表现较具特异性(图 3-5-2-1),主胰管扩张、胰腺实质萎缩少见;ASC 实性成分在 T_1WI 上多呈低或稍低信号,在 T_2WI 上多呈等或稍高信号,增强后多数 ASC 在延迟期强化达到峰值,另外,环形强化可能对诊断 ASC 具有一定的价值(图 3-5-2-2);②ASC 多侵犯周围邻近结构,包括局部浸润、血管受侵和淋巴结转移,较具特异性的影像学表现是"小病灶、大转移",即胰腺本身病灶较小而转移灶较大;对于血管侵犯,Toshima 等指出门静脉系统癌栓较常见;对于淋巴结转移,Boyd 等在包含 415 例 ASC 的研究中指出,ASC 较 PDAC 更易发生淋巴结转移。

【诊断要点】

术前诊断胰腺 ASC 较难,主要依靠病理检查。ASC 中鳞癌成分易发生坏死,影像表现为肿瘤中央液化坏死区,且肿瘤腺细胞分泌黏液,病灶可见大囊样低密度或水样信号及强化厚壁;另外,如果胰腺本身病灶较小,早期转移,联合上述征象,需要考虑到 ASC 的可能。

【鉴别诊断】

1. **胰腺导管腺癌** 乏血供肿瘤,增强扫描一般为弱强化,坏死、囊变较少见,常引起胰管扩张。对于囊变的 PDAC,影像学鉴别较困难。

2. **假性囊肿** 常有胰腺炎病史或胰腺外伤史、手术史,另外,假性囊肿无恶性肿瘤的局部浸润、远处转移等征象。

3. **浆液性囊腺瘤** 由单个大囊构成,或多个小囊组成,大多直径≤2cm,囊壁薄、均匀,边缘光滑,中央星形或放射状结缔组织,可有病灶中央和囊壁钙化。

4. **黏液性囊腺癌** 可有强化的分隔和壁结节,胰管扩张较明显。

5. **分支胰管型导管内乳头状黏液肿瘤(BD-IPMN)** 多为胰头或钩突部多囊性病灶,囊内充满

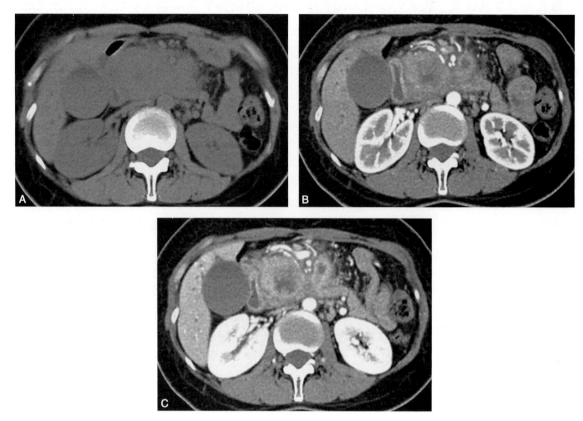

图 3-5-2-1　胰腺腺鳞癌的 CT 表现
A. CT 平扫示胰头等或稍低密度肿块；B、C. 增强后肿块中心液化坏死，实性成分为弱强化

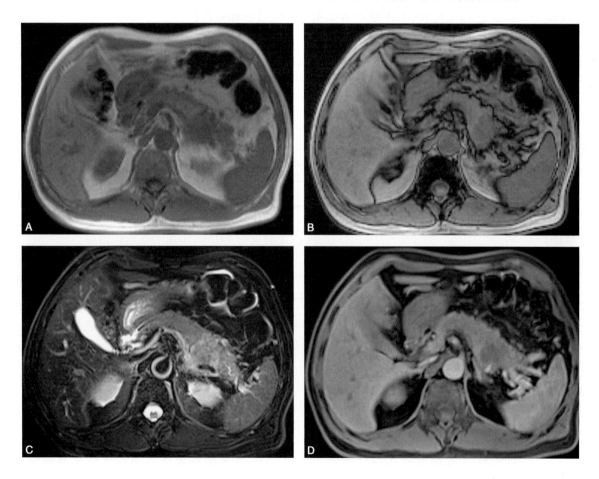

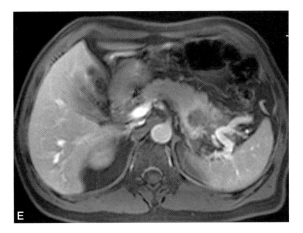

图 3-5-2-2　胰腺腺鳞癌的 MRI 表现

A、B. 同、反相位 T_1WI 示肿块呈稍低 T_1 信号影;C. T_2WI 上肿块呈稍高 T_2 信号;D、E. 动脉
期、门静脉期增强图像示肿块边缘环形强化,门静脉期强化较明显

黏液(密度较高),伴有主胰管、副胰管或胰管分支的扩张,病灶与扩张的胰管间的交通为特异性征象。

二、胰腺黏液性非囊性癌

【概述】

胰腺黏液性非囊性癌(pancreatic mucinous non-cystic carcinoma,PMNC),又名胰腺胶样癌(colloidal carcinoma of pancreas),是一种较罕见的胰腺恶性肿瘤,占胰腺恶性外分泌肿瘤的 1%~3%,以往常将该肿瘤归为胰腺导管腺癌的一种亚型。PMNC 肿瘤内存在边界清楚的黏液池,其中漂浮着散在成束、成条或单个的肿瘤细胞,黏液池区域占肿瘤体积的 50%以上。据文献报道,PMNC 常起源自胰腺导管内乳头状黏液瘤,与导管腺癌相比预后明显较好,可能是由于黏液池具有屏障作用,阻碍了肿瘤细胞的扩散。PMNC 临床症状不具有特异性,主要有腹痛、梗阻性黄疸等。目前 PMNC 的治疗方法与导管腺癌相同,首选手术切除治疗。

【影像检查技术优选】

影像检查技术包括:①CT 和 MRI 可以用于 PMNC 的诊断,并且能够为治疗方案的确定提供更好的帮助;②细针穿刺活检可能会破坏黏液池的屏障作用,并且由于黏液的黏着效应容易造成肿瘤沿针道扩散,因此应慎重考虑是否采用穿刺活检。

【影像学表现】

影像学表现包括:①平扫 CT 上表现为类圆形或分叶状稍低密度肿块,肿块内可见大片囊变区域。增强扫描肿块呈边缘强化,内可见分隔强化;②PMNC 在 MRI 上表现为混杂信号肿块,T_1WI 序列呈等信号,T_2WI 序列呈高信号并可见"椒盐征"或呈多房囊性,肿块边界清楚。MRCP 序列上部分肿块呈高信号,部分可见远端胰管扩张,肿块与扩张主胰管无相连通道显示。增强扫描肿块表现为肿瘤边缘的渐进式强化以及肿瘤内分隔强化。

【诊断要点】

由于 PMNC 与导管腺癌预后差异较大,因此术前诊断比较重要,但是由于肿瘤特性所限,术前的细针穿刺活检应用受限。PMNC 具有大范围的囊变区域,边界清楚,囊变区域内可见细小分隔,通过以上特征,在 CT 和 MRI 已能够很好地鉴别 PMNC 与导管腺癌。

【鉴别诊断】

1. **胰腺导管腺癌**　为乏血供肿瘤,一般无明显强化,坏死囊变较少见,常引起胰管扩张。

2. **黏液性囊腺瘤**　在影像上较难鉴别,两者均可有多个强化的分隔和内部实性结节,增强后囊壁、房间隔、壁结节可见强化。

3. **浆液性囊腺瘤**　由单个大囊构成,或多个小囊组成,直径大多≤2cm,囊壁薄、均匀,边缘光滑,中央星形或放射状结缔组织,可有病灶中央和囊壁钙化,MRI 可见典型的 T_1WI 低信号,T_2WI 高信号。

4. **胰腺导管内乳头状黏液肿瘤(IPMN)**　胰头或钩突多囊性肿块,囊内充满黏液(密度较高),伴有主胰管、副胰管或胰管分支的扩张。MRI 能清晰显示囊肿与扩张的胰管间有异常交通。

三、胰腺肝样腺癌

【概述】

肝样腺癌(hepatoid adenocarcinoma,HAC)为一种罕见的肝外原发肿瘤,年发病率为(0.58~0.83)/亿人,好发于胃,预后较差。胰腺肝样腺癌(pancreatic hepatoid adenocarcinoma,PHAC)由 Hruban 等在

1987 年首次报道。PHAC 曾有多种名称,包括胰腺肝样癌、胰腺异位肝细胞肝癌、胰腺癌肝样变性、胰腺原发性肝细胞肝癌和伴有肝样分化的胰腺肿瘤。目前胰腺肝样腺癌的起源存在两种假设:肝样腺癌来源于胰腺内异位肝组织的恶变;由于胰腺与肝脏均起源自胚胎时期的前肠内皮细胞,胰腺多能干细胞抑制细胞向肝脏细胞分化的功能紊乱导致了肝样腺癌。

PHAC 肿瘤细胞形态及免疫组化表现与肝细胞肝癌类似,但是肿瘤组织内常伴有其他类型组织,比如神经内分泌肿瘤或导管腺癌组织。肿瘤大体标本常呈分叶状肿块,据文献报道大小可在 1~11cm 之间,切面呈灰绿色。

PHAC 无特异性临床症状,肿瘤位于胰头颈区域时患者可因肿瘤较大压迫周围组织产生上腹痛、黄疸或呕吐等症状。肝样腺癌常伴有血清甲胎蛋白(AFP)水平的升高。

【影像检查技术优选】

关于 PHAC 的报道较少,涉及影像学表现的文献更少。

影像检查技术包括:①CT 和 MRI 可以很好评估 PHAC 的大小、形态、密度或信号以及强化方式等特征,同时可以评估与胰周结构的关系,也能评估淋巴结和远处转移的情况;②超声及 CT 引导下经腹细针穿刺活检有利于提高 PHAC 术前诊断准确率。

【影像学表现】

CT 平扫可见病灶较大,呈分叶状,边界清楚,一般为实性软组织密度。根据位置不同可有远侧胆管或胰管扩张等间接征象。增强扫描,动脉期肿块明显不均匀强化,门脉期强化程度降低,强化方式与肝细胞肝癌相仿。MRI 上病灶可由于脂质沉积表现为反相位上信号降低。常伴有淋巴结转移,可在胰周发现增大淋巴结。

【诊断要点】

术前诊断 PHAC 较难,主要依靠病理检查。PHAC 常伴有血清 AFP 水平升高,但由于胰腺导管腺癌、胰腺神经内分泌肿瘤和胰腺未分化癌中也可伴有 AFP 水平升高,故 AFP 升高不能够作为诊断 PHAC 的特异性指标,但是能够提示 PHAC 的可能。PHAC 肿瘤细胞与肝细胞肝癌细胞形态类似,其强化方式类似于肝细胞肝癌的"快进快出"。PHAC 可有脂肪沉积造成 MRI 反相位序列图像上信号降低。

【鉴别诊断】

1. 胰腺导管腺癌　为乏血供肿瘤,一般无明显

强化,常见周围侵犯及淋巴结转移。

2. 胰腺神经内分泌肿瘤　在影像上较难鉴别,功能性胰腺神经内分泌肿瘤常伴有血清内其他内分泌激素的升高。一般无 AFP 升高。

3. 胰腺实性假乳头肿瘤　多见于青年女性,肿块常有包膜、边界清晰,常见囊变、瘤内出血,增强后呈渐进性强化。

四、胰腺髓样癌

【概述】

胰腺髓样癌(medullary carcinoma of the pancreas,MCP)是一种罕见的胰腺恶性肿瘤,1998 年由 Goggins 等首次报道,WHO 分类标准将 MCP 归为胰腺导管腺癌的一种亚型。MCP 是一种低分化肿瘤,常合并大范围坏死,肿瘤细胞呈合胞体样增殖,肿块边界呈推挤样改变。目前对于 MCP 的病理特征及发病机制研究较少,但是文献报告部分肿瘤发生于 Lynch 综合征患者,常常合并有 K-ras 基因突变及微卫星不稳定性(MSI)。MCP 临床症状无特异性,主要有腹痛、梗阻性黄疸等。目前对于 MCP 的治疗方法与导管腺癌相同,主要治疗手段为手术及放化疗。

【影像检查技术优选】

关于 MCP 的报道较少,涉及影像学表现的文献仅见一篇个案报道。

CT 和 MRI 可以很好评估肿瘤大小、位置及周围侵犯情况,对于治疗方案的制订有很大帮助。

【影像学表现】

MCP 表现为实性肿块,可由囊性病灶恶变后形成,边界模糊,可伴有远端胰管扩张,多有周围侵犯,可见增大淋巴结。

【诊断要点】

目前对于 MCP 报道较少,影像诊断要点不详。病理学诊断为主要确诊手段。

【鉴别诊断】

目前对于 MCP 报道较少,需与其他胰腺肿瘤相鉴别。

五、胰腺印戒细胞癌

【概述】

印戒细胞癌(signet-ring cell carcinoma,SRCC)在胰腺肿瘤中十分罕见,在胰腺癌中占比少于 1%。超过 96% 的 SRCC 原发于胃,乳腺、胆囊及结肠的 SRCC 也有报道。SRCC 肿瘤因细胞胞质内黏液液泡增多增大推挤细胞核至细胞边缘,因形似戒指而

得名。上述形态细胞在肿瘤中占比超过50%则被诊断为SRCC。胰腺印戒细胞癌（pancreatic signet-ring cell carcinoma，PSRCC）临床症状无特异性，主要有腹痛、腹胀伴食欲不佳等。实验室检查可见CA19-9及CEA同时升高。目前，手术切除是唯一可治愈PSRCC的手段，但尚无证据表明化疗对不可切除的PSRCC或术后辅助性治疗是否有效。PSRCC预后较差。

【影像检查技术优选】

关于PSRCC的报道较少，涉及影像学表现的文献极少。

其影像学检查可选：①CT和MRI可以很好评估PSRCC的大小、形态、密度或信号，同时可以评估与胰周结构的关系，也能评估淋巴结或远处转移的情况；②超声、CT引导下经腹细针穿刺活检，有助于提高PSRCC术前诊断准确率。

【影像学表现】

PSRCC多为边界不清、密度不均的乏血供肿块（图3-5-2-3），影像学表现与导管腺癌类似，多有周围邻近结构的侵犯，包括局部浸润、血管受侵和淋巴结转移。

【诊断要点】

依靠影像学手段鉴别诊断PSRCC与胰腺导管腺癌较难，主要依靠病理检查，查见印戒样细胞则可以进行病理类型的诊断。

【鉴别诊断】

1. **胰腺导管腺癌** 在影像上较难鉴别，多为乏血供肿瘤，一般无明显强化，坏死囊变较少见，常引起胰管扩张。

2. **胰腺神经内分泌肿瘤** 常为富血供肿瘤，动脉期明显强化，与胰腺腺泡细胞癌有明显区别。

3. **胰腺实性假乳头状肿瘤** 多见于青年女性，肿块常有包膜、边界清晰，常见囊变、瘤内出血，增强扫描呈渐进性强化。

六、胰腺未分化癌

【概述】

胰腺未分化癌（pancreatic undifferentiated carcinoma，PUC）为一种较罕见的胰腺外分泌上皮性肿瘤，属于胰腺导管腺癌的一种少见亚型，约占胰腺恶性外分泌肿瘤的2%。PUC曾有多种命名，包括肉瘤样癌、多形性癌、多形巨细胞癌及间变性癌等。2000

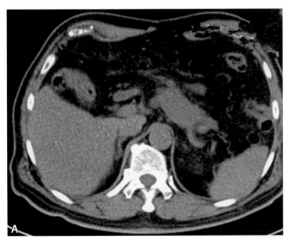
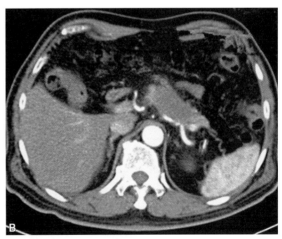
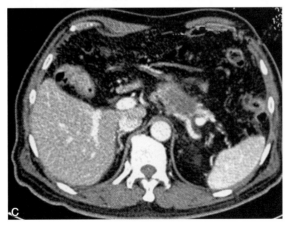

图 3-5-2-3 印戒细胞癌的 CT 表现
A. 胰体稍低密度肿块影；B. 肿瘤强化稍低，较均匀；C. 门静脉期肿瘤强化仍低于正常实质，与PDAC难以鉴别

年 WHO 细分为 UC 及伴有破骨细胞样巨细胞的未分化癌。PUC 多发于老年患者,无特异性临床症状及实验室检查指标,患者可有体重减轻、上腹痛、恶心及呕吐等症状。PUC 具有极强的侵袭性,其生长速度及远处转移较快,就诊时通常已无手术机会,且对于放化疗不敏感,预后较导管腺癌更差,3 年生存率约 3%。

【影像检查技术优选】

CT 和 MRI 可以很好地评估 PUC 的大小、形态、密度/信号以及周围侵犯情况,对于治疗方案的选择有决定性作用。

【影像学表现】

CT 平扫多为形态较规则、边界清晰的囊实性肿块,包膜完整,肿瘤密度欠均匀,增强后肿瘤动脉早期强化(图 3-5-2-4),静脉期及延迟期强化程度下降不明显,呈"快进慢出型"。MRI 表现为混杂信号,DWI 呈混杂稍高信号。早期文献报道 PUC 常伴有多个巨大的淋巴结,但是近期文献中未见提示。

【诊断要点】

术前诊断 PUC 较难,主要依靠病理检查。PUC 有其相对特异的"快进慢出型"强化方式,对于鉴别诊断有一定意义。目前的影像学检查手段能够评估周围侵犯、淋巴结转移及远处转移,PUC 的准确分期对于之后的治疗能够起到辅助作用。

【鉴别诊断】

1. **胰腺导管腺癌**　为乏血供肿瘤,一般无明显强化,坏死囊变较少见,常引起胰管扩张。

2. **胰腺神经内分泌肿瘤**　常为富血供肿瘤,动脉期明显强化,血清检查部分可伴有内分泌激素升高。

3. **胰腺实性假乳头状肿瘤**　多见于青年女性,肿块常有包膜、边界清晰,常见囊变、瘤内出血,增强后呈渐进性强化。

4. **胰腺淋巴瘤**　多见于中年患者,胰腺炎及黄疸症状少见,肿瘤实质强化均匀,常伴有全身其他部分肿大淋巴结。

5. **胰腺黏液性囊腺瘤**　为癌前病变,可有多个强化的分隔和内部实性结节,增强后囊壁、房间隔、壁结节可见强化。

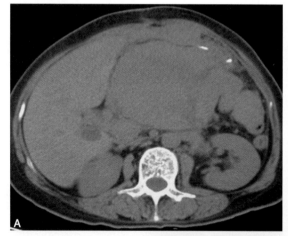
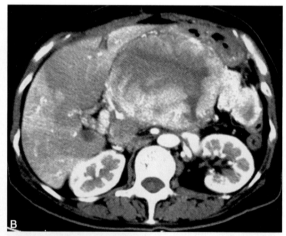
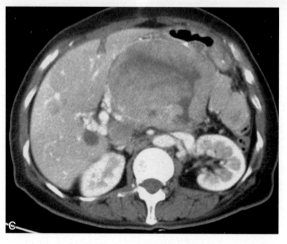

图 3-5-2-4　未分化癌的 CT 表现

A. CT 平扫示胰腺巨大软组织密度肿块影;B. 动脉期明显不均匀强化;C. 门静脉期肿瘤强化稍减低

七、伴破骨细胞样巨细胞的未分化癌

【概述】

伴破骨细胞样巨细胞的未分化癌(undifferentiated carcinoma with osteoclast-like giant cells,UCOGC)是胰腺导管腺癌的特殊亚型,占胰腺恶性肿瘤比例不足1%,多见于中老年。有研究显示,UCOGC与吸烟、嗜酒的相关性不大。患者早期常无明显症状,部分可表现为腹痛、体重减轻及腹部包块。由于UCOGC早期诊断困难,且有较强的侵袭性,其预后较差,多数患者生存时间不足1年,但优于胰腺导管腺癌(PDAC),目前文献报道的UCOGC术后最长生存时间达15年。UCOGC可同时伴发PDAC,单纯UCOGC患者较伴发PDAC的UCOGC患者总体存活时间长。

【影像检查技术优选】

近年来随着影像学技术、病理学诊断水平不断提升,此类病例报道逐年增多,其影像学检查选择如下:

1. **超声检查** UCOGC的超声影像无特异性,多为胰腺头部或体、尾部低回声肿块影,但基本无助于UCOGC的特异性诊断。通过超声造影一定程度上可了解肿瘤的血供,可与胰腺癌相鉴别,具有一定的初步诊断作用。

2. **内镜超声(EUS)** EUS能够有效减少胃肠道气体伪影的干扰,可较好地显示肿瘤与胰腺的关系,在胰腺疾病诊断中具有重要作用。与PDAC的均匀低回声表现相反,EUS下UCOGC表现出明显异质性,在同一病灶内有界限分明的高、低回声区,其形态多不均匀,边界不清,胰管扩张不明显。

3. **CT或EUS引导的细针穿刺活检(FNA)** FNA是一种有效、准确的肿瘤细胞学诊断方法,有利于UCOGC的术前明确诊断。但大量文献报道,术前FNA可增加并发症的发生率,应注意选择合适的病例进行FNA。

4. **CT和MRI检查** CT和MRI可显示肿瘤的位置、大小、与毗邻组织的关系及转移等情况,有助于该病的检查与诊断,也可用于判断肿瘤可切除性的评估。

5. **PET-CT或PET-MRI** UCOGC为恶性肿瘤,其代谢明显增高,^{18}F-FDG PET-CT具有一定的诊断作用。由于MRI可以提供更好的解剖学细节,^{18}F-FDG PET-MRI比PET-CT更有助于诊断UCOGC。

【影像学表现】

据文献报道,UCOGC为富血供肿瘤,在组织学上与骨巨细胞瘤相似,其生长速度快,发现时肿瘤体积通常较大,其影像学表现如下:①好发于胰腺体、尾部,边界较清,多呈囊实性,易发生瘤内出血、坏死,瘤内可见分隔。肿瘤常侵犯周围组织,但相对于PDAC,其远处转移较少见。典型的UCOGC表现为实性部分动脉期强化,门静脉期持续强化,主胰管偶有轻度扩张,胰腺远端组织可有萎缩;②MRI肿瘤多呈混杂信号(图3-5-2-5),增强扫描后肿瘤包膜和瘤内分隔强化较明显,肿瘤实性部分轻至中度强化。UCOGC常发生出血,T_1WI可出现斑片状高信号影,另外含铁血黄素沉积也可导致T_2WI出现低信号影。

【诊断要点】

在CT/MRI检查中,UCOGC为不规则实性或囊实性的肿块,常为明显强化,这也表明肿瘤的富血供性质,同时肿块可伴出血与坏死。影像学检查并不能明确诊断,要确诊UCOGC需要进行病理学检查,但当符合上述影像学改变时,应考虑到UCOGC的可能性。

【鉴别诊断】

1. **实性假乳头状肿瘤** 好发于年轻女性,多有完整包膜,与正常胰腺分界清楚,局部浸润少见,可见钙化,瘤内可合并出血。

2. **胰腺导管腺癌囊变** 好发于胰头部,实性部分多为乏血供肿瘤,强化不明显,常见胰管或胆管扩张,较易鉴别。

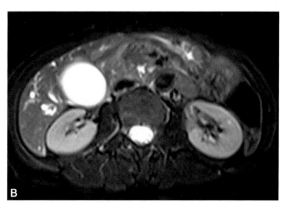

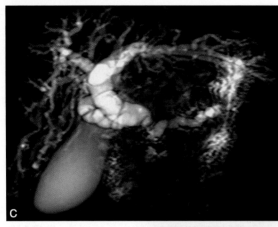
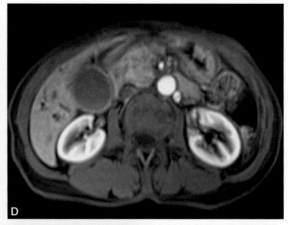
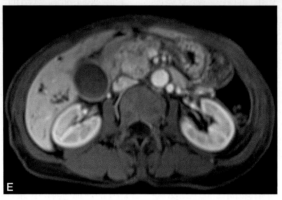

图 3-5-2-5　伴破骨细胞样巨细胞的未分化癌 MRI 表现

A、B. T_1、T_2 信号稍低,显示欠清;C. 胆胰管扩张,呈"双管征";D、E. 增强图像示病灶不均匀强化,与 PDAC 难以鉴别

3. **黏液性囊腺瘤或癌**　多见于中老年女性,可为单囊或多囊,囊内可见分隔,增强后囊壁及分隔强化明显,囊腺癌还可见实性成分强化及侵犯周围结构等征象。

4. **假性囊肿**　常有胰腺炎病史或胰腺外伤史、手术史,另外,假性囊肿无恶性肿瘤的局部浸润、远处转移等征象。

（宋　彬　黄子星　于浩鹏　李　谋）

第三节　胰腺腺泡细胞肿瘤

一、腺泡细胞癌

【概述】

腺泡细胞癌(acinar cell carcinoma,ACC)是一种少见的胰腺外分泌恶性肿瘤,起源于胰腺腺泡细胞与终末分支胰管,其发病率很低,占胰腺肿瘤的 1% ~ 2%,多见于中老年,儿童、青少年亦有少量病例报道,男性发病率较女性高。目前本病发病机制尚不明确,预后差,但较胰腺导管腺癌(PDAC)稍好,其中位生存时间约为 19 个月。大多数 ACC 患者临床表现不典型,包括腹痛、消瘦、恶心或腹泻等非特异性症状,但胆系梗阻较 PDAC 少见。10% ~ 15% 的患者可出现脂酶分泌综合征,即肿瘤细胞分泌过多的血清脂肪酶,临床上表现为发热、皮下脂肪坏死、多关节疼痛及嗜酸性细胞增多等症状。该综合征可为部分患者的首发症状,并可随肿瘤复发而出现。由于该病在临床上罕见,国内外报道较少,临床诊断较为困难。现倾向于将 ACC 视为低度恶性肿瘤,积极手术是 ACC 最有效的治疗方式。

【影像检查技术优选】

其影像学检查方法如下:①CT 及 MRI 可以很好地检出 ACC,但难以明确诊断;②PET-CT 可以检测胰腺 ACC 与转移瘤的高代谢表现;③超声可以检出胰腺 ACC,但无明显的鉴别诊断作用,部分病例报道中,ACC 表现为异质性的低回声肿块;超声引导下的细针穿刺有利于术前确诊。

【影像学表现】

ACC 表现为边界清晰的类圆形肿块,可发生于胰腺的任何部位,以胰头部最为常见,其影像学表现如下:①可见包膜,但侵袭性仍然较强,可以侵犯周围结构,甚至形成癌栓;②体积较大,据文献报道平均直径 7.6 ~ 10.0cm;肿瘤较小时以实性成分为主,较大时常见囊变,可见钙化,出血少见;③增强扫描

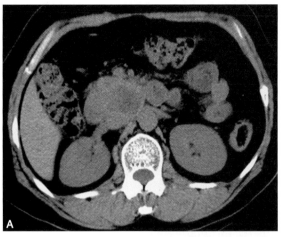
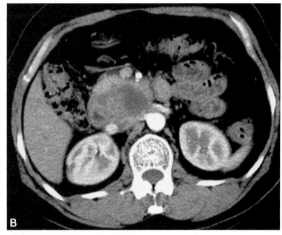
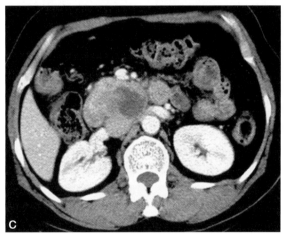

图 3-5-3-1 胰腺腺泡细胞癌的 CT 表现
A~C. CT 示胰腺钩突囊实性肿块,实性成分弱强化,肝内外胆管扩张不明显

大部分肿瘤为乏血供(图 3-5-3-1、图 3-5-3-2),实性成分强化较均一,程度低于周围正常胰腺组织,包膜可见强化;④胰、胆管扩张少见,肿瘤主要为外生性生长,较少浸润胆胰管,以外压性改变为主。

【诊断要点】

影像学检查包括 B 超、CT、MRI、内镜超声等,均难以确诊 ACC,要靠穿刺或术后病理明确诊断,但当符合上述影像学表现时,需要考虑 ACC 的可能性。免疫组化对确诊 ACC 非常有帮助,胰蛋白酶、糜蛋白酶、淀粉酶、脂肪酶免疫组化均可出现阳性,但以胰蛋白酶阳性率高在临床使用较广泛。

【鉴别诊断】

1. **胰腺导管腺癌** PDAC 体积通常比 ACC 小,常见胰胆管扩张,且边界不清,呈浸润性生长。

2. **神经内分泌肿瘤** 常为富血供肿瘤,动脉期明显强化,可与胰腺腺泡细胞癌相鉴别。无功能性神经内分泌肿瘤常较大,可出现囊变、坏死,但周围实性成分强化仍高于胰腺正常组织。

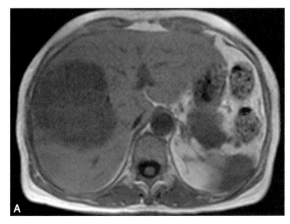
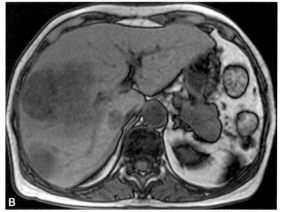

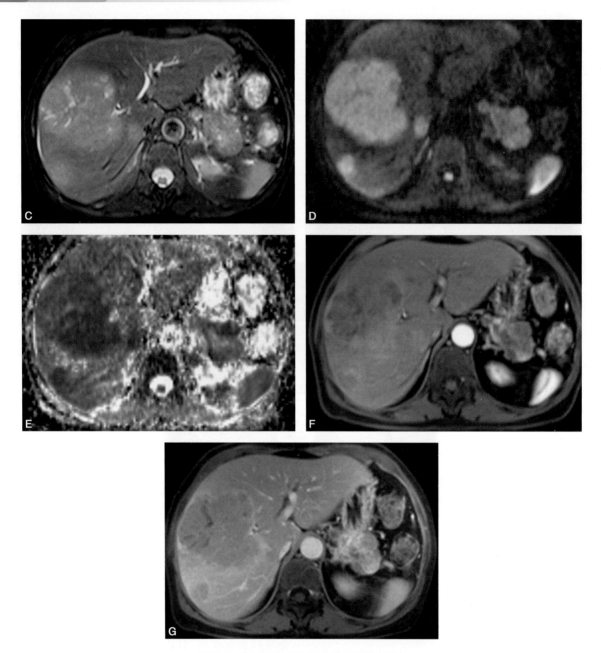

图 3-5-3-2　胰腺腺泡细胞癌的 MRI 表现

A、B. 病灶呈稍低 T_1 信号影；C. 病灶呈稍高 T_2 信号影；D、E. DWI 和 ADC 图，病灶弥散受限；F、G. 动脉期和门静脉期可见小囊变影，实性成分较均一弱强化；A~G. 肝内多发转移

3. 实性假乳头状肿瘤　多见于青年女性，与 ACC 区别较大。肿块常有包膜、边界清晰，常见囊变、瘤内出血，增强后呈渐进性强化，伴胆胰管扩张少见。

二、腺泡细胞囊腺癌

【概述】

腺泡细胞囊腺癌（acinar cell cystadenocarcinoma，ACCC）是一种十分罕见的胰腺外分泌肿瘤，为腺泡细胞腺癌的一种变异类型，其癌细胞具有腺泡细胞的特点。目前国内外文献报道病例约 10 例，其症状主要为腹部包块、上腹痛等非特异性症状，仅 1

例出现了血清脂肪酶、AFP 升高。从少量病案报道来看，ACCC 与胰腺导管腺癌（PDAC）预后差异不显著，平均生存时间约 14.3 个月。目前标准化的治疗策略尚未建立，但在没有远处转移的情况下，手术仍是最佳的治疗方式。

【影像检查技术优选】

其影像检查技术优选如下：①CT/MRI 等可以很好地检出 ACCC，判断肿瘤本身及与周围结构的关系，但难以明确诊断；②超声引导下的细针穿刺有利于术前确诊；③免疫组化可以确认肿瘤起源于腺泡细胞，发现具有特异性的酶（脂肪酶、胰蛋白酶），能够帮助确诊 ACCC。

【影像学表现】

少数的病例报道中，ACCC 通常较大，具有假包膜，可见多房囊性改变。在黄源等的病例报道中，ACCC 于 B 超上表现为低回声团，CT 表现为边界较清的软组织密度肿块，无钙化、胆系扩张等；Aoto 等报道了 1 例 77 岁男性 ACCC 患者，肿块巨大，长径约 12.3cm，增强 MRI 表现为边界清晰的肿块，并呈蜂窝样 T_2 高信号影。

【诊断要点】

当病灶出现上述影像学表现时，需要考虑到 ACCC。但 ACCC 非常罕见，目前影像学表现缺乏足够的证据，仍然需要靠病理学检查确诊。

【鉴别诊断】

1. **黏液性囊腺瘤** 多见于中老年女性，可为单囊或多囊，囊内见分隔，增强后囊壁及分隔强化明显。

2. **胰母细胞瘤** 肿瘤体积较大、边界较清、有完整或不完整包膜、呈多分叶状，肿块可强化，常伴有区域性钙化、出血、坏死及囊变。

（宋 彬 黄子星 李 谋）

第四节 胰母细胞瘤

【概述】

胰母细胞瘤（pancreatoblastoma，PBL）是一种罕见的胰腺恶性肿瘤，约占胰腺上皮性肿瘤的 0.5%，多见于 10 岁以下儿童，成人较少见，平均发病年龄约 4 岁，为最常见的儿童胰腺肿瘤。其病因尚不清楚，但据报道与遗传综合征有关，如家族性腺瘤性息肉病和脐膨出-巨舌-巨体综合征。PBL 临床症状多不典型，包括腹部肿块、腹痛、黄疸等，其中成人 PBL 多为偶然发现的腹部包块。儿童 PBL 生长相对较慢，发现时肿瘤通常较大，若未发生转移，手术切除预后较好。该瘤因易侵犯门静脉及属支，最易转移到肝，肝转移后则预后较差。

【影像检查技术优选】

据文献报道，PBL 影像学检查选择如下：①PBL 多由彩超发现，表现为异质性肿块，有时可见点状增强及血流信号，部分可见液化坏死；②CT 和 MRI 影像学检查可提示肿瘤的位置、大小、毗邻组织的关系及转移情况，可用于评估有无手术切除的指征，但仍需病理确诊；③超声或 CT 引导下细针穿刺活检和 ERCP 刷检 PBL 的组织病理学与相关免疫组化有助于确诊。

【影像学表现】

影像学表现包括：①CT 表现为体积较大的囊实性肿块，常有包膜，边界清晰，有分隔，多伴有坏死、出血、钙化。钙化可表现为沙砾状钙化，"分叶征""分隔强化"是胰母细胞瘤较特征的表现；②MRI 表现为 T_1WI 上呈低到中等信号，与脾接近，在 T_2WI 上呈较脾略低的高信号。MRI 更有利于显示肿瘤包膜及坏死囊变区，增强后动脉期显示包膜快速强化，廓清较慢，肿瘤内部坏死区不强化。

【诊断要点】

根据临床表现、影像学特征尚不能明确诊断 PBL，诊断主要依靠病理检查。尽管缺乏足够特征性的影像学改变，但当见到儿童胰腺巨大肿块，伴瘤内钙化和肝脏转移灶时，应考虑到该病的可能。

【鉴别诊断】

1. **实性假乳头状肿瘤** 发病患者群年龄较 PBL 稍大，其影像学表现为境界清楚的乏血供囊实性肿块，易出血和囊变，可伴有钙化。

2. **导管腺癌** 主要见于成年人，钙化、坏死和出血比较少见。PDAC 属乏血供肿瘤，增强后肿块轻度强化或强化不明显，常伴胰周血管受累及肝脏转移。

3. **胰岛细胞瘤** 为富血供肿瘤，在动态增强的早期明显强化，临床表现和内分泌检查也有助于鉴别。

4. **胰腺转移瘤** 可单发、弥漫性或多灶性分布，常可在其他部位找到原发灶。

（宋 彬 黄子星 于浩鹏）

第五节 胰腺混合性癌

【概述】

胰腺导管腺癌及其变型为最常见的胰腺癌类型，占 80%～90%，除此以外，胰腺癌还可以出现多种成分，即混合性癌，包括混合性导管-神经内分泌癌、混合性腺泡-神经内分泌癌、混合性腺泡-导管-神经内分泌癌及混合性腺泡-导管癌。病理诊断时，应当分别进行组织学分级，每种成分的比例须大于 30%，才可诊断为胰腺混合性癌。大部分病例只有免疫组化能辨别肿瘤细胞的多向分化。目前发现的混合性癌病例甚少，很难对其临床特点、生物学行为、治疗原则和预后做准确评估。

1. **混合性导管-神经内分泌癌** 混合性导管-神经内分泌癌曾被称为混合性外分泌-内分泌肿瘤。

该肿瘤的特征是在原发肿瘤及其转移灶中可见混合的导管细胞和神经内分泌细胞,根据定义,神经内分泌细胞必须占肿瘤组织 30% 以上。导管样分化的定义是可以产生黏液并且导管类标记物(如 CEA)阳性,神经内分泌细胞的特征是神经内分泌标记物阳性和/或有激素产物;混合性导管-神经内分泌癌在胰腺癌中非常罕见,其生物学行为取决于外分泌成分。

2. 混合性腺泡细胞癌 约 40% 的腺泡细胞癌中可见散在的神经内分泌细胞,很多病例中同时可以见到少量导管成分,需要做免疫组化染色确定每种成分的多少,当导管或神经内分泌成分超过 30% 时,可以诊断混合性癌,其中含有三种细胞来源混合癌,即混合性腺泡-神经内分泌-导管癌极为罕见。虽然形态学上肿瘤的不同区域可显示腺泡、导管或内分泌分化,但大多数区域具有介于两或三者之间的特征,并且免疫组织化学显示腺泡标志物、导管标志物或内分泌标志物阳性的细胞混合存在。多数情况下这些肿瘤以腺泡细胞为主,称为混合性腺泡-神经内分泌癌、混合性腺泡-神经内分泌-导管癌以及混合性腺泡-导管癌。

【影像检查技术优选】

其影像学检查优选如下:①CT 和 MRI 影像学检查可提示肿瘤的位置、大小毗邻组织的关系及转移情况,有助于该病的诊断;②超声或 CT 引导下细针穿刺活检肿瘤组织病理学与相关免疫组化有助于确诊。

【影像学表现】

1. 胰腺导管腺癌影像学表现 为乏血供肿瘤,在 CT 平扫呈稍低密度或等密度,在 T_1WI 呈低或等信号,T_2WI 信号接近或稍高于周围正常胰腺组织,部分肿瘤局部可有黏液分泌,使得在 CT 上肿块内出现更低密度区,T_2WI 上肿块呈高信号;增强扫描时呈轻度强化,而正常胰腺组织强化明显且密度均匀;常合并胰、胆管扩张。

2. 腺泡细胞癌影像学表现 胰腺腺泡细胞癌表现为实性或以实性为主伴不同比例低密度成分的肿瘤,体积较大,多为类圆形、边界清楚,可有连续完整的包膜,内部偶可见出血、钙化,胆胰管扩张少见。多期增强扫描肿瘤的实性成分强化程度均低于同期周围正常的胰腺组织,包膜强化较明显是胰腺腺泡细胞癌最具特征性的表现。

3. 神经内分泌肿瘤影像学表现 绝大多数是为富血供,平扫多为等密度,增强呈明显强化,强化

程度较正常胰腺组织高。在 MRI 上,T_1WI 呈低信号,T_2WI 呈高信号。脂肪抑制 T_1WI 增强动态扫描呈明显持续强化。无功能性神经内分泌肿瘤密度可均一,等于或低于正常胰腺密度,也可表现为等密度肿块内含有低密度区,少数可见钙化。增强 CT 检查,可呈均匀或不均匀强化,密度可低于、等于或高于正常胰腺。

胰腺混合性癌的影像学表现取决于癌组织中的不同成分和几种成分的比例,以及不同组织成分的排列构成方式,因而,影像学表现的差异比较大,影像学检查的目的在于明确肿瘤位置、大小、邻近组织侵犯和远处转移情况,确定肿瘤是否可切除以及术后随访。因此,影像学检查可为其定性、定位诊断提供依据,而病理检查是确诊的主要方法。

【诊断要点】

影像学检查难以确诊胰腺混合性癌,需要依靠病理学检查,但临床上术前很难获得病理诊断,有时即使获取肿瘤组织,判定良恶性及细胞来源仍然困难。

【鉴别诊断】

1. 单纯的胰腺腺泡细胞癌、胰腺导管细胞癌和胰腺神经内分泌肿瘤 其各自的特征性影像表现如前所述,影像上鉴别较困难,需依靠病理学和免疫组化。

2. 胰腺实性假乳头状瘤 为境界清楚的乏血供囊实性肿块,易出血和囊变,可伴有钙化。

3. 胰母细胞瘤 CT 表现为体积较大的囊实性肿块,常有包膜,边界清晰,有分隔,多伴有坏死、出血、钙化。沙砾状钙化、"分叶征"、分隔强化是胰母细胞瘤较特征的表现。

(宋 彬 黄子星 于浩鹏)

第六节 浆液性囊腺瘤

【概述】

胰腺浆液性囊腺瘤(serous cystadenoma,SCA)属于胰腺外分泌部肿瘤,较黏液性囊腺性肿瘤少见,占胰腺肿瘤的 1%~2%,约占胰腺囊性肿瘤的 1/3。以往传统观点认为浆液性囊腺瘤为良性肿瘤,无恶性倾向,但有研究指出微囊型浆液性囊腺瘤极少部分可发生恶变,而寡囊型囊腺瘤则无明确的恶变依据,也有学者认为浆液性囊腺癌是一种独立的肿瘤类型,并非从浆液性囊腺瘤发展或恶变而来。浆液性囊腺瘤与浆液性囊腺癌在组织学以及临床表现方面

很难区分，一般当病变出现局部浸润、侵及周围脏器或有远处转移时应考虑其为恶性。目前临床上对浆液性囊腺瘤的治疗意见较为统一，无症状患者在确诊后可采取长期随访的方式，不必手术切除；当影像检查发现恶性征象或肿瘤较大引起症状时，应该采取相应治疗；当寡囊型及实性型囊腺瘤影像表现不典型时，容易误诊，从而导致不必要的手术，因此，综合影像诊断尤为重要。

胰腺浆液性囊腺瘤是由分泌浆液的无异型性上皮细胞构成的良性肿瘤，以老年女性多见，男性与女性之比约为 1∶4.5，发病平均年龄约为 60 岁，通常单发，偶有多发。1/3～1/2 的浆液性囊腺瘤患者无临床症状，由影像学检查偶然发现；部分患者可出现腹部不适，主要为肿瘤体积增大引起邻近结构压迫所致的相关表现；也有部分患者可扪及肿块。浆液性囊腺瘤患者通常伴有糖尿病，可能是由肿瘤破坏胰岛细胞引起，但目前尚无定论。目前认为本病通常为良性，罕有恶变的个案报道，如果影像表现典型，患者年老，无症状，可以不必手术切除，长期随诊观察，但对于较大的出现压迫症状的肿瘤应行手术切除。当肿瘤出现明显的外侵和远处转移时要警惕恶变的可能，浆液性囊腺癌生长亦较缓慢，经手术切除后预后较好。

浆液性囊腺瘤多发生在胰头，但很少引起黄疸，直径 1～25cm，平均约 7cm。2010 版 WHO 病理学分型将浆液性囊腺瘤分为五型：微囊型、寡囊型、实性浆液性肿瘤、von Hippel-Lindau（VHL）综合征相关的浆液性囊腺瘤以及混合性浆液性-神经内分泌肿瘤。其中以微囊型最为常见，占 70%～80%。浆液性囊腺瘤如无特别说明，则特指微囊性浆液性囊腺瘤（serous microcystic adenoma of pancreas，SMAP），其表现为多房性小囊，剖面见许多直径为 2～15mm 的小囊，呈蜂窝状，其边界清晰，肿瘤表面可有分叶，偶见肿瘤中心有星状纤维瘢痕及钙化；寡囊型为单一大囊或多个囊聚合，囊径超过 2cm，边界欠清晰，肿瘤中央无瘢痕，肿瘤直径可达 10～15cm；实性浆液性肿瘤表现为边界清楚的实性结节；VHL 综合征相关的浆液性囊腺瘤和混合性浆液性-神经内分泌肿瘤均发生于 VHL 综合征的患者，病理形态与经典的浆液性囊腺瘤无差异。病理上肿瘤细胞富含糖原，又称富含糖原的囊腺瘤。各型囊内均含有无色清亮的浆液。镜下见囊壁衬以扁平或立方上皮细胞，核小、圆形，无核分裂，胞质透明，胞质内富含糖原，不含黏蛋白。目前研究应用超声内镜引导的细针穿刺对囊液成分分析的研究显示，典型者囊液的淀粉酶、CEA和 CA19-9 均处于低水平。

【影像检查技术优选】

目前，可应用于胰腺浆液性囊腺瘤检出和诊断的影像学检查方法有：超声、CT、MRI、血管造影、PET-CT 检查等。常规超声作为临床最常用的筛查手段，在鉴别囊实性方面具有一定的优势。CT 及 MRI 扫描为最常用的检查方法，前者对评价肿瘤的范围、与周围重要结构的关系及有无淋巴结转移有重要价值，并且对钙化的检出优于 MRI，被认为是胰腺肿瘤的首选检查方法；而 MRI 具有良好的软组织分辨率，对囊壁、分隔及小囊的显示优于 CT，也是目前用于囊腺瘤诊断的重要检查方法。血管造影及 PET-CT 检查在一定程度上有补充诊断的价值，但目前临床应用较少，不推荐作为常规检查。

【影像学表现】

浆液性囊腺瘤根据影像学表现一般可分为微囊型、蜂巢型、少囊型和实性型。

超声检查主要表现为病变部位液性暗区，轮廓清楚，囊壁光滑，与周围胰腺组织有明显的界限。囊腔呈等回声或略强光团，有粗细不等的分隔光带以及等回声漂浮点。超声声像图多因肿瘤内呈多发微小囊性区域，界面多，可呈中、高回声，每个小房的直径多小于 2cm，中央瘢痕有钙化者可有声影；大囊可呈无回声的薄壁囊性改变，无壁内结节。

CT 扫描呈轮廓清楚的分叶状肿块（图 3-5-6-1、图 3-5-6-2），微囊型通常为单发，边界清楚，体积较大，平均直径 6～10cm；多囊型，通常囊腔数目常超过 6 个，每个小囊直径不超过 2cm（直径多为 0.01～0.5cm），薄壁，一般不伴有胰管扩张；肿瘤血供丰富，分隔内有广泛的毛细血管网，增强扫描可见明显强化而呈蜂窝状肿块，动脉期、门静脉期的强化程度与正常胰腺组织相仿，肿瘤壁和内部的囊性结构无强化，分隔可见延迟强化；约 10% 病例可见中央的星状纤维瘢痕及其内星芒状钙化，病变出现钙化，特别是放射状钙化，对本病诊断有特征性意义；有些病例由于小囊过于细小，CT 上可表现为实性肿瘤，此时 MRI 对小囊的显示效果明显优于 CT。寡囊型囊腺瘤相对少见，CT 扫描示典型表现为大于 2cm 的单房或多房分叶状囊性肿瘤，囊腔数目常小于 6 个，病灶多位于胰头，通常囊壁薄、规则，无壁结节，无明显强化，与浆液性微囊性腺瘤相比，钙化罕见。

MRI 示微囊型囊腺瘤呈分叶状（图 3-5-6-3），T_1WI 呈低信号、T_2WI 上可见多发蜂窝状高信号的

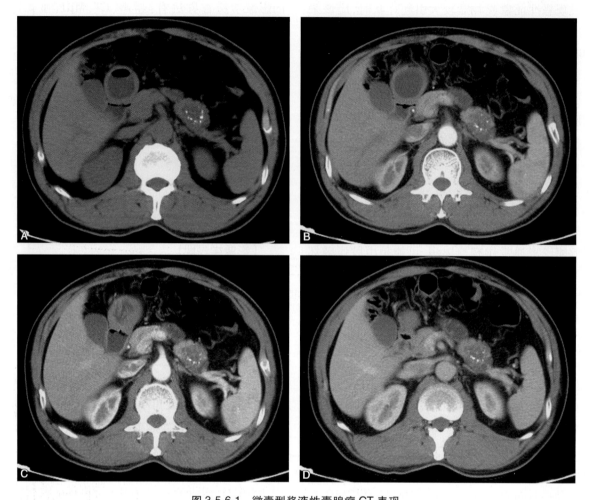

图 3-5-6-1 微囊型浆液性囊腺瘤 CT 表现
A. CT 平扫示胰腺尾部低密度分叶状肿块,内含多房性小囊,肿块内部多发钙化;B~D. 多期增强扫描示多房囊内容物无强化,延迟扫描分隔可见轻度强化

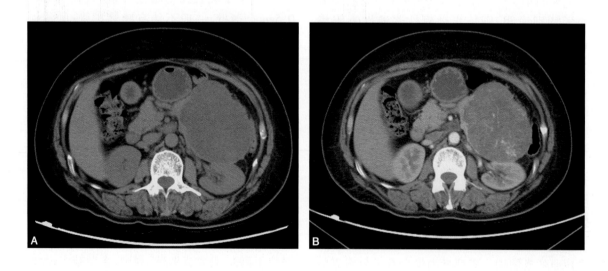

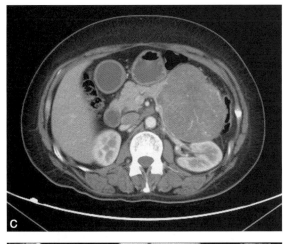
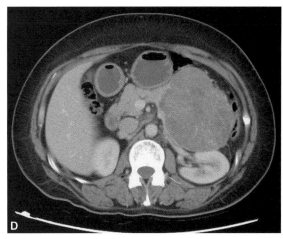
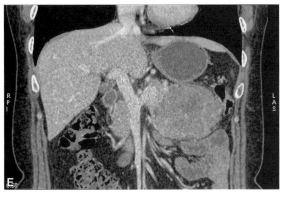

图 3-5-6-2 微囊型浆液性囊腺瘤 CT 表现
A. 平扫 CT 示胰腺体尾部低密度分叶状肿块，边界清晰；B~D. 多期增强扫描显示肿块内部毛细血管网强化，呈蜂窝状强化，而囊性成分未见明确强化；E. 冠状位重建凸显肿块与正常胰腺组织位置关系

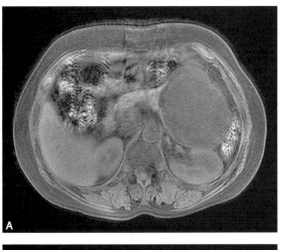
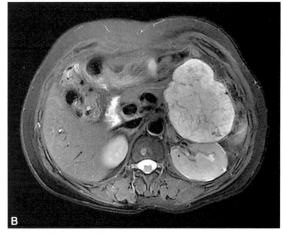
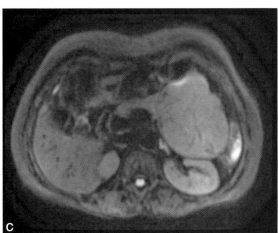
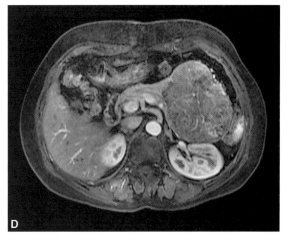

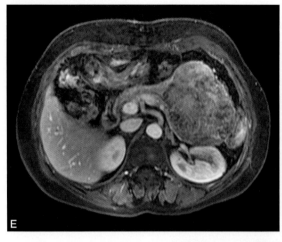
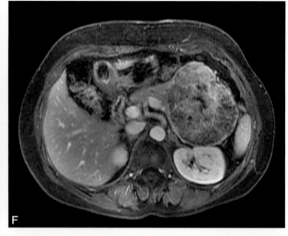

图 3-5-6-3　微囊型浆液性囊腺瘤 MRI 表现
A. T_1WI 示胰腺体尾部低信号分叶状肿块，边界清晰；B. 抑脂 T_2WI 示肿块内部多发蜂窝状高信号小囊腔；
C. DWI 示肿块呈中等信号；D~F. 多期增强扫描肿块内部分隔呈渐进性强化，呈蜂窝状，囊内容物未见明确强化

小囊腔，间隔清晰，囊壁光滑，肿瘤呈微小或多房囊性改变，可见细小分隔，中央可见星状瘢痕及钙化。此外，高场强 MRI 的 T_2WI 抑脂序列能更好地鉴别囊性灶和较厚的分隔或囊壁。动态增强扫描呈中等强化，若延迟期见到中央纤维瘢痕的明显强化，则高度提示胰腺微小囊性肿瘤。寡囊性腺瘤 MRI 影像表现特征为 T_1WI 明显低信号，T_2WI 明显高信号，囊壁的显示 MRI 优于 CT。MRCP 可以显示胆总管或胰管受压移位、被包绕或梗阻，囊腔与胰管间无交通。对于表现不典型的病灶，建议同时采用增强 CT、MRI 等多种影像检查手段，以提高诊断的准确性。

【诊断要点】

1. CT 及 MRI 扫描为最常用的检查方法。

2. 典型影像特征　呈多囊（>6 个）、小囊（直径 0.01~0.5cm），薄壁（<2mm），边界清晰的分叶状囊性肿瘤；CT 可见蜂窝状典型表现，伴钙化，但对小囊显示不如 MRI；MRI T_1WI 呈低信号，T_2WI 上蜂窝状高信号的小囊腔为其特征性表现；MRCP 可显示胆总管或胰管受压移位、被包绕或梗阻，囊腔与胰管间无交通。

3. 对于表现不典型的病灶，建议同时采用增强 CT、MRI 等多种影像检查手段，以提高诊断的准确性。

【鉴别诊断】

1. **胰腺黏液性囊性肿瘤**　肿瘤内部常见较厚的分隔和实性结节，囊较大，一般大于 2cm，数目较少，囊壁厚薄不均，一般厚度大于 3mm，可伴周边钙化、胰管扩张。增强扫描囊壁、房间隔、壁结节可见强化。虽然，肿物的单房或多房性特征对于浆液性囊腺瘤与黏液性囊腺瘤或癌无明确鉴别诊断价值，但是病变最大囊的直径对于两者的鉴别诊断有一定的意义，直径 ≤2cm 倾向于胰腺浆液性囊腺瘤，而 >2cm 更支持黏液性囊腺瘤或癌的诊断。囊壁乳头状实性组织凸起强烈提示为恶性病变。若浆液性囊腺瘤为微囊病灶，各种影像学检查均能明确诊断，但如果为寡囊腺瘤，其表现难与其他胰腺大囊性肿瘤鉴别。

2. **胰腺导管内黏液性肿瘤**　多发生在主胰管及其分支胰管，常为单个囊性肿物节段性或弥漫性侵犯导管，与胰管相通，引起主胰管的节段性或弥漫性扩张，胰腺可重度萎缩。与 CT 相比，MRCP 在诊断导管内肿瘤的敏感性和准确性上更有优势，MRCP 能够清楚显示主胰管的全貌、迂曲扩张的分支胰管及囊性病变。

3. **胰腺假性囊肿**　假性囊肿与胰腺炎、胰腺创伤有关，可为多发性囊肿，但常无多房表现，囊壁厚且不规则，无囊内分隔或囊壁结节。囊内容物淀粉酶增高。

4. **实性假乳头状瘤**　为一种少见的胰腺良性或低度恶性肿瘤，好发于 20~40 岁的年轻女性，以胰体尾部多见，肿瘤单发且体积较大，多呈囊实性，伴出血坏死、钙化及囊性变，边界清楚，有附壁结节或囊实相间，与胰管不相通。增强扫描实性成分动脉期轻度强化，之后持续强化，但强化程度低于周围胰腺实质，囊性部分无强化，病灶压迫周围组织，但无明显浸润。

5. **无功能胰岛细胞瘤**　常发生囊变，多伴出血和/或钙化，动态增强扫描可见实性成分明显强化。

6. **胰腺淋巴管瘤**　为一种极为罕见的胰腺良

性肿瘤,由于先天性淋巴结畸形,淋巴流动受阻并导致淋巴管扩张而形成的肿瘤样畸形,因与 SMAP 均为多房囊性肿物,且发病率均较低,影像学检查难以鉴别,确诊需行病理检查。显微镜下可见淋巴管瘤囊壁内衬单层扁平内皮细胞,糖原染色阴性,纤维间质内可见多少不等的淋巴细胞且可形成淋巴滤泡,通过免疫组化证实因子Ⅷ-R 和 CD3l 阳性,而角蛋白阴性。

(赵心明　马霄虹)

第七节　黏液性囊腺瘤

【概述】

胰腺黏液性囊腺瘤(mucinous cystic neoplasms, MCN)是胰腺最常见的囊性肿瘤,在胰腺外分泌部肿瘤中占 2%~5%,在胰腺囊性肿瘤中约占半数,多发生在胰体、尾部。与浆液性囊腺瘤一般为良性肿瘤不同,黏液性囊腺肿瘤一般被认为是恶性或潜在恶性的肿瘤,一经诊断,只要条件允许,均应行外科根治性切除术。手术方案的选择应根据肿瘤大小、部位、与主胰管的关系以及患者的一般情况来综合考虑。因此,术前诊断对临床制订合理的治疗方案至关重要。恶性前病变的患者术后可以长期无瘤生存,甚至无需随访;而归于恶性的肿瘤则需要术后进一步的辅助治疗,并且每半年行 CT 或 MRI 检查检测有无复发及远处转移。

黏液性囊腺瘤常单发,多位于胰体、尾部(>95%),胰头部很少受累,发生于胰腺头部时需警惕恶变倾向。黏液性囊腺瘤绝大多数见于中年女性,女性发病率明显高于男性,约占 95% 以上;而男性的发病年龄高于女性,男女平均发病年龄分别为 66 岁和 47 岁。

肿瘤直径小于 3cm 者多无症状,多为体检偶然发现;而较大肿瘤由于对邻近结构的压迫可出现相应的临床症状,临床表现常较隐匿且无特异性,如腹胀、腹部不适、体重下降等,有时可于腹部直接触及包块,17%~40% 的患者可合并有糖尿病。该肿瘤的恶性度较低,如能完全切除,非侵袭性黏液性肿瘤的 5 年生存率可达 94.7%~100%,侵袭性黏液性肿瘤者 5 年生存率为 57%~62.5%。血清 CA19-9、CEA 的明显升高可提示为黏液性囊腺癌(70%~100%)。

胰腺黏液性囊腺类肿瘤大体病理显示肿瘤较大,直径为 2~30cm,平均 13cm,其恶性风险为

10%~17%,其中肿瘤直径>8cm 者多为恶性。肿物表面光滑,剖面可见单房或多房,囊壁为透明变性的纤维结缔组织,囊内有分隔,有结节自囊壁向腔内突入,结节直径可达 1~7cm;囊内充满浑浊稠厚黏液,呈棕色或有出血。由于囊腔较大,又称为大囊性囊腺性肿瘤。镜下可见囊壁为高柱状细胞,分泌黏液,有致密卵巢样基质,常形成乳头状结构。一般认为黏液性囊腺瘤和黏液性囊腺癌为病变发展的两个阶段,当镜下可见明显异型细胞构成的瘤巢时可做出胰腺黏液性囊腺癌的诊断。MCN 分为三个亚型:MCN 伴低或中等级别异型增生;MCN 伴高级别异型增生;MCN 伴浸润性癌。绝大多数为良性病变,但仍约 20% 可进展为癌。

【影像检查技术优选】

超声、超声内镜、CT、MRI 等检查对其诊断具有重要意义,由于黏液性囊腺类肿瘤一般较大,各种影像学检查方法的检出率并无较大差异,经腹超声对胰腺囊腺肿瘤的诊断准确性略低(约 50%),而内镜超声可以提高诊断准确性并较好地显示囊内分隔及壁结节情况。

各种检查方法中,CT 检查被认为是诊断此类疾病的首选检查方法,不仅可以定位病灶,还可以对肿瘤恶性程度进行初步判断,但黏液性囊腺肿瘤仍需要病理来确诊。MRI 能清楚地观察肿瘤内部结构,优于 CT 检查,MRCP 能显示肿瘤与胰管的关系,对诊断及鉴别诊断提供重要依据。

【影像学表现】

超声检查可准确定位黏液性囊腺瘤,主要表现为边界清楚的囊性或囊实性肿块,较大、多房,每个小房的直径较大,多数大于 2cm,多位于胰腺体、尾部;囊壁或房间隔有明显的局限性增厚或乳头状凸起,囊腔内有混合性光团;囊肿与胰腺及周围组织界限清楚,囊腔与胰管不相通;胰腺本身形态和回声正常。

CT 扫描(图 3-5-7-1、图 3-5-7-2)呈卵圆形、圆形单房或多房囊性或囊实性肿块,囊内由于瘤内出血或黏液成分,呈低密度、密度不均的囊实性肿物,可有分隔或乳头状结节突入囊内,囊壁薄厚不均,一般厚度大于 3mm,约 10% 肿瘤 CT 扫描可见钙化,胰管可有扩张,但病变与主胰管及分支胰管均不相通。囊壁薄而光滑,提示恶变机会相对小;囊壁出现隆起病变,可能有恶变;囊壁增厚无隆起多为交界性病变。目前研究认为囊壁钙化仅见于恶性肿瘤,但囊肿的大小与恶性程度无关。恶性肿瘤常表现为出现

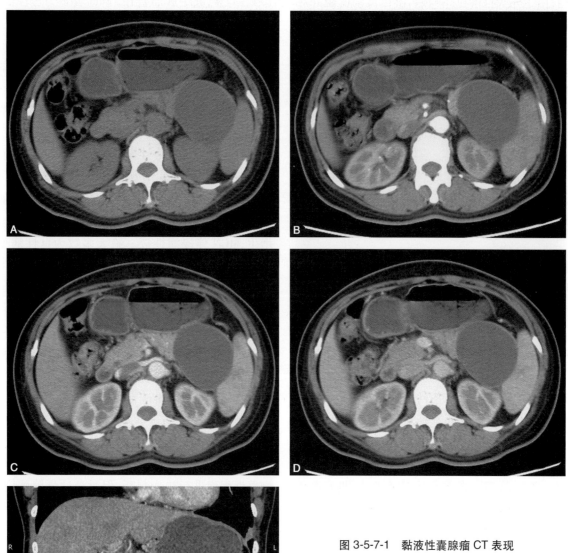

图 3-5-7-1　黏液性囊腺瘤 CT 表现

A. CT 平扫示胰腺体、尾部卵圆形单房囊性肿块,囊壁稍厚,囊内呈均匀一致低密度,肿块与胰管不相通,胰管未见明确扩张;B～D. 多期增强扫描囊壁可见强化,囊性成分未见明确强化;E. 冠状位重建图像显示肿块与胰腺实质呈鸟嘴征

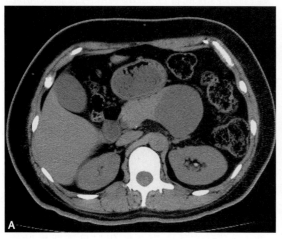

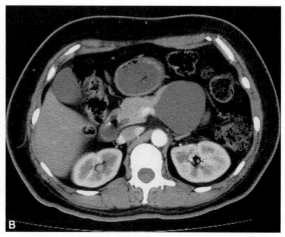

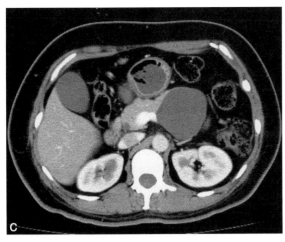
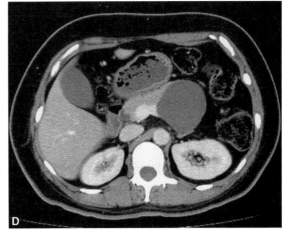

图 3-5-7-2　黏液性囊腺瘤 CT 表现
A. CT 平扫示胰腺尾部类圆形单房囊性低密度肿块,边界清晰;B～D. 多期增强扫描囊壁可见强化,囊性成分未见明确强化

乳头状凸起和/或壁结节、多房性、位于胰头部。囊壁厚度大于 0.2cm 且不规则、壁结节、钙化和分叶轮廓均具备者,其为恶性病变的概率为 95%;相反若均无上述征象,其恶性概率仅为 2%。囊腺癌一般囊壁或分隔较厚、不规则,增强扫描强化明显。胰管造影见肿物与胰管相通者约占 1/4,大多数呈截断或受压移位。

由于肿瘤产生黏液,根据囊内黏液含出血及蛋白成分的多少,T_1WI 呈不同信号,T_2WI 或 T_2WI 脂肪抑制序列上则均表现为高信号,囊内分隔在 T_2WI 可清晰显示,增强后囊壁、分隔及实性肿瘤部分均呈较明显强化,一般内壁不规则,而外壁规则。如肿瘤较大,形态不规则,囊壁或分隔较厚,肿瘤内出现实性的乳头状结构等均应警惕恶性肿瘤的可能。如果有周围脏器的侵犯或肝脏转移,则考虑为恶性。其肝脏转移病灶也含黏液成分,T_1WI 呈高低混杂信号,T_2WI 呈高信号,增强扫描呈环形强化。相对于囊腺癌,囊腺瘤的边界较清楚,囊壁房间隔较规则,囊壁强化不明显。MRCP 示肿瘤与胰腺导管无交通。多个强化的分隔和内部实性结节是黏液性囊腺癌的典型影像表现。

当肿块出现以下征象时应考虑为黏液性囊腺癌:①肿块边界不清楚,侵犯周围组织或器官;②囊性病变内出现明显的实性软组织肿块;③囊壁厚度大于 1cm 或厚薄不均;④囊内间隔不规则,厚薄不一;⑤肿瘤直径大于 8cm;⑥出现周围血管浸润包埋和远处转移。

【诊断要点】

1. CT 检查是诊断此类疾病的首选检查方法,MRI 对肿瘤内部结构显示优于 CT,MRCP 能显示肿瘤与胰管的关系,对诊断及鉴别诊断有重要价值。

2. 影像特征　单房或多房囊性肿物,良性者分隔和壁薄而光滑;多个强化的分隔和内部实性结节是黏液性囊腺瘤的典型影像表现;同时需警惕上述肿物恶性征象。

【鉴别诊断】

1. **浆液性寡囊性腺瘤**　浆液性囊腺瘤多位于胰头,通常囊壁薄、规则,无壁结节,无明显强化;而黏液性肿瘤内部有较厚的分隔和实性结节,囊较大,囊壁厚薄不均,可有周边钙化,胰管可扩张,增强扫描囊壁、房间隔、壁结节可强化。一般认为黏液性肿瘤较浆液性肿瘤体积大,可能伴有 CEA、CA19-9 增高,但其影像表现往往难与寡囊型浆液性囊腺瘤鉴别。

2. **胰腺假性囊肿**　假性囊肿与胰腺炎、胰腺创伤有关,可为多发性囊肿,但常无多房表现,囊壁厚且不规则,无囊内分隔或囊壁结节,边缘可清楚也可不清楚。囊内容物淀粉酶增高。

3. **胰腺导管内乳头状黏液性肿瘤**　大多发生在主胰管及其胰头部的分支,常为单个囊性肿物节段性或弥漫性侵犯导管,与胰管相通。

4. **实性假乳头状瘤**　为一种少见的胰腺良性或低度恶性肿瘤,好发于 20～40 岁的年轻女性,以胰体、尾部多见,肿瘤单发且体积较大,多呈囊实性,伴出血坏死、钙化及囊性变,边界清楚,有附壁结节或囊实相间,与胰管不相通。增强扫描实性成分动脉期轻度强化,之后持续强化,但强化程度低于周围胰腺实质,囊性部分无强化,压迫周围组织,但无明显浸润。

5. **囊性胰腺导管腺癌**　多由肿瘤组织阻塞导

管引起潴留性囊肿或由肿瘤发生坏死液化而形成囊腔。前者的近端常有实性肿块，后者当肿瘤坏死囊变形成囊腔时，由于肿瘤实性成分构成囊壁，因此囊壁多不完整，壁厚且不规则，或无明确的囊壁显示，边界不清，常累及邻近血管与器官。

（赵心明　马霄虹）

第八节　胰腺导管内乳头状肿瘤

一、胰腺导管内乳头状黏液性肿瘤

【概述】

胰腺导管内乳头状黏液性肿瘤（intraductal papillary mucinous neoplasm，IPMN）是一种临床上相对少见的胰腺囊性肿瘤，约占胰腺肿瘤的 5%，对它的认识经历了很长的过程，命名也比较混乱，2000 年 WHO 正式命名为胰腺导管内乳头状黏液性肿瘤。

IPMN 患者以 60～70 岁年龄段多见，男女比例为 2.2∶1。大多数患者在确诊前一年或以上时间内可无任何症状。当患者出现较明显症状时，常包括上腹部不适或疼痛、恶心呕吐、背部疼痛、糖尿病、黄疸等表现，其中上腹部疼痛最为常见。某些黏液产生机制活性不足或者肿瘤发生在胰腺体、尾部的 IPMN 患者，也可无明显临床症状。此外，大约 20% 的患者可表现为轻到中度的急性胰腺炎或慢性胰腺炎症状。

IPMN 的基本病理改变是胰腺导管上皮乳头状增生伴不同程度的黏液分泌和胰管扩张。这些病变可沿胰管表面分布，也可以形成乳头的形式突入胰管腔，乳头表面覆以柱状上皮，分化程度差异较大，表现出不同程度的异型性。根据上皮的异型性及生物学进展，IPMN 可分为低度异型性（腺瘤或良性）、中度异型性（交界性）及重度异型性（恶性）。恶性 IPMN 又分为非浸润性（原位癌）或浸润性（乳头状腺癌）。IPMN 的进展模型：正常胰腺导管上皮→轻度不典型增生→中度不典型增生。

从形态学上根据肿瘤发生于胰管的位置和累及范围将 IPMN 分为：主胰管型（main ductal-IPMN，MD-IPMN）、分支胰管型（branch ductal-IPMN，BD-IPMN）和混合胰管型（mixed type-IPMN，MT-IPMN）。MD-IPMN：肿瘤常见于胰头，偶可见于胰尾，主要存在于主胰管内，伴有主胰管弥漫性或节段性扩张。BD-IPMN：肿瘤常见于胰头或钩突，可累及一处或多处分支胰管，伴相应胰管囊状扩张。MT-IPMN：肿瘤既存在于主胰管又存在于分支胰管。

2010 年，WHO 根据囊肿被覆上皮形态及分泌黏液的情况，IPMN 被分为四种类型：肠型、胰胆管上皮型、胃型及嗜酸细胞型。研究发现，当 IPMN 表现为浸润性癌时，多为管状癌或胶样癌，嗜酸细胞型较少见。这些亚型从某种程度上表明 IPMN 属于一种异质性疾病。BD-IPMN 通常表现为胃型，在所有亚型中，其恶性发生率和肿瘤复发率最低。当 BD-IPMN 表现为浸润性癌时，多为管状亚型，此种类型与肿瘤的血管侵犯、周围神经累及和淋巴结转移的高风险密切相关。与之相反的是，MD-IPMN 多数表现为肠型，其浸润性癌发生率较高，偶尔也可表现为生物侵袭度较低的胶样型。胰胆管上皮型和嗜酸细胞型比较少见，这两种亚型生物学行为差异较大。表现为胰胆管上皮型的 IPMN，肿瘤侵袭性和导管腺癌转化率较高，而对于嗜酸细胞型 IPMN，生物学行为一般比较惰性。

【影像学表现】

IPMN 的形态学分型也是影像学上对 IPMN 的分型。

1. MD-IPMN（图 3-5-8-1、图 3-5-8-2）　主胰管呈弥漫性和/或局限性扩张，局限性扩张者可位于胰腺任何部位，多位于胰腺体部和尾部。无论是弥漫性或是局限性，大多数病例主胰管呈中度以上显著扩张，扩张胰管张力明显，管壁变薄，胰管壁上可见结节状和/或扁平状的软组织凸起。CT 上扩张的胰管呈低密度，但管腔内的黏液栓也可造成管腔内密度不均匀且稍增高。MRI 上扩张胰管内液体 T_1WI 信号略高于水，T_2WI 信号略低于水，但部分病变 T_1WI 及 T_2WI 均呈高信号。由于主胰腺管内黏液成分呈胶冻状，胰管张力明显，常突入十二指肠腔内，引起十二指肠乳头的增大，这也是 MD-IPMN 的特征性改变。MRI 显示微小附壁结节能力不及 CT，但显示较大结节较好，结节在 T_1WI 呈较低信号，T_2WI 呈等低信号，且信号介于正常胰腺组织与扩张胰管液体的信号之间。增强检查胰管壁呈轻中度强化，管壁附壁结节呈明显强化，强化程度高于胰管壁，黏液成分一般不强化（少数可出现轻微无定型强化）。胰腺实质的强化程度下降，强化峰值延迟，这与主胰管内压力增加有关。

2. BD-IPMN（图 3-5-8-3）　一般单发，有时也可多发，可发生于胰腺各个部位，多位于胰头和钩突部，BD-IPMN 多起源于胰管的大分支，病变常与主胰管毗邻且紧贴主胰管。囊性肿瘤与主胰管相交通

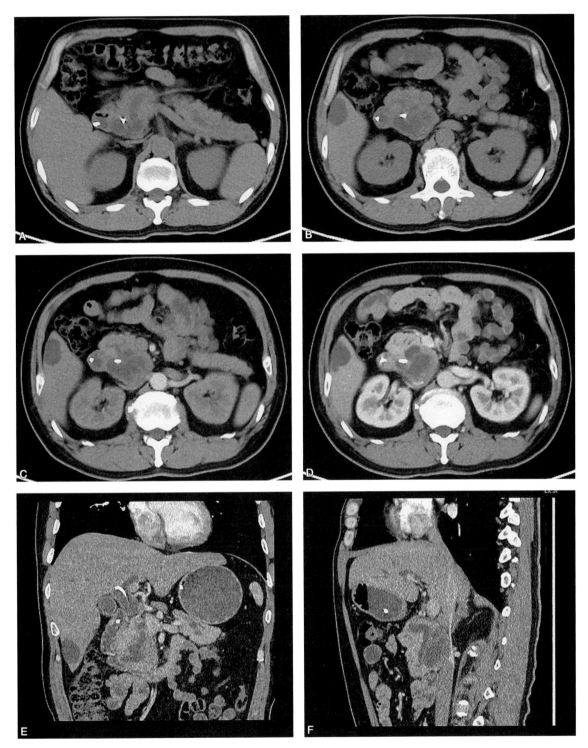

图 3-5-8-1　主胰管型胰腺导管内乳头状黏液性肿瘤（MD-IPMN）CT 表现
A. CT 平扫示主胰管弥漫性扩张；B. CT 平扫示胰头钩突部位不规则囊性低密度肿物影，与扩张的主胰管相通，囊壁可见不规则附壁小结节影；C、D. 增强扫描动脉期及实质期可见扩张管腔内容物无强化，管壁及管壁附壁结节可见渐进性强化；E、F. 冠状位及矢状位重建显示胰头钩突部位囊性肿物与扩张的主胰管相通，囊壁附壁结节可见强化

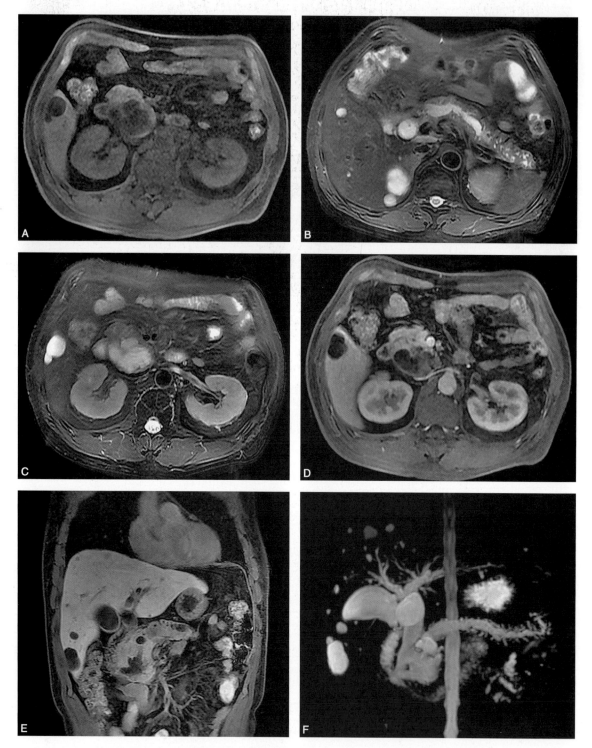

图 3-5-8-2 主胰管型胰腺导管内乳头状黏液性肿瘤（MD-IPMN）MRI 表现

A. T₁WI 示胰头钩突部位囊性低信号肿物；B、C. 抑脂 T₂WI 囊性肿物呈高信号，主胰管弥漫性扩张，管腔内液体呈高信号；D. 增强扫描显示扩张管腔内壁及囊壁的附壁结节轻中度强化；E. 冠状位增强扫描图像显示囊性肿物与扩张胰管相通，囊壁可见强化的附壁结节；F. MRCP 示囊腔与扩张的主胰管相通

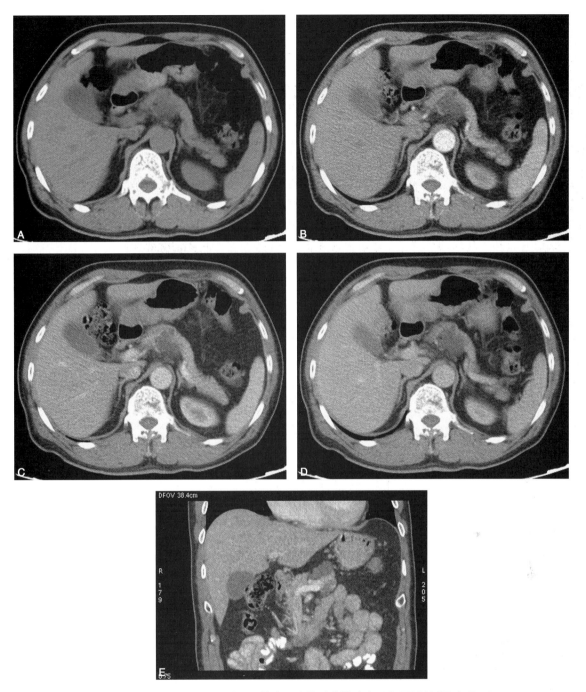

图 3-5-8-3 分支胰管型胰腺导管内乳头状黏液性肿瘤（BD-IPMN）CT 表现

A. CT 平扫示胰腺颈体交界处不规则低密度肿块，边界显示略模糊，部分凸出于胰腺实质外部；B ~ D. 多期动态增强扫描显示囊壁及分隔轻度强化，内部囊性成分未见明确强化；E. 冠状位重建图像显示病灶与胰管相通，主胰管未见明确扩张

是 BD-IPMN 的特征性表现之一。肿瘤呈单房或多房囊性，大多数病灶形态不规则，分叶明显，典型者呈葡萄串样改变，部分病灶可凸出胰腺轮廓外。病灶一般为较低密度病灶，密度高于水，但明显低于微囊型浆液性囊腺瘤，这与其病灶内液体富含黏蛋白以及囊液内漂浮腺体有关。肿瘤内部可见厚薄不均的分隔及大小不等的壁结节。肿瘤可以累及主胰管，致主胰管不同程度的扩张，且扩张的主胰管不局限于病灶远端，提示主胰管扩张为黏稠黏液引起的

支撑性扩张，非梗阻性主胰管扩张。T_2WI 有助于显示 BD-IPMN 高信号内条状低信号分隔或扩张的胰腺管壁，以及扩张胰腺管内等低信号的附壁结节。增强扫描，病灶囊壁和分隔呈轻度强化，囊壁和分隔隐约可见点状强化的小结节。除了囊壁和分隔外，各期增强病灶内液性低密度灶没有明显强化。

3. MT-IPMN 肿瘤既存在于主胰管又存在于分支胰管，因此同时具备 MD-IPMN 和 BD-IPMN 两种影像表现，但又并非两者简单的相加。MT-IPMN

常有邻近主胰管的扩张,类似 BD-IPMN 的表现,BD-IPMN 与 MT-IPMN 鉴别的关键是邻近扩张的主胰管内是否出现微小结节,若扩张主胰管出现微小结节者则为 MT-IPMN。MT-IPMN 中,可以伴有一个或多个分支型,因此,MT-IPMN 影像表现更为复杂多变,MRCP 有助于显示病变与主胰管的关系,更好地显示突入十二指肠的主胰管;薄层 MRCP 更有助于显示主胰管与十二指肠的关系,MT-IPMN 也是最容易诊断的亚型。DWI 信号变化较大,部分 DWI 呈等信号,部分呈高信号。

IPMN 可发生转移,但少见,即便是导管内乳头状癌,发生转移的时间也比较晚。转移首先发生于胰腺周围淋巴结、腹膜以及肝脏,转移淋巴结多呈低密度结节,且直径明显小于胰腺癌转移淋巴结,直径多小于 2cm,导管内乳头状癌转移淋巴结多分散堆积,很少融合,这与胰腺癌转移淋巴结常发生融合不同。肝脏转移多为低密度囊性病灶,其密度一般略高于肝脏囊肿,增强后动脉期病灶边缘隐约可见强化,很少出现胰腺导管腺癌的边缘晕状强化。早期腹膜种植多见于脾脏周围,后期位于整个膈下以及腹腔,常呈梭形低密度,低密度边缘可见轻度强化。

IPMN 可伴发其他疾病,常见的包括慢性胰腺炎、胰腺囊肿,少数患者伴发有胆管内乳头状瘤和乳头状癌。

【诊断要点】

诊断从三个方面着手:囊性病灶、胰管、壁结节。囊性病灶与主胰管相通是诊断 BD-IPMN 和 MT-IPMN 关键点;主胰管内强化结节是诊断 MD-IPMN 的关键点。

薄层动态增强与多平面重建(无论 CT 还是 MRI)结合对诊断 IPMN 有重要作用。轴位薄层图像有助于囊性病灶前后壁微小结节的显示,而多轴位图像重组则有助于其他部位小结节的显示。结节存在不同程度的强化,薄层增强扫描有助于增加强化结节与囊壁和囊液之间的对比。结节强化的峰值并不固定,动态增强扫描有助于在结节与背景组织密度差异最大时显示结节。此外,薄层增强扫描与多轴位图像重组结合,有助于扩张胰管管型的显示。囊性病灶内出现管状结构和强化微小结节为 IPMN 诊断的关键。

【鉴别诊断】

1. **MD-IPMN 与胰腺癌主胰管扩张的鉴别**　胰腺癌引起的主胰管扩张表现为在梗阻点主胰管突然截断,而即使是局限 MD-IPMN 也不会有胰管突然截断改变,并且胰腺癌引起的扩张主胰管内没有附壁结节。

2. **MD-IPMN 与壶腹部占位主胰管扩张的鉴别**　两者皆表现为胰管扩张到壶腹部,但 MD-IPMN 引起壶腹部膨出并没有占位的异常密度/信号表现。

3. **MD-IPMN 与慢性胰腺炎主胰管扩张鉴别**　慢性胰腺炎引起的主胰管扩张多呈串珠状,囊内壁光整,无结节,囊壁可见明显结节状钙化,扩张胰管不突入十二指肠;胰腺实质萎缩明显,有时只见扩张胰管而不见胰腺实质。

4. **BD-IPMN 与浆液性囊腺瘤的鉴别**　微囊型浆液性囊腺瘤绝大多数囊腔小于 BD-IPMN;密度明显高于 BD-IPMN,有放射状囊性分隔且中心可见明显钙化。寡囊型浆液性囊腺瘤密度接近于水,低于 BD-IPMN。浆液性囊腺瘤不出现附壁结节,邻近主胰管无扩张。

5. **BD-IPMN 与黏液性囊性肿瘤的鉴别**　黏液性囊性肿瘤多呈球形,与形态不规则 BD-IPMN 不同。黏液性囊腺瘤壁较厚,分隔走行较直,不同于 BD-IPMN 扭曲的胰管构成的分隔。黏液性囊性癌可见附壁结节,与 IPMN 相比,黏液性囊性癌的壁结节强化更明显。黏液性囊性肿瘤一般无主胰管的扩张,可出现囊壁钙化,但其钙化更为粗大,与 BD-IPMN 细沙砾样钙化不同。

二、胰腺导管内管状乳头状瘤

【概述】

胰腺导管内管状乳头状瘤(intraductal tubulo-papillary neoplasm,ITPN)是一类罕见的胰腺导管内肿瘤,发病比例不到所有胰腺外分泌肿瘤的 1%,占所有胰腺导管内肿瘤的 3%,由 Shahinian 等学者于 1992 年首次报道,曾被命名为主胰管管状腺瘤,2010 年 WHO 将其归为胰腺导管内肿瘤癌前病变的一种亚型,称为胰腺导管内管状乳头状瘤。

ITPN 的发病年龄较为广泛,既往病例报道显示,患者的发病年龄从 35 岁至 83 岁均有分布,平均年龄为 56 岁,男女发病比例相近,无明显性别差异。ITPN 无明显特异性症状,常于因其他疾病行系统检查时偶然发现,部分患者可出现腹痛、腹胀、发热以及体重减轻等症状。

ITPN 好发于胰腺头部,其次发生于胰腺体部及尾部区域。ITPN 病理改变符合胰腺导管内肿瘤特点,表现为管腔内的结节或肿块,无黏蛋白分泌,可伴有胰管扩张;肿瘤质地致密,实性成分较多,富有弹性;肿瘤周围胰腺组织可伴有纤维化。

ITPN的镜下表现为背对背生长的管状腺体伴有乳头状生长成分,共同形成筛状结构的管腔内结节,结节可占据整个导管腔,形成界限清楚的肿瘤巢,周围由纤维化基质包裹。镜下可见肿瘤呈管状乳头状生长,肿瘤细胞呈均匀一致的高度异型性,呈明显的导管分化,黏蛋白成分缺失,可伴有多发坏死灶。肿瘤细胞呈立方形或柱状,细胞核增大呈圆形或椭圆形,细胞质呈嗜酸性或双嗜性,肿瘤细胞具有高度异型性。文献报道显示约有45.4%的病例伴有浸润性癌相关表现,肿瘤的侵袭性成分通常表现为实性乳头状生长,其细胞学表现与肿瘤的非侵入性成分表现相同。与肿瘤相邻的胰腺实质镜下通常表现为腺泡萎缩伴间质纤维化,呈慢性阻塞性胰腺炎表现。

肿瘤细胞免疫组化显示 CK7、CK19、MUC1 和 MUC6 染色均为阳性;而 Trypsin、β-catenin、Chromogranin、Synaptophysin、Fascin、MUC2 以及 MUC5AC 染色均为阴性,免疫组化常用于确定胰腺肿瘤是否具有导管分化。

【影像学表现】

ITPN的影像学表现为导管内生长的软组织结节,可伴有胰管扩张。CT表现为胰管扩张,扩张的管腔内可见软组织密度结节,周围胰腺实质可见轻度萎缩;MRI表现与CT相似,T_2WI可显示高信号扩张管腔内低信号的软组织结节,MRCP对于管腔内生长情况显示更佳,Motosugi等回顾性分析了11例经动态增强CT检查和磁共振检查(包括MRCP成像)的ITPN患者,总结出双色管道征(2-tone duct sign)以及软木塞征(cork-of-wine-bottle sign)可代表ITPN导管内生长的特点,但仍需与其他导管内生长的胰腺肿瘤如IPMN、胰腺导管腺癌(PDAC)以及导管内生长的腺泡细胞癌相鉴别,免疫组化能帮助鉴别这几种疾病。胰腺导管内乳头状肿瘤位于胰腺大导管内,肿物呈息肉状/结节状,无黏液分泌,显微镜下肿瘤细胞呈乳头状及腺管状生长,上皮细胞重度异型增生,局部癌变(导管腺癌),并有粉刺样坏死。免疫组化上皮标记 CK7、CK19 阳性,黏蛋白 MUC2、MUC5AC 均阴性,Ki-67 约30%阳性,PAS 特殊染色阴性。ITPN的特点是肿瘤位于胰腺大导管内,呈息肉状/结节状生长,显微镜下肿瘤细胞呈乳头状生长,衬覆上皮为黏液柱状上皮,细胞内外黏液丰富,囊性变明显,无粉刺样坏死,免疫标记物 MUC5AC、MUC2、MUC1 表达为阳性。总之,ITPN与胰腺导管

内乳头状黏液性肿瘤有不同的临床病理学特征,预后较好。

【诊断要点】

ITPN影像学特征是导管内生长的软组织结节,可伴有胰管扩张,但诊断主要依靠病理诊断,特别是免疫组化结果。

第九节　实性假乳头状肿瘤

【概述】

胰腺实性假乳头状肿瘤(solid-pseudopapillary neoplasm of the pancreas,SPN)是胰腺低度恶性肿瘤,占所有胰腺肿瘤的1%~2%,最早由 Frantz 于1959年报道,曾被命名为实性-囊性肿瘤、实性及乳头状上皮性肿瘤、乳头状-囊性肿瘤、Frantz 瘤,1996年 WHO 正式命名为胰腺实性假乳头状肿瘤。

SPN患者以青年女性(女性约占90%,平均年龄28岁)多见,男性罕见。常在常规体检或因其他疾病进行影像学检查时发现,可无任何症状。当患者出现症状时,常为上腹部不适或疼痛、恶心、呕吐等表现,黄疸很罕见。实验室检查血清肿瘤标记物正常。

SPN可见于胰腺的任何部位。大体病理常表现为单发、较大、类圆形肿物,多有包膜且与周围胰腺组织分界清楚,很少引起胰胆管的梗阻。切面可见实性区域内混杂出血、坏死的囊性区域,肿瘤体积越大,出血、坏死及囊性区域越多,部分病变几乎全为出血-囊性变,肿瘤可有钙化,多位于肿瘤壁。

SPN镜下可见肿瘤实性区由形态一致、黏附性差的肿瘤细胞构成,可有纤细、薄壁的小血管,周围肿瘤细胞围绕小血管形成所谓的假乳头结构。其间质常有不同程度的透明变及黏液变,透明变的纤维结缔组织内可见灶性钙化甚至骨化;远离小血管、黏附性差的肿瘤细胞退变、脱落,假乳头区域内常可见到血湖;肿物边缘可见纤维包膜。肿瘤细胞具有嗜酸性或透明的空泡状胞质,细胞核圆形或卵圆形,核分裂罕见,肿瘤如出现远处转移,转移灶的组织学形态特点与原发灶相同,只是肿瘤细胞异型性明显,核分裂象多。

免疫组化显示几乎所有的 SPNα-1-抗胰蛋白酶、α-1-抗糜蛋白酶、NSE、vimentin、孕激素、CD10、CD56 均阳性表达,不表达 CgA、外分泌胰酶、胰腺激素、ER-α 及 AFP。

【影像学表现】

胰腺肿物较大,生长缓慢,可位于胰腺头、体、尾部,肿物边界清楚,对周围组织表现为推压改变,不伴胆管及胰管扩张。

影像学表现取决于肿瘤内实性结构和囊性结构比例和分布情况。大部分情况表现为囊实性混杂,超声声像图表现为边界清楚、锐利的肿物,内部回声混杂,呈等低回声与无回声混杂存在,合并钙化时肿物内可见强回声影伴后方声影。CT平扫表现为密度低于周围正常胰腺组织的肿块(图3-5-9-1),边界清楚,其内可见坏死、囊变及钙化,增强扫描动脉期显示实性部分轻度强化,胰腺期、门脉期强化程度高于动脉期,囊性部分不强化。MRI T_1WI 抑脂像显示肿块以低信号为主(图3-5-9-2),内部出血常有片状

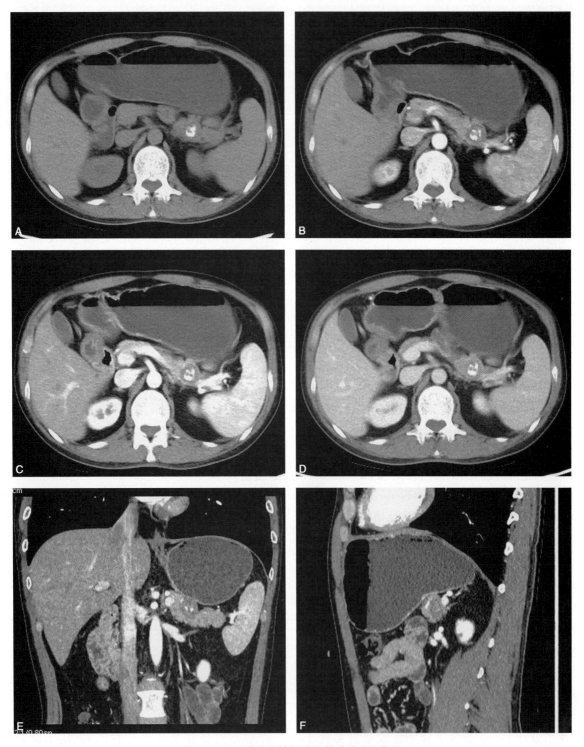

图 3-5-9-1　胰腺实性假乳头状肿瘤 CT 表现

A. CT 平扫示胰腺体尾部不规则低密度肿块,呈囊实性,内部可见不规则钙化灶;B~D. 多期增强扫描肿块内部
囊性区域未见明确强化,实性成分呈渐进性强化;E、F. MPR 冠状位及矢状位重建显示肿块与胰腺分界较清晰,
内部囊性实性区域交界模糊

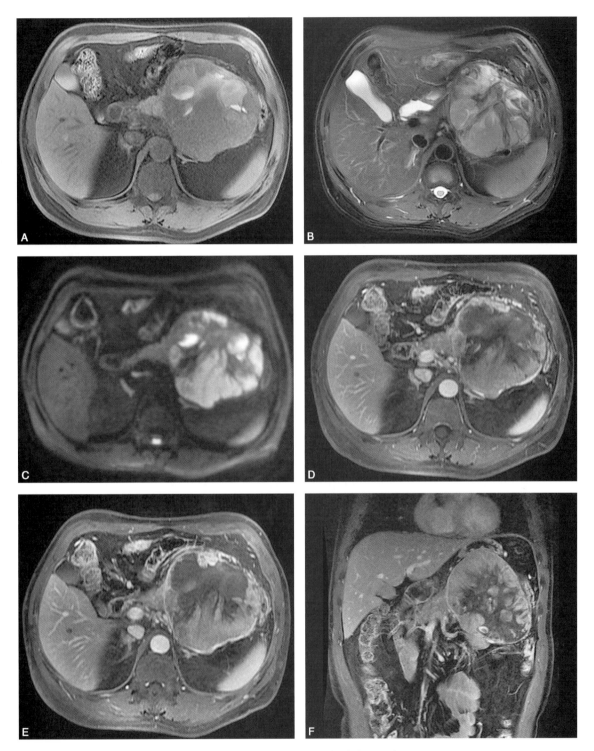

图 3-5-9-2 胰腺实性假乳头状肿瘤 MRI 表现

A. T_1WI 示胰尾部巨大不规则肿块,边界清晰,内部以低信号为主,可见多发片状 T_1WI 高信号出血;B. 抑脂 T_2WI 显示肿块内部信号混杂,可见高信号囊变区域;C. DWI 肿块呈不均匀中高信号,内部可见不规则更高信号区域;D~F. 增强扫描示肿块实性区域及包膜强化,内部囊变区域未见明确强化,囊性实性区域分界不清晰

高信号影,T_2WI 显示病变呈等高混杂信号,实性部分表现为等或稍高信号,囊性部分表现高信号,两者混杂,实性囊性交界区模糊,出血表现为低信号或在高信号区域内出现液-液平面,包膜于 T_2WI 表现为厚 2~4mm 的低信号影,MRI 多期动态增强扫描动脉期表现为实性部分轻度强化,胰腺期及门脉期强化更明显,囊性区域无明显强化,多期动态增强扫描实

性区时间-信号曲线表现为缓升型。当病变较小时,常以实性为主,病变包膜及其内部囊性变、出血不明显,随着病变增大,肿物内部囊性变明显增多。当病变囊变较为彻底时,表现囊性成分为主肿物,仅留边缘部分不规则实性成分。

SPN 也可以发生转移,5%~15% 病例可以出现转移,常见的转移部位为腹膜或肝脏,罕见转移到淋巴结,转移到肝脏其影像表现与胰腺原发病灶相似,常表现为肝脏多发囊实性结节。

【诊断要点】

SPN 的诊断关键是在显著的性别及年龄分布特征基础上寻找基本病理特点对应的影像学表现:年轻女性,胰腺内边界清楚、有包膜、易出血坏死、易囊变、体积相对较大的肿物,可伴钙化,不伴胰、胆管扩张,增强扫描渐进性强化,上述各影像表现越多,诊断越可靠。病灶较小时应特别注意病变的边界及强化特点。少部分男性或年老女性患者,在上述影像表现较典型时,亦需要考虑 SPN 的可能。

【鉴别诊断】

1. **胰腺神经内分泌肿瘤**　无功能性神经内分泌肿瘤较难鉴别,可发生于任何年龄,高峰年龄 30~60 岁,平均年龄 50 岁,病变边界清楚,病变内也可见出血坏死、囊变,但程度相对轻,强化特点是富血供肿瘤,即早期强化明显,与 SPN 早期轻度强化、延迟期强化明显不同。

2. **胰腺囊腺类肿瘤**　微囊腺瘤易被误诊为实性病变,尤其在 CT 诊断时更易发生,需仔细观察肿瘤内微小囊性结构,鉴别困难时,可行 MRI 扫描,仔细观察 T_2WI 可发现微囊性结构,部分病变中心出现较为特征性的星状瘢痕有助于诊断,此外,微囊腺瘤血供丰富,即在动脉期强化相对明显,呈网格状强化。当 SPN 囊变明显时,需与胰腺囊变明显的肿瘤鉴别,鉴别的重点是仔细寻找并分析残余的实性成分,实性成分内通常仍可见囊实性混杂、囊实性交界面模糊的特点,此外当患者为年轻女性时更需考虑 SPN 的可能。

3. **转移瘤**　转移瘤表现多样化,表现可类似 SPN,临床病史是做出诊断的关键。

4. **胰腺癌**　病变较小的 SPN 需要与胰腺癌鉴别,仔细观察肿瘤边界及对周围组织或胰胆管的侵犯有助于确定诊断。

(赵心明　马霄虹)

第十节　胰腺神经内分泌肿瘤

【概述】

神经内分泌肿瘤(neuroendocrine neoplasms 或 neuroendocrine tumors,NENs 或 NETs)起源于干细胞且具有神经内分泌标记物、能够产生生物活性胺和/或多肽激素,具有显著异质性。根据其胚胎起源,NETs 一般分为前肠、中肠和后肠肿瘤。前肠肿瘤发生于呼吸道、胸腺、胃、十二指肠和胰腺。中肠肿瘤发生于小肠、阑尾和升结肠。后肠肿瘤发生于横结肠、降结肠和直肠。在过去 30 年间,NENs 患病率从 1.09/10 万上升至 5.25/10 万。相比其他肿瘤,NENs 的增加更为迅速,这可能与诊断技术进步、肿瘤筛查更加频繁及环境因素有关。胰腺神经内分泌肿瘤(pNETs)约占所有神经内分泌肿瘤的 1/3,在胰腺肿瘤中占 1%~2%,随着影像学技术的进步,检出率亦呈现升高趋势。

日本的资料表明,pNETs 的发病率为 2.23/10 万,其中无功能 pNETs 约占所有胰腺神经内分泌肿瘤的 47%。郭林杰等 2012 年回顾分析了 1954 年至 2011 年间国内发表的所有相关文献,总结国人胃肠胰神经内分泌肿瘤(gastroenteropancreatic neuroendocrine neoplasms, GEP-NENs)共 10 757 例,男 5 855 例,女 4 902 例,男女比例为 1.19:1,平均发病年龄 44.8 岁。报道肿瘤大小的 2 588 例患者中,1 192 例(46.1%)肿瘤直径≤2cm,1 396 例(53.9%)肿瘤直径>2cm。各部位 GEP-NETs 的报道构成比以 pNETs 最为常见(5 807 例),占 49.8%;在 pNETs 中,功能性的为 5 205 例,占 89.6%,其中胰岛素瘤例数最多,共 4 962 例,占 85.4%。

胰腺神经内分泌肿瘤依据是否具有激素分泌症状,又被分为功能性和无功能性。功能性胰腺神经内分泌肿瘤占 45%~60%,无功能性胰腺神经内分泌肿瘤占 40%~55%。功能性胰腺神经内分泌肿瘤细胞能够分泌各种激素,引起与激素相关的临床症状。例如能分泌胰岛素的神经内分泌肿瘤,可使患者反复发作不明原因的低血糖;分泌血管活性肠肽的肿瘤,可引起腹泻;分泌胃泌素的肿瘤,可使患者出现难以愈合的胃或者十二指肠溃疡;分泌血管活性物质 5-羟色胺的肿瘤能导致患者反复出现面色潮红。激素分泌所致症状是临床诊断的重要依据,其在肿瘤获得切除后可有效控制。无功能性胰腺神经内分泌肿瘤,多因其他症状就诊。

血液学生化检查中嗜铬蛋白 A(CgA)是 NENs 最常见、最有效的肿瘤标志物,可以用于指导治疗、评估疗效及动态监测肿瘤。特异性烯醇化酶(NSE)升高在 NENs 患者更多见。除上述两种指标外,不同功能性 NENs 还需选择检测不同生化指标,如胰岛素瘤,可检测血糖(≤2.22mmol/L)、胰岛素(≥6μU/ml)、C 肽(≥200pmol/L)和胰岛素原(≥5pmol/L)水平;胃泌素瘤患者约 98% 可有胃泌素水平升高。

胰岛素瘤是最常见的胰腺神经内分泌瘤,典型临床表现是反复发作的空腹低血糖,空腹或发作时血糖<2.8mmol/L(50mg/dl),进食或静脉推注葡萄糖可迅速缓解症状。患者表现自发性低血糖症状(心悸、大汗),应立即采血测定血糖、胰岛素及C肽水平,同时明确患者是否应用促胰岛素分泌的口服降糖药。在许多胰岛素瘤患者,空腹低血糖并不经常发作,且以往发作时仅怀疑是低血糖症状,未行血糖检测,此类患者需行饥饿试验以诱导低血糖的发作。影像学检查CT和MRI均可能发现胰岛素瘤,90%的胰岛素瘤表现为单个的、良性的、散发的。

胃泌素瘤的临床表现为反复发作的消化性溃疡及原因不明的分泌性腹泻即卓艾综合征(Zollinger-Ellison syndrome)。患者有过度胃酸分泌伴血清胃泌素水平升高时即考虑胃泌素瘤。诊断胃泌素瘤同时需排除其他导致血清胃泌素升高的疾病,如萎缩性胃炎、恶性贫血及应用 H_2 受体拮抗剂及质子泵抑制剂等。

胰高血糖素瘤的临床表现以坏死性游走性红斑为特征,其中皮炎、糖尿病、腹泻、深静脉血栓(dermatitis,diabetes,depression and deep vein thrombosis)等被称为4D综合征。胰高血糖素瘤通常发生在胰尾部,且75%是恶性的,在确诊时多已发生远处转移。如血清胰高血糖素水平在500~1 000pg/ml(正常50~150pg/ml),可考虑胰高血糖素瘤的诊断,如>1 000pg/ml可确诊。

血管活性肠肽(VIP)瘤是非常少见的胰岛细胞肿瘤,临床表现主要是水样腹泻、低血钾及胃酸缺乏,该病又称 Verner-Morrison 综合征或胰性腹泻。血清VIP水平通常>500ng/L。大多数VIP瘤经CT或EUS能发现,生长抑素受体显像对发现原发灶及转移灶很有帮助。

生长抑素瘤是一种胰岛细胞肿瘤,可发生在胰腺及十二指肠,通常是恶性的。临床可表现为糖尿病、胆结石、脂肪泻、贫血等。实验室检查血清生长抑素水平,十二指肠来源的生长抑素瘤血清生长抑素则正常,而胰腺来源的生长抑素瘤常伴有生长抑素水平的增高。空腹状态下血清生长抑素水平常>14mol/L,同时应结合影像学检查确诊。

无功能 pNETs 多数伴有 MENI 和 Von Hippel-Lindau 疾病。无功能性肿瘤多表现为肿块局部压迫或肿瘤转移等导致的非特异性症状。患者多在确诊时已局部进展或发生远处转移。血清激素检测往往呈阴性,但有条件者可以检查嗜铬粒蛋白A(CgA)、

胰腺多肽(PP)、突触素、神经元特异烯醇化酶(NSE)等。

胰腺神经内分泌肿瘤的组织学分级标准根据 Ki-67 指数和核分裂象数目,分为G1、G2、G3 级和神经内分泌癌(neuroendocrine carcinoma,NEC)(表3-5-10-1)。有学者以分化程度作为分级标准,将神经内分泌癌分为分化良好的神经内分泌癌和分化不良的神经内分泌癌,Adsay 等研究结果提示,Ki-67 指数为25%~30%的G3分级的NENs与Ki-67指数超过50%的小细胞NEC和大细胞NEC相比,两者的预后有明显差别。目前,临床上对于组织形态学分化良好,但分级达到G3(Ki-67 指数一般不超过60%)的这部分无法归类的 NENs 病例应当采用何种治疗方法尚无定论。

表3-5-10-1 胰腺神经内分泌肿瘤组织学分级标准
(2017 年 WHO)

分级	核分裂象数/10HPF[a]	Ki-67 阳性指数/%[b]
G1	1	≤2
G2	2~20	3~20
G3	>20	20~55
NEC	>20	>55

注:[a] 10HPF = $2mm^2$(视野直径 0.50mm,单个视野面积 $0.196mm^2$),于核分裂活跃区至少计数 50 个 HPF;[b]用 MIBI 抗体,在核标记最强的区域计数 500~2 000 个细胞的阳性百分比

【影像学表现】

尽管功能性与无功能性 pNETs 在大小、生物学行为上有所差异,但是他们在影像学表现上依然存在很多共同特征。大多数 pNETs 在CT平扫时病灶与周围胰腺组织相比呈等密度,在增强扫描动脉期大多数病灶呈现明显强化(75%),门脉期病变强化消退。功能性和无功能性 pNETs 也有不同的影像表现,一般来说,功能性 pNETs 较小(1~2cm),边界较清晰,因其毛细血管网丰富,影像学多呈富血供肿瘤表现,肿瘤较大时如胰高血糖素瘤,内部密度可不均匀。无功能性 pNETs 一般发现时病变较大,表现为边界清晰,有包膜,不均匀强化,内部常出现囊变、坏死甚至纤维化。

肿瘤的血流量取决于肿瘤的毛细血管分布,并且和组织病理学分级相关,高分化 pNETs(WHO G1级)的血流量要显著高于中低分化肿瘤。病理分级越高的分化差的肿瘤血供可能越差,影像上所见其强化程度就越低。高分化 pNETs 的 CT 表现多为单发、≤2cm、形态规则、边缘光滑、包膜完整、囊壁及分隔规则、均匀,CT平扫以等或稍低密度为主,增强扫

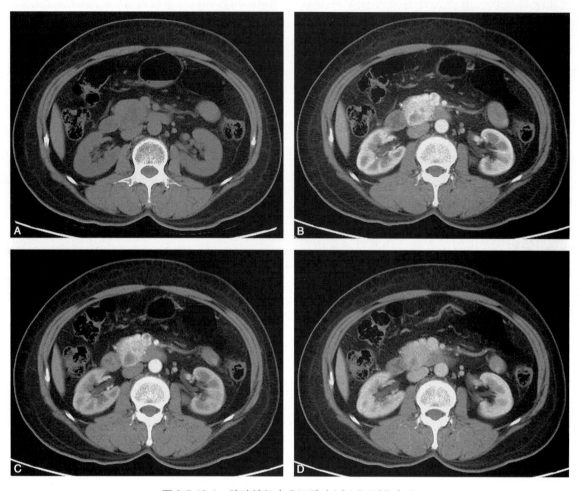

图 3-5-10-1　胰腺神经内分泌肿瘤(G1 级)CT 表现

A. CT 平扫示胰头部位不规则低密度肿块,内部可见更低密度区域,边界模糊;B~D. 多期增强扫描动脉期强化明显,囊变区域无明显强化;门静脉期及实质期强化程度下降,但强化程度仍高于周围胰腺实质

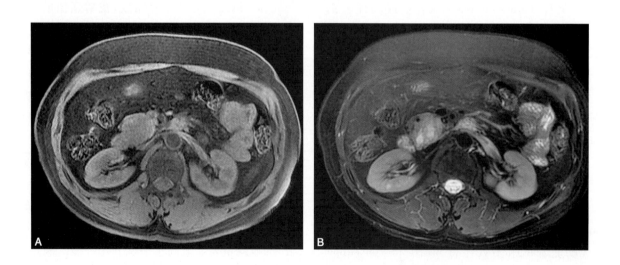

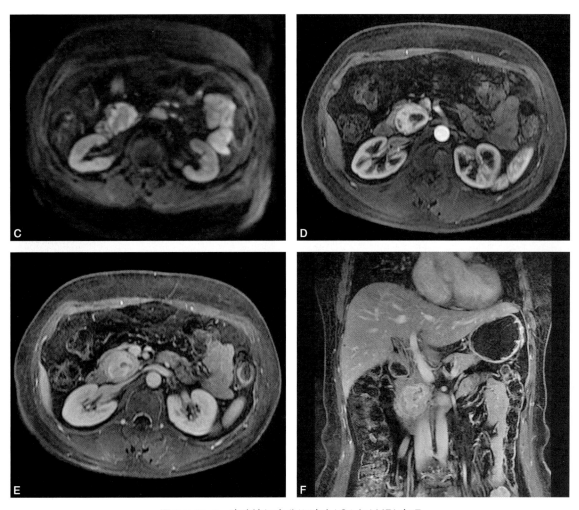

图 3-5-10-2 胰腺神经内分泌肿瘤(G1 级)MRI 表现
A. T_1WI 示胰头部不规则低信号肿块;B. 抑脂 T_2WI 示肿块呈不均匀中高信号,内部可见更高信号的囊变区域;C. DWI 示肿块实性成分呈中高信号,内部囊变区域未见明确信号增高;D~F. 动态增强扫描显示动脉期肿块明显强化,实质期强化程度下降,但仍高于周围胰腺实质,内部囊变区域始终未见明确强化

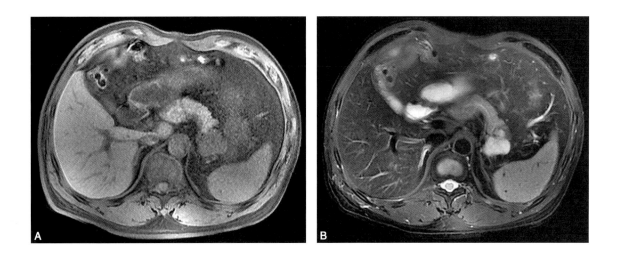

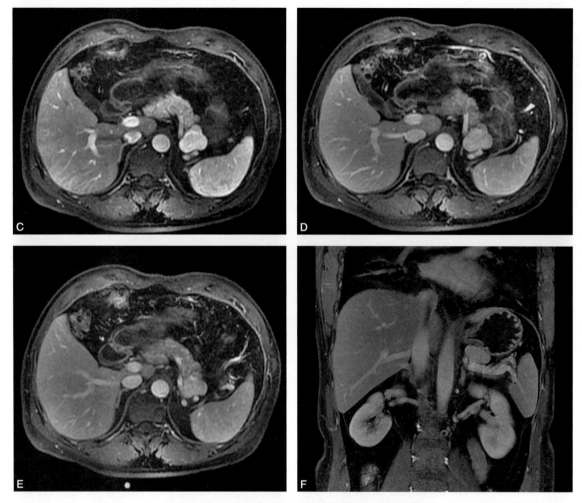

图 3-5-10-3　胰腺神经内分泌肿瘤（G2 级）MRI 表现
A. 抑脂 T_1WI 示胰尾低信号分叶状肿块，边界清晰；B. 抑脂 T_2WI 示肿块呈中高信号；C～F. 多期增强扫描示动脉
期肿块明显强化，门静脉期及实质期强化程度下降，但仍高于周围胰腺实质

描示动脉期强化显著（图 3-5-10-1～图 3-5-10-3），门脉期有所下降，但仍高于胰腺实质，肿瘤与邻近结构边界清晰，周边组织及血管无明显浸润，远端胰管未显扩张、管壁光滑，无淋巴结及周边脏器转移。中、低分化 pNETs 肿块常>2cm，>5cm 亦常见，肿瘤多呈分叶状团块或结节，边界多不清楚，内密度欠均匀，坏死、钙化常见，囊实性肿瘤内壁及分隔往往不规整、厚薄不一，壁结节多见；胰管及周边胰腺实质常受累及，位于胰头部的肿瘤常引起胰管扩张，肿瘤对周围组织有不同程度的侵犯，肝脏及胰腺被膜转移多见，腹膜后肿大淋巴结常见。肝脏转移病灶与 pNETs 有相同血供特点。

【诊断要点】

功能性 pNENs 较小，边界较清晰，多呈富血供肿瘤表现，肿瘤较大时如胰高血糖素瘤，内部密度可不均匀。无功能性 pNENs 最终需要病理来诊断。

【鉴别诊断】

1. **胰腺癌**　胰腺癌患者肿瘤部位以胰头多见，多呈等、低混杂密度，边界不清，肿瘤实质部分强化程度一般低于胰腺实质，且 FDG 摄取异常增高。

2. **胰腺实性假乳头状瘤**　胰腺实性假乳头状瘤主要表现为囊实性肿块，包膜完整、可见钙化，增强扫描动脉期多为轻中度强化、门静脉期或延迟期强化程度较明显，但始终低于胰实质；部分病灶囊实性相间分布，增强后呈特征性的浮云征强化，可作鉴别诊断；恶性程度不同 FDG 摄取也不同。

3. **胰腺导管内乳头状黏液瘤**　好发于老年男性，病变呈分叶状，通常由单个或多个囊性低密度占位组成，可见明显分隔，可伴有主胰管或分支胰管扩张，出现分隔增厚及壁结节为其特征性表现，MRCP 可清晰地显示病变与胰管相通；囊性胰腺神经内分泌肿瘤多呈单一大囊，病灶内无分隔、边缘光滑。

4. **胰腺囊腺瘤和囊腺癌**　好发于老年女性，胰腺囊性瘤和囊腺癌以囊性成分为主，囊壁常厚薄不均，可见壁结节，多呈分房状改变，囊腺癌与囊实性胰腺神经内分泌肿瘤平扫时稍难鉴别，但增强扫描囊腺癌的强化程度低于胰腺神经内分泌肿瘤，且 FDG 摄取异常增高，可用于区分。

5. 其他胰腺富血供肿瘤 胰腺富血供的转移瘤（肾癌、甲状腺髓样癌），神经源性肿瘤（神经鞘瘤、副神经节瘤），血管异常（动脉瘤、假动脉瘤、动静脉瘘），异常发育（异位脾脏）。

（赵心明　马霄虹）

参 考 文 献

1. 周纯武. 肿瘤影像诊断图谱. 北京：人民卫生出版社，2011.

2. 李坤成，卢洁，杜祥颖. 全身影像与病理对照. 北京：人民军医出版社，2014.

3. 常晓燕，陈杰. 解读 2010 版 WHO 胰腺肿瘤分类. 中华病理学杂志，2013，42（006）：423-425.

4. 崔全才，孟宇宏，王鲁平. 消化系统肿瘤 WHO 分类. 第 4 版. 北京：人民卫生出版社，2012：582-586.

5. ALLEN PJ，KUK D，CASTILLO CF，et al. Multi-institutional Validation Study of the American Joint Commission on Cancer（8th Edition）Changes for T and N Staging in Patients with Pancreatic Adenocarcinoma. Annals of Surgery. 2017，265（1）：185-191.

6. WANG Y，MILLER FH，CHEN ZE，et al. Diffusion-weighted MR imaging of solid and cystic lesions of the pancreas. Radiographics，2011，31（3）：E47-E64.

7. DING Y，ZHOU J，SUN H，et al. Contrast-enhanced multiphasic CT and MRI findings of adenosquamous carcinoma of the pancreas. Clinical imaging，2013，37（6）：1054-1060.

8. YAGO A，FURUYA M，MORI R，et al. Medullary carcinoma of the pancreas radiologically followed up as a cystic lesion for 9 years：a case report and review of the literature. Surgical case reports. 2018，4（1）：80.

9. KARAAHMET F，BASAR O，COBAN S，et al. Signet Ring Cell Carcinoma of Both Colon and Pancreas. Journal of gastrointestinal cancer. 2015，46（4）：445-446.

10. KOBAYASHI S，NAKANO H，OOIKE N，et al. Long-term survivor of a resected undifferentiated pancreatic carcinoma with osteoclast-like giant cells who underwent a second curative resection：A case report and review of the literature. Oncology letters. 2014，8（4）：1499-1504.

11. SHAH S，MORTELE KJ. Uncommon solid pancreatic neoplasms：Ultrasound，computed tomography，and magnetic resonance imaging features. Seminars in ultrasound，CT，and MR，2007，28（5）：357-370.

12. COLOMBO P，ARIZZI C，RONCALLI M. Acinar cell cystadenocarcinoma of the pancreas：Report of rare case and review of the literature. Human pathology，2004，35（12）：1568-1571.

13. NUNES G，COELHO H，PATITA M，et al. Pancreatoblastoma：An unusual diagnosis in an adult patient. Clinical journal of gastroenterology，2018，11（2）：161-166.

14. YU R，JIH L，ZHAI J，et al. Mixed acinar-endocrine carcinoma of the pancreas：new clinical and pathological features in a contemporary series. Pancreas，2013，42（3）：429.

15. SAHANI DV，BONAFFINI PA，FERNANDEZ-DEL CC，et al. Gastroenteropancreatic neuroendocrine tumors：role of imaging in diagnosis and management. Radiology，2013，266（1）：38-61.

16. CHAN M，SCHEMBRI GP，HSIAO E. Serous Cystadenoma of the Pancreas Showing Uptake on 68Ga PSMA PET/CT. Clinical Nuclear Medicine，2017，42（1）：56-57.

17. NAVEED S，QARI H，BANDAY T，et al. Mucinous Cystic Neoplasms of Pancreas. Gastroenterology research，2014，7（2）：44.

18. ROSSI RE，MASSIRONI S. Intraductal papillary mucinous neoplasms of the pancreas：a clinical challenge. Expert Rev Gastroenterol Hepatol. 2018，12（11）：1530111.

19. KIM H，RO JY. Intraductal Tubulopapillary Neoplasm of the Pancreas：An Overview. Arch Pathol Lab Med. 2018，142（3）：420-423.

20. AŞKAN G，BAĞCI P，MEMIŞ B，et al. Intraductal Neoplasms of the Pancreas：An Update. Turk Patoloji Derg. 2017，33（2）：87-102.

21. LOW G，PANU A，MILLO N，et al. Multimodality imaging of neoplastic and nonneoplastic solid lesions of the pancreas. Radiographics：a review publication of the Radiological Society of North America，Inc，2011，31（4）：993-1015.

22. YU MH，LEE JY，KIM MA，et al. MR imaging features of small solid pseudopapillary tumors：retrospective differentiation from other small solid pancreatic tumors. AJR Am J Roentgenol. 2010，195（6）：1324-1332.

第六章 间叶性肿瘤

第一节 血管平滑肌脂肪瘤

【概述】

血管平滑肌脂肪瘤(angiomyolipoma,AML)是一种较少见的间叶源性良性肿瘤,主要发生在肾脏,其次是肝脏,发生在胰腺的 AML 非常罕见。大约 40% 的 AML 与结节性硬化症有关,主要以全身多器官 AML 为特征。AML 组织病理学上主要由不同比例的异常血管、平滑肌成分和成熟脂肪构成。根据三种不同成分的构成比的不同,AML 可以分为四种亚型:混合型(三种成分均占一定比例)、脂肪型(以脂肪成分为主,脂肪比例≥70%)、肌瘤型(乏脂型,脂肪比例≤10%)以及血管瘤型(以血管成分为主),其中以混合型最为多见。免疫表型:梭形平滑肌样细胞 HMB-45、Melan-A 和 vimentin 呈阳性。AML 多见于女性,可能与雌激素分泌有关,并可发生于任何年龄阶段。通常无明显阳性体征,临床表现无特异性,症状主要表现为腹部不适、腹痛,或伴发腹胀、食欲减退、乏力等,偶尔会出现肿瘤破裂出血。AML 的检出多为影像检查过程中偶然发现,其诊断主要依靠影像学检查,典型的 AML 的影像诊断通常不难。最终确诊需要结合病理学检查。目前手术切除是 AML 首选治疗方式,预后较好。

【影像检查技术优先】

CT 可以帮助识别 AML 的脂肪成分,增强扫描有助于血管成分的显示,对于定性诊断有一定的价值。MRI 可以精准检出病灶的脂肪成分,尤其是基于化学位移的水脂分离技术,并且可以明确病灶内是否含有脂肪,对于 AML 的诊断具有重要的作用。

【影像学表现】

病灶通常为孤立性结节和肿块,影像学表现取决于肿瘤内部成分的构成比例,即所含脂肪、平滑肌和血管成分的数量。CT 平扫典型表现为胰腺实质内或外突的混杂密度结节或肿块,并且含有不同程度的脂肪密度区域。增强 CT 扫描病灶常常表现为不均匀强化,其中脂肪成分不强化,平滑肌成分轻中度强化,血管成分明显强化。磁共振脂肪抑制技术和化学位移水脂分离技术对于病灶内脂肪成分的检出有重要价值。由于肿瘤本身不均质性,MRI 平扫信号不均匀。T_1WI 和 T_2WI 上脂肪成分呈相对高信号,脂肪抑制序列呈低信号。化学位移水脂分离技术可以很好检出脂肪成分的数量和范围,MRI 增强扫描强化方式同 CT,呈不均匀强化。

【诊断要点】

典型的胰腺 AML 诊断不难,CT、MRI 检出病灶内含有脂肪成分,增强扫描不均匀明显强化,无继发恶性征象,需要考虑到 AML 的可能。

【鉴别诊断】

胰腺 AML 需要与其他含脂肪成分病灶(如脂肠瘤、畸胎瘤等)等进行鉴别。此外,乏脂的 AML 影像诊断较为困难,需与胰腺癌、胰岛细胞瘤相鉴别。

1. **脂肪瘤** 表现为脂肪密度/信号肿块,增强无明显强化。

2. **畸胎瘤** 除了含有脂肪外,常常存在钙化和液性成分。

3. **胰腺癌** 通常 CA19-9 等相关肿瘤标记物升高,肿瘤本身是乏血供肿瘤,增强多无明显强化,并且常常继发远端主胰管扩张和胰腺实质萎缩,有继发周围侵犯和转移征象。

4. **胰岛细胞瘤** 实验室检查发现血或尿中相应的激素水平升高,CT 或 MRI 动态增强呈明显强化。

第二节 脂 肪 瘤

【概述】

胰腺脂肪瘤(pancreatic lipoma,PL)是由成熟脂

肪细胞构成的胰腺肿瘤,PL 是胰腺间质来源的良性肿瘤。肿瘤可发生于胰腺各部,胰头、钩突和颈部多见,尾部次之,体部少见。肿瘤大小不定,通常较小(常<5cm)。组织病理学上由成熟的脂肪细胞和纤维包膜构成。PL 临床上少见。可发生在任何年龄阶段,以中老年人多见,男女比例相近。临床表现变异较大,主要取决于病灶的大小、部位。往往肿瘤较大时压迫胆管、胰管等结构才出现相应临床表现。

【影像检查技术优先】

1. **超声** 超声可以很好地检出病灶,然而不能对 PL 作出准确诊断,通常需要进一步做 CT 或者 MRI 检查定性诊断。

2. **CT** CT 除了显示 PL 的形态、大小、位置外,对于病灶脂肪密度可以作出定性诊断,有助于诊断 PL。

3. **MRI** MRI 是 PL 诊断的重要方法,对于病灶的识别、边界的勾画,MRI 的优势在于可以准确地显示肿瘤与胰腺周围脂肪的分界。

4. **PET-CT** PET-CT 通常对 PL 的诊断没有更多的价值,一般情况 PL 的 FDG 摄取不会增高。

【影像学表现】

其影像学表现主要有:①胰腺脂肪瘤通常是边界清晰,密度均匀的脂肪密度结节或肿块,通常 CT 值为−150~−30HU,周围可见包膜,增强扫描无明显强化,当肿块较大时,可以出现压迫邻近胆管、胰腺或血管征象,但是无邻近脏器侵犯或浸润等恶性肿瘤征象;②胰腺脂肪瘤的 MRI 形态学特征同 CT,典型的胰腺脂肪瘤表现为 T_1WI 为高信号,T_2WI 呈中等高信号,脂肪抑制序列呈低信号。水脂肪分离序列中的脂相图可以很好地显示病灶的部位、大小和边界。增强扫描同 CT 无强化特征。

【诊断要点】

根据 CT 和 MRI 特征性表现可以明确诊断 PL,典型的 PL 表现为密度或信号均匀的脂肪肿块,边界清晰,增强无强化。

【鉴别诊断】

1. **胰腺脂肪替代** 又称为胰腺脂肪性萎缩或脂肪过多症;胰腺脂肪替代可发生在整个胰腺,也可以局限于胰腺局部。往往存在高危因素如老年人、肥胖、代谢综合征、慢性胰腺炎、糖尿病等。CT 上表现为胰腺内有脂肪沉积,无占位效应,脂肪沉积区有散在的胰腺组织,胰腺内组织可与胰周脂肪相连。

2. **胰腺脂肪瘤样假性肥大** 原因不明的少见疾病,胰腺由于弥漫性脂肪浸润,导致胰腺组织转变

为脂肪组织并增大,同时伴有胰腺外分泌功能不全和慢性肺部疾病。

3. **以脂肪成分为主的血管平滑肌脂肪瘤** 通常密度或信号不均匀,可以有非脂肪成分,增强后呈不均匀强化。

4. **胰腺脂肪肉瘤** 十分罕见,常为不均质含脂肪成分的肿块,密度或信号不均匀,内部含有实性成分如软组织结节,增强后不均匀强化,并可有侵犯胰腺周围结构等恶性肿瘤征象。

第三节 血管周上皮样细胞肿瘤

【概述】

血管周上皮样细胞肿瘤(perivascular epithelioid cell neoplasm,PECM)于 2002 年被 WHO 定义为组织学和免疫组织化学上均具有血管周上皮样细胞特征的软组织间叶源性肿瘤,即上皮样细胞围绕血管呈器官样放射状排列,并特异性表达黑色素细胞和肌细胞标志物。组织学上主要由上皮样细胞构成,血管丰富。PECM 谱系包括血管平滑肌脂肪瘤、上皮样血管平滑肌脂肪瘤、肺透明细胞瘤和淋巴管肌瘤病等。PECM 主要发生在肝脏、肾脏、肺脏、子宫、胃肠道等,胰腺原发性血管周上皮样细胞肿瘤非常罕见。肿瘤可发生于任何年龄段患者,以女性多见。临床表现多种多样,以腹痛和腹部不适多见。实验室检查多是阴性。主要的治疗方法为手术切除。

【影像检查技术优先】

1. **CT 和 MRI** 可以很好地检出 PECM,尤其对其中血管平滑脂肪瘤的脂肪成分判断很有帮助,其余谱系成员单靠影像学术前正确诊断仍存在困难。

2. **影像引导下的穿刺活检包括 EUS** 该检查对于肿瘤的定性诊断有重要价值,结合免疫组化检查可以明确诊断。

【影像学表现】

除血管平滑肌脂肪瘤含有脂肪成分外,其他谱系成员均无脂肪成分。PECM 血供丰富,并与胰腺实质供血一致。CT 表现通常为实性或囊实性肿块,大小不等,密度不均匀,以低密度为主,合并出血可呈稍高密度,病灶边界清楚,增强扫描呈不均匀明显强化。典型 MRI 表现为囊实性肿块,边界清晰,信号不均匀,T_1WI 呈略低信号,T_2WI 和 DWI 呈稍高信号,胰管无扩张,增强扫描动脉期中等-明显强化,静

脉期强化程度降低。

【诊断要点】

PECM 除了血管平滑肌脂肪瘤外,其他成员术前影像诊断非常困难,并且非常罕见,目前并没有特异性的征象,影像引导下的穿刺活检结合免疫组化有助于确诊。

【鉴别诊断】

影像学上通常需要与胰腺导管腺癌、胰腺实性假乳头状瘤和胰母细胞瘤等鉴别。

1. **胰腺导管腺癌** 常有 CA19-9 升高,肿瘤为乏血供,常继发远端主胰管扩张和胰腺实质萎缩,并有侵犯周围血管等恶性征象。

2. **胰腺实性假乳头状瘤** 主要发生在年轻女性,囊实性肿块周围存在包膜,内部钙化常见,增强扫描呈持续性渐进性强化。

3. **胰母细胞瘤** 主要发生在儿童,通常可见肿瘤标记物 AFP 和 CA19-9 升高,肿瘤体积较大,常出血、坏死、囊变,发现时可有局部和远处转移征象。

第四节 尤 因 肉 瘤

【概述】

胰腺尤因肉瘤极其罕见,尤因肉瘤家族(Ewing sarcoma family of tumors, ESFTs)包括尤因骨肉瘤,Askin 肿瘤,原始神经外胚层肿瘤(PNET)和骨外尤因肉瘤(EES)。EES/PNET 属于罕见病,但近些年个案报道逐渐增多,发生部位包括肺、肾、心脏、子宫、膀胱、唾液腺、阴道、前列腺、胃、胰腺和食管等。

文献报道平均发病年龄为 20.4 岁,男女发病无差异。最常见的症状是伴或不伴有黄疸的腹痛,其他不常见的表现包括性早熟、消化不良、贫血和胆石性胰腺炎。

【影像检查技术优选】

CT 为首选检查方法。

【影像表现】

胰腺尤因肉瘤可发生于胰头、胰体或胰尾部,大小可介于 3~15cm,肿瘤呈中等密度,肿瘤内部出现坏死时,密度不均匀。增强扫描肿瘤缓慢渐进性强化,坏死区无强化。肿瘤可引起胰管中度扩张,当肿瘤体积增大时可侵犯邻近脾静脉。胰腺尤因肉瘤需要与胰腺癌等恶性肿瘤鉴别,尤因肉瘤早期较少侵犯血管,当肿瘤体积较大,强化呈缓慢渐进性强化时,要考虑到尤因肉瘤的可能,但与胰腺 PNET 的鉴别仍须依赖免疫组化结果。

【诊断要点】

胰腺尤因肉瘤诊断困难,对于胰腺的实性肿块,存在缓慢性渐进性强化时,要考虑到该肿瘤的可能。

【鉴别诊断】

1. **胰腺神经内分泌瘤** 二者鉴别困难。因此确诊 EES 和胰腺神经内分泌瘤需要进行免疫组织化学和遗传分析,包括膜结合糖蛋白 CD99(MIC2)的过表达,然而,EES 可以通过缺乏 PNET 典型的神经内分泌分化标志来区分,如突触素、嗜铬粒蛋白或 S-100 等。

2. **胰腺浆细胞瘤** 胰腺内实性肿块,增强早期肿块强化明显,增强晚期,强化程度减低。

第五节 孤立性纤维瘤

【概述】

胰腺孤立性纤维瘤(pancreatic solitary fibrous tumor, PSFT)属胰腺间质来源肿瘤,由胶原背景中的梭形细胞构成,病灶内 CD34 染色阳性,KIT 和结合蛋白染色阴性,肌动蛋白可能为阳性。PSFT 非常罕见,大多数为良性,个别为恶性。PSFT 可以原发于胰腺,也可由胸膜或肺组织的孤立性纤维瘤转移而来。原发性 PSFT 可能发生于胰腺包膜,成年或老年女性多见,肿瘤直径介于 2~13cm,多位于胰头或胰体,偶然发现或有腹痛症状。

【影像检查技术优选】

CT 和 MRI 均可作为实质性 PSFT 的首选检查方法。MRI 对囊实性 PSFT 的囊性部分显示优于 CT,并且 T_1WI 脂肪抑制背景对实性部分强化的显示优于 CT。

【影像学表现】

PSFT 多为实性,少数为囊实性肿块,好发于胰头、胰体。①实性肿块,CT 平扫表现为稍低密度肿块,增强扫描明显强化,边界清晰,强化程度高于周围胰腺。MRI T_1WI 上肿瘤信号强度低于胰腺,T_2WI 信号强度高于胰腺;②当肿瘤表现为囊实性时,CT 平扫密度不均匀,囊性密度更低,增强扫描后,囊性部分无强化,实性部分强化明显。实性部分信号特点同实性 PSFT,囊性部分,T_1WI 信号强度更低,T_2WI 信号强度更高。

【诊断要点】

术前诊断 PSFT 较为困难,胰头或胰体出现明显强化的实性或囊实性肿块,而囊实性分隔不同于典型浆液性或黏液性肿瘤的特点时,要考虑到 PSFT 的可能。

【鉴别诊断】

鉴于 PSFT 的强化特点,与伴有囊变的胰腺内分泌肿瘤较难鉴别,细针穿刺活检可以帮助诊断。

第六节 淋巴管瘤

【概述】

胰腺淋巴管瘤(pancreatic lymphangioma)仅占到全身各部位淋巴管瘤的 1%,为一种罕见的胰腺囊性疾病。病理上由大小各异的,相互交通的扩张的淋巴管所组成,内衬内皮细胞,囊壁含有胶原结缔组织和不规则的平滑肌束,并有厚薄不一的纤维组织包膜,包膜可钙化,囊内含浆液,血性浆液或乳糜液。淋巴管瘤分囊型、海绵型和毛细管型,前两型见于胰腺淋巴管瘤。女性年轻患者多见,肿瘤大小 1.5~2.0cm。

【影像检查技术优选】

MRI 是首选检查方法,尽管胰腺淋巴管瘤在 US、CT、MRI 均表现为多房囊性肿块,但是 US 和 MRI 对囊内纤细分隔显示优于 CT,MRI 显示病变与胰腺的位置关系优于 US。

【影像学表现】

CT 和 MRI 均表现为多房囊性肿块,可位于胰腺内或胰腺外,肿块内可见纤细的分隔,增强扫描囊壁和分隔可强化。T_1WI 胰腺囊型淋巴管瘤内容物为低信号,间隔信号略高于囊腔,T_2WI 囊腔信号与脑脊液信号相仿,间隔为相对低信号。当肿瘤周围存在包膜时,包膜表现为 T_2WI 较低信号,与周围胰腺组织分界清楚;无包膜时肿瘤与周围胰腺组织分界欠清楚。当囊性肿块内包含正常的胰腺组织时,具有一定特异性,但仍与其他类型的肿瘤性或非肿瘤性囊性病变的影像诊断鉴别困难,需要结合穿刺活检。另外,一般来说淋巴管瘤常发生钙化,但胰腺淋巴管瘤钙化少见。

【诊断要点】

胰腺多囊性肿块,囊壁或分隔光滑不伴有壁结节,而且当囊内容物有正常的胰腺组织时特异性较高。

【鉴别诊断】

1. 伴 von Hippel-Lindau 病的胰腺囊肿(pancreatic cyst in von Hippel-Lindau diease,PC-VHL) PC-VHL 胰腺囊肿少者 1~2 枚,多者可布满整个胰腺,增强扫描囊壁和间隔多无明显强化,此外,VHL 发生于胰腺的囊性病变除囊肿外还有微囊型腺瘤,典型表现为囊壁星芒状钙化。而且 PC-VHL 除胰腺囊性病变外,常伴有肾脏透明细胞癌、视网膜血管膜细胞瘤等胰腺外病变。

2. 胰腺假性囊肿 多有急性或慢性胰腺炎的病史,慢性期胰腺炎假性囊肿壁较厚,增强扫描可见强化。而且假性囊肿囊液含有蛋白和坏死碎屑等成分,T_1WI 和 T_2WI 上可以通过信号强度的特点进行鉴别。

3. 浆液性囊腺瘤 浆液性囊腺瘤囊肿数量通常大于 6 枚,如果是少囊型则囊肿数目小于 6 枚,囊壁相互靠拢形成放射状瘢痕,并伴有钙化,放射状瘢痕和囊壁增强扫描有强化。

4. 黏液性囊性肿瘤 黏液性囊性肿瘤通常较大,囊壁及分隔较厚并伴有壁结节,胰腺体、尾部多见,由于囊内容物为黏液,故其影像学特点不同于浆液性囊腺瘤和胰腺其他类型囊性病变。

鉴于胰腺每一种囊性病变的特点,应与胰腺淋巴管瘤鉴别,当鉴别困难时需进行穿刺活检明确诊断。

(宋　彬　胡富璧　王　敏)

参 考 文 献

1. 中华医学会泌尿外科学分会.结节性硬化症相关肾血管平滑肌脂肪瘤诊治专家共识.中华泌尿外科杂志,2017,(5):321-325.

2. 王建,张功亮,刘勇.胰腺血管平滑肌脂肪瘤 1 例并文献复习.临床与实验病理学杂志,2013,(9):1015-1017.

3. 虞丹萍,王家平,赵新湘,等.MRI 诊断胰腺上皮样血管平滑肌脂肪瘤 1 例.中国医学影像技术,2011,(12):2569.

4. 钟群,聂玫,赵春雷,等.胰腺血管周上皮样细胞肿瘤一例.中华胰腺病杂志,2015,(4):250-251.

5. HEYWOOD G,SMYRK TC,DONOHUE JH. Primary angiomy-olipoma of the pancreas. Pancreas. 2004,28(4):443-445.

6. TSUI WM,COLOMBARI R,PORTMANN BC,et al. Hepatic angiomyolipoma:a clinicopathologic study of 30 cases and delineation of unusual morphologic variants. Am J Surg Pathol. 1999,23(1):34-48.

7. RYA N,MAX F. Radiologic features of pancreatic lipoma. Canadian Association of Radiologists Journal. 2003,54(1):41-44.

8. FLETCHER C DM. World Health organization classification of tumors. Pathology and genetics of tumors of soft tissue and bone. Lyon:IARC press,2002.

9. SAI F,MUHAMMAD W,KRISTIN KALEY. Extraosseous Ewing's Sarcoma of the Pancreas:An Uncommon but Treat-

able Disease. Cureus,2017,9(11):1882.

10. Reilly,Chris. Primary pancreatic Ewing's sarcoma with portal vein tumor thrombosis. Journal of Gastrointestinal Surgery. 2013,17(5):1015-1019.

11. LÜTTGES J,Mentzel T. Solitary fibrous tumour of the pancreas:a new member of the small group of mesenchymal pancreatic tumours. Virchows Archiv. 1999,435(1):37-42.

12. DOS SANTOS L. ARRUDA M. Solitary fibrous tumour of the pancreas:a case report. An Sist Sanit Navar. 2012,35(1): 133-136.

13. PAA L,EDIN A,LESTER DT,et al. A clinicopathologic and immunohistochemical study of ten pancreatic lymphangiomas and a review of the literature. Cancer:Interdisciplinary International Journal of the American Cancer Society. 1998,82 (11):2150-2158.

第七章 胰腺转移瘤

【概述】

胰腺的转移性病变并不常见，占胰腺恶性肿瘤的 2%～5%，在临床上胰腺病变的诊断中主要作为鉴别诊断要素。

数据显示，患有广泛转移的肿瘤患者中 3%～12% 有胰腺受累。相对于直接侵犯胰腺的恶性肿瘤（通常起源于胃肠道），胰腺转移瘤来源于原发恶性肿瘤的血行扩散。国外文献报道最常见的原发部位包括肾（70%）、乳腺（7%）、肺（6%）、结肠（6%）、黑色素瘤（3%），其他如甲状腺癌、妇科恶性肿瘤、胃肠道间质瘤、肉瘤、淋巴瘤、前列腺癌等也均可以血行转移至胰腺。值得一提的是，各类胰腺转移瘤好发

比例的报道并不完全一致，提示在临床诊断过程中要充分考虑基于地域和人口的流行病学差异，比如在国内的日常诊断工作中针对相关女性患者就有必要考虑目前肺癌和乳腺癌的高发情况从而指导鉴别诊断（图 3-7-0-1）。

胰腺转移瘤可以表现为单发（约 73%），多发（约 10%）或弥漫性浸润（约 15%）。与原发性胰腺肿瘤患者一样，胰腺转移瘤可有包括无痛性黄疸、早期饱腹感、腹痛、胃肠道出血乃至胰腺炎在内的一系列临床表现，具体取决于原发肿瘤的类型、转移灶的位置、以及疾病的全身进展程度。相对于胰腺导管腺癌，胰腺转移瘤较少引起胰管或胆管的扩张（小于

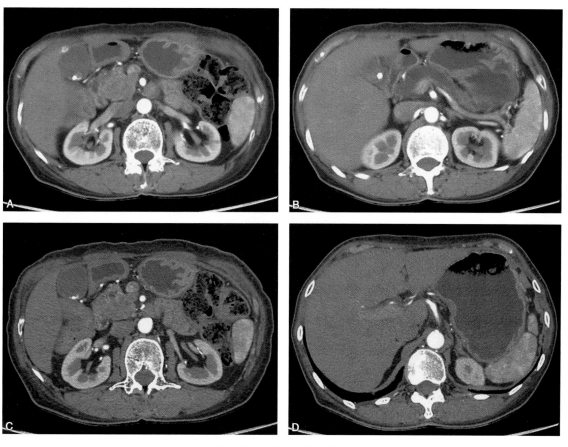

图 3-7-0-1 乳腺癌胰头转移灶

A、C.乳腺癌胰头转移灶呈周边及不均匀细分隔样强化；B、D.胰体、尾部胰管明显扩张，但不伴有胆管扩张

40%），但位于胰头的病变仍然可能会早期引起胰管和/或胆管的阻塞引起黄疸乃至急或慢性胰腺炎的相关症状。

一般而言，胰腺血行转移的存在意味着播散性疾病和预后不良，以往报告的中位生存期较短。但近来有报道对于肿瘤负荷低的胰腺转移癌患者，选择性的切除转移灶可能有显著改善预后的作用。值得一提的是，一些患者在初始诊断原发肿瘤和随后检测胰腺转移之间可能存在很长的潜伏期，尤其是肾细胞癌，大多数转移是异步检测的，平均滞后时间为 9.2 年，甚至有超过 20 年的病例报道，乳腺癌患者也会有相对长的潜伏期，在日常工作中要引起注意。

【影像检查技术优选】

尽管传统 X 线摄影的作用有限，但其可能提供患者全身情况及既往手术的一些线索，如既往的手术夹、局部组织切除的术后表现等。

传统超声对胰腺转移瘤的诊断作用也比较有限，但其作为临床上常规的检查手段，仍然能够提供有一定价值的胰腺局部诊断信息，包括其他脏器的转移或原发性病变的情况，甚至是作为病变首诊发现的重要检查手段。而传统超声或内镜超声（EUS）引导的病灶活检也拓宽了病灶的诊断手段。

同胰腺原发肿瘤一样，CT 和磁共振多期动态增强扫描是鉴别诊断胰腺转移瘤的首选手段。胰腺病变的首次检出可能由超声、评估全身其他情况的平扫或者单期增强 CT 检出（图 3-7-0-2）。而进一步鉴别诊断则要根据患者的情况选择性的进行 CT 或者 MRI 动态增强扫描。CT 由于扫描速度快，受呼吸等因素的影响小，相比 MRI 对于全身状况不好的患者

尤其老年患者可能更加适宜，其对于血管的良好显示，包括多角度 3D 重建，也是手术评估的重要辅助。同时，与内镜超声一样，CT 引导穿刺活检技术的发展也使得对于病灶的评估有了更多选项。作为对比，MRI 则能够更好地显示管腔结构，并通过组织信号特征的分析，对于病灶做更加全面的评定，如更好地显示病灶内部的结构改变，尤其对于囊性改变十分敏感。一些扫描序列如 DWI 弥散加权成像，也有利于小病变的检出并辅助定性。在呼吸配合良好的情况下，磁共振动态增强图像对于异常强化灶的显示相当敏感。

核医学对于胰腺转移性病灶鉴别能力有限，主要在于全身情况的评估，如 PET 用于全身转移情况的评估，一些特殊示踪剂还可能辅助鉴别诊断如神经内分泌肿瘤。

【影像学表现】

除外周边脏器肿瘤的直接浸润，胰腺转移瘤有三种胰腺受累模式：

1. **胰腺孤立性肿块**　最多见，较大肿瘤的中心可出现坏死，而当转移很小时，坏死可不明显，这也是一些影像文献报道增强方式有环形强化和整体强化的病理基础。另外一小部分转移瘤也可表现为囊性。

2. **胰腺多发小结节**（图 3-7-0-3）　较少见，这些小结节有时也可融合成更大的肿块。

3. **胰腺弥漫性浸润**　很少见，表现为胰腺弥漫性肿大但密度较为均匀（可类似于胰腺炎表现），一部分弥漫性胰腺受累也可能出现中心坏死。

具体到各种影像检查方式，其影像学改变如下：

1. **超声**　局部单发或多发低回声占位，弥漫性

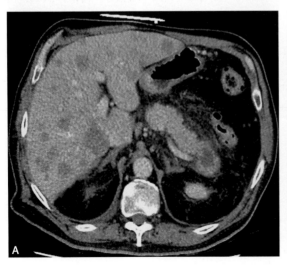
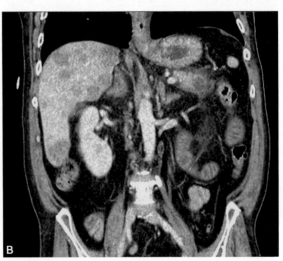

图 3-7-0-2　肺癌胰尾部转移灶
肺癌患者胰尾部转移灶，可见中心坏死及轻度环形强化表现，同时可见多发肝转移及骨转移

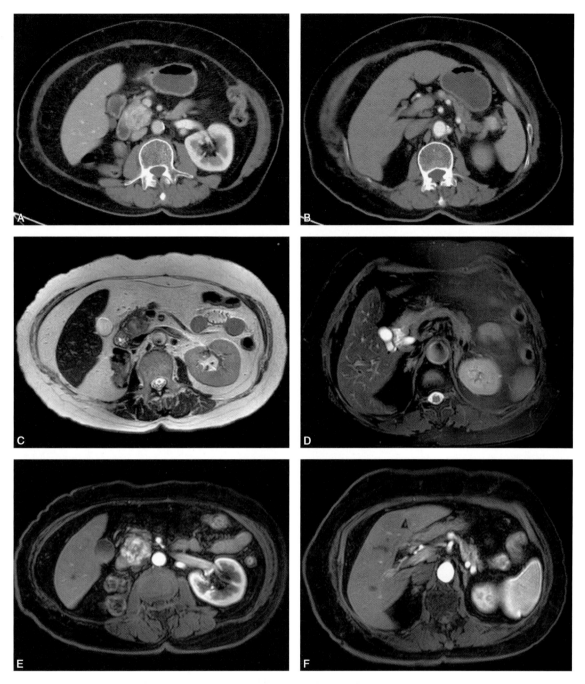

图 3-7-0-3　肾细胞癌胰腺多发转移灶

A、B. 肾细胞癌胰腺多发转移灶,CT 显示胰头(A)及胰体、尾部(B)富血供病灶,胰头病灶内部强化不均提示存在坏死;注意病灶对于周边 SMV 推移挤压而无直接侵犯(A);C. T₂WI 同样显示胰头病灶内的坏死不均匀表现,可见胰管向前方移位而无直接侵犯;D. T₂WI 抑脂图像进一步显示胰体部胰管无扩张;E、F. MRI 增强表现同 CT 相似,对于病灶内部的坏死及不均匀强化显示得更加清晰

浸润可表现为胰腺肿大。胰管或胆管扩张相对少见。超声也可一定程度上发现其他腹腔内转移性病变如实质脏器占位及淋巴结肿大等。

2. CT　平扫为稍低密度占位,可有中心更低密度或液性区。动态增强扫描病变一般同原发病变表现相似。肾细胞癌转移灶可呈现动脉期明显强化(同神经内分泌肿瘤较难鉴别),其他转移瘤一般较胰腺实质强化程度稍低(但 CT 值或能谱 CT 碘密度测量仍然提示内部强化)。小病灶一般内部较均匀,

较大病灶则内部不均匀并可能出现坏死,可呈现周边及环形强化(图 3-7-0-4)。胰管或胆管扩张、胰周脂肪侵犯以及远端胰腺组织萎缩相对少见,具体同肿瘤生长位置和病变程度相关(胰头的转移瘤引起导管扩张相对多一些)。较为特殊的浸润性转移瘤在 CT 上可表现为胰腺弥漫性肿大伴有周边胰周脂肪受累但强化不明显,类似于急性胰腺炎的表现。CT 对于病变内部的改变(尤其钙化)、局部及周边结构的侵犯乃至伴随的其他转移性病变能够很好地显

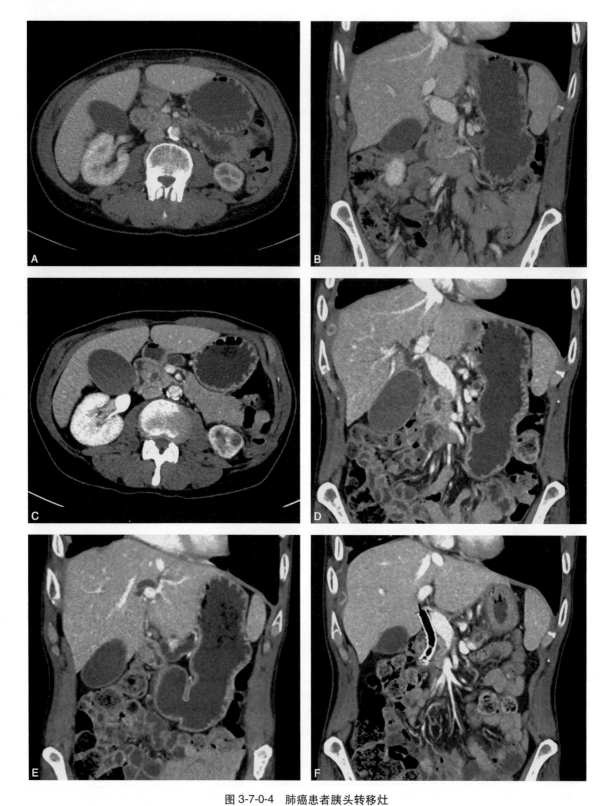

图 3-7-0-4　肺癌患者胰头转移灶

A、B. 肺癌胰头转移灶,最初病灶为胰头部微小的环形强化灶;C~E. 随访可见病灶增大,引起胆管扩张和胰管扩张;F. 患者接受胆管金属支架置入,可见支架周边的肿瘤

示。特别要强调的是动脉期扫描以及扫描前服水(阴性造影剂)扩张十二指肠对于病变诊断和鉴别的重要性,其对于局部解剖信息尤其血管、肠管和胰腺相对关系的显示也为外科、内镜及介入治疗提供了重要的术前信息。

3. MRI　胰腺转移瘤通常在 T_1WI 上为低信号,在 T_2WI 上为中高信号,中心坏死一般为液体信号。胰腺淋巴瘤累及通常 T_1WI 上的信号较低, T_2WI 上呈低至中等信号。黑色素瘤在 T_1WI 上通常为中高信号(由所含黑色素影响)。同时,DWI 也能够提供更多的诊断信息,实质性病灶或病灶的实质部分可在高 b 值影像上呈中高信号伴 ADC 图像低信号(低 ADC 值),坏死或囊性区域则均为高信号呈现 T_2 穿透效应(T_2 shine-through effect)。此外,MRI能够清晰地显示胰管和胆管并评估其累及情况。脂肪敏感序列(In/out phase、Dixon 及抑脂技术)则有助于鉴别局部脂肪浸润,以及极少见的含脂转移瘤(如脂肪肉瘤)。胰腺转移瘤在磁共振动态增强上的影像表现同 CT 类似,如肾细胞癌转移通常表现为早期明显强化的病灶。增强磁共振对于病灶内部的改变也非常敏感,小病灶一般内部强化较均匀,较大病灶内部不均匀强化及坏死、分隔样的改变在 MRI上更为清晰,周边及环形强化的识别度也更高。值得一提的是,磁共振成像对患者呼吸配合度要求非常高,对于整体临床情况不良的患者,磁共振影像的诊断效果可能不及 CT,需要有针对性地选择。

4. 核医学 一般用于全身转移情况的评估而并非特别用于胰腺转移瘤的单一诊断,而采用一些特殊示踪剂还可能辅助鉴别诊断,如 ^{68}Ga-DOTATATE PET-CT 检查能够帮助鉴别神经内分泌肿瘤。同时临床上也不能忽视 PET 检查本身存在的假阳性和假阴性情况。

【诊断要点】

相对于原发性胰腺恶性肿瘤,胰腺转移瘤的发病率只占胰腺恶性肿瘤的 2%~5%。因此,临床诊断中一定要充分考虑患者的临床综合情况,牢牢把握常见病、多发病优先的诊断原则。

对于偶然发现的胰腺病灶,尤其是有胰腺占位相关临床表现的病灶(如各类梗阻症状),需要以常见病优先原则为基础,把胰腺原发性肿瘤作为首要诊断方向。简而言之,胰腺乏血供病变首先要考虑胰腺导管腺癌,而胰腺富血供病变则首先要除外胰腺内分泌肿瘤。

对于已知其他部位原发肿瘤的首次全身评估中,或者已知原发肿瘤的治疗、随访中发现的胰腺病灶,则需要充分考虑转移瘤的可能性,尤其是已发现其他部位转移灶的情况下。

而针对患有肾细胞癌或者乳腺癌这类胰腺转移灶的发生可能非常滞后的患者,则需要依照病史提高警惕,在检查伊始就有针对性的优选扫描方案(如增加动脉期扫描),以期对病变做出最好的早期诊断。

【鉴别诊断】

由于胰腺转移瘤并无特异性的影像学特征,与胰腺原发肿瘤有很多重叠的影像学特征,因此胰腺转移瘤的诊断关键在于排除常见病变前提下的鉴别

诊断,既依赖于对各类胰腺病变影像特征的识别与解读,更离不开对患者整体临床情况和病史的综合掌握和分析。

胰腺转移瘤在胰腺内发生的部位无趋向性,其影像学表现也呈多样性,但通常与原发性肿瘤相似。胰腺本身是富血供器官,以胰腺实质强化为参照进行分类时,相对富血供的转移瘤最常见的是肾细胞癌,相对乏血供的包括肺、乳腺、胃肠道来源肿瘤,黑色素瘤等,另外淋巴瘤胰腺累及也表现为相对乏血供,但要注意各种转移瘤的表现可有交叉重叠。此外,转移瘤引起的胰管或胆管扩张相对少于原发胰腺导管癌,也较少引起胰周血管的侵犯包裹及狭窄,胰周脂肪受累也相对非常少。胰腺转移瘤也可有一些特殊的表现需要注意识别并辅助鉴别:脂肪肉瘤及罕见的肝癌转移灶可形成含脂转移瘤,要注意同胰腺脂肪沉积鉴别;部分结肠、卵巢及肾脏来源肿瘤及骨肉瘤可有钙化灶,需要同一小部分胰腺原发肿瘤(如神经内分泌肿瘤等)进行鉴别,而占胰腺癌主体的胰腺导管腺癌极少发生钙化。

总之,胰腺转移瘤的诊断更多的是基于鉴别、排除常见病变以后的综合判断。考虑到其影像表现本身的多样性和重叠性,确诊仍然需要病理辅助,近年来影像技术的进步以及影像引导下微创活检技术的发展为此提供了更多的手段。

(张嘉佳)

参 考 文 献

1. TRIANTOPOULOU C, KOLLIAKOU E, KAROUMPALIS I, et al. Metastatic disease to the pancreas:an imaging challenge. Insights into imaging,2012,3(2):165-172.

2. TAN CH, TAMM EP, MARCAL L, et al. Imaging features of hematogenous metastases to the pancreas:pictorial essay. Cancer Imaging,2011,11(1):9-15.

3. ADSAY NV, ANDEA A, BASTURK O, et al. Secondary tumors of the pancreas:an analysis of a surgical and autopsy database and review of the literature. Virchows Archiv,2004,444(6):527-535.

4. CRIPPA S, ANGELINI C, MUSSI C, et al. Surgical treatment of metastatic tumors to the pancreas:a single center experience and review of the literature. World journal of surgery,2006,30(8):1536-1542.

5. FEDERLE MP, RAMAN SP. Diagnostic Imaging:Gastrointestinal E-Book. Amsterdam:Elsevier Health Sciences,2015.

6. JARNAGIN WR. Blumgart's Surgery of the Liver, Pancreas and Biliary Tract E-Book. Amsterdam:Elsevier Health Sciences,2016.

7. SPERTI C,MOLETTA L,PATANÈ G. Metastatic tumors to the pancreas:the role of surgery. World journal of gastrointestinal oncology,2014,6(10):381-392.

8. ADLER H,REDMOND CE,HENEGHAN HM,et al. Pancreatectomy for metastatic disease:a systematic review. European Journal of Surgical Oncology,2014,40(4):379-386.

9. JAVADI S,MENIAS CO,KORIVI BR,et al. Pancreatic calcifications and calcified pancreatic masses:pattern recognition approach on CT. American Journal of Roentgenology,2017, 209(1):77-87.

10. SHANKAR PR,WASNIK AP,AL-HAWARY MM,et al. Hypervascular pancreatic "lesions":a pattern-based approach to differentiation. Abdominal Radiology,2018,43(4):1013-1028.

11. AHMED S,JOHNSON PT,HRUBAN R,et al. Metastatic disease to the pancreas:pathologic spectrum and CT patterns. Abdominal imaging,2013,38(1):144-153.

第八章 胰腺外伤

【概述】

作为腹膜后器官，胰腺能够相对避免大多数轻度腹部创伤的影响。但是，解剖学位置的关系也造成了胰腺外伤同其他腹腔内及腹膜后脏器损伤的体征和症状存在重叠，从而影响临床上对胰腺损伤进行早期诊断和分级。此外，相较于肝脏、脾脏和肾脏的创伤，胰腺创伤诊断的延误可能导致相当高的死亡率，因此早期准确诊断至关重要。

胰腺创伤最常见的原因是锐器刺伤或枪伤等造成的穿透性创伤，其诊断与明确的病史直接关联。

胰腺的钝性创伤则多是由于上腹部的突然局部受力使胰腺受到挤压导致，通常在儿童和年轻人中更常见（可能同相对缺乏腹部脂肪组织的缓冲保护作用存在一定相关）。尽管钝性创伤整体发生率较低，但近年来随着人们生活、出行方式的改变，尤其机动车事故等相关创伤的增多，在日常工作尤其是急诊时尤其需要重视，危险因素包括安全带损伤（图 3-8-0-1）、直接撞击方向盘或自行车把等，并且不能忽视虐待儿童可能导致的胰腺损伤。此外内镜手术等也会导致胰腺的医源性损伤。

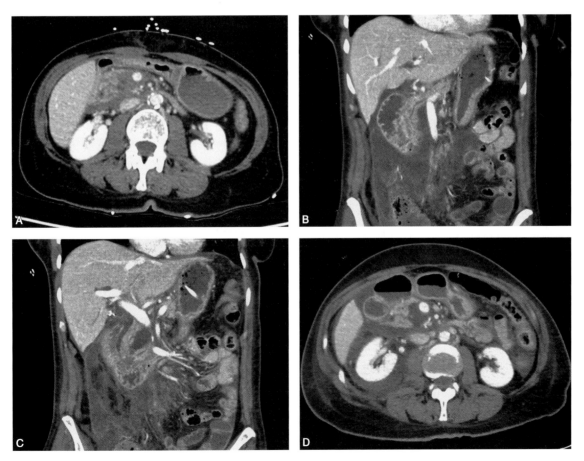

图 3-8-0-1 右侧联合损伤及安全带征

A～C. 交通事故后急诊 CT，胰头/钩突重度裂伤伴血肿。A. 右前腹壁软组织挫伤为典型的安全带征；B. 巧合的是患者具有胰腺分裂症，幸运地避免了严重的胰管损伤；C. 可见撕裂所导致的分离的腹侧胰腺中的 Wirsung 管及相应的血肿和血性腹水；D. 24h 随访 CT 见新发右侧肾周积液，进一步提示右肾合并隐匿性损伤的可能

胰腺钝性损伤按照好发频率排序,大约三分之二发生在胰体,其余依次为头部、颈部和尾部,但三者概率差别不大。胰腺损伤很少是孤立的,在大多数情况下存在联合损伤,可根据创伤受力的传递方向和胰腺本身的解剖位置划分为右侧联合损伤、中央联合损伤和左侧联合损伤。

胰腺损伤急性期的多器官损伤和出血是常见的原发性死亡原因。而感染和多器官衰竭则是急性期后常见的死亡原因。主胰管损伤可导致严重并发症从而增加死亡率,所以必须强调早期发现主胰管破裂。胰腺损伤常见并发症包括创伤性胰腺炎、假性囊肿、瘘、腹腔脓肿、肺炎、吻合口破裂等,均可能导致败血症和多器官功能衰竭。

胰腺创伤的早期诊断和相应治疗可以明显减少死亡率,但临床上以上腹部疼痛、白细胞增多和血清淀粉酶水平升高为表现的胰腺损伤三联征本身缺乏特异性,因此医学影像则在胰腺损伤的诊断、并发症的评估乃至针对性治疗中均起着非常重要的作用。

【影像检查技术优选】

对于胰腺创伤的患者,影像检查技术应用的首要原则是符合于患者的全身情况。对于有明确病史或高度疑似腹部损伤的血流动力学不稳定的患者,必须先进行快速的临床评估并给予基本生命支持,如果整体情况不稳定,则需要立即手术而不再是行影像检查。

急诊快速腹部超声筛查(FAST)对于判断腹腔积液等有一定作用但价值有限。必须明确,超声对于包括胰腺损伤在内的外伤患者灵敏度较差,不是评估这类患者的有效方式。超声更多的作用是在对创伤并发症的随访中(如假性囊肿、创伤性胰腺炎等)能够提供简单快速的影像信息,并能够引导介入治疗。

CT是急性胰腺创伤患者的首选检查手段,可有助于确定胰腺损伤、联合损伤和相关并发症。动脉期和门脉期扫描是腹部创伤的常用检查方法,根据患者具体情况还可增加延时期以评价泌尿系统。轻度外伤或病史不明确时可行门脉期+/-延迟期的扫描方式,而对于锐器伤和严重创伤患者动脉期扫描则相当重要。有时,考虑到患者的年龄和辐射剂量控制,也可采用多次注射单次扫描的混合期(动脉期+门脉期+/-延迟期)CT扫描方式。目前对于口服造影剂的意见并不统一,而且事实上在急诊抢救的情况下很难兼顾口服造影剂的使用。而在急性期以后的阶段,则可以根据情况给予口服造影剂辅助诊

断相应肠道损伤。由于胰腺创伤患者的治疗方式选择及预后在很大程度上取决于胰管的完整性,因此评估胰管是非常重要的环节。CT对胰管损伤的检测不敏感(约40%),因此临床上一般根据胰腺裂伤的程度(>50%的胰腺厚度)进行推断。由于伤后最初24h内胰腺损伤的CT表现可能不明显(图3-8-0-2),在有临床指征的情况下及时的短期CT随访非常重要,有助于检测胰腺损伤及其延迟并发症,如脓肿,假性囊肿和瘘管的发展。CT引导的介入治疗也能够对一些并发症进行精准治疗。

特别需要强调的是,由于胰管损伤的延迟诊断会增加并发症的风险乃至增加死亡率,建议任何CT扫描疑似胰腺损伤的患者都应考虑进一步评估胰管,最好在初始损伤后24~48h内进行。MRCP作为非侵入性诊断工具,可以显示整个胰腺实质和导管解剖以及胰管损伤的并发症,在一些临床医学中心被常规应用。当存在导管异常时,MRCP还有助于引导ERCP的操作。注意由于扫描时间和患者整体耐受性和配合的原因,常规增强MRI扫描较少应用于胰腺损伤的整体评估诊断。

ERCP在临床上的作用非常重要,具有诊断和直接引导治疗的能力。当在CT或MRI中检测到胰腺损伤或临床上怀疑导管损伤时,均推荐ERCP进一步检查。而在临床症状不明确或其他检查结果不确定的情况下ERCP更有临床应用价值。ERCP在评估胰管损伤情况的同时,可以根据实时表现直接进行支架放置等操作,比如某些轻度胰管损伤就可以通过支架置入术而非手术修复进行保守治疗。ERCP还有助于评估胰管损伤的晚期并发症,如假性囊肿和胰瘘,并可引导适当的治疗修复。

【影像学表现】

如前所述,胰腺损伤很少是孤立的,在大多数情况下存在不同程度的联合损伤,急性期CT影像检查最重要的就是评估联合损伤:

1. 以胰头创伤为表现的右侧联合损伤 可累及右侧横膈、肝脏、肾脏、十二指肠和下腔静脉。

2. 以胰体创伤为表现的中央联合损伤 可累及主动脉、横结肠、肝左叶、十二指肠乃至小肠。

3. 以胰尾创伤为表现的左侧联合损伤 可累及左侧横膈、肾脏、脾脏。

胰腺的创伤表现包括有:

1. 胰腺裂伤 胰腺内的低密度裂隙。注意20%~40%的胰腺损伤在最初的CT可能无显示或不明显,在后续成像中变得逐渐清晰。

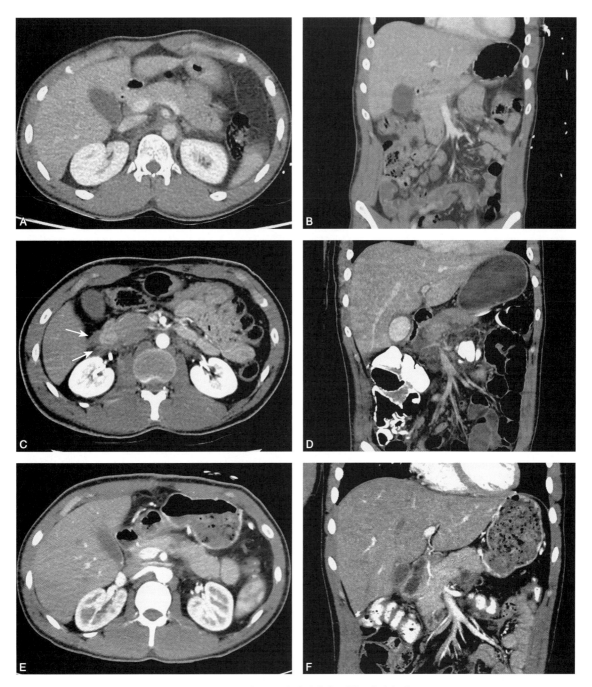

图 3-8-0-2　迟发显示的胰腺体部裂伤(中央损伤)
A、B.外伤患者急诊 CT 未见明显胰腺损伤;C.十二指肠降部肿胀,周边少量积液及脂肪积聚(箭),提示存在挤压伤;D.48h 随访 CT 见胰腺体部裂伤伴胰周局限性积液,口服造影剂未见小肠穿透性损伤;E.第 9 日随访 CT 仍可见胰腺体部裂伤伴胰周局限性积液;F.总胰管位于损伤上方,未受累及

2. **胰腺挫伤**　形态不一、边界模糊的局灶性低密度影,可伴有局灶性或弥漫性胰腺肿大(图 3-8-0-3)。

3. **胰腺断裂**　胰腺实质分离,最常见的是通过胰颈而发生。

4. **其他间接征象**　胰周或胰腺内血肿、周边积液/血肿、胰周脂肪条束征、肾前筋膜增厚,以及较后期出现的创伤性胰腺炎、假性囊肿、脓肿和瘘管形成等。

由于早期 CT 对胰管损伤的检测不敏感(约40%),因此影像诊断时一般根据胰腺裂伤的程度(>50%的胰腺厚度)进行推断,具体 CT 分级如下:

1. **A 级**　浅表(<50%腺体厚度)裂伤或轻度胰腺炎。

2. **B 级**　深部(>50%的腺体厚度)或完全撕裂胰尾。

3. **C 级**　胰头深裂或完全撕裂。

MRCP 对液体信号高度敏感,可显示胰体水肿、主胰管中断、呈 T_2 高信号的胰腺裂伤以及周边积液等,疑似胰腺损伤的患者的进一步检查相当有价值

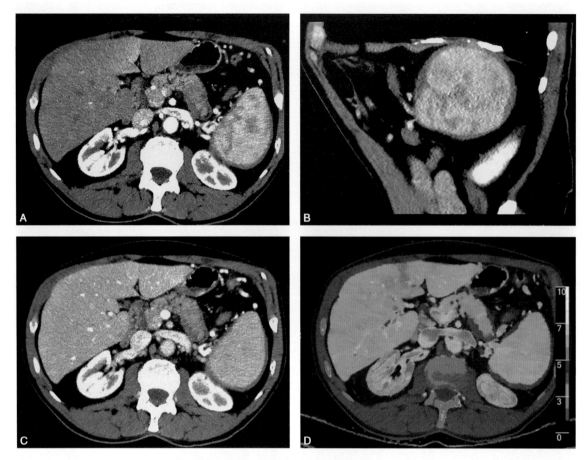

图 3-8-0-3　胰腺挫伤（左侧联合损伤）

A～C. 延迟就诊的腹痛患者,可见胰腺体尾部稍肿胀伴胰周积液/血肿(A、C)以及脾脏小裂伤(B)伴脾周血肿;
胰腺体尾部未见明显裂伤,提示挫伤可能;D 能谱 CT 碘密度成像未见血肿内造影剂渗出,提示积液/血肿为亚
急性

（由于是有限序列扫描,MRCP 对腹部整体情况的评估有限,需要对照参考 CT）。

此外,要注意部分严重创伤及低血压时形成的一过性"休克胰腺"的表现,即胰腺,肠壁和肾上腺异常强烈增强伴主动脉和下腔静脉明显缩小（图 3-8-0-4）,而在液体复苏后自发消退。

ERCP 作为重要的诊治方式,可以确认诊断和引导治疗,其对于主胰管损伤的分级如下:

Ⅰ级:主胰管正常。

Ⅱa 级:主胰管分支受损,薄壁组织内有造影剂外渗。

Ⅱb 级:主胰管分支受损,造影剂外渗入腹膜后。

Ⅲa 级:胰体或尾部的主胰管损伤。

Ⅲb 级:主胰管头部受伤。

影像表现的分级可以进一步辅助外科分级（表 3-8-0-1）,后者以指导临床处理为原则进行分类。在临床实际工作中,对于损伤的评估分级要强调各个科室之间的充分沟通,以期达到对于患者的最佳诊

疗选择。

表 3-8-0-1　AAST 美国创伤外科协会胰腺损伤分级标准

分级	损伤类型	损伤描述
Ⅰ级	血肿	轻度挫伤,无胰管损伤
	裂伤	浅表裂伤,无胰管损伤
Ⅱ级	血肿	重度挫伤,无胰管损伤,无组织缺损
	裂伤	重度裂伤,无胰管损伤,无组织缺损
Ⅲ级	裂伤	远端横断或实质损伤,伴胰管损伤
Ⅳ级	裂伤	近端(肠系膜上静脉右侧)横断或实质损伤累及壶腹部
Ⅴ级	裂伤	胰头重度裂伤

注:
①Ⅲ级以下损伤:如存在多发,分级提升一级。
②AAST Ⅰ级和Ⅱ级(钝性创伤):保守的非手术治疗。
③AAST Ⅲ、Ⅳ和Ⅴ级(钝性创伤):需要进行手术治疗(近年来胰腺支架置入术发展迅速)

【诊断要点】

放射医师需要对胰腺损伤的发病机制、模式分型、临床表现和治疗方式有充分的了解。胰腺损伤最常发生在多器官损伤的情况下,无论是腹部钝性

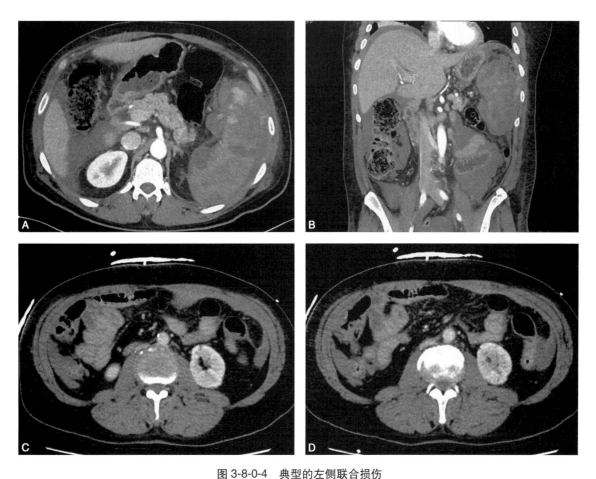

图 3-8-0-4 典型的左侧联合损伤

A、B. 可见胰尾裂伤(A)、脾脏裂伤(A)及大量血性腹水(B);C、D. 进一步读片可见微小的左肾裂伤;注意主动脉、尤其是下腔静脉明显缩小(A、C、D),提示血液循环容量不足,需要立刻告知临床应急处理

或穿透性创伤,都需要影像医生对于患者整体情况进行综合评估。在发现一处创伤性改变的同时,必须警惕多发创伤性病变的存在。

对于胰腺损伤而言,影像学对其早期准确诊断至关重要,尤其是对于胰管损伤的早期识别,对延迟并发症如脓肿、假性囊肿和瘘管发展的及早判断,对于临床治疗及预后至关重要。此外 CT 引导的介入治疗也能够对一些并发症进行精准治疗。

影像检查技术应用的首要原则是服从于患者的全身情况,尤其对于血流动力学不稳定的患者,必须立即行生命支持治疗及手术干预而不是辗转拖延行影像检查。待患者的临床情况稳定后,则可以及时进行快速全面的影像扫描检查。

【鉴别诊断】

胰腺损伤在外伤病史明确的情况下一般诊断明确。即使是较为少见的如类似于胰腺炎表现的胰腺挫伤,在结合病史及其他脏器损伤的情况下也能够早期明确判断。而胰腺隐裂(含脂肪)这类更为少见的合并情况,一方面缺乏外伤裂伤所对应的血肿、脂肪条束征等急性损伤改变,且多期增强影像上其

内脂肪背景下穿支血管的清晰显示更加有助于明确诊断。可以说,临床上胰腺损伤鉴别诊断的真正难点在于早期损伤的单次影像表现可能为阴性,这就需要影像科医生同临床科室紧密沟通合作,充分了解和宣教单次检查、以及单一检查技术(尤其是扫描参数的选择)所带来的局限性,并指导和优选短期内的影像随访检查方案,以期早期、精准的诊治各类胰腺损伤及其并发症,这对于胰腺创伤患者的治疗和康复至关重要。

（张嘉佳）

参 考 文 献

1. SUDAKOFF GS, YUCEL EK, ROSEN MP. Expert Panels on Vascular Imaging, Gastrointestinal Imaging, and Urologic Imaging. ACR Appropriateness Criteria: Blunt abdominal trauma. American College of Radiology (ACR), 2012.

2. DEBI U, KAUR R, PRASAD KK, et al. Pancreatic trauma: a concise review. World Journal of Gastroenterology, 2013, 19 (47): 9003.

3. ALDEN HH, ERNEST EM. Abernathy's Surgical Secrets E-Book. Elsevier Health Sciences, 2017.

4. GUPTA A, STUHLFAUT JW, FLEMING KW, et al. Blunt trauma of the pancreas and biliary tract: a multimodality imaging approach to diagnosis. Radiographics, 2004, 24（5）: 1381-1395.

5. LINSENMAIER U, WIRTH S, REISER M, et al. Diagnosis and classification of pancreatic and duodenal injuries in emergency radiology. Radiographics, 2008, 28（6）: 1591-1602.

6. FEDERLE MP, RAMAN SP. Diagnostic Imaging: Gastrointestinal E-Book. Amsterdam: Elsevier Health Sciences, 2015.

7. YEO CJ. Shackelford's Surgery of the Alimentary Tract, 2-Volume Set. 8th ed. Amsterdam: Elsevier Health Sciences, 2018.

8. MODICA MJ. Pearls and Pitfalls in Emergency Radiology. Cambridge: Cambridge University Press, 2013.

第九章　胰腺手术相关

一、概述

近年来,随着医学技术发展的日新月异,对于各类疾病的诊治已经从传统的对症治疗向全局综合治理的方向发展。影像学诊断技术、手术技术、新辅助疗法等治疗方法的不断发展,已经使得各类胰腺疾病尤其是胰腺肿瘤的诊治进入了 MDT 多学科联合协作的新阶段。如何最大程度的改善患者的生存时间及生存质量是整个临床团队的目标,而影像科则在这个协作中起着承上启下的关键作用,需要为越来越复杂的手术技术,包括复杂的血管重建和新辅助疗法等提供详尽的病变情况分析。

二、术前评估

术前影像诊断应评估病变本身、相邻的脉管系统、病变局部发展情况和周边及远处累及情况,从而辅助临床进行治疗方式的选择。

1. 明确诊断与鉴别诊断　各类胰腺病灶诊断和鉴别诊断的具体分析可参考本书相关章节,这里不做赘述。对于影像科医生着重要强调的是对于各类影像学检查技术的综合运用能力,即能够根据病变的特点指导临床治疗团队进行有针对性的检查,有的放矢,选择最优而非最昂贵的影像手段,建立多学科互动的 MDT 模式。此外近年来不断发展的超声及 CT 影像引导的穿刺活检技术对于病变的诊断也提供了更加精准的手段。

2. 明确病变解剖关系　明确胰腺周边相邻相关对于手术进程至关重要。胰腺由来自胃十二指肠动脉的胰十二指肠上动脉和来自肠系膜上动脉的胰十二指肠下动脉供应胰头,由脾动脉的胰腺分支供应胰腺的颈部、体部和尾部;胰头部分引流入肠系膜上静脉和门静脉,体尾部引流入脾静脉;胰腺周边与下腔静脉,门静脉和腹主动脉相邻。常见的胰周血管变异包括替代肝右动脉(11%~21%),替代肝左

动脉(4%~10%),左副肝动脉或右副肝动脉(<1%~8%)和腹腔动脉狭窄(2%~8%)。不论炎症、肿瘤或外伤,影像检查尤其是 CT 能够最大程度的显示胰腺病变同周边血管的关系,引导临床治疗。

对于肿瘤患者,评估局部侵犯情况直接影响临床治疗方式的选择。以胰腺导管腺癌为例,手术选择包括胰十二指肠切除术(PD)、远端或左胰腺切除术(LP)或全胰切除术(TP),这取决于胰腺内肿瘤的位置。实现边缘阴性的切除对于确保胰腺导管腺癌患者的最佳预后非常重要,而要确认边缘阴性切除的可能性,目前主要基于具有强大多角度重建功能的薄层 CT 扫描及部分 MRI 扫描的辅助。值得注意的是,目前各个临床治疗指南对于切除情况的分类仍不统一(可参考各个相关协会的年度治疗指南更新,如 NCCN 指南等),仍然存在部分定义模糊的术语,其原因在于外科医生和机构之间的手术技术尤其是血管重建能力的不同。一般来说,病灶可切除性的判断基本可以通过以下的影像学标准进行分类:

(1) 可切除:肠系膜上静脉/门静脉无肿瘤接触,或接触小于 180°,无静脉轮廓不规则;肠系膜上动脉、腹腔干、肝总动脉无肿瘤接触。

(2) 临界可切除:肠系膜上静脉/门静脉与肿瘤交界界面≥180°,或可重建的血管闭塞;肠系膜上动脉与肿瘤交界界面<180°;腹腔干与肿瘤交界界面<180°(图 3-9-0-1)。

(3) 不可切除:转移性疾病;肠系膜上动脉或肝动脉与肿瘤交界界面≥180°;缺乏静脉重建选择(图 3-9-0-2)。

此外,目前的影像学检查很难识别淋巴结微转移,故而其对于淋巴结分期的评估相当有限。同肿瘤切除标准一样,当前对于肿瘤造成的区域淋巴结累及的临床定义也缺乏统一的定义,这也同各个医疗中心的治疗选项相关。因此,对于术前可切除标

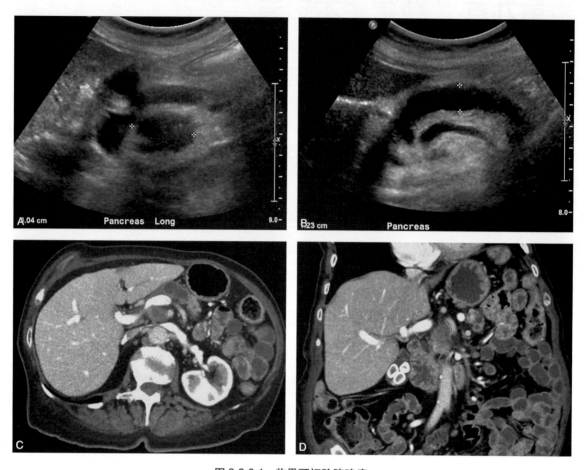

图 3-9-0-1 临界可切除胰腺癌

A、B. 超声首诊发现胰头占位伴明显胰管扩张;C. CT 确认胰头/钩突占位灶伴远端胰腺体、尾部萎缩及胰管扩张;C、D. 可见病灶接触推移 SMA,接触面<180°,无管腔狭窄

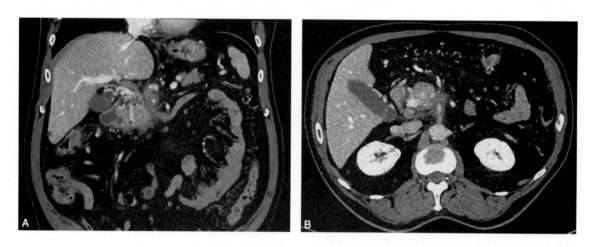

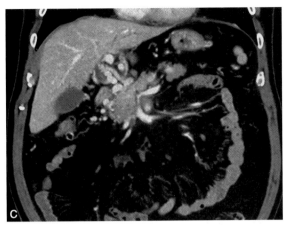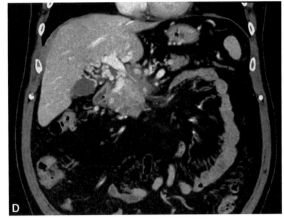

图 3-9-0-2　不可切除胰头癌（广泛周边累及）
A~D. 胰头癌完全包绕 SMA（A、B）、近端 SMV（C）及门脉起始段（D），造成不同程度的管腔侵犯和狭窄

准的判断，在目前医疗发展背景下更加需要影像科医生同其临床尤其是外科团队通过 MDT 的方式进行充分的学科间交流，及期达到治疗共识，这也会反之促进影像科的技术发展和学科进步。

值得一提的是，近来已有胰腺头部恶性肿瘤切除过程中成功进行 SMA 和肝动脉重建的报告，可能会为一些动脉受累患者提供新的手术策略。同时，临床治疗上也在广泛进行新辅助治疗的推广，即通过术前全身化疗和/或局部放疗，以期减小肿瘤负荷从而实现降低肿瘤分级、提高切除率，达到延长生存时间的目的。

另一方面，术前对于胰腺解剖学的变异如胰腺分裂症、环形胰腺、胰腺发育不全、异位胰腺和相邻胆管异常的显示对于手术规划也同样不可或缺。胰管（主导管或侧支）或胆管评估一般建议通过磁共振胰胆管成像（MRCP）进行非侵入性成像，CT 成像也有一定价值，而内镜逆行胰胆管造影术（ERCP）则能够提供更多的解剖细节，并进行一定的组织病理学诊断。近年来 EUS 内镜超声的发展非常快，对于术前诊断（尤其活检）也已经成为临床上重要的环节。

3. 明确患者全身情况　对于患者术前整体情况的评估，尤其是对于肿瘤转移灶的排查也是术前评估至关重要的环节，各类影像学检查尤其 PET 已经在临床上承担了重要的角色。

三、术式相关

胰腺手术术中的影像学检查包括术中胰、胆管造影以及术中超声等，虽然主要与外科或内镜科医生的操作直接相关，但影像科医生仍然有必要熟练掌握 ERCP、胆道造影、支架置入等一系列检查的影像学表现，这也是进行术后影像学随访的基础。同

时，现今治疗技术的发展也使得影像医生需要更多的参与到临床治疗中去，例如当胰腺肿瘤（尤其胰头癌）无法手术切除时，目前更倾向于局部功能性治疗与全身性治疗相结合的方式，对于病变引起的梗阻性黄疸，可在超声、CT 或 MRI 引导下行经皮经胆道引流术（PTBD），使肝内淤积胆汁通过引流管引出体外，其优势在于操作简单（但机体大量丢失胆汁可引起电解质紊乱及消化功能不良）。作为比较，ERCP 支架内引流术可使胆汁引入肠道，避免丢失，对于胰腺也可保持其外分泌功能的通畅（图 3-9-0-3），类似的治疗也被用于慢性胰腺炎的治疗。一般而言，应用塑料支架成本较低，但其易发生胆管梗阻及支架脱失，常用于短期治疗；而各类新型金属支架可延长再梗阻时间，但仍有迁移或支架侵蚀的风险。值得一提的是，管状支架的长度与支架功能障碍的发生相关，长的支架更加容易堵塞，影像学则能够对此进行无创性评估（参见术后评估）。

四、术后评估

当今医疗水平的发展使得胰腺手术已经成为各级医疗中心较为常规开展的手术。以胰腺切除术为例，手术技术和围手术期护理的进步使得其死亡率与历史相比大大降低，从过去手术初始阶段的 33% 减低到目前大多数专业中心的不到 2%。胰腺术后常见的并发症包括有出血、胰瘘/瘘管、伤口感染、胃排空延迟（图 3-9-0-4）、吻合口溃疡、假性动脉瘤、脓肿和胆管狭窄等。影像学检查无疑是诊断一系列并发症乃至引导治疗的首要方式。

与胰腺手术相关的出血可能占手术死亡率的 11%~38%。它可发生在术中、术后早期或晚期（术后超过 24h）。在存在异常脉管系统的情况下，特别是在未进行术前识别时，更可能发生术中出血，因此

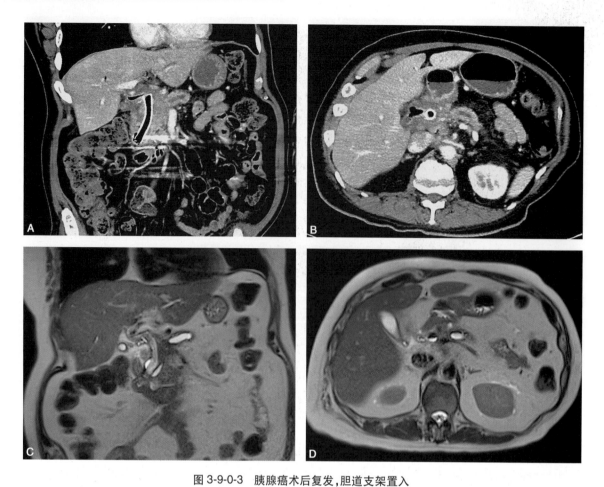

图 3-9-0-3 胰腺癌术后复发,胆道支架置入

A~D.胰腺癌行体、尾部切除术后胰头复发灶,胆道支架置入,可见残余胰腺体部胰管扩张;注意 SMA 无累及
(B),支架内见气液平,肝内无导管扩张,提示管腔通畅(D)

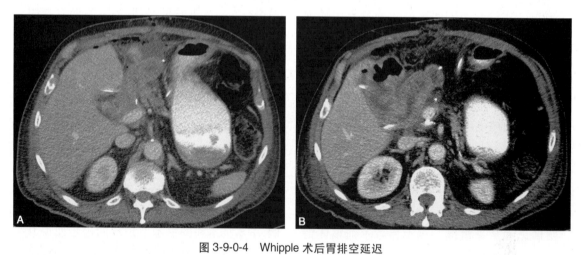

图 3-9-0-4 Whipple 术后胃排空延迟

A、B. Whipple 术后口服造影剂在胃内明显滞留,提示排空延迟,可见输入袢肠管明显水肿,但无胰腺肿胀/术后
胰腺炎,提示吻合口通畅

完善的影像学检查至关重要。早期术后出血通常与手术止血相关或继发于潜在凝血障碍;晚期术后出血通常是其他术后并发症的结果,如严重感染、瘘管、吻合口溃疡或假性动脉瘤等。

对于临床上明显出血的患者,必须及时进行评估,包括 CT 扫描、DSA 血管造影(可同时进行栓塞止血)、内镜检查或再次手术等多种形式,这取决于

患者的血流动力学状态和出血的位置(腔内或腔外)。CT 由于其快速扫描优势通常作为初始诊断的首选,并进一步指导接下来的临床处理选择。

术后胰液渗漏可由内镜或外科手术期间的医源性损伤或伴发的胰腺炎引起。除了表现为局部包裹性积液,胰液泄漏还可能导致内外瘘管形成,造成腹水甚至纵隔假性囊肿或胸膜瘘等表现。MRCP 对于

导管解剖学形态显示具有一定优势,通常作为诊断胰管泄漏首选的非侵入性方法。影像学引导下的液体采样后通过生化学检查也可提示胰管泄漏。而ERCP则是直接检测胰管泄漏和损伤最敏感的方法。大多数局限性的积液在不需要引流的情况下可自行吸收消退。而继发感染的积液或导致临床症状的积液则需要引流。当前传统开放式手术治疗方法已经向侵入性较小的干预措施过渡,包括影像介入治疗(主要为CT引导穿刺引流)、内镜(内镜下透壁引流)及微创手术等(图3-9-0-5)。

与胰腺手术相关的胆道损伤的表现和处理同胰液渗漏比较类似;胃排空延迟可通过口服造影剂的方式评估;而伤口感染、脓肿形成、吻合口漏和假性动脉瘤等各种相关并发症的诊断,一般均通过CT进行,MRI及超声可提供辅助。近年来介入技术不断发展,对于支架的评估也变得愈发重要,包括早期的支架移位、水肿和炎症,以及长期支架术后的支架堵塞和再狭窄,也均可以通过各种无创影像检查技术尤其CT进行评估(图3-9-0-6)。

CT也是随访术后康复及肿瘤复发或转移的首

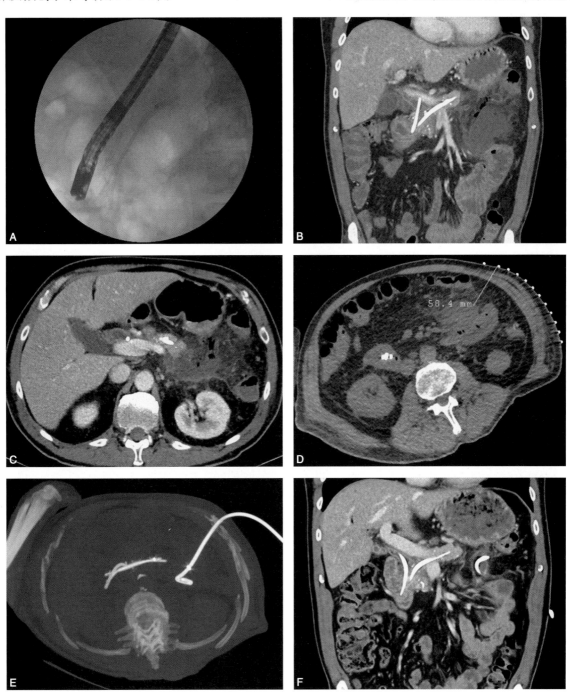

图3-9-0-5 胰、胆管支架及CT介入引流

A~C.慢性胰腺炎患者行ERCP胰、胆管支架置入(A)后并发远端胰腺炎及腹腔积液(B、C);积液内气体提示并发胰液引起的消化道瘘道可能(B、C);D、E.患者接受CT引导穿刺引流治疗;F.随访可见症状明显改善

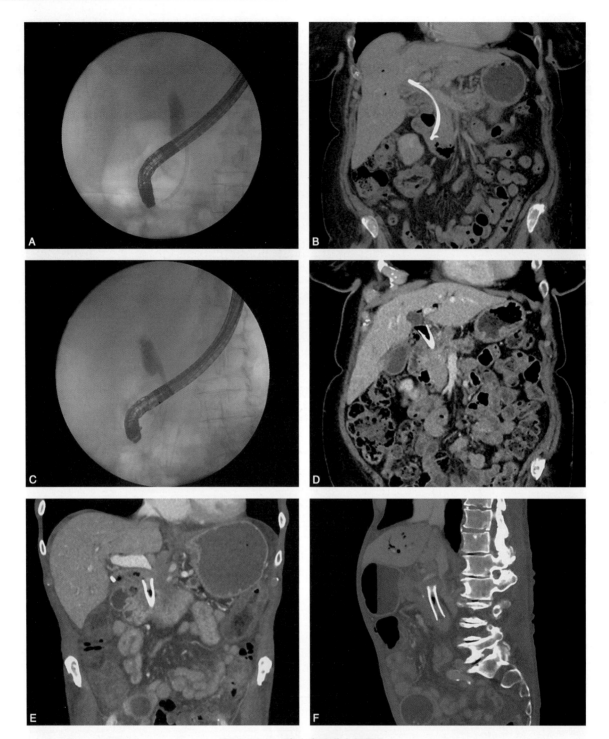

图 3-9-0-6 胰头癌胆道支架置入

A、B. 胰头癌伴发胰腺炎及阻塞性肝功能异常,先置入胆道塑料支架行支持性治疗;C、D. 症状缓解后置换为长期
适应的胆道金属支架,CT 见肝内胆管气体,及胰头癌侵犯造成的远端萎缩和胰管扩张(D);E、F. 另一患者长期
支架置入后可见肿瘤向管腔内生长,胆道气体提示管腔仍部分通畅

选(有时也可行 PET-CT 检查)。以 Whipple 手术为
例,尽管手术技术有了各种发展,但通常都使用空肠
连接胆管(胆总管空肠吻合术)和胰腺(胰空肠吻合
术),即空肠输入袢。在随访成像中,除却识别之前
描述的各种手术相关并发症,也需要了解一些常见
术后改变:由于水肿或粘连,输入段可能会受阻引起
局部扩张;同时,正常的输入袢通常是部分充满液体
的,需要避免被误读为局部复发肿块;而肿瘤复发时

的表现可类似原发病灶,在各种影像学检查时可有
胰管扩张、局部浸润等一系列表现(图 3-9-0-7)。远
处转移的识别也是胰腺肿瘤术后影像学随访不可或
缺的组成部分。

除了以上讨论的各类胰腺手术,胰腺移植也是
胰腺手术的一个新领域。胰腺移植选择性的针对 1
型糖尿病患者和少部分具有严重并发症或血糖难以
控制的 2 型糖尿病患者进行,按照是否联合肾脏移

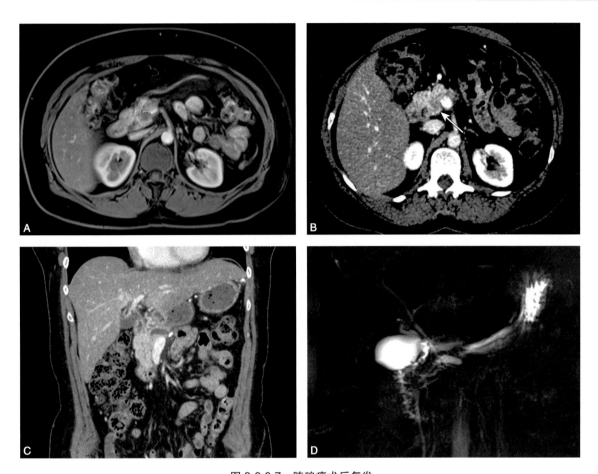

图 3-9-0-7 胰腺癌术后复发

A、B.胰腺癌体、尾部切除术后胰头复发灶 MRI（A）及 CT（B）；C、D.冠状位 CT 见残余胰腺胰管扩张、近端受累呈鸟嘴样狭窄（C），可见手术切缘手术夹。MRCP 显示鸟嘴样狭窄及远端扩张（D），无胆道受累扩张

植可分为三类即胰肾联合移植、肾移植后胰腺移植以及单纯胰腺移植。胰腺移植通常在右髂窝中（肾移植通常在左侧），可同髂血管的分支进行血管吻合，使得分泌的胰岛素进入体循环；或者同肠系膜上静脉构建静脉吻合，通过门静脉循环输出更多的生理胰岛素；而手术同时能够将移植胰腺直接引流至小肠。在联合肾移植的情况下，考虑到对肾功能的影响，对于胰腺移植通常优先使用超声或 MRI 进行移植物的随访成像，然而在移植后功能正常的情况下，CT 造影剂仍然可以使用，且在需要时可以辅以扫描后的透析治疗。胰腺移植同胰腺其他手术一样可发生胰腺炎、感染、出血、血栓形成、吻合口漏等并发症，胰腺移植受者还可能面临术后免疫排斥反应发生的风险（目前 5 年同种异体移植物存活率接近70%），呈现类似胰腺炎的影像学表现，这些情况在影像学评估中均需要注意。

综上，各类胰腺手术技术的进步，包括复杂的血管重建、支架应用及新辅助疗法的发展，对于影像科医生的日常工作提出了新的要求。从高质量的术前影像学检查，到手术过程的直接参与，以及术后并发症的诊断治疗和随访，影像科的临床责任愈发重要，

需要影像科医生对疾病的发生、发展、治疗和预后有更为详细和不断更新的认知和解读，将日常工作从传统的诊断报告模式向 MDT 临床互动为基础的检查技术优选、影像结果展示、虚拟手术评估以及综合诊治（包括影像引导的活检和治疗）方式过渡。

（张嘉佳）

参 考 文 献

1. SIDAWY AN, PERLER BA. Rutherford's Vascular Surgery and Endovascular Therapy, 2-Volume Set. Amsterdam：Elsevier Health Sciences,2018.

2. AMR B, MILES G, Shahtahmassebi G, et al. Systematic evaluation of radiological findings in the assessment of resectability of peri-ampullary cancer by CT using different contrast phase protocols. Clinical radiology,2017,72(8)：691-711.

3. BIRNBAUM DJ, GAUJOUX S, BERBIS, J, et al. Surgery for pancreatic neoplasms：How accurate are our surgical indications?. Surgery,2017,162(1)：112-119.

4. YEO CJ. Shackelford's Surgery of the Alimentary Tract,2-Volume Set. 8th ed. Amsterdam：Elsevier Health Sciences, 2018.

5. BOLAND GW. Gastrointestinal Imaging：The Requisites

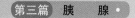

E-Book. Amsterdam: Elsevier Health Sciences, 2013.

6. ISAJI S, MIZUNO S, WINDSOR JA, et al. International consensus on definition and criteria of borderline resectable pancreatic ductal adenocarcinoma 2017. Pancreatology, 2018, 18 (1):2-11.

7. HELMINK BA, SNYDER RA, IDREES K, et al. Advances in the surgical management of resectable and borderline resectable pancreas cancer. Surgical Oncology Clinics, 2016, 25 (2):287-310.

8. QAYYUM A, TAMM EP, KAMEL IR, et al. ACR Appropriateness Criteria® Staging of Pancreatic Ductal Adenocarcinoma. Journal of the American College of Radiology, 2017, 14(11): 560-569.

第四篇

脾　　脏

第一章　组织解剖学

第一节　解　剖　学

脾脏(spleen)是人体最大的淋巴器官,颜色暗红,质地柔软,外有纤维性结缔组织被膜包裹。因其缺乏特异性生物化学检查,脾脏影像学检查显得尤其重要。

一、形态与毗邻、位置与体表投影

脾的外形不规则,大致可呈三角形、长圆形或圆形,长约12cm,宽约7cm,厚约4cm。脾脏可分为膈脏两面、前后两端和上下两缘。膈面平滑而凸隆,脏面凹陷,有血管、淋巴管和神经等出入,称脾门(hilum of spleen),出入脾门的结构被有腹膜称脾蒂。脏面与胃底、左肾和左肾上腺接触,与结肠脏曲和胰尾相邻。前端较宽阔,向腹外侧,达腋中线;后端较钝圆,向背内侧,距正中线4~5cm。上缘较锐,向前上方,一般有1~3个切迹(图4-1-1-1),脾大时切迹可作为脾触诊的标志。下缘较钝,向后下方。

脾脏位于左上腹胃底与膈之间,脾后上端平左侧第9肋的上缘,距后正中线4~5cm;脾前下端平左侧第11肋,达腋中线,其长轴与左第10肋平行。脾与膈相贴,故脾的位置可随呼吸和体位的不同而有2~3cm移动。

二、脾脏的固定、支持及周围间隙

脏腹膜在脾门处反折,形成胃脾韧带及脾肾韧带(图4-1-1-2),以及其延伸的膈结肠韧带和脾结肠韧带。脾脏的支持固定除了周围韧带、脾脏下极停在膈结肠韧带上外,对腹压、胃与横结肠运动均有影响。

脾周间隙包括脾肾隐窝、胃脾隐窝和脾脏周围

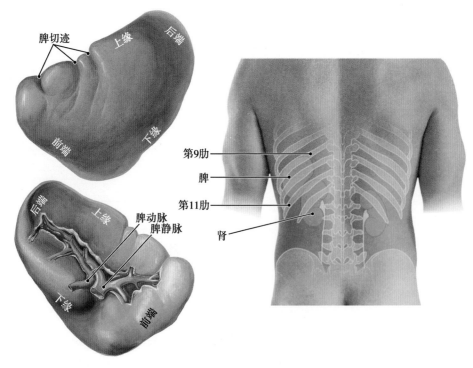

图 4-1-1-1　脾的形态和体表投影

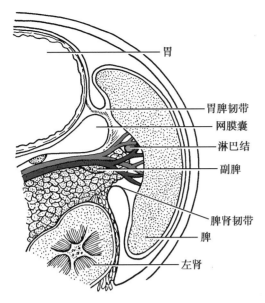

图 4-1-1-2 脾的血管和韧带

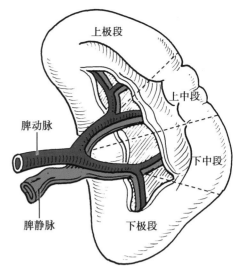

图 4-1-1-3 脾动脉和脾段

间隙,脾肾间隙向前伸至胰尾之后,向后外到左肾后方,此处积液需与左肾筋膜增厚相鉴别。胃脾隐窝和脾肾隐窝向上均与左肝上后间隙相通,此处积脓彼此交通;脾周间隙与肋膈隐窝以膈分界,脾脏裸区有助于鉴别。

三、脾脏的分叶和分段

脾脏的分叶又称脾的切迹、裂隙、缝隙、裂口,脾前缘多见,呈截痕状、拇指状,胎儿较婴儿多,成人较少。明显的分叶脾常突入至胰尾部、左肾及左肾上腺区域,容易被误认为肿瘤;而脾脏下缘切迹在轴位CT平扫中表现似脾实质的裂口,容易被误认为撕裂及梗死;增强可以明确。

脾由 2~5 个独立的脾段所构成,其中以 4 段最常见,即上极段、上中段、下中段和下极段(图 4-1-1-3)。每个脾段由脾段动脉供血、静脉引流,相邻的脾段由段间静脉相连,在正常情况下,脾段可以作为 1 个独立的单位看待,这是外科手术中切除的解剖学基础。

四、血管、淋巴引流、神经

1. **脾动脉**(splenic artery) 腹腔干最大的分支,极小部分发自主动脉及肠系膜上动脉,直径约0.5cm,远端走行在脾肾韧带内(图 4-1-1-2、图 4-1-1-3),并在韧带内发出脾叶动脉(Ⅰ级)、脾段动脉(Ⅱ级),脾的动脉除主干及分支外,独立的脾上下极动脉可不经过脾门,直接供应脾的上下极。主要分为4 段,供应胰体尾部、脾、大网膜左半、胃大弯及胃底部分。

(1)胰上段Ⅰ段:起始段至胰腺间,位居胰腺的上方,分支较少,此段可能分支有左膈下动脉、胰背动脉和脾上极动脉支等。

(2)胰段Ⅱ段:是 4 段中最长的一段,常走行于胰腺后上一沟内,扭曲呈波浪状。此段发出多支胰腺支(最大者为胰大动脉)、后贲门食管支、脾上极动脉和胃网膜左动脉等。

(3)胰前段Ⅲ段:是Ⅱ段斜转至胰尾前方,主要分支为胰尾动脉、脾上下极动脉、胃网膜左动脉等,终末支也常由此段发出,分散发出动脉支入脾,即脾的终动脉支。约 70%的脾动脉在胰前段或胰段分出终动脉干,脾动脉干相对较短,而脾上、下极动脉与胰尾关系密切,所以在结扎脾动脉时,应注意保护胰尾。

(4)门前段Ⅳ段:指走行在胰尾与脾门间的脾动脉段。此段可能发出分支为胃短动脉。

2. **脾静脉**(splenic vein) 常由 3 条叶静脉属支在脾门汇成脾静脉,走行较直,壁薄,多在脾动脉的后下方,在脾门前转到脾动脉前下方,先与肠系膜下静脉汇合,然后与肠系膜上静脉在胰头后方汇成门静脉。沿途收纳胃短静脉、胃网膜左静脉、胃后静脉、肠系膜下静脉以及来自胰的一些小静脉。

3. **淋巴引流、神经** 脾没有淋巴输入管,在脾门处可见淋巴输出管。脾的淋巴输出管进入脾门处的淋巴结,再沿脾动脉至腹腔淋巴结。脾的神经支配为脾丛,沿脾动脉走行和分布,左膈神经终末支有时达到膈脾韧带。它主要接收腹腔神经丛,也接收左肾上腺丛和左膈丛的分支,为无髓鞘纤维。

第二节 组 织 学

脾脏由胃背侧系膜两层之间间充质细胞发生而来,胚胎 3 个月时脾脏形态固定,为胚胎时期的造血器官、出生后最大的淋巴器官。

一、结构

在新鲜的脾切面,可见大部分组织为深红色,称红髓;其间有散在分布灰白色点状区域,称白髓,二者构成了脾的实质。

1. 被膜与小梁 脾的被膜较厚,由富含弹性纤维及平滑肌纤维的致密结缔组织构成,表面覆有间皮。被膜和脾门的结缔组织伸入脾内形成小梁,构成脾的粗支架。结缔组织内的平滑肌纤维收缩可调节脾的含血量。

2. 白髓(white pulp) 由动脉周围淋巴鞘、淋巴小结和边缘区构成。中央动脉周围有厚层弥散淋巴组织即动脉周围淋巴鞘(periarterial lymphatic sheath,PALS),呈长筒状包在中央动脉的周围,鞘内大量 T 细胞和少量巨噬细胞与交错突细胞等。而淋巴小结分布在淋巴鞘的一侧,由 B 淋巴细胞构成,其中央部常有生发中心。在白髓与红髓交界的狭窄区域,称边缘区(marginal zone),中央动脉的

侧支末端在此区膨大,形成小血窦,称边缘窦(marginal sinus),是血液内抗原及淋巴细胞进入白髓的通道,白髓内的淋巴细胞也可进入边缘窦,参与再循环。该区域聚集含有 T 细胞、B 细胞及较多巨噬细胞等大量淋巴细胞、免疫复合物,具有重要的吞噬作用,可能为抗原与淋巴细胞作用的原发部位。

3. 红髓(red pulp) 分布于被膜下、小梁周围及白髓边缘区外侧,占脾实质的 2/3,由脾索和脾血窦组成。脾索(splenic cord)由富含血细胞的淋巴组织构成,呈不规则的索条状,互联成网,其网孔即为脾血窦。脾索含较多的 B 细胞、浆细胞、巨噬细胞和树突状细胞。中央动脉主干穿出白髓进入脾索后,分支成笔毛微动脉(penicillar arteriole),除少数直接注入脾血窦外,多数开口于脾索。脾血窦(splenic sinus)为腔大、不规则的血窦,互联交通成网,腔内充满血液(图 4-1-2-1)。纵切面上,窦壁由一层纵向平行排列的长杆状内皮细胞围成,内皮外有不完整的基膜及环行网状纤维;横切面上,可见内皮细胞沿血窦壁排列,细胞间有间隙,如同多孔隙的栅栏孔。血窦外侧壁附较多巨噬细胞。进入脾索的血细胞大部分经变形后,穿过血窦内皮细胞间隙,汇入小梁静脉,脾门处汇合脾静脉,回到血液循环。

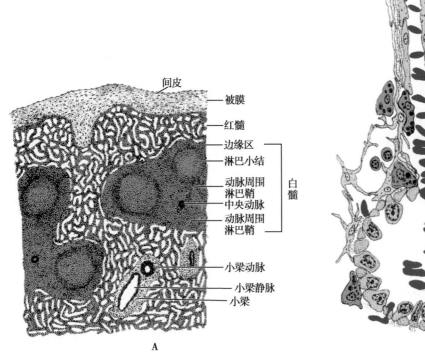

間皮
被膜
红髓
边缘区
淋巴小结
动脉周围淋巴鞘
中央动脉
动脉周围淋巴鞘
小梁动脉
小梁静脉
小梁
白髓

A

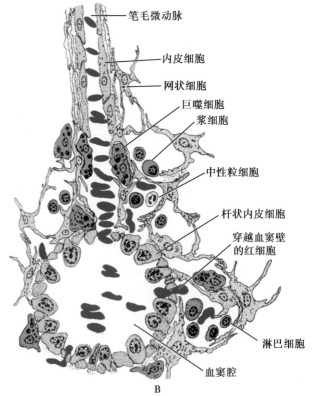

笔毛微动脉
内皮细胞
网状细胞
巨噬细胞
浆细胞
中性粒细胞
杆状内皮细胞
穿越血窦壁的红细胞
血窦腔
淋巴细胞

B

图 4-1-2-1 脾结构
A. 脾仿真图;B. 脾索和脾血窦模式图

二、功能

脾脏具有造血、储血、滤血、调节骨髓造血及调节血容量、调节门脉系压力等功能,因此,与血液学关系密切,且参与免疫反应等。因此,脾脏切除术后,暴发性感染及肿瘤均增加。

1. **滤血** 脾脏含大量巨噬细胞,当血液流经脾脏边缘区及脾索时,巨噬细胞可吞噬、清除血液中病菌、异物、抗原及衰老细胞、血小板等。

2. **免疫应答** 脾是对血源性抗原物质产生免疫应答的部位。体液免疫应答时,淋巴小结增多增大,脾索内浆细胞增多;细胞免疫应答时,动脉周围淋巴鞘显著增厚。

3. **造血、储血** 胚胎 4~5 个月,脾脏出现成红血细胞、原粒细胞和巨核细胞而具有造血功能;成年后,脾内仍有少量造血干细胞,当机体严重缺血或某些病理状态下,脾脏可以恢复造血功能。脾脏可储血 40ml。

（曾　燕　戚跃勇　周代全　陆　明　胡荣慧）

参 考 文 献

1. 李继承,邹仲之. 组织学与胚胎学. 第 7 版. 北京:人民卫生出版社,2012.
2. 巫北海,周代全,蔡萍. 活体解剖学. 北京:科学出版社,2006.
3. ANNEM RA,ARTHURF D,左焕琛. Grant 解剖学图谱. 第 12 版. 上海:上海科学技术出版社,2011.
4. FRANK HN,王怀经. 奈特人体解剖彩色图谱. 第 3 版. 北京:人民卫生出版社,2005.

第二章　影像检查方法与图像后处理技术

第一节　超　　声

脾脏的超声检查一般无需特殊准备,但空腹检查效果更好,必要时为清晰显示脾脏与周围脏器的关系,可空腹饮水 500ml,在呼气后屏气状态下进行扫查,可排除肺部气体的干扰。一般右侧卧位或左前斜位是最常采用的体位,扫描时嘱患者左手上举至头部可以增加肋间隙宽度,利于清晰扫描。常规检查使用凸阵探头,评估内容主要包括脾脏厚度、长径和宽度的测量及相关面积和体积的测量;同时可以测量脾门处血管内径并对相应脾血管进行血流动力学参数的测量和评估;对于脾内的病灶可以描述大小、部位、数目、病灶内部回声、边界、形态等;对于外伤所致脾脏破裂可以协助临床分型,超声造影在急诊方面的应用也推动了对外伤后脾脏损伤的诊断及临床诊断。

第二节　CT

脾脏 CT 检查需在患者的配合下完成:①去除检查部位的金属物品,防止产生金属伪影;②扫描前做好必要的呼吸训练,如根据呼吸的指令或指示灯有规律的呼吸,以免产生运动伪影;③如需增强扫描,需告知患者注射造影剂后可能出现的不良反应,消除紧张情绪,以便检查顺利进行,还应详细询问有无药物过敏史,根据药物说明做或不做过敏试验;④在 CT 扫描过程中应做好患者和陪伴人员的射线防护。

脾脏扫描常规采用平扫和增强扫描(图 4-2-2-1),高端 CT 可行能谱扫描,根据不同的疾病采用不同的扫描方法,检查体位通常为仰卧位,双上肢上举抱头,身体置于检查床中间及扫描野中心;扫描范围从左膈顶开始,依次将整个脾脏扫描完毕;

扫描时应嘱咐患者吸气后屏住。扫描方式:螺旋扫描、具体参数不同设备之间稍有差异,目前比较推荐自动控制,更加个体化、低剂量。增强扫描造影剂剂量一般为 80~90ml,注射速率为 3ml/s,造影剂浓度 300mgI/L。通常采用双期或三期扫描,多期扫描对病变的显示和定性更有利。①采用经验法:动脉期扫描延迟时间为 25~30s,静脉期为 60~70s,延迟期可用 2min 或更长;②团注跟踪法:腹主动脉放置感兴趣区,阈值 150HU,达到阈值后自动采集动脉期,动脉期采集完毕以后延迟 25~30s 采集静脉期,延迟到 2min 左右采集延迟期。如果需要做脾动脉和脾静脉的血管成像,则采用团注跟踪法扫描,阈值 150HU,注射速率为 4~4.5ml/s,造影剂浓度 350mgI/L。

图像后处理常规采用 VR、MPR、MIP 三种重建方式(图 4-2-2-2),可清晰显示脾脏病灶及血管形态,血管分析软件可以观察血管腔内及血管壁的病变。血管重建需将增强期薄层原始数据图像导入后处理工作站进行处理。如采用能谱扫描(图 4-2-2-3),可用能谱六大工具进行后处理分析,需要将数据导入后处理工作站,注意数据常规不要传入 PACS系统,因为数据量较大,容易造成网络拥堵。单能量低 keV 技术可提高脾脏病灶显示的敏感性。能谱曲线的斜率有助于区分淋巴瘤脾浸润与肝硬化脾肿大。基物质定量(MD analysis)可直接测定增强扫描不同时期脾脏实质的碘浓度,从而反映肝硬化患者脾脏血流动力学的变化,碘浓度也可以用于脾脏肿瘤疗效的评估。虚拟平扫可用于胃肠道有钡剂的患者,减少造影剂对脾脏的干扰,也可用于增强期,去掉碘以后得到的图像和平扫图像类似。有效原子序数(Eff-Z analysis)可以分析部分脾脏病灶的成分,如脂肪、血液、草酸钙、磷酸氢钙、磷酸铵镁等成分。去金属伪影技术可用于脾脏周围有金属伪影干扰的患者。

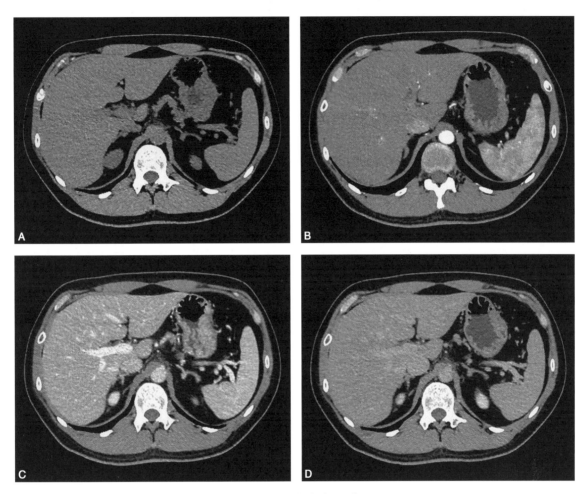

图 4-2-2-1　正常脾脏 CT 表现
A. CT 扫描平扫；B. 动脉期；C. 静脉期；D. 延迟期

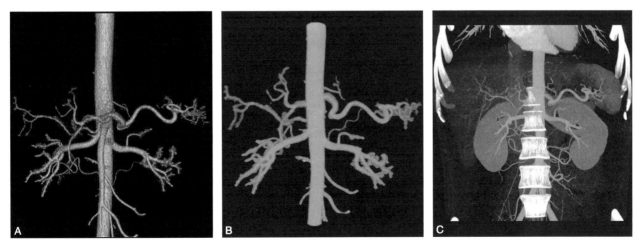

图 4-2-2-2　正常脾脏 CT 图像后处理

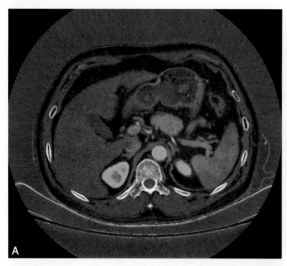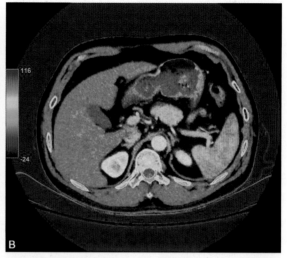

图 4-2-2-3　正常脾脏 CT 能谱扫描图像
伪彩图和碘基图,可用于提高病变诊断率和疗效评估

第三节　MRI

　　脾脏是位于左上腹的实质性脏器,MRI 检查技术与肝脏相似。腹部检查前,禁食禁水 4~6h,一般无需口服胃肠道造影剂。检查前需对患者进行呼吸训练。通常用体线圈,自旋回波序列(SE)T_1WI 和 T_2WI,少数患者也可加用反转(IR)序列。对于需要增强扫描进一步了解脾脏内病灶性质的患者,可采用快速梯度回波序列做动态增强扫描,增强前需常规平扫以比较强化情况。常规采用横断位,但对特殊病例也可采用冠状位。

　　由于腹部脂肪组织较多,其在 T_1WI 上表现为高信号,可以衬托中低信号的脾脏轮廓。对脾周的血管性结构,T_1WI 可显示其流空效应,易与实质性结构相区别。对脾脏内病变的显示容易但定性较难,一般需做 T_2WI。若 T_2WI 仍不能定性,可行快速梯度回波动态增强扫描。造影剂采用钆类顺磁性造影剂。快速梯度回波增强一般须扫 2~3 个回合期。若疑为血管瘤等病变也可延迟 2~3min 扫描。对于转移性病例或淋巴瘤病例,扫描范围应加大,注意了解腹膜后有无增大淋巴结。自旋回波反转序列(IR)和 T_1WI 抑脂序列,对于了解脾脏内有无含脂肪类肿块有一定帮助。它可以与出血性病变相鉴别,对确定腹膜后有无肿大淋巴结也是有一定帮助;冠状位扫描有利于显示腹膜后淋巴结肿大及范围,脾区周围肿块的来源等。

　　随着检查设备的不断发展,脾脏的检查方法也在不断优化,包括磁共振弥散成像(DWI)、磁敏感加权成像(SWI)、体素内不相干运动扩散成像(IVIM)、

利用磁共振水脂分离(两点或三点式 DIXON 法)成像测量组织内铁含量等技术以及非增强血管成像技术等。

　　常规 T_1 和 T_2 加权序列对脾脏淋巴瘤的敏感性差,这是由于在这些序列中淋巴瘤和正常脾组织的弛豫时间相近,弥散成像(DWI)序列有一定的辅助诊断作用,对于脾脏肿瘤良恶性的区分具有较高的敏感性。

　　IVIM 也称多 b 值 DWI 成像,一般选择 8 个不同 b 值同时扫描。IVIM 可通过测量脾脏的 $ADC_{standard}$、D、D^* 及 f 值对脾脏血流灌注进行量化分析;门脉高压症患者脾脏内微循环血流速度低于正常人,如果对有肝炎病史的患者在出现临床症状之前进行脾脏磁共振多 b 值 DWI 检查,对肝硬化门脉高压症的早期诊断有一定的帮助。

　　磁敏感加权成像能检测脾脏由于充血肿大形成的含铁血黄素沉积;与常规 T_1WI、T_2WI 和 T_2^*WI 序列对比,磁敏感加权序列利用相位像的信息增加了图像的磁敏感效应使它对顺磁性物质的沉积更加敏感;此外磁敏感加权的"放大效应"使磁敏感加权序列上小于 1/4 体素的顺磁性沉积物会表现为整个体素的影像。

　　利用磁共振水脂分离技术可无创测量组织铁含量;通过此技术可测量 T_2、T_2^* 及 R_2^* 值,肝脏与肌肉信号强度(L/M-SIR)和脾脏与肌肉的信号强度(S/M-SIR)等参数;这些参数均与血清铁蛋白含量呈正相关,因此可对脾脏铁沉积情况进行定量分析,且具有无创、安全、可重复检查的优点,是目前评估铁负荷较为理想的方法(图 4-2-3-1)。有些疾病会导致肝脾肿大、脂肪沉积,水脂分离技术还可对肝脾脂肪

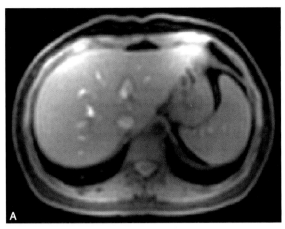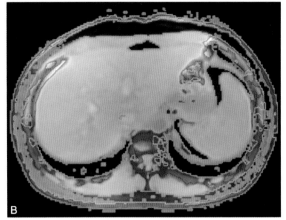

图 4-2-3-1　正常脾脏 T_2^*、R_2^* 图

通过测量正常脾脏与病变的 T_2^* 及 R_2^* 等参数,定量评估脾脏铁含量,并对良恶性肿瘤进行鉴别

含量进行有效测定,从而监测病情及治疗效果。

早期磁共振腹部血管成像主要依赖动态造影剂增强,现在采用非对比增强流入敏感翻转恢复序列对脾动脉进行成像;其实质上是呼吸触发的具有选择性翻转准备和选频翻转脂肪抑制的三维稳态自由进动序列,在成像时,通过对血液的翻转达到成像目的,由于脂肪在自由稳态进动序列中也表现为典型的高信号,因此为了更好地显示动脉,使用选频翻转对脂肪信号进行抑制;此外它还具有无需注射造影剂、无创、无需闭气、检查时间短等优势,在脾脏血管性病变的检查中具有较高的临床价值。

第四节　血管造影

脾脏的 DSA 检查多采用股动脉入路行选择性腹腔动脉造影及超选择性脾动脉造影。腹腔动脉造影时,造影剂用量为 25~30ml/次,流率 6~7ml/s,注射压力 150~300 PSI。脾动脉造影时造影剂用量为 18~20ml/次,流率 5~6ml/s,注射压力 150~300 PSI。常规体位为前后正位,必要时加作旋转 DSA 检查,以便更好地显示和诊断脾脏疾病,并为介入治疗时选择最佳操作体位。旋转 DSA 检查时,首先选择 3D 采集程序,将 C 臂移至起始位,在透视下定好起点和终点,检查高压注射器的注射程序与球管控制系统是否联结,嘱患者保持静止状态,按下手闸,

系统将自动旋转进行蒙片及造影片采集,直至采集完毕方可松开手闸(图 4-2-4-1)。图像采集完成后,在后处理工作站中根据临床需要运用 VR、MIP、MPR 等技术对图像进行后处理。

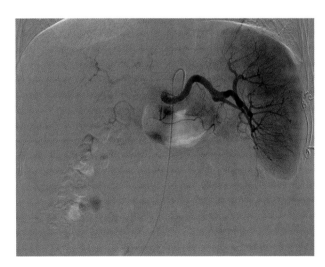

图 4-2-4-1　正常脾脏 DSA 血管造影

（曾　燕　戚跃勇　周代全　陆　明　胡荣慧）

参 考 文 献

1. 张菁,伍兵,庄宇,等. 脾脏病变 CT/MRI 诊断进展. 华西医学,2017,37（10）:1606-1610.

2. SHI N,LIU SL,LI YT,et al. Splenic Preservation Versus Splenectomy During Distal Pancreatectomy:A Systematic Review and Meta-analysis. Ann Surg Oncol. 2016,23（2）,365-372.

第三章　正常变异与先天畸形

第一节　正常表现

一、CT 表现

CT 横断位上脾脏的形态因层面而异。上部和下部呈新月形,中部(脾门)处呈内缘凹陷的半圆形或椭圆形。脾脏的长轴约 3~5 个肋单元。脾脏的下缘超过肝脏下缘或脾脏的前缘或后缘超过中线均是判断脾脏增大的指标。儿童时期脾可相对较大,随年龄增长而逐渐变小。

脾脏正常 CT 边缘可见浅分叶或浅切迹(图 4-3-1-1)。当脾脏发生变异时,脾脏边缘出现明显的分叶,分叶的脾脏可突入到胰尾和左肾之间,常被误认为是脾脏增大,也常被误认为是左肾、左肾上腺或胰尾部的肿块,尤其在 CT 平扫时容易误诊,而应用 CT 能谱曲线的同源性判定可较好地进行鉴别。发生在脾脏下缘的切迹,在横断位 CT 图像上多表现为脾实质的裂口,易误诊为脾脏撕裂或梗死。

正常脾脏在 CT 平扫时,密度均匀一致,但略低于肝脏密度(低于 5HU)。在增强动脉期,由于脾内血流关系,皮质强化明显高于中间的髓质,造成密度

不均,呈大理石花纹状,不应误认为是病变或占位;静脉期则密度均一,40s 后 CT 值升到最高,之后缓慢下降。增强的 CT 峰值可达 100~150HU(图 4-3-1-2)。脾脏的血管在多层螺旋 CT 血管成像上显示得非常清楚,脾动静脉容易区分,有利于指导脾脏的外科治疗与介入治疗(图 4-3-1-3)。脾动脉走行于胰腺上方,稍迂曲。脾静脉在其稍下方走行于胰体及胰尾后方。

在较多的腹腔脂肪衬托下 CT 能显示出脾脏的几条支持韧带:如与左肾之间的脾肾韧带、与横膈之间的脾横膈韧带、与胃之间的脾胃韧带。这些韧带是炎症、肿瘤浸润进展的基础,有重要意义。

二、MRI 表现

横断面上,脾的形态、大小与 CT 相仿,冠状面对显示脾脏的大小以及显示它与相邻脏器的关系常优于横断面成像。由于脾脏内血窦较丰富,故其 T_1 和 T_2 弛豫时间较长,一般长于肝脏,因此正常脾脏在 T_1WI 上信号强度略低于肝脏,但信号较均匀。在 T_2WI 上,正常脾脏信号高于肝脏,也高于脾脏周围其他脏器,如胰尾、肾脏等。快速动态增强扫描动脉期,脾脏表现为不均匀性皮髓交界,呈斑马纹样改

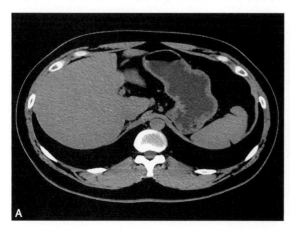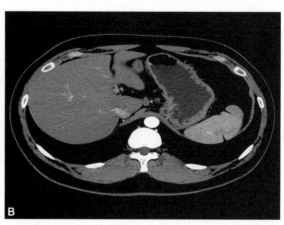

图 4-3-1-1　脾脏切迹
A. CT 平扫示脾脏边缘切迹,脾脏呈分叶状;B. 动脉期示脾脏切迹光滑锐利,脾脏实质强化均匀

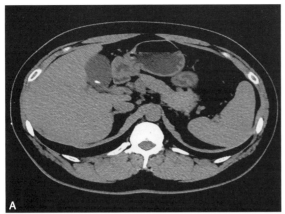

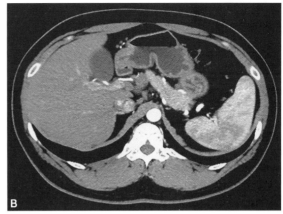

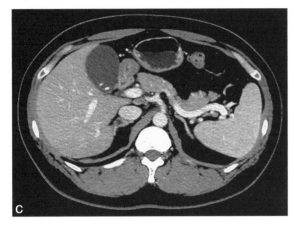

图 4-3-1-2　正常脾脏 CT 表现
A. CT 平扫示脾脏密度均匀一致,但略低于肝脏密度;B. 动脉期示脾内密度不均,呈花斑样强化;C. 门脉期示脾内密度趋于均匀

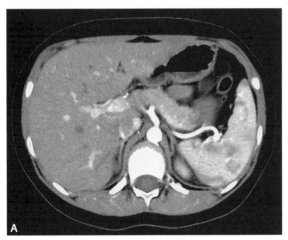

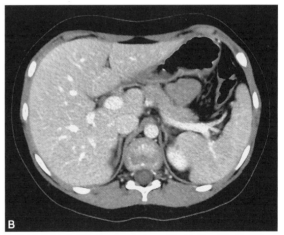

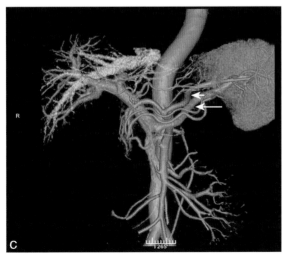

图 4-3-1-3　正常脾脏的血管
A. CT 动脉期示脾动脉走行于胰腺后上方;B. 门脉期示脾静脉走行于脾动脉稍下方;C. CTA 示脾动脉（短箭）,脾静脉（长箭）

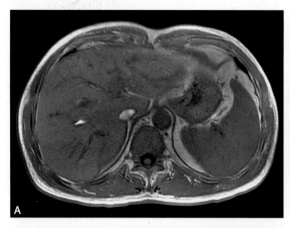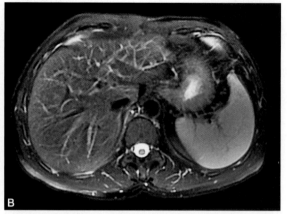

图 4-3-1-4　正常脾脏 MRI 表现

A. T_1WI 示脾脏信号低于肝脏,在腹腔内高信号脂肪的衬托下,脾脏轮廓显示清晰;B. T_2WI 示脾脏为均匀高信号,信号强度高于肝脏

变,门脉期脾脏信号趋于均匀,与 CT 增强表现类似。脾脏的血管因特异性的流空信号,T_1WI 和 T_2WI 平扫均表现为低信号(图 4-3-1-4)。

正常脾脏的 MR 信号随年龄的增长而变化,这是因为脾脏的信号强度直接与白髓和红髓的比率相关,而此比率随年龄的增长和抗原的进行性增多而增高。因此在成年人及年龄较大的儿童中,脾脏在 T_2WI 上呈高信号,新生儿脾脏在 T_1WI 和 T_2WI 上信号都比肝脏低。

正常成人的脾脏因富含血窦,在 DWI 上表现为均一的高信号。常用 b 值范围为 $0 \sim 800s/mm^2$ 或 $1\ 000s/mm^2$,正常脾脏 ADC 值范围受诸多因素影响尚无统一标准,但可通过与正常脾脏的 ADC 值比较来对病变进行客观的评价。

第二节　先天畸形

一、副脾

副脾是脾脏最常见的一种先天性畸形,绝大多数无临床症状,多为影像学检查中偶尔发现。在系列尸解中,副脾的发生率为 10% ~ 31%。副脾为先天性异位脾组织,可能是由于背侧胃系膜内胚胎脾芽的某部分融合失败所致。它与创伤引起的异位脾组织种植不同。副脾表现为轮廓光整的圆形或椭圆形结节,大小不等,一般在 2.0cm 左右。副脾多为单个,少数情况下也可多发,但很少超过 6 个。副脾仍为脾动脉供血,有包膜,常常位于脾门或沿脾血管分布,也可沿脾脏的悬韧带分布。据统计有 20% 的副脾可以发生在腹部或腹膜后的任何地方,包括胰尾周围、肾门上方、胃壁、小肠壁、大网膜、小网膜、小肠

系膜、横膈甚至盆腔或阴囊内。因脾脏功能亢进而切除后,副脾可以增大,直径可以达到 3 ~ 5cm 大小。淋巴瘤患者可同时累及主脾及副脾。

【影像学表现】

1. **超声**　副脾多数靠近脾门、脾血管和胰尾部附近,极少数位于网膜、肠系膜、阔韧带和睾丸附近,呈圆形或椭圆形,血供通常来自脾动脉。靠近脾门、脾血管附近的副脾超声较容易显示。CT 检查帮助有限。核素检查对体积较大的副脾可能有用。必要时,可采取选择性血管造影进行鉴别。

超声表现:位于脾门附近的副脾易于发现,呈圆形或卵圆形低回声团,边缘整齐、清晰,内部回声与脾脏实质回声相同,呈均匀的细点状回声(图 4-3-2-1)。用高灵敏度的彩色多普勒超声检查,多数可显示副脾动脉和静脉的血流信号,并可能显示其与脾动静脉的关系。副脾体积差异较大,通常 1~2cm,最大可达 10cm。当脾增大时,副脾也可增大(图 4-3-2-1),副脾不引起临床症状,偶尔由于扭转或栓塞引起急性腹痛,但是在治疗脾功能亢进而做脾切除时应考虑到副脾的存在。位于阴囊内的副脾可引起运动后左侧睾丸痛和发热期间左侧阴囊肿胀。副脾与脾门部淋巴结肿大、腹部肿瘤等肿瘤的鉴别要点是彩色多普勒超声检查显示动、静脉血流信号及其与脾血管的关系。必要时需配合核素或 CT 检查以明确诊断。

2. **CT**　副脾与主脾的特征相仿,表现为脾门区单发或多发圆形或椭圆形结节,轮廓光整。平扫时密度与主脾相仿。增强扫描对副脾的定性尤为重要。由于副脾供血来自脾动脉,因此其强化方式与主脾相仿(图 4-3-2-2)。脾门周围的扭曲扩张血管则与脾静脉同时显影。当脾周的淋巴结增大时,因

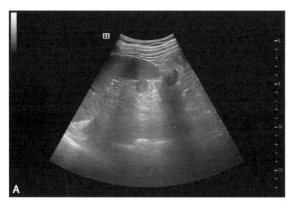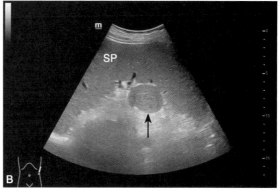

图 4-3-2-1 副脾的常规超声声像图表现
A. 位于脾门附近的副脾较小约 2cm, 呈圆形或卵圆形低回声团, 边缘整齐、清晰, 内部回声与脾脏实质回声相同, 呈均匀的细点状回声; B. 当脾增大时, 副脾也可增大

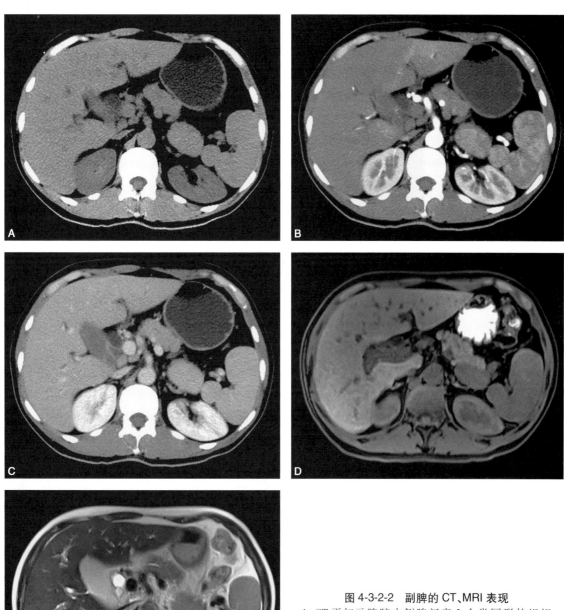

图 4-3-2-2 副脾的 CT、MRI 表现
A. CT 平扫示脾脏内侧脾门旁 2 个类圆形软组织影, 轮廓清晰, 与主脾密度一致; B. 动脉期示副脾与主脾同步强化; C. 门脉期示副脾密度均匀, 和主脾密度一致; D、E. T₁WI 和 T₂WI 示副脾与主脾信号一致

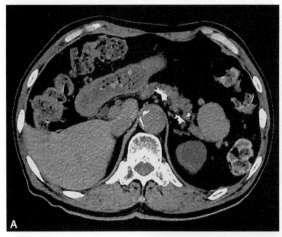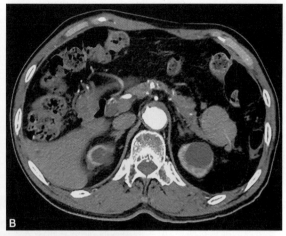
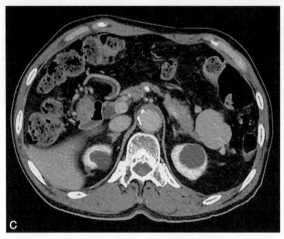

图 4-3-2-3 主脾切除后副脾增生

A. CT 平扫示胰腺尾部旁 1 个类圆形占位,轮廓清楚,密度均匀;B. 动脉期示病变不均匀强化;C. 门脉期示病变强化趋于均匀

其血供原因,一般无明显强化,因此易与副脾相区别。对于主脾切除副脾代偿性增大,临床常诊断为左上腹实质占位,CT 增强多期动态扫描能显示脾脏早期不均匀性强化和皮髓质结构,因此较易定性(图 4-3-2-3)。

3. MRI 副脾在形态上呈圆形或椭圆形,其信号特征与主脾相仿。T_1WI 呈略低于肝脏的等低信号,T_2WI 呈略高于肝脏信号。由于流动血液无信号,故对鉴别脾门周围是副脾还是扭曲扩张血管较易,且优于 CT 平扫。快速梯度回波动态增强扫描,副脾与主脾强化的形式一致,此表现与 CT 相一致。

4. DSA 可见脾动脉的小分支进入副脾。实质期,副脾呈边缘光滑的密度增高影,与主脾染色一致。

【鉴别诊断】

根据副脾的不同部位应与胃平滑肌瘤、胰腺肿瘤、肾及肾上腺肿瘤等鉴别。一般根据其 CT 及 MRI 动态增强扫描可以明确诊断,对于难以鉴别的病变可用放射性同位素扫描、能谱 CT 等多种检查手段予以鉴别。

二、多脾综合征

在 1788 年 Baillie 首先描述了第一例多脾综合征,这是一种先天性多系统畸形组成的综合征,其发生机制与胚胎发育、遗传和致畸因子相关。多脾综合征十分少见,婴儿发病率为 1/250 000,男女发生率相近。其临床症状各异,包括呼吸困难,喘息,咳嗽咳痰,上腹痛,恶心呕吐,梗阻性黄疸及急性胰腺炎等。一些患者可以没有任何症状,因体检或其他病变偶然发现。多脾综合征多见双侧左异构,内脏位置不定。多脾综合征的特征为数目不等的多个小脾脏,而没有主脾。通常位于右侧,偶尔在双侧。58% 为双侧左侧肺叶形态,双侧左肺支气管。42%~60% 伴先天性心脏病(房间隔缺损、室间隔缺损等)。65% 伴下腔静脉肝段缺如而直接与奇静脉连接。57% 伴腹部内脏异位如对称肝、右位胃、肠旋转不良、胆囊中位或缺如、短胰等。1 岁以内死亡率为50%~60%。

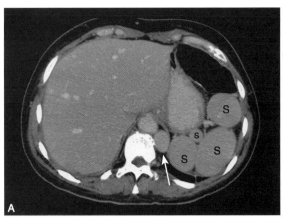 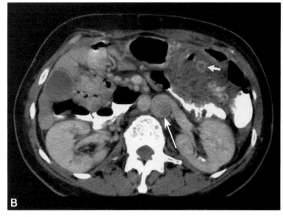

图 4-3-2-4 多脾综合征
A. CT 增强扫描示脾区多个大小不一的类圆形软组织肿块；下腔静脉肝段缺如；B. 左侧膈肌及左肾静脉后方可见异常扩张的半奇静脉（长箭），反映了下腔静脉中断后半奇静脉的延续；短箭提示发炎的阑尾和阑尾周围炎症

【影像学表现】

CT 检查能完整显示多个脾脏的位置、形态和大小，增强扫描可显示脾脏强化与正常脾脏相仿，给鉴别诊断提供帮助。CT 还能清楚显示其合并的内脏异常及心血管系统畸形，包括下腔静脉肝段缺如及奇静脉畸形连接等，有利于术前评估，减少术中风险（图 4-3-2-4）。但是 CT 常规检查对心脏畸形有一定局限性，若怀疑多脾综合征时，应常规行心脏超声检查。

多脾综合征在 MRI 检查中表现为与脾脏信号相似的多个软组织影，位于脊柱两侧，或位于左上腹。MRI 除横断位显示与 CT 横断位相似的征象外，冠状位能同时显示心脏的转位以及下腔静脉的肝段缺如和奇静脉的连接。即使 SE 序列 T_1 加权亦能满意显示。

三、无脾综合征

无脾综合征是一种十分少见的先天性多系统畸形组合的综合征。发病率目前没有确切的统计数据。有报道，活产儿发病率为 1/（10 000 ～40 000）。无脾综合征由 Pohlius 在 1940 年首次报道，Ivemark 于 1955 年对该病进行了详细描述，故该病又称 Ivemark 综合征。无脾综合征多为右侧异构，脾脏可完全缺如或有少量脾脏残迹。可合并复杂心脏病，特别是发绀型肺动脉狭窄类复杂畸形。右房异构、双侧右心耳多见于无脾综合征。肺部畸形表现为双侧肺呈三叶形，双侧肺动脉上支气管，并可见内脏位置不定，对称脾、胃肠道和泌尿道畸形等。无脾综合征目前缺乏有效的治疗措施，预后差。1 岁以内死亡率为 60% ~ 90%，死因多为心力衰竭。

【影像学表现】

腹部 CT 除了能发现脾脏缺如外，还能发现胸腹部脏器位置异常和畸形。动态增强扫描腹主动脉与下腔静脉同位于右侧，这是无脾综合征的特征性表现。MRI 对无脾综合征的检查作用与 CT 基本相仿。但 MRI 检查平扫能显示腹主动脉及下腔静脉（流空效应），对血管的定位较为方便。尤其是冠状位扫描能提供更直接的空间关系，也有利于其他畸形的发现，如心脏和肺的畸形。

四、异位脾

异位脾又称游走脾，是指由于固定脾的悬韧带发育不全和脾门血管蒂过长，以致脾脏活动度过大，离开正常解剖部位，可分为先天性或获得性。先天性异位脾多见于 10 岁以下儿童，获得性异位脾好发于 20~40 岁的育龄妇女。临床无特异症状，多为查体意外发现。可因一定程度扭转而引起上腹不适，左腰或左上腹轻度钝痛。严重扭转时产生急腹症症状，主要体征为腹部触到一活动度较大的包块。先天性异位脾的形成多系胚胎时期背侧胃系膜发育不良所致。

【影像学表现】

异位脾的主要表现为脾区脾脏缺如，腹盆腔的实性肿块（异位脾脏）和脾门蒂血管的旋涡改变。CT 容积重建和多平面重组可清晰显示脾脏的移位方向，还可观察相邻脏器的解剖关系和病变特点。增强扫描及血管成像能够显示脾脏和脾门蒂血管的血供情况，为治疗方案的确定提供重要参考（图 4-3-2-5）。当发生蒂血管栓塞、脾脏坏死时，可看到蒂血管和脾脏不强化，T_1WI 平扫即可较好评价脾实质有无梗死和出血。MRA 可显示脾动脉的部位、长度和

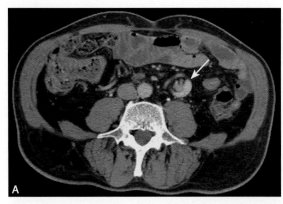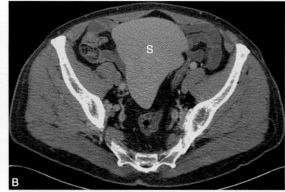

图 4-3-2-5　异位脾

A、B. CT 增强扫描示左上腹脾脏缺失，脾脏异位于盆腔，脾蒂血管扭转呈旋涡状（白箭）

有无解剖异常、病变等。

（曾　燕　戚跃勇　周代全　陆　明　胡荣慧）

参 考 文 献

1. VARGA I, GALFIOVA P, ADAMKOV M, et al. Congenital anomalies of the spleen from an embryological point of view. Med Sci Monit. 2009, 15(12) : 269-276.

2. VARGA I, BABALA J, KACHLIK D. Anatomic variations of the spleen : current state of terminology, classification and embryological background. Surg Radiol Anat. 2018, 40(1) : 21-29.

3. RODRÍGUEZ VARGAS D, PARADA BLÁZQUEZ MJ, VARGAS SERRANO B. Diagnostic imaging of abnormalities in the number and location of the spleen. Radiologia. 2019, 61(1) : 26-34.

4. REISNER DC, BURGAN CM. Wandering Spleen : An Overview. Curr Probl Diagn Radiol. 2018, 47(1) : 68-70.

5. THOMPSON WM, LEVY AD, AGUILERA NS, et al. Angiosarcoma of the spleen : imaging characteristics in 12 patients. Radiology, 2005, 235(1) : 106-115.

第四章　肿瘤及肿瘤样病变

第一节　囊　　肿

【概述】

脾脏囊肿(cyst)分为寄生虫性和非寄生虫性,后者又分为真性和假性两类,真性囊肿囊壁内覆上皮细胞层,而假性囊肿不含有上皮细胞层。真性囊肿不常见,约占脾脏所有良性非寄生虫性囊肿的10%。假性囊肿大多与外伤、感染、梗死有关。就病因而论外伤为首位,故需仔细追问病史,其次考虑胰腺炎并发症。

男女发病率之比约2:1,80%为单发,多见于40岁以下。较小的真性囊肿多为影像学检查时偶尔发现,多数无症状,只有巨大囊肿可产生相应的压迫症状,或在左上腹部触及肿块。脾脏囊肿主要压迫胃、左肾及输尿管。

【影像检查技术优选】

对于绝大多数脾囊肿,超声和CT可做出正确诊断,两者的敏感性和特异性均较高。MRI可以用于与其他脾脏囊性病变的鉴别诊断。

【影像学表现】

1. **超声**　超声学诊断脾脏囊性病变具有较高的特异性,根据囊性病变的声像图特征并结合病史,可对多数囊肿的性质作出提示性诊断。但鉴别感染性和出血性囊肿尚有一定的困难。CT、MRI和核素检查均可以用于脾内囊性病变的诊断,但是在判别病变是否为囊性方面,不及超声准确;在显示囊壁如皮样囊肿壁的细微结构方面,超声又不及CT和MRI,因此常规超声检查疑有实性成分或恶性病变者,需要进一步进行超声造影、CT或MRI检查。

(1)单纯性脾囊肿:多为单发性。圆形或类圆形,壁薄而光滑,内部透声好,后壁回声增强,具有典型囊肿特征(图4-4-1-1)。CDFI:肿物内无血流信号。

(2)脾内假性囊肿:多数为圆形或椭圆形,囊壁回声欠光整,局部可能有钙化强回声;内部多有细点状或少量索状或碎片状回声(图4-4-1-1)。CDFI:肿物内无血流信号。

(3)包虫囊肿:脾脏包虫囊肿与肝包虫囊肿具有相似的声像图特征,如囊壁呈双层结构,有单房型

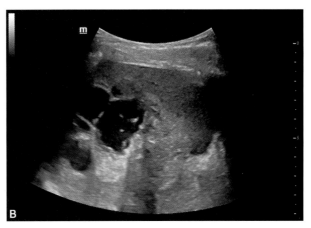

图4-4-1-1　脾内囊性灶的常规超声声像图表现
A.二维灰阶超声图显示脾内无回声区,类圆形,壁薄而光滑,内部透声好,后壁回声增强,具有典型囊肿特征;B.二维灰阶超声图显示类圆形囊性为主的团块,其内可见条索样分隔,囊壁回声欠光整,内部多有细点状或少量索状或碎片状回声

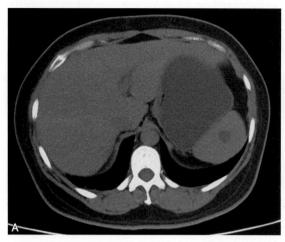
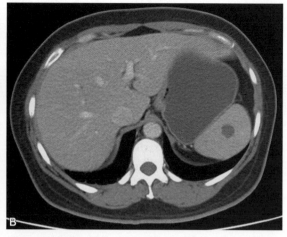

图 4-4-1-2　脾脏囊肿 CT 表现

A. CT 平扫示脾脏无增大,脾脏内见类圆形囊性低密度影,形态规则,边缘清晰;B. 增强扫描,病灶无强化,边缘显示更清晰

和多房型之分;合并感染者常呈囊实混合型;陈旧性包虫囊肿可以类似实质性肿物回声并伴有囊壁钙化所致回声增强及声影。CDFI:囊性肿物内无血流信号。

2. **CT**　脾脏囊肿多为单发,也可多发。平扫可见脾内大小不等圆形低密度区,密度均匀,CT 值为水样密度,CT 值为±20HU,边缘光滑,壁薄或不可见,存在一定张力,部分可见分隔。增强后病灶无强化,轮廓更为清晰(图 4-4-1-2)。若病灶较大,可造成邻近脏器的推移。少数囊肿可见囊壁弧状钙化。外伤性囊肿由于出血和机化,囊内可呈混杂密度。寄生虫性囊肿(棘球蚴病)可以呈单纯囊肿样表现,无特异性;也可表现为囊肿内有子灶,且增强后囊壁可有轻度强化,常常伴有囊壁或囊内钙化,以上表现可提示包虫囊肿的诊断。

3. **MRI**　脾脏囊肿的 MRI 表现颇为典型,易于诊断,即病灶呈有张力的圆形病灶,T_1WI 呈低信号,T_2WI 呈均匀的明显高信号(图 4-4-1-3)。若伴有钙化则囊壁信号不均匀。外伤后由于囊内有出血或机化则 T_2WI 信号不均匀。动态增强扫描对寄生虫性囊肿的诊断较有价值,能发现囊壁轻至中度的强化。

【诊断要点】

脾脏囊肿单发或多发均可,水样密度/信号,边缘光滑,壁薄或不可见,增强扫描无强化,易于诊断。

【鉴别诊断】

脾脏囊性占位病变的鉴别诊断主要包括:不同类型脾囊肿之间的鉴别;单纯囊肿与囊性转移瘤或脾脏淋巴管瘤的鉴别。

1. **不同类型脾囊肿之间的鉴别**　真性囊肿与不含出血机化物质的外伤性囊肿无法区别,只能依据有无外伤史加以判定。寄生虫性囊肿当含有子灶和钙化时,CT 检查易区别。而 MRI 对少量钙化的显示不敏感。若寄生虫性囊肿不含子灶及囊壁无钙化时,难以与单纯囊肿鉴别。其他病变如脾梗死、脾脓肿也可形成囊性病灶。脾梗死形成的囊性病灶常可合并脾脏的收缩变形,故易于鉴别。而脾脓肿形成的囊性病灶有时不易与单纯囊肿区别,但临床的感染病史对鉴别有帮助。

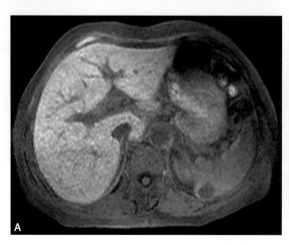
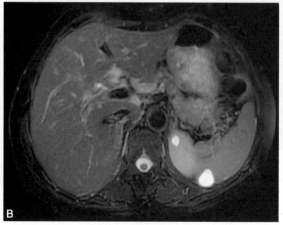

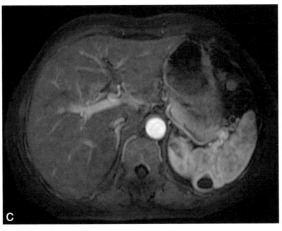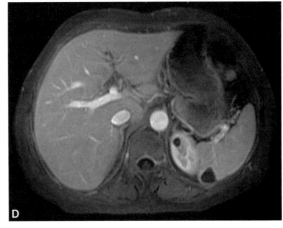

图 4-4-1-3 脾脏囊肿 MRI 表现

A.T_1WI 示脾脏包膜下类圆形低信号结节影；B.T_2WI 示病灶呈明显高信号；C.增强扫描动脉期病灶未见强化；
D.门脉期病灶仍未见强化，境界清晰

2. **囊性转移瘤** 常有囊壁，故 CT 增强常可见到囊壁轻度强化，MRI 增强扫描同样能显示壁的强化，囊壁较厚或厚度不均匀。

3. **淋巴管瘤** 虽为囊性，但常有分隔，囊性成分在 T_2WI 上表现为高信号，分隔呈线条状低信号，也易于与脾囊肿鉴别。

第二节 血 管 瘤

【概述】

脾脏血管瘤（hemangioma）发病率低，但在脾脏良性病变中最为常见。脾脏血管瘤可以单独出现，也可以同时伴有其他脏器的血管瘤。脾脏血管瘤可发生于任何年龄，以 30~60 岁多见，且无性别差异。

脾脏血管瘤多为单发，也有多发。当作为全身性血管瘤病的一部分时，也可呈弥漫性。脾脏弥漫性血管瘤病是一种罕见的良性血管性疾病，它被视为全身性血管瘤病的一种表现。已有报道可与血管骨肥大综合征（Klippel-Trenaunay-Weber syndrome）、特纳综合征（Turner syndrome）、血管瘤-血小板细胞减少综合征（Kasabach-Merritt-like syndrome）和脐膨出-内脏肥大-巨舌综合征（Beckwith-Wiedemann syndrome）伴发。

大多数脾脏血管瘤体积较小，多为体检时偶尔发现，因此，大部分患者无症状，且预后较好。脾脏血管瘤多生长缓慢，病灶较大时才出现临床症状和并发症，同时在查体时，可扪及脾脏增大，少数较大的血管瘤可以伴有脾脏增大而压迫周围脏器产生相应的临床症状，但实验室检查多无异常发现。文献报道约有 8.8% 的患者由于脾脏血管瘤破裂出血而出现急腹症，如突发腹痛、血压下降和休克等。也有

患者由于脾功能亢进而出现贫血、乏力、心悸等表现。

脾脏血管瘤多为先天性，起自血窦内皮细胞。与正常脾脏实质境界不清，镜下见血窦内皮细胞层增生，病灶大小不一，形态多为圆形或椭圆形，偶尔可有钙化。窦间由纤维或被脾髓分隔。大的血管瘤中央可有星芒状或形态不规则纤维瘢痕形成。与肝脏血管瘤相似，脾脏的血管瘤分为 3 型：①毛细血管型：由增生的毛细血管构成；②海绵状型：由扩张的血窦构成；③混合型：两种改变并存。其中以海绵状血管瘤多见。脾脏血管瘤多小于 2cm，位于脾内，也可凸出脾脏轮廓外。脾脏血管瘤可为囊性或实性，但小血管瘤（包括毛细血管型和海绵状型）多为实性。较大的海绵状血管瘤可发生血栓、梗死、纤维化和坏死囊变。而囊性血管瘤多由大小不等的因坏死产生的浆液或出血充填的囊腔组成，囊壁可见钙化。

【影像检查技术优选】

1. **B超** B超检查是诊断脾脏占位的首选方法。该检查经济、无创、操作方便，可显示病变的部位、大小、范围等，对脾脏血管瘤的定性诊断率较低，但彩色多普勒可以良好地显示血管瘤周边及内部血流信号，表现为境界清楚，边缘不规则的回声增强区，特征为内部呈"筛网状"，因此，彩色多普勒对脾脏血管瘤的定性诊断率较高，可作为诊断血管瘤的首选辅助检查方法。彩超检查的不足：易受操作者技术、患者肥胖、肠道气体干扰等因素影响，判断病变累及胰腺、胃肠等周围脏器情况困难，对脾脏肿瘤的良恶性鉴别及脾脏良性肿瘤的类型分辨能力较差，因此仅行彩超检查对脾脏血管瘤很难做出定性诊断，多需结合其他影像检查手段。

2. **CT** CT 检查比较方便、迅速，易为患者接

受,且具有较高的密度及空间分辨率。同时,增强CT能清晰显示血管结构及其与周围组织关系,常用于脾脏血管瘤的定性诊断。CT增强扫描可显示脾脏血管瘤的渐进性强化,能够明确诊断,也有少数不典型的病例,早期可无强化,而延迟期才表现为等密度、斑片状/结节状或环状强化,所以,需结合平扫、动态增强和延迟扫描进行诊断,较大的病灶内出现纤维化、梗死、钙化、囊变时,CT也可显示。

3. MRI　MRI具有多方位及多参数成像的优势。脾脏血管瘤 T_1WI 呈等或稍低信号, T_2WI 多呈均匀高信号,增强扫描造影剂由外周呈斑片状逐渐向中心弥散,可完全或不完全充填,也可出现整个病灶在动脉期呈明显强化。但MRI检查费用昂贵费时长,一般不作为首选检查。同时,脾脏良性脉管源性肿瘤在MRI增强扫描中的强化方式多样,交叉、重叠较多,且典型强化方式的病例少见。

4. PET-CT　大多数脾脏良性肿瘤如血管瘤和错构瘤无FDG凝聚,因此可用PET-CT对脾脏病变进行良恶性的鉴别。

【影像学表现】

1. 超声　常规超声声像图与肝血管瘤相似,可以单发或多发。高回声型多见,也可表现为不均质回声型,多数边界清楚,边缘整齐或欠光整,有时可见周围血管进入病灶,呈"边缘开裂征",部分病例表现为混合性回声型或弱回声型,内部回声不均匀。当有大血窦存在时,表现为不规则无回声区。偶尔可见有钙化引起的强回声斑和声影。彩色多普勒显示病灶周边与内部多为较弱的静脉血流信号,偶有RI值偏低的周边动脉血流(图4-4-2-1)。脾脏血管瘤的超声造影表现与肝脏血管瘤常见表现一致,即肿块周边结节状向心性增强,增强范围逐渐扩大,静脉期高于或等于脾脏强化强度。部分血管瘤也可表现为动脉期和静脉期均呈现为弱强化。

2. CT　脾脏血管瘤CT平扫表现为边界清晰的低或等密度肿块,可见点状或边缘环状钙化。增强扫描表现多样,大部分从周边开始强化,然后向中央逐渐填充,延迟后可与正常脾脏密度一致(图4-4-2-2)。部分病灶可早期快速强化,而呈现均匀高密度,并持续到延迟期(图4-4-2-3);部分病灶可缓慢强化,动脉期及门脉期扫描均未见明显强化,而延迟期周边呈结节状、环状强化。较大血管瘤中央可有瘢痕形成,则可形成星芒状更低密度区,延迟扫描可

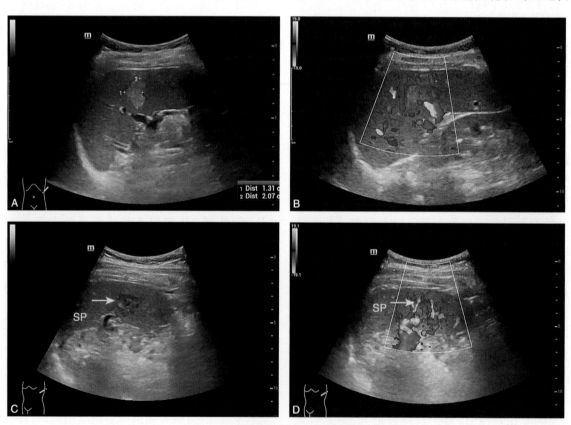

图4-4-2-1　脾血管瘤的常规超声声像图表现

A.脾内血管瘤二维灰阶超声表现:单发高回声结节,类圆形,声像图与肝血管瘤相似;B.CDFI显示脾血管瘤周边与内部探及少许点状血流信号;C.脾内血管瘤二维灰阶超声表现:不均质偏低回声区,边界尚清,可见周围血管进入病灶,呈边缘开裂征,内部呈不均匀回声较低的小蜂窝状或细管状结构不均质回声团块;D.CDFI显示脾血管瘤周边与内部探及较丰富静脉样血流信号

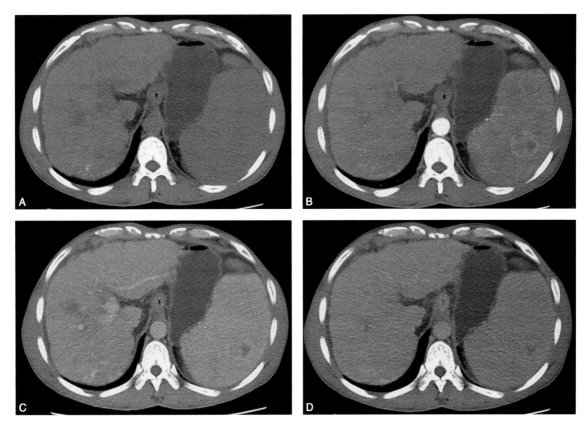

图 4-4-2-2 脾脏血管瘤 CT 表现
A. CT 平扫,脾脏增大,密度降低,其内见稍低密度结节影,但因肝硬化,脾脏增大、密度降低,病灶与脾脏实质不易区分;B. 增强扫描动脉期,病灶呈环状强化,其内见粗大分隔,并可见其强化;C. 门脉期,病灶强化范围向内扩大,强化程度略高于周围脾实质;D. 延迟期,病灶强化范围向中心进一步填充,内见小片稍低密度无强化区,病灶的强化程度接近周围脾实质,呈等密度

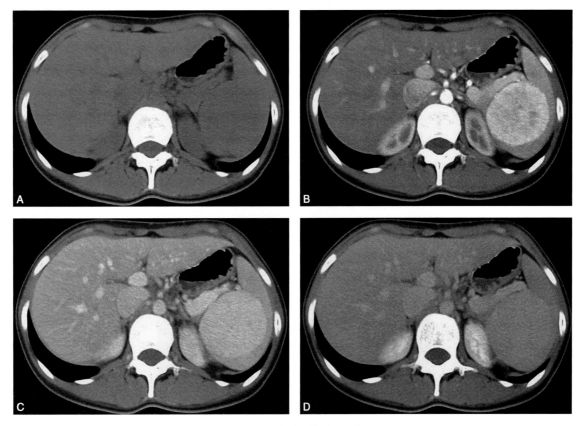

图 4-4-2-3 脾脏血管瘤 CT 表现
A. CT 平扫,脾脏增大,其内见稍低密度肿块影,境界尚清,部分凸出脾脏轮廓外;B. 增强扫描动脉期,病灶呈明显强化,以周边为主,其内见斑片状稍低密度区;C. 门脉期,强化范围向内扩大,呈均匀强化,强化程度稍高于周围脾实质;D. 延迟期,病灶轻度均匀强化,强化程度仍略高于周围脾实质

始终无强化。

3. MRI　脾脏血管瘤在 MRI 上表现与肝脏血管瘤极为相似。T_1WI 上脾脏血管瘤表现为略低信号，而 T_2WI 则表现为较高信号。Gd-DTPA 增强后强化模式类似 CT，表现为三种形式：①病灶早期均匀性强化呈高信号，并持续到延迟期；②早期周边环状强化，延迟期呈均匀强化；③周边呈向心性强化，中央瘢痕无强化（图 4-4-2-4）。

与肝脏血管瘤相比，脾脏血管瘤一般在早期强化图像上较少呈现境界清晰的外周小结节，这种特点被认为是反映了背景脏器（脾脏和肝脏）的血供差异，而非脾脏血管瘤与肝脏血管瘤的内在差异。

同时，脾脏血管瘤在 T_2WI 信号不及肝血管瘤，也被认为是背景脏器的信号特点导致，由于脾脏 T_2WI 信号高于肝脏，因此，脾脏血管瘤在 T_2WI 上的信号对比没有肝脏强烈，而表现为较高信号。

脾脏血管瘤和淋巴管瘤混合存在时，称为血管淋巴管瘤或统称为脉管瘤，多发时称为血管淋巴管瘤病或脉管瘤病。在 CT 尤其 MRI 上，兼具血管瘤或淋巴管瘤的影像特征。

【诊断要点】

脾脏血管瘤类似肝脏血管瘤的强化，但其影像表现更为多样。大部分的脾脏血管瘤 CT 或 MRI 平扫表现为边界清晰的占位，动态增强扫描表现为向

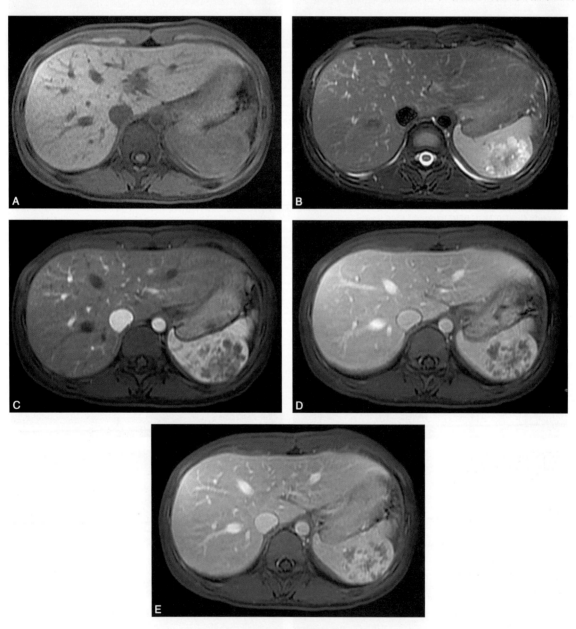

图 4-4-2-4　脾脏血管瘤 MRI 表现

A、B. T_1WI 和 T_2WI，脾脏增大，其内见稍低 T_1 稍高 T_2 肿块影，部分凸出脾脏轮廓外，病灶呈分叶状，边缘尚清晰；C. 增强扫描动脉期，病灶边缘及分隔可见强化，其内见多个结节状无强化区；D. 门脉期，病灶强化范围向内扩大，无强化区范围较前缩小；E. 延迟期，病灶强化范围向内扩大，无强化区范围较前进一步缩小，部分逐渐被填充，病灶强化程度接近周围脾实质

心性、渐进性的强化方式,即从周边开始强化,然后向中央逐渐填充,延迟后可与正常脾脏密度(或信号)一致。但部分血管瘤表现为早期快速均匀强化,而门脉期及延迟期强化程度缓慢降低;部分血管瘤早期无强化,而门脉期及延迟期边缘出现结节状或环状强化,因此应重视延迟扫描,大部分血管瘤最终的密度/信号应等同于周围脾脏实质。但若病灶内有瘢痕形成,中心可始终无强化。

【鉴别诊断】

1. **错构瘤** 脾脏错构瘤与脾脏血管瘤的临床和影像表现有相似之处,特别是红髓型错构瘤,但错构瘤的密度/信号较不均匀,在 CT 平扫和 T_1WI 与脾脏的密度/信号差别不如血管瘤大,且边界不如血管瘤清晰;血管瘤在 T_2WI 信号强度较错构瘤更高,部分错构瘤 T_2WI 可表现为低信号。早期均匀强化的血管瘤多明显强化,且强化程度接近邻近动脉,延迟强化的血管瘤早期往往可见边缘结节状强化,而不同于错构瘤边缘环状强化。这些表现都有助于与脾脏错构瘤相鉴别。

2. **淋巴管瘤** 由于部分血管瘤可呈囊性表现,并含有较多粗大分隔,因此,不易与淋巴管瘤相鉴别。此时应进行动态增强扫描观察病灶是否有向心性渐进性强化的特征,而淋巴管瘤增强扫描只有边缘及分隔强化,其内始终无强化。

3. **转移瘤** 延迟强化的血管瘤,动脉期及门脉期可无明显强化,仅表现为延迟期边缘结节状或环状强化,不易与转移瘤鉴别,此时,应注意询问患者有无原发肿瘤的病史,并注意观察有无肝脏等其他器官的转移及腹膜后淋巴结的转移,进一步搜寻转移瘤的证据。同时,应进一步进行延迟扫描,观察病灶有无向心性、渐进性强化的特征,从而进行鉴别。

第三节 淋巴管瘤

【概述】

脾脏淋巴管瘤(lymphangioma)是一种较少见的脾脏良性肿瘤,目前多认为是淋巴管先天发育不全、错构或继发淋巴管损伤致淋巴引流受阻、管腔异常扩张甚至瘤样增大而形成的一种良性淋巴管畸形,而非真正肿瘤。

脾脏淋巴管瘤多数发生于儿童,成人较少见,多为体检偶然发现。通常位于包膜下,可单发或多发,有时可弥漫分布累及整个脾脏。脾脏淋巴管瘤生长缓慢,张力较低,并有一定形态可塑性,因此早期多

无任何症状,如病灶体积较大,可压迫周围脏器引起腹痛、腹胀、恶心、呕吐、发热、脾功能亢进等症状。当脾脏淋巴管瘤较大或累及范围较广时,可合并出血、消耗性凝血、脾功能亢进和门静脉高压。当合并有其他部位淋巴管瘤时,称为淋巴管瘤病。

根据淋巴管扩张程度的不同,组织学上将脾脏淋巴管瘤分为三种亚型①毛细淋巴管型:由细小淋巴管构成;②海绵状型:由较大的淋巴管构成;③囊状淋巴管瘤:由较大的淋巴管腔隙构成,伴有胶原和平滑肌,囊性淋巴管瘤相对多见。淋巴管瘤由衬以单层扁平的内皮细胞的囊腔构成,腔内充满嗜酸性的含蛋白液体,而不像血管瘤内填充血液。当组织学特点不明确时,囊腔的内皮来源可以通过免疫组化技术来确定。病变常累及包膜或脾小梁,常位于包膜下区域,周围可有卫星灶。囊壁一般较厚,病灶内常有纤维分隔。

【影像检查技术优选】

MRI 对于脾脏淋巴管瘤的诊断对临床的指导意义优于 CT,被认为是目前最有价值的检查方法,但由于 CT 能准确显示淋巴管瘤的形态、大小、性质和密度,清楚描述病变与邻近组织结构之间的关系,明确瘤体内容物的性质,从而可指导临床选择治疗方案,故 CT 仍是首选的检查方法。要注意的是,当囊内容物感染或是出血时,其 CT 值升高,容易误诊,进一步行 MRI 检查,确定其囊性特征,有利于诊断。

【影像学表现】

1. **CT** 脾脏淋巴管瘤多位于脾脏包膜下,无钙化或包膜。脾脏淋巴管瘤的影像表现根据其病理类型不同而不同:①毛细血管状及海绵状淋巴管瘤,CT 平扫多为低密度灶,边界清楚或不清楚,可呈分叶状,病灶边缘及分隔有强化,内容物无强化或强化不明显;②囊状淋巴管瘤则表现为脾脏内单个或多个囊性低密度灶,壁薄规则或不可见,边界较清楚,其内可有分隔,呈葡萄状、簇状分布,增强后囊内容物无强化,囊壁及囊间隔为轻-中度强化(图 4-4-3-1)。若病灶出现壁的弧形钙化,则对诊断有帮助。

2. **MRI** 脾脏淋巴管瘤 MRI 表现:①毛细血管状及海绵状淋巴管瘤,T_1WI 呈低信号影,T_2WI 呈不均匀稍高信号影,边界欠清,病灶中央略高于边缘。增强后动脉期及门脉期均可见病灶边缘轻度强化,延迟期边缘强化呈等信号,病灶中央无强化;②囊状淋巴管瘤则为 T_1WI 结节状低信号,T_2WI 极高信号,增强后囊壁及囊内分隔可轻度强化,囊内容物无强化(图 4-4-3-2)。

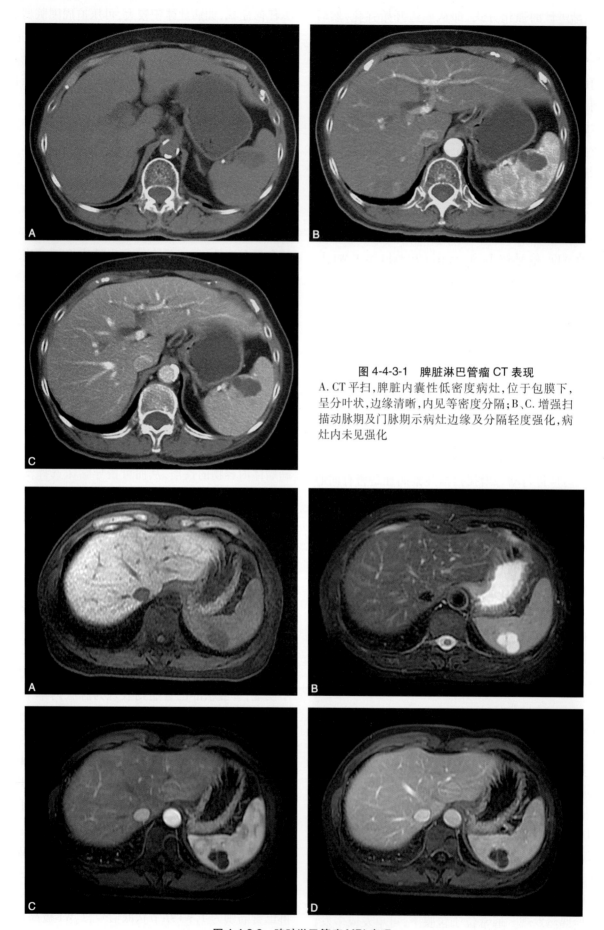

图 4-4-3-1　脾脏淋巴管瘤 CT 表现

A. CT 平扫,脾脏内囊性低密度病灶,位于包膜下,呈分叶状,边缘清晰,内见等密度分隔;B、C. 增强扫描动脉期及门脉期示病灶边缘及分隔轻度强化,病灶内未见强化

图 4-4-3-2　脾脏淋巴管瘤 MRI 表现

A. T$_1$WI 示病灶呈稍低信号;B. T$_2$WI 示病灶呈明显高信号,内见菲薄低信号分隔,边缘清晰,呈分叶状;C、D. 增强扫描动脉期及门脉期示病灶边缘及分隔轻度强化,其内未见强化

3. PET-CT　脾脏淋巴管瘤无 FDG 浓聚。

【诊断要点】

脾脏淋巴管瘤多为单发或多发边缘锐利的薄壁低密度肿块，典型部位位于包膜下，壁薄规则或不可见，边界较清楚，其内可有分隔，呈葡萄状、簇状分布，增强后其内无强化，其边缘及间隔可见轻-中度强化。

【鉴别诊断】

1. **脾囊肿**　多为单一囊腔，少见分隔及分叶征象，无囊壁及间隔强化。

2. **脾血管瘤**　部分囊性血管瘤需与淋巴管瘤相鉴别，虽然两者增强扫描边缘及分隔均可见强化，但血管瘤动态增强扫描呈向心性、渐进性强化的特征，而淋巴管瘤在延迟扫描时其内始终无造影剂充填。

3. **脾囊性转移瘤**　多为多发囊性或囊实性病灶，囊壁往往不规则增厚，可有壁结节，典型表现为牛眼征，多同时有肝脏或其他脏器转移。

4. **脾脓肿**　典型的脾脓肿与之较容易鉴别，增强扫描动脉期脓肿壁有明显强化，病灶周围有模糊、无强化的水肿带，呈双环征或三环征，其内有气-液平，同时结合临床有寒战、高热、白细胞计数增高等，极易诊断。

第四节　错　构　瘤

【概述】

脾脏错构瘤（hamartoma）是一种较少见的良性脉管性肿瘤，由于正常脾脏组织（红髓、白髓）比例紊乱而形成。脾脏错构瘤常为单发病灶，少数可为多发，文献报道病灶直径在 0.3 ～ 20cm 之间。根据错构瘤内主要组成成分，其病理类型可分为四类：红髓型、白髓型、混合型和纤维型，通常以红髓型较为多见。红髓型主要由失调的脾窦构成，白髓型主要由淋巴组织构成，混合型中红、白髓成分比例较为接近，另外脾脏错构瘤常合并不同程度的纤维组织增生，当病灶内的纤维组织超过其他成分时则属于纤维型。

脾脏错构瘤体积较小时无特殊临床表现，体积较大或多个肿块融合时可表现为腹部肿块、左上腹痛。

【影像检查技术优选】

超声因简便、敏感性高，通常作为脾脏肿瘤的首选筛查方法，但对于病灶定性诊断较困难。CT 图像分辨率高，可清楚显示错构瘤与脾脏及邻近结构的关系，同时对错构瘤内钙化也可清晰显示。目前多认为 MRI 的诊断优于 CT 对于脾脏错构瘤的诊断。MRI 由于其多序列成像的特点，特别是 T_2WI 和 DWI 序列上的低信号、动态增强扫描的渐进性延迟强化可协助错构瘤的诊断。脾脏错构瘤的诊断虽有一定的特征性，但总的说来，诊断较为困难，易误诊为血管瘤，上述方法的联合应用对定性诊断具有辅助作用，但确诊仍需病理检查。

【影像学表现】

1. **CT**　脾脏错构瘤 CT 平扫呈低密度或等密度肿块影，位于脾内或包膜下。当病灶密度接近正常脾实质时，容易漏诊。当病灶位于脾包膜下时，可出现脾脏轮廓的改变。脾脏错构瘤不同于其他脏器或部位的错构瘤，多无脂肪成分，但极少数可伴有钙化。

2. **MRI**　脾脏错构瘤在 MRI 平扫 T_1WI 上呈等或稍低信号，T_2WI 上红髓型错构瘤多数呈稍高信号，少数呈稍低信号。有文献表明病灶的 T_2WI 信号高低与病灶内红髓脾窦是否扩张以及纤维组织所占比例有关，如果病灶内红髓脾窦窄小或无扩张，白髓较丰富，且含有一定比例的纤维组织，则病灶表现为低信号，还有学者认为病灶内含铁血黄素沉着也可能造成其信号降低，因此，出现 T_2WI 低信号可作为脾脏错构瘤诊断的一个重要征象。有文献报道脾脏错构瘤在 DWI 上以低信号为主。

CT 或 MRI 多期增强扫描：①动脉期强化类型有 3 种：a. 病灶内弥漫性不均匀轻度强化；b. 病灶周围斑片状强化（图 4-4-4-1）；这两种动脉期强化方式大多见于红髓型，病理上红髓型错构瘤组织学与正常脾脏红髓相近，因此两者动脉期强化方式类似；c. 少数病灶动脉期明显均匀强化，主要见于小病灶，这种强化方式与脾脏血管瘤非常类似，病理上可见病灶内红髓脾窦明显扩张。②门静脉期病灶呈渐进性强化，趋于均匀（图 4-4-4-2），延迟期病灶与脾脏呈等密度或稍高密度（图 4-4-4-3），这可能是由于在肿瘤红髓内造影剂滞留并且廓清延迟造成的，这种强化方式多见于红髓型错构瘤；少数错构瘤延迟期强化程度低于脾脏实质，多见于白髓型错构瘤。部分病变内含有纤维瘢痕组织，在延迟期可出现强化；如病变内有囊变，则增强扫描可见无强化区。

【诊断要点】

脾脏错构瘤非常少见，在诊断上存在一定的困难，但也有一定的影像学特征。CT 平扫呈等或稍低

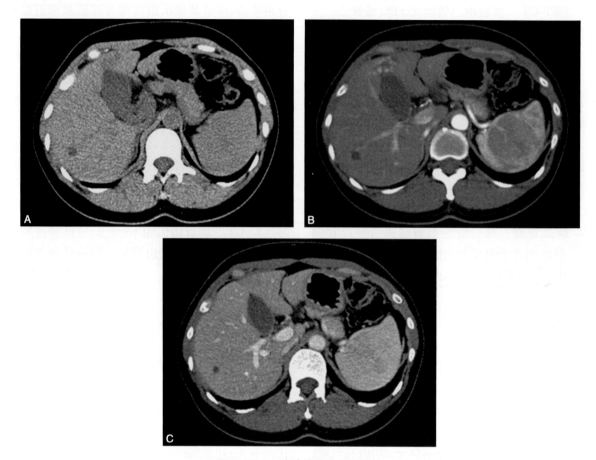

图 4-4-4-1 脾脏错构瘤 CT 表现

A. CT 平扫,可见脾脏增大,内见稍低密度肿块影;B. 增强扫描动脉期,肿块呈边缘斑片状强化;C. 门脉期,肿块呈渐进性延迟强化,其内仍见斑片状稍低密度区

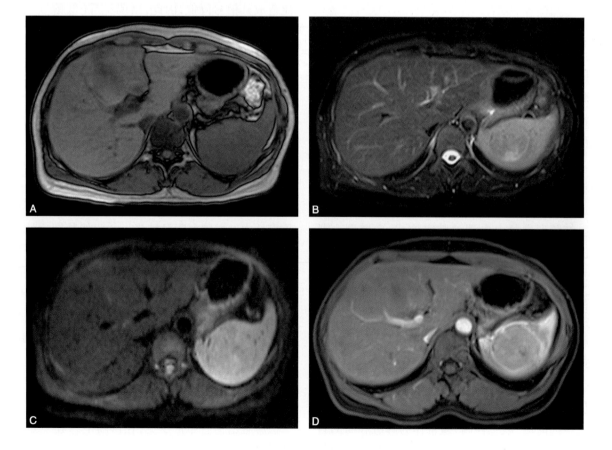

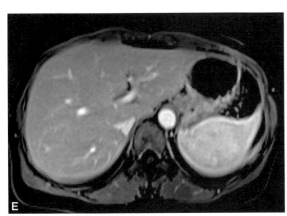
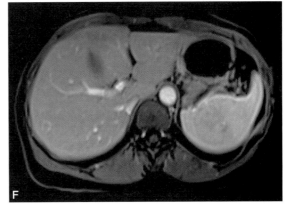

图 4-4-4-2 脾脏错构瘤 MRI 表现

A. MRI 平扫 T_1WI 反相位,脾脏内见低信号肿块影;B. T_2WI,病灶呈等/稍高信号;C. DWI,病灶呈等/低信号;
D. 增强扫描动脉期,病灶呈轻度不均匀斑片状强化;E. 门脉期,病灶强化程度增高,稍高于周围脾实质,强化较
均匀;F. 延迟期,病灶强化程度略低于周围脾实质

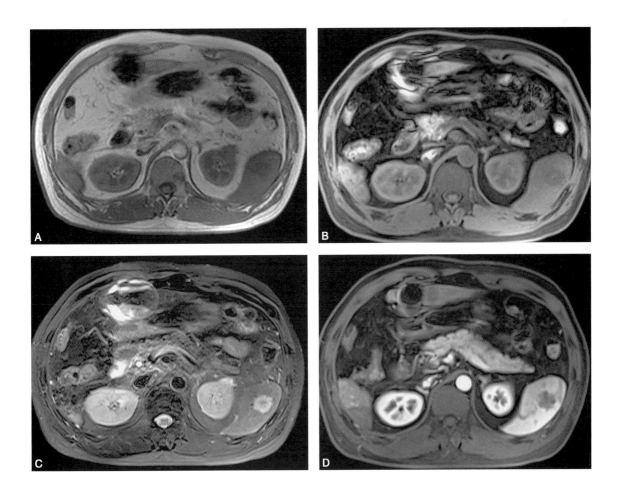

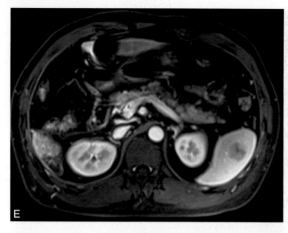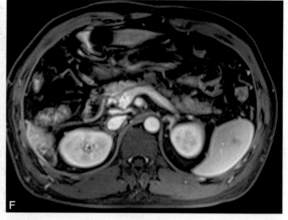

图 4-4-4-3　脾脏错构瘤 MRI 表现

A. T₁WI 示脾脏下缘稍膨隆，内见等低信号灶，境界不清；B. T₁WI 抑脂序列上病灶为略低信号，中心见点状高信
号，边界仍不清；C. T₂WI 上病灶呈高信号，中心见放射状低信号（纤维组织）；D. 增强扫描动脉期，脾内病灶边缘
有轻度强化，呈相对低信号；E. 门脉期，病灶进一步强化仍呈相对低信号；F. 延迟期，病灶逐渐强化，与正常脾脏
信号相近，病灶边界不清，中心仍为低信号

密度，少数可见钙化，但其不同于其他部位错构瘤，多无成熟脂肪。MRI 扫描 T₁WI 呈等或稍低信号，大部分 T₂WI 呈不均匀高信号，但当病灶在 T₂WI 呈低信号时，应首先考虑脾脏错构瘤的诊断。有学者报道脾脏错构瘤不同组织类型或亚型的影像表现不同。窄血窦红髓型或混合型在 T₂WI 上为低信号，常呈现渐进性延迟强化；宽血窦红髓型在 T₂WI 上常呈高信号，动脉期迅速强化，并呈持续强化。延迟期密度/信号接近或稍高于正常脾脏实质，肿块较大时可出现假包膜。MRI 可以较好地反映脾脏错构瘤的组织学特点，是诊断脾脏错构瘤的重要方法。多发错构瘤常为宽血窦红髓型。白髓型和纤维型较罕见。

【鉴别诊断】

1. 脾脏血管瘤　脾脏错构瘤与脾脏血管瘤的临床和影像学表现有相似之处，特别是红髓型错构瘤，但血管瘤的密度/信号多数比较均匀，在 CT 平扫和 T₁WI 与脾脏的密度/信号差别更大，表现为低密度/信号，在 T₂WI 信号强度更高且一般不表现为低信号。早期均匀强化的血管瘤往往体积较小且强化显著，密度/信号与邻近动脉相近，延迟强化的血管瘤早期往往可见边缘结节状强化并呈向心性充填，这些表现都有助于与脾脏错构瘤相鉴别。但总的说来，脾脏血管瘤与错构瘤的影像表现存在重叠，多不易鉴别，需依靠病理确诊，但由于两者均为良性病变，所以临床多不会采取穿刺活检进行鉴别。

2. 淋巴瘤　白髓型错构瘤因其延迟扫描强化程度低于脾脏实质，因此不易鉴别，但淋巴瘤的密度/信号相对比较均匀，同时，应用网状内皮系统特异性造影剂-超顺磁氧化铁颗粒（super paramagnetic

iron oxide, SPIO）有助于鉴别。淋巴瘤不能摄取 SPIO，在信号降低的脾脏背景衬托下肿瘤的信号强度相对增高，而错构瘤可摄取 SPIO 而与脾脏的信号强度呈同步降低。

第五节　血管肉瘤

【概述】

脾脏血管肉瘤（angiosarcoma）又称恶性血管内皮瘤，是脾脏最常见的非淋巴造血系统的原发性恶性肿瘤，临床上罕见，多见于 40 岁以上中老年人，无明显性别差异。不同于肝脏血管肉瘤，脾脏血管肉瘤常无致癌物质接触史，但有报道指出脾脏血管肉瘤可伴发于有淋巴瘤化疗史和乳腺癌放疗史者。

常见临床表现有左上腹疼痛或包块、发热、乏力、消瘦以及血液学异常，如贫血、血小板减少、凝血功能异常，肿瘤易出现自发性破裂及腹腔血性积液。该病极具侵袭性，常伴发肝脏、骨骼等远处脏器转移。预后差，大多数脾脏血管肉瘤患者在确诊 1 年内死亡。

脾脏血管肉瘤表现为脾脏内单发或多发肿块，无明显包膜，属于脾窦内皮向脾窦内皮细胞分化的间叶细胞来源的恶性肿瘤，镜下病理可见瘤组织内多发不规则管腔结构，吻合丰富，管腔内可见大量红细胞及梭形内皮细胞，此外，肿瘤细胞可呈纤维状致密排列，形成管腔内乳头状凸起及肿瘤实性成分，肿瘤内可见坏死。

【影像检查技术优选】

超声检查能发现脾脏内囊实性占位及脾脏形态

变化,但较难定性诊断。超声可以作为初步检查方法,CT、MRI 对病变诊断具有较大的价值。CT 可清晰显示病灶内坏死、囊变及出血,当 CT 检查有大量活动性出血时,增强扫描可见静脉注射造影剂的外渗,需进行急诊手术。CT 在评价肝内富血供转移瘤以及肺、骨和淋巴系统转移时,亦起到重要作用。MRI 图像能更敏感的显示病灶内的出血及其转归过程。多期增强扫描病灶强化方式具有一定特征性。MRI 还可显示脾脏血管肉瘤在肝脏、淋巴结、骨骼等脏器的转移性病灶。虽然发生于胸膜和胸壁的血管肉瘤可见 FDG 摄取增加,但脾脏血管肉瘤需要进一步的经验来评价 FDG 的摄取情况。

【影像学表现】

1. CT CT 平扫表现为脾脏内单发或多发低密度影,边界欠清(图 4-4-5-1),可见囊变、出血、钙化,部分文献报道脾脏血管肉瘤内可见放射状钙化影;肿瘤可造成脾脏体积不均匀性增大、轮廓改变。脾脏血管肉瘤易出现自发性破裂,导致脾脏包膜下积血和腹腔积血。

2. MRI MRI 平扫脾脏血管肉瘤 T_2WI 呈混杂低信号,T_2WI 呈不均匀高、低混杂信号,边界不清(图 4-4-5-3)。肿瘤内如有出血,则可表现为 T_1WI、T_2WI 均为高信号;肿瘤常有含铁血黄素沉积,T_1WI、T_2WI 均为低信号。

CT 或 MRI 多期增强扫描肿瘤强化方式与脾脏血管瘤类似,表现为病灶从边缘开始强化,逐渐向中央充填,但其强化范围较不规则,且血管肉瘤内多有囊变,囊变区增强扫描各期均无强化,因此肿瘤内造影剂始终不能充填,呈不均匀强化(图 4-4-5-1~图 4-4-5-3)。

脾脏血管肉瘤易破裂,可引起腹腔或包膜下出血。脾脏血管肉瘤由于转移较早,早期即可有淋巴结、肝脏转移,表现脾门、腹膜后淋巴结肿大以及肝脏内占位,因此,需同时仔细寻找腹腔脏器内有无转移,腹膜后淋巴结有无增大。

【诊断要点】

脾脏少见的原发恶性肿瘤,影像学主要表现为恶性肿瘤的征象,为单发或多发肿块,常造成脾脏体积增大、轮廓改变,肿块内密度或信号不均匀,囊变、

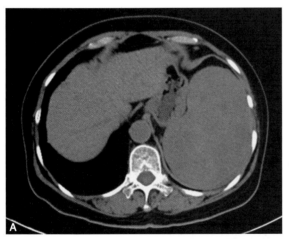
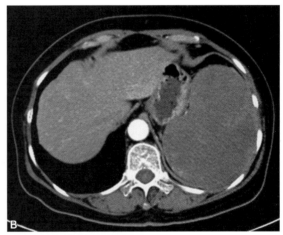
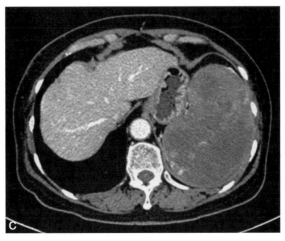

图 4-4-5-1 脾脏血管肉瘤 CT 表现

A.CT 平扫示脾脏明显增大,其内见巨大肿块影,密度不均匀,境界不清;B、C. 动脉期和门脉期,示病灶边缘呈明显不均匀斑片状强化

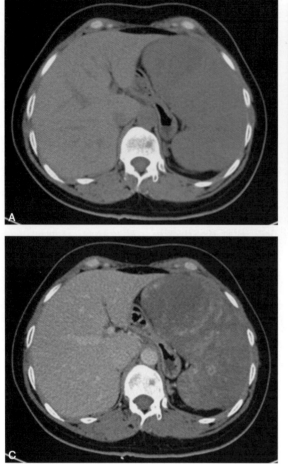
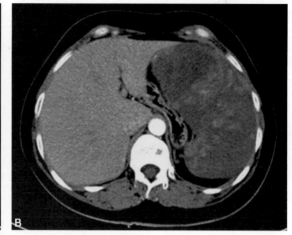

图 4-4-5-2　脾脏血管肉瘤 CT 表现

A. CT 平扫示脾脏明显增大,脾脏前方见低密度肿块影,密度不均匀,边界不清,其周围另见多个稍低密度结节影;B、C. 动脉期和门脉期,示病灶边缘呈明显不均匀斑片状强化,周围可见多发强化转移灶

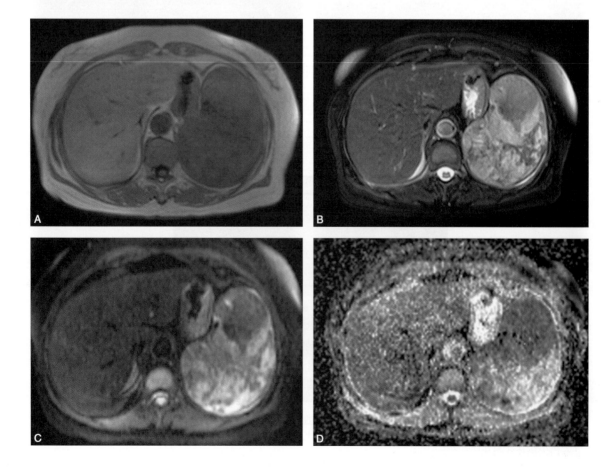

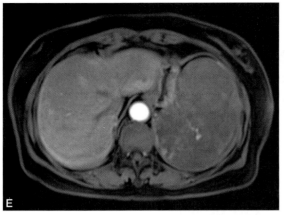
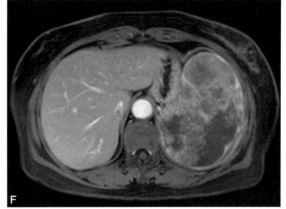
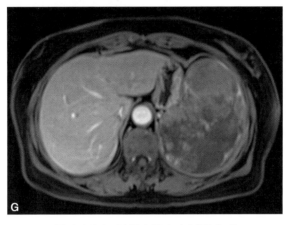

图 4-4-5-3 脾脏血管肉瘤 MRI 表现
A、B. T_1WI 及 T_2WI 示脾脏增大,内见混杂稍低 T_1、稍高 T_2 肿块影,形态不规则,边界不清;C. DWI 示病灶呈不均
匀高信号;D. ADC 图示 ADC 值不均匀降低,提示弥散受限;E. 增强扫描动脉期,病灶呈不均匀斑片状强化;F. 门
脉期,病灶强化范围扩大,并逐渐向内填充;G. 延迟期,病灶强化程度较门脉期稍降低

出血多见,边界不清,增强扫描类似血管瘤的渐进性强化,但由于囊变、坏死和出血的出现,中心多有无强化区。脾脏血管肉瘤由于转移较早,因此,需同时仔细寻找腹腔脏器内有无转移,腹膜后淋巴结有无增大,这对临床治疗方案的选择尤为重要。

【鉴别诊断】

1. **血管瘤** 脾脏血管瘤密度及信号较均匀,增强扫描延迟期可完全充填,脾脏血管肉瘤内如无囊变、坏死,则影像表现与血管瘤鉴别较为困难,但结合临床表现尚可区分。

2. **转移瘤** 有原发肿瘤病史,通常伴有其他部位转移病灶;肿瘤内坏死多见,密度或信号不均匀,增强扫描多为环状强化。

3. **原发性脾脏淋巴瘤** 肿块型原发性脾脏淋巴瘤在增强扫描时,呈轻度到中度强化,与脾脏实质有较大密度差,以此可以鉴别。

第六节 转 移 瘤

【概述】

脾脏转移瘤患病率较低,平均为 3.1% ~ 7.0%,

多同时伴有脾外多脏器转移。易转移至脾脏的常见原发性肿瘤有肺癌、乳腺癌、恶性黑色素瘤、前列腺癌、结肠癌、卵巢癌、宫颈癌和胰腺癌。

尽管脾脏是富血供脏器,但转移瘤并不常见。这种现象有以下几种理论,包括脾脏自然有节奏性的收缩将肿瘤栓子挤出、富淋巴的脾实质具有抗肿瘤的特性和缺乏输入淋巴管将转移性肿瘤带入。脾脏转移瘤一般发生于有广泛转移的患者,提示其预后差。脾脏转移瘤多数经血液途径转移,极少数为淋巴途径转移,亦可见直接侵犯及种植转移,如胃、结肠、胰腺、左肾的肿瘤可直接侵犯脾脏。在极少情况下,在门静脉高压的患者体内,转移瘤能以一种逆行的方式通过脾静脉或淋巴管蔓延至脾脏。

脾脏转移瘤表现为脾脏内单发、多发肿块或弥漫性浸润改变,血行转移者镜下病理可见肿瘤组织分布在脾脏静脉窦、红髓等区域,而经淋巴道转移者肿瘤组织多分布在包膜下或小梁淋巴管中。脾脏转移瘤患者多有原发肿瘤病史,常伴有消瘦、乏力、贫血等恶病质表现,部分患者可有左上腹疼痛或不适感,查体可见脾脏增大。

【影像检查技术优选】

超声检查受机器设备和检查者经验限制,对小病灶及弥漫性病灶显示有一定影响,但超声对判断病灶为囊性或实性较为准确。CT 平扫可以显示脾脏内病灶及脾脏形态大小的变化,但部分脾脏转移瘤表现为等密度,容易被遗漏;MRI 平扫 T_2WI 序列组织对比度高,对病灶显示更为敏感。多期增强扫描病灶与脾脏实质强化程度有较大差别,可以提高病灶、尤其是微小病灶的检出率。因此,超声可以作为首选筛查方法,联合使用 CT、MRI 增强扫描可以提高病灶的检出率。

【影像学表现】

1. **超声** 声像图易于显示脾实质内占位性改变,因而是临床上最常用的筛选检查方法。结合临床资料初步确定脾肿瘤并不困难。脾肿瘤尚需与脾结核性肉芽肿、脓肿、脾梗死、血肿、实质型包虫囊肿等鉴别。必要时可进行超声引导细针活检组织病理学检查。脾转移性肿瘤原发灶可来自腹部和全身其他器官,以淋巴瘤较多见,其次有来自消化道、胰腺、肺、乳腺、卵巢和皮肤(黑色素瘤)等不同部位的恶性肿瘤。超声可见脾脏有不同程度的肿大。脾内转移灶可为单发性,也可多发性。内部回声有低回声性、高回声性、靶环状和囊性变混合型等多种表现(图4-4-6-1)。声像图检查可以显示其原发病灶和其他部位如肝脏的转移病灶。

2. **CT** 脾脏转移瘤通常在 CT 平扫表现为多发或单发低密度结节影,多数边界较清晰。弥漫性浸润性病灶多为低密度,累及范围广,形态不规则,脾脏多有肿大。部分病灶呈等密度,平扫不能发现。较大的病灶内可见低密度液化坏死区。由于原发肿瘤的不同,脾脏转移瘤可有多种表现,来源于胰腺、消化道以及卵巢的转移瘤(图4-4-6-2)通常含有较多黏液成分,可以表现为厚壁囊性病灶,即牛眼征样表现;恶性黑色素瘤脾脏转移病灶内常有出血,表现为斑片状稍高密度影。经血行转移或淋巴道转移病灶脾脏轮廓较光整,而直接侵犯者则脾脏边缘往往不规则。

3. **MRI** MRI 平扫转移瘤一般为 T_1WI 低信号,T_2WI 稍高信号,如果为囊性病灶或肿瘤内有液化坏死,则表现为 T_2WI 高信号。恶性黑色素瘤的脾脏转移灶可见 T_1WI 稍高信号、T_2WI 低信号的特征性表现。肿瘤内伴有出血时则病灶信号随出血程度与时间不同,具有不同表现,一般以 T_1WI、T_2WI 上高低混杂信号多见。部分转移瘤可呈现与正常脾脏相似的信号强度,常规 MRI 对于这种转移瘤的检出和大小评价价值有限。增强 MRI 可通过获取早期强化图像来提高病变的检出率。目前有研究表明脾脏恶性肿瘤的 DWI 值低于脾脏的良性病变,但诊断效能并不高。

多期增强扫描脾脏转移瘤强化方式多样,实性病灶可表现为轻度到中度强化,如病灶内有液化坏死,则表现为不均匀强化,与脾脏实质比较,呈相对低密度/信号(图4-4-6-3);囊性转移瘤囊壁通常有轻度强化,而囊内无强化。而进一步应用 SPIO 可提高转移瘤的检出率,由于脾脏转移瘤不能摄取 SPIO,在信号降低的脾脏背景衬托下肿瘤的信号强度相对增高,从而发现病灶,提高诊断的敏感性。

4. **PET-CT** PET-CT 在鉴别脾脏良恶性病变时优于放射学检查(CT 及 MRI),表现为病灶的 FDG 浓聚。然而,虽然一般都认为 PET-CT 对恶性肿瘤有较高阴性预测值,但对无 FDG 凝聚的脾脏转移瘤,如某些肾癌或甲状腺癌,可导致假阴性表现。脾

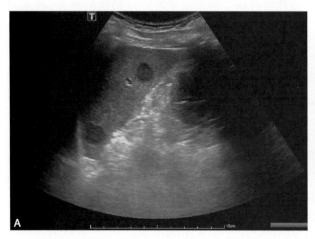
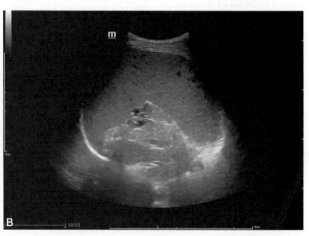

图 4-4-6-1 脾脏转移瘤的常规超声表现

A. 脾脏内多发转移灶,呈低回声,类圆形,内回声尚均匀,边界清晰;B. 脾脏肿大,脾脏实质内弥漫性分布的小片状低回声区为慢性淋巴瘤脾内多发小转移灶

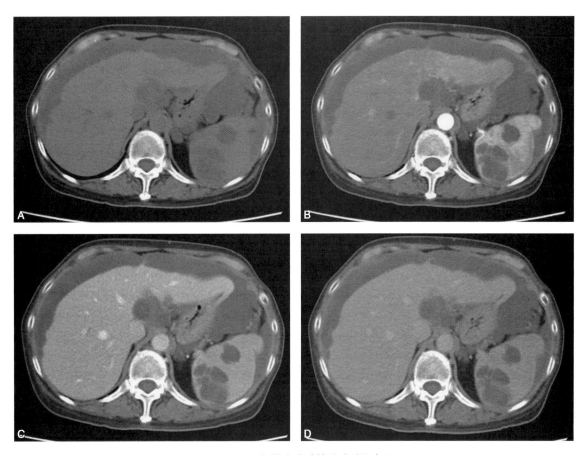

图 4-4-6-2 卵巢癌脾脏转移瘤 CT 表现
A. CT 平扫示脾脏轻度增大,脾脏内见多个囊性占位,部分呈分叶状,内见分隔;B~D. 动脉期、门脉期、延迟期示病灶边缘及分隔轻度延迟强化

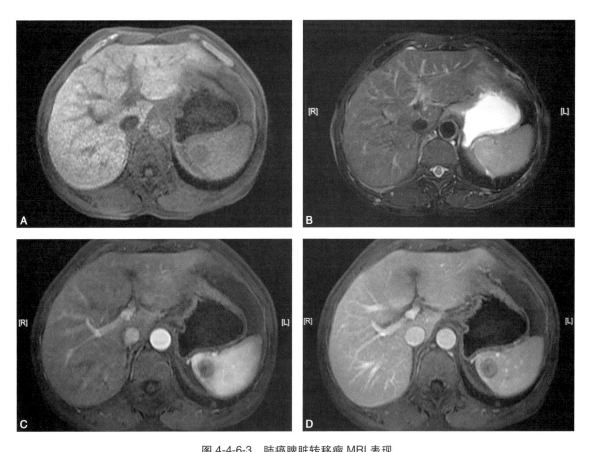

图 4-4-6-3 肺癌脾脏转移瘤 MRI 表现
A. MRI 平扫,脾脏内见 T_1WI 稍低信号类圆形结节;B. T_2WI 呈稍高信号;C. 增强扫描动脉期,病灶轻度强化,强化程度低于周围实质;D. 门脉期,病灶轻度延迟强化

脏肉芽肿性疾病（如结节病、结核和布鲁菌）也可表现为 FDG 浓聚，类似脾脏的恶性病变。

【诊断要点】

脾脏转移瘤较少见，主要见于多器官广泛转移的恶性肿瘤病例，主要影像表现为脾脏内多发、单发肿块，原发肿瘤不同，影像表现各不相同，但大多与原发肿瘤一致，部分表现可不典型，且易漏诊。如有原发肿瘤病史和其他器官转移征象，则诊断不难，否则需要通过病理明确诊断。

【鉴别诊断】

1. **淋巴瘤** 淋巴瘤影像表现为脾脏内不规则低密度影，边界不清，增强扫描轻度强化，呈"地图样"改变，通常伴有脾外淋巴结及其他部位受累，临床表现为发热、多发淋巴结肿大，血液学及骨髓象异常。结合影像表现及临床病史可以鉴别。

2. **血管肉瘤** 具有原发性恶性肿瘤的征象，常造成脾脏体积增大、轮廓改变，肿块内密度或信号不均匀，囊变、出血多见，边界不清，增强扫描类似血管瘤的渐进性强化，但由于囊变、坏死和出血的出现，中心多无强化区。根据病灶的大小不同以及强化方式的不同可进行鉴别。

3. **脾脓肿** 脾脓肿典型影像表现为脾脏内多发囊性占位，囊壁厚薄不均，囊腔可有气体，并可见气液平。脾脓肿多为血行感染所致，具有发热、寒战等临床症状。结合影像表现及临床症状，与转移瘤不难区分。

（郭大静　刘洋洋）

参 考 文 献

1. 周荣康，严福华，曾蒙苏. 腹部 CT 诊断学. 上海：复旦大学出版社，2010.

2. DUSHYANT V. SAHANI, ANTHONY E. SMIR. 腹部影像学. 张国福，主译. 上海：上海科学技术出版社，2016.

3. 刘芳，刘合春，梅保华，等. 原发性脾脏血管瘤的诊断与治疗. 江西医药. 2013,（12）:1188-1190.

4. 孙承，缪飞，林志谦，等. 脾脏脉管瘤的多层螺旋 CT 诊断. 医学影像学杂志. 2008,18(10):1143-1146.

5. 陈建华，沈剑敏，章华元，等. 脾脏错构瘤的 CT 及 MRI 诊断（附 6 例报告）. 医学影像学杂志. 2012,22(12):2071-2074.

6. 叶晓华，杨正汉，杨重庆，等. 脾脏错构瘤的 CT 和 MRI 表现. 医学影像学杂志. 2009,19(5):567-570.

7. 刘敏，刘海龙，刘艳. 脾脏错构瘤的影像学表现分析. 医学影像学杂志. 2012,22(7):1161-1163.

8. 范华，汪建华，左长京，等. 脾脏错构瘤的 MRI 表现及其病理特征分析. 医学影像学杂志. 2013,23(5):730-733.

9. 庞有成，于国，任刚，等. 脾原发性血管肉瘤 5 例临床病理分析. 诊断病理学杂志. 2007,14(3):197-198.

10. 全松石，刘慧楠. 原发性脾脏血管肉瘤 1 例. 中国临床医学影像杂志. 2011,22(9):680-681.

11. 阳红艳，许乙凯，吴元魁，等. 脾脏转移性肿瘤的影像学特征分析与探讨. 临床放射学杂志. 2008,27(3):343-346.

12. ROBERTSON F, LEANDER P, EKBERG O. Radiology of the spleen. European radiology. 2001,11(1):80-95.

13. THIPPHAVONG S, DUIGENAN S, SCHINDERA ST, et al. Nonneoplastic, benign, and malignant splenic diseases: cross-sectional imaging findings and rare disease entities. Ajr American Journal of Roentgenology. 2014;203(2):315-322.

14. ABBOTT GF, FRANKS TJ, FRAZIER AA, et al. From the Archives of the AFIP. Radiographics. 200,22(3):673-895.

15. WANG JH, MA XL, REN FY, et al. Multi-modality imaging findings of splenic hamartoma: a report of nine cases and review of the literature. Abdominal Imaging. 2013,38(1):154-162.

16. WARSHAUER DM, HALL HL. Solitary splenic lesions. Seminars in Ultrasound Ct & Mri. 2006,27(5):370-388.

17. YU RS, ZHANG SZ, HUA JM. Imaging findings of splenic hamartoma. World Journal of Gastroenterology. 2004, 10(17):2613-2615.

18. GANESHAN D, MENIAS CO, LUBNER MG, et al. Sarcoidosis from Head to Toe: What the Radiologist Needs to Know. Radiographics A Review Publication of the Radiological Society of North America Inc. 2018;38(4):1180-1200.

第五章　脾梗死

【概述】

脾梗死（splenic infarction）是指脾动脉分支闭塞，造成局部组织的缺血坏死。其发生与局部解剖学和脾内动脉分支特点有关；脾动脉分支由于没有相互交通的终末动脉，易发生栓塞。

梗死的原因主要有：血栓形成、动脉粥样硬化斑块脱落、动脉内皮细胞下白细胞浸润（见于慢性髓性白血病）、微循环的阻塞（见于镰状细胞性贫血所致的微循环内凝血和血流停滞）、心脏内附壁血栓的脱落（见于风湿性瓣膜病变或亚急性心内膜炎）以及肝癌病例碘油栓塞治疗过程中由于导管位置不当或因门脉高压而使碘油栓子逆流到脾动脉内。对脾功能亢进者，可用碘油或明胶海绵栓塞部分脾动脉，造成脾脏梗死，而达到治疗目的。

脾脏梗死大小各异，但很少累及整个脾脏。脾脏梗死大多数发生在脾脏的前缘，近脾切迹处。梗死大小不等，常有数个病灶同时存在，或几个梗死灶相互融合形成大片状。梗死灶多数呈锥形，底部位于被膜面，尖端指向脾门，有时可呈不规则形。肉眼上梗死灶分为贫血性和出血性两类，后者梗死区周围有充血或出血带。梗死区常有大量含铁血黄素沉着。脾梗死后，其坏死组织被纤维组织取代，因瘢痕收缩，脾边缘出现局限性凹陷，较大梗死病灶中央产生液化形成囊腔。

脾梗死的病理表现可分为四期：①超急性期，持续1d左右，脾组织呈充血水肿状态，大体无明显改变；②急性期，持续1周左右，表现为炎症渗出和出血，大体呈轻度膨胀；③亚急性期，持续1周左右，呈炎症吸收、巨噬细胞浸润，含铁血黄素沉着，大体病灶呈皱缩状态，与大网膜粘连；④慢性期，呈纤维化表现，大体可见脾萎缩，瘢痕形成。梗死灶较小，部分可恢复正常。梗死范围较大，难以及时吸收，则可出现脾破裂或液化坏死，极少数可继发感染，形成脾脓肿。

临床上，大多数脾梗死无症状，但有时可出现左上腹痛、左膈抬高和胸腔积液等。少数可闻及腹膜摩擦音。如果左上腹痛较剧烈，则应与脾破裂、脓肿以及腹主动脉瘤破裂鉴别。脾脏梗死一般不需要进行治疗。

【影像检查技术与优选】

目前，B超、CT、MRI是诊断脾梗死常用的检查方法。

B超对脾梗死的最早检出时间为24h以后，临床上主要用于随访。CT可在2h以后检出梗死灶，CT值多在25~35HU，增强CT未见强化，边界可更清楚。慢性期密度逐渐增高，边界更清楚，可有钙化，脾缩小，边缘形成波浪状。增强后瘢痕为低密度区。较大的梗死灶，可发生液化坏死和继发脾脓肿。边缘部位液化坏死灶易引起脾破裂，均需严密的临床随访。急性期B超可发现梗死区出现液流现象和动脉血管影。对慢性期的观察在于可进一步确诊脾梗死。动脉造影虽属创伤性检查，但具有高度的特异性和敏感性，在鉴别诊断方面有较高的价值，显示动脉分支的阻断及所供血液区域在实质染色期的充盈缺损。慢性期可见侧支循环形成。MRI对脾梗死检出较敏感，因为梗死灶内组织水分增加，T_1和T_2弛豫时间延长，故T_1WI表现为低信号，而T_2WI表现为高信号，呈楔形分布。

【影像学表现】

1. **超声**　典型的脾梗死声像图为楔形回声减低区，底部朝向脾被膜，尖端指向脾门（图4-5-0-1）；也可呈靠近脾包膜的大片状非均匀性回声减低区。随着梗死时间的延长，梗死区回声逐渐增强。彩色多普勒超声有助于显示缺乏血流灌注的梗死区及其形态特征。陈旧性脾梗死可使脾脏局部被膜内凹，并可见由于纤维化或钙化引起的强回声和声影。CEUS典型表现为在注射超声造影剂后脾脏梗死区域动脉期和静脉期均无造影剂充填，呈现为冠状面尖端朝向脾门、基底位于包膜面的楔形无灌注区域，可以此精确勾画出梗死区域的形状和范围。

2. CT(图 4-5-0-2、图 4-5-0-3) ①急性期：CT平扫为脾实质内三角形低密度灶，基底位于脾的外缘，尖端常指向脾门，边界清楚或模糊。增强扫描病灶无强化，边界较平扫时更清楚。②慢性期：CT

平扫梗死区密度逐渐增高，脾脏因纤维组织增生和瘢痕收缩而致边缘局部内陷。增强扫描瘢痕组织呈轻微强化的低密度区。少数梗死灶可呈不规则形。当病灶内伴有出血时可见到不规则高密度影。少数脾梗死可伴有包膜下积液，表现为脾周新月形低密度影。

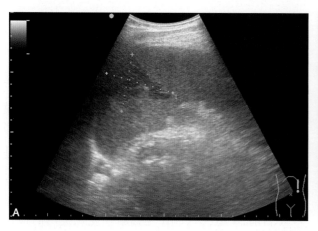
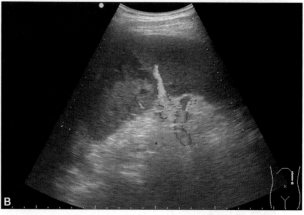

图 4-5-0-1 脾梗死的常规超声声像图表现
A. 二维灰阶常规超声显示脾梗死为楔形回声减低区，底部朝向脾被膜，尖端指向脾门；B. CDFI 显示脾梗死区未探及明显血流信号

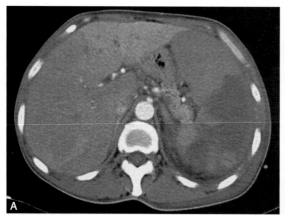
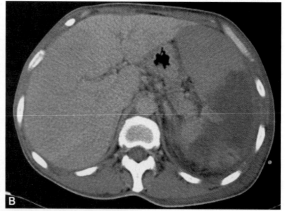
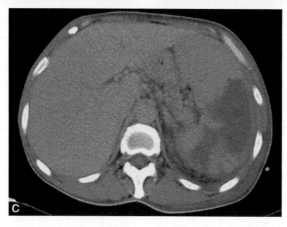

图 4-5-0-2 脾脏梗死
肝脏局灶性密度减低，脾脏增大，密度不均匀，脾包膜下见多发脾内楔形低密度影，边界不清。A. 增强扫描(动脉期)示脾脏不均匀强化，病灶无强化，呈低密度；B、C. 门脉期和延迟期扫描示脾脏实质强化均匀，梗死灶仍呈低密度

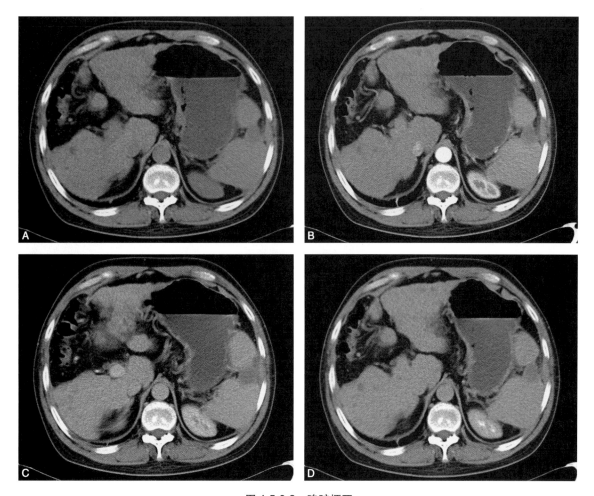

图 4-5-0-3 脾脏梗死

A. CT 平扫脾内楔形低密度影,瘢痕收缩,脾边缘出现局限性凹陷;B ~ D. 动脉期、门脉期、延迟期,增强扫描各期脾脏实质强化均匀,梗死灶仍呈低密度

3. MRI T₁WI 上脾脏梗死表现为略低于正常脾脏信号的病灶,形态上与 CT 相仿,基底位于被膜面,尖端指向脾门。T₂WI 表现为高于正常脾脏的信号(图 4-5-0-4)。当病灶内合并出血时,T₁WI 和 T₂WI 均可见高信号。当病灶内合并囊变时,T₂WI 上可表现为信号极其均匀的更高信号,此时需与脾脏囊肿相区别。MRI 快速动态增强扫描上脾脏梗死的表现与 CT 增强较相似,病灶无强化,病灶轮廓清晰。

【诊断要点】

典型脾梗死的诊断一般不难。CT 上表现为无强化的三角形低密度影,基底位于脾的外缘,尖端指向脾门。MRI 上形态类似 CT 表现,通常为长 T₁ 长 T₂ 信号,增强扫描无强化。

【鉴别诊断】

不典型形态的梗死需与脾脓肿、脾破裂出血相

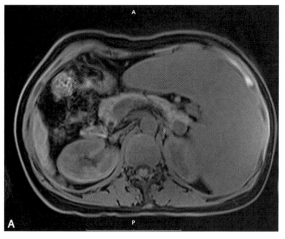

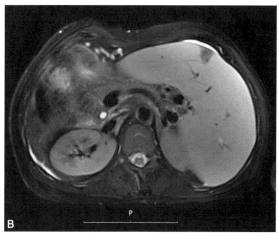

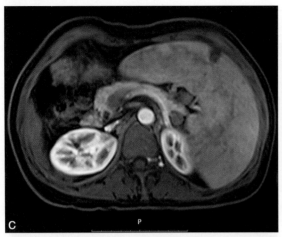
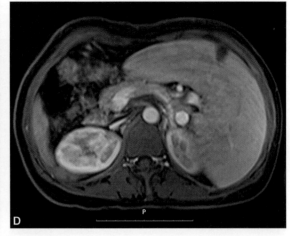

图 4-5-0-4　脾脏梗死

脾脏体积明显增大，A、B. T₁WI 和 T₂WI，示脾包膜下见脾内不规则楔形稍长 T₁ 短 T₂ 信号影；C. 动脉期，示增强脾脏不均匀强化，病灶无强化，呈低信号；D. 门脉期，示脾脏实质强化，梗死灶仍呈低信号，病灶轮廓更加清晰

鉴别。CT 上，脾脓肿表现为圆形或椭圆形低密度影，增强后脓肿壁有强化，而且可见水肿带，典型病例病灶内可有气体和液平。梗死合并感染，感染性梗死与脾脓肿无法区别。脾破裂多有外伤史，CT 表现为轮廓不规则并可见裂隙状低密度影，同时常合并包膜下出血和积液。

（雷军强　闫瑞峰）

第六章　脾脏损伤

【概述】

脾脏损伤是继发于钝性损伤或穿通伤的脾实质或脾血管的损伤,脾创伤的分类包括:钝器伤(闭合性损伤,坠落、碰撞、冲击、挤压等钝性暴力引起)和穿透伤(开放性损伤,刀刺、枪弹、弹片所引起)。

脾是钝性创伤最易损伤的器官,急性损伤可能造成低血压和血细胞比容降低,迟发破裂也可出现这样的症状。如果患者出现血流动力学不稳定,则需进行手术治疗。大部分患者可以非手术治疗,非手术治疗失败的可能性随着创伤分级的增高而增高。临床主要表现为腹痛、血性腹水、失血性休克。体征有血液外溢后腹膜刺激征象、血红蛋白明显下降等。脾脏创伤的并发症主要包括脾血肿继发感染而形成的脾脏脓肿和因脾动脉损伤所致的脾脏梗死。

脾脏损伤按解剖可分为中央型破裂(脾实质深部)、被膜下破裂(脾实质周边部分)和真性破裂(累及被膜),有时被膜下破裂及中央型破裂可转为真性破裂,称为延迟性脾破裂。病理上脾脏损伤有以下几种类型:①包膜下血肿;②脾脏的挫裂伤;③脾脏的撕裂;④脾脏部分血管的阻断和脾梗死。在脾脏外伤愈合转归期可以表现为:包膜下积液,假性囊肿形成,以及部分纤维化而致脾脏失去正常形态。

关于脾脏损伤分级方法,目前仍采用美国创伤外科协会(AAST)制定的包括脾实质损伤的位置、大小和严重程度的分级标准的5级法为Ⅰ级:静止性被膜下血肿<10%表面积,被膜撕裂深达实质<1cm,无腹腔出血;Ⅱ级:静止性被膜下血肿占10%~50%表面积,静止性实质内血肿直径<5cm,或被膜撕裂出血,实质撕裂深1~3cm,但未累及小梁血管;Ⅲ级:被膜下扩张性或实质内血肿,出血性被膜下血肿或被膜下血肿>50%表面积,实质内撕裂深达3cm或累及小梁血管;Ⅳ级:实质内血肿破裂有活动性出血,撕裂累及段或脾门造成游离的无血管脾块>25%总

体积;Ⅴ级:完全粉碎或脾撕脱,脾门撕裂全脾无血管。这种分级量表为影像医生与临床医生沟通脾脏损伤的严重程度提供了一种有用的方法。

而我国外科学常采用2000年9月在天津召开的第六届全国脾脏外科学术研讨会通过的"脾脏损伤程度分级"标准。此标准将脾损伤程度分为Ⅰ~Ⅳ级,涵盖了由被膜至实质,由分支血管至脾蒂主干的各类脾损伤。Ⅰ级:脾被膜下破裂或被膜及实质轻度损伤,手术所见脾裂伤长度≤5.0cm,深度≤1.0cm;Ⅱ级:脾裂伤总长度>5.0cm,深度>1.0cm,但脾门未累及,或脾段血管受损;Ⅲ级:脾破裂伤及脾门部或脾脏部分离断,或脾叶血管受损;Ⅳ级:脾广泛破裂,或脾蒂、脾动静脉主干受损。该分级对脾脏实质及血管损伤进行量化,并对治疗方式的选择有重要指导意义。

基于增强CT,Marmery提出的脾脏损伤4级分法为1级:脾被膜下或实质内血肿<1cm,实质撕裂深度<1cm;2级:脾被膜下或实质内血肿1~3cm,实质撕裂深度1~3cm;3级:脾被膜破裂,被膜下血肿>3cm,实质撕裂深度>3cm,实质内血肿>3cm;4a级:活动性脾实质内或被膜下出血,脾血管损伤(假性动脉瘤或动-静脉瘘),脾脏粉碎性损伤;4b级:腹腔内活动性出血。尤其是在非手术治疗变得越来越普遍的情况下,CT通常是腹部创伤的主要影像学方法。

【影像检查技术与优选】

目前,B超、CT是诊断脾梗死常用的检查方法。

X线表现具有局限性。CT检查能确认脾损伤的存在,同时还可以了解损伤的范围和类型,具有很高的敏感性和特异性。因此,在条件允许的情况下,临床怀疑脾破裂,应首选CT检查,并依据不同类型的CT表现迅速作出诊断。对单一撕裂或脾周血肿、腹腔积血的患者,CT平扫脾损伤征象可不明显,必须行CT对比增强扫描,进一步观察和分析,结合临床明确诊断。CT能明确脾内血肿及包膜下血肿的

形态、大小、部位,延迟扫描有助于发现活动性出血。如果怀疑患者有血肿进展或脾破裂造成的持续出血,可进一步复查 CT。血流动力学稳定时,CT 增强扫描是诊断脾创伤的"金标准";多普勒超声或超声造影有助于评估脾脏血管及后续的随访。

【影像学表现】

1. X 线　腹部平片表现:脾轮廓不清,脾脏增大,密度增高;胃体右移,左半结肠及脾曲下移,胃大弯与结肠脾曲间隙增宽,这是由于血液沿胃大弯流向胃与结肠之间所致;腹腔内有游离液体征象,胃、小肠和结肠可有轻度积气扩张。

2. CT(图 4-6-0-1)　脾脏损伤的 CT 表现与损伤程度和时期有关。在急性期,最常见的为包膜下出血和脾脏的撕裂伤。前者表现为脾脏外侧缘新月形或半月形高密度影,后者脾脏内可见不规则形条状低密度撕裂口,急性期可伴有高密度出血灶。包膜下出血和撕裂伤可以单独存在,也可合并出现。

(1) 局限性包膜下积血:表现为脾脏外侧缘新月形或半月形高密度影,相邻脾实质受压变平或呈内凹状。新鲜血液的 CT 值略高或相近于脾,其后逐渐降低而低于脾 CT 值。增强扫描后,脾实质强化而血肿不强化。

(2) 脾内血肿:表现为脾脏内的圆形或椭圆形稍高密度影,急性期 CT 值略高或相近于正常脾实质的密度,其后逐渐降低而低于正常脾实质 CT 值。增强扫描脾实质可见强化,血肿不强化。如果脾包膜破裂,则造成腹腔积血征象。

(3) 单一脾撕裂:须对比增强扫描,在脾实质内可见窄带样低密度影,在急性期边缘不清;当破裂后期或治愈时,可形成边缘清楚的裂隙,与正常之脾切迹相似。

(4) 多发性脾撕裂:即粉碎性脾破裂,呈多发性不规则低密度影,增强扫描后显示更清楚,一般波及脾包膜并有腹腔积血征象。

(5) 脾周血肿:脾周血肿也是脾损伤的常见伴发征象。在 CT 平扫图像上即使未能显示撕裂的征象,如遇腹腔积血和脾周血肿,应行增强 CT 评估是否有脾损伤。

3. MRI　脾脏损伤在 T_1WI 上表现为脾脏轮廓不规整,内可见不规则形高低混杂信号,T_2WI 上损伤区域表现为等高混杂信号。伴有包膜下出血或积液时,在 T_1WI 上表现为新月形的高信号或低信号,在 T_2WI 上表现为高信号或低信号。出血的信号变化与损伤的时间长短有关。T_1WI 上高信号或混杂信号代表新鲜出血,T_1WI 上低信号而 T_2WI 上高信号代表慢性或陈旧性出血。

【诊断要点】

脾脏创伤 CT 常可见脾脏外侧缘呈新月形高密度影的包膜下出血,及脾脏内不规则形条状低密度撕裂口,急性期可伴有高密度出血灶。脾脏损伤在 MRI 上表现为脾脏轮廓不规整,内可见不规则形高低混杂信号。

【鉴别诊断】

典型脾脏创伤影像表现常比较典型,诊断一般不难,常可见包膜下积血和脾实质内血肿;而当脾脏损伤直接征象不明显时,常需关注其他间接征象;如脾脏创伤引起的脾脏包膜下出血可经脾肾韧带进入左侧肾旁前间隙,引起肾前筋膜及侧椎筋膜的增厚;在 CT 上,如果发现上述间隙内有液性密度成分,充分提示有脾脏损伤可能;但也要与肾脏创伤相鉴别,后者常表现肾包膜下血肿形成,如果肾周间隙内有出血,多累及整个肾周间隙。有时还需与先天性脾

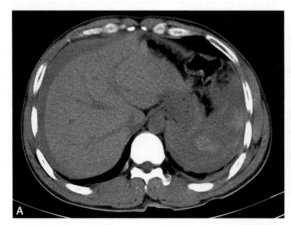
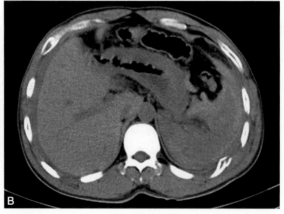

图 4-6-0-1　脾脏损伤
A. CT 平扫示多发脾内血肿,呈圆形或椭圆形高密度影及不规则低密度水肿区;B. 包膜下血肿,位于脾缘处,呈新月形高密度影

裂、胃肠道穿孔,腹腔积液、积脓等疾病相鉴别。

(雷军强　闫瑞峰)

参 考 文 献

1. 中华医学会外科学分会脾功能与脾脏外科学组. 脾脏损伤治疗方式的专家共识(2014 版). 中华普通外科学文献:电子版,2015,31(7):1002-1003.

2. 诺威林. 放射学家掌中宝. 急诊创伤百例疾病影像诊断精粹. 刘剑羽,译,北京:北京大学医学出版社,2006:202-205.

3. COCCOLINI. Splenic trauma:WSES classification and guidelines for adult and pediatric patients. World Journal of Emergency Surgery,(2017)12:40.

4. SERGIO MARGARI. Emergency CT for assessment and management of blunt traumatic splenic injuries at a Level 1 Trauma Center:13-yearstudy. Emergency Radiology,2018,25(5):489-497.

5. MARMERY H,SHANMUGANATHAN K,ALEXANDER MT, et al. Optimization of selection for nonoperative management of blunt splenic injury:comparison of MDCT grading systems. 2007,189(6):1421-1427.

第五篇

全身性疾病、系统性疾病累及

第一章　IgG4 相关性疾病

近年来,IgG4 相关性疾病(immunoglbulin G4-related disease,IgG4-RD)作为一种累及多器官或组织的慢性进行性自身免疫性疾病,引起了越来越多临床和基础研究者的关注。

1995 年首次提出自身免疫性胰腺炎(AIP)的命名,2003 年,Kam 提出 IgG4 相关性自身免疫疾病的概念,并认为自身免疫性胰腺炎仅仅是系统性疾病的一部分。随后的研究发现,AIP 患者中发现血清 IgG4 水平增高。后续的研究进一步发现该病患者不仅血清 IgG4 水平增高,且伴有 IgG4 阳性浆细胞浸润胰腺和胰腺外组织,随着病例的累积,研究者发现 IgG4 相关的疾病几乎可累及人体所有脏器和组织。故 2011 年起,在美国波士顿举行的国际 IgG4-RD 研讨会上,确定此类疾病统一命名为 IgG4-RD。

IgG4-RD 是一组原因不明的慢性进行性自身免疫病变。受累器官广泛,几乎可累及全身各个器官。可多器官同时或相继受累,也可只累及某一器官。IgG4-RD 主要特征为患者血清 IgG4 升高和组织器官 IgG4 阳性浆细胞浸润,从而表现为受累组织器官弥漫性或局限性肿胀、肿块形成或结节或增厚等不同病变形态。IgG4-RD 的基本病理过程是炎症和促纤维化,两种病理改变造成受累的各种器官和组织损伤。组织病理学在镜下主要有 3 种改变:富含 IgG4 阳性浆细胞的淋巴浆细胞浸润、闭塞性静脉炎和席纹状纤维化。

IgG4 相关性疾病好发于中老年男性,男性患病率高于女性至少 2 倍,患者年龄多>40 岁,平均年龄 60 岁。IgG4-RD 无特异性临床症状,根据发病部位不同表现为相应的症状。

临床诊断标准包括:①临床表现为受累器官局灶性肿块或弥漫性组织肿胀;②血清学表现为血清 IgG4 水平>1.35g/L;③组织学可见淋巴细胞和浆细胞显著浸润、纤维化;IgG4$^+$浆细胞浸润:IgG4$^+$/IgG$^+$>40%且 IgG4$^+$浆细胞>10/HP。以上三条均符合者

即可确诊;符合①和③,则认为可能性较大;符合①和②,则临床可怀疑,但不能确诊。

第一节　IgG4 相关性胰腺炎

【概述】

自身免疫性胰腺炎分为两个亚型,分别为淋巴细胞、浆细胞性硬化性胰腺炎(Ⅰ型自身免疫性胰腺炎、IgG4 相关性胰腺炎)及特发性导管破坏性胰腺炎(Ⅱ型自身免疫性胰腺炎)。Ⅱ型自身免疫性胰腺炎的病理表现为中性粒细胞浸润导管上皮及腺泡,造成导管破坏,一般无或有很少(<10 个/HP)IgG4$^+$浆细胞,血清 IgG4 正常,除了约 30%患者可伴有炎性肠病(如溃疡性结肠炎)外,一般不伴有其他器官的病变。

IgG4 相关性胰腺炎是 IgG4 相关性疾病的典型形式,特点是导管周围 IgG4$^+$浆细胞浸润,导致导管周围纤维化。表现为胰腺广泛或局限性增大,胰管不规则的狭窄;有时胆管狭窄也很常见,随着时间的推移,实质的腺泡发生萎缩及广泛的硬化导致肝小叶结构丢失。

IgG4 相关性胰腺炎占慢性胰腺炎 2%~8%,主要是中年人和老年人,95%的患者年龄超过 45 岁,男女比例(3~7):1。IgG4 相关性胰腺炎患者没有典型的症状,尽管有些患者有轻微腹痛、阻塞性黄疸、体重减轻、糖尿病,胰腺肿大或伴随胰腺外器官病变。

2011 年,国际协会发布对 IgG4 相关性胰腺炎(Ⅰ型自身免疫性胰腺炎)国际共识诊断标准,定义 IgG4 相关性胰腺炎的 5 个特征:胰腺成像(实质和胰管)、血清学结果(IgG4)、病理结果、其他器官累及、对类固醇治疗的反应。在所有的提议诊断标准中,胰腺影像检查结果对自身免疫性胰腺炎的诊断非常重要,全身成像在多器官受累的诊断中也是至

关重要的,因此,影像学检查在 IgG4 相关性胰腺炎的诊断中占据重要地位。

【影像检查技术优选】

1. CT CT 是目前应用最多的胰腺影像检查技术之一,能完整清晰显示胰腺全貌及周围解剖结构关系,结合碘造影剂增强扫描,可完整评估病变本身强化特点及血供情况、周围累及情况,对于 IgG4 相关性胰腺炎周围特征性包壳结构可较好显示。

2. MRI MRI 是目前胰腺检查的重要技术,其软组织分辨率高,可较好地显示胰腺与周围组织结构关系,在胰腺疾病的诊断和鉴别方面,与 CT 辅助互补,具有重要诊断价值。MRCP 对于显示受累胆管及胰管形态具有优势。

3. 超声 价格低廉,设备普及率高。可用于筛查胰腺组织大小、形态。但由于胰腺位置深,前方有含气肠管,可对成像效果产生影响,对于 IgG4 相关性胰腺炎诊断价值有限。超声内镜(EUS)探头深入消化道,紧贴胰腺表面,对于胰腺显示更清晰,并可更清晰显示胰腺周围结构。由于可以直接穿刺活检,可辅助病理学诊断。但对胰腺体尾部显示欠佳。

4. ERCP 可显示胰管及胆管,评估管腔狭窄及受累情况。但 ERCP 只能显示胰管及胆管内腔,不能显示胰腺实质和胰腺周围结构,并且为有创检查,对于 IgG4 相关性胰腺炎诊断价值有限,不常规用于本病诊断。

【影像学表现】

根据胰腺受累的范围,IgG4 相关性胰腺炎可以分为弥漫型和局限型,以弥漫型多见。局限型需注意与胰腺占位性病变进行鉴别。

IgG4 相关性胰腺炎影像学表现包括:①弥漫型 IgG4 相关性胰腺炎胰腺呈弥漫肿大,外廓平直,失去正常胰腺"羽毛状"结构外观,呈"香肠样"改变;局限型 IgG4 相关性胰腺炎表现为胰腺节段性肿大,部分呈团块样改变,胰腺分叶"羽毛状"外观节段性消失,病变远端胰腺组织萎缩不明显;②胰腺病变区 CT 平扫呈低密度,T_1WI 呈低信号、T_2WI 呈轻度高信号,超声上通常表现为低回声;③CT 和 MRI 增强扫描,由于不同程度的腺体破坏、闭塞性静脉炎及纤维化,增强扫描动脉期病变区胰腺组织的强化程度减弱,病变呈延迟强化,最终与正常胰腺实质强化程度相仿或稍低于正常胰腺实质;④胰腺周围出现包壳状低密度影或晕征,考虑为炎症所致胰周渗液、蜂窝织炎或纤维化组织,增强扫描动脉期包壳样结构均无强化,门静脉期、平衡期及延迟期有轻、中度延迟强化。低密度包壳或晕征是本病特征性的表现;⑤MRCP 或 ERCP 可见主胰管的弥漫性或节段性狭窄(图 5-1-1-1),狭窄段一般较光整,远端胰管不扩

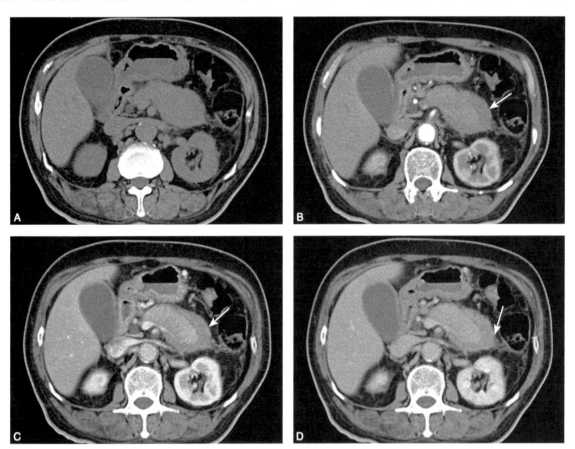

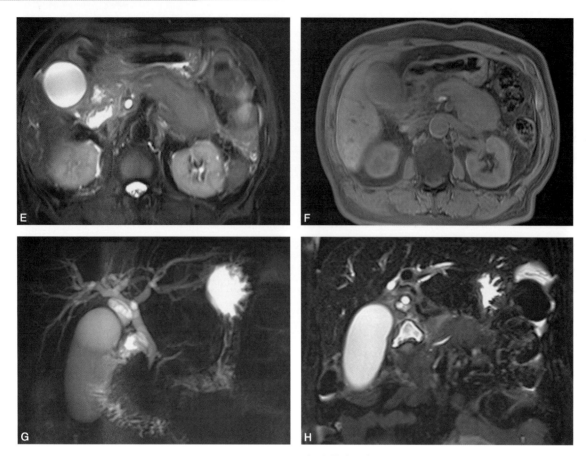

图 5-1-1-1　IgG4 相关性胰腺炎

男,75 岁,因反复上腹部不适半年入院。A~D. CT 平扫及三期增强,胰腺体尾部肿胀,分叶消失,呈"腊肠样"外观;病灶周围可见包壳(箭),呈延迟强化;E、F. MRI 平扫 T_2WI 抑脂及 T_1WI,胰腺肿胀,呈 T_2WI 稍高信号,T_1WI 等信号,周围可见 T_2WI 稍低信号包壳;G、H. MRCP 可见病变处主胰管狭窄

张或仅轻微扩张。胰头部病变者,胰头内胆总管可受累狭窄。伴有 IgG4 相关性胆管炎的患者,可清晰显示受累胆管情况;⑥胰腺内无钙化,部分患者可出现胰腺实质内脓肿或假性囊肿;⑦类固醇激素治疗后,胰腺的形态、MR 信号及强化常有明显的改善,多数病例可基本恢复正常。

【诊断要点】

诊断要点包括:①胰腺形态改变,失去正常胰腺"羽毛状"结构外观,呈"香肠样"改变;②胰腺周围低密度包壳或晕征;③对于不伴有胰管扩张的弥漫性或局限性胰腺肿胀,要高度警惕 IgG4 相关性胰腺炎。

如有 IgG4 相关性胰腺炎的典型影像学表现,则应建议做血清 IgG4 测定或激素试验性治疗,必要时行穿刺活检明确诊断,可避免不必要的手术治疗。

【鉴别诊断】

1. 胰腺癌　常伴有 CA19-9 明显升高,血清 IgG4 水平正常。胰腺病灶表现为软组织肿块,常呈分叶状,伴中心坏死,易侵犯邻近组织及周围血管;病变远端胰管明显扩张,胰腺实质萎缩;胰腺癌侵犯胆胰管表现为病变处胆胰管截断征象,近端肝内外胆管明显扩张。

2. 胰腺炎　血清淀粉酶升高,血清 IgG4 水平正常。临床症状为剧烈腹痛,起病较急,病情变化快。急性胰腺炎影像学检查,可见胰腺周围渗出积液明显,邻近肾前筋膜增厚,腹腔及腹膜后积液,严重者胰腺实质内可见坏死组织;慢性胰腺炎,常伴有胰腺实质不同程度萎缩,胰腺实质内可有斑点状钙化。

第二节　IgG4 相关性硬化性胆管炎

【概述】

IgG4 相关性硬化性胆管炎(IgG4-related sclerosing cholangitis,IgG4-SC)的概念是由 Bjomsson 等于 2007 年首先提出,是指一类以胆管周围 IgG4 阳性浆细胞和淋巴细胞浸润及纤维化为主要病理特点,同时伴有血清 IgG4 水平升高的疾病,是 IgG4-RD 在胆道系统中的表现。目前国际上将其归为继发性硬化性胆管炎（secondary sclerosing cholangitis，SSC）的一种。

IgG4相关性硬化性胆管炎患者的发病年龄常偏大，中老年男性多见，男女比例为4：1，发病年龄多在60岁以上。典型临床表现为梗阻性黄疸，这在同时合并有自身免疫性肝炎的患者中更为常见。疾病早期常出现腹部不适、脂肪泻、体重下降等非特异性症状，很多患者最早因腹部不适前来就诊。

病理改变：IgG4相关性硬化性胆管炎患者肝内外胆管壁均存在弥漫性淋巴细胞和IgG4$^+$浆细胞浸润，以及广泛的纤维化和闭塞性脉管炎。

【影像检查技术优选】

超声检查常用来初步筛查是否存在胆管梗阻。CT及MRCP检查对诊断IgG4-SC有重要参考价值，这两种非侵入性检查方法不仅可以评估胆管狭窄或胆管壁增厚的位置、程度，而且也可同时通过增强扫描观察IgG4-SC渐进性强化特点，其中MRCP较CT检查能够提供更全面的胆管病变信息。

ERCP检查为侵入性检查，操作风险较高，可能引起急性胰腺炎，当MRCP或CT检查提示胆管梗阻，需权衡利弊，决定是否行ERCP检查以进一步明确病变性质。

【影像学表现】

IgG4-SC典型影像学表现有局限或弥漫性胆管狭窄、胆管壁增厚及近侧胆管扩张（图5-1-2-1）。特征性表现是除狭窄段管壁增厚，非狭窄段管壁也可以增厚，甚至伴有胆囊壁增厚；其中非狭窄区增厚呈环形对称性，胆管外壁光滑，增厚胆管壁与胆管狭窄部位无明确相关性。

因纤维成分T$_2$横向弛豫时间较短，因此增厚胆管壁在T$_2$WI呈等-低信号。增强扫描，增厚胆管壁动脉期后期强化，延迟期均匀强化，同时可见胆囊壁增厚，无血管侵犯。

若伴有IgG4相关性胰腺炎，CT及MRI检查可见胰腺外观"腊肠样"改变及其他IgG4相关性胰腺炎的影像学表现。当伴有其他器官IgG4相关性疾病累及时，可通过全身检查观察多器官累及情况。

【诊断要点】

诊断要点包括：①局限或弥漫性胆管狭窄、胆管壁增厚，且胆管壁增厚与狭窄部位相对独立；②多伴有其他器官累及，如IgG4性胰腺炎等，具有相应受累器官的影像学表现。

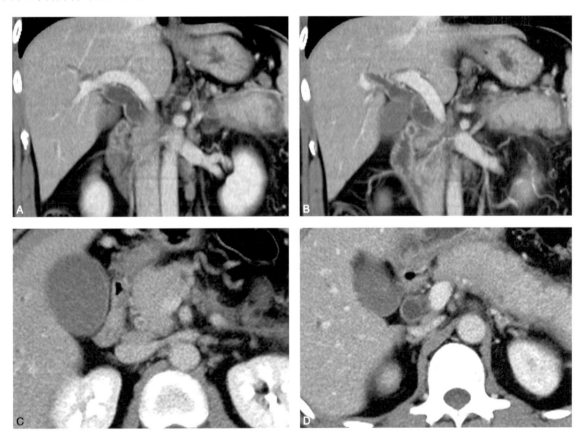

图5-1-2-1　IgG4相关性硬化性胆管炎及胰腺炎

男，39岁，因"尿黄1个月余"入院。A～C.CT增强扫描可见肝内、外胆管多发狭窄及扩张，管壁不均匀增厚、强化，胆总管胰头段管壁明显增厚，管腔狭窄；D.胰腺弥漫性肿胀伴周围包壳，证实伴发自身免疫性胰腺炎

【鉴别诊断】

1. **原发性硬化性胆管炎（PSC）**　实验室检查PSC患者以血清ALP升高最为显著，嗜酸性粒细胞升高，IgG4水平不升高；影像学表现，PSC患者表现为肝内外胆管条带状狭窄，串珠样形态，树杈样表现，憩室样外翻；而IgG4-SC患者表现为节段性狭窄，以胆总管下段更多见，狭窄近端扩张。约80%的PSC患者伴发炎症性肠病，主要为溃疡性结肠炎；而IgG4-SC患者常伴有其他IgG4相关疾病表现。

2. **胆管癌**　胆管癌患者血清CA19-9水平常明显升高，IgG4水平不升高。影像学检查，胆管癌患者胆管狭窄区胆管壁增厚呈非环形对称，并于相应区域发生管腔狭窄甚至闭塞，狭窄近端肝内外胆管扩张呈软藤状；胆管癌非狭窄段管壁不增厚，而IgG4相关性硬化性胆管炎胆管壁增厚部位与管腔狭窄部位相对独立并不一致。胆管癌多表现为肝转移及周围淋巴结转移，而IgG4相关性硬化性胆管炎表现为其他器官IgG4相关疾病表现。

第三节　IgG4相关性肝病

【概述】

IgG4相关性疾病累及肝脏的疾病被命名为IgG4相关性肝病，同样具有血清IgG4浓度升高以及肝组织内大量IgG4+浆细胞浸润的特点。

主要病理改变是以IgG4+浆细胞为主的界面性肝炎以及汇管周围肝细胞的碎屑样坏死，可有纤维化及肝硬化表现。

IgG4相关性肝病的相关报道非常罕见。根据组织病理学特征将IgG4相关性肝病分为以下五种类型①门静脉炎症模式：门静脉炎症明显，有或无界面性炎症；②大胆管损伤模式：胆管增生、中性粒细胞浸润和门静脉区域水肿；③门静脉硬化模式：表现为密集的门静脉硬化、门静脉炎症瘢痕；④小叶型肝炎模式：小叶内水肿，肝细胞坏死，类似病毒性肝炎；⑤胆汁淤积型模式：主要为肝小叶中心区的小管型胆汁淤积。

【影像检查技术优选】

超声、CT及MRI均可用于发现肝内病灶，但由于IgG4相关性肝病十分罕见，影像学表现缺乏特异性，单纯肝内病灶很难对其进行诊断，CT及MRI扫描可同时评估扫描野内胆管、胰腺、肾脏等组织，由于IgG4相关性肝病常伴有其他组织器官的病变，因此结合其他器官累及情况，CT及MRI发现多器官累及更利于诊断该病。

【影像学表现】

IgG4相关性肝病十分罕见，影像学表现缺乏特异性，可有肝脏内CT低密度灶，MRI平扫T_1WI为低信号，T_2WI为等-高混杂信号，病灶内可见小囊样灶，可能与小胆管扩张相关。累及门静脉及胆管周围病灶表现为门脉及肝内胆管周围条片状病灶。

增强呈不均匀强化，形成IgG4相关性炎性假瘤时，可呈富血供的持续强化方式，周围可见动脉期病灶周围肝实质均异常灌注。

多伴发肝外其他器官IgG4相关性疾病，如IgG4相关性胰腺炎及胆管炎。

【诊断要点】

IgG4相关性肝病影像学表现缺乏特异性，单纯肝脏病变较难评估，需结合其他脏器改变，如胰腺、胆管，并结合IgG4检查进行综合诊断。

【鉴别诊断】

IgG4相关性肝病缺乏特异性影像学特征，多伴有胰腺及胆管IgG4相关性表现，因此需要综合评估。单纯肝内病灶需与一些胆管、门脉周围乏血供性病变进行鉴别。

1. **肝内胆管细胞癌**　肝内胆管细胞癌表现为肝内乏血供性肿瘤，增强扫描呈延迟强化，可出现"包膜回缩征"，多伴有远端肝内胆管明显扩张，实验室检查CA19-9升高。

2. **肝内淋巴瘤**　肝内淋巴瘤可沿门静脉及胆管分布，呈低血供肿瘤，肿瘤密度均匀，MRI扫描DWI成像可见明显弥散受限，增强扫描强化均匀，典型表现为"血管漂浮征"。

（居胜红　赵　振）

参 考 文 献

1. 王宝华.IgG4相关疾病概述及IgG4相关性胰腺炎的常见医学影像学诊断.实用医药杂志,2015,32(10):899-901.

2. 李安琪,王屹.IgG4相关性胆管炎CT及MRI影像学诊断与鉴别诊断.中华消化外科杂志,2015,14(4):344-348.

3. 杨丽,杨长青.IgG4相关肝胆胰疾病的发病机制和诊疗研究进展.胃肠病学,2018(5):277-282.

4. 梁亮,曾蒙苏,纪元,等.IgG4相关性疾病腹部病变的少见及不典型影像表现.中华放射学杂志,2014,48(11):887-892.

5. UMEHARA H, OKAZAKI K, MASAKI Y, et al. Comprehensive diagnostic criteria for IgG4-related disease (IgG4-RD), 2011. Nihon Naika Gakkai Zasshi, 2012, 22(1): 21-30.

6. VLACHOU P A, KHALILI K, JANG H J, et al. IgG4-related sclerosing disease: autoimmune pancreatitis and extrapancreatic manifestations. Radiographics: A Review Publication of the Radiological Society of North America Inc, 2011, 31(5): 1379.

7. FUJITA A, SAKAI O, CHAPMAN MN, et al. IgG4-related disease of the head and neck: CT and MR imaging manifestations. Radiographics: A Review Publication of the Radiological Society of North America Inc, 2012, 32(7): 1945.

第二章　淋巴瘤

淋巴瘤是一种全身性恶性肿瘤病变，多部位均可受累，是一组起源于淋巴结或其他淋巴组织的恶性肿瘤。主要表现为无痛性淋巴结肿大，肝脾肿大，且全身各组织器官均可受累，伴发热、盗汗、消瘦、瘙痒等全身症状。

恶性淋巴瘤是具有相当异质性的一大类肿瘤，虽然好发于淋巴结，但是由于淋巴系统的分布特点，淋巴瘤也属于全身性疾病，几乎可以侵犯到全身任何组织和器官。因此，恶性淋巴瘤的临床表现既具有一定的共同特点，同时按照不同的病理类型、受侵部位和范围又存在着很大的差异。

淋巴瘤具有结外侵犯的特点，不同器官受累均有文献报道，有学者报道原发性结外淋巴瘤首发部位常见于胃肠道、鼻腔、扁桃体、纵隔、皮肤、脾、睾丸、骨及软组织、中枢神经系统，腹部脏器原发性淋巴瘤较为少见。结外脏器淋巴瘤多为全身淋巴瘤的一部分，原发性罕见。临床表现无特异性，可发生于任何年龄。

结外脏器淋巴瘤绝大多数为非霍奇金淋巴瘤，霍奇金淋巴瘤较少见，免疫组化以 B 细胞性为主，最常见的病理类型为弥漫大 B 细胞淋巴瘤，T 细胞来源较为少见。

结外淋巴瘤一般认为缺乏影像学特征，与病变脏器良恶性肿瘤、肿瘤样病变甚至炎性病变等容易混淆，误诊率极高。结外实质脏器淋巴瘤影像学表现大致分为孤立结节型、多结节型、浸润型、脏器周围型。大多数部位的原发和继发结外淋巴瘤影像学表现相仿。

第一节　原发性肝脏淋巴瘤

【概述】

肝脏淋巴瘤是起源于肝脏淋巴组织及残留造血组织的罕见肿瘤，占肝脏恶性肿瘤的 0.1%，占淋巴结外淋巴瘤的 0.4%。原发性肝脏淋巴瘤是一种病灶仅局限于肝脏，而无外周淋巴结病变的淋巴瘤，绝大多数为非霍奇金淋巴瘤。好发于中老年人，男性略高于女性。

主要的病理组织学特征表现为肝小叶结构广泛破坏，由中等到较大的异型淋巴细胞弥漫浸润肝脏、门管区、胆管，瘤细胞主要沿着肝脏的窦间隙浸润，破坏肝细胞索，瘤细胞细胞质丰富淡染。核圆形或轻度不规则，可见泡状核及明显核仁，病理性核分裂象易见。

临床症状无特异性，其主要表现为发热、黄疸、肝区疼痛，肝脾肿大及肝区包块，部分病例可累及肝周围淋巴结，甚至侵犯骨髓组织，但无外周淋巴结病变。也有患者无明显临床症状，为体检时偶然发现。

【影像检查技术优选】

CT 可发现并评估肝脏原发性淋巴瘤，采用碘造影剂增强可评估病灶强化方式、内部成分，并可以观察肝内血管与病灶关系，有利于诊断及鉴别诊断。全身 CT 扫描可评估淋巴结肿大情况，以鉴别是肝脏原发性还是继发性淋巴瘤。

MRI 对于诊断肝脏原发性淋巴瘤具有较大优势，平扫除常规序列外，弥散加权序列可评估病灶水分子弥散程度，有助于与其他肝内病变鉴别；增强扫描表现与 CT 类似，可评估病灶强化方式，并可观察肝内血管与病灶关系。全身 MRI 扫描可评估其他部位病灶及淋巴结情况，且无电离辐射，优于 CT 全身扫描。

超声可用于发现肝内病灶，但对于病灶性质的评估相对有限，并且无法评估全身其余部位病灶情况。

【影像学表现】

按照形态，原发性肝脏淋巴瘤可分为单发结节或肿块型、多发结节型及弥漫型。病灶多分布于门静脉主要分支附近,表现为门静脉周围密度均匀软组织影。

CT 平扫常表现为低密度或略低密度,多数瘤体密度较均匀、边界清晰,少数弥漫性病灶边界不清,其内坏死相对少见。MRI 淋巴瘤 T_1WI 为等低信号,由于细胞密集,T_2WI 信号多样,可呈稍高信号,亦可呈等或稍低信号,DWI 及 ADC 可见弥散受限。

增强扫描,肝脏淋巴瘤为典型乏血供肿瘤,大多数病灶动态增强呈进行性轻至中度延迟强化,动脉期轻度强化,门静脉期呈轻至中度强化,强化相对均匀。由于淋巴瘤起源于肝脏间质,增强扫描时,部分肿瘤内可见肝脏固有血管,但血管形态相对正常,形成所谓"血管漂浮征"(图 5-2-1-1)。

病灶周围血管主要表现为受压变窄、推移、变

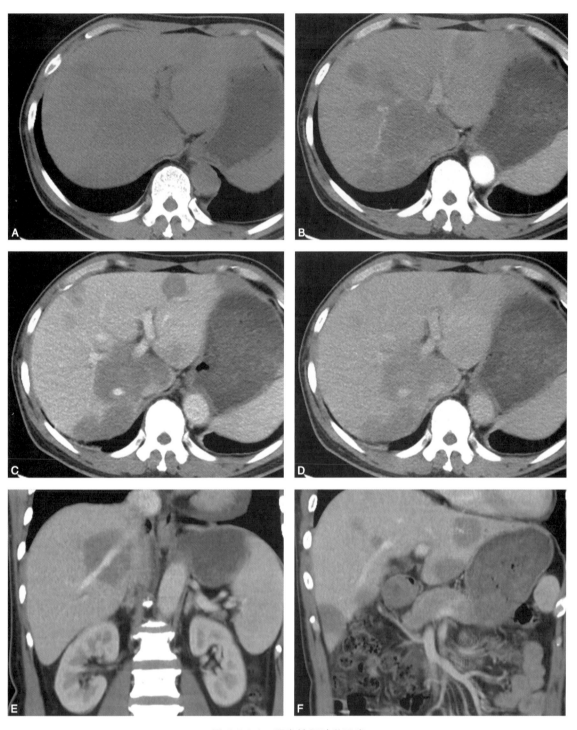

图 5-2-1-1 原发性肝脏淋巴瘤
男,53 岁,因"反复发热 12 天"入院。A. CT 平扫可见肝脏多发斑片状低密度影;B~D. 增强病灶呈轻度渐进性强化,明显低于周围肝脏实质;E、F. 病灶内可见"血管漂浮征"

形,但多无破坏中断征象,内部可见连续血管影是本病的特征表现。MRCP 上病灶内可见胆管穿行。

【诊断要点】

诊断要点包括:①病灶密度/信号均匀,少见坏死出血,DWI/ADC 弥散明显受限;②增强可见病灶内血管自然走行,呈"血管漂浮征",病灶内肝内胆管走行正常;③排除引流区外肿大淋巴结。

【鉴别诊断】

1. 肝细胞肝癌　大部分患者伴有 AFP 水平升高;原发性肝细胞肝癌呈典型的"快进快出"强化方式,无"血管漂浮征",可有门静脉癌栓,而非包绕门静脉生长。生长方式及强化方式与淋巴瘤不同,相对易鉴别。

2. 肝内胆管细胞癌　同为乏血供肿瘤,增强扫描呈延迟强化,但无"血管漂浮征"。病灶密度不均匀,中心常有液化坏死,而淋巴瘤液化坏死少见,且病灶密度较均匀。肝内胆管细胞癌近肝脏包膜病变可有包膜回缩征。肝内胆管细胞癌病灶远端肝内胆管明显扩张,淋巴瘤少见,一般不造成邻近胆管梗阻。

3. 局灶性脂肪肝　局灶性脂肪肝有时易误诊为肝内占位,因脂肪肝内血管走行正常,增强程度低于周围正常肝实质,易误诊为"血管漂浮征",与肝脏淋巴瘤混淆,但脂肪肝一般无明显临床症状,肿瘤指标正常,病灶 MRI 化学位移同反相位序列可鉴别,反相位序列信号较同相位信号减低证实为肝细胞内脂肪变性;同时局灶性脂肪肝磁共振 DWI 序列无弥散受限。

第二节　原发性胆囊淋巴瘤

【概述】

原发性胆囊淋巴瘤十分罕见。正常胆囊黏膜层无淋巴滤泡,仅有少量淋巴细胞分布于上皮细胞之间。在慢性胆囊炎、胆囊结石、免疫或理化因素等长期作用下,可致淋巴细胞成为获得性黏膜相关淋巴组织,后者可发展为胆囊黏膜相关淋巴组织(MALT)淋巴瘤。

胆囊淋巴瘤发病率极低,十分罕见,并且缺乏特异性临床表现及影像学征象。可表现为右上腹痛等非特异性症状。常可伴有胆囊结石、慢性胆囊炎表现。

【影像检查技术优选】

超声可较敏感、便捷检测胆囊壁增厚,从而发现病变;CT 及 MRI 可评估胆囊病变整体形态,并可观察周围累及范围。全身 CT、MRI 扫描可评估其余部位病变,排除继发性淋巴瘤。

【影像学表现】

原发性胆囊淋巴瘤罕见,无特异性影像学表现,可表现为胆囊壁弥漫性或节段型增厚,增强扫描增厚胆囊壁强化均匀,磁共振 DWI/ADC 可表现为弥散明显受限。病变可与胆囊结石并存。

【鉴别诊断】

1. 慢性胆囊炎　胆囊壁增厚程度一般较淋巴瘤轻,胆囊常呈萎缩状态,DWI 示胆囊壁无弥散受限。当胆囊壁弥漫性增厚时,需警惕合并胆囊占位可能。

2. 胆囊癌　实验室检查多伴有 CA19-9 增高;胆囊壁不均匀增厚,可呈团块状改变,病灶较大时常伴坏死,增强扫描强化欠均匀,呈渐进性强化,常伴邻近组织侵犯,当侵犯邻近血管时可致血管狭窄。

第三节　原发性胰腺淋巴瘤

【概述】

原发性胰腺淋巴瘤(primary pancreatic lymphoma,PPL)是指起源于胰腺或仅侵犯胰腺及区域淋巴结的胰腺恶性肿瘤,占胰腺恶性肿瘤的 0.16% ~ 4.9%。男性发病率高于女性。

肿瘤好发于胰头部,主要病理类型为 B 细胞型非霍奇金淋巴瘤,T 细胞淋巴瘤非常罕见。原发性胰腺淋巴瘤一般分为肿块型和弥漫浸润型。肿块型表现为局限于胰头部或胰头区的单发或多发肿块,而胰体和胰尾部少见。PPL 发生于胰腺的间质,细胞成分单一,分布集中,堆积生长,其间血管含量少而且纤细,因此为乏血供肿瘤。

原发性胰腺淋巴瘤缺乏特异性临床表现,其主要表现为腹部疼痛不适、腹部包块、低热、乏力以及消瘦、黄疸,体表淋巴结无肿大,肿瘤标志物 CA19-9及 CEA 正常或轻度升高。

【影像检查技术优选】

1. CT　能较好地显示胰腺及病灶形态,结合碘造影剂增强扫描,可完整评估病变本身强化特点及血供情况、周围累及情况。全身 CT 扫描可评估淋巴结肿大情况,以鉴别是胰腺原发性淋巴瘤还是继发性淋巴瘤。

2. MRI 除常规平扫及增强序列评估胰腺病灶性质外,弥散加权序列可评估病灶水分子弥散程度,有助于与其他胰腺内病变鉴别;全身 MRI 扫描可评估其他部位病灶及淋巴结情况,且无电离辐射,优于 CT 全身扫描。

3. 超声 可用于筛查胰腺病灶,但由于胰腺位置深,前方有含气肠管,胰腺显示效果不理想,同时无法很好评估胰腺病灶周围情况,并无法评估全身其余部位病灶情况。

【影像学表现】

CT 平扫与正常胰腺组织分界不清,大部分密度均匀,表现为实性软组织密度肿块,囊变、坏死很少见。弥漫浸润型,CT 及 MRI 上表现为胰腺弥漫性肿大,边界欠清晰,部分可侵及胰腺周围脂肪而边界模糊不清,而类似于急性胰腺炎。

增强病灶于动脉期大多表现为轻度均匀强化,静脉期强化程度稍增高,延迟期可保持不变或进一步持续性强化,表现为"渐进性强化"模式,强化程度稍低于周围正常胰腺组织。

原发性胰腺淋巴瘤一般不侵犯周围血管,血管管壁保持光整,多呈被包绕、受压、推移改变,这些被包绕于病灶内而又表现正常的血管,称为"血管漂浮征"。病灶远端胰管一般无扩张表现。

【诊断要点】

诊断要点包括:①胰腺局限性或弥漫性病灶,病灶密度均匀,少见液化坏死,乏血供,增强扫描强化均匀,呈渐进性强化;②邻近血管多呈包绕状,呈"血管漂浮征"。

【鉴别诊断】

1. 胰腺癌 病灶密度/信号不均匀,常伴中心坏死。病灶远端常见胰管扩张及胰腺实质萎缩;病灶侵及邻近血管时,周围血管呈狭窄或闭塞等受侵征象。血清 CA19-9 多有增高,不同于原发性胰腺淋巴瘤。

2. 急性胰腺炎或自身免疫性胰腺炎 急性胰腺炎有明显的临床症状和体征,血、尿淀粉酶升高;胰腺边界模糊伴胰周积液;DWI 无弥散受限,增强无血管漂浮征。自身免疫性胰腺炎的免疫球蛋白异常,CT 上胰腺呈"腊肠样"改变,包膜样延迟性强化为其特征表现,激素治疗有效。

第四节 原发性脾脏淋巴瘤

【概述】

作为全身最大的淋巴器官及过滤血液器官,脾脏在白血病及淋巴瘤等全身系统的疾病中常受累及。而原发性脾脏淋巴瘤(primary splenic lymphoma,PSL)临床少见,常以继发为主。PSL 是指病变首发于脾脏及脾门淋巴结,同时可以有少数腹腔/腹膜后淋巴结、骨髓和肝脏侵犯,但无浅表淋巴结肿大。脾肿大的病因中,脾原发性淋巴瘤约占 1%,好发于中老年。

依据大体病理,原发性脾脏淋巴瘤常被分为四大类型:①弥漫浸润型;②粟粒结节型;③巨块型;④多发肿块型。因为前两种影像学表现非常相似,因此常将两种类型合并,即影像上分为三类。

PSL 临床症状往往不明显,常表现为左上腹不适、乏力、食欲缺乏、贫血等。其主要诊断标准为:病变首发于脾及脾门淋巴结,可以有少数的腹腔淋巴结、骨髓及肝受累。

【影像检查技术优选】

CT 可发现并评估脾脏原发性淋巴瘤,增强扫描门静脉期及延迟期更有利于发现病灶,并可评估病灶强化方式,有利于诊断及鉴别诊断。全身 CT 扫描可评估其他部位病灶及淋巴结情况,以鉴别是脾脏原发性还是继发性淋巴瘤。

类似于肝脏淋巴瘤,MRI 对于诊断脾脏原发性淋巴瘤具有较大优势,弥散加权序列可评估病灶弥散程度,有助于与其他脾脏内病变鉴别;同样的,全身 MRI 扫描可评估其他部位病灶及淋巴结情况,且无电离辐射,优于 CT 全身扫描。

超声可用于发现脾内病灶,评估病灶形态,但对于病灶性质的评估相对有限,且无法评估全身其余部位病灶情况。

【影像学表现】

弥漫浸润及粟粒结节型,影像学检查可见脾脏弥漫性肿大(图 5-2-4-1),部分可保持脾脏原有形态,超声检查可见到弥漫粟粒小结节;CT 平扫有时难以发现结节,仅可见脾脏肿大;MRI 平扫脾脏信号不均匀,可见粟粒点状 T_2WI 稍高信号。增强扫描粟粒小结节呈低强化。

巨块型,影像学检查可见较大单发脾脏占位,直径>3cm,密度大多均匀,CT 平扫呈低密度,MRI 呈

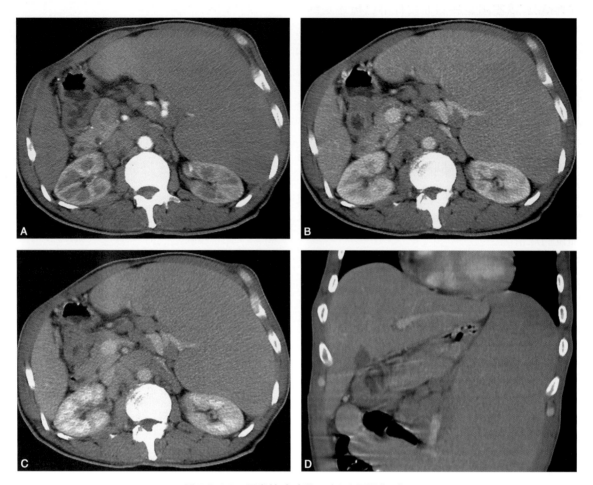

图 5-2-4-1 原发性脾脏淋巴瘤（弥漫浸润型）

男,58 岁,因"体检发现脾肿大 1 周"入院。A~C. 动脉期、门脉期、延迟期,可见脾脏明显肿大,增强强化尚均匀,并可见脾门及邻近腹膜后淋巴结明显肿大;D. 冠状位重建,可见脾脏明显肿大

T_1WI 等-稍低信号,T_2WI 呈稍高信号,少见坏死;增强扫描占位呈低-轻度强化。

多发肿块型,脾脏内多发结节占位,体积较小,直径多<3cm,CT 平扫呈低密度,MRI 呈 T_1WI 等-稍低信号,T_2WI 呈稍高信号,边界较清晰,增强扫描结节呈低-轻度强化。

【诊断要点】

诊断要点包括:①脾脏弥漫性肿大或脾脏内团块状占位,病灶密度较均匀,少见液化坏死,乏血供,强化程度低于脾脏;②排除其他脾脏转移性肿瘤。

【鉴别诊断】

1. **肝硬化和脾肿大** 主要与弥漫浸润及粟粒结节型原发性脾脏淋巴瘤鉴别;肝硬化脾肿大具有肝硬化表现,如门静脉高压,可见脾静脉及其他门静脉属支迂曲扩张,脾脏弥漫肿大,强化均匀,可有脾脏梗死,呈指向脾门的楔形无强化区。

2. **脾脏转移瘤** 主要与多发肿块型原发性脾脏淋巴瘤鉴别;具有原发肿瘤病史,结节边界模糊,病灶中心坏死,增强可呈周边轻度强化,中心低强化

的"牛眼征"表现。脾脏转移一般发生较晚,可见其他器官广泛转移表现。

第五节 肝胆胰脾继发性淋巴瘤

【概述】

当除外肝、胆、胰、脾腹部脏器内淋巴瘤表现及局部引流区域淋巴结肿大外,若存在远处其他器官淋巴瘤表现,或全身广泛淋巴结(包括浅表淋巴结)淋巴瘤表现,考虑诊断为肝、胆、胰、脾脏器继发性淋巴瘤。其他部位淋巴瘤,可远处转移或邻近侵犯,累及肝、胆、胰、脾,表现为同时存在远处器官转移的淋巴瘤表现,伴有肝、胆、胰、脾的不同程度侵犯及转移病变。如胃肠道淋巴瘤伴肝脏转移、腹膜后淋巴瘤伴胰腺局部侵犯、全身多发淋巴瘤伴脾脏累及等,表现为多发部位的淋巴瘤。

影像学检查需识别远处器官原发淋巴瘤,或全身广泛淋巴结肿大等淋巴瘤表现,并正确评估肝、胆、胰、脾等腹部脏器的受累及转移情况。

【影像检查技术优选】

肝、胆、胰、脾继发性淋巴瘤需同时评估全身其他部位淋巴瘤病变,因此需要选择全身成像,如 CT、MRI,发现肝、胆、胰、脾病灶的同时,也可以评估其他部位的病变及肿大淋巴结情况。PET-CT 可敏感地发现全身多部位高代谢病变,检测病灶敏感性优于普通 CT 及 MRI。全身 DWI-MRI,也可敏感地发现全身多发病灶及累及的淋巴结,敏感性可媲美PET-CT,且无放射性损伤。

【影像学表现】

大多数部位的原发和继发结外淋巴瘤影像学表现相仿,关键在于发现全身其他部位淋巴瘤表现及评估肿大淋巴结累及范围。

继发性肝脏淋巴瘤通常为均匀低或较低密度的肝内孤立病变或多发性病变(图 5-2-5-1),边界大多相对清楚,少数为弥漫浸润型,边界往往不清。合并出血、坏死、钙化等较少见。动态增强呈轻至中度延迟强化。同时,全身扫描可发现其他器官及淋巴结淋巴瘤表现。

胆囊、胆管继发性淋巴瘤常表现为邻近淋巴瘤肿瘤组织的局部侵犯浸润,常与胆囊、胆管壁分界不清。

继发性脾脏淋巴瘤常表现为多发结节性,表现为多发低密度结节,增强扫描呈渐进性低强化,边界多较清,少数弥漫浸润型边界不清。全身检查同时可发现远处器官及淋巴结淋巴瘤表现。

继发性胰腺淋巴瘤较罕见,影像表现同样可以分为结节肿块型和弥漫型,主要分布在胰腺颈、体、尾部,这与胰腺原发性淋巴瘤主要发生于胰头不同。平扫大多数病灶表现为低密度或略低密度,边界清楚或模糊,密度相对均匀。增强扫描动脉期病灶强化密度明显低于正常胰腺,静脉期病灶有持续强化的特点,动态增强呈进行性中度至明显强化。

【诊断要点】

诊断要点:①肝脏、胆囊、胰腺及脾脏实质脏器内淋巴瘤表现;②其他器官淋巴瘤表现;非引流区多发肿大淋巴结等全身淋巴瘤表现。

【鉴别诊断】

肝、胆、胰、脾继发性淋巴瘤主要需要与其他恶性转移瘤相鉴别。一般情况下,继发性淋巴瘤累及肝、胆、胰、脾,病灶仍具有淋巴瘤特性,密度/信号较均匀,出血坏死少见;而其他恶性转移性肿瘤大部分呈低血供转移,中心坏死常见。明确原发病灶性质

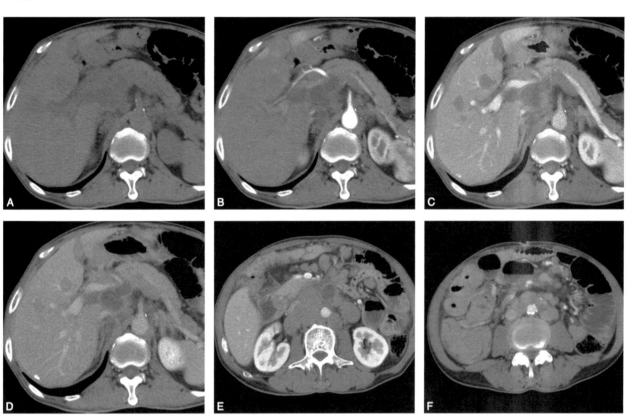

图 5-2-5-1 继发性肝脏淋巴瘤

男,61 岁,因"确诊弥漫大 B 细胞淋巴瘤 15 个月,便血 10 余天"入院。A~D. CT 平扫+增强可见肝内多发低密度及低强化病灶,密度均匀;E. 并可见广泛腹腔及腹膜后淋巴结肿大;F. 部分小肠肠壁明显增厚

较为关键。

（居胜红　赵　振）

参 考 文 献

1. 周建军,丁建国,周康荣,等.结外淋巴瘤:影像学共性特征与病理的关系.临床放射学杂志,2007,26(6):618-622.
2. 程强,阎晓朋,杨学华,等.腹部结外脏器原发性淋巴瘤的CT表现.医学影像学杂志,2016,26(2):263-265.
3. 王运韬,陈韵彬,陈英,等.原发性胰腺淋巴瘤的MSCT影像表现分析.临床放射学杂志,2015,34(6):924-928.
4. ARORA A,RAJESH S,BIHARI C. Additional Radiologic Clue to Diagnosing Hepatic Lymphoma. Radiographics, 2015, 35(7):2149-2150.
5. BATTULA N,SRINIVASAN P,PRACHALIAS A, et al. Primary pancreatic lymphoma:diagnostic and therapeutic dilemma. Pancreas,2006,33(2):192-194.

第三章　白血病累及肝胆胰脾

【概述】

白血病是一种常见的恶性肿瘤，占所有肿瘤发病数的3%~5%，统计显示，近30年来白血病年总发病率均稳定在(8~10)/10万，我国白血病发病率在恶性肿瘤中排第13位，死亡率排第9位，达3.85/10万。其发病机制是由于造血细胞分化停滞、增殖失控，细胞发育停留在幼稚阶段并在骨髓内恶性增殖并浸润其他组织器官导致，是属于造血干细胞克隆性恶性病，易侵犯肝、脾、淋巴结，最终浸润破坏全身组织、器官，使机体正常的造血功能受到抑制，文献报道15%~27%血液系统恶性肿瘤能够侵及肝脏。白血病肝内浸润、增生导致肝大，但肝内肿块形成罕见。

典型症状为正常骨髓造血功能受抑症状，即贫血、出血、发热，同时伴有白血病细胞增殖浸润的表现，儿童常表现为肝、脾和淋巴结肿大等，有些白血病其髓外浸润表现可能会先于正常骨髓造血功能受抑的表现，由于白血病细胞可浸润到人体的任一部位，当浸润到一些少见的部位，浸润症状为首发症状。白血病细胞常常浸润肝、脾等实质性脏器，主要因为肝脾属于网状内皮系统的重要组成部分，且肾脏可能在胚胎期也属于造血组织。

白血病临床表现按病程分为急性白血病和慢性白血病。急性白血病包括急性淋巴细胞白血病（acute lymphoblastic leukemia, ALL）和急性非淋巴细胞白血病。ALL是儿童最常见的类型，占儿童急性白血病的75%~80%，发病较隐匿，常有不明原因的发热、骨痛或关节痛、出血、贫血、感染和肝脾肿大。常以肢体疼痛和病理性骨折就诊，急性白血病易浸润髓外组织，且表现为同一患者多个系统、多个部位受侵。慢性白血病是一组起病较隐匿、病程进展缓慢、以慢性粒细胞白血病（chronic myelocytic leukemia, CML）多见。CML占所有白血病的15%，中老年人多见，发病中位年龄54岁，男性略多于女性，主要表现

为脾大和淋巴结肿大，约半数患者有肝脏增大，且胸骨压痛为重要体征，除终末期外很少伴有骨质破坏。此外，少数患者可有抽搐、失明、牙痛、牙龈肿胀、心包积液、双下肢截瘫等首发症状。

白血病累及肝、胆、胰、脾除白血病临床表现非特异性症状乏力、体重减轻等症状外，可无特殊表现，部分患者临床表现与胆囊炎及胰腺炎相似，伴有腹痛、腹胀、恶心、呕吐，部分患者可合并皮肤、巩膜黄染，与梗阻性黄疸相似。

病理特点：白血病细胞浸润肝脏病理上表现为肝脏体积增大，重量增加；白血病细胞在肝脏汇管区浸润率最高，也可以肝脏小叶下静脉、中央静脉及肝小叶内浸润，也可以浸润肝内胆管周围，使肝内胆管壁增厚、管腔变窄，并可以见到白血病细胞瘀滞肝窦及血管内，使肝脏组织营养不良可以见到肝细胞脂肪变性、出血、肝窦扩张、合并感染（真菌感染）等。临床上可见到转氨酶升高及胆红素升高。

脾脏是人体最大的淋巴器官，在免疫防御中起重要作用。原发性脾恶性肿瘤，即原发性脾淋巴瘤和血管肉瘤是非常罕见的。大多数血液学恶性肿瘤会影响脾脏，包括各种淋巴瘤、白血病和浆细胞恶性肿瘤。最常见影响脾脏的血液学恶性肿瘤是非-霍奇金淋巴瘤（non-Hodgkin's lymphoma, NHL），其中弥漫性大B细胞是最常见的类型，最常见的霍奇金淋巴瘤累及脾脏的亚型为结节性硬化。白血病细胞在脾脏血窦、红髓及脾小体内弥漫浸润，并可以在脾脏血管内瘀滞，导致皮质终末血管阻塞引起脾脏梗死。

白血病浸润胰腺较肝脏及脾脏少见，病理上表现为胰腺体积增大，重量轻度增加；可以见到白血病细胞在胰腺小叶间结缔组织、胰腺导管及血管周围间质浸润，而胰岛浸润少见。胰腺血管内可以白血病细胞瘀滞，导致胰腺血管阻塞，胰酶渗出自我消化从而导致胰腺水肿、胰腺脂肪坏死，临床部分患者可

能出现血糖代谢异常。

【影像检查技术优选】

影像学形态学及代谢活性对评价血液系统恶性肿瘤髓外浸润具有重要意义，可以用于评估肿瘤分期、制订治疗策略及评价预后，尤其超声、CT、MRI 及 PET-CT 对血液系统恶性肿瘤侵及肝脾等实质脏器具有重要价值；超声和 CT 检查是临床最常用的血液系统恶性肿瘤侵及肝脾实质脏器的影像检查方法，而 MRI 常用作 CT 和超声不能明确时的进一步检查，而 PET-CT 对血液性恶性肿瘤侵及实质脏器敏感性较高，往往用于肿瘤分期及疗效评价过程中。临床上准确评估血液系统恶性肿瘤对实质脏器的浸润非常重要，不同分期采用不同治疗方案，从而影响患者预后。

1. **超声**　由于简捷、多重复性和检查费用相对低廉应作为筛查淋巴结肿大的检查方法，但诊断价值局限。

2. **CT**　CT 由于扫描速度快，可做平扫和多期对比检查等特点，对腹部脏器及腹膜后淋巴结浸润的检出有较高的影像价值。

3. **MRI**　MRI 具有很高的软组织分辨率，具有多方位、多序列成像和无辐射等优点，对于腹部脏器及淋巴结受累及鉴别诊断有很高的诊断价值。

4. **PET-CT**　PET-CT 由于其特殊的影像优势对白血病累及肝、胆、胰、淋巴结以及累及多系统等具有较高的诊断价值。尤其对于白血病复发患者，特别是怀疑白血病髓外复发时 PET-CT 可以发挥重要作用。

【影像学表现】

1. **超声**　表现为肝脾肿大，肝内弥漫性大小不等的圆形及椭圆形低回声区，其诊断价值有限。

2. **CT**　白血病肝脏浸润可表现为肝脏不同程度的增大，以弥漫性、多发结节性浸润为主，单发结节或肿块样浸润较少见。弥漫浸润者肝脏呈现脂肪肝样改变，可能肝脏脂肪变性相关，CT 表现为肝实质弥漫性密度减低，低于脾脏密度。多发结节者，表现为肝内粟粒样多发稍低密度结节影，边界多不清晰，增强扫描后无或轻度强化，动脉期病灶周围模糊强化，延迟期病灶周围强化程度逐渐同周围肝组织。白血病肿瘤细胞若不断增殖，可形成结节，并向邻近组织浸润，引起出血并压迫和破坏邻近组织形成肿块，从而形成弥漫性、结节样浸润及肿块样等表现。若有肿块形成，肿块多无强化或轻度强化。若病变伴发有真菌感染或小脓肿时，影像学表现复杂，肝脏

穿刺活检可明确诊断。ALL 比急性髓性白血病（acute myeloid leukemia，AML）肝脾肿大发生率高，肿大程度也更明显。

各类白血病浸润脾脏 CT 可表现为脾脏体积增大，脾脏密度弥漫减低，脾脏增大程度与病情、病程，尤其与白细胞数值密切相关。白血病病理类型与脾脏肿大存在相关性，惰性淋巴瘤（indolent lymphoma）、毛细胞白血病（hairy cell leukaemia）及慢性髓性淋巴瘤（chronic myelogenous leukaemia，CMS）中脾脏增大更显著；脾脏增大同时可以合并脾脏梗死，脾脏自发性破裂较罕见，脾梗死 CT 表现为增大脾脏内单发或多发楔形或三角形低密度病灶，底近脾脏边缘，尖端指向脾门，急性期增强后病灶不强化，周围正常脾脏组织明显强化，病灶显示更清晰，而慢性期由于周围形成瘢痕，瘢痕回缩导致病灶缩小，并病灶密度逐渐恢复正常；脾脏破裂 CT 表现为脾脏被膜不连续，脾实质内或被膜下积血导致皮质密度不均，并可见腹腔及盆腔内血性积液，增强后正常脾脏实质明显强化而其内血肿及被膜下血肿不强化，能够更清楚显示撕裂部位。另外脾脏白血病浸润时可表现为脾脏内多发结节，CT 表现为均匀强化脾脏背景下粟粒状低密度结节影，密度较均匀，个别病例脾脏内低密度病灶平扫时可不明显，或整个脾脏密度较正常低，单纯 CT 表现不能将脾内粟粒状低密度病灶与脾脏内真菌性小脓肿相鉴别。ALL 淋巴结肿大较 AML 多见，不仅累及浅表，也累及深部，如纵隔、肠系膜、腹膜后淋巴结。毛细胞白血病是一种特殊的成人淋巴系统恶性肿瘤，主要见于老年男性，最常见的表现是脾脏肿大，其中一半患者合并肝脏肿大，三分之一的患者合并腹腔淋巴结肿大，其中 25% 患者可有巨大脾脏伴有自发性脾脏破裂，局灶性脾脏损伤罕见。

白血病细胞浸润胆囊比较罕见，白血病浸润胆囊时表现与无结石胆囊炎相似，CT 平扫表现为胆囊壁增厚，胆囊轻微增大，胆囊窝积液，显示有部分增强的无蒂胆囊息肉，增强扫描为轻度强化。

白血病累及胰腺较少见，文献报道 AML 较 ALL 更常见，白血病胰腺累及可能与胆道梗阻、胆汁淤积性肝炎及胰腺炎相关。白血病侵及胰腺可导致急性胰腺炎，CT 显示胰腺弥漫增大，密度稍低，胰腺周围脂肪间隙模糊，伴有水肿和渗出，无明显肿块，可同时伴有肝内外胆管扩张和胆囊增大，部分肿大胰腺内可见多发微小囊肿；有文献报道胰腺肿大，其中胰头肿大更显著，也可以表现胰腺体积正常，胰腺内可

见多发边界清晰或不清晰低密度病灶,胰管常无明显扩张。

3. MRI 白血病肝、脾浸润 MRI 表现与 CT 相似,可表现为肝、脾不同程度的增大,MRI 上肝脏浸润后信号多变,若有肿块形成,增强后肿块可见轻度强化或不强化。活动期病灶可表现为单发或多发实性结节,一般边界清晰,T_1 加权呈中等信号,T_2 加权呈高信号,经静脉注射造影剂后可见轻度强化。静止期病灶 T_1 和 T_2 加权呈稍低信号。白血病合并肝、脾真菌感染时,MRI 上病灶信号特点与病灶治疗情况和病程相关,急性期表现为多发微小类圆形病灶,呈 T_1 低信号、T_2 高信号,增强后延迟期可见边缘强化,一般无显著脾门淋巴结肿大。

白血病胰腺浸润 MRI 上可表现为胰腺弥漫肿大,呈均匀 T_1 低信号、T_2 高信号改变,由于胰头肿大压迫胆总管胰腺段,胰腺段胆管受压变窄,其上段肝内外胆管扩张,胆囊体积增大,胰腺周围脂肪间隙内可以见渗出信号,胰管常无明显扩张,合并多发小囊肿时,MRI 对小囊肿显示优于 CT。

4. PET-CT 白血病肝脏浸润 PET-CT 表现为肝脏局限性结节样单发或多发 ^{18}F-FDG 摄取增高,主要与白血病细胞高增殖相关,并且 FDG 浓聚程度与白血病的增殖状态及恶性程度密切相关,另外 PET-CT 不仅发现白血病侵及肝、胆、脾及胰腺病灶,而且能发现全身骨髓内病灶,能全面评价白血病全身组织浸润情况,可用于白血病分级及疗效评价。

【诊断要点】

目前白血病的诊断主要依靠临床和骨髓穿刺进行组织细胞学检查,白血病影像学检查方法主要有超声、CT、MRI 和 PET-CT 等。骨髓代谢增高及骨质破坏是诊断依据之一,白血病髓外浸润时影像检查有一定的特征,但影像表现与肿瘤影像表现存在重叠,因此应注意观察肝、脾等实质脏器外的影像表现及患者临床表现,这样有助于减少鉴别诊断范围。

【鉴别诊断】

白血病肝脏弥漫浸润时需要与引起肝脏弥漫密度减低及体积增大的疾病如肝弥漫性脂肪肝和肝淤血鉴别,当白血病患者进行化疗时需要与化疗性肝损伤鉴别。白血病肝脏浸润表现为低密度多发病灶时,需要与转移瘤、肝内胆管错构瘤等鉴别。白血病浸润胆囊和胰腺时需要与非结石性胆囊炎及急性胰腺炎(自身免疫性胰腺炎)鉴别。根据患者临床表现、血象及骨髓穿刺结果,有助于明确诊断。单纯影像检查对白血病肝、胆、脾脏及胰腺浸润诊断较困难,PET-CT 检查可见骨髓及髓外浸润白血病病灶,有助于缩小鉴别诊断范围。

(银 武 刘 振)

参 考 文 献

1. 曹红花,吴娜,申政磊,等.以髓外浸润为首发表现的白血病临床分析.实用癌症杂志,2015,1(30):135-137.

2. 韦树华,赵家年.白血病髓外肝脾肾浸润 CT 表现及临床意义.实用医技杂志.2005,5(15):1264-1265.

3. 韩燕乔,缪虹,张骥,等.儿童白血病髓外浸润 CT 表现.中国临床医学影像杂志.2005,4(16):215-217.

4. 李河北,王茜,赵赟赟,等.^{18}F-FDG PET/CT 对急性白血病髓内及髓外复发的诊断.中国医学影像学杂志,2018,02:140-143+147.

5. 曾伟,林园园,陈章兴,等.以急性胰腺炎为临床表现的白血病 1 例报道并文献复习.胃肠病学和肝病学杂志,2014,03:303-304.

6. 张素芬,王海林,郭步云,等.白血病肝脏损害的临床及病理(附 104 例分析).中国实用内科杂志,1995,(03):158-160.

7. 张素芬,王海林,郭步云,等.97 例白血病胰腺损害的临床及病理分析.实用内科杂志,1992,(07):375-376.

8. KIM HJ, LEE TJ, CHOI YS. Primary B-lymphoblastic lymphoma of gallbladder involving mandibular bone. Int J Hematol. 2014,99(6):790-793.

9. SABOO SS, KRAJEWSKI KM, O'REGAN KN, et al. Spleen in haematological malignancies:spectrum of imaging findings. The British Journal of Radiology,2012,85(1009):81-92.

10. FINLAY DE, MITCHELL SL, LETOURNEAU JG, et al. Leukemic infiltration of the gallbladder wall mimicking acute cholecystitis. AJR Am J Roentgenol,1993,160(1):63-64.

11. WANG GX, LIAO JL, ZHANGD, et al. Relapse of acute lymphoblastic leukemia in the pancreas after bone marrow transplant. World J Pediatr,2015,11(4):389-391.

12. RAMANATHAN S, PRAKASH M, KHANDELWAL N. Concurrent pancreatic and renal leukemic cell infiltration. Indian J Hematol Blood Transfus,2014,30(Suppl 1):57-59.

13. SAHAR N, SCHIBY G, DAVIDSON T, et al. Hairy cell leukemia presenting as multiple discrete hepatic lesions. World Journal of Gastroenterology,2009,15(35):4453-4456.

第四章　艾滋病累及肝胆胰脾

【概述】

艾滋病又称获得性免疫缺陷综合征（acquired immunodeficiency syndrome，AIDS），是指由于人体感染了人类免疫缺陷病毒（human immunodeficiency virus，HIV）引起的一种危害极大的传染性疾病，以严重免疫缺陷为主要特征。本病主要经性传播、血液及母婴传播。HIV主要侵犯破坏CD4$^+$T淋巴细胞、巨噬细胞和树突状细胞，特别是CD4$^+$T淋巴细胞，主要表现为CD4$^+$T淋巴细胞数量不断减少，导致机体免疫细胞和/或功能受损乃至缺陷，最终并发各种严重机会感染和肿瘤。AIDS可通过直接接触黏膜组织的口腔、生殖器、肛门等或带有病毒的血液、精液、阴道分泌液、乳汁而传染。具有传播速度快、发病慢、病死率高的特点。腹部是AIDS的好发部位，发病率仅次于胸部。由于AIDS患者的T淋巴细胞受到HIV的破坏，使机体免疫机能损伤，易发生机会性感染和恶性肿瘤。HIV在人体内的潜伏期平均为8~9年，患艾滋病以前，可没有任何症状地生活和工作多年。HIV感染者要经过数年、10年或更长的潜伏期后才会发展成为艾滋病患者，因机体抵抗力极度下降会出现多种感染，如带状疱疹、口腔真菌感染、肺结核，特殊病原微生物引起的肠炎、肺炎、脑炎、念珠菌、肺孢子虫等多种病原体引起的严重感染等，后期常常发生恶性肿瘤，并发生长期消耗，以致全身衰竭而死亡。AIDS可累及肝脏、胆系、胰腺和脾脏，并可累及腹膜和腹膜后淋巴结。由于AIDS症状和体征的非特异性和实验室检查方法的限度，而影像学检查可以判断是否存在感染性、肿瘤性病变及病变范围，还可以指导穿刺活检、随诊、评价治疗效果等；另外，在大型综合医院由于缺乏对艾滋病相关疾病谱系及影像学知识的掌握，易导致漏诊和误诊，所以影像学检查对艾滋病累及腹部肝、胆、胰、脾诊断、鉴别诊断和治疗随访有着非常重要的作用。

发病以青壮年较多，发病年龄80%在18~45岁，即性生活较活跃的年龄段。HIV感染后，最开始

的数年至10余年可无任何临床表现。一旦发展为艾滋病，患者就可以出现各种临床表现。一般初期的症状如同普通感冒、流感样，可有全身疲劳无力、食欲减退、发热等，随着病情的加重，症状日渐增多，如皮肤、黏膜出现白念球菌感染，出现单纯疱疹、带状疱疹、紫斑、血疱、淤血斑等；以后渐渐侵犯内脏器官，出现原因不明的持续性发热，可长达3~4个月；还可出现咳嗽、气促、呼吸困难、持续性腹泻、便血、肝脾肿大、淋巴结肿大以及并发恶性肿瘤等。临床症状复杂多变，但每个患者并非上述所有症状全都出现。侵犯肝脏时出现病毒性肝炎，可合并肝硬化、相关性肝巨细胞病毒感染、相关性肝结核、相关性肝非结核性分枝杆菌感染、相关性肝真菌感染、肝细菌性感染、相关性肝淋巴瘤、相关性肝卡波西肉瘤、肝血管瘤和肝癌，累及胆系时常见原因为丙型肝炎病毒感染性胆管炎、隐孢子虫感染性胆管炎、淋巴瘤等，患者可表现为长期发热、右上腹痛及肝功能异常；累及胰腺时合并胰腺炎，临床表现为腹痛；累及脾脏时出现脾淀粉样变，相关性脾机会性感染和脾淋巴瘤临床表现为脾大。

病理特点表现为：

（1）免疫学异常：细胞免疫缺陷为主。①PBL明显减少，CD4$^+$T细胞明显减少，CD4$^+$/CD8$^+$细胞比例倒置；②NK细胞活性明显减低；③血清可检出HIV-Ab、抗EBV-Ab、抗巨细胞病毒Ab。

（2）淋巴组织萎缩：朗格汉斯细胞明显减少，组织空虚，小血管增生。

（3）继发性感染：多发性机会感染。①范围广，脑、肺、消化道；②致病微生物多：病毒、真菌、原虫、细菌等；③病灶内炎症反应轻微，主要组织炎症反应少，机会性感染病原体多，病变主要在淋巴结和胸腺，累及肝、胆、胰、脾的也不在少数。

（4）常伴卡波西肉瘤（Kaposi）、淋巴瘤及转移瘤等。

淋巴结是最早和最多累及的部位，在感染急性

期,可出现全身浅表淋巴结肿大。依据淋巴结的组织学改变,可分为三个时期:第一期淋巴结肿大,特点是镜下淋巴结结构存在,部分滤泡溶解。外套层淋巴细胞中断和灶性减少、变薄。第二期淋巴滤泡减少及透明变性,乃出现滤泡熄灭。第三期淋巴结萎缩,淋巴结内的滤泡及副皮质区结构消失,淋巴窦内出现明显的纤维化。以上三个阶段的病理变化并没有严格或清晰的界限,有时在一个淋巴结内观察到两个或交界性病变同时存在。病变可以为反应性,如滤泡增生性淋巴结肿大。

累及肝脏表现为肝大,重量增加,光镜下可表现为急性病毒性感染、非特性肝炎、肝硬变、脂肪浸润以及巨细胞病毒等。电镜下肝脏里有大量细胞管状结构和小管网状型结构的病毒感染,也可表现为肝门管区急性炎症,坏死灶中中性粒细胞和组织细胞浸润。

累及胆系以胆总管多见,胆囊壁或胆管壁黏膜增厚,胆道变窄,并可引起远端胆管扩张。

累及胰腺表现为胰腺体积弥漫性增大,胰腺脂肪坏死、纤维化及急、慢性炎症,胰周渗出性改变,严重者可导致胰腺坏死。

累及脾脏主要表现为轻中度肿大,淋巴组织减少或消失,在脾中央动脉周围的细胞鞘和滤泡缩小明显,出现巨噬细胞噬红细胞现象和髓外造血灶,晚期所见中央动脉周围细胞稀疏,脾小淋巴减少、缺乏淋巴细胞带,无生发中心或完全丧失淋巴成分,淋巴鞘出现纤维化。脾脏也可出现大量组织细胞增生,细胞密集时可形成梭形细胞假瘤。

【影像检查技术优选】

超声检查由于简捷、多重复性和检查费用相对低廉而被广泛应用,应作为首选的检查方法。其他影像学检查方法有:

1. CT CT由于扫描速度快,可做平扫和多期对比检查,胰腺检查优于其他检查。

2. MRI MRI具有很高的软组织分辨率,反映不同组织的生物学和组织学特征,具有多方位、多序列成像和无辐射等优点,胰胆管成像(MRCP)及磁共振弹性成像(MRE)对胰胆管病变及肝硬化有较高的应用价值。

3. PET-CT PET-CT将功能、代谢影像和解剖结构影像融合,对临床诊断、肿瘤分期、治疗方案制订、疗效观察、转移性病灶等方面发挥着重要的作用,PET-CT可用来评估病毒活动的状态和分布,可早期检测艾滋病及检测病情发展。

因此,实际工作中应把握好各种不同检查方法的优势和缺点,取长补短,合理利用影像检查的互补,对提高腹部疾病诊断的敏感性和特异性具有重要的意义。

【影像学表现】

(一)机会性感染

1. 结核 当CD4$^+$细胞数低于350×10^9/L时,AIDS患者的结核感染率明显增加。在一般的结核患者中,肺外结核的发生率仅为$10\%\sim15\%$,而AIDS合并结核患者出现肺外结核达50%以上,肠系膜淋巴结、腹膜、肝脏、胰腺和脾脏都可能受累,AIDS合并结核感染易于播散,常合并肺结核。

(1)肝脏结核:结核分枝杆菌经血行播散、门静脉途径、淋巴途径和直接蔓延等途径感染肝脏。临床表现缺乏特异性,有结核中毒征象、肝脾肿大和黄疸。CT表现为肝内单发或多发结节病变。粟粒型表现为肝脏肿大,有弥漫粟粒结节病灶。结核瘤型表现为单发或多发结节病灶,圆形或类圆形,边界较清楚、病变多位于肝脏边缘部位,CT平扫病灶一般为低密度,增强扫描可见边缘强化(图5-4-1-1)。病程较长者平扫可为较高密度或有钙化,多合并有其他部位结核,如肺、腹部淋巴结、脾脏等,影像检查难以做出诊断,须结合肝外结核表现、抗结核治疗复查、或行肝穿刺活检。低密度结节、细小结节和粟粒影均无明显强化,脓肿灶均表现为边缘轻度环形强化,灶周无水肿带,

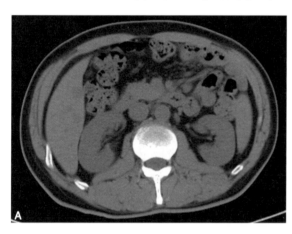

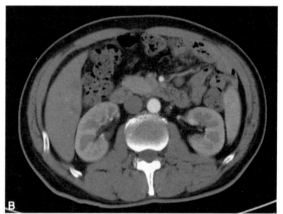

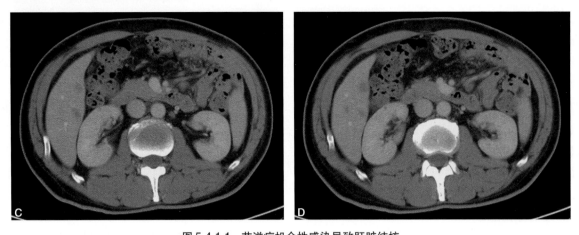

图 5-4-1-1　艾滋病机会性感染导致肝脏结核
A. 平扫肝右叶见多发低密度影,边界较清晰;B. 动脉期边缘轻度强化;C、D. 静脉期和延迟期病灶无强化

未见双环、三环及气液平面等典型细菌性肝脓肿改变。粟粒型肝结核多数情况下 CT 影像并不常见,肝大可能是唯一的表现。非结核分枝杆菌累及肝脏则主要形成无坏死性上皮细胞肉芽肿,其 CT 表现与粟粒型肝结核相似,但病灶更小,肝大较肝结核更为明显。

（2）AIDS 累及胆囊时常引起化脓性胆管炎:CT 表现为肝内、外胆管广泛扩张,胆管壁增厚,胆管内可见积气,增强后胆管壁明显强化,MRCP 显示近端胆管狭窄、远端扩张,胆囊壁成串珠样。

（3）胰腺结核:胰腺结核主要来自血行播散型结核和邻近淋巴结核的直接浸润。胰腺结核可发生在胰腺的任何部位。CT 平扫见胰腺弥漫性肿大,也可局限在胰腺的任何部位。CT 平扫为胰腺内低密度灶,增强扫描无强化,或病灶周围有轻微强化,多伴有邻近的淋巴结增大,并常有胰腺之外的结核表现(图 5-4-1-2)。

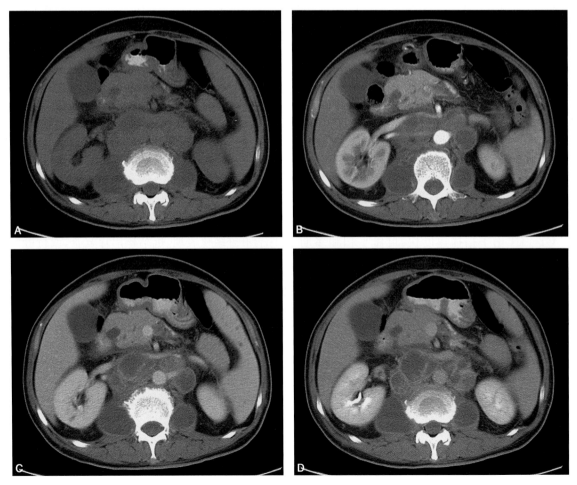

图 5-4-1-2　艾滋病机会性感染导致胰腺结核
A. 平扫胰头肿大,内部见不规则低密度影;B~D. 腹膜后淋巴结肿大,融合成团

（4）脾脏结核:脾脏结核多是结核血行播散的结果,文献报道血型播散型肺结核尸检病例中80%~100%有脾脏受累,表现为直径0.3~3mm边缘不清的粟粒结节在脾内散在分布,通常伴有脾大,7%的患者可见局灶病变,脾结核的影像学表现没有特异性,偶见脾内多发低密度病灶,大小不等,部分病灶融合,不伴有周边强化。

2. 真菌 马尔尼菲青霉病是由马尔尼菲青霉（Penicillium marneffei）引起。本病目前已被列为AIDS的指征性疾病。首例HIV感染者合并马尔尼菲青霉感染于1988年在美国报道,东南亚是马尔尼菲青霉的流行区。真菌感染是中国香港AIDS患者死亡的第6位原因。在真菌感染中,马尔尼菲青霉为第2位,仅次于隐球菌感染。病理改变为肉芽肿及坏死。肉芽肿因网状上皮系感染而形成,常见于免疫正常的患者。坏死见于免疫损害患者。受累器官包括肝、脾、皮肤、血液、骨髓、淋巴结等。临床表现为发热、体重减轻和贫血,可有头疼、干咳、全身淋巴结增大和肝脾肿大。皮肤病变是本病的特点之一。患者还可并发其他机会性感染,如沙门菌、卡氏肺孢子虫、隐球菌等,为诊断增加困难。CT表现为肝脏、脾脏同时受累肿大,腹膜后淋巴结不同程度的肿大,可伴有腹水（图5-4-1-3）。

3. 肝炎病毒感染 AIDS患者的肝脏受累与同时发生的嗜肝病毒感染、免疫抑制状态下的机会性感染、肝肿瘤、艾滋病的药物治疗等因素有关。AIDS患者肝炎的主要表现为发热、腹部疼痛、肝大、肝功能异常。AIDS常合并乙型或丙型肝炎,肝脏机会性感染常见的病原体有鸟型分枝杆菌、隐球菌、巨细胞病毒（Cytomegalovirus, CMV）、组织胞质菌等。影像学表现为肝脏肿大,肝内出现局灶性低密度影,增强

扫描无强化,可伴有肝周腹水。

4. 其他感染 HIV感染者和AIDS患者急性胰腺炎发生率显著高于普通人群。AIDS患者中胰腺炎发病率比普通人群高35~800倍,HIV感染者胰腺炎发病率高达0.6%~14%,而尸检发现AIDS患者胰腺损害可达10%。主要胰腺损害为:脂肪变性、纤维化、炎症和小导管变形,还有胰腺感染和坏死。HIV相关性胰腺炎的病因较复杂,其原因主要有:HIV感染是引起急性胰腺炎的高危因素之一;某些治疗HIV感染的措施,如高效抗逆转录病毒治疗与胰腺炎的发生有密切关系;HIV感染者多数存在免疫缺陷,容易发生CMV、弓形虫、结核分枝杆菌等的胰腺机会感染。HIV感染者的急性胰腺炎最常见症状为腹痛、恶心、呕吐等,血清胰酶的测定是诊断急性胰腺炎的"金标准",所以血清淀粉酶和脂肪酶浓度是较好的评估指标,故病程中应予以重视。当临床考虑急性胰腺炎时,可行腹部CT或超声检查。增强CT是目前诊断急性胰腺炎最佳影像检查,敏感性为87%,对胰腺坏死的敏感性达90%。其影像学表现为CT平扫胰腺弥漫性肿大,边缘不规则,胰腺周围脂肪间隙消失,伴有胰周液性密度渗出性改变,胰腺内出现稍低密度影,增强扫描病灶无强化。MRI显示胰腺肿大,形态不规则,T_1WI呈低信号,T_2WI为高信号。如治疗不当病程延长时可发生慢性胰腺炎,影像学表现为胰腺体积正常、增大或缩小,胰管扩张和胰腺内钙化或结石,并可伴有假性囊肿出现。

（二）恶性肿瘤

肝、胆、胰、脾AIDS相关的肿瘤中以卡波西肉瘤和淋巴瘤多见。两者均能侵犯肝脏,肝脏卡波西肉瘤的发病率为14.0%~18.6%,多为全身播散所致;肝脏淋巴瘤属于转移者占26%,而在非AIDS患者中

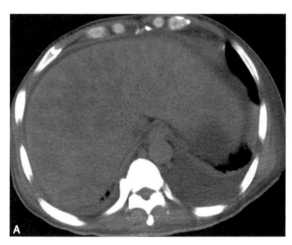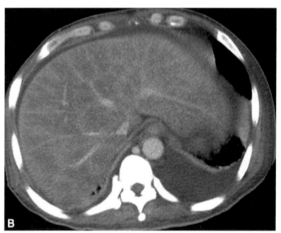

图5-4-1-3 艾滋病真菌感染马尔尼菲青霉病
A. 平扫肝脏肿大,可见腹水,腹膜后淋巴结肿大;B. 静脉期肝内轻度强化

仅为4%~6%。

1. **卡波西（Kaposi）肉瘤**　为一种较少见的以梭形细胞增生和血管瘤样结构为特征的恶性肿瘤，发生于AIDS患者。卡波西肉瘤常见于皮肤及全身各处，如胸、腹、腰、背、臂、鼻尖、硬腭、阴茎、淋巴结、内脏、肺、胃、肝、脑、脾、消化道，这些器官可以原发也可以继发。以青壮年为主，2~3年内50%死亡。病灶多为继发性紫蓝色，斑块状，进而发生坏死、破溃、出血。其中主要累及皮肤和呼吸道，其次是消化道和胸腹腔淋巴结。典型CT表现是肿瘤结节沿血管分布，如在肺内增粗的支气管血管束和肝内门静脉周围，受累淋巴结肿大，肝脏和脾脏增大，肝脏CT示多发性细小的损害，肝内多发结节状略低密度灶，病灶沿肝脏血管走行分布，边界欠清晰，增强扫描动脉期部分病灶边缘似见轻度强化门脉期及延迟扫描病灶范围较平扫缩小，部分病灶与正常肝实质呈等密度（图5-4-1-4）。MRI检查可显示肝内血管周围的肿瘤病灶和腹部肿大淋巴结。B超检查在肝内可探发多个沿血管分布的大小不等的强回声结节，增大的淋巴结多位于肝门部和腹膜后。

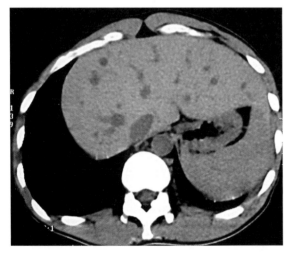

图5-4-1-4　艾滋病导致卡波西肉瘤
CT平扫肝右叶顶部可见卵圆形低密度影，边界清晰

2. **淋巴瘤**　AIDS患者发生非霍奇金氏淋巴瘤的可能性远高于普通人群。消化道是AIDS患者发生结外淋巴瘤的最常见部位，可发生食管狭窄、胃部病变、肠梗阻、肝脏肿块和多组淋巴结增大等，CT平扫表现为肝内单发或多发结节影，增强无或轻度强化，门静脉期无强化，可伴有周围淋巴结肿大（图5-4-1-5）。

3. **转移瘤**　原发灶可能不明确。AIDS患者由于免疫功能下降，肿瘤的侵袭性相对更强，使治疗更

为困难。当AIDS患者出现淋巴结增大、发热、腹痛、腹泻和腹部肿块时，应当考虑到有肝胆浸润的并发症。

【诊断要点】

（一）诊断原则

HIV/AIDS的诊断应注意以下原则，需结合流行病学史（包括不安全性生活史、静脉注射毒品史、输入未经抗HIV抗体检测的血液或血液制品、HIV抗体阳性者所生子女或职业暴露史等）、临床表现和实验室检查等进行综合分析，慎重做出诊断。诊断HIV/AIDS必须是经确证实验证实HIV抗体阳性，HIV-RNA和P24抗原的检测能缩短抗体"窗口期"，并帮助早期诊断新生儿的HIV感染。

（二）诊断标准

1. **急性期**　患者近期内有流行病学史和临床表现，结合实验室HIV抗体由阴性转阳性即可诊断，或仅实验室检查HIV抗体由阴性转阳性即可诊断。80%左右HIV感染者感染后6周初筛实验可检出抗体，几乎100%感染者12周后可检出抗体，只有极少数患者在感染后3个月或6个月后才检出。

2. **无症状期**　有流行病学史，结合HIV抗体阳性即可诊断，或仅实验室检查HIV抗体阳性即可诊断。

3. **艾滋病期**　有流行病学史，实验室检查HIV抗体阳性，加之以下各项中的任何一项，即可诊断艾滋病。

（1）原因不明的持续不规则发热一个月以上，体温高于38℃。

（2）慢性腹泻一个月以上，次数>3次/d。

（3）六个月内体重下降10%以上。

（4）反复发作的口腔白色念珠菌感染。

（5）反复发作的单纯疱疹病毒感染或带状疱疹感染。

（6）肺孢子菌肺炎。

（7）反复发生的细菌性肺炎。

（8）活动性结核或非结核分枝杆菌病。

（9）深部真菌感染。

（10）中枢神经系统病变。

（11）中青年人出现痴呆。

（12）活动性巨细胞病毒感染。

（13）弓形虫脑病。

（14）青真菌感染。

（15）反复发作的败血症。

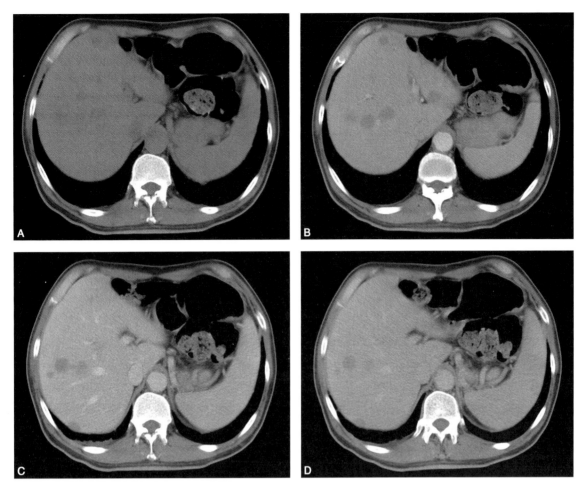

图 5-4-1-5 艾滋病引起淋巴瘤
A. 平扫肝内见多发低密度影；B. 动脉期边缘轻度强化；C、D. 静脉期和延迟期病灶无强化

（16）皮肤黏膜或内脏的卡波西肉瘤、淋巴瘤。

HIV 抗体阳性，但 CD34$^+$T 淋巴细胞<200×10^9/L，具有上述表现或症状，也可诊断为艾滋病。

4. 累及肝、胆、胰、脾时表现为肝脾的不同程度的肿大，肝胰脾内部的低密度影或异常信号，可伴有腹水，常累及腹膜后及腹腔淋巴结。

【鉴别诊断】

1. **单纯感染病变** 累及肝脏时应与肝结核、病毒性肝炎、寄生虫感染、单纯性肝血管瘤鉴别；累及胆系时应与细菌性胆道感染相鉴别；累及胰腺时应与单纯性胰腺炎相鉴别；累及脾脏时应与急、慢性感染性疾病，如败血症、伤寒、脾脓肿和结核相鉴别，主要依靠临床病史及生化检验指标，诊断不难。

2. **肿瘤性病变** 累及肝脏时应与原发性肝癌、胆管细胞癌、肝血管瘤、肝淋巴瘤及肝转移瘤鉴别；累及胆系时应与胆囊癌相鉴别；累及胰腺时应与胰腺癌相鉴别；累及脾脏时应与淋巴瘤、血管瘤及转移瘤相鉴别，主要通过流行病史和肿瘤标记物相关检查进行鉴别。

（银 武 刘 振）

参 考 文 献

1. 胡菊林，戴小平，吴任泉，等.艾滋病并发肝脏机会性感染的CT表现.长江大学学报（自科版），2014，36（11），101-104.

2. 史东立，汪习成，赵大伟，等.艾滋病合并消化道恶性肿瘤的CT表现.放射学实践，2015，11（30），1126-1129.

3. 李平，李娟，薛华丹，等.艾滋病患者消化道常见的机会性感染和恶性肿瘤影像学表现.中国医学科学院学报，2016，6（39），827-830.

4. 卢亦波，农恒荣.艾滋病相关性肝脏淋巴瘤影像学研究新进展.新发传染病电子杂志，2017，1（2），53-55.

5. 赵大伟，张彤，王微，等.艾滋病合并腹部病变的影像学表现.中华放射学杂志，2007，41（3），254-25.

6. 潘中允，屈婉莹，周诚.PET/CT诊断学.北京：人民卫生出版社，2009.

7. 赵大伟，张彤，王微，等.艾滋病合并腹部病变的影像学表现.中华放射学杂志，2007，41（03）：254-258.

8. 杨钧，陈宝敏，李洪璐，等.艾滋病合并腹部感染的影像学表现.临床放射学杂志，2008（10）：1365-1367.

9. 陆普选.艾滋病合并播散性马尔尼菲青霉菌感染的临床特点与影像学表现：全国第2届中西医结合传染病学术

会议暨国家中医药管理局第 1 届传染病协作组会议论文集. 中国中西医结合学会,2009:98-100.

10. 黎秋. 艾滋病合并马尔尼菲青霉菌病肝脾 B 超表现分析. 临床医药文献电子杂志,2017,4(76):14972-14974.

11. 李宏军,陆普选,施裕新. 艾滋病影像学诊断指南. 北京:人民卫生出版社,2016.

12. CLAUDON M,DIETRICH CF,CHOI BI,et al. World Federation for Ultrasound in Medicine;European Federation of Societies for Ultrasound. Guidelines and good clinical practice recommendations for Contrast Enhanced Ultrasound (CEUS) in the liver-update 2012:A WFUMB-EFSUMB initiative in cooperation with representatives of AFSUMB,AIUM,ASUM,FLAUS and ICUS. Ultrasound Med Biol. 2013,39(2):187-210.

中英文名词对照索引

致　谢

　　继承与创新是一部著作不断完善与发展的主旋律。在本书付梓之际，我们再次由衷地感谢那些曾经为本书前期的版本做出贡献的作者们，正是他们辛勤的汗水和智慧的结晶为本书的日臻完善奠定了坚实的基础。以下是本书前期的版本及其主要作者：

《中华影像医学·肝胆胰脾卷》(2002 年出版,丛书总主编:吴恩惠)
主　编　周康荣

《中华影像医学·肝胆胰脾卷》(第 2 版,2011 年出版,丛书总主编:吴恩惠)
主　编　周康荣　严福华
编　者(以姓氏笔画为序)

吕巍巍	复旦大学附属中山医院	徐鹏举	复旦大学附属中山医院
严福华	复旦大学附属中山医院	高　翔	宁夏银川市第一医院
吴　东	复旦大学附属中山医院	高卫东	复旦大学附属中山医院
张　雯	复旦大学附属中山医院	唐建华	复旦大学附属中山医院分部
林　江	复旦大学附属中山医院	龚高全	复旦大学附属中山医院
周梅玲	复旦大学附属中山医院	彭卫军	复旦大学附属肿瘤医院
周康荣	复旦大学附属中山医院	蒋亚平	复旦大学附属中山医院
姚礼庆	复旦大学附属中山医院	曾蒙苏	复旦大学附属中山医院
姚秀忠	复旦大学附属中山医院	颜志平	复旦大学附属中山医院
顾　军	常州市中医院		